作者简介

陆寿康，1946 年 8 月出生，1969 年毕业于上海中医药大学中医系，1981 年毕业于中国中医科学院首届中医硕士研究生班。北京中医药大学教授、主任医师，中国中医科学院研究员，曾任中国针灸学会理事、中国针灸学会针法灸法分会副主任委员。从事中医、针灸临床和研究工作 50 余年，针药并施，学有建树。1987 年起系统规范整理古今针刺手法技术，而后出版有《针刺手法一百种》《针刺手法一百二十种》《针刺手法百家集成》《中国针灸技术方法》《实用头针大全》《实用头皮针临床》等系列学术专著，《琼瑶针灸神书》与《扁鹊心书》点评本，并在日本出版《针灸手技学》，在国内外有一定的学术影响。2003 年，主编国家全国高等中医院校统编规划教材《刺法灸法学》。2011 年，在国内首先提出调、通、引、决、补、泻、温、劫针灸八法，并曾发表于中医杂志、中国中医药报。2024 年，曾在中国针灸学会主办的云经典暨明堂读书会平台作视频讲座。曾多次应邀赴德国、荷兰、西班牙、新加坡和韩国针灸教学和临床，曾任德国莱法州执业医师（2007－2010）。

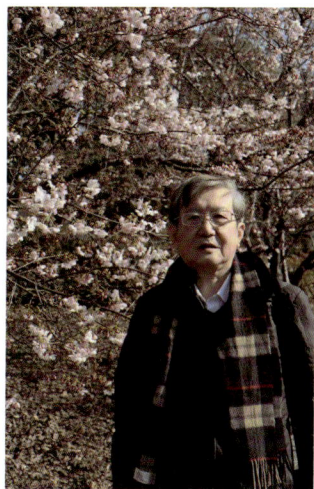

寿而康医学丛书

中国针灸技术方法

（修订版）

陆寿康　编著

中国健康传媒集团 · 北京

中国医药科技出版社

内 容 提 要

本书全面、系统、深入地论述针灸技术方法，包括其发展源流、操作方法、临床应用、注意事项、医家经验、现代研究等内容；内容丰富、古今合参、图文并茂、检索便捷，详述操作常规，突出说明临床实际应用情况，能够真实反映针灸技法的历史发展和现代应用水平。根据近年来针灸操作技术的发展情况，本次修订，补充针灸操作的新技术、新内容，删减部分临床已不常用的技术。本书是中医针灸临床的重要参考书，适合广大中医、针灸医师和中医药院校师生阅读使用。

图书在版编目（CIP）数据

中国针灸技术方法／陆寿康编著. -- 修订版.
北京：中国医药科技出版社，2025.8. --（寿而康医学丛书）. -- ISBN 978 - 7 - 5214 - 5393 - 5

Ⅰ. R245

中国国家版本馆 CIP 数据核字第 2025440KU9 号

美术编辑　陈君杞
版式设计　友全图文

出版　**中国健康传媒集团** | 中国医药科技出版社
地址　北京市海淀区文慧园北路甲 22 号
邮编　100082
电话　发行：010 - 62227427　邮购：010 - 62236938
网址　www. cmstp. com
规格　787×1092mm $\frac{1}{16}$
印张　44 $\frac{1}{4}$
字数　964 千字
版次　2025 年 8 月第 1 版
印次　2025 年 8 月第 1 次印刷
印刷　北京印刷集团有限责任公司
经销　全国各地新华书店
书号　ISBN 978 - 7 - 5214 - 5393 - 5
定价　**159.00 元**

获取新书信息、投稿、为图书纠错，请扫码联系我们。

❀自序❀
我和针灸的一生缘

一棵药草治好了黄疸

早在我上小学四年级的时候，患上了急性黄疸型肝炎，住院 10 天尚未痊愈。母亲有些着急，听人说有一种草药能彻底治愈黄疸病，于是要求出院。出院后，就直接去了当时位于上海延安中路福建中路口的群力草药店。到了不大的店堂，师傅从花盆里挖出一棵新鲜的药草（后来知道它叫毛茛），洗干净后，放在石臼内和 1 枚大蒜一起捣烂。接着将捣烂的草药敷在我前臂内侧的一个穴位上（后来知道就是腕横纹上 2 寸、两筋之间的内关穴），然后用纱布包扎固定。师傅要我们不能随便移动，24 小时以后才能取下。经过 1 天，取下前臂的纱布，见手臂上鼓起一个圆形的水疱，用银叉挑破，排出黄色的淋巴液。而后又忌口 1 个月，竟然将黄疸型肝炎彻底治愈，以后也从未复发。实际上，这就是民间常用的发疱疗法或天灸法，现在称为穴位药物敷贴法，应该属于针灸范畴。我的手臂上至今还留有一个圆形的瘢痕，这是我和针灸的第一次亲密接触。

1963 年，我考入上海中医学院（上海中医药大学中医系）。1965 年，我们开始上中医临床课，其中就包括针灸学。当时的上海中医学院针灸教研室实力强大，拥有陆瘦燕、裘沛然、杨永璇、奚永江、党波平、姚若琴、金舒白、吴绍德、李鼎、汤颂延等一大批现代著名针灸学家。上海中医学院还是当时唯一招收针灸系本科生的大学。针灸四门专业课教材就是学院为当时的针灸系教学编的。李鼎给我们教腧穴经络，吴绍德临床带教，姚若琴为我们演示青龙摆尾、白虎摇头。鼎鼎大名的陆瘦燕、奚永江先生亲自给我们上临床课。陆瘦燕先生在课堂上给我们做烧山火手法示范，讲痹证的针灸治疗。吴绍德老师以他瘦弱之躯，让同学们一个个地在他身上扎针，直到他说过关了，才能到患者身上去进行实际操作。在这些名师的培养和教导下，我从大学门出来，就具备勤奋踏实的实践精神和严谨刻苦的治学态度。

针药互通的二位恩师

我有二位恩师，均声名显赫，针药互通，对我的学术影响殊为深远。一位是上海中医药大学的裘沛然教授，另一位是中国中医研究院（现中国中医科学院）的董德懋主任医师。

1

在 20 世纪 60 年代，裘沛然教授先后担任过针灸学和内经两个教研室的主任；70 年代，以他为首编著的针灸专著《针灸学》（人民卫生出版社，1974），曾经是我在安徽进行针灸教学的必备案头书。在 1969 年末，我陪同程门雪和裘沛然二老在上海龙华公社东湾大队合作医疗室给农民诊治疾病。当时裘老不仅要开中药处方，还要给一些患者针灸。我回想起来，他的处方是大方复法、寒热并进，而针灸取穴却是少而精当，针对性强，功专力宏。1999 年，他被国家人事部（现人力资源和社会保障部）、国家中医药管理局任命为首届国医大师，可谓实至名归。

20 世纪 70 年代末、80 年代初，董德懋先生是我硕士研究生的导师，对内科杂病他常从脾胃论治，以中和王道取胜。他是北京四大名医施今墨先生的高足，早年侍诊于施老诊所，以针灸治疗闻名。在针灸临床上他长于玉龙歌赋配穴，20 世纪 30 年代他将日本柳谷素灵等人的针灸著述翻译成中文出版。80 年代以后，董德懋先生曾历任北京针灸学会会长、北京中医学会副会长、中国针灸学会副会长等职，可见他在中医、针灸界的学术地位。

我曾在安徽省安庆卫校教针灸，同时在安庆地区医院中医科诊病处方。当时经常下乡，又常常运用"一根针、一把草"的路子来治病。即便在西医内科病房值班，也有许多用针灸治病有奇效的案例。最令人难忘的，是一个急性化脓性心包炎患者，因心包缩窄而胸痛剧烈，即便用了吗啡也不能止痛，整天叫声震天，结果我用一针耳穴心，竟使这个患者能够痛止入睡。在北京广安门医院中医内科，董老主要看脾胃病，我的研究生论文题目就是"李东垣脾胃学说研究"。而后我在北京针灸骨伤学院和北京中医药大学等单位，长期从事针灸教学和针灸技法研究。正是衷于二位恩师衣钵，参通针药，长于针药并治。

25 年两个"三级跳"

自 1987 年起，我一直从事针刺手法研究和针法灸法教学。1987 年，在王雪苔先生的鼓励帮助下，编写出版了《针刺手法一百种》。王先生说，至今还没有针刺手法研究的专门著作，值得系统深入研究。他把《中国针刺手法汇编》（1982）等内部资料，无私地借给我们作参考。不仅亲自为书作序，并出面约请了黄羡明、邱茂良二位针灸耆宿为书写序，还盛邀他的好友、著名书法家康殷（大康）为拙著题写了书名。

1987 年 11 月在世界针灸学会联合会成立大会期间，《针刺手法一百种》在会上展销，受到国内外学者一致好评。值得提及的，针刺手法大家郑魁山老师为配合本书出版，专门在北京拍摄了一套郑氏手法幻灯片，受到针灸同行热烈欢迎。会后，山本胜旷社长特约编写了日文版针刺手法专著《针灸手技学》，得浅川要等翻译家大力襄助，于 1992 年由日本东洋学术出版社出版。该书装帧考究，插图清晰，译文信达。1995 年，在王雪苔先生的亲自指导下，我又完成《针刺手法百家集成》，其内容较前更加丰富。可以说，从 1987 年到 1995 年，完成了我在针刺手法领域第一个"三级跳"。

而后在王雪苔先生的大力推荐下，我认识了又一位当代针刺手法大师张缙先生。我曾两次系统地听张缙先生的手法讲座。一次是在哈尔滨（1997），另一次是在新加坡（2005）。

张先生常常边讲边做，耳提面命，让每个人都能心手合一，学到做到。他的针刺手法讲稿薄薄一本，言简意赅，可谓厚积薄发，其中的部分精华已收录于本书中，愿和广大同仁分享。1997 年以后，我在张先生鼎力支持下，完成了全国中医院校统编教材《刺法灸法学》（2003、2007）、《针刺手法百家集成》第 2 版（2008）等针灸技术专著，而后又有《中国针灸技术方法》第一版（2013），现今又有了《中国针灸技术方法》修订版（2025），可以算是第二个"三级跳"。掐指算来，在针灸技法研究上自己已经用了整整 38 年。

比较有意思的是，几位针法大家都在我的身上演示过针刺手法：在 1991 年的针灸技法演示会（会址就在原北京针灸骨伤学院），郑魁山先生针刺我的合谷穴，做热补法，使我头上冒热汗；1998 年 7 月 23 日在哈尔滨举办的针刺手法学习班上，张缙先生在我的内关穴用赤凤迎源为主的泉石心透天凉法，而后令我感到凉风习习。更有周楣声先生在针灸研究所宾馆，与我面对面交谈时，用手掌布气施术，隔空使针旋动，令我手上产生得气感觉。诸此都促使我对针刺手法研究产生无穷的遐想和神往。

法无定法和用当通神

在裘老的《壶天散墨》一书中，他常言"治病有法不囿法"，实际上就是"法无定法"。我在一次学术会议上，听耿鉴庭先生言道，法无定法也就是有法而无定法。这里第一个法字，说的是心中一定要有法（法则、法度），包括具体的方法和技术，甚至是处方；而第二个法字，是常中有变，不拘成法。而法外之法则已达化境，这就是"法无定法"的更高一级层次。

董德懋老常常挂在嘴边的一句话是"用当通神"。曾经有学生问我，书上列了很多针灸或中医药处方，其中哪个是最好用的。我经常会含糊其辞，说一大堆道理。现在回想起来，还是用"用当通神"这四个字来回答，更加确切。任何方法都要靠自己去实践，疗效才是硬道理。只有应用得当，方证相应，才能效如桴鼓。同样的道理，针灸是一个技术活，熟能生巧，只要功夫深，铁杵磨成针。所谓有奇效，使用方法得当是第一位的，这或许是对"用当通神"最浅近的理解吧。

理法方药四字，"法"是承上启下的，纲举才能目张，以法行医，以法治病，先有法而后才无定法，如此用当通神，才能不断提高中医学术水平和临床疗效。法，是我用一辈子着重研究体悟的重点。对诊法的研究，见于《中国大百科全书》传统医学卷；对针法、灸法的整理，主要是本书和《刺法灸法学》（新世纪第一、二版）等；对中医治法的深入论述，则可见《中医症状治疗学》（2011）的总论，这些都是我颇为自许的成绩。当然还有用药法、处方法的研究，可见于《本草药对和方药纵横》（2022）。我始终认为，对"法"的研究要牢牢把握，不可轻易放弃。尤其是直接影响临床疗效的诊治技法，如脉法、针法，甚而小到治疗急性会厌炎（喉风）的擒拿法，常常具有深厚的经验成分和丰富的技术含量，而且容易随着老先生的离去而失传。诸如扁鹊诊法和华佗手术，历史上这样的例子还少吗？技术和经验，尤其是要有人的天赋素质和悟性作基础，这就是我为何用"百家"

"百种"等词语作为针刺手法著作书名的关键词。只有先有大医家，才能有不同于其他人的技术方法和学术经验。对于心手合一、随气用巧的针刺手法而言，这种人和技法的关系尤其明显。如本书多次提及的郑魁山、张缙二老，以及周树冬、周楣声祖孙二代，即是其例。这或许是我孜孜不倦几十年沉迷于此的初心和用意。

用《灵枢》针方治疗德国病人的启示

2007 年，我应德国莱法州巴特杜海姆中医针灸中心之邀，赴德临床、教学工作三年有余。德国是一个医学发达的国家，当时要求所有来德正式从事医疗工作的外国医生，都要具备八年医学专业学历。我有大学六年、研究生二年的医学学历，正好符合他们的要求。该中心自 1988 年成立，所有从中国邀请的针灸医生，都要参加德国莱法州医师协会（西医），成为该协会的正式会员，每年由针灸中心代缴会员费。如此，有不少病人可据此证申领医疗保险费用。因此这个诊所在当地较为有名，常有一些西医看不好的疑难杂症病人来诊。除了我已在 2011 年第 15 期中医杂志发表的《〈灵枢〉针方效验录》一文中，曾举例说明的癌症、肠梗阻、抑郁症、手术后神经损伤等之外，还有几例发人深省的针灸病例，在此作一补充简述。

有一位 70 岁的女病人，她小时候因高热造成胰岛损伤，而后长期血糖或高或低，血压时高时低。她是医学院的生理老师，还从事过几年临床，慕名而来要求针灸治疗。在此前我从未曾识得此类患者如何针治，如何辨证，真是无路可走。因当时用五脏原穴治抑郁、焦虑等精神病已取得佳效。我想："五脏有疾当取之十二原"，也应该适用于该病人。除了取太溪、太冲、太白（公孙）、大陵、太渊、神门等原穴之外，还加用了治消渴的曲池、复溜，和调脏气的关元、气海、中脘等任脉穴，交替应用。缓解了症状，改善了生活质量，增强了患者对战胜病痛的信心。竟为这位病人治疗了 40 余诊次，长达数年之久，直至2010 年 6 月我离开德国。

值得指出的是，以五脏原为主的《灵枢经》针方，不仅能调治五脏神病如焦虑抑郁，还能调治五脏气病如这个病人的内分泌紊乱（或可称之为"乱气"）。这也使我想起《素问》"移神变气"篇名，应该是《黄帝内经》针灸治疗法则和作用原理之一。《灵枢经·九针十二原》文中用拔刺、雪污、解结、决闭等生动比喻，来强调用十二原方针治可愈五脏久疾。并告诫云："或言久疾之不可取者，非其说也。""疾虽久犹可毕也，言不可治者，未得其术也。"尤其强调了一个"久"字，说明此类病治疗困难、病程经久、病机复杂的特点，用今天的话就是疑难病可用五脏原来针治。

再者，在 2007 年初治疗的一位女病人较有意思。她也是 70 多岁，因德国医生为她针刺三阴交穴，发生右侧小腿有沿足太阴经持久不退的、上下走串而强烈的针刺麻胀感。她由 2 个女儿陪同前来诊治。我当时想《灵枢经》有"引"气的治法，所谓上病下治、左病右治等。这个病人右侧小腿麻胀，我不妨用左侧足太阴经诸穴。既然是足太阴病，则以隐白、太白、公孙、三阴交、阴陵泉、血海诸穴浅刺，从井穴至合穴依次针刺，只求轻浅弱的针刺感应，以左引右，以正克邪，以"治"调"乱"。结果一次而愈。

这又使我想起 1995 年在施小墨诊所治过的一个病人。她因顽固性眼底病而近乎失明。当时有一种盛行的气功，要求守气于病所。该病人经过长期气功内守，居然眼病得以治愈。但因长期守气至眼，而造成偏差，常有一股气流从足上及脊背，直至头颠。我用切诊按压经脉，知其气流至心俞与旁侧夹脊等最为明显。故取治太溪、三阴交以引，心俞、神堂、T$_5$夹脊等穴以调，结果几次针治而愈。如此等等，引起我对《灵枢经》针方和针灸临床治则治法的重视，总结成调、引、通、决、补、泻、温、劫八法，可见于中医杂志的《针灸临床治疗八法》一文（2011）和《中国针灸技术方法》（2013）一书之中。

值得指出的是，早在清代程国彭《医学心悟》（1732）第 1 卷中，就提出了方药治疗八法，也就是汗、吐、下、和、温、清、补、消。而本书在国内首次提出的针灸治疗八法，其用字、含义、内容完全出自现存最早的针灸经典——《灵枢经》，而且适用于古今针灸治疗范畴，从而使针灸从方法、原则上与方药治疗八法区别开来，应该是我这么多年沉浸于此的重大收获。

1987 年，应杨思澍编审之邀，我的第一本著作《针刺手法一百种》在中国医药科技出版社出版。当时有两种版本，一种是精装豪华本，有彩色外封，是应世界针联成立大会举办，而于 1987 年 10 月出版；另一种是普通精装本，没有外封的，主要面向国内读者，于 1988 年出版。38 年后，居然又应中国医药科技出版社之邀，出版我的《中国针灸技术方法》修订本，并收录于《寿而康医学丛书》之中，可谓巧遇巧缘、有始有终。

最后用传统章回小说的题头诗作为结束，不成韵律，只为叙事抒情而已：

上下求索五十年，古今参悟三百家，水滴石穿无边法，厚积薄发有涯生。

陆寿康
2025 年 5 月

前言

一、编写目的

从 20 世纪 70 年代后叶起，中国针灸已在全世界大部分国家和地区得到普遍传播，受到各国人民欢迎，成为世界医学的有机组成部分。2010 年，中医针灸进入世界非物质文化遗产名录。在国外，针灸实际上已成为中医的代名词。说到底，针灸和中医方药较大的不同，就是经络腧穴和针灸技术。目前在国内系统论述的经络腧穴和临床的书籍层出不穷，而专门全面系统论述中医针灸技术方法的大型著作却尚属阙如，这似与我国作为针灸发源地的地位不甚相称。有鉴于此，著者在《针刺手法一百种》《针灸手技学》《针刺手法百家集成》和新世纪全国高等中医药院校规划教材《刺法灸法学》（新世纪第一、二版）、《中国针灸技术方法》（2013）等相关针灸技术专著的基础上，重订出版《中国针灸技术方法》（修订版）。相信会受到国内外中医药、针灸临床工作者，中医药院校师生和中医药爱好者的欢迎，并推动中国针灸技术的传播和国际交流。

二、主要内容

本书是全面系统深入论述中国针灸技术方法的学术专著，以 200 个古今针灸技法为目，系统介绍其发展源流（概述）、操作方法、临床应用、注意事项、医家经验、现代研究、文献摘要等；内容丰富，体系完整，分类合理，广集博采，古今合参，图文并茂；详述临床操作常规，突出说明技法临床应用的实际情况，反映针灸技法的历史发展轨迹和现代针灸技术的应用水平；是中医针灸临床重要参考书，适合广大中医、针灸医师和中医药院校师生阅读使用。

三、编写特色

1. 内容丰富　本书以 200 个技术方法为目，系统介绍其发展源流（概述）、操作方法、临床应用、注意事项、医家经验、现代研究、文献摘要等内容。

（1）概述：包括定义、基本作用、发展源流、主要适用范围。

（2）方法：包括使用器具、操作方法及其步骤、技术要领等。

（3）临床应用：包括主要功用、适用范围、处方示例等。

（4）注意事项：包括禁忌和慎用的病症、部位、时机等。

（5）医家经验：各家针灸技术方法经验和临床体会，如郑魁山、张缙针刺手法等。

（6）文献摘要：包括古今文献。古代的以原文为主，引用有实际指导意义和历史价值的原文，以便读者查阅。

需要指出的是，不强求每种具体的技术方法均包括上述 6 项内容。对呼吸补泻、徐疾补泻、烧山火和透天凉等内容，还设有"评述"项。

2. 体系完整　全书按六篇安排相关内容。

第一篇导论，论述中医理论和经络学说对针灸技法的指导意义和施用原则。更重要的是，针灸技术必须在中医理论和经络学说指导下应用，否则将会五花八门、一盘散沙。本书的导论，尤其对针灸临床八法、针灸治疗特色和针灸临床处方特点等提出具有一定学术建树的系统见解。

第二篇至第五篇，分别为针刺技术、灸法技术、微针刺法、腧穴特种刺激技术四大类。每一篇根据具体情况安排内容，以各自体系完整为前提，而又在具体技术方法部分中，达到全书有相对统一的基本体例。如针刺技术和灸法技术，因其内容宏富，故设总论，以概述其分类、作用、源流、使用原则等；微针刺法必须先要介绍其微针取穴的系统；腧穴特种刺激技术则必须介绍器械设备内容等。

第六篇为附篇，包括针法和灸法的历史发展，以及藏医灸法、藏医烙熨法、蒙医灸法、蒙医放血法、壮医陶针法、壮医药线灸法等少数民族针灸技术。

3. 分类合理　如复式针刺补泻手法，按补泻或泻法的单纯组合、补法和泻法交互组合、补泻法与行气法组合 3 个部分进行分类。而腧穴特种刺激技术分电、磁、光波、药物等章节进行合理分类。又如天灸法实际上应属药物敷贴法一类，不过因为会引起发疱，类同艾炷化脓灸，故宋代民间俗称天灸，致使诸书误列于灸法中，但它们既不用火又不用艾，放在灸法中有些不伦不类，所以本书将其放在"腧穴特种刺激技术"中表述，并在灸法总论中予以相应说明。如此分类较为合理，也便于检索阅读和应用。

4. 广集博采　广集古今针灸技法，尤其在医家经验和临床应用两项，博采诸家经验和临床成果，计古代一百家、现代二百家。如"医家经验"项，广集博采各家针灸技术方法经验和临床体会，如郑魁山、张缙针刺手法，周楣声自创灸具，予以介绍。取材以各家医案、老中医经验集及中医期刊论文等为主，务求有启发思路或有现代创新，确能提高临床疗效者。

5. 古今合参　在大多传统针灸技法中，均有针对性地介绍相应的历代医家和现代医家经验和学术研究成果，尽量做到既有历史传承，又有现代发展，古今合参，并有深入研究和系统阐述。体现本书的实用性和历史性。

6. 图文并茂　不少针刺手法、艾灸技术、现代器械等内容，如用图画来表述和示意，常常会收到比单用文字表述更清晰的效果。为此本书将尽量采用图文并列对照的形式，以方便广大读者，使更多内容能较好地被理解和应用。

7. 检索便捷 书末附有主要参考书目、《黄帝内经》《难经》引用篇目以及 4 个索引，方便读者检索本书引用和汇集的内容。值得说明的是，针灸病症索引以含有取穴与操作技法者为主。

本次修订，在第六篇中，去除了针刺补泻、艾灸法现代研究，系统修改了第一章针法历史发展的内容。增加了包括程莘农、孙申田、李新吾、王居易、刘清国等现代针灸家的临床经验，并重点介绍了张缙手法，以及古代医家关于募刺、贯刺、刺筋、透穴、刺血等的内容，并加强了古代文献出处的检索引得。使本书实用性强、信息量大、启示度深等方面，更贴近广大读者需要。

陆寿康

2025 年 5 月

目录

第一篇 导论

第一章 针灸治疗作用和特色 ……………………………………………… 3

第一节 针灸治疗特色 …………………………………………………… 4

一、针灸学和治疗特色 ………………………………………………… 4

二、经络诊法和针灸技法 ……………………………………………… 5

三、针灸临床处方特点 ………………………………………………… 7

第二节 针灸基本作用 …………………………………………………… 9

一、针灸之要，调和阴阳 ……………………………………………… 9

二、疏经通络，运行气血 ……………………………………………… 11

三、补虚泻实，扶正祛邪 ……………………………………………… 14

第二章 针灸临床治则治法 ……………………………………………… 17

第一节 针灸临床治则 …………………………………………………… 18

一、八纲辨证 …………………………………………………………… 18

二、标本先后 …………………………………………………………… 20

三、因人制宜 …………………………………………………………… 22

第二节 针灸临床治法 …………………………………………………… 24

一、调法 ………………………………………………………………… 25

二、通法 ………………………………………………………………… 27

三、引法 ………………………………………………………………… 29

四、决法 ………………………………………………………………… 30

五、温法 ………………………………………………………………… 32

六、劫法 ………………………………………………………………… 33

第二篇 针刺技术

第一章 针刺手法概论 ………………………………………………………… 37

  第一节 针刺临床基本功 ………………………………………………… 38

    一、治神法及其应用 ………………………………………………… 38

    二、指力的练习 …………………………………………………… 41

    三、气功与针刺的配合 …………………………………………… 43

    四、意气训练的效果 ……………………………………………… 45

    五、医家经验 ……………………………………………………… 46

  第二节 得气和针感 …………………………………………………… 50

    一、得气的临床表现 ……………………………………………… 50

    二、针感的获得、维持和辨识 …………………………………… 53

    三、循经感传和气至病所 ………………………………………… 56

第二章 基本针刺操作技术 ………………………………………………… 59

  第一节 进针 …………………………………………………………… 60

    一、持针法 ………………………………………………………… 60

    二、押手法 ………………………………………………………… 61

    三、进针法 ………………………………………………………… 63

  第二节 针刺方向和深浅 ……………………………………………… 70

    一、针向法 ………………………………………………………… 71

    二、针刺深浅法 …………………………………………………… 75

    附：募刺法 ………………………………………………………… 77

  第三节 提插和捻转 …………………………………………………… 80

    一、提插法 ………………………………………………………… 80

    二、捻转法 ………………………………………………………… 82

    三、导气法 ………………………………………………………… 86

  第四节 留针和出针 …………………………………………………… 87

    一、留针法 ………………………………………………………… 87

    二、出针法 ………………………………………………………… 91

    附：太极针法 ……………………………………………………… 93

  第五节 分部腧穴针刺操作 …………………………………………… 95

    一、头面颈项部腧穴 ……………………………………………… 95

    二、胸腹胁部腧穴 ………………………………………………… 98

三、背腰骶部腧穴 ··· 99

四、四肢部腧穴 ··· 100

第六节 针刺异常情况 ··· 101

一、晕针 ··· 101

二、滞针 ··· 102

三、弯针 ··· 102

四、折针 ··· 103

五、针后异常感 ··· 103

六、出血和皮下血肿 ··· 104

七、针穴疼痛 ··· 104

八、针刺引起创伤性气胸 ··· 104

九、针刺引起神经损伤 ··· 105

十、针刺引起内脏损伤 ··· 106

第三章 辅助针刺手法 ··· 107

第一节 作用于经络腧穴的辅助手法 ··· 108

一、揣穴法 ··· 108

二、爪切法 ··· 111

三、循法 ··· 112

四、摄法 ··· 115

五、按法（按压行气） ··· 116

六、扪法 ··· 117

第二节 作用于毫针的辅助手法 ··· 118

一、捣法（雀啄术） ··· 118

二、颤法（震颤术） ··· 119

三、搓法 ··· 120

附：滞针术 ··· 121

四、飞法 ··· 123

五、摩法 ··· 125

六、弹法 ··· 126

七、刮法 ··· 127

八、努法 ··· 128

附：倒法 ··· 130

九、摆法 ··· 130

十、摇法 ··· 131

十一、盘法 ·· 131

十二、搜法 ·· 135

第四章　针刺补泻与单式补泻手法 ···················· 137

第一节　针刺补泻的原则 ································· 138

一、针刺补泻的概念和范畴 ······················· 138

二、针刺补泻的临床依据 ························· 139

三、决定针刺补泻的主要因素 ····················· 140

四、迎随是针刺补泻的总则 ······················· 141

第二节　单式补泻手法 ································· 148

一、徐疾补泻法 ································· 148

二、提插补泻法 ································· 155

三、捻转补泻法 ································· 156

四、呼吸补泻法 ································· 162

五、开阖补泻法 ································· 171

第三节　大补大泻、平补平泻和营卫补泻 ················ 171

一、大补大泻 ··································· 172

二、平补平泻 ··································· 173

三、营卫补泻 ··································· 174

第五章　复式补泻手法 ······························ 177

第一节　分层操作和行针次数 ························· 178

一、天、人、地三才法 ··························· 178

二、九六奇偶补泻法 ····························· 181

第二节　补法或泻法的单纯组合 ······················ 183

一、烧山火法 ··································· 183

二、透天凉法 ··································· 193

三、进火补法 ··································· 196

四、进水泻法 ··································· 197

五、热补法 ····································· 198

六、凉泻法 ····································· 202

第三节　补法和泻法的交互组合 ······················ 203

一、阳中隐阴法 ································· 203

二、阴中隐阳法 ································· 204

三、龙虎交战法 ································· 206

四、子午捣臼法 ································· 208

五、留气法 ····································· 210

第四节　补泻法和行气法的相互结合 ………………………………………… 211

一、青龙摆尾法 ……………………………………………………………… 211

附：五脏交经法 …………………………………………………………… 212

二、白虎摇头法 ……………………………………………………………… 213

附：通关交经法 …………………………………………………………… 215

三、苍龟探穴法 ……………………………………………………………… 215

四、赤凤迎源法 ……………………………………………………………… 217

五、龙虎升降法 ……………………………………………………………… 219

六、进气法 …………………………………………………………………… 220

七、运气法 …………………………………………………………………… 221

八、纳气法 …………………………………………………………………… 222

附：关节交经法 …………………………………………………………… 223

九、提气法 …………………………………………………………………… 223

十、梅花派通气法 …………………………………………………………… 225

第六章　腧穴配伍和针刺手法 ………………………………………………… 227

第一节　配穴补泻 ……………………………………………………………… 228

一、子母补泻法 ……………………………………………………………… 228

二、纳支补泻法 ……………………………………………………………… 233

三、先后补泻法 ……………………………………………………………… 235

四、担截法 …………………………………………………………………… 239

第二节　抽添法和接气通经法 ………………………………………………… 240

一、抽添法 …………………………………………………………………… 241

二、接气通经法 ……………………………………………………………… 242

三、排刺法 …………………………………………………………………… 244

第三节　选穴针刺 ……………………………………………………………… 246

一、偶刺法 …………………………………………………………………… 246

二、报刺法 …………………………………………………………………… 247

三、巨刺和缪刺法 …………………………………………………………… 248

四、远道刺法 ………………………………………………………………… 249

五、对应点针刺法 …………………………………………………………… 251

第七章　刺法 …………………………………………………………………… 255

第一节　病位深浅刺法 ………………………………………………………… 256

一、刺皮法——半刺、毛刺和直针刺 ……………………………………… 256

附：皮下针刺法 …………………………………………………………… 261

二、刺脉法——络刺、豹文刺和赞刺 ……………………………………… 262

三、刺肉法——浮刺、分刺和合谷刺法 ……………………………… 270
　　附：竖横针刺法 ………………………………………………… 273
四、刺筋法——关刺和恢刺 …………………………………………… 276
　　附：贯刺法 ……………………………………………………… 278
五、刺骨法——短刺和输刺 …………………………………………… 280
第二节　局部多针刺法 …………………………………………………… 281
一、傍针刺法 …………………………………………………………… 281
二、齐刺法 ……………………………………………………………… 282
三、扬刺法 ……………………………………………………………… 284
四、围刺法 ……………………………………………………………… 285
五、对刺法 ……………………………………………………………… 286
六、同穴多针刺法 ……………………………………………………… 287
第三节　透穴和芒针刺法 ………………………………………………… 288
一、透穴刺法 …………………………………………………………… 288
二、芒针刺法 …………………………………………………………… 299
三、蟒针刺法 …………………………………………………………… 304
第四节　运动针刺法 ……………………………………………………… 305
一、动刺法 ……………………………………………………………… 306
二、巨刺运动针法 ……………………………………………………… 307
第八章　各种针具的刺法 …………………………………………………… 309
第一节　九针的现代应用 ………………………………………………… 310
一、镵针法 ……………………………………………………………… 310
二、圆针刺法 …………………………………………………………… 314
三、巨针刺法 …………………………………………………………… 317
四、铍针刺法 …………………………………………………………… 320
五、镬针刺法 …………………………………………………………… 323
六、火针刺法 …………………………………………………………… 324
第二节　现代针具的应用 ………………………………………………… 329
一、皮内针刺法 ………………………………………………………… 329
二、皮肤针刺法 ………………………………………………………… 331
三、挑针刺法 …………………………………………………………… 336
四、锋钩针刺法 ………………………………………………………… 340
五、浮针刺法 …………………………………………………………… 341
六、松解金针刺法 ……………………………………………………… 344
七、皮肤滚针刺法 ……………………………………………………… 346
八、杵针刺法 …………………………………………………………… 348

第三篇　灸法技术

第一章　灸法总论 ……………………………………………………………………… 355

　第一节　灸法临床基础 ……………………………………………………………… 356

　　一、灸法材料和分类 ……………………………………………………………… 356

　　二、灸法作用和适用范围 ………………………………………………………… 358

　　三、灸法禁忌病症 ………………………………………………………………… 360

　　四、灸法禁忌部位 ………………………………………………………………… 361

　　五、艾灸意外 ……………………………………………………………………… 362

　第二节　灸法操作原则 ……………………………………………………………… 363

　　一、选择方法 ……………………………………………………………………… 363

　　二、掌握灸量 ……………………………………………………………………… 364

　　三、合理补泻 ……………………………………………………………………… 365

第二章　艾炷灸 ………………………………………………………………………… 367

　第一节　艾炷着肤灸 ………………………………………………………………… 368

　　一、瘢痕灸 ………………………………………………………………………… 368

　　二、麦粒灸 ………………………………………………………………………… 370

　　三、骑竹马灸 ……………………………………………………………………… 373

　　四、横三间寸灸 …………………………………………………………………… 374

　第二节　艾炷隔物灸 ………………………………………………………………… 375

　　一、隔姜灸 ………………………………………………………………………… 375

　　二、隔蒜灸 ………………………………………………………………………… 377

　　三、隔盐灸 ………………………………………………………………………… 378

　　四、隔附子灸 ……………………………………………………………………… 379

　　五、隔药饼灸 ……………………………………………………………………… 380

第三章　艾条灸 ………………………………………………………………………… 383

　第一节　艾条悬起灸 ………………………………………………………………… 384

　　一、温和灸 ………………………………………………………………………… 384

　　二、回旋灸 ………………………………………………………………………… 385

　　三、雀啄灸 ………………………………………………………………………… 386

　第二节　艾条实按灸 ………………………………………………………………… 387

　　一、雷火神针 ……………………………………………………………………… 387

　　二、太乙神针 ……………………………………………………………………… 389

　　三、药笔隔纸灸 …………………………………………………………………… 389

第三节　熏法和熨法 ·· 391
　　一、熏法 ·· 391
　　二、熨法 ·· 392

第四章　大面积灸和保健灸 ·· 395
　第一节　大面积灸 ·· 396
　　一、长蛇灸 ·· 396
　　二、大灸 ·· 398
　　三、日光灸和熨灸 ·· 399
　第二节　保健灸 ·· 399
　　一、神阙灸 ·· 400
　　二、关元灸 ·· 401
　　三、气海灸 ·· 402
　　四、足三里灸 ··· 402
　　五、预防中风灸 ·· 403

第五章　温针灸和艾灸器灸 ·· 405
　第一节　温针灸 ·· 406
　　一、温针灸 ·· 406
　　二、电热艾针灸 ·· 407
　第二节　艾灸器灸 ·· 408
　　一、温筒器灸 ··· 408
　　二、温灸架灸 ··· 411
　　三、温灸盒灸 ··· 412
　　四、温灸管灸（苇管器灸）·································· 413
　　五、核桃器灸 ··· 415
　　六、多功能艾灸器 ·· 416

第六章　线灸法和药锭灸法 ·· 419
　第一节　线灸法 ·· 420
　　一、药线灸 ·· 420
　　二、药捻灸 ·· 421
　　三、灯火灸 ·· 422
　　四、线香灸 ·· 426
　　五、燋灸（火柴头灸）······································· 427
　　六、棉花灸 ·· 427

第二节　药锭灸法和其他 ·· 428

一、阳燧锭灸 ·· 429

二、硫黄灸 ·· 430

三、黄蜡灸 ·· 431

第四篇　微针刺法

第一章　分部微针刺法 ·· 435

第一节　头皮针刺法 ·· 436

一、头皮针刺激部位 ·· 436

二、头皮针操作技术 ·· 438

三、头皮针临床应用 ·· 442

四、头皮针主要流派介绍 ·· 447

第二节　面针和人中针 ·· 454

一、面针刺法 ·· 454

二、人中针刺法 ·· 456

第三节　手针和足针 ·· 457

一、手针刺法 ·· 457

二、第 2 掌骨侧针刺法 ·· 460

三、足针刺法 ·· 462

第四节　腕踝针刺法 ·· 465

一、腕踝针刺法的身体分区和进针点 ·· 465

二、腕踝针操作技术 ·· 468

三、腕踝针临床应用 ·· 470

第五节　腹针和脊针 ·· 475

一、腹针刺法 ·· 475

附：孙氏腹针疗法 ·· 482

二、脊针刺法 ·· 486

第二章　五窍微针刺法 ·· 489

第一节　耳针刺法 ·· 490

一、耳针刺激部位（耳穴） ·· 490

二、耳针操作技术 ·· 500

三、耳针临床应用 ·· 503

第二节　眼针刺法 ·· 507

一、眼针刺激部位 ·· 507

二、眼针取穴和操作技术 ……………………………………………………… 509

三、眼针临床应用 …………………………………………………………… 511

第三节　鼻针刺法 ……………………………………………………………… 512

一、鼻针刺激部位 …………………………………………………………… 512

二、鼻针操作技术 …………………………………………………………… 514

三、鼻针临床应用 …………………………………………………………… 515

第四节　口针与舌针 …………………………………………………………… 516

一、口针刺法 ………………………………………………………………… 516

二、舌针刺法 ………………………………………………………………… 518

第五篇　腧穴特种刺激技术

第一章　腧穴药物刺激 ………………………………………………………… 525

第一节　腧穴药物敷贴 ………………………………………………………… 526

一、敷贴药物 ………………………………………………………………… 526

二、方法 ……………………………………………………………………… 527

三、临床应用 ………………………………………………………………… 527

第二节　腧穴药物注射（水针） ……………………………………………… 532

一、常用药物和器具 ………………………………………………………… 532

二、方法 ……………………………………………………………………… 533

三、临床应用 ………………………………………………………………… 533

第三节　药物离子导入 ………………………………………………………… 536

一、常用药物和仪器 ………………………………………………………… 537

二、方法 ……………………………………………………………………… 537

三、临床应用 ………………………………………………………………… 538

第二章　腧穴电刺激 …………………………………………………………… 541

第一节　电针 …………………………………………………………………… 542

一、电针仪器 ………………………………………………………………… 542

二、方法 ……………………………………………………………………… 543

三、临床应用 ………………………………………………………………… 546

第二节　电热针 ………………………………………………………………… 548

一、电热针仪器 ……………………………………………………………… 548

二、方法 ……………………………………………………………………… 548

三、临床应用 ………………………………………………………………… 549

第三节　音频电疗 ·· 550
　　一、电疗仪器 ·· 550
　　二、方法 ·· 550
　　三、临床应用 ·· 551
第四节　经皮穴位电刺激和锥形银电极针 ·············· 552
　　一、经皮穴位电刺激 ·· 552
　　二、锥形银电极针 ·· 553

第三章　腧穴照射 ·· 555
第一节　腧穴激光照射 ·· 556
　　一、激光器具 ·· 556
　　二、方法 ·· 557
　　三、临床应用 ·· 557
　　四、激光治疗作用 ·· 559
第二节　腧穴红外线照射 ······································· 560
　　一、红外线照射器具 ·· 561
　　二、方法 ·· 561
　　三、临床应用 ·· 562
第三节　腧穴神灯照射 ·· 563
　　一、神灯照射器具 ·· 563
　　二、方法 ·· 563
　　三、临床应用 ·· 564
第四节　腧穴微波治疗 ·· 565
　　一、微波治疗器具 ·· 566
　　二、方法 ·· 566
　　三、临床应用 ·· 566
第五节　腧穴超声波治疗 ······································· 567
　　一、超声波器具 ··· 567
　　二、方法 ·· 567
　　三、临床应用 ·· 568

第四章　腧穴磁场刺激 ··· 571
第一节　贴磁法和磁疗仪 ······································· 572
　　一、贴磁法 ·· 572
　　二、磁疗仪 ·· 573
　　三、临床应用 ·· 574

第二节　磁针 ·· 576
一、磁极针和磁化针 ·· 576
二、磁锟针 ··· 577
三、磁圆梅针 ··· 578

第五章　其他 ··· 581
第一节　腧穴埋线 ·· 582
一、埋线用具 ··· 582
二、方法 ·· 582
三、临床应用 ··· 583
第二节　割治 ··· 586
一、方法 ·· 586
二、割治部位 ··· 586
三、临床应用 ··· 587
第三节　拔罐 ··· 587
一、常用罐具 ··· 587
二、方法 ·· 589
三、临床应用 ··· 592
四、拔罐的治疗作用 ·· 596

第六篇　附篇

第一章　针法和灸法的历史发展 ·· 601
第一节　先秦两汉时期针法 ·· 602
一、针具的创制 ··· 602
二、针刺手法体系的形成 ·· 603
三、针刺方法的应用 ·· 606
第二节　晋隋唐时期针法 ·· 606
一、孙思邈的"重补轻泻"观 ·· 607
二、针法的临床发挥 ·· 607
第三节　宋金元时期针法 ·· 608
一、针刺手法的发展 ·· 608
二、金元针法的流派特色 ·· 610
三、针法的临床继承 ·· 612

第四节　明清时期针法 ·································· 612

　　一、《金针赋》针法 ······························· 613

　　二、《针灸大成》针法 ···························· 614

　　三、明代诸家针法 ······························· 617

　　四、清代诸家针法 ······························· 620

第五节　近代时期针法 ·································· 621

　　一、历代针法的继承 ····························· 622

　　二、中西学理的汇通 ····························· 624

第六节　灸法的历史发展 ································ 627

　　一、灸法的起源 ································· 627

　　二、灸法的盛行 ································· 627

　　三、灸材的多样性 ······························· 628

　　四、灸法的多样性 ······························· 629

第二章　少数民族针灸技术 ······························· 631

第一节　藏医针灸技术 ·································· 632

　　一、藏医火灸法 ································· 632

　　二、藏医烙熨法 ································· 634

第二节　蒙医针灸技术 ·································· 636

　　一、蒙医灸法 ··································· 636

　　二、蒙医放血法 ································· 637

第三节　壮医针灸技术 ·································· 639

　　一、壮医陶针法 ································· 639

　　二、壮医药线灸法 ······························· 642

主要参考书目 ··· 647

《黄帝内经》《难经》引用篇目 ······························· 650

《灵枢经》引用篇目 ···································· 650

《素问》引用篇目 ····································· 650

《难经》引用篇目 ····································· 651

索引 ·· 652

一、古代医著（医家）索引 ································ 652

二、现代医家索引 ····································· 665

三、针灸病症名索引 ···································· 674

四、微针系统及特殊穴位图表索引 ························· 681

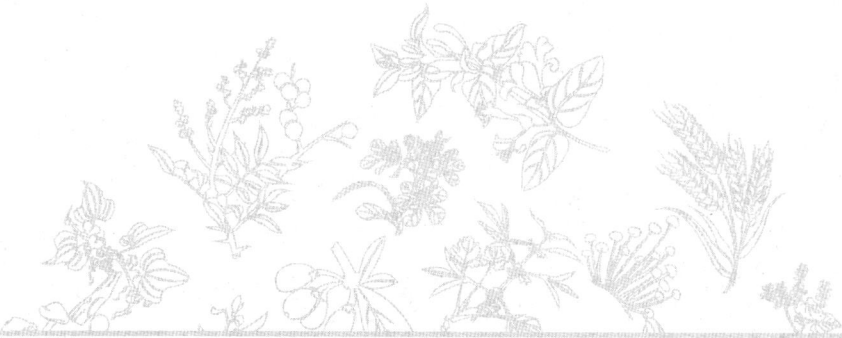

第一篇　导论

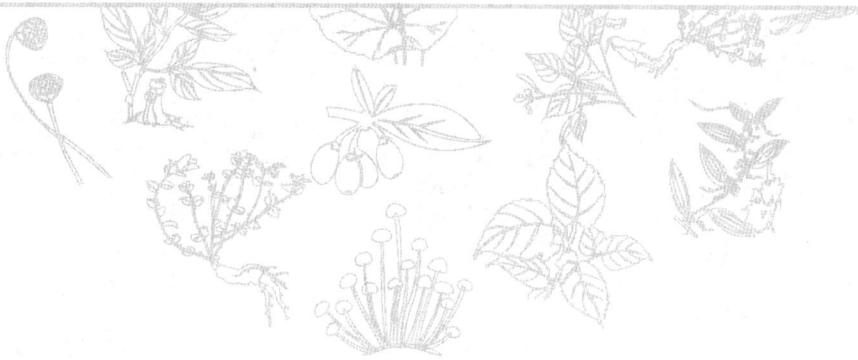

第一章 针灸治疗作用和特色

针灸是不同于药物的治疗方法。针灸治疗特色，是以经络气血理论为基础，以腧穴为治疗部位，要求针灸效能和病症性质密切结合。针灸的基本作用，是调和阴阳、疏通气血、扶正祛邪。

第一节　针灸治疗特色

针灸是不同于药物的治疗方法。孙思邈《千金翼方》云："凡病皆由血气壅滞，不得宣通，针以开通之，灸以温暖之""表针内药，随时用之，消息将之""汤药攻其内，针灸攻其外""内外相扶，病必当愈"。主张在临床上，应该针灸、药物结合，辨证而施，以提高疗效。实际上在《黄帝内经》时代，艾灸、针刺、放血诸法远较药物十三方应用广泛，已经形成具有完备理论基础的针灸治疗体系。

一、针灸学和治疗特色

（一）经络理论和辨证论治

经络理论是针灸学的主要理论基础。"经脉者，所以行血气而营阴阳"（《灵枢经·本脏》）。十二经脉是经络的主干，是以三阴三阳理论构建的人体气血循行模型。在《灵枢经》诸篇中，存在有迥然不同的经脉循行流注走向体系，其中较重要的是以《经脉》《营气》为代表的十二经（或十四经）周而复始的循行路线，和以《九针十二原》《本输》《根结》为代表的向心性经气（原气）运行流注的循行路线。实际上前者只是营气流注，是个生理状态模式。类此记述在《黄帝明堂经》《黄帝针灸甲乙经》，乃至后世针灸各医籍均有反映。从临床病变及针灸治疗角度来分析，还是后者更符合临床实际，如循经感传和针感、灸感走向以及子午流注用五输穴等，一般都按向心性走行。

经络理论目前最重要的研究内容是经脉—脏腑相关。说得更清楚些，经络理论是解决病变部位、反应部位和治疗部位内在关系的理论。因此，指导针灸临床应以经络辨证为主，更多侧重病变部位和所属十二经脉的关系，以患者气血、寒热、虚实状态变化为主。针灸治疗常以症状发生部位为依据，以经气、络血之盛（实）虚寒热为辨证施治纲领，循经取穴或以痛为输，指导选穴组方。可根据患者具体反应的不同，在选穴、定穴、施术等方面有所调整，形成病症（以症为主）—部位—腧穴的辨证思维方式。其论治一般以"通其经脉，调其血气"（《灵枢经·九针十二原》）为总则，主张"凡刺之道，气调而止"（《灵枢经·终始》）、"无问其病，以平为期"（《素问·三部九候论》）的效应和目标。因此，中药治疗以藏象理论为主，以八纲、病因、脏腑辨证结合，以脏腑虚实证候为辨证纲领，论治以方药治疗八法为主、扶正祛邪，与针灸治疗大不相同。

（二）针灸以腧穴为治疗部位

腧穴是人体"神气游行出入之所"，故称气穴、气府，是机体在疾病状态下的疾病反应点和良性治疗点。作为针灸施术部位，腧穴包括经穴、奇穴和以痛为输的阿是穴，以及耳穴等微刺系统穴位。腧穴具有相对特异性和双向调节作用，不论寒热、阴阳、表里均能运用，与中药有寒热补泻偏性不同。较为重要的是，腧穴功能状态的改变，用针者"必先察其经络之实虚，切而循之，按而弹之，视其应动者，乃后取之而下之"（《灵枢经·刺节真邪》）。腧穴取定，"则欲得而验之，按其处，应在中而痛解"（《灵枢经·背腧》）。针灸技术以经络（腧穴）状态决定，"盛则泻之，虚则补之，热则疾之，寒则留之，陷下则灸之，不盛不虚以经取之"（《灵枢经·经脉》）。针灸效能以"气至而有效"（《灵枢经·九针十二原》）为基础，都说明了腧穴功能状态变化在临床上的重要性。

近今的研究证明，疾病反应点是动态的、个体化的、敏化的腧穴。疾病反应点的表现，可分为形态改变和功能改变两方面。形态改变，如皮下组织和肌肉处出现条索、结节状改变，皮肤出现皮疹、浅表血管改变和色泽变化。功能改变，如压痛、低阻点和皮温变化等。压痛点和热敏化是不同性质的穴位敏化类型，压痛点属力敏化，对机械能刺激敏感，如针刺、按压等；热敏化对热能刺激敏感，如艾灸等。两者有时可在同一穴发生。对艾灸热敏化和针刺得气的研究，可为正确选择针灸适应证和效能机制提供客观依据。

（三）针灸效能和病症性质

针灸调节作用的本质，决定了针灸效能的大小及其局限性。一般而言，凡能直接作用的部位，针灸效果就较为优越，如肌肉骨关节病、皮肤病、眼和鼻咽病、胃肠病、膀胱功能障碍病、妇科腹部病，可见针灸局部作用的表现尤其突出。

再者，针灸效能和机体整体调节状态密切相关，当针灸局部刺激与依靠经络传导调节的远端效应和整体调节相结合时，其效果要优于单一局部或远端的效能。因此，针灸能有效治疗内分泌代谢障碍、神经系统疾病和精神行为障碍。诚然，针灸效能的发挥大多在疾病初始或康复阶段，有一定的时限性，故必须认真选择介入时段和病症类型。

（四）针灸治疗技术和过程

针灸治疗技术的运用主要包括针刺和艾灸两大类。针刺有刺经得气、刺络放血等区分；艾灸则有直接灸、间接灸等不同。

毫针疗法是主要的针刺方法，其中运用各种得气、候气、行气、补气、泻气、调气、导气手法，尤其是针刺"随气用巧"的核心技术。《灵枢经·官能》云："语徐而安静，手巧而心审谛者，可使行针艾。"这说明针刺时医家要神定气闲、心静手巧，心手合一。针灸治疗过程是医者治神和患者得气的统一，强调医患相得、形神合一。

对同一患者用同样的穴位和针灸方法，不同的医师由于技术水平的高低，其疗效即大不相同。因此，著名针灸学家王雪苔先生认为："辨证论治如同棋艺，要靠头脑的运思；针灸操作如同书法、绘画，要靠手下的技巧"（《雪苔针论》）。

二、经络诊法和针灸技法

根据经络学说原理，在经络腧穴上进行诊察，以判断疾病的性质和部位的方法，称为经络诊法。经络诊法的主要内容有按诊、望诊等，通过这些方法可审察经脉的虚实、络脉的形色变化和皮部、经筋的异常征象，从而指导针灸治疗和技法操作。

（一）经脉和皮部的异常征象

1. 经络腧穴按诊　十二经脉内属脏腑，外连体表，各有其循行分布路线，而隶属于相应的脏腑。十二皮部"以经脉为纪"（《素问·皮部论》），其分布区域以十二经分布路线和范围为主。在临床上，通过对经脉和皮部异常征象的诊察，可发现和判断人体内在的病症，来指导针灸取穴和技法操作。故《灵枢经·根结》云："用针之要……必审五脏变化之病，五脉之应，经络之实虚，皮之柔粗，而后取之也。"对经脉和皮部分区进行循推、按压、戳捏、触摸，可发现腧穴皮下的压痛、麻木、酸胀、陷下、寒热、滑涩和形态变化（包括结节、条索状物等"阳性反应物"征象），在诊法范畴内，称为经络腧穴按诊，为临床所常用。

2. 压痛、酸胀和麻木 是经脉和皮部常见的异常征象，多见于腧穴局部，亦可循经脉走向放散。医者用手指按摸经脉腧穴，可发现其疼痛、酸胀、麻木的感觉。压痛主要出现在实证、热证时，酸胀、麻木感则以虚证为多见。"以痛为输"是临床取穴常用的方法，对酸胀、麻木处同样适用；以该处为针刺部位或取穴标志，可采用经刺、巨刺、报刺和各种局部多针刺法，也可用远道刺和有效点针刺法。实证、热证，用浅刺、疾刺和针刺泻法；虚证、寒证，用深刺、留针和针刺补法来进行操作。根据疼痛和酸麻程度的轻重，随时调整刺激量的强弱，在临床上亦普遍使用。当然，压痛、酸胀和麻木处也常作为艾灸的穴处；一般久病以直接灸为主，新病则可选间接灸、温和灸、拔罐等法。

3. 腧穴皮温 经脉腧穴的皮温高低，常可通过触摸或仪器测试发现。皮温高、局部热者为热证，初按觉热、久按热减为虚热，久按热甚为实热。皮温低、局部寒冷者为寒证，初按觉寒、久按寒减为虚寒，久按寒甚则为实寒。诸此征象又可通过诱导针下寒热的徐疾补泻和烧山火、透天凉等来进行治疗调节，寒甚者还可以用艾灸以温通散寒。

4. 皮下组织紧张度 皮肤的滑涩、腧穴皮下的组织紧张度，可通过循推、触摸而察知。所谓涩，即皮肤粗糙干燥，局部高出正常皮肤呈隆起状，肌肉紧张，甚而有颗粒状丘疹、赘疣出现，针刺穴内有紧涩阻滞感，是为实证之象，当用针刺泻法或挑刺、络刺等法。所谓滑，即皮肤柔润光滑，肌肉松弛，局部低于正常皮肤呈凹陷状，穴内按揉有囊样柔韧和滑动感，针刺穴内如刺豆腐，可顺手而入，是为虚证之象，当用针刺补法。此外，根据"陷下者灸之"的原则，用艾灸温通举陷，也是常规的治疗方法。

5. 阳性反应物 结节和条索状等阳性反应物，多见于脊柱两侧，头颈、四肢亦时有发现。类此征象酸胀疼痛和麻木感可同时出现，可通过脊柱两侧经脉和其他部位的循推、按捏发现。其出现部位、大小多少和质地软硬及移动固定程度，常与内在病症的性质和部位有密切关系。在临床上，类此征象多表示经脉气血结聚，可用皮肤针重刺激手法，或毫针多针刺法以及刺络拔罐等法进行施术，以疏经通络、行气活血。

（二）络脉形色变化

1. 浅表皮下血络 络脉是经脉分出的斜行支脉，主要有15条，且包括诸多孙络、浮络、血络等，直到细小分支，由线状延展扩大为面状弥散，同躯体各部发生紧密的联系，是经络系统的重要组成部分。由于络脉多循行分布于体表，所以观察浅表皮下的血络、浮络、孙络变化，常可诊断疾病。

2. 络脉的形色变化 络脉的形色变化与皮部相类似，色泽黯淡、青黑者主寒，色泽明亮、红黄者属热，色深者主实证，色淡者主虚证。如络脉瘀阻，则可见充盈怒张的青紫血络显露；如瘀血甚者，又可见局部肿胀疼痛等症。在针刺治疗时，根据络脉形色变化和所出现的部位，采取络刺、缪刺、刺络拔罐，配合艾灸、按摩等方法，可活血通络、化瘀止痛，改善和缓解局部体征。皮肤针、局部多针刺法亦可取络脉充盈处施行，常予以重点叩刺，或加强其手法刺激强度。《灵枢经·官能》云："经陷下者，火则当之；结络坚紧，火所治之。"用灸法温通，对瘀阻血络而见结络坚紧者有效。

3. 结膜（白睛）血络 眼针是一种现代微刺系统针法，在临床上常可根据结膜（白睛）血络的形色变化来取治。凡见眼球血络变化明显处，即可在该处相应的眶周穴区上，用毫针沿皮横刺或直刺。

4 脊柱两侧等处的小疹点 挑针刺法常以脊柱两侧等处的小疹点为刺激部位，这些疹点稍有突起，似针帽大小，呈灰白、黯红、棕褐、浅红等色，压之常不退色，形似丘疹，实际上也是血络、孙络变化的征象。用挑针穿皮，挑断该处皮下白色纤维，实际上也是一种络刺法。

（三）经筋缓急变化

1. 经筋缓急 十二经筋是经络系统在肢体外周的连属部分，其分布以四肢关节和躯体为主，但不进入脏腑；功能职司肌肉的收缩、关节的屈伸和躯体的运动。经筋的病变，常表现为筋脉的牵引、拘挛、弛缓、转筋、强直等征象，可用缓急体征来归纳。所谓"急"，即局部发硬疼痛，肌肉、肌腱、韧带等软组织增厚，按之有较尖锐的放射痛，指拨时有声响出现。所谓"缓"，即局部软缓松弛，肌肉无力或萎缩。缓急体征在各类瘫痪、麻痹和骨关节病变、软组织损伤等疾患中常可发现，不少患者还常呈现"阳缓而阴急，阴缓而阳急"的肌群挛急现象，造成关节畸形。

2. 相应刺法 根据经筋病候的局部表现，缓则阴有余而阳不足，当用徐疾补法，轻刺进针，三进一退，久留针；急则阳有余而阴不足，当用徐疾泻法，重刺进针，一进三退，少留针或不留针。在治疗中风偏瘫和面瘫等疾病时，可根据病程长短，分别对健侧和患侧施行补泻手法。恢刺、关刺、竖横针刺、报刺、齐刺、傍针刺等刺法，是经筋病常用的针刺方法。此外，采用苍龟探穴、青龙摆尾、接气通经等法，以加强刺激量、扩大刺激范围，也是治疗经筋拘急或弛纵所常用。小儿麻痹后遗症，现代常用"以上带下"的排刺电针法，对肌肉萎缩和肌群挛急常有显著疗效。采用各种运动针刺法，对急慢性软组织损伤引起的疼痛肿胀，常有良效。现代研制的长圆针、松解金针、锋钩针等是专用于治疗经筋病的针具，并分别采用各自的特殊针刺手法。

三、针灸临床处方特点

（一）针灸对症治疗

《灵枢经·官针》中诸法针对局部症状而设。《灵枢经·经筋》中用火针劫刺法治经筋病，也属对症治疗。在杨继洲《针灸大成·治法总要》等医著和针灸歌赋中，不少内容也反映了针灸对症治疗的特点。不少腧穴可治同一内脏不同的病症，如《灵枢经·五邪》治"邪在脾胃""皆调于三里"，而无须辨其寒热虚实。《四总穴歌》等说明合谷治头面五官病症、足三里治肚腹胃肠病症，都表明特定腧穴和特定部位的病症之间有较固定的相应关系。不少腧穴具有双向调节作用，在不同的证候中，使用同样的穴位、针灸方法常能取得同样的疗效。如针刺足三里，无论寒、热、虚、实，皆治脘腹痛。周楣声《灸绳》认为，针灸就是通过疏通经脉而治症的，见症治症、以症概病、异病同治的，八纲等辨证并不适合针灸临床。

（二）针至病所和气至病所

针至病所和气至病所两法各有所长，适用于不同的病症。一般而言，针至病所，采用《灵枢经·官针》"五刺"针法等，常用于定性、定位明确，病在皮、脉、肉、筋、骨，而由气血、痰湿、瘀滞聚结所致的病症；临床以病变局部取穴为主，针至病所，针到气到，通经活络而运行局部血气。气至病所以"刺之要，气至而有效"为治疗宗旨和效应标准，大多取四肢远端特定穴，用行气等手法激发经气，而促使较强针感循经传导；一般多用治内脏病，如用内关治冠心病、足三里治胃肠病等，有时也可用治肢体瘫痪、痿痹风痛等疾病。

（三）阶梯形的针灸处方

古代针灸处方有首选、备选而先后取穴，呈现出"阶梯形治疗"的处方格局，对现代针灸临床有一定的影响。如《灵枢经·杂病》治"心痛引背不得息"，先"刺足少阴"，"不已，取手少阳"。《灵枢经·厥病》治"厥头痛，贞贞头重而痛"，"泻头上五行行五，先取手少阴，后取足少阴"。《灵枢经·周痹》治周痹，根据疼痛游行方向，或"先刺其下以过之，后刺其上以脱之"，或"先刺其上以过之，后刺其下以脱之"，以截断病势为要。在杨继洲《针灸大成·治法总要》等医著和针灸歌赋中，不少内容也反映了针灸处方有取穴先后的特点。如目赤肿痛先刺睛明、合谷、四白、临泣，不已复刺太溪、肾俞、行间、劳宫；中风瘫痪先针无病手足，后针有病手足等。三国曹翕《曹氏灸经》云："孔穴去病有近远也。头病即灸头穴，四肢病即灸四肢穴，心腹背胁亦然。是以病其处即灸其穴，此为近道法。头病皆灸手臂穴，心腹病皆灸胫足穴，此为远道法。"从古至今，以近道（局部）取穴和远道取穴相结合，从而提高疗效，已成针灸处方组成定例。除刺穴有先后外，还有刺灸先后的针灸治疗处方。

（四）几种特殊的配穴方法

除针灸教科书上已多次详述者之外，以下还结合各家经验和个人体会，对几种较特殊的配穴方法进行介绍。

1. 相类穴 即同一穴性类别的特定穴相配处方，较多运用的有背俞穴、原穴、井穴、荥穴等配穴。如点刺少府、前谷治脏躁，劳宫、液门治口疮或口臭，内庭、大都治阳明火热牙痛，足通谷、然谷治产后尿失禁，行间、侠溪治带状疱疹后遗神经痛，鱼际、二间治咳喘肺热内壅者，表里荥穴相配，阴阳表里同调。又如用麦粒灸法，少商、商阳，治乳蛾、疖腮、目赤；少冲、少泽，治面热、面赤、口舌糜烂；大敦、足窍阴，治胁痛、崩漏；为表里井穴相配。商阳、厉兑，安中止痢、清利头目；少商、隐白，止咳平喘、安心宁神等，为上下井穴相配。

2. 相平穴　以背、腹标部穴为主，其穴可相配处方，用治相应脏腑病症。如背部有督脉、足太阳经第 1、2 侧线，和相应华佗夹脊穴相平。身柱、肺俞、魄户和第 3 胸椎棘突相平，配方用治鼻、皮、肺、气病和神志悲伤者；神道、心俞、神堂和第 5 胸椎棘突相平，配方用治舌、脉、心、血病和喜笑不休者；命门、肾俞、志室和第 2 腰椎棘突相平，配方用治耳、骨、肾、精病和惊恐不宁者，如此等等。腹部有任脉、足少阴、足阳明、足太阴穴相平行。神阙、肓俞、天枢、大横相平，配方用治大、小肠病；中脘、阴都、梁门相平，配方用治胃病；中极、大赫、归来相平，配方用治膀胱、胞宫、精室病等，如此等等。

3. 相应穴　王国瑞《玉龙歌》及《穴法相应三十七穴》明确指出，在处方腧穴相配时，各穴之间有主应关系。如治喷嚏、鼻流清涕，风门应列缺等。其中或上下相应（治肩痛，肩髃应胯骨），或前后相应（治项强，承浆应风府），或远近相应（治耳聋，听会应合谷、足三里），或邻近相应（治痴呆，神门应后溪），具标本兼施、相互呼应、相辅相成的作用。实际上此类配穴很多，有的尚未在书中明确其主应关系，但在针灸临床中应用广泛而有效，如治汗证合谷应复溜，治胎死不下合谷应三阴交，治消渴尺泽应复溜等。现代临床有"同名经相应取穴法"，以手足、上下相对为据，取同名经相应部位腧穴配方，治肢体疼痛等病症有效，也属本法范畴。

4. 相对穴　是指四肢内外侧或躯干前后方相对位置上的部分腧穴，具有阴阳相对或阴阳表里相对的特点，故其在沟通阴阳、调和阴阳，从阴引阳、从阳引阴，加强阴阳二经关系，增强针感等方面有特殊作用，取穴少，疗效佳。如杨继洲《针灸大成》用间使、支沟治"鬼击"，阴陵泉、阳陵泉治水肿。《玉龙歌》取绝骨、三阴交治寒湿脚气，昆仑、太溪治草鞋风。黄羡明用间使透支沟治精神狂躁，阴陵泉透阳陵泉治膝关节痹痛等。相对穴常用对刺或透刺之法，可单用一穴，也可两穴并用。常用的有大陵与阳池，少府与中渚，内关与外关，间使与支沟，郄门与三阳络，曲池与少海，肩髃与极泉，血海与梁丘，曲泉与膝阳关，阴陵泉与阳陵泉，商丘与丘墟，蠡沟与光明，悬钟与三阴交，昆仑与太溪，申脉与照海，哑门与廉泉，水沟与风府，神阙与命门，关元与腰阳关等。对此，杨志新有专著论述。

第二节　针灸基本作用

一、针灸之要，调和阴阳

（一）阴阳学说是针灸技法的理论基础

《素问·阴阳应象大论》云："阴阳者，天地之道也，万物之纲纪，变化之父母，生杀之本始。"阴阳学说是中医学用以认识和概括生理现象、病理变化的基础理论。它反映了机体内部统一、机体变化与外界环境相适应的整体观，说明了疾病发生、发展的机制，有效地指导着诊断治疗、用药处方的临床实践过程。

《素问·金匮真言论》云："夫言人之阴阳，则外为阳，内为阴。言人身之阴阳，则背为阳，腹为阴。"这说明人体内外、前后各部分之间，无不包含着阴阳的对立和统一。《素问·阴阳应象大论》云："阴在内，阳之守也；阳在外，阴之使也。"阴阳相互依存，是机体维持正常生理状态的基础。如阴阳失调而偏盛偏衰，则可造成疾病，即《素问·阴阳应象大论》所谓："阴胜则阳病，阳胜则阴病；阳胜则热，阴胜则寒。"

在临床上，采取各种治疗方法调和阴阳，促使阴阳恢复平衡状态，是中医重要的治疗法则。《灵枢经·根结》云："用针之要，在于知调阴与阳。调阴与阳，精气乃光。"《素问·阴阳应象大论》云："故善用针者，从阴引阳，从阳引阴。"这说明针灸治疗必须以调和阴阳为总则，来指导临床穴位选配和针灸技法操作。

根据背为阳、腹为阴的理论，在临床上采用偶刺法或俞（背）募（腹）配穴，一针取前治阴，一针取后治阳。根据人体上部为阳、下部为阴的理论，上部有病下取之，以从阴引阳；下部有病上取之，以从阳引阴，亦即远道刺灸法之旨。阴阳经脉，经气交接，表里相配，故在临床上可取阳经穴以治阴经病，取阴经穴以治阳经病，如此则可调和阴阳，恢复平衡，达到治疗目的。

《素问·阴阳应象大论》云："左右者，阴阳之道路也。"阴气右行，阳气左行；阴者主内，阳者主外。根据阴阳左右理论，捻转针体的手法就可区分左右用力方向。"左转从阳，能行诸阳；右转从阴，能行诸阴"（杨继洲《针灸大成》）。捻针时拇指往外，向左转针从阳，故为补；捻针时拇指往里，向右转针从阴，故为泻。在明代，陈会、李梴、杨继洲各家又在阴阳理论指导下，根据午前（阳）午后（阴）、男（阳）女（阴）和左侧肢体（阳）右侧肢体（阴）的不同，采取多元阴阳左右捻转手法，来达到补泻目的，亦调和阴阳总则的滥觞。

病邪侵袭机体，由于其受邪程度和机体正气盛衰的不同，病邪所在部位也不相同。病邪在表为阳，病情较轻；病邪在里为阴，病情较重。针刺手法根据表里阴阳理论，采取深浅不同的操作方法，诚然也属调和阴阳的治则。《灵枢经·终始》云："病痛者阴也……深刺之。痒者阳也，浅刺之。"《灵枢经·阴阳清浊》云："刺阴者，深而留之；刺阳者，浅而疾之。"这说明病位深浅不同，其操作手法亦相应区别。深者为阴，当用深刺法、留刺法，大艾炷顿灸、重灸；浅者为阳，当用浅刺法、疾刺法，也有用皮肤针刺络的。此外，针灸技法又应根据人体禀赋阴阳不同情况来进行。如禀赋属阴者当深刺留针，大艾炷重灸；禀赋属阳者当浅刺疾刺，或刺络放血等。

（二）调和阴阳是针灸技法的重要作用

《灵枢经·营卫生会》云："人受气于谷，谷入于胃，以传于肺，五脏六腑，皆以受气，其清者为营，浊者为卫，营在脉中，卫在脉外。"这说明了营气与卫气的性质和运行分布情况。用阴阳学说解释，卫气属阳，行于脉外，居于浅表；营气属阴，行于脉内，居于深里。所以，营阴、卫外的相互依存关系，又包括了人体内外、表里的因素在内。徐疾补泻和提插补泻手法是根据营卫阴阳理论倡立的。明代杨继洲《针灸大成·经络迎随设为问答》云："夫荣卫者阴阳也，经言：阳受气于四末，阴受气于五脏。故泻者先深而后浅，从内引持而出之；补者先浅而后深，从外推内而入之。"徐疾泻法由深而浅、一进三退，提插泻法紧提慢插、以上提动作为主，从内引持邪气外泄，是"从阴引阳"；徐疾补法由浅而深、三进一退，提插补法紧插慢提、以下插动作为主，从外推纳阳气内入，是"从阳引阴"。如此则"阳下之曰补，阴上之曰泻"（《针灸大成·经络迎随设为问答》），可治"阳入阴分，阴出阳分，相易而居"（《针灸大成·经络迎随设为问答》）之病，有调和阴阳的治疗作用。烧山火和透天凉以徐疾补泻和提插补泻为主要组成形式构成，烧山火补阳散寒，透天凉泄邪清热，亦以调和阴阳为治疗目的。

《灵枢经·终始》云："阴盛而阳虚，先补其阳，后泻其阴而和之。阴虚而阳盛，先补其阴，后泻其阳而和之。"人体疾病是阴阳平衡失调的结果，阴盛阳虚则寒，阳盛阴虚则热。在针刺手法操作上应当分别对待，采取各种不同的形式。在一穴之中补泻兼施，阳中隐阴在浅层行烧山火补阳、在深层行透天凉泻阴，先补其阳而后泻其阴；阴中隐阳在深层行透天凉泻阴、在浅层行烧山火助阳，先泻其阴而后补其阳。上述两法有调和阴阳的作用，故可分别用于先寒后热和先热后寒等阴阳失调的病证。在一经或两经之中选穴，补泻兼施，则用补母泻子（子母补泻）、左补右泻、上补下泻等方法，是用以调和阴阳的针刺配穴补泻法。

二、疏经通络，运行气血

（一）经络学说是针灸技法的理论基础

经络是经脉和络脉的统称。根据中医经络学说的阐述，经络系统是由十二经脉、奇经八脉、十五络脉，和十二经别、十二经筋、十二皮部，以及无数的孙络、浮络组成的系统；其功能主要是运行气血、联络脏腑和沟通人体内外表里。其中，十二经脉是经络系统的主干，"内属于脏腑，外络于肢节"。十二经脉各有其循行路线，相互之间又有密切的联系；其联系途径主要有阴经和阳经在四肢部的交接，阳经和阳经（手足同名经）在头面部的交接，阴经和阴经在体腔内脏的连接（如足太阴和手少阴连接于心中）等方面。通过手足阴阳表里经的连接，气血营卫周而复始，流注循环，以司行血气、营阴阳、濡筋骨、利关节之职。作为针灸治疗的操作技术方法，关键在于"通其经脉，调其血气，营其逆顺出入之会"（《灵枢经·九针十二原》）。所谓"会"，即气血流注出入聚会之处，亦即腧穴。

针刺经脉腧穴，采取不同的手法操作，必须根据所属经脉循行逆顺的规律而施。"迎随"作为广义补泻手法的概念，主要依据即是十二经脉的循行逆顺和流注时刻。《难经·七十二难》所云"所谓迎随者，知荣卫之流行，经脉之往来也，随其逆顺而取之"就说明了这个道理。捻转补泻手法强调向左或向右用力的方向。汪机《针灸问对》卷中所载的捻转补泻手法，在这个基础上又结合十二经脉循行逆顺来进行操作。补法，捻针顺其经而转；泻法，捻针逆其经而转。

根据十二经脉气血流注时刻而施行的补泻手法，其理论则发端于《黄帝内经》。《灵枢经·营气》指出，营气行于经脉之中，"常营无已，终而复始"，依十二经脉循行路线而逆顺。以营气流注盛衰时刻而施补泻，则产生纳支补泻，即十二经流注时刻补母泻子迎随补泻法。《黄帝内经》指出，卫气行于脉外，白昼散布于体表，夜间则运行于体腔内脏，上下往来不以期。根据卫气运行的规律，《灵枢经·卫气行》所云"刺实者，刺其来也；刺虚者，刺其去也。此言卫气存亡之时，以候虚实而刺之。是故谨候气之所在而刺之，是谓逢时"，也属迎随补泻范畴。

（二）疏通经络、调和气血是针灸技法的作用

作为针刺操作技术的手法，其主要作用是通过各种方式刺激经络腧穴，以调和气血，促使经络气血的运行。在复式补泻手法范畴中，以补泻法和行气法组合者，大多有疏通经络、调和气血的作用。如李梴《医学入门》认为"青龙摆尾"法可行气，"白虎摇头"法可行血；汪机《针灸问对》卷中认为"苍龟探穴"法可"行经脉"，"赤凤迎源"法可"行络脉"，即是其例。至于留气、纳气用治癥瘕积聚，龙虎交战手法用治各种疼痛，其疏通经络、调和气血的作用就更为显著。

又如以呼吸、提插手法结合，采用抽添和接气通经（均指《针灸问对》卷中所载），针刺感应强烈，主要适用于瘫痪麻痹，有通关过节、调和气血的作用，临床疗效较好。根据经络左右贯通的规律而施的巨刺和缪刺法，巨刺者治经病，缪刺者治络病，其疏调经气和活络行瘀的作用又有所区别，故采用针具和手法又有所不同。

在《灵枢经·官针》中记载有各种深浅刺法和多针刺法，大多有疏通经络、调和气血的作用，临床上主要以阿是穴取治。其中，根据病位深浅分别采用的刺法，如皮表病用毛刺、半刺、直针刺，血络病用络刺、豹文刺和赞刺，经筋病用恢刺、关刺，肌肉病用分刺、合谷刺和浮刺，骨病用短刺和输刺（十二刺之一）等，总以疏通经络，"通则不痛"为治则。又如多针刺法也以病变局部的痛点和阿是穴为主进行针刺，采用多支毫针来刺激局部，以加强刺激量，扩大刺激范围，加强针感传导，其用意也在于调和气血，促进经络气血运行。

（三）针灸感应循经传导是针灸技法的累积效应

针灸的临床感应，古称得气或气至。《灵枢经·九针十二原》云："（针）刺之要，气至而有效，效之信若风吹云。"华佗治病，"若用针亦不过一两处，下针言当引（行）某（处）许，若至语人，病者言已到，应便拔针，病亦应差。"（《三国志·华佗传》）诸此都说明采取适当的得气法和行气法，应用火力足、壮数多的连续灸，可产生循经感传甚而气至病所，提高临床疗效。

1. 灸感的产生 灸感的产生以艾灸为主，如应用艾条在穴区反复上下左右移动，上下来回如雀啄，左右摇摆类飞腾，要求刺激强度大、刺激时间长，以产生一种动态的艾灸刺激，连续均衡而不间断地有效积累艾灸刺激量。在此基础上，常可出现灸感的循经传导。

如用艾炷灸时，则必须应用连续法，不待艾炷燃尽，当其将灭未灭之际，就在余烬上再加新艾炷，连续而不使火力中断，每可出现循经感传。《医宗金鉴·刺灸心法要诀》："凡灸诸病，必（艾）火足，（经）气到，始能求愈。"就说明灸感的产生与灸量有关。周楣声报道，灸感的产生可分为4个时相：第一为感传先兆期，灸处出现与针感类似的酸、胀、重、麻得气感，其感应局限或广泛，可先见于病所，再在施灸穴区逐步显现。第二为定向传导期，灸感按一定径路传导，其方向直指病痛所在，且所止处也多为病痛所在，即所谓气至病所者。第三为作用发挥期，感传效应有一定规律，又呈现其多样性，大多以患处中心为强烈，常随病情好转，其感应也逐步减弱或消失。第四为循经再传期，此时感传可逐步消失，也可在原处往返或轮番出现，全身周流，上下连贯等，所谓循经再传。再传可在同一部位，也可在另一患病部位产生。

2. 艾灸热敏化　陈日新等通过临床发现，腧穴对艾灸热敏化是疾病在体表产生病理反应的一种现象，也就是热敏化腧穴对艾灸的反应相对敏感，具有小刺激、大反应的特点。在热敏点高发部位可按四步法操作：先行回旋灸1分钟，而后以雀啄灸、往返灸各1分钟，再施以温和灸1分钟。当患者感到艾灸发生透热、扩热、传热、局部不热远部热、表面不热深部热，或施灸部位或远端部位产生酸胀、重麻、寒冷、重压等6种不同程度反应感觉时，此点即为热敏化穴。而灸感传导之处，病症可随之缓解，直至此穴感传消失为止。在急、慢性病症中，以寒证、湿证、瘀血证、虚证者出现热敏现象居多。热敏现象可随时间而发相应变化，具有时变特性。艾灸热敏化腧穴极易发生循经感传，在病愈后腧穴热敏化出现率下降。

3. 针刺手法促进循经感传　大量资料证明了循经感传现象具有普遍性、潜在性、趋病性、效应性、可激性、可控性、循经性、变异性等客观规律。对循经感传的研究，可证实十四经体表循行的客观存在。熟练运用针刺手法，可激发经气，提高循经感传的发生率。促使经气循经传导，甚而直达病所的针刺手法称为行气法。行气法包括捻转、提插、针刺方向、龙虎龟凤、运气法、进气法，以及循、摄、按压、关闭、接气通经等，在临床上可根据具体情况结合应用。如反复轻捻针，结合小幅度速提插，经30~40次激发操作后，约有85%的患者可激发出感传，感传出现率及"气至病所"率随激发次数的增加而增加。在针刺得气后，医者用手紧持针柄，用意念守气勿失，意念集中于针尖，以意引气，不仅可维持针感，还可促进经气运行，循经感传甚而气至病所。又如循摄引导法，可在进针前或进针得气后应用，以促使针感传导。在进针前，先循经脉路线用拇指指腹适当用力按揉1~2遍，再用左手拇指指甲切压针孔，直至出现酸麻胀感沿经传导，再行进针。又如按压关闭法，医者充分运用押手，按压针柄或按压针穴上下，以促使针感向预定方向传导，则是临床常用的辅助手法。按压针穴法即用左手拇指按压针穴上下，关闭经脉的一端，并向经脉开放的一端缓缓揉动，向针尖加力的方法。在应用时，关闭、引导和指尖揉动要密切配合，可与循摄引导相结合。

三、补虚泻实，扶正祛邪

（一）邪正盛衰理论是针刺手法的指导思想

《素问·评热病论》云："邪之所凑，其气必虚。"《素问·刺法论》云："正气存内，邪不可干。"这说明人体疾病的发生和变化总以正气和邪气的盛衰变化为转归。正气即机体内在的抗病能力；邪气即各种致病的因素，包括外感六淫、内伤七情和饮食劳倦不节等病因在内。正气充足，病邪无以侵犯，人体就能保持健康状态；只有当正气不足时，病邪才能乘虚侵犯肌体，造成外感和内伤疾患。

《素问·通评虚实论》云："邪气盛则实，精气夺则虚。"实主要指邪气亢盛。邪气盛而正气未伤，邪正相搏，即呈实证。虚主要指正气虚弱。正气不足与邪气抗争，精气亏损，即呈虚证。在临床上，实证多由外感六淫，或痰饮、食积、瘀血、水湿等病理产物滞留为患；虚证则可能由先天不足、后天失养，或因病致虚等造成。虚与实是对机体抗病能力（正气）和各种致病因素（邪气）相互对抗消长形势的归纳和总结，是中医病因病机理论的重要纲领。

根据邪正盛衰的病情发展趋势，在临床上采用针刺补泻不同的方法，是针刺手法的核心内容。《灵枢经·九针十二原》篇精辟指出："虚实之要，九针最妙，补泻之时，以针为之，泻曰……邪气得泄……补曰……中气乃实。"说明针刺泻法可以祛邪，用以治疗实证；针刺补法可以扶正，用以治疗虚证的道理。在临床上，针刺补泻必须在形气脉象诊察的前提下进行。《灵枢经·终始》篇："凡刺之法，必察其形气。"《灵枢经·九针十二原》篇说："凡将用针，必先诊脉，视气之剧易，乃可治也。"都说明根据诊察所得，判断病证虚实寒热，是针刺补泻的指导思想和应用原则。如："虚则实之者，气口虚而当补之也；满则泄之者，气口盛而当泻之也。"（《灵枢经·小针解》）即是其例。

（二）扶正祛邪是针刺补泻的重要作用

《灵枢经·终始》云："凡刺之道，气调而止，补阴泻阳。"《灵枢经·小针解》云："气至而去之者，言补泻气调而去之也。"这都说明针刺的临床意义在于调和经气，使其有余者泻之、不足者补之，恢复正常的气血运行状态，达到扶正祛邪的目的。

针刺补泻的临床效果，常可根据针下感觉的变化（亦即辨气）来判定。《灵枢经·终始》云："邪气来也紧而疾，谷气来也徐而和。"根据针下感觉的不同，分别采用针刺补泻，其效应迥然有别。正气虚者，针下虚滑，用补法则必然若有所得，针下会变得沉紧；邪气盛者，针下紧涩，用泻法则恍然若有所失，针下会变得滑利。故《灵枢经·小针解》云："言实与虚若有若无者，言实者有气、虚者无气也。察后与先若亡若存者，言气之虚实、补泻之先后也，察其气之已下与常存也。"可见针刺补泻必须与辨气结合，体察针下感应的先后变化，在临床上至关重要。

针刺补泻的作用还可从针下寒热感应的变化来判定。《素问·针解》云："刺虚则实之者，针下热也，气实乃热也；满而泄之者，针下寒也，气虚乃寒也。"针刺补法（如烧山火）引导阳气入内，故针下有温热感觉，用以温阳散寒，是为扶正。针刺泻法（如透天凉）排泄阴气出外，故针下有寒凉感觉，用以清热泻火，是为祛邪。根据《黄帝内经》所示，后世以徐疾、提插手法为基本形式，构成烧山火和透天凉等复式补泻操作术式，诱导针下寒热感应，为针刺手法的重要内容之一。

针刺补泻除涉及机体反应状态和针刺作用形式之外，腧穴的选用和针刺先后顺序的不同也是其中的一个因素。可以说，针刺补泻是以虚实辨证为前提，以穴位选配为基础，以针刺操作为具体内容的综合治疗方法。《难经》根据五行学说理论，以五输穴为基础，通过穴位选配，采用补泻先后等方法，形成并发展成为补母泻子、泻南补北之法，对脏腑虚实夹杂病证有显著的效果。《难经·六十九难》云："虚则补其母，实则泻其子。"《难经·七十九难》云："迎而夺之者，泻其子也；随而济之者，补其母也。"在本经或他经上选用子经、子穴或母经、母穴，进行先后补泻，是为子母补泻法。《难经·七十五难》云："东方实，西方虚，泻南方，补北方。"根据五行生克关系，对肝实肺虚之证，用泻心火、补肾水的配穴补泻法来进行针刺治疗，则是对子母补泻法内容的补充。此后，历代各家又在《黄帝内经》《难经》理论指导下，运用左右、上下、表里配穴补泻，以及担截、抽添、接气通经诸法，总以扶正祛邪为目的，来达到治病的效果。诸此都说明了针刺补泻和各种配穴补泻，是在虚实辨证原则和邪正盛衰发病理论指导下，进行针刺治疗的具体方法和操作形式。

（三）艾灸补泻和扶正祛邪作用

李梴《医学入门·针灸》云："虚者灸之，使火气以助元阳也；实者灸之，使实邪随火气而发散也；寒者灸之，使其气之复温也；热者灸之，引郁热之气外发，火就燥之义也。"可见艾灸可根据病证虚实，施行补泻操作，扶正祛邪。

1. 以艾灸火力强弱和时间长短区分补泻　《灵枢经·背腧》云："以火补者，毋吹其火，须自灭也；以火泻者，疾吹其火，传其艾，须其火灭也。"目前，此法主要用于艾炷灸，实际上是以艾灸火力强弱和时间长短分别进行补泻操作。补法：艾炷点燃置穴，不吹其火，徐徐燃尽待其自灭，火力缓慢温和，是为徐火、弱火；灸治的时间较长，壮数可多，有扶助正气之功。泻法：艾炷置穴点燃，用口吹旺其火，促其快燃，火力较猛，快燃快灭，是为疾火、强火；当患者觉局部灼痛时，即迅速更换艾炷再灸；灸治时间较短，壮数较少，取其祛散邪气的作用。

2. 以不同选穴、选药进行补泻

（1）选用不同的穴位进行补泻：如张景岳《类经图翼》选用中脘、气海灸治血脱色白、手足厥冷，其效如神；徐春甫《古今医统大全》选用气海、丹田、关元等，灸治中寒见四肢厥冷、脉微欲绝者有效；《针灸易学》选用中极、子宫灸治血崩漏下，固冲止崩，以上均为补法。孙思邈《备急千金要方》选用病灶局部，以艾炷灸治痈疽、附骨疽；龚廷贤《寿世保元》以巴豆肉捣烂填脐中（神阙），艾炷隔物灸治疗大便闭塞、心腹疼痛，则均为泻法。此外，选用下部穴如涌泉穴，灸治鼻衄、咯血、口疮、目赤等，引火下行，有清热泻火的作用；选用上部穴如百会穴，灸治脱肛、遗尿、阴挺，举陷升阳，则起到补益元气的作用。

（2）选用不同的药物、隔物灸进行补泻：要根据隔物灸和贴敷时所用的药物，按其性味、功能、主治等，予以选用。选用偏重于泻的药物进行隔物灸或贴敷，就起到泻的作用，如甘遂贴敷可攻逐水饮，豉饼隔物灸散泄毒邪。选用偏重于补的药物进行隔物灸或贴敷，则起到补的作用，如隔附子饼灸则补虚助阳，蓖麻仁贴敷百会穴常有补气固脱之功。

第二章 针灸临床治则治法

临床上，在经络气血辨证基础上，制订治疗方案，选穴处方，采取不同的针灸技法进行操作，这是针灸证治过程的重要原则和步骤方法。

根据《灵枢经》所述，结合多年临床体会，本人于 2011 年在国内首先提出针灸治疗八法，即调、通、引、决、温、劫、补、泻，以有别于程国彭的中医药治疗八法。

第一节 针灸临床治则

针灸临床技术操作必须在辨证论治原则指导下进行。在临床上，首先要根据望、闻、问、切四诊所得，全面系统地掌握临床资料，采用一系列的辨证方法，对疾病的临床表现和有关情况进行综合分析，从而作出正确的辨证。然后，在辨证基础上制订治疗方案，选穴处方，采取不同的针灸技法进行操作，这就是针灸证治过程的重要步骤和方法。对于针灸技法来说，辨证论治不仅是其理论基础，而且是选择应用的重要原则。

一、八纲辨证

八纲辨证是在脉证合参的基础上作出的证候和病情判断。针灸技术尤其是补泻，应该在八纲辨证原则指导下应用，否则就有可能犯虚虚实实的错误，造成"补泻反则病益笃"的不良效果。针灸临床应该以经络辨证为主作指导，以症状发生部位为依据，更多侧重病变部位和所属十二经脉的关系，以气血、盛（实）虚、寒热为辨证施治纲领，循经取穴或以痛为输，指导针灸治疗选穴组方。但是，目前临床不少针灸同道仍以八纲为主指导选穴针灸，故就阴阳、表里、寒热、虚实、气血辨证和针灸技法的关系，分述于下。

（一）证分阴阳，统领六要

阴阳是八纲辨证的总纲，一切疾病的病理变化都可以归纳为阴阳偏盛偏衰两类，区分为阴证和阳证，同时还必须结合表里、虚实、寒热等进行具体分析。在疾病发展过程中，内在病理是不断变化的，如病变部位、病势趋向的内入外出，寒热等六气的相互变化，邪正虚实的消长盛衰等，无不体现了阴阳相对两方面的转化和演变。因此，在临床上根据八纲辨证方法，对疾病阴阳盛衰进行归纳分析，对针灸取穴和技法操作的应用有决定性作用。兹将有关内容简要列于表1-2-1。

表1-2-1 阴阳辨证和针刺手法

	阴证	阳证
主要症状	颜面苍白、黯淡，恶寒，不渴，懒言，声音低微，大便溏泄，小便清长	颜面潮红、有光，发热，烦躁，口渴，呼吸迫促，声音洪亮，大便秘结，小便短赤
脉象	沉细微弱	洪大滑数
舌象	舌质淡，舌苔白	舌质红，舌苔黄
取穴	阴经穴为主	阳经穴为主
针灸技法	针刺补法，艾灸 深刺而久留针，出针宜缓	针刺泻法，刺络放血 浅刺而不留针，出针宜速

（二）病位表里，刺分浅深

表里亦称内外，代表着病变部位的深浅，标志着病机的趋势。表与里具有内外相对的概念，以经络和脏腑相对而言，经络病为表，脏腑病为里；以经脉阴阳而言，三阳经病为表，三阴经病为里等。外感六淫由外侵入首先犯表；内伤七情、饮食劳倦，则病起于里。病在表，多见恶寒、发热等邪在经络肌腠的症状；病在里，则多见脏腑证候。一般而言，病势轻、病位浅为表证，病势重、病位深为里证。对于针刺治疗来说，表里辨证不仅可指导取穴处方，而且对针刺深浅操作尤有重要指导意义。兹列表于下，以资说明（表1-2-2）。

表1-2-2　表里辨证和深浅针刺

	表证		里证	
临床表现	发热，恶寒，无汗身痛，脉浮苔薄	皮肤麻木瘙痒，游走性疼痛	高热烦躁，汗出口渴，脉数苔黄	呕吐反胃，腹胀腹泻，心悸眩晕，健忘多梦等，脉虚或实
病因病位	外感风邪，病在太阳	外感风邪，病在皮肤肌腠	表邪入里，病在阳明	饮食劳倦、七情内伤，病在脏腑
取穴	风池、风府、曲池、合谷等	阿是穴、合谷、曲池等	大椎、曲池、足三里、合谷等	根据脏腑辨证，取募、俞、合、原等穴
针灸技法	浅刺、疾刺、烧山火（发汗）	毛刺、半刺、扬刺、报刺、直针刺	络刺、透天凉（泄热）	因人、因病、因穴制宜，一般宜深刺久留针

（三）病性寒热，刺分留疾

寒热是辨别疾病性质的纲领，在临床上各具其不同的特征。寒证多表现为功能的病理性衰退，热证多表现为功能的病理性亢奋。故《素问·刺志论》云："气实者热也，气虚者寒也。"寒热辨证常须与阴阳、虚实辨证结合应用，综合分析。寒证以阴盛或阳虚为主，阴盛者为实寒，阳虚者为虚寒；热证以阳盛或阴虚为主，阳盛者为实热，阴虚者为虚热。临床表现各不相同。《灵枢经·经脉》云："热则疾之，寒则留之。"这说明寒热辨证是疾刺不留针和徐刺久留针，放血或艾灸的应用原则，在临床上不可忽视。兹列表如下，以资说明（表1-2-3）。

表1-2-3　寒热辨证和针灸技法

	热证		寒证	
	实热	虚热	实寒	虚寒
临床表现	高热烦渴，面目红赤，便秘尿短，脉数实，苔黄	五心烦热，颧红盗汗，腰酸眩晕，脉细数，舌红	脘腹寒冷，疼痛喜热，便泻尿清，脉迟紧，舌淡	形寒肢冷，面色苍白，便溏腰痛，脉沉迟，舌淡
病因病机	热邪炽盛，胃肠实热	肾阴亏损，心火上炎	寒邪内盛，中焦寒凝	脾肾阳虚，寒从内生
取穴	大椎、曲池、合谷、足三里等	太溪、复溜、大陵、内关等	中脘、足三里、公孙、阴陵泉等	关元、气海、肾俞、命门等
针灸技法	针刺泻法、浅刺；放血	肾经穴用补法（补北），心包经穴用泻法（泻南）	针刺补法（烧山火），深刺久留针；艾灸	针刺补法（烧山火），深刺久留针；艾灸

（四）邪实正虚，针灸补泻

虚实是辨别人体正气盛衰和病邪消长的纲领。《素问·通评虚实论》云："邪气盛则实，精气夺则虚。"实证指邪气亢盛，多为外感六淫或血瘀气滞所致；虚证指正气不足，由素体虚弱或久病亏损所致。病证属实者，可见于疾病初期或中期，病程一般较短；病证属虚者，多见于疾病后期和一些慢性疾病中。虚实证候的辨析，常可根据形色脉证等变化判定。根据虚实辨证，分别采用针灸补法和泻法等，是针灸技法的重要应用原则。兹列表予以说明（表1-2-4）。

表1-2-4 虚实辨证和针灸技法

	虚证	实证
临床表现	精神委靡，面色无华，形体瘦弱，心悸气短，神疲乏力，自汗盗汗，脉细弱无力	烦躁不安，面红目赤，形体壮实，脘腹胀满、疼痛拒按，便秘或里急后重，小便短赤，脉实有力
取穴	阴虚取太溪、复溜，阳虚取关元、肾俞，气虚取气海、足三里，血虚取膈俞、三阴交等	宜辨证循经取穴
针灸技法	针刺补法，灸法	针刺泻法

（五）气虚以引，血实以决

经络"行血气而营阴阳"（《灵枢经·本脏》），气血病证辨治实际上是针灸技法应用的主要指导原则。《灵枢经·寿夭刚柔》云："刺营者出血，刺卫者出气。"卫主气，营主血。调气即可以和卫，刺皮而不出血；活血即可以和营，刺络而必出血。《素问·阴阳应象大论》云："血实宜决之，气虚宜掣引之"。决，决破其血。引，马莳注为"谓导引其气"，王冰注为"掣读为导，导引则气行条畅"，可理解为气虚用四肢远端穴针灸，引领经气而调整之，使其经气通畅。此句经文是指血实（瘀）宜决络血、气虚宜引经气的针治大法。以下主要就血实、气虚证治，列表述之（表1-2-5）。

表1-2-5 气血辨证和针灸技法

	血实	气虚
临床表现	肤色晦滞，口唇紫黯，肌肤甲错，舌黯夹瘀或瘀点，脉象多涩。常有固定性疼痛和痞闷作胀症状，可见显露血络	面色无华，脉虚无力，舌淡或淡胖。头晕、神疲乏力、气短懒言、言语低微等症
治法	决血络。疏经通络，活血化瘀	引经气。补气调气，补益五脏
针灸技法	针刺宜行反复捻转提插（如龙虎交战、子午捣臼），或用刺络、拔罐等。瘀血久而兼寒者可用艾灸、熏熨温通	针刺平补平泻或弱刺激手法，或温针、温和灸、麦粒灸等作用缓和的艾灸补虚
代表穴位	血海、膈俞、合谷、太冲等，血络显露处	关元、气海、百会、中脘、五脏背俞、足三里

二、标本先后

（一）病证标本和针灸先后

《素问·标本病传论》云："病有标本，刺有逆从。"这指出病证有标本，病情有缓急，在临床上须仔细分析，并据此指导针灸治疗，确定具体步骤，实施先后针灸。标本理论以先病为本，后病为标；正气为本，邪气为标；内脏病为本，躯体病为标等。在临床上，强调

"治病必求其本"的总则和"急则治其标，缓则治其本"等具体措施。

1. 急则治其标　所谓"急"，即在疾病过程中如有某种严重症状发作，或原有宿疾，复有新病而其病势又较急的情况。如发热、喘息、中满、二便不利、疼痛急性发作等，此时宜急则治标，先取对症要穴针灸，用针灸泻法，或以强刺激，迅速使症状缓解，新病得以平复。

2. 缓则治其本　所谓"缓"，即在病程中症状不甚明显严重的缓解期。此时宜根据病症的标本虚实情况，先治其本，后治其标。在针灸治疗时，治本之法当遵循"先刺其病所从生者"（《灵枢经·终始》）的原则，亦即以先病为本、后病为标，进行先后针刺。如原络主客配穴，先取先病之穴，后取继病之穴；子母补泻配穴，先取母经、母穴以补，后取子经、子穴以泻，即是其例。

3. 标本兼顾　《素问·标本病传论》云："谨察间甚，以意调之，间者并行，甚者独行。"这说明临床治疗当根据病情缓急和病症轻重程度来决定具体方案。病症显著急重者，可取小方、奇方进行腧穴配伍，实证独行针灸泻法，虚证独行针灸补法。如病症不甚显著，病情稳定时，则需根据标本兼顾的原则，取大方、偶方、复方配穴，进行先后补泻针灸，以提高临床疗效。

4. 先后针灸补泻　先后针灸补泻是根据标本理论制定的重要治疗方法。《灵枢经·终始》云："病先起阴者，先治其阴而后治其阳；病先起阳者，先治其阳而后治其阴。"是为先后针灸补泻的法则。在具体治疗时，先后补泻法可在一穴之中实施，亦可在一经或两经中选配穴位进行操作。

在一穴之中进行针刺先后补泻，如阳中隐阴、阴中隐阳等复式补泻。阳中隐阴法，先补后泻、多补少泻，主治先寒后热、虚多实少之证；阴中隐阳法，先泻后补、多泻少补，主治先热后寒、实多虚少之证。在一经或两经之中选配穴位进行针刺补泻，则可根据阴阳五行理论和脏腑经络辨证，采取子母补泻、泻南补北、左补右泻、左泻右补、上补下泻、下补上泻等方法。总之，以先病为本、后病为标，正气为本、邪气为标，健侧为本、患侧为标，远端穴为本、邻近局部穴为标，来进行先后补泻。

（二）经脉标本和针灸先后

1. 十二经脉标本　在十二经脉标本中，经脉腧穴分布有上下、内外关系。标指末梢，标部在上，在头面、胸、背，其经气弥漫散布。本指根本，本部在下，位于四肢下部，其经气集中发源。末梢和根本，位置有高下之分，标在上而本在下。经脉标本理论说明经气运行流注上下升降和集散的关系。根据《灵枢经》所述，各阳经均以头面为标，而各阴经主要以背俞、腹募为标，而阴阳经之本都在四肢。

2. 十二经脉根结　根，树根，起始之义；结，结聚，归结之义。十二经气所始为根，是四肢末端的井穴，故称四根；所归为结，结于头、胸、腹三部，故称三结，具体是三阳经结于头，手三阴结于胸，足三阴结于腹。根结和标本有其一致性，均以四肢为本、为根，躯干为标、为结。根结和标本的关系，根之上再有本，结之外又有标。根结主要说明经气循行的两极相连关系。标本理论则主要说明经气流注的弥漫散布影响。两者互相贯通，说明经气上下内外相应的原理。

3. 针灸处方法则 《素问·标本病传论》云："有其在标而求之于标，有其在本而求之于本，有其在本而求之于标，有其在标而求之于本。故治有取标而得者，有取本而得者，有逆取而得者，有从取而得者。"临床取穴选方，病在标而治其标，病在本而治其本，是顺取法、从取法；病在本而反治其标，病在标而反治其本，是逆取法、远取法，也即"病在上，取之下；病在下，取之上；病在中，旁取之"（《素问·五常政大论》）的气反法则。针灸处方法则在标本先后理论指导下，可采取多种形式。

4. 根部、本部穴 以四肢部为十二经之本，肘、膝以下穴位尤其是五输穴和原穴，可治远道病症。如井治心下满、神昏，荥主身热，合主气逆、内腑病，五脏原治五脏神气病等。还有荥输主外经病、合主内腑病等的治疗经验。井穴为根，"四末阴阳之会者，此气之大络也"（《灵枢经·动输》），是经气通接之穴。杨继洲《针灸大成》用少商治胸膺胀闷、咳喘、咽喉肿痛，少冲治心痛、烦渴、痴呆、癫狂等。此外，四肢下部穴，多用于头、胸、腹、背病症的治疗，即中病旁取、上病下取。标部病症从本部和根部穴取治，也为从本引标者。

5. 标部、结部穴 头、面、耳、目病取头部穴，各内脏病取相应的胸膺腹背穴，是为近取、局取之法。头面胸腹背脊的穴位可用于治疗四肢疼痛、瘫痪、痿弱，如针神庭治四肢瘫痪、灸关元治半身手足不遂、风府治腿脚疾患、魂门治四肢拘挛疼痛等处方，即为下部病可上取、外部病可内取的成功实例。

6. 标结、根本配用 是针灸处方标本兼顾、局远互用的重要措施，临床应用广泛，疗效显著。如痉病项强取天柱配束骨，肢体佝偻取风池配悬钟，是本经标结、根本配用。腹部肿满取天池配委阳，是表里经标本配用。耳鸣取耳门配地五会，是手足同名经标本配用。近今耳针、鼻针、面针、腹针等穴位微刺系统的发现和临床应用，以及胆囊穴、阑尾穴等奇穴治内脏病的应用，可从经气有本有根理解。而针刺镇痛麻醉，更是在标本、根结理论指导下的现代应用范例。

三、因人制宜

根据患者的性别、年龄、体质、形态、性格等不同特点，指导针灸治疗，采取相应的技法操作，属于"因人制宜"治则的范畴。《灵枢经·通天》云："古之善用针艾者，视人五态乃治之，盛者泻之，虚者补之。"《灵枢经·经水》云："其少长、大小、肥瘦，以心撩之，命曰法天之常。"这都说明"因人制宜"施治是使用针灸技法的重要指导原则。

（一）根据个体生理特点来指导针灸操作

人体在正常生理状态下所表现出来的个体特殊性，常受到年龄、性别、精神生活、环境变化等因素的影响。了解患者在生理状态下所表现出来的特点，是指导针灸操作的原则之一。

1. 年龄性别 年龄是影响生理体质的一个重要因素。体质随年龄而呈现时限性。小儿体质具有脏腑娇嫩、气血未充而又生机蓬勃的特点，青壮年脏腑功能健全、体格强壮充实，老年人则有脏腑功能低下、体质日趋衰老的特点。在针灸治疗过程中，针对上述特点，婴幼儿和老年人宜浅刺、疾刺、少留针，艾灸小炷、少壮；青壮年患者宜深刺、多刺、久留针，艾灸大炷、多壮。男女性别的不同，其生理特点自有差异。男子多阳刚之性，形体充盛，性格果断刚毅，针刺宜用强刺激手法，久留针，艾灸大炷、多壮；女子多阴柔之性，形体娇嫩，性格温柔和缓，针刺宜用弱刺激手法，少留针，艾灸小炷、少壮。

2. 形体强弱 形体的高矮肥瘦，骨骼肌肉的强健和软弱，常影响着个体生理特点。《灵枢经·逆顺肥瘦》根据形体不同的特点来指导针刺操作，在临床上有重要意义。一般来说，形体强壮、筋骨坚固、皮肤黝黑、身高体胖者，宜深刺、久留针，取穴多；体实者，宜艾灸大炷、多壮，或做顿灸一次灸完。形体弱小、筋骨弛软、皮肤白皙或萎黄、身矮体瘦者，宜浅刺、少留针，取穴少；久病、体虚者，宜艾灸小炷、少壮。对体质差者，可用报灸，分若干次灸完，以控制灸量、完成疗程。

3. 对针灸的耐受性 《灵枢经·行针》云："百姓之血气各不同形，或神动而气先针行，或气与针相逢，或针已出、气独行，或数刺乃知，或发针而气逆，或数刺病益剧。"这说明不同个体对针灸治疗有不同的感应。在临床治疗时，医师尤其需要根据其不同特点来掌握刺激程度和强弱。对针灸敏感、耐受性弱者，宜予轻刺激手法，捻转、提插幅度要小，用力宜轻，或采用平补平泻，或浅刺、疾刺而不留针；如用灸法则以温针灸、温和灸、间接灸、麦粒灸为宜。对针灸感应迟钝、耐受性大者，宜予以强刺激手法，捻转、提插幅度要大，用力要重，或采用大补大泻，或深刺、多针刺而久留针；如用灸法，可根据病情选用较大艾炷直接灸或间接灸。

（二）根据不同的病理体质来指导针灸操作

1. 体质类型 病理体质是根据个体相对稳定的临床体征和症状特点，来区别患者体质特点和趋病性的。《灵枢经·通天》将人分为"五态"。《灵枢经·阴阳二十五人》则将人按五行分为水形、土形、木形、火形、金形，每形之中又有5种，共25种。在经典文献的体质分型基础上，现代学者又根据患者不同的体质特点，进行了体质分型。以下仅就和针灸技法有关的内容进行介绍。

2. 阳虚质和气虚质 阳虚质和气虚质常表现有轻重程度不同的特点。气虚质，面色无华，脉虚无力，舌淡或淡胖而有齿痕，临床可见头晕、神疲乏力、气短懒言、言语低微等症，表现为生理功能不足；阳虚质，面色苍白，形体虚浮，脉沉迟，舌淡胖、苔润，临床以形寒肢冷、喜按喜暖、便溏、夜尿清长为特点，是在气虚基础上程度加重所表现出来的病理类型。在针灸治疗时，气虚者宜予针刺平补平泻或弱刺激手法，也可配合温针、温和灸、麦粒灸等作用缓和的艾灸；阳虚者常呈针感耐受状态，其气至迟缓，可用烧山火等大补手法以加强刺激，或用大艾炷隔物灸、直接灸以激发经气，回阳救逆、温阳散寒。

3. 阴血虚亏质和阴虚内热质 阴血虚亏质，面色萎黄或白皙，唇甲淡白，脉细弱，舌淡，临床可见眩晕、耳鸣、失眠、心悸、肢麻等症；阴虚内热质，则常在血虚或气虚基础上发展而来，表现为颧红、舌红少苔、脉细数，临床以五心烦热、咽噪口干、烦躁易怒、盗汗为特点，呈现一派虚热征象。在针刺治疗时，阴血虚亏者宜予针刺平补平泻或弱刺激的针刺手法，也有用艾条灸者；阴虚内热者，针刺敏感，气至迅速强烈，当予浅刺、疾刺、少留针，或根据脏腑辨证泻南补北（见子母补泻法），补泻兼施，一般少用灸法。

4. 瘀血质 瘀血质呈肤色晦滞、口唇紫黯、肌肤甲错、舌黯夹瘀或瘀点、脉象多涩，临床常有固定性剧痛和痞闷作胀症状。在针刺治疗时，宜予捻转、提插手法，反复进行，加强刺激以疏经通络、活血化瘀；或加用刺络、拔罐等法，或用留气、纳气法。如实证夹瘀疼痛者，可用龙虎交战法；虚证阳气不行而瘀滞痞胀者，则以子午捣臼法为主；瘀血久而兼寒者，可用艾灸、熏熨诸法，温通血络。

（三）根据患者心理素质进行针灸治疗

《灵枢经·本神》云："凡刺之法，必先本于神。"《素问·调经论》云："神有余则笑不休，神不足则悲……神有余，则泻其小络之血，出血勿之深斥，无中其大经，神气乃平。神不足者，视其虚络，按而致之，刺而利之，无出其血，无泄其气，以通其经，神气乃平。"这都说明在针灸治疗时，应根据患者不同的神情表现，采用相应的针灸操作和技法补泻，以治神调气、平秘阴阳。

现代心理学研究证实，不同个体因性格特征和心理状态的不同，可分为不同的心理素质类型。较为简单的分型方法，是将不同心理素质分为 A 型和 B 型。A 型：个性强，急躁，好胜，易紧张冲动，经常忙忙碌碌，有时间紧迫感，有强烈的欲望、抱负和竞争性。B 型：个性弱，沉闷，抑郁，能克制自己的情绪，自卑感重，生活松弛、节奏迟缓，较少与人竞争，无太大的欲望和抱负。此外，还有介于 A、B 两型之间的心理素质类型。

在临床上，A 型患者积极配合治疗，对针灸无所畏惧，针感灸感来得迅速强烈，疗效较佳；B 型患者对针灸有恐惧感，心理矛盾、疑虑重重，不能配合治疗，针感灸感不甚显著，气至迟缓，一般疗效较差。对后者除注意心理安慰和言语诱导之外，还必须配合气功、导引和心理暗示等方法，以提高临床疗效。

第二节　针灸临床治法

根据《灵枢经》所述，结合多年临床体会，笔者于 2011 年在国内首先提出针灸治疗八法，即调、通、引、决、温、劫、补、泻，以与《医学心悟》提出汗、吐、下、和、温、清、补、消方药治疗八法相区别（《中医症状治疗学》第 2 版）。《针灸治疗八法》专文则先后发表于中医杂志 2012 年第 22 期、23 期和中国中医药报 2019 年 4 月 25 日、26 日第 4 版（均分 2 期连载）。以下主要讨论调、通、引、决、温、劫六法。关于补、泻二法，将在第二篇第四章单式针刺补泻手法和第三篇第一章灸法总论、第二章第一节艾炷着肤灸中进行叙述。

《灵枢经·九针十二原》云："欲以微针通其经脉，调其血气"。《素问·阴阳应象大论》云："血实宜决之，气虚宜掣引之。"两句经文中的调、通、引、决四字，正是针灸治疗中最重要的大法。值得重视的是,《灵枢经·经水》秉"人与天地相参"思想,以十二水比喻十二经,经脉流注游行如同江河横流。而调、通、引、决四法,均为治水之法。缓则调、引,犹如引滦入津、南水北调,是为治本;急则通、决,犹如浚通河道、溃决堤坝,是为治标。故《灵枢经·经水》云:"其治以针艾,各调其经气,固其常有合。"

一、调法

《素问·上古天真论》王冰注云:"和谓同和,调谓调适。"所谓调,就是调适、调和、调节、调整。《灵枢经·根结》云:"用针之要,在于知调阴与阳。"《灵枢经·终始》云:"凡刺之道,气调而止,补阴泻阳,音气益彰。""和气之方,必通阴阳,五脏为阴,六腑为阳。"由此可见通过调气以调阴阳、和五脏,是针灸治疗的基本方法。

(一)调五脏

调五脏的主穴是五脏原穴和五脏背俞。五脏原穴出于《灵枢经·九针十二原》,五脏背俞则出于《灵枢经·背腧》,以此类穴名为《灵枢经》篇名者,仅此两类而已,可见其重要性。通过五脏原穴、五脏背俞的针灸,可用来治疗五脏神气病。

1. 抑郁症　五脏神志不安,心神散而不藏,脾忧思而不解,肾恐惧而不收,肝魂伤而狂忘,肺魄伤而悲泣,导致焦虑、抑郁、恐怖、强迫等症,可用五脏之原穴针治。在临床上,调五脏气之虚实,就可以调五脏之神,从而使神、魂、魄、意、志、思、智、虑各归正位,而趋于正常。《灵枢经·本神》云:"凡刺之法,必先本于神……必审五脏之病形,以知其气之虚实,谨而调之也。"

如抑郁症为临床常见精神病症,可以用"五脏有疾,当取之十二原"(《灵枢经·九针十二原》)为指导原则,取五脏之原(太白、太溪、大陵、太渊、太冲)和中脘(代鸠尾)、气海针刺。又,可用走罐法或留罐法,治抑郁症、神经症、围绝经期综合征等病,吸拔背部脊柱两侧(内含督脉、夹脊和膀胱经背俞和魄户、膏肓、神堂、譩譆、魂门、阳纲、意舍、志室等穴),以安五脏神志,治疗神志诸病症。此外,也可用温针、艾灸等具体方法。

2. 慢性疲劳综合征　以心身疲劳为主症,应属五脏气乱、气虚者。如以五脏原穴、五脏背俞为主调治五脏之气,可治之。具体处方为,肺肾气虚取肺俞、肾俞、膏肓俞,配太渊、太溪;心脾两虚取心俞、脾俞、膏肓俞,配太白、神门;脾肾两虚取脾俞、肾俞、膏肓俞,配太白、太溪;肝郁气滞取肝俞、胆俞,配合谷、太冲。通过在这些腧穴上运用走罐和针刺方法,能够起到宁心安神、调和阴阳、通达气机、调和五脏的功用。

3. 五脏久疾当取之十二原　值得注意的是,《灵枢经·九针十二原》文中用拔刺、雪污、解结、决闭等生动比喻,强调用十二原方针治可愈五脏久疾,并谆谆告诫人们云:"或言久疾之不可取者,非其说也……疾虽久,犹可毕也。言不可治者,未得其术也。"经文尤其强调了一个"久"字,说明此类病治疗困难、病程经久、病机复杂的特点,拿今天的话说就是疑难病。在临床上,为了较好地治疗这样的五脏久疾,有必要实行多经多穴组方,将五脏相关原穴合用,有时也可与相应的背俞穴同用。

（二）调督任

1. 和气之方，必通阴阳　针刺五脏原即所以调五行，同时也用以调和阴阳。除此而外，针方中还常配合膻中、鸠尾、中脘、气海、关元诸任脉穴（主阴），百会、神庭、本神、前顶诸督脉穴（主阳），如此任督合用，同样是以调阴阳为核心。督任同调，神气共治，可用于各种心身性疾病。

2. 精神神经病症　如用督任二脉穴阴阳互（针）刺法治癫、狂、痫，取百会、大椎、筋缩等督脉穴，关元、下脘、鸠尾、巨阙等任脉穴。又如小儿抑郁太息，可取督任二脉穴，包括天突、膻中、中脘、神阙等任脉穴和身柱、灵台、至阳等督脉穴，用药物敷贴法获效。调阴与阳，同样可取得显著疗效。

（三）调乱气

1. 清浊相干名曰乱气　《灵枢经·阴阳清浊》云："清浊相干，命曰乱气。"调法可用于虚实不太明显或虚实相兼的慢性病症，如郁证、瘿病、慢性喉痹、癫病、脏躁、遗精等；尤其适用于清浊相干、气乱于脏腑经络的病症，如胸痹、咳嗽、脘痞、胀满、痹证等。在临床上，可根据脏病取背俞、腑病取募穴、经脉病取荥、输穴（以输穴为主）的原则来取穴，远取与近取结合组方，施以本法每有佳效。

2. 乱于胸中心肺之证　如气火上逆、清浊相干，乱于胸中心肺之"气乱"病症，其表现为头胸烦热、俯仰喘喝（气短）、心烦、恐惧、失眠。《灵枢经·终始》云："凡刺之道，气调而止。"《灵枢经·刺节真邪》云："用针之类，在于调气"，《灵枢经·五乱》云："五乱者，刺之有道乎……气在于心者，取之手少阴、心主之输；气在于肺者，取之手太阴荥、足少阴输。"选用调气复方，取大陵、鱼际、太溪、膻中、气海、中脘等穴调气，其中也已经寓以调五脏原之法。

（四）针法

1. 毫针治五脏久病之法　以针刺为主，迎之随之，以意和之，以静、徐、缓、轻、浅、弱刺激为要，可运用调气、导气、平补平泻等手法。

《灵枢经·九针十二原》云："毫针者……静以徐往，微以久留。"《灵枢经·九针论》亦云毫针："静以徐往，微以久留，正气因之，真邪俱往，出针而养者也。"《灵枢经》认为毫针的基本操作方法是静以徐往，微以久留，通调经脉血气，达到祛邪扶正目的。《灵枢经·官能》云："语徐而安静，手巧而心审谛者，可以行针艾。"也说明针家的基本要求是神定气闲、心静手巧。《灵枢经·官能》云："泻必用员……疾而徐出，邪气乃出……补必用方……微旋而徐推之，必端以正，安以静，坚心无解，欲微以留，气下而疾出之……真气乃存。"这又说明毫针补泻的基本要求，徐疾之意在于调气出入，要求过程徐缓，用针端正，治神安静。同理，静、徐、微、久、留即是毫针治五脏久病之法。

2. 导气之法　导气法出《灵枢经·五乱》："徐入徐出，谓之导气，补泻无形，谓之同精，是非有余不足也。"导，有引导之义。导气之旨，在于引导脏腑经络中互扰乖错的清浊之气，恢复正常的阴阳平衡状态。故调神气常用徐往徐出的导气针法和平补平泻调气法，以取得微弱针感，且静留、久留以养神气为宜。

二、通法

通法包括通经脉、通六腑、通孔窍等，强刺、深刺、重刺，务必取得较强针感，并气至病所。通经脉，循经取远端穴，与以痛为输、局部取穴相结合，治经脉血气不通的疼痛、瘫痪、痿痹等疾病。通六腑，主要治肠胃膀胱病症，取腹募穴等。通孔窍，治头面五官病症，如舌病用廉泉、金津、玉液、海泉，鼻病用鼻通、迎香、印堂，眼病用睛明、承泣、球后、风池、合谷等。

（一）通经脉

通经脉应用广泛，以实证、闭证为主，取用十四经要穴、大穴、针感强者。如通督阳法，可用于阳气闭阻，不能宣达，督阳不通者。在临床上，常见身体各部感觉异常，四末不温或下肢寒凉，也可见无汗、失音、皮肤燥裂等，用治颈椎病也属其例。李瑞长于通阳法，而多取督脉穴，如大椎、至阳、腰阳关等。督为阳脉之海，汇聚一身阳气，头为诸阳之会。大椎位于头颈交会之所，故大椎为阳气汇聚处，又为手足三阳经交会，总领一身阳气，是最重要的通阳穴。［中医杂志，2002，43（9）：665－667］在保证安全的前提下，可适当深刺，并采取多向行针，以获得不同方向的针感传导（如向头顶走窜，或经肩部至上肢，也可沿脊柱向下传导）。又，至阳宣达胸膈、开通胸腹阳气，腰阳关上达腰背、下达腿膝，分别是通达胸腹和腰部下肢阳气的要穴。此外，如针刺内关施以气至病所手法，使针感上传心区，可提高冠心病心绞痛的疗效，也属通经脉的范畴。

（二）通六腑

1. 六腑 《素问·五脏别论》云："所谓五脏者，藏精气而不泻也，故满而不能实；六腑者，传化物而不藏，故实而不能满也。"五脏以藏精气为主要功能，六腑以传化水谷和运行津液为主要功能，各有不同。故《灵枢经·本脏》云："五脏者，所以藏精、神、血、气、魂、魄者也。六腑者，所以化水谷而行津液者也。"六腑，胃、大肠、小肠传化水谷，三焦、膀胱运行津液、通利水道。故后世叶天士宗经义而联系临床，总结出"六腑以通为用"的用药规律。

2. 通腑法 以"六腑以通为用"为理论原则，在针灸临证时，对胃、肠、膀胱病症采用腹部募穴为主的通腑法，殊为有效。另外，也可结合该腑的解剖投影，在体表选择相应的一系列穴位。《针经摘英集》《针灸经验方》之募刺强调深刺，一针四效者也应属此，可见于本书"针刺深浅法"。

（1）胃病：取用中脘、上脘、下脘、梁门、足三里。上脘、中脘、下脘可合称为"三脘"，用以通胃腑、和胃气。《灵枢经·四时气》云："饮食不下，膈塞不通，邪在胃脘，在上脘则刺抑而下之，在下脘则散而去之。"在临床上，如"邪在胃脘"而胃气不降，见饮食不下、胃纳差、恶心欲呕等，可以刺三脘与足三里通胃腑，治诸症。

（2）大小肠病：用天枢、大横、气海、水分、神阙、水道，以及气海旁开2寸处、关元旁开3寸处等，组成各种有针对性的通腑针治处方。除可治便秘之外，用上方还可治疗溃疡性结肠炎、肠易激综合征等。在治疗肠病尤其是结肠病症时，要注意右下腹和左下腹部有无压痛点，如有明显压痛者宜加针穴，甚而在该痛点加用傍针刺或齐刺法，以加强疗效。再者，选用天枢、大横、中脘、气海、关元、水道、气海旁2寸处，必须用深刺法以取得强烈针感，方能取效。又，《灵枢经·四时气》云："肠中不便取三里，盛泻之，虚补之。"故用足三里通肠，是有效方法。

（3）膀胱病：用中极、曲骨，和以此两穴为中心、旁开0.5～1寸的一系列穴位（如大赫、气穴等）。比较有意思的是，长针排刺中极、关元（或曲骨）及周围穴（与主穴相平的肾经穴，如大赫、气穴），在治疗膀胱病症、尿道病症、前列腺病症进行针刺时，务求针感下传至会阴、尿道，如此则疗效较佳。治疗病症包括膀胱炎、膀胱癌、尿道炎、前列腺炎、前列腺癌，以及尿失禁、尿不畅、尿频、尿急、尿痛等。此外，还有预防膀胱癌复发和降低前列腺癌指标等作用。由此可见通膀胱针方有其广泛和潜在的治疗作用，是通行津液、条达膀胱气化的有效方法。

3. 通肠则和胃　通腑法用于治疗中焦脾胃和下焦肠腑等病时，常以大肠传导为指规，使糟粕浊气应时而下，则胃气自和。故通肠则和胃，和胃必通肠。在临床上，用三脘、建里、足三里健胃，合天枢、大横、气海、上巨虚、大肠俞通肠，凡见便秘者均可随宜而用。

4. 通调和合　《素问·五脏别论》云："魄门亦为五脏使，水谷不得久藏。"通达大肠也可通达全身气机。因此，在治胃肠病、代谢病（如肥胖症）等清浊相干、脾胃失调者时，常用足太阴经穴、足阳明经穴和任脉穴配方，如取足三里、阴陵泉、中脘、气海、神阙、阴交、水分等调脾胃升清降浊，可交替配用上述通大肠之法，也是通调和合之方。组成处方用于单纯性肥胖症，有较好的通腑泄浊、减肥消脂疗效。

（三）通孔窍

以咽喉和眼病为例说明。

1. 开音启闭　如谢强用通孔窍法开音启闭，治疗急性创伤性喉炎。取开音1号穴（位于颈喉结旁开1寸，即甲状软骨切迹向外旁开1寸，也即紧贴甲状软骨外侧缘），用1寸针雀啄进针，刺入皮下后，再进针时用呼吸泻法分别进针（嘱患者吸气，吸气时往深处进针，呼气时停针，待下次吸气时又继续进针），紧贴甲状软骨外侧缘边捻转（角度不得超过30°）边缓缓向深处直刺，刺入约1寸，留针30分钟。

2. 益明通窍　风池、球后、睛明作为针治内眼病的3个主穴，张缙以深刺，用治青光眼和视神经萎缩等内眼病。如风池用毫针直刺1.5寸得气，针尖朝向患眼眼底，应用取热法将热送至眼底，称为"眼底送热法"。球后为经外奇穴，毫针直刺1.5寸得气，留针30分钟。取球后是因为西医眼科球后注射部位血管少、不易出血而选定，此穴要深刺。睛明用毫针直刺1.2寸得气，留针30分钟，浅刺则效果不佳。（见第二篇第二章第二节）

（四）针法

不论是通经脉、通孔窍，还是通六腑，通法均应以疾、急、重、深、强刺激为要，必须取得较强的针感，从而取得迅速疗效。在临床上，可根据相应病症，采用多穴同经强刺激，以构成针穴方阵取效的通六腑针方，以及单穴、少穴深刺法的通经脉、通孔窍等针方。

在通六腑时，有的病症可用单穴芒针深刺法。如胃下垂，取6寸针从胃上穴（脐上2寸、下脘旁开4寸处）沿皮下肌层透刺至脐孔，加大捻转提插手法，使胃部出现热胀、收缩感，即可停针不动。也有人先取气海透梁门用补法，令针感缓缓上行至脐上；再用中脘透大横，平补平泻，令针感缓缓下行，来治疗本病。又如顽固性呃逆，用芒针深刺中脘穴3～5寸至胃壁，通过调整胃壁的自主神经功能，达到治疗呃逆的目的（见第二篇第七章第三节"芒针刺法"）。又，李学武深刺中脘、天枢，中等胖瘦的成年人一般为2～3寸，小儿为3～4cm（同身寸为2～3寸），即将针刺入腹腔内，可用治急性胃痛（胃痉挛）、小儿急性腹泻等（见第二篇第二章第二节）。

三、引法

引有引流、引领、引导之义。一般而言，引法是在与病位相距较远处（或相对处）的穴位进行针灸，以引导和调节经气，实际上也是选用针穴调和阴阳的一种特殊"调气"法。

（一）《黄帝内经》引有五解

1. 阴阳互引例 《素问·阴阳应象大论》云："故善用针者，从阴引阳，从阳引阴。"用阴经穴治阳经病，用阳经穴治阴经病；上病下治，下病上治；脏病（阴病）取背俞（位于阳），腑病（阳病）取腹募（位于阴）等，是选用针穴而调和阴阳之大法。

2. 气血分治例 《素问·阴阳应象大论》云："血实宜决之，气虚宜掣引之"。决，决破其血。引，马莳注为"谓导引其气"，王冰注为"掣读为导，导引则气行条畅"。此句经文是指血实（瘀）宜决络血、气虚宜引经气，是为针刺两大治法。

3. 标本虚实例 《灵枢经·卫气》云："下虚则厥，下盛则热；上虚则眩，上盛则热痛。故实（原作"石"，据《黄帝内经太素》《针灸甲乙经》改）者绝而止之，虚者引而起之。"深入理解经文之义，则可见标本虚实补泻之运用实质。诚如张景岳《类经》所言："此诸经标本上下各有所候。在下为本，本虚则厥，元阳下衰也；下盛则热，邪热在下也。在上为标，上虚则眩，清阳不升也；上盛则热痛，邪火上炽也。绝而止之，谓实者可泻，当决绝其根而止其病也；引而起之，谓虚者宜补，当导助其气而振其衰也。"这说明十二经标本上下各有所主病症，属实者当绝其根而止，属虚者当引其源而起。虚者在起点（本）引之，实者在止点（标）绝（截）之。当然，这句经文中的"引"是针对"虚者而起之"而言。实际上气逆、气实也可用"引"，即"上热下寒……引而下之"（《灵枢经·刺节真邪》），在临床上可用诸荥穴（尤其是足厥阴、足少阳、足阳明三经的荥穴），有时也可配合手少阳、手阳明二经荥穴泻火降气。

又，《灵枢经·寒热》云："鼠瘘之本，皆在于脏，其末上出于颈腋之间……请从其本引其末，可使衰去而绝其寒热。"这说明可以用针治病本（脏）之法，来祛除病之末（鼠瘘，即瘰疬）。按照《灵枢经·寒热》的做法，就是针刺与"脏"相关的病经（"本"），以本引末。

4. 病位上下例 《灵枢经·刺节真邪》云："上热下寒，视其虚脉而陷之于经络者取之，气下乃止，此所谓引而下之者也。"这是上热下寒，以下引上之法。又，《灵枢经·五邪》云："邪在肝，则两胁中痛……取之行间以引胁下……"即为取下部穴行间，引治上部病胁痛，也是"引而下之"之例。

5. 病势上下例 《素问·阴阳应象大论》云："其高者，因而越之；其下者，引而竭之。"此指因病势上下而利导，分别用涌吐或泻下之法。这里的"引"，即用泻下方药引出内在的热实燥结。这应是用药之例。

可见，引法可从气反理论去理解，从阴阳、气血、虚实、标本、上下去把握应用。除第5种是药方外，其他均为针刺之法，而其中尤以以本引末、用标本虚实例来指导引法应用为多。

（二）引法的应用

1. 针法 除可在调神针方中应用之外，这种方法还常用于头面眼目热痛、疖肿诸症，如三叉神经痛、多发性疖肿、面部痤疮和慢性睑腺炎等。三叉神经痛常见于情绪急躁易怒之中年以上妇女，为风火上逆之证；针方用面部诸穴（阳白、神庭、太阳、四白、下关、迎香、地仓、承浆、颊车、颧髎、下关等）浅刺留针以疏通经气，风池、合谷以祛风止痛，配用侠溪、行间、内庭、二间、液门等荥穴降逆泻火，常有显效。对慢性睑腺炎，可用风池、攒竹、太阳、承泣、合谷祛风泻火疏导局部经气，太冲、内庭、侠溪、行间、液门、三间、足三里降逆泻火引经而取效；若再加用耳尖放血，局部阿是穴针刺，以决通"血实"之法，引、决同用则更可提高疗效。又，《灵枢经·九针十二原》云："阴有阳疾者，取之下陵三里，正往无殆，气下乃止，不下复始也。"由此可见针刺足三里，可引气下行，泻火降浊。

2. 灸法 周楣声用麦粒灸，常以远道取穴法，是为引法之妙用。远道取穴，常以身体末梢穴为主。如耳尖穴是麦粒灸和药笔点灸法的常规和必用穴之一，对各系统多种疾病均可应用，其中包括各部扭挫伤（以下肢更为有效），多种急性炎症（急性结膜炎、扁桃体炎、腮腺炎、各种脓肿及蜂窝织炎），胃炎、肠炎、肝炎与肝区痛，心律不齐、高血压，外感咳嗽、急性气管炎，肾绞痛、尿道炎、睾丸炎，手术后感染和疼痛，急性运动系统病症等。

再如十二井穴，可表里同取，如少冲、少泽治面热面赤、口舌糜烂，隐白、厉兑治呕吐、反胃；也可上下同取，如中冲、新大敦（中趾尖）治头痛口苦、睾丸肿大，关冲、足窍阴治偏头痛及耳鸣耳聋等。又如少商与老商（拇指外侧爪甲角）、少冲和少泽四穴同取，对急性结膜炎、流行性腮腺炎有效。

四、决法

决有开通水道、溃堤决岸之义。《素问·针解》云："菀陈则除之者，出恶血也。"《素问·阴阳应象大论》云："血实宜决之。"决就是通络放血，或称为刺血、刺络等。决法从某个角度来说，实际上是一种特殊的通法。两者的最大区别是，通法的治疗部位是经脉，以气至病所和针至病所为主；决法的治疗部位以浅表显露络脉为要，以放出紫黑瘀血为主。

（一）《黄帝内经》放血法

1. 菀陈则除之　放血法的理论起源于《黄帝内经》。《灵枢经·九针十二原》中的治疗原则："凡用针者，虚则实之，满则泄之，菀陈则除之。"《灵枢经·小针解》中解释说："菀陈则除之者，去血脉也。"即是其义。

2. 经络诊察　刺络放血法是基于络脉诊察的基础上进行的。络脉的形色变化，以审视、扪切为主。望诊如《素问·举痛论》云："视其主病之脉，坚而血及陷下者，皆可扪而得也。"《灵枢经·血络论》云："相之奈何？岐伯曰：血脉者，盛坚横以赤，上下无常处……则而泻之万全也。"又如《灵枢经·刺节真邪》云："用针者，必先察其经络之实虚……一经上实下虚而不通者，此必有横络盛加于大经，令之不通，视而泻之，此所谓解结也。"审视血络横暴青紫显露怒张者，则可用刺络法泻之。在临床上，要"索其结络脉，刺出其血"（《素问·三部九候论》）。《灵枢经·阴阳二十五人》云："切循其经络之凝涩，结而不通者……其结络者，脉结血不和，决之乃行。"可见必先用切循之法，以手指扪索络脉，有异于他处坚实结聚处，方可用决法泻血。

3. 凡治病必先去其血　《素问·血气形志》中说："凡治病必先去其血，乃去其所苦，伺之所欲，然后泻有余，补不足。"《素问·三部九候论》也说："必先度其形之肥瘦，以调其气之虚实，实则泻之，虚则补之。必先去其血脉而后调之，无问其病，以平为期。"可见，《黄帝内经》中非常明确地提出，在进行针刺补泻操作前，应当先行刺络放血疗法。

4. 奇邪而在血络者　《灵枢经·血络论》云："奇邪而不在经者……血络是也……阴阳相得而合为痹者，此为内溢于经，外注于络，如是者，阴阳俱有余，虽多出血而弗能虚也。"《素问·气穴论》云："孙络三百六十五穴会，亦以应一岁，以溢奇邪，以通荣卫。"《灵枢经·寿夭刚柔》云："久痹不去身者，视其血络，尽出其血。"可见不在经即在络，是为奇邪，卫散荣溢，气竭血著，血络瘀阻，而成痼疾久痹等难治病，此时当诊察络脉，用刺络放血法尽出其血，并不会造成虚证。《灵枢经·经脉》中有："诸脉之浮而常见者，皆络脉也……诸络脉皆不能经大节之间，必行绝道而出入，复合于皮中，其会皆见于外。故诸刺络脉者，必刺其结上甚血者。"可知刺络决闭处是皆见于外的显露血络。在《灵枢经·官针》九刺中，就有经刺、络刺，出气、出血之别，说："凡刺有九……三曰经刺，经刺者，刺大经之结络经分也。四曰络刺，络刺者，刺小络之血脉也。"经刺出气用通法，络刺出血为决法。

（二）决法的临床应用

决法有活血通络、清热泻火、开窍醒神、祛瘀决闭等作用，主要用于实证、热证、瘀血证等，可用于急症，也可用于慢性顽固性病症。取穴常用四肢末端井、荥穴，也用肘窝、腘窝和浅表血络显露处。刘河间《素问病机气宜保命集·针之最要》曾提出"大刺八关"法，八关是指十指间（相当于八风穴），大刺即针刺出血。夏春农《疫喉浅论》以少商等刺络治疫喉。而张镜《刺疗捷法》、应遵海《疗疮要决》，用针挑、刺疗等法治疗疔疮，均为决法之例。

在临床上，可用皮肤针、三棱针、挑刺针和粗毫针等，根据病情需要，采用点刺、散刺、叩刺等法。如从广义角度讲，实际上还可包括割治、刮痧在内。如睑腺炎可用耳尖放血，局部阿是穴针刺放血；斑秃用皮肤针强烈叩刺局部皮损区放血；高热用耳尖、十宣，乳蛾用少商，中风闭证用水沟、十宣、十二井，头痛用太阳，点刺出血等；急性吐泻用委中、曲泽缓刺泻血等。毒蛇咬伤在伤口处吸拔火罐速去毒液，也属本法。

决法放血，一般忌用于老弱儿童和出血倾向的患者。

五、温法

针灸的温法应该包括艾灸、火针和针刺热补手法（如烧山火手法）等有温热效应的治疗方法。以下就艾灸法、火针温通法作一简介。

（一）艾灸法

1. 艾灸法的作用特点 艾灸法的作用主要是温热透达腧穴深部和艾叶芳香温通药性的综合效应。艾灸法的应用以经脉陷下、阴阳皆虚、络脉坚紧者为宜。如《灵枢经·经脉》云："陷下则灸之。"《灵枢经·官能》云："阴阳皆虚，火自当之……经陷下者，火则当之；结络坚紧，火所治之。"寒者热之，陷下者灸之，针之不为灸之所宜，是《黄帝内经》所规定的治疗法则。根据艾灸法的作用特点，其适用范围以寒证、虚证、阴证、瘀血证为主，对慢性病及阳气虚寒者尤宜。艾灸有温散祛寒、回阳救逆、消瘀散结、拔毒泄热、祛风除湿、养生保健等功效。在临床上采用直接灸、间接灸、温和灸等灸法，不仅可用于体弱久病的慢性病症，也同样适用于体强新病的急性病症，还可用于急性热病和痈疽、消渴。

2. 针之不为灸之所宜 艾灸法可治针刺或中药疗效不显者，亦即"针所不为，灸之所宜"（《灵枢经·官能》），"凡病药之不及，针所不到，必须灸之"（李梴《医学入门》）。在临床上，可以单用灸法，亦可先灸后针，先针后灸，针灸并用等。

3. 虚实寒热皆可灸之 艾灸法主要用于寒证。《素问·异法方宜论》云："脏寒生满病，其治宜灸焫。"但是也可用于部分热证。如李梴《医学入门》中有言："虚者灸之，使火气以助元阳也；实者灸之，使实邪随火气而发散也；寒者灸之，使其气之复温也；热者灸之，引郁热之气外发，火就燥之义也"，认为虚实寒热皆可灸之，可助元气、散邪气，使其气复温，热邪发散。

（二）火针温通法

以火针施于穴位和一定部位，借火力和温热刺激，温阳祛寒、疏通气血，软坚散结，活血化瘀。火针法的要点：其一是红，指针尖一定要烧得通红，否则无效；其二是快，进针、出针要迅速而敏捷，否则会给患者带来不必要的痛苦。火针对新病、久病，轻重缓急各种证候均皆适宜。其适应证主要用于疼痛、麻木、瘫痪、癥积、瘰疬等，也有用于高热神昏、四肢强直、角弓反张等危重病症的，近年也有用于抑郁症、小儿孤独症的。周楣声以为，火针和直接灸的特点是作用持久，刺激均衡，对慢性病尤其相宜。火针是直接灸的变法，可称为淬灸，他常用大头针将其针尖烧红后，点刺或按刺穴位。

六、劫法

劫法又可称解结法、截根法，是以痛为输取穴选穴，以知为度评定治疗效应的针灸治法。劫法主要在病灶局部和阿是穴（压痛点）刺灸以解结止痛。具体方法包括火针、艾灸、拔罐、挑割、烙熨、长圆针、金针松解术等。劫法和决法最大的不同是出气和出血。决法决血络，放血见血；劫法解筋结，松解散结而不必出血。

（一）阿是穴和压痛点

1. 阿是穴 阿是穴又称不定穴（《玉龙歌》）、天应穴（徐春甫《古今医统大全》）、敏感点、压痛点等，无具体名称和固定部位，是以压痛处和反应点为刺灸穴位，为十四经穴和经外奇穴的来源之一，用于疼痛诸症。阿，有痛之意（《汉书·东方朔传》颜师古注）；阿是，问是或不是，为吴语。孙思邈《备急千金要方》云："吴蜀多行灸法，有阿是之法，言人有病痛，若果当其处，不问孔穴，即得便快或痛处，即云阿是，刺灸皆验，故曰阿是穴也。"医师在临床上用撮捏、按压等方法检查，问其舒快或疼痛处，是以为刺灸之穴。

2. 压痛是体表反应 压痛是患者对病症的体表反应，压痛应手，按之轻快，刺灸病已。如《素问·骨空论》云："大风汗出，灸谚谵，谚谵在背下侠脊旁三寸许，压之令病者呼谚谵，谚谵应手。"《灵枢经·背输》："皆挟脊相去三寸所，则欲得而验之，按其处，应在中而痛解。"《灵枢经·五邪》云："邪在肺……取之膺中外腧，背三节五脏之旁，以手疾按之，快然，乃刺之。"王焘《外台秘要》言中膂俞"主腰痛不可俯仰……背中快快，引胁痛……夹脊如痛，按之应手，灸立已。"王执中《针灸资生经》称其为"病体最觉酸痛处。"也称为"针灸受病处"（见揣穴法）。顾世澄《疡医大全》灸痈疽法："屈指从四围按之，遇痛处是根，就是重按深入，自觉轻快，即此灸之。"可见，用按压切诊探测体表的压痛反应，是发现腧穴、应用腧穴的重要方法，古人称为揣穴，揣有揣度、探测、推求之义。

3. 结筋病灶点 寻找经筋和结筋病灶点，除循十二经筋外，还应注意医师手下的感觉。所谓"必先……切而循之，按而弹之，视其应动者，乃后取之"（《灵枢经·刺节真邪》）。切诊时手法用力要均匀，一般多用拇指或食指的指腹或侧面，进行诊查。左手拇指轻轻点在所要点压部位的一侧，以扶持或固定部位，然后用右手拇指或食指的指腹或侧腹面，按压、点压、推移、循按、提寻，并按自上而下（或自下而上），先点后线、由线至面，再至拮抗面整体的顺序，沿经筋或经脉进行逐一寻查。

结筋病灶点的切诊包括：一是结筋病灶的改变，即阳性反应物，包括各种筋性结节等，常见的有圆形、扁平、菱形、椭圆形、条索状、链球状、气泡样结节等。二是结筋病灶的异常感觉，即结筋病灶的敏感度，一般包括痛、酸、麻、胀、沉、灼热、针刺样、触电样传导等。胀痛、灼热、针刺样、触电样感，常为急性或炎性病变，酸、麻为慢性病变，麻木则为顽症。切诊时应主动询问患者感觉，而压痛对诊断意义最大。

除上述之外，不少外证（如疮疡、痈疽、皮肤病）在其病灶局部处应用刺灸、拔罐等，也应属于劫法的范畴。

（二）针刺

1. 火针 《灵枢经·经筋》云："治在燔针劫刺，以知为数，以痛为输"。燔针就是火针。火针多以局部穴位为主，即是以疼痛处和病损局部的浅表层为刺激部位，此外也可按辨证所得循经取穴。师怀堂创制了6种型号的火针，包括细火针、中型火针、粗火针、三头火针和火锟针等，并分为深刺、浅刺、烙熨三法，用于不同病症。深刺法可用于瘰疬、甲状腺冷结节、腱鞘炎，要刺至病变中心，还可用于疖肿、乳痈之排脓。浅刺法可用于各种色素痣、寻常疣、扁平疣、皮肤黏膜溃疡、外阴苔癣等皮肤病，以及趾、指关节炎，末梢神经炎和顽固性面瘫等。烙熨法可用于直径大于5mm的色素痣、各种疣赘、皮肤溃疡、雀斑、浅表血管瘤、白癜风（小片形）和内外痔、肛裂等。

2. 长圆针 将长针、圆针两者相结合，使平刃状针末，一端保持锐锋状，一端保持圆钝状。锋刃端利于透皮进针，使针末直抵结筋病灶点处，且可在粘连或瘢痕中行锐性分离术，即举之前后（向前或向后挑拨）、上下摩骨（切割增厚骨膜）。在结筋病灶边缘接近正常组织处，则应用圆钝端行钝性分离术，在举之前后时保证操作的安全性。长圆针适用于筋挛节痛的筋痹，骨节重痛的骨痹，均系经筋损伤或不舒而致，以刺筋上为故，分别用关刺、恢刺、输刺、短刺等法，解结松筋、行气活血。

此外，还有铍针、镵针、锋钩针、松解金针等刺法，毫针的半刺、毛刺，浮刺、分刺，关刺、恢刺、短刺，傍针刺、齐刺、扬刺、围刺等，以局部取穴为主者，也属此范畴。

（三）灸法

麦粒灸常就近取穴，以患处中心为主，发散火毒，决闭解结，也可视为本法范畴。如在胆囊压痛点行着肤灸，对胆绞痛可立即缓解。对于各种痈疽疖肿，也可在其中心部位烧灼，但一般以患处周围为主，用小艾炷间隔适当距离围成一圈，然后同时点火，称为围灸。以患处周围的痛点为主，顾世澄《疡医大全》称为病根。以病变扩散方向为主，疔、痈、疖肿沿淋巴管扩散时，可在其红筋（线）末端，用小艾炷烧灼。如刘涓子《刘涓子鬼遗方》云："痈疽之甚……小者灸四边，中者灸六处，大者灸八处，壮数、处所不患多也。"《普济方·诸痈》云："治诸痈毒痛楚殊甚，以艾炷四枚围着所作处，同时下火，各灸七壮，多至一十壮，佳。"杨仁斋《仁斋直指方论·痈疽证治》有痈疽发背龟形灸法，可治疗发背如龟形者，也当属此。

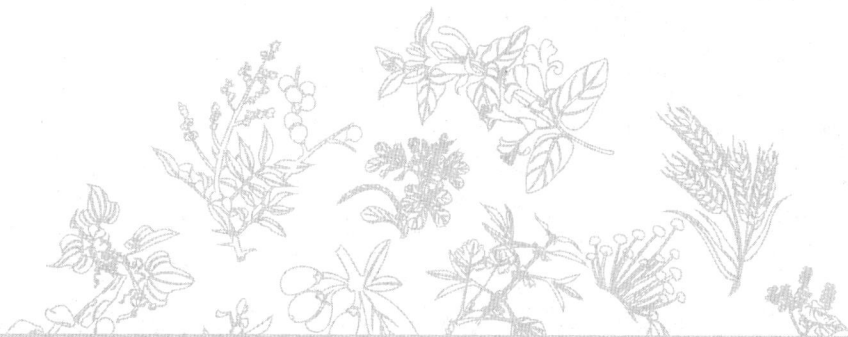

第二篇　针刺技术

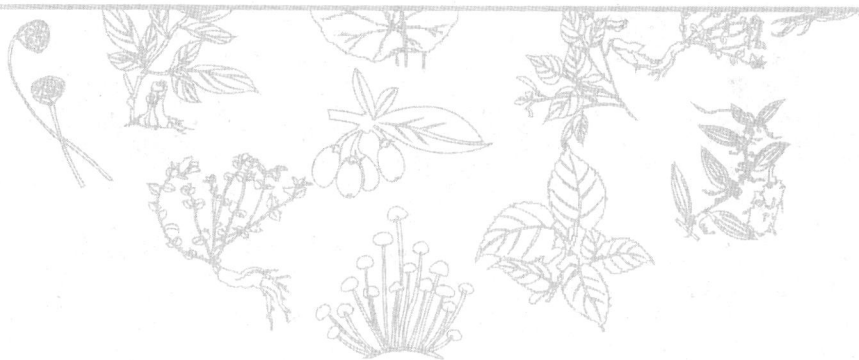

第一章 针刺手法概论

　　针刺治疗是以毫针等针具（以毫针为主）刺激经络腧穴，缓解和减轻临床症状，促使疾病痊愈，恢复机体健康的医疗技术方法。针刺治疗的重要内容，包括治疗部位、治疗方法和治疗时间等。其中，治疗部位即经络腧穴的选配，属针灸腧穴学的范畴；治疗方法和治疗时间，则与针刺操作技术有关，包括各种针具的应用和针刺手法的刺激过程，属针法学的范畴。本章所述内容，包括治神法及其应用，指力的练习，气功与针刺的配合，得气与针刺手法的关系等。

第一节　针刺临床基本功

《灵枢经·官能》："语徐而安静，手巧而心审谛者，可使行针艾。"《后汉书·郭玉传》："腠理至微，随气用巧，针石之间，毫芒即乖。神存心手之际，心可得解而不可得言也。"这说明针刺手法的基础，一是治神守机，二是随气用巧。手法操作必须做到身心放松，手巧心静，形神合一，意气相随，才能得神取气，获得临床疗效。

一、治神法及其应用

（一）神与治神

中医藏象理论以精、气、神为人之三宝。生命取源于精，其维持正常活动则有赖于气，而生命现象总的体现即是神。精、气、神三者相互依存，是生命活动的根本。《灵枢经·本神》云："生之来谓之精，两精相抟谓之神。"《灵枢经·平人绝谷》云："神者，水谷之精气也。"这说明人体的神以先后天精气为基础，从先天而来，赖后天调养以维持，两者不可缺一。神是生命活动的根本，"失神者死，得神者生"（《灵枢经·天年》），其主要功能即高级精神意识运动。

神寄藏于五脏，心藏神，肺藏魄，肝藏魂，脾藏意，肾藏志，所谓"五脏神"者。精神意识活动的过程，《灵枢经·本神》分为神、魂、魄、意、志、思、虑、智等方面的内容。神是人体维持生命活动的基础，在抵御外邪、保证健康状态的过程中，起着主导作用。故《灵枢经·小针解》："神者，正气也。"神充精足则正气盛，神衰精亏则正气虚。神的功能，还表现在经脉气血运行上，神行则气行，气行则神行，神气相随则经脉血气运行通畅。故《灵枢经·本神》云："脉舍神。"《素问·八正神明论》："血气者，人之神。"

神周游于全身，游行出入于经络腧穴之中，故《灵枢经·九针十二原》："所言节者，神气之所游行出入也。"节，即腧穴之谓。在针刺操作过程中，必须先治其神、后调其气，使神气相随，方能针刺得气取效。所以，窦汉卿《标幽赋》："凡刺者，使本神朝而后入；既刺也，使本神定而气随。"这充分强调了治神在针刺治疗过程中的意义。其理论依据，即神气游行出入于腧穴之处。从这个意义上说，针刺得气的过程也就是治神的过程，治神是一切针刺手法的基础。

《素问·宝命全形论》："凡刺之真，必先治神。"《灵枢经·官能》："用针之要，无忘其神。"治神要始终贯穿于针刺操作的全过程。治神法的应用得当与否，直接影响到临床疗效，同样也是衡量针灸医师水平高下的标准。故《灵枢经·九针十二原》："粗守形，上守神。"下工守四肢腧穴，上工守神气游行。因此，张志聪《黄帝内经灵枢集注》中说："行针者贵在得神取气。"

（二）治神法的应用

治神法又称守神法、本神法、调神法等，是通过患者精神调摄和医师意念集中等，使针下得气甚而气至病所，提高临床疗效的方法。治神法包含气功和心理疗法等内容在内，在临床上经常配合应用。

1. 针刺前必须定神　定神即医师与患者在针刺前要调整自己的心理状态，调匀自己的呼吸节律，稳定自己情绪变化的过程。如此，患者精神安宁才能显现其真正的脉证之象，医者情绪稳定则可静心分析病情，审察患者的形神变化，亦即"静意视义，观适之变"（《素问·宝命全形论》）的意思。

2. 治神要重视心理安慰　治神法要根据患者的心理状态变化而施，掌握其情绪心态的根结加以调摄，进行言语劝导。《灵枢经·师传》："告之以其败，语之以其善，导之以其所便，开之以其所苦。"患者与医师之间如此交流感情，心心相印，默契配合，对提高临床疗效大有裨益。

3. 进针要注意守神　进针时，医者要全神贯注，目无外观，属意病者，审视血脉，令志在针，意守针尖，迅速穿皮刺入。同时，要随时注意患者的任何神情变化，并嘱患者仔细体察针下感觉，配合医者进行操作。在进针后，医者守神则静候气至，正确体察针下指感以辨气，合理调整针刺深浅和方向；患者守神则可促使针下得气，令气易行。

4. 行针宜移神制神　针刺入一定深度后，医者宜采用各种催气手法，促使针下得气。同时，又必须双目观察患者的神态和目光，通过医患之间的目光暇接，使患者神情安定。《素问·针解》所云"必正其神者，欲瞻病人目制其神，令气易行也"，就是这个意思。在行针过程中，还须通过移神之法，使患者意守针感，促使得气。故《灵枢经·终始》云："浅而留之，微而浮之，以移其神，气至乃休。男内女外，坚拒勿出，谨守勿内，是谓得气。"

5. 治神可守气行气　治神法应用得当，可维持和加强针感。在得气后，医者用手紧持针柄，用意念守气勿失，亦即"如临深渊，手如握虎，神无营于众物"（《素问·宝命全形论》）。意念集中于针尖，以意引气，不仅可维持针感，还可促进经气运行，循经感传甚而气至病所。现代临床证明，医者在应用"气至病所"手法时，合理配合"入静诱导""心理暗示"等各种方法，可提高气至病所的发生率。

6. 调神可诱导针下凉热　不少有经验的针灸医师，在采用烧山火或透天凉手法时，经常结合静功，发气于指，同时令患者意守病所或针穴，调摄自己的神情气息，以诱导针下温热或凉爽感。

7. 针后要注意养神　针刺以后，宜嘱患者稍事休息，安定神态，并嘱其稳定自己的心态，勿大怒、大喜、大悲、大忧，以免神气耗散。《素问·刺法论》："刺毕，静神七日，勿大醉歌乐""又勿饱食""勿食生物""气勿滞""勿久坐"，如此等等，注意生活习惯和劳逸结合的调摄。如能配合静功、自我按摩、太极拳等养生方法，则可巩固疗效。

综上所述，治神法是一切针刺手法的基础，应当始终贯穿于针刺过程之中。

（三）医者意气的训练

既然治神法是一切针刺手法的基础，因此医者必须逐步加强自身意气的训练。练太极拳和内养功，就可练意、练气，使全身气血旺盛，形神合一。对于针灸医师的身体素质，应该有特殊的要求。《素问·宝命全形论》："针有悬布天下者五……一曰治神，二曰知养身……"清代周树冬《金针梅花诗钞》："养身者却病强身也，以不病之身方可治有病之人"。通过练太极拳和内养功治神养身，至少可以达到以下 3 个目的。

1. 蓄积丹田之气以增强周身之力　内养功法要求调整呼吸，气沉丹田，肌肉放松，头脑空静，杂念俱除，吸气时以意领气送至丹田，以蓄养真气。这时就会觉小腹微微发热，即所谓少火生气。长期坚持就会使真气充盈，经络畅通，周身之力也就随之加强；并可以通过丹田之气的蓄积，升提上达肩、臂、肘、腕、指，运针而作用于患者，以控制驾驭经气。

2. 调自身之气机以利于控制经气　太极拳是用意练气，也是行气练气的一种运动方法。练太极拳要以意行气，用意不用力，先意动而后形动。这样就能做到"意到气到、气到力到"。因此可以说太极拳是一种意气运动。这种意气运动的过程也就是调自身气机的过程。

内养功主要是通过意守丹田，调整呼吸以蓄养真气，待真气充盈，然后以意领气，使气行全身，偏重蓄养真气。太极拳把意、气、力合为一体，随动作而运行不止，达到调气机的目的，偏重于运气和用力。两者结合，相得益彰，久久为功，才能在针刺时把全身各方面的力量巧妙地调动起来，使之到达指端施于针下。

3. 去浮躁二字以练清静之功　作为针灸医师就要力禁浮躁。《灵枢经·官能》云："语徐而安静，手巧而心审谛者，可使行针艾。"心浮则不能辨别针下之气，神躁则不能随气用巧。太极拳和内养功法的练习要求心静、气沉，力戒浮躁，但要做到这一点，尤须长期艰苦的训练和坚持不懈的练习。

《奇效良方·针法门》所述是针刺过程不可或缺的治神环节，故引而可资师法。

悦愉：乐也，和也。病者发其信心所刺之处。

正己：医流临病之处，目无斜视，心无邪念。

敦神：医者与病者各自正己之神。

存想：凡用针刺，病人心无邪念，其邪易除耳。取穴之时，令病人坐卧平直，其用针顺快矣。

调嗔：凡停针待气之间，令病人忘忧绝虑，勿暴喜怒动其心。

绝虑：若停针待气之间，令病人忘其忧，绝其虑者也。

《奇效良方·针法门》所述，充分发挥患者与医者的相互作用，亦"医患相得""形神合一"者。

二、指力的练习

熟练掌握毫针操作，并自如运用于临床，是每一个针灸医师必须做到的。要达到如此水平，只有通过自己不断的练习。医者指力的练习，是针刺手法的基础。持之以恒、循序渐进的指力练习，不仅对初学者十分重要，即便是经验有素者仍然应该坚持不懈，如此则能"手如握虎"，"徐推其针气自往，微引其针气自来"，达到预定的得气效应。

毫针针体细软，犹如毛笔之端，没有相当的指力和熟练的技巧，就难以掌握好毫针出入自如，减少进针疼痛，防止弯针、折针和晕针。故行针之法首重指力练习。《灵枢经·九针十二原》："持针之道，坚者为宝，正指直刺，无针左右。"在练习之初应先练直刺，务求针体垂直，切勿左右倾斜。这样积少成多，手指的力量和灵活度就会明显提高。

（一）纸垫、棉球、纸板练针法

1. 纸垫练针法 用松软的细草纸或毛边纸，折叠成厚约 2cm 的纸垫，外用棉线呈"井"字形扎紧。在此纸垫上可练习进针指力和捻转动作。练习时，一手拿住纸垫，一手如执笔式持针，使针身垂直于纸垫上，当针尖抵于纸垫后，拇、食、中三指捻转针柄，将针刺入纸垫内，同时手指向下渐加一定压力，待刺透纸垫背面后，再捻转退针，另换一处如前再刺。如此反复练习至针身可以垂直刺入纸垫，并能保持针身不弯、不摇摆、进退深浅自如时，说明指力已达到基本要求。做捻转练习时，可将针刺入纸垫后，在原处不停地做拇指与食、中两指的前后交替捻转针柄的动作。要求捻转的角度均匀，运用灵活，快慢自如，应达到每分钟可捻转 150 次左右。纸垫练针，初时可用短毫针，待有了一定的指力和手法基本功后，再用长毫针练习。同时还应进行双手行针的练习，以适应临床持续运针的需要。（图 2-1-1）

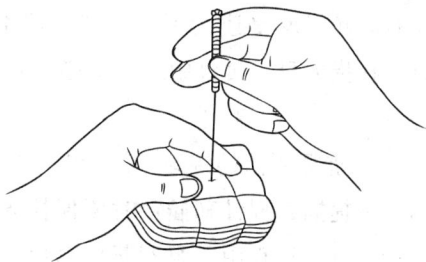

图 2-1-1 纸垫练针法

2. 棉球练针法 取棉絮一团，用棉线缠绕，外紧内松，做成直径 6~7cm 的圆球，外包白布一层缝制，即可练针。因棉球松软，可以练习提插、捻转、进针、出针等各种毫针操作手法的模拟动作。做提插练针时，以执毛笔式持针，将针刺入棉球，在原处做上提下插的动作，要求深浅适宜，幅度均匀，针身垂直。在此基础上，可将提插与捻转动作配合练习，要求提插幅度上下一致，捻转角度来回一致，操作频率快慢一致，达到动作协调、得心应手、运用自如、手法熟练的程度。（图 2-1-2）

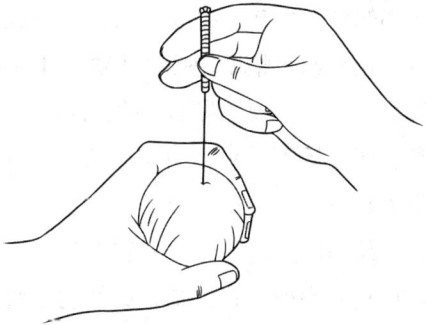

图 2-1-2 棉球练针法

3. 纸板练针法 用较粗的毫针在普通包装用纸箱板上练针。练针姿势要求端坐周正，全身放松，呼吸平稳，两脚与肩同宽并自然放平，虚腋、沉肩、垂肘、悬腕，凝神于手下，聚意于指端。针孔要求均匀，针行平直，每天练针半小时以上。这种方法可以增强指力、腕力和悬臂力。由于针粗纸硬，初练3~5分钟即感手指酸痛、肩肘不支，但坚持月余后就会感到整个上肢力量增强。最直接的练针效果就是进针不痛，达到"持针之道，坚者为宝"的要求。本法要在守神前提下进行，在锻炼上肢力量的同时，也锻炼了清静之功，增强了气机的升提力、定向力，使蓄于丹田的元气通过臂、肘、腕、指达于针下，去驾驭经气。

（二）守神和提插、捻转、颤法练习

1. 守神练针法 在自制支架木框上，平铺毛边纸1~2张，每边用3~5个图钉固定，亦可用绣花撑夹住1~2张毛边纸。练习者要端坐于支架前，两脚与肩同宽，挺胸、沉肩、垂肘、悬腕，右手持针，在毛边纸上每隔3cm针一下，扎满一行后换下行继续扎。因毛边纸纤维粗糙不均，每针之间均有细微差别，所以练习者必须要全神贯注于针与纸之间，才能体会出这种差别。随着指力的增强和手法的熟练，可以逐渐增加纸的张数。要求针后针眼横竖成行，针刺时全神贯注，心定神凝，体察针感。

2. 捻转手法的练习 可先练拇指的力量，即右手拇、食二指持针，食指不动，拇指向前、向后均匀捻转。待拇指力量日渐增大以后，再练食指，即右手拇、食二指持针，拇指不动，食指向前、向后均匀捻针。然后，再用拇、食二指交互前后往返搓捻针柄，使针体左右旋转，反复连续不断。在练习本法时，要求针尖保持原位不变，切忌上下移动。同时，在指力日进过程中，要不断提高捻针的频率，掌握捻针幅度，逐步达到运针自如的境界。

3. 提插手法的练习 待捻转手法纯熟之后，再练习提插手法。右手三指持针，在物体内上下提插，提针和插针时要保持幅度均匀、起落有度、深浅适宜和针体的垂直。同时，在指力日进过程中，要不断提高提插频率，掌握提插在小幅度（1分左右）范畴内行针，用力上提和下插。待上下提插行针自如以后，再练习紧按慢提或慢按紧提的补泻手法。

4. 颤法和捣法的练习 捻转、提插练习以后，可练习颤法和捣法。颤法即要求用快速而小幅度的捻转、提插相结合，用腕力带动手指，使针体颤动。捣法又称雀啄术，在进针后，用快速小幅度的提插手法，上下捣动针体，务求针尖在分许范围内上下移动。在指力日进过程中，要不断提高捣针和颤针的频率，达到每分钟150~200次。其他如弹、飞、盘、搓、摇等手法，均应在实物上专门练习，持之以恒，循序渐进，才能做到手法纯熟、指力日进。

练指的方法，除在实物上进行之外，还可采用徒手练习的方法，随时随地练习。如经常搓捻右手拇、食二指，或颤动手腕，或拇、食二指端捏紧上下捣动等。还可采用五指排开，按压桌子，前、后、左、右推揉按压的方法，来练习指力。

5. 练指练针要全神贯注 练针要求环境安静，动作规范，宁神聚意，治神调息，体验针感。练指时要求全神贯注，发内力于指端，达到"如临深渊，不敢堕也；手如握虎者，欲其壮也"（《素问·针解》）的境界，才能不断进步。所谓"指力"并不仅是力量，而是一种内在的功力，这种"功力"只有在全神贯注、运全身之力于指腕时才能产生和日益增强。这方面和写字绘画的功夫相似，不是单靠用劲就能提高的。所以古代针灸家都非常强调练指必先调神，"凡刺之真，必先治神"（《素问·宝命全形论》）和"凡刺之法，必先本于神"（《灵枢经·本神》）都有这一层含义。因为针刺的目的是要使针下得气，欲能得气于针端，须贯神气入指力，才能得到最佳效应。而现时练指力者，多求刺之痛少、快捷，大多忽视了这最重要的一点。如能把意气内养与指力练习相结合，使神易聚于手指，手指活动自如，就能达到较好的练针练指效果。

（三）指力练习有 3 个层次

第一是医师能熟练用针，患者在针刺时不感痛苦；第二是医师针刺后使患者立即产生得气效果；第三是在产生得气后，指下能精确感到经气的变化，指力和指下细微感觉相结合，以及时应用针刺手法扶正祛邪，亦所谓"随气用巧"者，来达到针到病除的目的。如此持之以恒，循序渐进，经过长期艰苦的训练和不间断的练习，才能逐步达到。

三、气功与针刺的配合

气功是在意识主导下，通过体态调整（调身）、呼吸训练（调气）和意念内守（调神），达到强身健体、性命双修目的的养生方法。在针刺操作过程中，如配合气功方法，以意引针，以意领气，则可调动自身真气，达到最佳针刺效应。目前，气功和针刺配合施术，称为无极针法、气功针刺术和意气行针法等。

（一）医者气功针刺术

医者必须在自身守神练气、意守丹田的基础上，逐步打通任督二脉，贯气于指，才能施行意气运针诸法。

1. 守神练气法　是医师自身的内功修炼方法。要求形神自然，含胸拔背，双睑垂帘，口唇微闭，舌抵上腭，两目内视，自然站立，两膝稍屈，脚尖内收。两手掌心由下向上，同时向前方如棒球提起平肩后，再将掌心向内如抱圆球置于膻中穴前，然后徐徐下按至丹田（脐下 1.3 寸处）或气海穴（脐下 1.5 寸处）前，抱住固定不动，意念内守丹田或气海，摒除杂念，凝神修炼，达 20～30 分钟，然后两手徐徐放下收功。每日早晚各练功 1 次，连续不断坚持练习，数月后自觉下腹充实，气沉丹田。再将两手上移，抱球在两乳间膻中穴之前，稍加意守，并与丹田连成一气。待膻中与丹田之气相连以后，再意守两掌心的劳宫穴，坚持练功至两手手指发生震动，并觉两手掌心均向内吸，是内气发动之象。但要注意，不要用意导引而使两手手指发生剧烈震动，相反要抑制其震动。

2. 运气练针法　在守神练气内功修养的基础上，可贯气于手指，用手持针进行捻转、提插手法的练习。一般采取坐位练功，两脚平放，自然坐在椅子上。右手拇、食二指持针，置于胸前，先意守丹田，后意守劳宫，并配合呼吸捻转针体。吸气入丹田（腹式深吸气），持针不动；呼气徐徐时，意守劳宫，将针捻动。如此吸气停针、呼气捻针，反复练习 20 分钟。经过一段较长时间练习，即可用于临床。提插手法的练习，可在实物上进行。一般使用棉花芯的枕头（棉花要塞实），固定于厚木板上，牢靠地置于自己的胸前。配合呼吸进行提插，吸气时下插针，呼气时上提针，针体宜直，幅度不要过大，每次 30 分钟左右。如此练习半个月左右，改用呼气时下插针、吸气时上提针的方法，每次 30 分钟左右，连续半个月后，再改用上法。两者反复交替，经过一个较长时间的练习，即可用于临床。

3. 意气运针法　分为意气进针、意气行针、意气热补、意气凉泻四法，可在运气纯熟后用于临床。

（1）意气进针法：医者端正姿态，调匀气息，心神内守，注视患者。右手持针迅速刺入穴内，意守针尖，稍待片刻，徐徐插针至一定深度。持针时要密切注视患者神情变化；欲刺时运全身气力于指端，意念集中于进针处；下针时要属意针尖，借持针手指上的微弱触觉变化，判断针尖所到部位，仔细体察针下得气感应。

（2）意气行针法：针刺入一定深度，施术使之得气。得气后，就密意守气勿失，拇指向前捻针（180°），紧捏针柄，保持针体挺直不颤状态，并意守针尖，静候针下气聚。然后用医师意念引动患者经气，通过"以意领气"之法，促使针感缓慢地循经传导，并结合导引、循按等方法，诱导经气达到病所。

（3）意气热补法：得气后全神贯注于针尖，小幅度徐进疾退，提插 3～5 次，以插针结束，不分天、人、地三部操作。继而拇、食二指朝向心方向微捻针（180°），紧捏针柄，保持针体挺直不颤，意守针尖，以意领气至病所。最后守气勿失，使气聚生热。

张智龙用意气热补法治坐骨神经痛 60 例，结果痊愈 40 例，显效 19 例，好转 1 例。其中原发性坐骨神经痛取患侧环跳、风市、阳陵泉、昆仑、太冲，继发性坐骨神经痛取上穴，并加双侧大肠俞、患侧承筋。每次环跳、阳陵泉用意气热补法，达到全腿发热为止，其他穴平补平泻，留针 30 分钟，每日 1 次。直至停止治疗，不计疗程。［山西中医，1988，4（1）：39］

（4）意气凉泻法：得气后全神贯注于针尖，小幅度疾进徐退，提插 3～5 次。以提针结束，不分地、人、天三部操作。继而拇、食二指朝离心方向微捻针（180°），紧捏针柄，保持针体挺直不颤，意守针尖，以意领气于病所。最后守气勿失，使经气四散，产生凉感。

（二）患者的气功养生法

在针刺过程中，患者自觉运用意守针感、形体放松等法，可激发经气，提高针刺疗效。

1. 意守针感法　患者先宽衣松带，体位放松，排除杂念，调匀呼吸，意念集中于治疗部位。在行针得气后，仔细体察针感，并意想针感循经上下传导，配合"气至病所"手法，将意念随针感移动，直达病所。如中风偏瘫，可将意念集中于患侧肢体，意想肢体功能的恢复，并引导肢体主动活动，将自己的内气逐渐移至患肢。其意念配合，可由丹田上移至膻中，再由膻中移至肩、肘、腕，最后意守劳宫；亦可由丹田移至命门穴，再下移至髋、股、胫、踝，最后意守涌泉。通过意守针感和意守病所，常可促使经气运行，有利于功能恢复和症状缓解。在临床上，如静心意守病所，还可出现一种特殊感觉传导现象，此种感觉或直中病所，或从病所流出，前者常出现于虚证，后者则出现于实证。

2. 形体放松法 形体放松是患者在针刺过程中必须具备的条件，应用放松功法可有意识地使身体各部位逐渐放松，达到神情安定、气息平稳的状态。一般可采用三线放松法。摆好姿势、心平气和后，把身体分为三线依次放松。其次序是：

第一线（两侧）：头部两侧—颈部两侧—两肩—两上臂—两肘—两前臂—两腕—两手掌—两手指。

第二线（前面）：头顶—面部—颈部—胸部—腹部—两大腿—两膝—两小腿—两踝—两脚趾。

第三线（后面）：头部—枕项—背部—腰部—两大腿后侧—两腘窝—两小腿后侧—足跟—足心。

先从第一线开始，等放松第一线后，再放松第二线，最后放松第三线。每一条线放松的时间约 3 分钟。等放松第三线以后，可把意念内守于脐部或病位上，约 1 分钟。上述过程可作为一个循环，一般应循环放松 1~3 次。

在使用本法时，宜在空气清新、环境安静之处施行。练功时要摒除杂念，尽量使形体放松，即使感到没有放松时，也不必急躁，可任其自然依次逐一放松。

患者的气功养生方法，还有静功吐纳和意守丹田等法。在医者应用呼吸补泻手法时，患者以腹式深呼吸配合，可激发经气，补虚泻实。在远端穴针刺时，若配合患者意守丹田法，对安定神情、缓解症状，特别是提高心身病症的针刺疗效常有意想不到的作用。

四、意气训练的效果

（一）增强指感，体察经气

针灸医师通过指感去了解体内经气的变化，要有一个过程。而其中正确体察针下变化是一重要环节，它是得气和应用针刺补泻手法的依据。但针下的变化细微难测，并且因人、因时、因病而发生不同变化。要想迅速体察这些细微的经气变化，必须认真守神，从而增强指感的训练。在此基础上，结合临床反复的实践，就可在针刺入腧穴后，通过针下感觉来了解腧穴的反应（如沉、紧、涩、轻、缓、滑），根据腧穴的反应来判断经脉气血的情况，根据经脉气血的变化来推测全身的虚实。当我们不断地体察腧穴反应，并不断地对这些反应进行分析判断，总结出针感与机体虚实之间的规律，就可为进一步控制针感、驾驭经气打下基础。

（二）增强气力，气力结合，驾驭经气

当了解经脉气血变化之后，下一步的工作就是根据经脉气血的变化实施手法，控制针感，驾驭经气，补虚泻实。要达到以上过程，必须以指力、腕力、悬臂力、周身力、丹田力为基础，自身气机通畅，心神内守，以意领气。这些方面的训练首先要调动丹田之力使之升提，通过肩、臂、肘和腕聚于指端，达于指下，或微引其针提退以泻，或微按其针插进以补，或气力结合随针而入，使气至病所。

（三）守神定志，意气力结合

守神定志，才能了解经脉气血的变化；意气力结合，才能控制针感，驾驭经气。医者给患者针刺，患者出现反应（包括针下的感觉、患者的面部表情和全身状况等），根据反应来确定运用并不断调整针刺手法，以达到最佳的刺激，取得最好的临床疗效。在针灸临床上，经过长期反复的实践，就可掌握患者反应和针刺手法之间的规律，从而在针刺手法的运用上就会有章可循，并灵活自如，得心应手，取得显著的临床疗效。

五、医家经验

（一）焦勉斋《针术手法》运掌练气法

针术不仅要求有足够的指力，还需要一定的掌力和臂力来进行操作。焦勉斋运掌练气法，以出掌、回掌诸法运动左右手臂，对掌指力量的增进和周身之气的运行大有裨益运掌练气的主要作用在于锻炼周身之气。其要领包括沉、浮、偏、侧、伸、屈、旋、平，故称为运掌八法。这八法的操作方法是：出掌时肘关节以上要用力沉重，肘关节以下要用力轻浮；回掌时肘以下用力沉重，肘以上用力轻浮。无论出掌或回掌，用力或沉或浮，要以升提元气、固守精神、思想凝静、纯一不乱为原则。出掌为往，用力偏重于肘上部（肘关节至肩端）；回掌为来，用力则侧重于肘下部（肘关节至掌指）。出掌肘为外伸，能伸展周身之气；回掌肘以内屈，能聚合周身之气。往来伸屈的运掌，即是回旋运动。此外，出掌、回掌都必须使上肢端平，高与肩齐，不要偏高或偏低。

其动作如下。

1. 右掌 正立，两手下垂（图2-1-3），掌心向内附于两股部的外侧，成立正姿势。摒除杂念，凝静思想，轻闭口齿，舌抵上腭，呼吸调匀后，由两足心（涌泉穴）轻微向上将气提至丹田，徐徐呼一口，再从丹田向上将气提至膈下，由膈下通行于右上肢肩端。此时两足向外分开各一尺许，膝关节略屈，上身微向下蹲，不要过度用力，同时将右上肢抬起屈肘上举，高与肩齐，掌指伸平，掌心向下，拇指平胸部正中上方贴近天突穴处。左上肢则屈肘伸掌，按于腰侧髂骨部固定姿势，左掌四指向前，拇指向后（图2-1-4）。随即将右掌向前向外横伸，这叫做出掌（图2-1-5）。出掌时，要后沉前浮，即肘以上用力要沉重，肘以下用力要轻浮。出掌后即屈肘内旋，将掌回至正中上方，这叫做回掌（图2-1-6）。回掌时要前沉后浮，即肘以下用力要沉重，肘以上用力要轻浮。这样一往一来、一伸一屈的运掌，10次左右，即暂为停止，恢复原来正立姿势（图2-1-7）。

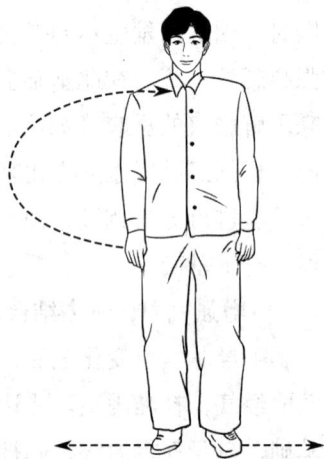

图2-1-3 正立起式

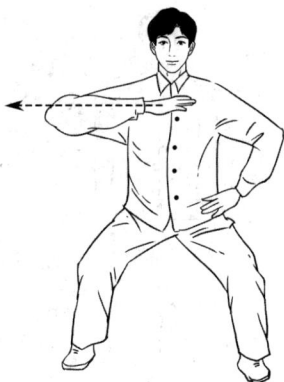

图 2-1-4 右起式

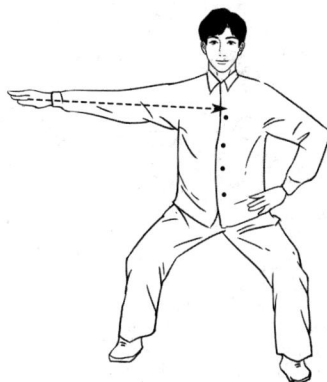

图 2-1-5 右出掌式

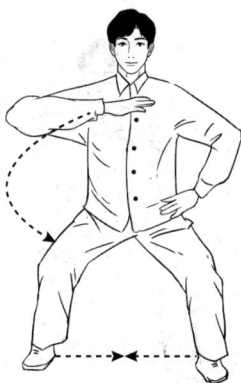

图 2-1-6 右回掌式

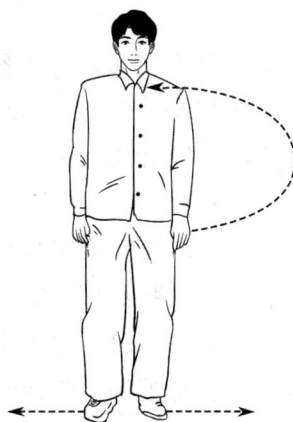

图 2-1-7 收式

2. 左掌 右掌运动结束后，俟呼吸调匀，再运左掌。从起式到收式，一切运动规律与运右掌基本一致，只是左右形式不同而有所区别（图 2-1-8 ~ 图 2-1-11）。这样两掌交互运动。初学时以 10 分钟为宜。

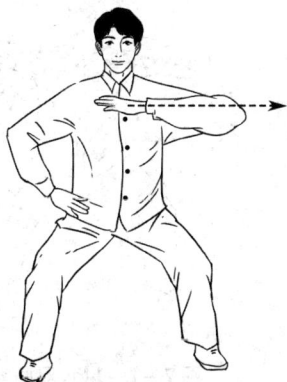

图 2-1-8 左起式

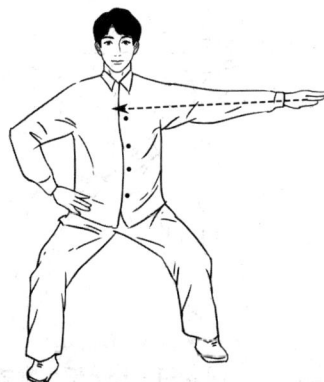

图 2-1-9 左出掌式

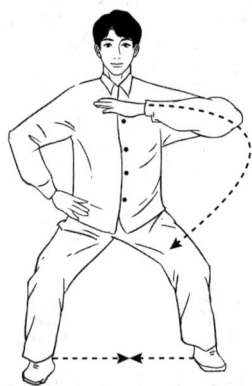

图 2 - 1 - 10　左回掌式

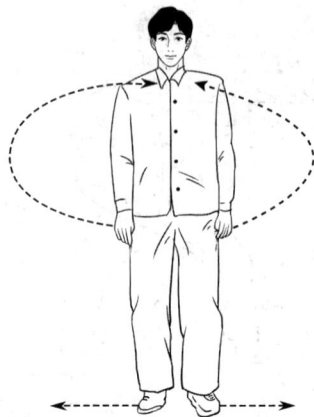

图 2 - 1 - 11　收式

3. 双掌　两掌交互运动熟练后，就可以双掌同时练习。方式是：正立后，仍由两足心提气上至丹田，再由丹田提气至膈下，再由膈下用气而分向左右上肢两侧，达于两肩端。同时两足外移，双掌上举，屈肘内旋到胸部。两拇指贴近胸部正中两侧锁骨下方，两手四指相对端平，掌心向下，高与肩齐（图 2 - 1 - 12），随即将左右两掌同时出掌、回掌，方法与单练一侧相同（图 2 - 1 - 13，图 2 - 1 - 14）。如此往来伸屈 10 余次后，即恢复正立姿势。双掌运动 10 余次，如上肢与周身气力尚未感到疲劳，还可适当增加运掌伸屈次数，但以不疲劳为原则。

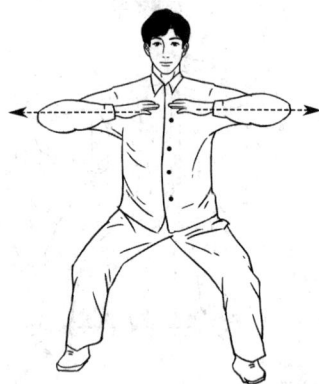

图 2 - 1 - 12　双出掌起式

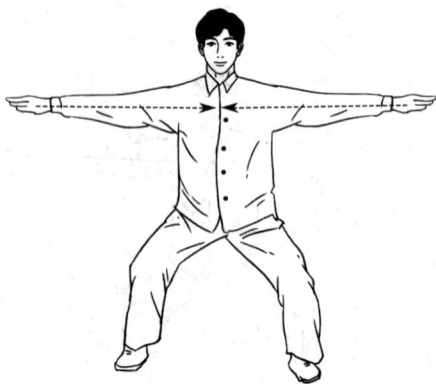

图 2 - 1 - 13　双出掌式

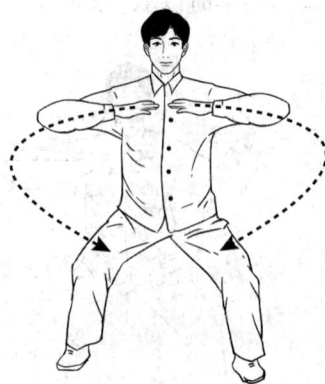

图 2 - 1 - 14　双回掌式

4. 练功要点

（1）无论出掌、回掌，都是复掌式，掌心向下。伸屈运动时，始终保持掌、肘、肩成水平线，不要偏高或偏低。

（2）伸屈运掌时，下肢要固定姿势，腰部不能弯，胸要挺起，不可前俯后仰，或随掌屈伸而左右移动。

（3）伸出往来运掌，都是互相衔接，连贯一气，以左右上肢的运动力带动周身的气血运行。同时也使身体各部随着运掌的活动，而气化运行不息。

（4）初学时，先运右掌，结束后必须调匀呼吸，待气力恢复后再运左掌。如觉心悸、气促，则可略事休息，缓步运动 2 ~ 3 分钟，使呼吸恢复正常后，方能再运左掌。

（5）双掌同时练习时，运掌力量要保持左右平衡，同时也要注意两掌、两肘、两肩成水平线。

（6）预备式与收式同，直式与回掌式同。

（二）刘天健运气行针十法

在医者守神练气达到一定功力的基础上，刘天健提倡采用运气行针的 10 种手法。这 10 种手法，医师必须运气于手指而后施行，否则流于一般针刺手法。同时，可配合患者行深呼吸，补法（补气、聚气），令患者呼气一口、吸气三口（当用鼻吸口呼）；泻法（泻气、破气），令患者呼气三口、吸气一口。

1. 催气 针进入腧穴一定深度，如不得气，可行"运气刮针手法"，即右手拇指按针柄，中指频刮针柄。

2. 调气 进针得气后，如欲调气使平，即行"运气捻转手法"，将针左右捻转，角度宜小，刺激宜轻。

3. 行气 进针得气后，如欲气上下流通，即行"运气行气手法"，将针如搓绳一样向一边搓转，运气较劲。

4. 泄气 进针得气后如因气满需要泄气，即行"运气提针手法"，将针在气紧时突然上提 2 ~ 3 分深，并可令患者呼气一口。

5. 补气 进针得气后因气乏需要补气，即行"运气插针手法"，将针在感觉不大时下插 2 ~ 3 分深，并可令患者吸气一口。

6. 诱气 进针后如虚证不易得气，可行"运气雀啄法"，将针一上一下如雀啄米，刺激宜轻，以诱导气至。

7. 散气 进针得气后，如患者觉局部很胀而不扩散，医者亦觉针下沉紧，即行"运气摇针手法"，将拇指压针旋转摇动，如鹊雀登枝而使树枝摇动，其气可散。此法较泄气为轻。

8. 破气 进针得气后，如实证腹胀痛或全身胀痛，即行"运气捣针手法"，将针上下提插，而以提劲大于插劲，以破其气。此法较泄气为重。

9. 转气 进针得气后，如觉不气聚不能转运，即行"运气盘针手法"，将针扳倒与皮肤成45°角，如推磨样缓缓旋转 1 ~ 3 圈，使气向病所的方向或四周扩散。此法较散气为重。

10. 聚气 进针得气后，如须气留而不即散，可行"运气弹针手法"，用中指指甲轻弹针身，每弹三五下，轻捻针一下，最后弹而不捻，使经气内守聚而充实身体。

运气行针要求取穴正确，但不求深刺和强刺激，不用言语暗示，不行烧山火和透天凉，要求使患者能有循经感传的感觉，即使浅刺也能产生"气流"以达到疏通经脉的目的。（《中国针刺手法汇编》）

（三）凌剑武基本功练习

强调握持毫针要刻苦锻炼基本功，如此才能"握针如握虎"，使自己的肘力、腕力、指力达到一定功夫，在针刺时捻转流利、提插自如。

1. 握瓮法 运用约能容纳20余斤重量的盛酒陶器小瓮，每日清晨持握锻炼1次。方法：以右手拇指、食指、中指握住瓮口，手腕、肘臂要挺直，悬空将瓮提起平肩；然后向前直行30步左右，将瓮轻放着地。少顷，再行悬空提瓮，来回直行4次，才算练习结束。如此锻炼3~4天后，开始向瓮内叠加小砖头，约锻炼半年至一年，使瓮内砖头逐渐投满，能依旧如持空瓮一样，到如此境地，则证明臂、肘、腕、指已练成了一定的功力。

2. 马口铁针擦针法 将2寸或2.5寸的马口铁丝，用细铜丝绕成针柄，即成为毛坯马口铁针。然后将此针放进两层粗砂皮中间，左手拇指放在砂皮上面，食指、中指放在砂皮下面，上下夹住针身；右手拇指、食指、中指握住针柄，将针身在砂皮中间轻轻捻动摩擦。摩擦时，左手拇指、食指、中指要将针身均匀握紧，使针身能前后左右捻转自如。约摩擦2个月，将针擦成根粗尖细、中间无凹凸，才算擦针成功。此时肘、腕、指都已有了一定的功力。

3. 悬空握针法 持针者正坐，头直，集中思想，略挺胸，两足平放，用1.5寸毫针练习。右手拇指、食指、中指握住针柄，无名指扶住针身。手腕要挺直，肘臂要悬空。捻转时，食指主动，拇指被动，中指不动。将针悬空向前、向后捻转各半周。这样练习约1个月，能将针握得牢，捻转时针根针尖转动一致，针尖不向外翘动，说明锻炼已取得成效。以上3种基本功锻炼方法，可提高医者的肘力、腕力、指力，培养良好的针刺手法。［江苏中医杂志，1984，4（4）：52］

第二节　得气和针感

在针刺过程中采用相应手法，使患者针穴局部和所属经脉出现某些感觉，并取得一定疗效的反应，古时称之为"得气"或"气至"，目前则称为"针刺感应"，又简称为针感。

一、得气的临床表现

得气出《素问·离合真邪论》："吸则内针，无令气忤，静以久留，无令邪布；吸则转针，以得气为故。"得气是由医患双方在针刺过程中分别产生的主观感觉与客观效应组成的，可通过各种临床表现而察知。

（一）患者的主观感觉

在针刺之后，患者针穴局部和所属经脉路线上可出现不同性质的针刺感觉，主要有酸、胀、重、麻、凉、热、痒、痛，局部肌肉松弛或紧张，甚而有上下传导的触电感、水波样感和气泡样感，有时还可出现蚁走样感或跳跃样感等。

1. 不同性质的针感　不同性质的针感与机体反应性、病证性质和针刺部位有密切关系，并与相应手法的操作有关。酸感多现于局部，有时亦可放散至远端，特别在深部肌层、四肢穴位处多见，腰部次之，颈、背、头面、胸腹少见，四肢末梢一般无酸感出现。胀感较多见于局部，多在酸感出现前感知，时而呈片状向四周放射，犹如注射药液所呈现的物理压迫感，常现于四肢肌肉丰厚处。重感即沉重的感觉，犹如捆压似的，多见于头面、腹部，以局部为主，基本上不放射。麻感呈放射状态，多见于四肢肌肉丰厚处，呈条状、线状或带状等。痛感多见于局部，以四肢末端或痛感敏锐处为多，如十二井穴、水沟、涌泉、劳宫等。在针尖触及表皮时间较长时，或手法不当，或针尖触及骨膜、血管时亦可出现痛感。

触电样针感呈放射状，可快速放散至远端，多见于四肢敏感穴位，刺及神经干处亦可引起触电样感觉，时而会引起肢体搐动，患者常表现为不舒适的反应。水波样或气泡串动样感觉，患者感到舒适，常在四肢和肌肉丰厚处出现，可上下循经传导。痒感和蚁走感常出现在留针期间，皮肤瘙痒难忍，犹如虫蚁上下走行似的。跳跃感指肌肉的跳动或肢体不随意的上下抽动，亦为较强手法后所出现的一种针感。

2. 不同程度的针感　针感的程度与患者体质、病证性质和针刺耐受性有关。患者体格强壮、对针刺敏感或不耐针刺者，针感多明显强烈；患者体格弱，对针刺反应迟钝，耐受针刺者，针感多不明显，甚而微弱不现。寒证、虚证为阴，得气后多呈酸、麻、痒感；热证、实证为阳，得气后多为胀、涩、紧张、抽动，甚而有触电感。

针感的强度是由针刺手法操作的指力、针刺的深浅、针刺手法操作持续的时间，以及个体对针刺的敏感程度组成的。一般来说，指力强，所获针感亦强；但个体对针感很敏感，即使针刺指力很轻，也能获得较强的针感。因此，医师必须密切注视个体对针感的敏感程度，给予恰当的指力，以获得适宜的针感强度，才能收到良好治疗效果。

针感强者，适用于治疗急性病、实证和体质壮实者；针感柔和，适用于治疗慢性病、虚证和体质虚弱者。但是虚实有程度之别，有局部与全身之分，因此针感强度亦随之而异。如在临床针刺时，病情缓解时间短暂，说明针感强度不足，应结合病情，加强指力或延长手法操作时间。反之，针刺后病情反而加剧，过几小时或 1~2 天病情逐渐减轻，则说明针感过强，应予减轻指力或缩短操作时间。

（二）医者的手指触觉和客观诊察

医者通过自身的手指触觉，常可掌握针下得气的情况。通过医者持针的手指触觉，在针下得气后常有一种"如鱼吞钩饵"的感觉出现，此时针下由原来的轻松虚滑慢慢变为沉紧重满。充分运用押手的指感，亦可辨析得气的情况，如可触知肌肉紧张、跳动和搏动感，所谓"如动脉状"者即是得气征象。

在临床上，望、触、问诊是医者辨析得气常用的方法，可结合应用。诸如应用透天凉手法后，皮肤温度会有所下降，患者诉局部有吹凉风似感觉；用烧山火或其他诱导热感的手法后，皮肤温度会有所上升，患者诉局部或全身有温热感觉，甚而可出汗湿润、面部烘热等，这都需要通过仔细诊察而认知。

医者随时注视患者的面部表情，是及时掌握手法轻重和得气程度的方法。针感徐缓而至，患者感觉舒适，面部则呈现平稳坦然的表情；针感紧急而至，过于强烈，患者不堪忍受时，则可出现痛苦的表情，如蹙眉、咧嘴，甚而呼叫啼哭，此时医者须密切观察。

在针刺过程中，针刺得气还可通过一些客观征象表现出来，如肌肉的颤动、蠕动和肢体抽搐、跳动等。诸此针感的表现与针刺得气的性质、手法刺激强度等有关，兹列表于下（表2-1-1）。

表2-1-1　得气的客观征象

征象	刺激强度	得气情况	详细内容
局部紧张	轻	气至，多为胀麻复合	针周围沉紧，局部微感坚实
局部颤动	较轻	多为麻感，不放散	局部附近颤动轻微，只有手触才能知道，特别是在经脉线上
附近抽动	较重	多为麻感，并传导	较上述感觉明显，多伴随针体转动同时出现，多为断续呈现
抽搐	重	多为麻感，多向一定方向放散	可明显看到，有时在局部，有时在远端可见
抽动	很重	多为麻的复合感，传导快，近似触电样	清晰可见，患者很难忍受，可因肢体抽动而弯针。
肢体跳动	非常重	触电样感	肢体猛烈跳动，有的离床很高，多在针环跳、委中、合谷等大穴时出现

从上表可见，手法轻柔时，局部紧张或肌肉颤动；手法较重时，肌肉呈搐动、抽搐样；手法很重时，则肢体可上下跳动。如针刺三阴交、极泉治疗上下肢瘫痪时，可见上下肢连续抽动。又如施以行气针法时，针肩髃可触及腕部肌肉颤动，针环跳可触及踝部昆仑穴处肌肉颤动等。

值得指出的是，不少患者在针刺后常没有明显的针感，但其症状可明显缓解或消失，临床体征有所改善，功能有所恢复。这种现象出现在远端取穴和耳针、腕踝针、眼针、头皮针等施术过程中，称为"隐性气至"。在中风偏瘫治疗时，取对侧顶颞前斜线，用抽气法或进气法，针下有吸针感而局部并无明显感觉，患者肢体运动功能迅速有所恢复，即是其例。因此，我们强调"气至而有效"，并不是要求每个患者都要有强烈的针感，而是要在针刺适度、取穴得当的前提下，去寻求有效的得气感应，从而提高疗效。从这个意义上说，"有效即得气"的观点无疑是正确的。

二、针感的获得、维持和辨识

自古以来，历代医家就很重视得气，可以说一切针刺操作方法都是围绕"得气"而进行的。有关得气的相应手法，可分为候气法、催气法、守气法等。

（一）针感的获得和维持

1. 候气法　在针刺过程中，静候气至的方法称为候气法。杨继洲《针灸大成》云："用针之要，以候气为先。"《素问·离合真邪论》云："静以久留，以气至为故，如待所贵，不知日暮。"这说明了候气的重要性。一般而言，具体的候气方法是以留针（包括静留针和动留针）的方法来实施的。具体见留针法。

2. 催气法　是针刺入穴后，通过相应手法，促使经气流行、气至针下的方法。催气法常在针刺未得气时应用。明代陈会《神应经》首倡催气之法，他说："用右手大指及食指持针，细细动摇进退，搓捻其针如手颤之状，是谓催气。"常用的催气手法有行针催气法、押手催气法、熨灸催气法3种。

（1）行针催气法：包括适度的捻转、提插、颤法（震颤术）、捣法（雀啄术）、飞法（凤凰展翅术）、弹针、刮针等。徐出徐入的导气法，亦属此范畴。一般而言，频率快、幅度大、用力重者，针感可疾速而至，针感较为强烈；频率慢、幅度小、用力轻者，针感徐缓而至，不甚强烈。颤法、捣法、飞法针感明显，弹、刮之术针感较为平和。

（2）押手催气法：包括爪切、循摄、按揉穴位等方法。弹穴法亦属此范畴。诸此方法在未得气时应用，可催使针下得气；如在得气后应用，又可促使经气流行、上下传导。一般来说，上述方法都应和行针催气法结合使用，是按摩与针刺配合的过程。循法、按法的作用相对缓和，爪切、摄法则作用较强。

（3）熨灸催气法：熨法指用温热物体（如炒盐、炒药、热水袋）用布包裹后，贴敷穴位、经脉，或上下来回移动，以促使针下得气的方法。灸法常用回旋悬灸法，艾条熏灸针穴四周，并配合行针，促使针下得气。上述两法常用于虚证、寒证。

上述诸法在使用时，宜因人、因病、因穴而异，根据针下得气的具体情况灵活掌握。

3. 守气法　在针刺得气后，慎守勿失、留守不去的方法，即守气法。《灵枢经·小针解》云："上守机者，知守气也。机之动不离其空中者，知气之虚实，用针之徐疾也。空中之机清静以微者，针以得气，密意守气勿失也。"这说明守气法在具体应用时，必须仔细辨别得气情况，得气时不要随意改变针刺方向和针刺深度，宜手不离针、持针不动，针尖不要偏离已得气之处。或用治神运气法，贯气于指，守气勿失。或用较轻柔平和的手法，促使经气续续而至，绕于针下。杨继洲《针灸大成》云："宁失其时，勿失其气。"针灸界有"得气容易守气难"之说，都说明针下得气宜"不离其空中"，慎守其"清静以微"之机。

（二）针感性质和相应手法

在针刺过程中，可根据不同性质的针感情况，采用捻转、提插和押手等方法，来进行调节，以达到预定的要求。

1. 酸感 要促使酸感的产生，押手的运用至为重要。如针下出现麻感，押手要用力重些；如针下出现胀感，押手要用力轻些。此时，可将针向一方捻转，如捻转后出现痛，则较难再出现酸感。如经捻转后胀感明显，可将捻针的动作改为小幅度高频率提插。如仍不成功，可按上法反复进行操作，但必须注意针向始终不变。

2. 胀感 要促使针下产生胀感，需重押其穴，边捻针（向一个方向）边按押。如仍不成功，则可结合小幅度高频率提插手法，同时注意针尖方向始终不变的状态。

3. 麻感 如针下未取得麻感时，可不用押手，或用轻柔力量的押手，捻转角度要大些，提插幅度要大些，但其速度可以不拘，针尖方向要根据针感具体情况灵活变动。

4. 痛感 在出现痛感时，要尽力避免和缓解之。除四肢末端穴必见疼痛之外，其他穴位如呈疼痛，可将食、中二指放在针柄一边（其间要保持一个手指的间隙），拇指放在另一边（对准这个间隙），三指如此持针固定针体，同时相向用力，按针柄2～3次即可缓解疼痛。或用拇指轻弹针柄，或提针豆许，亦有缓解疼痛的作用。

5. 触电样感 一般应避免发生，如行"气至病所"手法时，也要适当控制手法强度，用力过强或提插幅度大时，就容易引起触电样针感。对反应敏感者尤须十分小心，四肢针感较强处提插幅度不可过大，严禁盲目捣动，同时要注意押手固定，以免因肢体抽动而弯针。

6. 水波样或气泡串动样针感 如基础针感是麻感，在出现麻感的瞬间，可将右手食、中二指靠在针柄一边，用右手拇指指甲缓缓地上下刮动针柄。同时，还要根据基础针感的不同，一边刮针，一边上下捣动（幅度要小），如此则多有麻感并向远端放散。以柔和而均匀的手法刺激，连续作用于穴位和所属经脉上，就可出现水波样或气泡串动样的舒适针感。

7. 凉感和热感 一般而言，胀和酸是热感的基础，麻感是凉感的基础。推而内之，即进针得气后缓缓压针1～2分钟，将针刺入应刺的深度易获热感。动而伸之，即将针刺入应刺的深度，得气后将针慢慢提至天部（1～2分钟），易获凉感。个体对针刺敏感者，易获各种针感。个体对针刺不敏感者，欲获热感、凉感就不太容易。对于这种患者，欲获热感而不至者，可配合温针灸；欲获凉感而不至者，可以配合放血。手法操作可参见本书烧山火、透天凉手法部分。

如将以上针感根据不同性质加以分类，可参见下表（表2－1－2）。

表2－1－2 针感性质和相应手法表

分类	感觉部位	提插幅度	提插速度	捻转角度	针上用力	押手
酸、胀、重、热	多在局部	较大	较大	较大	重	重
痒、麻、蚁走样、水波样、凉、触电样	多呈放射状	较小	较小	较小	轻	轻

针感的产生，就其过程分析似乎呈现以下的规律性：针刺后多出现麻、酸、胀感。酸胀感为热感基础。为使气传至病所，往往要使之出现麻感，待气至病所后，按上法可使之改变为胀、酸，进而转化为热感。如出现麻感后，由于其手法用力强弱的不同，可能逐次出现蚁走感、水波样感、触电样感。

（三）不同性质的针感及其适应证

1. 酸胀感　临床经常混合出现。柔和的酸胀感，适于虚证、慢性病和体虚患者。对于虚证者，针后会感到舒服。

2. 麻、触电感　针感强烈，适于实证、急性病和体质强壮患者。如针刺环跳穴，寻找触电感，传导至足，对坐骨神经痛、癔症性瘫痪尤宜，但当剧痛消失后仅残留微痛或足外麻木时，则不相适宜。又如针刺环跳，针感传至少腹可治肾绞痛、经闭实证等。

3. 热感　适于寒证，包括风寒证、虚寒证、寒湿证，如风寒感冒、寒湿痹证、寒湿腹泻、肾虚腰痛、面瘫后遗症的风寒证，以及麻痹和肌肉萎缩等患者。

4. 凉感　适于热证，包括风热证、火热证、毒热证、燥热证等。如风热感冒、咽痛、风火、胃火牙痛，肝郁风火所致的高血压头痛，偏头痛的火热证等患者。

5. 抽搐感　适于内脏下垂，如胃下垂、子宫下垂患者。

6. 痛感　针刺手足部的井穴、十宣、涌泉，面部的水沟，耳穴与尾骶部长强穴时，主要是痛感。

（四）得气的辨识

得气是针刺取效的关键。得气与否及其气至迟速往往决定了针刺后疾病的变化和预后状况。《灵枢经·九针十二原》云："气至而有效，效之信，若风之吹云，明乎若见苍天。""刺之而气不至，无问其数；刺之而气至，乃去之，勿复针。"窦汉卿《标幽赋》云："气速至而速效，气迟至而不治。"这都说明了得气与针刺疗效的关系。

1. 辨气法　针刺得气以后，通过医者指感以分析辨别针下不同性质感应，从而决定相应手法的过程，称为辨气法。针灸界历来有"刺针容易辨证难，辨证容易取穴难，取穴容易补泻难，补泻容易辨气难"的说法，说明辨气之紧疾、徐和，分析辨识其邪气、谷气的不同，是决定针灸医师水平高下的重要方法。

2. 辨气要治神调息静意视义　辨气必须治神调息，全神贯注，静察针下感觉。《素问·宝命全形论》云："静意视义，观适之变，是谓冥冥，莫知其形，见其乌乌，见其稷稷，从见其飞，不知其谁，伏如横弩，起如发机……经气已至，慎守勿失，深浅在志，远近若一，如临深渊，手如握虎，神无营于众物。"这段经文就是对针下得气辨识过程的论述，其大意是医者要静静地体察针下感觉，尽管气至无形可见，但只要感到针下有一簇簇沉紧的气涌来，即为得气，气至后要慎守勿失，要集中精力密切观察其变化，正确把握进一步手法的时机。

3. 邪气和谷气　《灵枢经·终始》云："邪气来也紧而疾，谷气来也徐而和。"是为针下辨气的纲领。所谓"谷气"者，即为徐缓而至、柔和舒适的得气感应；此时针下沉紧，但仍可上下提插、左右捻转，而医者指下无阻力感，欲守气时则持针不动，针下仍有持续不断的舒适针感产生。所谓"邪气"者，即为疾速而至、坚搏有力的得气感应；此时针下涩滞不利，捻转提插有阻力感，勉强操作可引起局部滞针和疼痛。

4. 辨气和辨证　辨气的过程也是辨别病证虚实、病邪寒热的过程。一般而言，气已至如鱼吞钩饵，沉紧重满；气未至如闲处幽堂，轻浮虚滑。虚证，针下松弛，如插豆腐，针感每多迟缓而至；实证，针下紧涩，针感每疾速而至，捻转提插不利。寒证，针体可自动向穴内深入，称为吸针；热证，针体可自动向穴处移动，称为顶针。阳气盛者针感出现较快，阴阳平衡者针感适时而至，阳气衰者则针感出现较慢。故《灵枢经·小针解》云："言实与虚、若有若无者，言实者有气，虚者无气也。"

5. 辨气的意义

（1）指导手法的应用：如针下松弛、针感迟缓时，可加强押手力量，或加灸法以补虚；如针下紧涩、针感疾至时，可减轻押手力量，或加用刺血法以泻实。针体内吸为寒，宜久留针，深刺之，所谓"寒则深以留之"；针体外顶为热，宜疾出针，浅刺之，所谓"热者浅以疾之"。如谷气徐缓而至，可用徐入徐出的导气法；如邪气紧疾而至，则可留针数分钟，或在穴旁爪切、刮弹针柄，令气血宣散。

（2）病情预后的判断：辨气至之迟速，可帮助病情预后的判断。张景岳《类经》云："气速至者，效亦速而病易痊；气迟至者，效亦迟而病难愈。生者涩而死者虚，候气不至必死无疑，此因气可知吉凶也。"临床可资参考。

三、循经感传和气至病所

针刺得气后，采用相应手法使针感沿经脉循行路线向病所或远处传导的现象，称为循经感传和气至病所。循经感传和气至病所可明显提高针刺疗效，在临床上有较重要的意义。

（一）行气法的应用

促使经气循经传导，甚而直达病所的针刺手法称为行气法。行气法包括捻转、提插、针刺方向、龙虎龟凤、运气法、进气法，以及循、摄、按压、关闭、接气通经等，在临床上可根据具体情况结合应用。

1. 针刺方向　针刺达到一定深度，行针得气后，将针尖朝向病所，常可促使经气朝病所方向传导。汪机《针灸问对》云："得气，便卧倒针，候气前行，催运到于病所。"此即针向行气法。一般来说，针尖方向与针感传导方向相一致。在临床上，可在进针时即将针尖直指病所，然后行针得气，得气后再用行气手法逼气上行至病所，在针尖不离得气原位时，亦可向相反方向搬动针柄，来调节针感传导，但仅适用于浅刺而患者反应敏感的情况。如针尖离开得气原位，可将针体提出一段，然后改变针向，向下按插，另找基础针感，此法则用于深刺或上法无效时。在应用此法时，提插幅度要小，多向下用力，要配合押手，竭力避免酸感。

2. 捻转提插　是以针向行气为基础，激发循经感传的主要针刺手法。汪机《针灸问对》云："将针提按，或进或退，使气随针到于病所。"杨继洲《针灸大成》云："内捻者令气至下而治病。""外捻者令气向上而治病。"即是其例。在临床上，可用右拇指指腹将针柄压于右食指指腹上，食指不动，拇指指腹沿食指指腹将针柄来回提插（进退）捻转。一般来说，捻转提插的幅度宜小，频率宜快，使之维持中等度以下的刺激强度，如此可促使针感循经传导。

3. 按压关闭　充分运用押手，按压针柄或按压针穴上下，以促使针感向预定方向传导，是临床常用的辅助手法。按压针柄法即医者将中指和无名指放在针柄之下，食指按压针柄，持续按压 10～20 分钟；此法要在针向行气基础上进行，其用力大小可根据得气感应的强弱程度来决定。按压针穴法即用左手拇指按压针穴上下，关闭经脉的一端，并向经脉开放的一端缓缓揉动，向针尖加力的方法；在具体操作时，用力要适当，关闭、引导和指尖揉动要密切配合，可与循摄引导相结合。泉石心《金针赋》云："按之在前，使气在后；按之在后，使气在前。"即按压针穴上方，可促使针感向下传导；按压针穴下方，则可促使针感向上传导。

4. 循摄引导　本法可在进针前或进针得气后应用，可促使针感传导。在进针前，先循经脉路线用拇指指腹适当用力按揉 1～2 遍，再用左手拇指指甲切压针孔，直至出现酸麻胀感沿经传导，再行进针。在进针得气后，可将左手 4 个手指（除拇指外）垂直放在皮肤上，呈"一"字形排开放在欲传导的经脉上，在行针（捻转提插）的同时一起加力揉动，或逐次反复加力。如用于针距病所较远时，手指位置在经脉路线上亦可以不固定，而是在其适当部位（如较大穴区或针感放散受阻部位）进行循、摄、按揉。也可不用四指只用两三指，放在腧穴中心点上更好，此法多用于头面部及针距病所较近时。

5. 呼吸行气　在临床上，配合呼吸激发经气达到气至病所的目的，是行之有效的方法。古代有抽添法和接气通经法，即以提插和呼吸配合，以激发经气的针刺手法。此外，运气、进气之法亦须嘱患者深吸气，配合进针以激发经气。现代临床可嘱患者先呼气一口，再缓缓深长地吸气，下达于丹田；或先吸气，吸气完毕后，再用力缓缓地自然呼气（吐出）。随其呼气，向下捻按，提针豆许向病所，是为补法；随其吸气，向上捻提，无得转动，是为泻法。

此外，还可采用龙虎龟凤等飞经走气法，促使经气通关过节，循经感传。

（二）行气法的注意事项

在临床采用各种行气手法时，要注意以下几个方面。

1. 环境安静和体位舒适　在临床上诊疗环境的安静，可使患者在神情安定的状态下接受针刺治疗，如此则身心放松，神朝病所，并能仔细体察针感，容易得气而使气至病所。针刺前，要合理处置患者的体位，嘱其宽衣松带，保持平稳舒适的姿态。有不少患者采用平卧体位后接受针刺，容易激发循经感传。

2. 言语诱导和入静放松　针刺前，医者要耐心询问患者，说明其病变之来由和针刺治疗的效应，解除其心理负担和对治疗的疑虑，同时可适当配合言语诱导，以配合行气手法操作。询问内容可包括针感程度和性质，传导方向和部位，以及针感传导和维持的时间等方面。既不能用暗示，又要注意引导，其方法要巧妙。患者在进针后，必须令其充分放松，可用意守丹田或三线放松功法，使患者处于"入静"状态，亦即"缓节柔筋而心调和"的状态，以配合行气手法，诱发气至病所。

3. 取穴准确和基础针感 在直达病所的经脉上，根据辨证结果，正确的循经选穴取穴，做到病、经、穴三者吻合，是气至病所的必要前提。一般来说，四肢穴位、肌肉丰厚处，针感明显者容易获得气至病所的效应，且易控制感传方向。要促使气至病所，其针感不能过强。如手下感觉过于紧涩，常不易获得针感传导；手下感觉略显沉紧，患者主诉有轻、中度麻酸胀感时，则较易引发循经感传。在临床上，掌握基础针感的性质，对气至病所极为重要。欲使针感放散，常首先要找到麻感，使之向一般部位传导，然后再改变手法使之向预定方向传导。如见明显酸感，可根据具体情况进行调节，务必保持良好适度的基础针感，是行气至病所的重要条件之一。

第二章 基本针刺操作技术

基本针刺操作技术是指在针刺过程（进针至出针的过程）中所采用的必须完成的基本操作技术。这一类操作技术，旨在获得针感，减轻针刺引起的疼痛，包括进针、针刺方向和深浅、提插和捻转、留针和出针等内容。

第一节　进针

一、持针法

（一）概述

持针法是医者操作毫针保持其端直坚挺的方法。临床常用右手（刺手）持针，以三指持针法为主。《灵枢经·九针十二原》所云"持针之道，坚者为宝"是持针法操作的总则。同时，医者持针应重视"治神"，全神贯注，运气于指下，毋左顾右盼，以免影响针刺疗效，造成患者不必要的痛苦。

（二）方法

1. 两指持针法　用拇指、食指末节指腹捏住针柄，适用于短小的针具。（图2－2－1）

2. 三指持针法　用拇指、食指、中指末节指腹捏拿针柄，拇指在内，食指、中指在外，三指协同，以保持较长针具的端直坚挺状态。（图2－2－2）

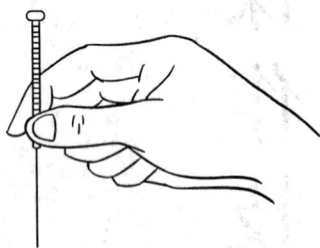

図2－2－1　两指持针法

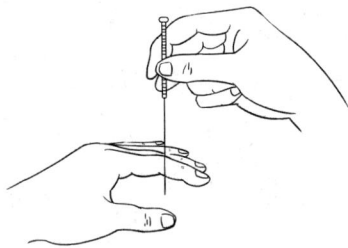

図2－2－2　三指持针法

3. 四指持针法　用拇指、食指、中指捏持针柄，以无名指抵住针身，称四指持针法。适用于长针操持，以免针体的弯曲。（图2－2－3）

4. 持柄压尾法　用拇指、中指夹持针柄，食指抬起顶压针尾，三指配合将针刺入。适用于短针速刺。（图2－2－4）

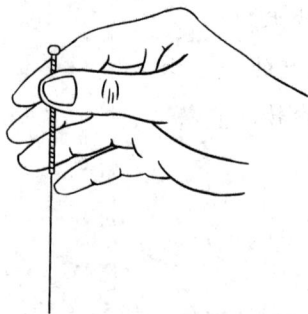

图2－2－3　四指持针法

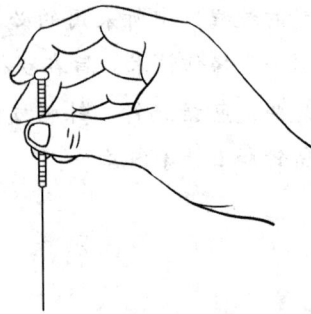

图2－2－4　持柄压尾法

5. 持针身法　用拇、食两指捏一棉球，裹针身近针尖的末端部分，对准穴位，用力将针迅速刺入皮肤。（图 2 - 2 - 5）

6. 两手持针法　用右手拇、食、中三指持针柄，左手拇、食两指握固针体末端，稍留出针尖 1 ~ 2 分许。适用于长针、芒针操持。双手配合持针，可防止长针弯曲，减少进针疼痛。（图 2 - 2 - 6）

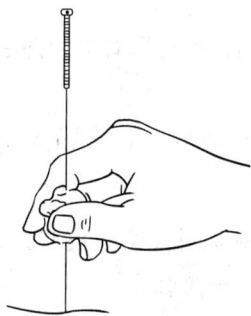

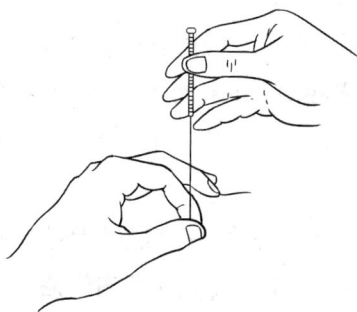

图 2 - 2 - 5　持针身法　　　　　　　　　图 2 - 2 - 6　两手持针法

（三）临床应用

1. 保持针体端直坚挺　应用以上诸法持针，可保持针体端直，避免进针与行针过程中针体弯曲。

2. 有助于指力深透　各种持针法如应用得当，有助于医者灵活利用自己的指力、掌力、腕力，通过针体到达针尖，从而使针尖易于透皮，并透达至穴位深层从而激发经气。

3. 掌握针刺的方向和深浅　有经验的针灸师可通过持针之刺手，体察针刺方向、深浅及有效刺激量，尤其是针下如鱼吞钩饵的得气感。

4. 催气、守气、行气　针刺入一定深度后，刺手持针应用各种手法，可激发和维持针感，并使其循经传导甚而气至病所。

（四）注意事项

1. 持针必须端正安静　刺手持针，进针前要调神安息，进针时宜心、手配合，进针后仍须全神贯注，如此才能达到针刺有效的目的。

2. 持针必须正指直刺　刺手持针宜将针柄（或针体）固定，以保持针体端直坚挺，不致弯曲、歪斜。

（五）文献摘要

《灵枢经·九针十二原》：持针之道，坚者为宝，正指直刺，无针左右，神在秋毫，属意病者，审视血脉者，刺之无殆。

二、押手法

（一）概述

押手法是医者用手按压、循摄穴位皮肤和相关经脉，以协同刺手进针行针的方法。临床常用左手按压、爪切穴位，称为押手。针刺时押手的正确运用，有揣穴定位、爪切固定、减轻疼痛、激发经气等实用意义。《灵枢经·九针十二原》云："右主推之，左持而御之。"《难经·七十八难》云："知为针者信其左，不知为针者信其右。"这都说明了押手的应用在针刺过程中的重要作用。历代医家如窦汉卿、杨继洲、高武、汪机，以及近代医家周树冬、赵缉庵等均重视押手的应用，在具体操作上又有较多补充和发展。

（二）方法

押手一般可分为指按和掌按两法，常用左手按压、爪切，也有用右手为押手者。

1. 指按法　进针时用左手手指按压的方法。

（1）单指押手法：用左手拇指或食指定穴位后，用指尖按压、爪切穴位。适用于一般情况。

（2）双指押手法：用左手拇指、食指按住穴位两侧，并向外用力将皮肤撑开，以固定穴位，便于进针。适用于肌肉松弛、肥厚处的穴位，以及长针深刺。

2. 掌按法　用左手手掌按压穴位左下方，以固定穴位、协同进针的方法。

（1）左手掌位于穴位左下方，拇、食二指位于穴位上下，绷紧皮肤，固定穴位，其余三指自然屈曲或伸开放平，尽量扩大与皮肤接触的面积。进针时，可用其余三指在穴位周围等处频频爪刮、轻弹，或用力点按。押手与刺手同时用力向下，在双手配合下，针尖随之迅速透皮。

（2）左手掌位于穴位左下方，食、中二指位于穴位皮肤两侧，用食指重按穴位，中、食二指紧夹针体末端（近针尖处），再用左手拇指抵住右手的手掌心处，以协同右手进针。进针时，左手两指紧压穴位，拇指紧抵右手掌心，可减轻疼痛，固定穴位，尤宜于长针。这是近代医家赵缉庵常用的押手法，姑名之为"赵缉庵押手法"。

（三）临床应用

1. 揣穴定位　临床常用左手揣穴，取定腧穴的部位，或两手配合分拨、动摇、旋转、循按，使穴位显露，并避免刺入肌腱、血管、关节、骨骼等处而造成损伤。具体见后文揣穴法。

2. 减轻进针疼痛　用左手手指爪切或手掌按压穴位，或在进针时按揉穴位，使局部感觉减退，可减轻针刺疼痛，甚而达到无痛。窦汉卿《标幽赋》云："左手重而多按，欲令气散；右手轻而徐入，不痛之因。"双手配合，是无痛进针的重要方法之一。

3. 辨别得气　进针之前用左手揣揉按压穴位，或在进针后用左手循摄穴位相关经脉，可激发经气，迅速获得针感，如左手指下有如动脉搏动一样的感觉，即是气至的征象。许多有经验的针灸医师，都通过手指触觉来体会"气至"感应，如穴周肌肉有抽动、跳动感等。

4. 减轻组织损伤　临床正确应用押手固定穴位，可协同掌握针刺方向和深浅，减轻因手法过强而引起的肌肉挛缩和局部出血，从而减轻组织损伤所引起的疼痛，以及滞针、弯针、折针等意外情况的发生。

（四）注意事项

1. 一般情况下，应双手协同进针，左手按穴，右手持针刺入。如双手同时持针操作，可分别用左右手的小指或无名指按压穴位，以代替押手。

2. 押手用力宜与刺手配合，适度而施。或双手同时用力下压，或左手稍稍放松、右手持针向下刺入，总以方便进针为原则。

（五）文献摘要

《难经本义》：当刺之时，必先以左手压按所针荣俞之处，弹而努之，爪而下之，其气之来如动脉之状。

《针灸大成·经络迎随设为问答》：右手存意持针，左手候其穴中之气，若气来至如动脉状，乃内针，要续续而入，徐徐而撞，入荣至卫，至若得气如鲔鱼食钩，即是病之气也。

《针灸大成·下手八法口诀》：刺荣无伤卫者，乃捐按其穴，令气散，以针而刺，是不伤其卫气也；刺卫无伤荣者，乃撮起其穴，以针卧而刺之，是不伤其荣血也。此乃阴阳补泻之大法也。

三、进针法

（一）概述

进针法又称下针法，是将毫针刺入穴位皮下的技术方法。临床常用的进针法有双手、单手、管针3类。如从进针速度而言，又有快速进针与缓慢进针的区别。不论哪一种进针法，其关键在于根据腧穴部位的解剖特点，选择合适的毫针，并重视"治神"和左右手的配合，以达到无痛或微痛的进针。

历代医家重视进针方法的应用，但多散见于文献各处。唯清代周树冬《金针梅花诗钞》中专列"进针十要"，分为端静、调息、神朝、温针、信左、正指、旋捻、斜正、分部、中的等十方面内容，对临床从事针灸工作者有一定指导意义。现代各家尤其重视无痛进针，在快速进针等法的应用方面有较多发展。

（二）方法

1. 双手进针法 即左手按压爪切，右手持针刺入，双手配合进针的操作方法。

（1）爪切进针法：又称指切进针法，临床最为常用。左手拇指或食指的指甲掐切固定针穴皮肤，右手持针，针尖紧靠左手指甲缘速刺入穴位。（图2-2-7）

（2）夹持进针法：多用于3寸以上长针。左手拇、食二指捏持针体下段，露出针尖，右手拇、食二指持针柄，将针尖对准穴位，双手配合，迅速将针刺入皮内，直至所要求的深度。（图2-2-8）

（3）舒张进针法：左手五指平伸，食、中二指分张置于穴位两旁以固定皮肤，右手持针从左手食、中二指之间刺入穴位（图2-2-9）。行针时，左手中、食二指可夹持针体，防止弯曲。此法适用于长针深刺。对于皮肤松弛或有皱纹处，用左手拇、食二指向两侧用力，绷紧皮肤（图2-2-10），以利进针，多用于腹部穴位的进针。

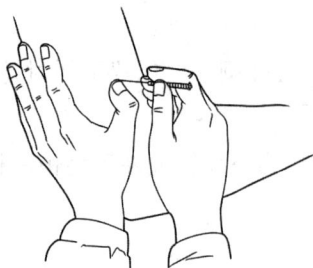

图 2 - 2 - 7　爪切进针法

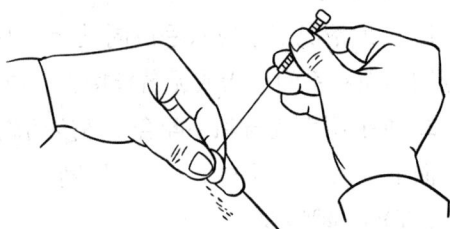

图 2 - 2 - 8　夹持进针法

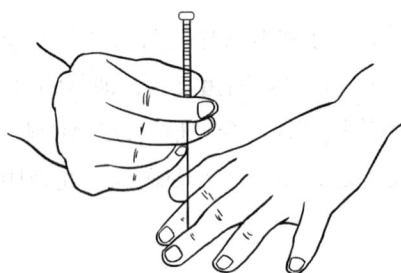

图 2 - 2 - 9　舒张进针法（1）

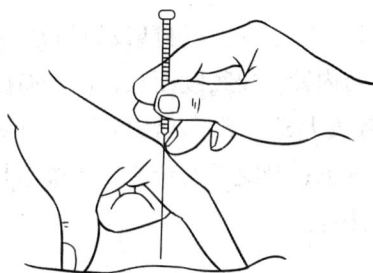

图 2 - 2 - 10　舒张进针法（2）

（4）提捏进针法：左手拇、食二指按着针穴两旁皮肤，将皮肤轻轻提捏起，右手持针从提起部的上端刺入。此法多用于皮肉浅薄处，如面部穴位的进针。（图 2 - 2 - 11）

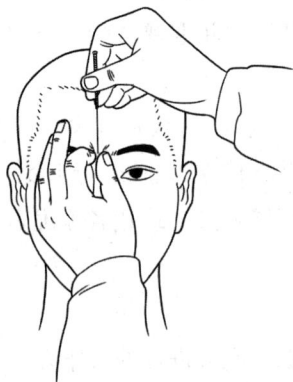

图 2 - 2 - 11　提捏进针法

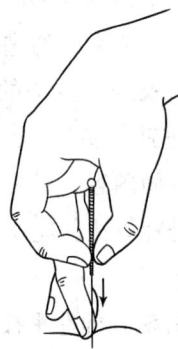

图 2 - 2 - 12　单手进针法

2. 单手进针法　多用于较短的毫针。用右手拇、食二指持针，中指端紧靠穴位，指腹抵住针体中段；当拇、食二指向下用力按压时，中指随之屈曲，将针刺入，直刺至所要求的深度。此法三指两用，在双穴同进针时尤为适宜。（图 2 - 2 - 12）

尚有梅花派单手进针法，其操作技术：用拇、食两指夹持针体，微露针尖二三分；用中指尖在针穴上反复揣摩片刻，发挥如同左手的作用，使局部有酸麻和舒适感。然后将食指尖爪甲侧紧贴在中指尖内侧，将中指第 1 节向外弯曲，使中指尖略离开针穴中央，但中指指甲仍紧贴在针穴边缘，随即将拇、食二指所夹持的针沿中指尖端迅速刺入，不施旋捻，极易刺入。针入穴位后，中指即可完全离开应针之穴，此时拇、食、中三指即可随意配合，施行补泻。（《金针梅花诗钞》第三章刺序）

3. 管针进针法 将针先插入用玻璃、塑料或金属制成的比针短 3 分左右的小针管内，放在穴位皮肤上，左手压紧针管，右手食指对准针柄一击，使针尖迅速刺入皮肤，然后将针管去掉，再将针刺入内（图 2 - 2 - 13）。此法进针不痛，多用于儿童和惧针者。也有用安装弹簧的特制进针器进针者。

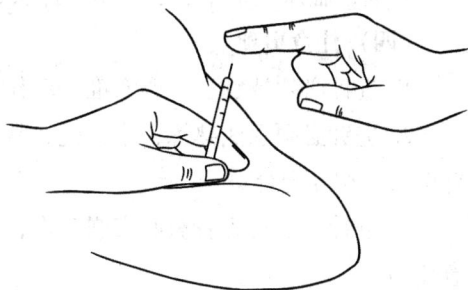

图 2 - 2 - 13　管针进针法

4. 快速进针法 除上述爪切进针、夹持进针、管针进针之外，还可采用以下两种方法快速刺入。

（1）插入速刺法：医者用右手拇、食二指捏住针体下端，留出针尖两三分，在穴位切痕上猛急利用腕力和指力快速将针尖刺入皮肤。

（2）弹入速刺法：左手持针体，留出针尖两三分，对准穴位；右手拇指在前、食指在后，呈待发之弩状，对准针尾弹击，使针急速刺入皮下。可用于 2 寸以下的毫针，对易晕针者和小儿尤宜。

5. 缓慢进针法 原则上进针宜迅速穿皮而无痛，但对于一些特殊部位仍宜缓慢进针，亦即徐凤"下针贵迟，太急伤血"之义。

（1）缓慢捻进法：左手单指爪切或双指舒张押手，右手持针稍用压力，轻微而缓慢地以小于 45°角的手法，均匀捻转针柄，边捻边进，使针体垂直于皮肤，渐次捻刺皮内。进针时，不要用力太猛，捻转角度不可太大。

（2）压针缓进法：右手拇、食二指持针柄，中指指腹抵住针体，用腕力和指力不捻不转，缓慢进针匀速压入穴位皮内。针刺入皮内后，不改变针向，如遇有明显阻力或患者有异常感觉时，应停止进针。进针后不施捻转、提插手法。适用于眼眶内穴位及天突穴等。（图 2 - 2 - 14）

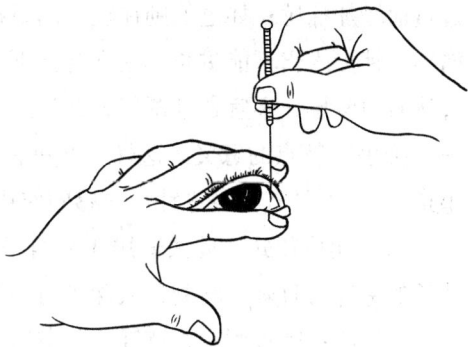

图 2 - 2 - 14　压针缓进法

（三）临床应用

进针法的合理应用，旨在刺入部位正确，透皮无痛或微痛，迅速取得针感。为此，根据不同情况选择应用相应的进针法，可达到以上所述的目的。

1. 针具长度 2 寸以内的毫针，可采取爪切进针、单手进针和快速进针。2.5 寸以上的毫针，则宜采取夹持进针、缓慢捻进等法。

2. 患者体质 小儿和容易晕针者，宜采用管针进针法；成人和针感迟钝者，则可采用其他各种进针法。

3. 腧穴部位 腹部穴及肌肉松弛处宜用舒张进针法，面部穴及肌肉浅薄处宜用提捏进针法，眼眶穴及一些特殊穴位（天突）则宜用压针缓进法。

目前，临床较常用的是爪切进针法、快速插入法和缓慢捻进法。

（四）注意事项

1. 进针必须持针稳，取穴准，动作轻，进针快（个别亦须慢）。

2. 进针必须手法熟练，指、腕、掌用力均匀。在双手进针时，押手爪切按压，刺手持针刺入，相互配合。

3. 进针前要对患者做好安慰工作，要求医患双方配合，进针时患者体位合适，切莫随意变动。

4. 进针时可配合咳嗽、呼吸等法，以减轻进针疼痛。随咳下针，还可激发经气。如针刺头额等痛觉敏感处，可屏息以缓痛。

（五）医家经验

1. 杨甲三单手进针法

（1）空压式：此法适用于人体大部分穴位，以及各种长度的毫针进针。如四肢的合谷、曲池、手三里、外关、足三里、三阴交，以及腹部等处的穴位，需直刺或深刺时多用之。

持针法：以右手拇、食二指夹持针柄，中指扶持针身，无名指与小指夹持针身下端，使针尖露出半分许。如持长针，则右手拇、食二指下移夹持针身，余指持针法同上。

进针法：将持针手悬空，针尖距皮肤的距离约2寸。针身与皮肤的夹角约呈90°，对准穴位向下冲压，迅速将针刺入皮下。由于拇、食二指的压力，实际刺入体内的深度可达2~3分，完全透过皮肤或达肌肉浅层。

操作要点：针尖距离皮肤一般为2寸左右。如过高则不易刺中穴位，下压时手法势必过重而增加痛感；如过低则往往因向下冲压的力量不足，而造成进针的滞缓，同样会增加痛感。针尖露出不能过长，基本与指下缘平齐，约半分许即可。如过长，进针后势必针尖直达肌肉深层，不宜行针调气，并易致针身弯曲而不便操作。针尖不能露出过长，还有体现"押手"特点的意义。这样，在进针的同时，皮肤的着力点就有3处（无名指、针尖、小指），从而具有减轻进针疼痛感的作用。

（2）角度压式：此法适用于全身所有穴位的进针，腹部诸穴尤为适宜。使用1~1.5寸长的毫针行直刺、斜刺，或深刺时亦很适用。

持针法：需直刺时，持针法与空压式相同。斜刺时，右手拇、食二指夹持针柄，其余三指并齐扶持针身，针尖与小指下缘可平齐。

进针法：直刺时，先针身与皮肤表面约呈75°角，无名指、小指轻压穴位两侧皮肤使之紧张，针尖即对准穴位，然后将腕部内旋，迅速使角度由75°转为90°，因角度转变而产生向下压力，将针刺入皮下。斜刺时，针身与皮肤的夹角呈90°，小指轻压穴位一侧皮肤使之紧张，针尖对准穴位，同样将腕部内旋，使角度由90°迅速转为110°，将针刺入皮下。

操作要点：针身与皮肤表面的夹角直刺时宜在75°左右，如角度太小，会因针尖距离穴位较远而不易刺准穴位；并会因角度转变产生向下的压力过大，导致手法过重而增加痛感。反之，角度太大则因角度转变过小，向下的压力不够而致进针困难。此外，斜刺时，针身与皮肤的夹角是由90°迅速转为110°，故当针尖透过皮肤时即已形成斜刺的手势及斜刺所需的角度。角度转变的速度一般宜快不宜慢。腕部内旋时动作要灵活、自然。速度快则进针速、疼痛少。但在刺某些重要穴位，如睛明穴因邻近眼球，局部血管丰富，故手法不宜太快，切忌孟浪。角度压式的持针法与空压式不尽相同。斜刺时，无名指与小指不夹持针身下端，而是中指、无名指、小指并齐扶持针身。这是因为斜刺时如小指在内，会阻碍针身由90°向110°角的转变。直刺时要求无名指、小指轻压穴位两侧皮肤。斜刺时亦要求小指压住皮肤。其目的是使穴位部皮肤绷紧，便于进针，体现了舒张押手法的特点。

（3）捻压式：此法适用于1.5寸毫针进针。多用于皮肉浅薄处或筋骨间穴位，如列缺、昆仑、犊鼻、内关、足临泣、中渚等，亦可用于内有重要脏器的胸背诸穴。

持针法：拇指端较食指端突前4分左右，与食指夹持针柄，余三指持针法同空压式。

进针法：针身与皮肤的夹角，直刺时呈90°，斜刺时呈45°或135°。直刺时，无名指与小指轻压于穴位旁皮肤；45°角斜刺时，无名指轻压于穴位旁皮肤（因此时小指不触及皮肤）；135°角斜刺时，则用小指及无名指指尖轻压于穴位旁皮肤。然后，针尖轻点在穴位上，拇指迅速将针柄向后向下一捻，针尖随之刺入皮下。

操作要点：捻压式主要是靠拇、食二指指力将针柄向后下捻转所产生的向下压力把针刺入的。指力强则进针迅速，甚少痛感。故平时应重视指力的练习。此法要以捻为主，以捻带压，一捻即进，不需边捻边压及重复捻转。捻压式的捻转角度较大。持针要求拇指端较食指端突前4分左右夹持针柄。捻转完毕后，拇指端要退至食指端后2分处，其目的为尽可能加大捻转的角度。

（4）连续压式：此法多用于头面部皮肉非常浅薄的部位，如四神聪、上星、百会、头维、率谷、丝竹空等穴位的进针，以及需沿皮刺、皮内刺的各种病证。

持针法：以右手拇、食二指夹持针柄，中指、无名指、小指并齐扶持针身，针尖与小指下缘平齐。

进针法：有沿皮刺与皮内刺2种。沿皮刺时，针身与皮肤表面呈165°角左右，无名指、小指压紧穴位旁皮肤，针尖轻点于穴位上，利用指力、腕力迅速将针沿皮刺入皮下，再连续下压数次，直到刺达病所。皮内刺时，小指、无名指及中指均紧压皮肤表面，针身与皮肤夹角约呈170°，用同样手法将针尖刺入皮内。

操作要点：本式为沿皮刺及皮内刺之进针法，故针身与皮肤的夹角甚大（分别为165°与170°）。操作时，将持针手腕部内旋、外翻即形成所需手势与角度。进针皮肤时，局部痛觉敏感，进针较为困难。故中指、无名指、小指下压穴位部皮肤的力量应加重，三指充当"押手"的作用很突出。可避免皮肤在骨面等处滑动及固定穴位。当针尖透过皮下后，应用连续而均匀的压力，下压2~3次将针刺入预定部位。勿用断续的压力或一次压力将进

针完成。否则，易致手法过重。［中医杂志，1986，27（6）：56－58］

2. 宗瑞麟徐捻轻压针法

（1）操作要领

稳：包括稳定心神、呼吸、体位、持针4个方面。进针时医者首先要稳定自己的心神，即"守神"（它是掌握病机，施行好补泻手法的先决条件）。要求意志专注，凝神静思，心无杂念，目不外视，专心致志地行针，使气运于手中，贯于腧穴之内，使气至病所，达到调气的目的。其次，还要稳定调匀呼吸，宜取腹式呼吸法，以"气沉丹田"之深呼吸方式，使腹部充实，重心下移，胸怀宽舒，利于全部指力集中到针尖，使患者情绪安定，消除恐惧心理，防止晕针，提高疗效。再次是稳定体位，患者的体位要舒适稳当，使针刺部位的肌肉尽量放松，有利于进针。四是医者持针的手指要稳，不要过松或过紧，以"竖者为宜"，除捻转提插外，包括肩关节、肘关节、腕关节要尽量不摇动，保持一定体位，不左右摇摆，使患者觉得轻松自如。

轻：进针时动作要轻，既能将针刺入皮肤，又无多大痛感，主要靠右手拇、食二指轻巧柔韧的作用；略用少许向内推进之力，捻转角度要小，徐徐搓转针柄捻压结合进针；病者针感很轻，似有似无，或虽稍有酸胀但觉舒适，即使惧针患者亦处之泰然，乐于接受治疗。若取穴准确，每能获得气反应。

直：进针时将针轻轻接触消毒穴位，与皮肤垂直，直针而下（但进针要捻转而进，不能直刺进针），保持针身不出现弯曲，不偏左偏右。始终保持针身挺直，弯则指力难贯针尖，且易造成弯针（滞针）。

匀：进针时的用力和捻转速度要求均匀，捻转缓进，力量柔和稳健，刚柔并举，不可乍轻乍重，乍快乍慢，要有节奏性，即捻转下压几下停一停，换一换呼吸，有利于松弛患者的紧张情绪和机体的拘紧反应，减轻患者的畏痛心理。

小：进针时捻转的角度要小，直刺宜90°，斜刺呈45°，横刺（沿皮刺）呈15°～25°，捻转速度慢，牵拉肌纤维组织轻，则进针疼痛也轻；反之，则疼痛重。

（2）操作方法：将右手食、中、无名、小指平行拼拢，拇指指腹置于食指之后，毫针针柄夹在拇、食二指间，勿接触针身，以免破坏消毒。持针宜深而正，随患者体位及医者施术方便的需要，或垂腕或不垂腕，使针对准穴位，然后依靠拇、食二指指力下压轻捻刺入。此法要以捻为主，以捻带压，一捻即进。捻转时手指不可用力，只须略用少许向内推进之力。患者毫不觉痛而入，进针后再施行手法。留针20～30分钟，其间每穴每隔5分钟运针（小幅度缓慢捻转）1次，连续3～5次。

（3）临床应用：本法速度偏缓，用力轻，捻转幅度既均匀而且小，针感柔和、舒适，属弱（轻）刺激，类似补法范畴，多用于虚证、慢性病患者，如偏瘫、面瘫、慢性劳损、神经衰弱、痹证、痛证等。徐捻轻压进针法具有轻（指力弱）、浅（进针浅）、慢（相对的捻转提插慢）、小（捻转角度小）等特点，其温和舒适的得气感和术后的轻松感，可提高患者对针刺治病的信心和疗效。本法虽针感较轻，但在留针过程中注重运针，一般不少于3次。故针感的总和还是较强的，基本上能起到"虚则补之""滞则通之"，调阴阳、和气血、通经络的作用。

本法进针、运针时间较长，对局部组织的损伤和修复过程，以及积蓄的后作用较持久，能最大限度地减轻针刺的疼痛或达到不痛。一般宜于虚证或虚实夹杂证，实证亦可选。尤其对初诊患者，耐受性差，敏感性强，畏针惧刺者尤为适宜。对少数过于紧张的患者，进针时要设法有意识地转移患者注意力，如询问患者或令患者咳嗽一声，在患者不注意的一瞬间不知不觉地将针刺入皮肤。使用的毫针一般都在 1.5～2 寸以内，直径则多取 0.26～0.30mm 为宜。用时不嫌纤细，便于持针，不致进针过深。［针灸临床杂志，1994，11（4）：6－7］

3. 林文仰无痛进针法

（1）快速无痛进针法：这种针法适用于使用 0.5～1 寸的毫针。进针的速度快，疼痛较少。快速无痛进针法可分为 3 种，其具体操作方法如下。

拇、食二指快速旋刺法：穴位皮肤及医者手指按常规消毒后，以右手拇、食两指紧持针柄，针刺时以拇指向后、食指向前，用力迅速做 360°旋转，随着旋转的同时把针尖对准穴位投射，这样针尖借针体旋转下冲之力刺入皮下或肌层，然后再用拇、食两指持针徐徐捻入，达到一定深度寻找感觉使之有酸、麻、胀等感觉。

拇指快速前捻法：常规消毒后，右手拇、食、中三指紧持针柄，针刺时拇指向前、食中指向后，用力迅速将针体做 360°旋转，随着向前捻转之力刺入皮下或肌层，然后再用拇、食两指持针徐徐捻入，达到一定深度，寻找感觉，使之有酸、麻、胀等得气感。

拇指快速后捻法：常规消毒后，右手拇、食、中三指紧持针柄，针刺时拇指向后、食中指向前，用力迅速将针体做 360°旋转，随着针体旋转之力刺入皮下或肌层，然后再用拇、食两指持针徐徐捻入，达到一定深度，寻找感觉，使之有酸、麻、胀等得气感。

以上 3 种手法，初学者往往不能按要求刺入皮肤，反而使针反跳坠地，其原因是没有掌握好针距。要运用好针法，其要点有三：手指持针要紧，旋转针柄时有力而快，把针投射入皮肤时掌握的恰当距离是针尖距皮肤 0.5～0.7cm 左右。距离太远则往往不能刺入皮肤，太近则刺入皮肤浅而不够理想。因此掌握针距是一个关键问题。总而言之，运用快速无痛进针法，必须运针快而有力；经常练习投射方法，熟能生巧，以达到投射准确而无痛。

（2）改良管针法：此法是从管针改良而成。改良的针管是用 2 支金属小管并排焊接而成，一支稍长为正管，管长比针身稍短 3～5 分；一支稍短为副管，为贮针之用，故基底部是闭合的。改良管针法适用于较长的毫针，利用针尖接触皮肤，把针从管内击入皮下以达到无痛进针的目的。此法进针无痛为其最大优点，而消毒亦易。

操作时左手持针管放在已消毒的穴位皮肤上，右手持针，把针插到正管内，左手压紧针管，右手食指对准针柄一击，使针尖迅速刺入皮下，然后将针管去掉，再用拇、食二指持针徐徐捻入，达到一定深度，找寻感觉，使之有酸、麻、胀等得气感，或施行补泻手法，以达到治疗目的。

（3）拇、食二指持针速刺进针法：右手拇、食、中三指用 75% 酒精棉球消毒后，或用酒精棉球夹住针体，针尖露出 3～4 分，在消毒后的皮肤穴位迅速刺入。由于刺入皮肤速度快，穿透皮肤时达到无痛或少痛。然后再用拇、食两指徐徐将针捻入，达到一定深度，找寻感觉，或施行补泻手法，以达到治疗目的。此法与管针法适用于长针而肌肉丰厚非短针所能达到病所者，如环跳、殷门等穴。［新中医，1981，13（8）：28］

4. 张缙速刺进针法

（1）投针速刺法：将针由距穴 1～1.5cm 处迅速投入穴内。要求力度适宜，位置准确，深浅合适，以针入得气为佳（需带力进针），将针刺入浅表部位，后再行插入即可。用速度克服疼痛，指力和腕力结合。主要用于四肢大穴，眼穴不可用。对皮肤韧度要判断清楚，并依此来用力，刺入时尽量做到轻松自如。

（2）推针速刺法：将针由距穴 5～10mm 处，用力紧握针柄，要力贯针中，将针带力推入穴中。貌似徐缓，术式自如，但力度亦大，速度亦快。

（3）按针速刺法：将针按于穴上，用力紧握针柄，要力贯针中，针尖稍着皮肤，后即用由指腕暴发的力，将针速刺入穴内。

（4）弹针速刺法：以左手捏住针柄，在针尾上以指弹，以右手拇指拉住食指，由食指暴发出力来，令指甲着针尾而将针弹入。本法只宜于短针，眼穴可用之。（《张缙教授针刺手法学术讲稿》）

5. 张秀花用舒张提捏进针法针治小儿厌食症的经验 主穴：足三里、中脘、关元、天枢、内关、滑肉门。配穴：脾胃气虚加脾俞、胃俞、太乙；肾阳虚加命门、肾俞、大椎。用 32 号 1 寸毫针。左手将针刺部位的皮肤向两侧撑开使之绷紧，然后将皮肤捏起，右手持针从捏起的顶端将针刺入 0.3～0.5 寸，轻微捻转后出针。每日 1 次，针刺 12 天为 1 个疗程，间隔 20 天后再行下一疗程，共 2 个疗程。无痛性舒张提捏进针可减少进针阻力，避免进针疼痛，适合于儿童和体弱者。［中医杂志，2002，43（2）：112-113］

（六）文献摘要

《标幽赋》：且夫先令针耀而虑针损，次藏口内而欲针温。目无外视，手如握虎；心无内慕，如待贵人。左手重而多按，欲令气散；右手轻而徐入，不痛之因。

《针经摘英集》：先以左手揣按其所针荥俞之处……随病人咳嗽一声，右手持针而刺之。

《赵氏祖传针灸按摩传真·进针姿势》：穴既爪下，则用右手持针柄，将针锋对着所爪下深陷处而直插之，丝毫莫差，即用左手食指重按穴边，两指中间紧夹针头；再以左手大指抵住右手手心，以右手之大指、食指搓转针柄，一左一右，徐徐纳入。两手相互为用，勿稍松懈，全副精神集注两手。两目注视针形，又不时审查病者气色，两耳静听病者呼吸，以为手法轻重紧慢之用……呼则气出，吸则气入，呼则急进而手法较重，吸则缓进而手法较轻，随呼吸为轻重，非唯可以住痛，而亦为易于进穴计也。

第二节 针刺方向和深浅

进针入穴后，根据针刺治疗的要求和腧穴部位的特点，正确掌握针刺的方向和深浅，并根据针刺感应和补泻法等具体情况，适度调节针向和深浅，是获得保持和加强针感的重要措施。

一、针向法

（一）概述

在进针和行针过程中，合理选择进针角度，及时调整针刺方向，以避免进针疼痛和组织损伤，获得、维持与加强针感的方法，即所谓针向（针刺方向）法。

《灵枢经·官针》诸刺法述及进针角度和针向调整的内容。如输刺（十二刺）"直入直出"是直刺；傍针刺"直刺、傍刺各一"，是一针直刺，另一针斜刺；直针刺"引皮乃刺之"，是沿皮刺（横刺）的方法。这些都属于进针角度范畴。再如合谷刺"左右鸡足，针于分肉之间"，要求先直刺后，再提针至穴位浅层，分别向左、右斜刺，呈鸡足状，则涉及针刺角度和针向的调整。

后世诸家重视针向法的应用。在各针灸书穴法中，大多述及进针角度与针向调整，如杨继洲《针灸大成》所言"凡针痰气，先转针头向上……后转针头向下"为针向调整之述。高武《针灸聚英》所言"悬钟……斜入针二寸许"为针刺角度的记载。再如青龙摆尾法要求"待气沉紧倒针朝病，进退往来"（《金针赋》）；纳气法要求"得气便卧倒针，候气前行，催运到于病所，便立起针复向下纳，使气不回"（《针灸问对》）。这些均是行针过程变换针向以行气，从而促使针感传导的方向。

（二）方法

1. 进针角度选择法　指进针时可根据腧穴部位特点与针刺要求，合理选择针体与表皮所形成角度的方法。一般分为直刺、斜刺和横刺3种。（图2-2-15）

（1）直刺法：将针体垂直刺入皮肤，针体与皮肤呈90°角。适用于大多数穴位，浅刺与深刺均可。

（2）斜刺法：将针体与皮肤呈45°角左右，倾斜刺入皮肤。适用于骨骼边缘和不宜深刺者，如需避开血管、肌腱，也可用此法。

（3）横刺法：又称沿皮刺、平刺或卧针法。沿皮下进针，横刺腧穴，使针体与皮肤呈15°角左右，针体几乎贴近皮肤。适用于头面、胸背及皮肉浅薄处。

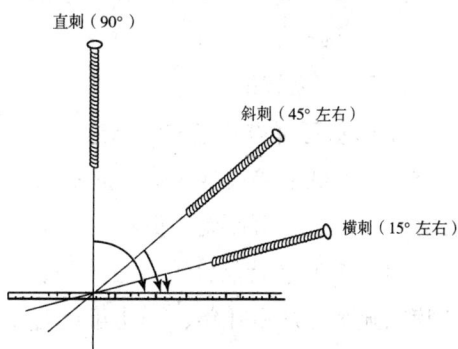

图2-2-15　常用的3种进针角度

2. 针向调整法　指针刺入穴位后，根据针感强弱及其传导方向等情况，及时提针、调整针向以激发经气的方法。

（1）针向催气法：在针刺入穴内一定深度，行针仍不得气，或针感尚未达到要求时，可提针至浅层，呈扇状向穴位深层再度刺入。

（2）针向行气法：行针得气后，为促使针感传导、控制感传方向，可扳倒针体、调整针向，使针尖对准病所（或欲传导之方向），再次刺入或按针不动。常配合应用摆、努、按、关闭、循、摄等辅助手法。

（三）临床应用

1. 保证针刺安全，避免针刺疼痛　针刺时根据不同穴位组织结构与生理特点，严格掌握进针角度和针刺方向，可避免针刺疼痛和组织损伤，防止重要脏器的损伤。如肺俞、风门宜微斜向脊柱直刺5分至1寸，不可深刺以免损伤肺脏。哑门穴宜对准口部、耳垂水平进针，直刺1寸，不可向内上方深刺，以免延髓损伤。

2. 通经导气　采取适当针刺方向，将针尖对准病所，再施行各种手法如循、摄、弹、摆、搓、捻转、按压关闭等，可促使经气运行，达到气至病所的目的。在得气基础上，针尖向上可使气上行，针尖向下可使气下行，往往较单纯应用循、摄等法为佳。

3. 有效地发挥腧穴治疗作用　通过不同针向的针刺，可达到不同的针感，从而扩大腧穴主治范围，发挥其治疗作用。如秩边穴直刺，感应向下肢放射至足跟，可治下肢疼痛、瘫痪；向会阴部方向斜刺，针感可向外生殖器放射，治生殖器疾病；向内下方斜刺，针感向肛门部放射，可治脱肛、痔疮。

4. 透穴而起到一针多穴作用　根据不同治疗要求，采取不同针向，一针透多穴，临床可用直刺、斜刺、沿皮刺，以及单向透刺、多向透刺等方法，疏通经络，调整气血运行，促使针感扩散、传导，达到更佳的治疗效应。详见透穴刺法。

（四）注意事项

1. 针刺方向要根据施术部位、腧穴特点、病情需要、患者体质、形体胖瘦等具体情况决定，选择合适的角度进针。

2. 针刺方向要以能否得气为准则，不得气时要调整方向，使气速至，得气后则应固定针向，守气调气。

（五）医家经验

1. 李新吾蝶腭神经节针刺法　本法由北京同仁医院李新吾教授首创，是以毫针刺激蝶腭神经节达到消除或减少临床症状的目的。历经50余年临床应用，累计至少20余万例鼻炎患者，疗效显著而无严重不良反应，并被作为治疗过敏性鼻炎的有效方法。

（1）针刺法特点：①方法简便，仅用一根针、一个穴位，治疗过程只需一分钟左右。②疗效显著，众多几年、十几年的鼻炎顽症一针见效。③适应证广，此法不但对鼻炎有效，对耳鸣耳聋、面肌痉挛、面神经麻痹、近视、脑血管病后遗症等多种病症也有良效。④相对安全，虽然针刺部位周围组织结构复杂，操作时有一定的风险，但严格按照规范操作，极少出现的不良反应均在可控范围之内。

（2）技术要点

1）针具：一次性针灸针（苏州医疗用品厂有限公司生产），规格0.35×60mm。

2）入针点：颧弓下沿中央与下颌切迹之间的凹陷中，约相当于颧骨颧突和颧骨颞突合缝线部位稍显膨大处后下方。

3）蝶腭神经节解剖位置：蝶腭神经节膨大成球形，颜面两侧左右各一，由下颌骨的后外侧缘、蝶骨翼突、腭骨垂直部包围形成的镰刀形的裂缝（翼腭裂）中央偏上约 3mm 的翼腭窝内。

4）体位：患者取端坐位，颅骨微偏向对侧，稍许后仰位，必要时需将冠突下移（即张口位）。

5）操作：常规消毒后，医者以左手食指在体表入针点稍后方按寻颧骨弓弯向前下方的最高点凹陷处，对准压满该凹陷同时轻轻将该处皮肤垂直向下拉 1～2mm，使其离开颧骨弓下沿。右手拇指、食指持针，把针尖紧贴左手指甲缘中央上方入皮，调整并瞄准前上方的蝶腭神经节解剖部位徐徐送入，进针 55mm 左右，针灸医师觉察手下行针阻力增加（似针刺得气"如鱼吞钩之浮沉"者），同时患者面部深处有电击、水流等瞬间感觉，往往伴随不自主的转头躲避动作，提示刺针进入翼腭窝内，此时针灸医师行提插手法 3 次随即出针，消毒棉球按压针孔 2 分钟。

（3）注意事项

1）蝶腭神经节：位置较深，且面部血管丰富，感觉灵敏，绝不可能用麻醉蝶腭神经节的注射针头。因而采用针刺方法，选择细而坚硬稍有弹性的不锈钢毫针，直径 0.35mm，针身长度 55mm，正好为皮肤表面到达蝶腭神经节的距离，较为合适，最长也应在 60mm 以内。过长、过细的针，不但软而无力且易在面肌组织内自动偏离方向，刺在骨壁上，无法判断距离，不便于随时调整方向，还可能经翼腭窝穿透蝶腭孔进入鼻咽侧壁，引起鼻出血不止。甚或针尖遇骨质转向上方，刺向球后，发生意外。针头太尖、太细，可扭曲成钩，拔针时可带出肌纤维。针尖太钝，易滞针。如果用 50mm 毫针则太短，针尖达不到蝶腭神经节的深度，起不到刺激作用。所以用针应根据以上情况来选择或定制专门用针。

2）进针方向：要根据所触摸到的进针点与深部蝶腭神经节所在的位置来决定，由于个体差异和解剖的复杂性，一般来说蝶腭神经节的位置多在所选进针点的内上方，且多偏前，少数在其内上方居中，深达 55mm 处。故针刺之前，就要预先计算好方向，才能朝着深在而看不见的靶心，不偏不倚地将针刺进。毕竟蝶腭神经节处在翼腭窝内，又小又深，又看不见，四周都有骨质包裹，只有窝的外侧面无遮挡，其最宽处仅 3mm 左右。所以要刺中它，还有下面的一些情况要解决。

①刺在颧骨弓下肤及肌肉滞针，有的患者皮肤较为粗糙或过于紧张、面肌紧绷，或针尖过钝，极易滞针甚或弯针走偏，可在针尖刺入皮肤后，超过颧弓下缘，即可不再按压皮肤，腾出左手拇指、食指，用以固定针身，保持方向不变，右手不断捻转针柄，即可继续进针。

②如果针尖仅进入皮下 1cm 左右，即感阻力较大，是患者嚼肌腱紧张所致，要患者适当张口放松，即可继续进针。

③如针身已进入 1.5～2cm 的深度，碰到硬物，是遇到下颌骨的冠突过宽，宜先将针向外拔出 1cm 左右，必须将针抽出嚼肌腱的范围之外，再让患者将口稍许张开，则冠突向

后下移位，让出通道，针身才能继续深入。如果不拔针而令患者张口，不但拔针时阻力大，难以拔出，针也易变弯曲。但也不宜张口过大，否则肌肉拉直，亦不易进针。患者决不能在进针时又突然闭嘴，会压弯针身，严重损伤肌纤维。

④如针身已穿过颧弓及冠突缝隙后，针尖又碰在了硬物上，此时，则要计算未进入的针身留在皮肤外面的长度（针柄不包括在内）。例如：针身留在外面的一段为 1~2cm 时，则多半是碰在了上颌骨的侧后壁，针刺方向偏前，将针稍微拔出后，调整方向距离，朝后刺，即能进入翼腭窝。如果针尖仍触到骨质，针身留在皮面长度为 0.5cm 或不足 1cm 时，则是刺在外翼板上，将针稍微拔出，再向前刺即可。每次向前向后调整方向，都不宜超过 3mm，因为翼腭窝的前后径约为 3mm，调整方向过大就会跳前、跳后，都刺在骨质上，反而刺不中，使患者痛苦，医生也会失去信心。

⑤如果向后、向中、向前连调 3 次，距离都未超过 3mm，均碰到骨质，留在皮面的针身都在 1cm 以内，这时要重新目测，针尖高度是否超过了内外平行线，刺在颅骨底部的蝶骨大翼上，位置偏高。

（4）主要适应证：①鼻部疾病：过敏性鼻炎、慢性单纯性鼻炎、鼻窦炎、萎缩性鼻炎、血管运动性鼻炎。②咽鼓管功能不良伴发的耳闷耳堵。③三叉神经痛、丛集性头痛等。

（5）禁忌证：①有出血倾向患者。②针刺局部皮肤破损患者。③精神高度紧张或过劳、过饥患者。

2. 窦汉卿两步沿皮刺法评述 窦汉卿两步沿皮刺法，首见于《窦太师针经》。本法采用先刺入一分或两分，再沿皮向后或向下进针，具有明确的针行层次性（皮下）、方向性，刺激范围和刺激层次明显扩大，为《铜人》未载，与《素问遗篇·刺法论》分层次深浅进针亦有所不同。如井穴 11 穴（除涌泉穴直刺外）均"针入一分，沿皮向后三分"，或许受到《难经·七十三难》以荥（子）泻井（母）法的启发。荥穴中鱼际、二间、液门 3 穴，针入一二分、沿皮向后（外）刺。输穴之三间、中渚 2 穴，沿皮向后，中渚刺入一寸半可能达阳池穴附近；经穴中灵道、复溜，沿皮向后、下 1 寸，复溜刺法可能源于宋代许希针法。此外，在头面部、四肢腕踝部附近和胸背部也有应用。尤其背部膀胱经第二行 14 个背俞穴均可"针入一分，沿皮向外一寸半"，实际上已透达第三行腧穴。

（六）文献摘要

《金针梅花诗钞·刺序》：木立土上有斜正之不同，针入穴中亦有斜正之别。《标幽赋》曰："定形象木，或斜或正。"在进针之先，何穴宜斜针，何穴宜直针，胸中早有分寸。迨针尖透过皮肤之后，即各因其宜而定进针之方位与深浅。概言之，刺阳经者，尤以头部诸穴，多宜斜卧其针；刺阴经者，如膝股诸穴，多宜直立其针。亦即肌肉浅薄处多用斜针，肌肉丰厚处宜用直针。《行针总要歌》云："有筋有骨旁针去（斜），无骨无筋须透之（正）。"如当斜反正，则针难深入，或随手倾倒拖挂于皮肤之上；当正反斜，则针不中的，徒伤好肉。尤以在数针同用时，斜正不严，如乱箭之东倒西歪，陋之甚者也。古代之浮刺及现时之透穴法，是为斜刺之另一用也。

幅度提插捻转，则可能将胃内容物带入腹腔，引发腹膜炎；胃充盈时更应禁针。若针尖向上深刺，则有可能刺伤肝前缘，引起肝出血。如鸠尾穴正对腹腔内的肝脏，上方则经膈肌正对胸腔内的心脏，针刺时除不宜深刺以防刺伤肝脏外，也不可向上斜刺，否则易刺入胸腔，损害心脏而发生意外。

2. 神阙　因消毒不便，一般不宜针刺，多用隔盐灸或艾卷灸等。

3. 下腹部腧穴　孕妇禁用或慎用。正常情况下，肠道通过蠕动可自动避让异物。但肠梗阻等肠蠕动减弱或消失的患者，其避让功能随之消失，此时下腹部诸穴进针宜缓慢，不可大幅度提插捻转，防止刺破肠壁。正常成人的膀胱位于小骨盆的前部，其前方是耻骨联合。膀胱空虚时，膀胱尖不超过耻骨联合上缘；当膀胱充盈时，膀胱尖高出耻骨联合以上。因此，针刺脐下曲骨、中极、横骨、关元等下腹部腧穴时，均应先排空膀胱，以防刺伤膀胱。

（三）胁部腧穴

胁部内有肝脾等脏器，故章门、京门等穴不宜深刺、直刺，尤其不可向上斜刺，应向下斜刺 0.5 ~ 0.8 寸，对肝脾肿大者更应注意。

三、背腰骶部腧穴

（一）背部腧穴

1. 督脉腧穴　因胸椎棘突彼此叠掩，呈覆瓦状，故位于胸椎棘突下的督脉腧穴应向上斜刺。针刺深度均为 0.5 ~ 1寸。针刺时，针尖通过皮肤后，针下比较轻松，到达棘间韧带后，针尖下的阻力增大；针尖穿过黄韧带进入椎管后，阻力突然消失而出现明显的落空感，此时应立即停止进针，否则可伤及脊髓。（图 2 - 2 -23）

2. 膀胱经腧穴　背两侧深部有肺脏，故不可直刺、深刺，一般向内侧斜刺或横刺 0.5 ~ 0.8 寸，针刺的角度以针身与皮肤夹角小于 25°为安全。

（二）腰部腧穴

腰部腧穴一般直刺 0.5 ~ 1.5 寸。腰椎棘突呈垂直板状，几乎水平凸向后方，故位于腰椎棘突下的督脉腧穴直刺即可。因脊髓圆锥下端平齐第 1 腰椎体下端，故悬枢穴不宜深刺；命门穴也不可向上斜刺过深，以免刺伤脊髓。

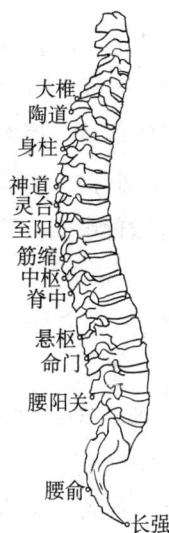

图 2 - 2 - 23　督脉腧穴

第 12 胸椎至第 2 腰椎脊柱两侧的腧穴，如胃俞、三焦俞、肾俞、志室等，不可深刺或向外侧深刺，以防刺穿腹腔后壁而损伤肾脏。

（三）骶部腧穴

1. 八髎　八髎穴位置与骶后孔相应，因第 1 骶后孔并非直对体表，而是稍向内下方偏斜，故针刺上髎穴时，针尖应稍向内下即耻骨联合方向进针，方可透过骶后孔通向骨盆腔，针刺深度 1~1.5 寸，不宜过深，以防刺伤直肠。而次髎、中髎、下髎直刺 1 寸左右，以刺达骶后孔为宜。

2. 尾骶部腧穴 长强、腰俞均向上斜刺 0.5~1 寸。直肠位于尾骶骨前方，上段与骶骨的曲度一致，形成一凸向后的弯曲，下段绕尾骨尖弯向后下方形成凸向前的弯曲，故针刺长强穴时针尖向上与尾骨平行，在直肠与尾骨之间刺入，避免刺穿直肠引起感染。蛛网膜下腔的下端止于第 2 骶椎平面，针刺腰俞穴不可进入骶管过深，以免引起蛛网膜下腔出血。

四、四肢部腧穴

（一）上肢部腧穴

1. 肩腋部腧穴 肩部肌肉较为丰厚，故肩部腧穴一般可针刺 1~1.5 寸。肩井穴深部正当肺尖，不可深刺，孕妇亦当慎用。极泉穴（图 2-2-24）下正当腋动脉，故应避开腋动脉针刺。进针前，用手扪住腋动脉，在指尖引导下刺入 0.5~1 寸。针刺入腋腔后，不可大幅度提插以免刺伤腋部血管，引起腋内血肿。因腋内除腋动脉外，其内下方还有伴行的腋静脉，且腋腔内组织疏松，腋静脉与深筋膜附着，保持其扩张状态，如不慎刺破该血管，易造成血肿。

2. 上臂部腧穴 均可直刺 0.8~1.5 寸，肩髃、臂臑、肩髎等还可斜刺 1~1.5 寸。上臂部腧穴针刺时应防止刺伤深部动脉；肘窝部穴位如尺泽、曲泽等点刺出血时，应刺浅小静脉而不能伤及动脉。

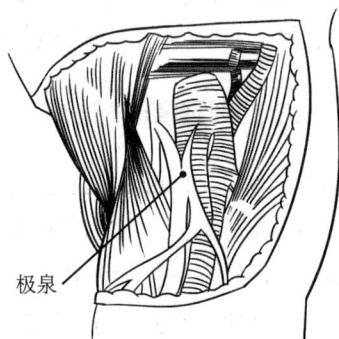

图 2-2-24 极泉穴解剖

3. 前臂部腧穴 除位于骨边缘的列缺、偏历、养老外，其余均可直刺 0.5~1.2 寸。心包经前臂部的腧穴，其深部有正中神经，针刺时如有触电样感觉向中指放散，这是刺中了正中神经，应立即退针，改变角度再刺，以免损伤正中神经。凡有上述触电样感觉时，均应如上处理。

4. 手部腧穴 太渊等穴应避开动脉针刺；合谷、后溪等穴透刺时应注意不伤及掌深弓。手部井穴、十宣、四缝等可点刺放血。其余腧穴根据所在部位的具体情况，决定直刺还是斜刺，深度一般不超过 1 寸。

（二）下肢部腧穴

1. 大腿部腧穴 大腿部肌肉丰厚，可适度深刺，一般直刺 1~3 寸。针刺环跳穴应取侧卧屈股、伸下足、屈上足的体位；治疗腰腿痛时针感有向足跟部放射者效果较好。针刺气冲、冲门（图 2-2-25）、箕门、阴廉、急脉等穴，应注意避开动脉。

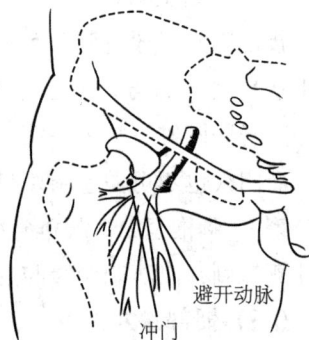

图 2-2-25 冲门穴解剖

2. 小腿部腧穴 一般直刺 0.5~2 寸。犊鼻穴针刺须取屈膝位，从外稍向内、向关节腔刺入，或向内膝眼透刺 0.5~1.5 寸；因针达关节腔，位于半月板与股骨外侧髁关节面之间，故出针前不可伸膝，以防折针。凡刺入关节腔的腧穴，均应注意手法轻重，不可损伤关节面，不可使关节液流出；同时注意严格消毒，避免导致关节腔的感染。

3. 足部腧穴 针刺冲阳穴应避开足背动脉；针刺照海穴不宜偏向后侧，以免刺破胫后动、静脉。足部井穴、八风等亦可点刺出血。其他足部腧穴可视所在部位的具体情况，决定直刺还是斜刺，针刺的深度大都不超过 1 寸。

此外，一些具有活血通经作用的腧穴，如合谷、三阴交、肩井、昆仑、至阴等穴，孕妇禁用。

第六节 针刺异常情况

一般情况下，针刺治疗是一种既简便又安全的疗法，但由于种种原因，如操作不慎，疏忽大意，或触犯针刺禁忌，或针刺手法不适当，或对人体解剖部位缺乏全面的了解，有时也会出现某种不应有的异常情况，如晕针、滞针、弯针、折针、针后异常感、损伤内脏等。一旦出现上述情况，应立即进行有效的处理，不然，将会给患者造成不必要的痛苦，甚至危及生命。因此，针灸工作者应引起重视，加以预防。张仁有《针灸意外预防及处理》一书对此专论，可以参阅。

一、晕针

晕针是在针刺过程中患者发生的晕厥现象。

（一）临床表现和发生原因

1. 临床表现 在针刺过程中，轻者感觉精神疲倦，头晕目眩，恶心欲吐；重者突然出现心慌气短，面色苍白，出冷汗，四肢厥冷，脉细弱而数或沉伏。甚而神志昏迷，猝然仆倒，唇甲青紫，大汗淋漓，二便失禁，脉细微欲绝。

2. 发生原因 多见于初受针刺治疗的患者，可因情绪紧张、素体虚弱、劳累过度、饥饿，或大汗后、大泻后、大失血后；也有的是因体位不当，医者手法过重，或因诊室内空气闷热、过于寒冷、临时的恶性刺激等，而致针刺时或留针过程中患者发生此症。

（二）处理和预防

1. 处理 立即停止针刺，或停止留针，退出全部已刺之针，扶患者平卧，头部放低，松解衣带，注意保暖。轻者静卧片刻，予饮温茶或温开水，即可恢复。不能缓解者，在行上述处理后，可指按或针刺急救穴，如水沟、素髎、合谷、内关、足三里、涌泉、太冲等，也可灸百会、关元、气海。若仍人事不省、呼吸细微、脉细弱，可采取西医急救措施。在病情缓解后，仍需适当休息。

2. 预防 主要根据晕针发生的原因加以预防。对初次接受针治者，要做好解释工作，解除恐惧心理；对体质虚弱或年迈者应采取卧位，且体位适当、舒适，少留针；取穴宜适当，不宜过多；手法宜轻，切勿过重。对过累、过饥、过饱的患者，推迟针刺时间，应待其体力恢复、进食后再进行针刺。注意室内空气流通，消除过热、过冷因素。医者在针刺过程中应密切观察患者的神态变化，询问其感觉。

二、滞针

滞针是指在行针时或留针后医者感觉针下涩滞，捻转、提插、出针均感困难，而患者则感觉疼痛的现象。

（一）临床表现和发生原因

1. 临床表现　在行针时或留针后医者感觉针在穴内捻转不动，发现捻转、提插和退针均感困难，若勉强捻转、提插时，则患者痛不可忍。

2. 发生原因　患者精神紧张，或因病痛或当针刺入腧穴后，引起局部肌肉强烈痉挛；或行针手法不当，捻针朝一个方向角度过大，肌纤维缠绕于针体；或针后患者移动体位所致。若留针时间过长，有时也可出现滞针。

（二）处理和预防

1. 处理　如因患者精神紧张，或肌肉痉挛而引起的滞针，须做耐心解释，消除紧张情绪，延长留针时间，或用手在邻近部位做按摩，以求松解，或在邻近部位再刺一针，或弹动针柄，以宣散气血、缓解痉挛；如因单向捻转过度，需向反方向捻转；如因患者体位移动，需帮助其恢复原来体位。滞针切忌强力硬拔。

2. 预防　对初次接受针治者和精神紧张者，做好针前解释工作，消除紧张情绪。进针时应避开肌腱，行针时手法宜轻，不可捻转角度过大，切忌单向捻转。选择较舒适体位，避免留针时移动体位。

三、弯针

弯针是指进针和行针时，或当针刺入腧穴及留针后，针身在体内形成弯曲的现象。

（一）临床表现和发生原因

1. 临床表现　针柄改变了进针时的方向和角度，针身在体内形成弯曲，提插、捻转、退针滞涩而困难，患者自觉疼痛或扭胀。

2. 发生原因　医者进针手法不熟练，用力过猛且不正；或针下碰到坚硬组织；或进针后病者体位有移动；或外力碰撞、压迫针柄；或因滞针处理不当，而造成弯针。

（二）处理和预防

1. 处理　出现弯针后，不要再行任何手法。弯曲度较小的，可按一般拔针法，将针慢慢拔出；弯曲度较大的，可顺着弯曲方向慢慢将针退出；体位移动所致的弯针，先协助患者恢复进针时的体位，之后始可退出；针体弯曲不止一处者，须结合针柄扭转倾斜的方向逐次分段外引。总之要避免强拔猛抽而引起折针、出血等。

2. 预防 医者手法要轻巧，用力适当，不偏不倚；患者体位适当，留针过程中不可移动体位；针刺部位和针柄要防止受外物碰压。

四、折针

折针又称断针，是指针体折断在人体穴内。

（一）临床表现和发生原因

1. 临床表现 在行针或退针过程中，突然针体折断，或出针后发现针身折断，有时针身部分露于皮肤之外，有时全部没于皮肤之内。

在非重要脏器或关节部位，一般不产生严重后果，在断针处局部可有压痛，并逐步减轻。有时该处有重压感，活动时偶有疼痛，但无运动障碍。

在关节内折针，则呈现严重的疼痛和运动障碍。如在脏器内折针，则情况非常严重，如肺部折针可见咳嗽、呼吸困难，膀胱内折针可见小便短数、排尿困难或有血尿等。

2. 发生原因 主要是针前检查工作疏漏，用了质量低劣或有隐伤之针具。其次，进针后病者体位有移动，或外力碰撞、压迫针柄。再次是遇有弯针、滞针等异常，处理不当，并强力抽拔；或针刺时将针身全部刺入，强力提插、捻转，引起肌肉痉挛。也有因电针时发生的，详见第五篇第二章相关内容。

（二）处理和预防

1. 处理 医者应头脑冷静，态度沉着。交代患者不要恐惧，保持原有体位，以防残端隐陷。如皮肤尚露有残端，可用镊子钳出。若残端与皮肤相平，折面仍可看见，可用左手拇、食两指在针旁按压皮肤，使之下陷，相应地使残端露出皮肤，右手持镊子轻巧地拔出。如残端没于皮内，须视所在部位，采用外科手术切开寻取。

2. 预防 针前必须仔细检查针具，特别是针根部分，更应认真刮拭。凡接过电针仪的毫针，应定期更换淘汰。针刺时不应将针体全部进入腧穴，绝对不能进至针根，体外应留一定的长度。行针和退针时，如果发现有弯针、滞针等异常情况，应按上述方法处理，不可强力硬拔。

五、针后异常感

针后异常感是指出针后患者遗留酸痛、沉重、麻木、酸胀等不适的感觉。

（一）临床表现和发生原因

1. 临床表现 出针后患者不能挪动体位；或遗留酸痛、沉重、麻木、酸胀等不适的感觉；或原症状加重。

2. 发生原因 多半是行针手法过重；或留针时间过长；或体位不适。

（二）处理和预防

1. 处理 一般出针后让患者休息片刻，不要急于离去。用手指在局部上下循按，或可加艾条施灸，即可消失或改善。

2. 预防 行针手法要匀称适当，避免手法过强和留针时间过长。一般病症，出针后用手指在局部上下循按，避免出现针后异常感。

六、出血和皮下血肿

出血是指出针后针刺部位出血；皮下血肿是指针刺部位出现的皮下出血而引起肿痛的现象。

（一）临床表现和发生原因

1. 临床表现 出针后针刺部位出血；针刺部位出现肿胀疼痛，继则皮肤呈现青紫、结节等。

2. 发生原因 出血、青紫多是刺伤血管所致，有的则为凝血功能障碍。

（二）处理和预防

1. 处理 出血者，可用棉球按压较长时间和稍施按摩。若微量的皮下出血而引起局部小块青紫，一般不必处理，可自行消退。若局部肿胀疼痛较剧，青紫面积大而且影响活动功能时，可先做冷敷止血后，再做热敷，以促使局部瘀血消散吸收。

2. 预防 仔细检查针具，熟悉人体解剖部位，避开血管针刺。行针手法要匀称适当，避免手法过强，并嘱患者不可随意改变体位。出针时立即用消毒干棉球按压针孔。对男性患者，要注意排除血友病。

七、针穴疼痛

针穴疼痛是指进针和行针时，或留针后，针刺部位出现疼痛的现象。

（一）临床表现和发生原因

1. 临床表现 针刺部位出现疼痛。

2. 发生原因 进针时针尖停留表皮时间过长；针前检查工作疏漏，用了质量低劣如针尖弯曲带钩之针具，使皮肤受损；或进针后患者体位有移动；或行针手法过重；或操作手法不熟练；或外力碰撞、压迫针柄；或刺及骨、肌腱、血管。

（二）处理和预防

1. 处理 调整针刺深浅和方向，或将有针尖钩曲的针退出，用手指在局部上下循按。

2. 预防 仔细检查针具，熟悉人体解剖部位。进针要迅速透皮，操作手法要熟练，行针手法要匀称适当，避免手法过强，并嘱患者不可随意改变体位。

八、针刺引起创伤性气胸

针刺引起创伤性气胸是指针具刺穿了胸腔且伤及肺组织，气体积聚于胸腔，从而造成气胸出现呼吸困难等现象。

（一）临床表现和发生原因

1. 临床表现 患者突感胸闷、胸痛、气短、心悸，严重者呼吸困难、发绀、冷汗、烦躁、恐惧，到一定程度会发生血压下降、休克等危急现象。检查：患侧肋间隙变宽，胸廓饱满，叩诊鼓音，听诊肺呼吸音减弱或消失，气管可向健侧移位。如气体窜至皮下，患侧胸部、颈部可出现握雪音，X线胸部透视可见肺组织被压缩现象。有的病情轻的，出针后并不出现症状，而是过一定时间才慢慢感到胸闷、疼痛、呼吸困难。

2. 发生原因 主要是针刺胸部、背部和锁骨附近的穴位过深，针具刺穿了胸腔且伤及肺组织，气体积聚于胸腔而造成气胸。

（二）处理和预防

1. 处理 一旦发生气胸，应立即出针，采取半卧位休息，要求患者心情平静，切勿恐惧而翻转体位。一般漏气量少者，可自然吸收。同时要密切观察，随时对症处理，如给予镇咳、消炎药物，以防止肺组织因咳嗽扩大创孔，加重漏气和感染。对严重病例如发现呼吸困难、发绀、休克等现象需组织抢救，如胸腔排气、少量慢速输氧、抗休克等。

2. 预防 针刺治疗时，医者必须思想集中，选好适当体位，注意选穴，根据患者体态肥瘦，掌握进针深度，施行提插手法的幅度不宜过大。对于胸部、背部及缺盆部位的腧穴，最好平刺或斜刺，且不宜太深，一般避免直刺，不宜留针时间过长。如有四肢部位的同效穴，尽量不用胸背部腧穴。更不可粗针深刺该部腧穴。

九、针刺引起神经损伤

针刺对神经系统的损伤，包括中枢神经和周围神经。针刺引起的神经损伤涉及大脑、小脑、脑干、脊髓、四肢及头面部的一些神经干，神经支，还有内脏神经。

（一）刺伤脑、脊髓

刺伤脑、脊髓是指针刺颈项及背部腧穴过深，针具刺入脑、脊髓，引起头痛、恶心等现象。

1. 临床表现和发生原因

（1）临床表现：如误伤延髓时，可出现头痛、恶心、呕吐、抽搐、呼吸困难、休克和神志昏迷等。如刺伤脊髓，可出现触电样感觉且向肢端放射引起暂时性瘫痪，有时可危及生命。

（2）发生原因：脑、脊髓是中枢神经统帅周身各种肌体组织的总枢纽、总通道，而其表层却分布有督脉及华佗夹脊等许多针刺要穴，如风府、哑门、大椎、风池、华佗夹脊等。针刺过深或进针方向不当，均可伤及脑、脊髓，造成严重后果。

2. 处理和预防

（1）处理：应立即出针。轻者应安静休息，经过一段时间，可自行恢复。重者应配合有关科室如神经外科，进行及时抢救。

（2）预防：凡针刺督脉腧穴（第12胸椎以上的项、背部）及华佗夹脊穴，都要认真掌握进针深度和进针方向。风府、哑门，针刺方向不可向上斜刺，也不可过深。悬枢穴以上的督脉穴及华佗夹脊穴均不可过深。行针中只可用捻转手法，尽量避免提插，更不可行捣刺。

（二）刺伤周围神经

刺伤周围神经是指针刺引起的周围神经损伤，出现损伤部位感觉异常、肌肉萎缩等现象。

1. 临床表现和发生原因

（1）临床表现：如误伤周围神经，当即出现一种向末梢分散的麻木感，一旦造成损伤，该神经分布区可出现感觉障碍，包括麻木、发热、痛觉、触觉及温度觉减退等。同时，有程度不等的功能障碍、肌肉萎缩。

（2）发生原因：在有神经干或主要分支分布的穴位上，行针手法过重，刺激手法时间过长；或操作手法不熟练；或留针时间过长。

2. 处理和预防

（1）处理：应该在损伤后24小时内即采取针灸、按摩治疗措施，并嘱患者加强功能锻炼。

（2）预防：在有神经干或主要分支分布的腧穴上，行针手法不宜过重，刺激手法时间不宜过长，操作手法要熟练，留针时间不宜过长。

十、针刺引起内脏损伤

针刺引起内脏损伤是指针刺内脏周围腧穴过深，针具刺入内脏引起内脏损伤，出现各种症状的现象。

（一）临床表现和发生原因

1. 临床表现　刺伤肝、脾时，可引起内出血，患者可感到肝区或脾区疼痛，有的可向背部放射；如出血不止，腹腔内聚血过多，会出现腹痛、腹肌紧张，并有压痛及反跳痛等急腹症症状。刺伤心脏时，轻者可出现强烈的刺痛；重者有剧烈的撕裂痛，引起心外射血，立即导致休克、死亡。刺伤肾脏时，可出现腰痛，肾区叩击痛，呈血尿，严重时血压下降、休克。刺伤胆囊、膀胱、胃、肠等空腔脏器时，可引起局部疼痛、腹膜刺激征或急腹症症状。

2. 发生原因　主要是医者缺乏解剖学和腧穴学知识，对腧穴和脏器的部位不熟悉，加之针刺过深而引起的后果。

（二）处理和预防

1. 处理　伤轻者，卧床休息后一般即可自愈。如果损伤严重或出血明显，应密切观察，注意病情变化，特别是要定时检测血压。对于休克、腹膜刺激征，应立即采取相应措施，不失时机地进行抢救。

2. 预防　注意学习腧穴学，掌握腧穴结构，明了穴下的脏器组织。操作时，注意凡有脏器组织、大的血管、粗的神经处都应改变针刺方向，避免深刺。同时注意体位，避免视角产生的谬误。肝大、脾大、胆囊肿大、心脏扩大的患者，如针刺胸、背、胁、腋的穴位，不宜深刺；尿潴留、肠粘连的患者，如针刺腹部的穴位，不宜深刺。

第三章 辅助针刺手法

辅助针刺手法包括进针前后的各种徒手操作和行气手法。《灵枢经·邪客》云："辅针导气，邪得淫泆，真气得居。"其中的"辅针"是指这类操作方法而言的。《素问·离合真邪论》所云"扪而循之，切而散之，推而按之，弹而怒之，爪而下之，通而取之"亦大多属此范畴。

本书所介绍的辅助手法分为两类，其一是作用于经络腧穴的辅助手法，其二是作用于毫针的辅助手法。前者实际上是按摩手法与针刺的配合，后者则是各种催气、行气针刺手法。

第一节　作用于经络腧穴的辅助手法

作用于经络腧穴的辅助手法，是用手揣摩、爪切、循摄、扣按穴位及相关经脉的各种操作技术，旨在取穴定位、协助进针和出针，激发经气，促使气血运行。

一、揣穴法

（一）概述

揣有揣度、探测、推求之义。《灵枢经·外揣》有"司外揣内""司内揣外"文句，即是其例。揣穴，寻找穴位的方法。作为进针前的辅助手法，揣穴法是医者用手指触摸按压体表穴位，并配合患者伸屈平直的姿态，以选穴、寻穴、取穴的操作技术。王执中《针灸资生经》临证注重先用手指揣穴，选取疾病反应点（阿是穴），凡有酸疼处即"针灸受病处"，则是主要用穴，并在有专篇记述（现行本该篇全部脱落）。但在临证处方的按语中，仍有对此法的具体论述。尤其是对虚损要穴膏肓俞，他令病人采取特殊体位，手摸该穴处"酸疼是穴"，灸后特效。即是揣穴妙法。（见文献摘要）

金元医家窦汉卿《标幽赋》指出："大抵取穴之法，必有分寸，先审其意，次观肉分。或伸屈而得之，或平直而安定。在阳部筋骨之侧，陷下为真；在阴分郄腘之间，动脉相应。"此即指揣穴之法。明代杨继洲《针灸大成》"下手八法"将本法列为下手第一法，可见其重要性。现代临床取穴定位不仅根据骨度分寸和解剖标志，还采用揣穴诸法，俾正确取定穴位而进针中的。

（二）方法

1. 指切揣穴法　用左手拇指指甲置于穴位上，用力掐之，以宣散气血、避免疼痛、固定穴位，即爪切法。

2. 按压揣穴法　肌肉丰满疏松处，可用左手五指并拢或排开向下用力按压，并适当揉动，将肌肉压平，以防移位，便于进针。如中脘穴位于腹部肌肉疏松之处，可将中指按压该处，其他四指排开将腹部压平。

3. 分拨揣穴法　如遇肌腱、血管处，要用手指向前后或左右推拨，使其分开，从而按定穴位。如内关穴，可用左手拇指按定其穴，将肌腱和血管拨开，同时要找到局部酸麻感。（图2-3-1）

4. 旋转揣穴法　如遇骨、肌腱、血管覆盖处，令患者将有关部位旋转，使其穴位充分暴露。如养老穴，令患者屈肘，掌心朝面，小指侧向内旋转，尺骨头桡侧显出的陷窝处是穴。（图2-3-2）

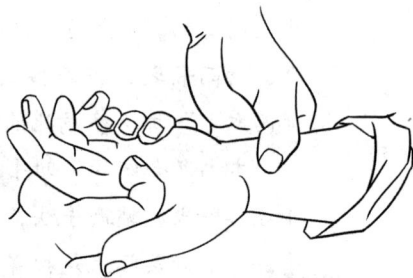

图2-3-1　分拨揣穴法

5. 滚摇揣穴法　遇到关节处，用左手拇指掐住穴位，右手牵拉患者肢体远端，行左右或上下滚摇，使其关节松弛，指下便可揣定穴位。如阳池穴，以左手拇指紧掐其穴，右手握住患者四指用轻微力量牵拉并左右滚摇，使穴显于指下。（图 2-3-3）

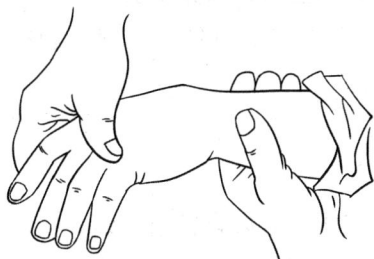

图 2-3-2　旋转揣穴法　　　　　　　图 2-3-3　滚摇揣穴法

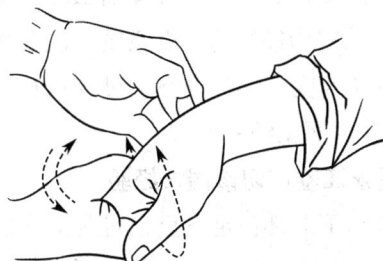

6. 升降揣穴法　如遇屈伸关节才能较好显露穴位时，应采用本法使肢体关节上下活动（升降）以显露穴位。如解溪穴，用左手固定肢体，拇指紧掐其穴，右手握住足尖，上下摇动，以松动踝关节，揣定是穴。

7. 滚摇升降揣穴法　如遇到伸屈关节、推拨肌腱才能显露穴位时，用手握住关节向左右滚摇，前后屈伸，并推拨穴周组织，使其显于指下。如肩髃穴，左手紧掐其穴，右手托握肘关节，上下抬举，左右滚摇活动，即可使穴位显于指下。

8. 循按揣穴法　肌肉孔隙间穴，可用左手食指或拇指指腹在该穴循按，寻找肌肉间穴位的酸麻感。如天宗穴可用本法。

（三）临床应用

1. 正确取穴定位　在掌握骨度分寸、同身寸与解剖标志的基础上，运用揣穴法对腧穴定位有重要意义。尤其是肌腱、血管、骨、关节等处的穴位，用本法可避免损伤上述组织，便于进针。

2. 了解局部特征　用揣穴法按压、触摸、爪切、分拨腧穴局部，可体察该穴解剖特征，如肌肉之厚薄、血管肌腱之走向、骨关节的间隙，对掌握进针角度、方向、深浅，避免进针和行针时的疼痛，防止针刺出血、血肿、滞针、弯针等有一定作用。尤其在行关刺、恢刺、短刺、输刺等刺法时，必须先用揣穴法。

3. 协助经络切诊　揣穴时，医者指下可体会到经络穴位皮下之异常感觉，如松弛虚软、紧张坚硬、包块结节和条索状物，结合问诊则可进行经络诊断，指导临床取穴和施术。

4. 揣穴进针法的应用　进针时左手食指或拇指加重压力揣穴，右手持针，以臂力、腕力与指力协同，快速进针。如此则易于得气，可减少进针痛感。如天宗穴，取正坐垂臂位，在腋后纹头下端约四横指处，用左手拇指在穴位处循按，在冈下肌外缘肌肉间隙间揣得酸麻点，右手持针向孔隙间进针。如采用热补法，可使温热感传至上手臂和手指。

（四）注意事项

1. 揣穴应在熟练掌握经脉循行、腧穴特征和局部解剖的基础上进行，须遵循"取五穴用一穴而必端,取三经用一经而可正"(《标幽赋》)的原则。要注意的是,穴位是相对特异的腧穴区,其大小与所在处的解剖部位和功能动态有关,揣穴应寻找穴区内的敏感点。

2. 对于某些穴位必须选择特定体位,如环跳穴必须伸下足、屈上足取之。

3. 用滚摇、旋转、升降诸法时,用力要柔和,不可用蛮力,以免损伤。

4. 揣穴为经气的一度激发,注意和进针前的爪切(二度),进针(三度)和进针后的循、摄(四度)等经气激发过程相互衔接。此张缙手法。

(五)医家经验

奚永江临床切诊揣穴经验

(1)下肢部:足三里在胃肠消化道病时有压痛。三阴交为妇科常用切诊穴位,气滞血瘀实证、虚实夹杂之痛证,如子宫肌瘤、痛经、月经不调等,常见压痛、结节、肿块,严重者可用三棱针放血,病属虚证则此穴有虚空感或无特殊表现。太冲在肝郁气滞时多有浮实感和压痛感,通常患者情绪不畅等,明显虚证时此穴略有凹陷。太溪穴多略见下陷,少有压痛。临泣在胆经经气不通时可见压痛,如侧头痛、胁痛等。悬钟在少阳头痛、胁痛、肝阳上亢等时见压痛。阳陵泉在身体两侧的肌腱牵拉作痛时有压痛。阴陵泉在脾虚湿停或寒湿膝痛时见虚浮、压痛。

(2)胸腹部:急者看脉,缓者查腹。急性病多在脉象上有所体现,诊脉可知病之寒热虚实;慢性病则在腹证表现较为明显,故查腹证可知病因所在。

十二募穴是胸腹部切诊的内容之一,当内脏病变时常见局部敏感压痛或有结节及紧张感等。心绞痛的内脏体表反射出现在左侧,而肝病则以右季胁部多见或较严重。也有某一内脏病,反射表现于对侧或双侧的。在月经病中常涉及的诊断部位有脐腹、少腹、小腹,子宫位于小腹,附件位于少腹。如气会膻中,女性经前肝郁胸闷或情绪忧郁,此穴可见压痛。

(3)背部:临床可观察背俞穴处的皮下组织有无隆起、凹陷、松弛和皮温变异等反应现象,以此分析判断属于某一经的疾病;也可以此寻求有关穴位邻近的阳性反应点作为取穴依据。如治头面、颈项部疾病,可取颈1~7夹脊穴;治胸腔内脏、上肢部疾病,可取颈3~胸7夹脊穴;治上腹内脏疾病,可取胸8~12夹脊穴;治下腹疾病和腰部疾病,可取胸10~腰2夹脊穴;治肛门部和下肢部疾病,可取腰2~骶4夹脊穴等。当四肢或内脏疾患取夹脊时,通常在夹脊或督脉、背俞穴有压痛,可以此压痛点为穴取效。脊间韧带有压痛则取背俞,脊旁韧带有压痛则取夹脊,背俞有压痛则取背俞。急性痛证用夹脊或督脉加背俞,慢性病则应加上膀胱经第二侧线的穴位以加强疗效,如肾俞加志室等。

(4)上肢部:曲池在上肢、肩背及头痛时有压痛,郄门在食管上段炎症有阻塞感时有压痛,合谷则在头晕、头颤等头面疾患时有压痛。

(5)头部:风池穴善治头痛、眼病等,百会穴善治头痛、头晕等。(《奚永江针灸临证验案》)

按:临床切诊揣穴法在王执中《针灸资生经》称为寻找"针灸受病处"。临证时,先用手指循经揣穴,凡有酸疼即受病处。如咳嗽在膻中穴处有压痛;肠痈在大肠俞穴处有压痛；妇人带下在带脉穴处有压痛等，均于压痛处刺灸而愈。这些经验对于现代针灸临床，仍有借鉴意义。

（六）文献摘要

《针灸资生经·喘》：凡有喘与哮者，为按肺俞，无不酸疼，皆为缪刺肺俞，令灸而愈……按其肺俞云其疼如锥刺，以火针微刺之即愈。因此与人治哮喘，只缪肺俞，不缪他穴，唯按肺俞不疼酸者，然后点其他穴云。

《针灸资生经·足麻痹不仁》：足之不能行，盖肾有病也，当灸肾俞，或一再灸而不效，宜灸环跳、风市、犊鼻、膝关、阳陵泉、阴陵泉、三里、绝骨等穴。但按略酸疼，即是受病处，灸之无不效也。

《针灸资生经·膏肓俞二穴》：令病人两手交在两膊上（灸时亦然），胛骨遂开，其穴立见。以手指第四椎下两旁各三寸，四肋三间之中间按之，酸疼是穴。

《针灸大成·下手八法口诀》：揣，揣而寻之。凡点穴以手揣摸其处，在阳部筋骨之侧，陷下为真；在阴部郄腘之间，动脉相应。其肉厚薄，或伸或屈，或平或直，以法取之，按而正之，以大指爪切掐其穴，于中庶得进退，方有准也。

《张缙教授针刺手法学术讲稿》：张缙二十四式手法，是在《黄帝内经》（爪、切、扪、循、推、按、弹、弩）、窦汉卿《针经指南》（动、退、搓、进、盘、摇、弹、捻、循、扪、摄、按、爪、切）、泉石心《金针赋》（爪、切、摇、退、动、进、循、摄、搓、弹、盘、扪、按、提）、《针灸大成》下手八法（揣、爪、搓、弹、摇、扪、循、捻、）、陆瘦燕（爪、切、循、摄、扪、按、弹、刮、进、退、动、摇，搓、盘、飞、弩）和《琼瑶针灸神书》26式基础上，以窦氏十四法结合杨氏下手八法，发展而成二十四式的。

其中，穴上经上为揣、爪、循、摄，左右动作为摇、盘、捻、搓，上下动作为进、退、提、插，针柄上手法为刮、弹、飞、摩，针身上手法为动、推、颤、弩，针尖上手法为搜、拨，出针后在穴上的手法为按、扪，共24种。其中，《内经》用其七，《针经指南》《金针赋》用其十三，陆氏用其十五，刮、颤、搜、摩、飞、弩六种来自《琼瑶针灸神书》。揣，来自《针灸大成》下手八法之第一法。拨，来自《针灸大成》拨内障法和郑魁山《针灸集锦》。张缙认为，此类手法须进行系统整理，厘定术式、作用、目的，重要手法应有其指征、标准。

二、爪切法

（一）概述

爪切法分为爪法和切法，是揣穴定位后用指甲按掐穴位，以辅助进针的手法。《素问·离合真邪论》有"抓而下之""切而散之"的方法，抓即是爪。金元医家窦汉卿《针经指南》列爪、切两法，明代泉石心《金针赋》明确指出"爪而切之，下针之法也"。杨继洲《针灸大成》下手八法，将爪、切合而为一，说："爪切，凡下针，用左手大指爪甲重切其针之穴，令气血宣散，然后下针，不伤荣卫也。"明代医籍均是爪切并提。目前，大多针灸书籍均将爪切法作为进针押手的操作方法。

（二）方法

1. 切法 用左手拇指指甲在所针穴位周围掐切，如刀割之状，切时用力要均匀，主要着力于穴位皮下。

2. 爪法 在揣穴与切掐后，用左手拇指指甲将穴位掐压成十字痕，然后固定其处，协助进针。（图2-3-4）

实际上，上述两法常连用。一般而言，切法可宣散气血，减轻进针疼痛；爪法则以辅助取穴定位和进针为目的。

（三）临床应用

1. 激发经气 进针前用爪切法，可促进经脉腧穴气血运行，进针后容易得气。常与循、按等法结合应用，是经气的二度激发。

2. 减轻进针疼痛 进针时用爪切法辅助，左右手配合，可使局部感觉减退、肌肉松弛，从而达到无痛进针的目的。

3. 固定穴位 进针时左手用力按压掐切穴位皮肤，使之固定不动，有利于进针端直、迅速刺入，而不致针体倾斜和弯曲。

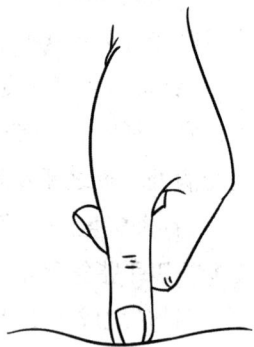

图2-3-4 爪法

（四）注意事项

1. 在临床上，用爪切法宜着力按压掐切，但用力必须均匀，手指固定在穴上，不要随意移动。

2. 爪切与进针是连贯动作，一但左手爪切定当，右手持针迅即刺入。

3. 爪切之指甲要修剪平整，保持清洁圆润。

（五）文献摘要

《针经指南》：爪者，凡下针用手指作力置穴，方有准也。切者，凡欲下针，必先用指甲左右于穴切之，令气血宣散后下针，是不伤荣卫故也。

《针灸问对·十四法》：切，凡欲下针时，用左手大指甲于穴旁上下左右四围掐而切之，如刀切割之状，令气血宣散。次用爪法，爪者掐也，用左手大指甲著力掐穴，右手持针有准。此下针之法也。

《赵氏祖传针灸按摩传真·针前切法》：取穴既正，指针已行，必须切而散之、爪而下之，则气血之近穴旁者始能宣散，以免刺卫伤营、刺营伤卫之害。所以切之不到则进针多滞，爪之不得则针下多痛。指针以行其远气，爪切以宣其近气。故必于指针实行后，用大指或食指切定其穴，摇而下之，四面推开，穴即深陷，则气散而针进，是注痛法也，亦不伤营卫之道也。

三、循法

（一）概述

进针前后用手指沿所刺穴位的所属经脉，按揉叩打的辅助手法即为循法。循法出《素问·离合真邪论》："不足者补之奈何？……必先扪而循之。"王冰注之云："扪循谓手摸。扪而循之，欲气舒缓。"《针经指南》指出："循者，凡下针于穴部分经络之处，用手上下循之，使气血往来而已。经云：推之则行，引之则止。"可见本法是激发经气之法。近代针灸家赵缉庵《赵氏祖传针灸按摩传真》专论循法，以为进针后可用手循按所针之经脉，并识其顺逆迎随，分别补泻。现代临床用循法，在进针前可以审察经络体征，在进针后则用以激发经气，促使气血运行。

（二）方法

进针前后，用食指、中指、无名指平直，一般在经脉之末端，沿针穴所属经脉路线，向心按揉或叩击。循时叩击速度要快，要有一定的力度，一般宜循经向心而行。（图2-3-5，图2-3-6）

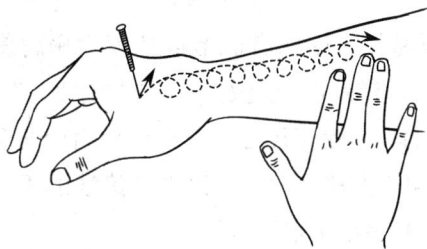

图 2-3-5　循法（按揉）　　　　　　图 2-3-6　循法（叩击）

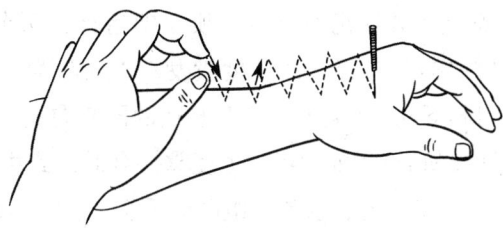

循法可反复施行，以得气并保持有效针感为要。

（三）临床应用

1. 经络诊察　进针前用手指指腹以同等压力循切经络腧穴，以诊察相应腧穴过敏压痛、酸楚、麻木、皮下结节等变化，作为经络辨证和循证取穴的参考。此外，也有用弹簧压力棒代替手指循切者。

2. 催气　进针前循按可宣散气血，使经络之气通畅；进针后循按可使气不至者速至。现代研究显示，循摄等手法有激发循经感传的作用，可使隐性感传转化为显性感传，而出现医者手下针感沉紧，患者感到针下酸、麻、胀甚至针的周围肌肉抽动、不自主跳动等现象，所以循法是催气的重要方法之一。

3. 行气　循法还有促使已至之气沿经络循行路线扩散蔓延和行走的作用。如针合谷穴后，行针时配合沿手阳明大肠经向心循行路线拍、叩、循、按，常可使针感向上至肘、臂、面。

4. 解除滞针　滞针后在针的周围循按，有解除滞针的作用，可使经脉气血流畅而消除针体涩滞。

5. 减轻患者紧张　进针前后在经络循按，还可消除患者恐惧、紧张情绪，使肌肉松弛，利于进针，因而亦可使针刺时疼痛减轻。

（四）注意事项

1. 循按宜以手指指腹用力为主，与摄切以手指指尖（指甲）用力为主有所不同。但也有循摄并用以激发经气者，详见医家经验。

2. 循法可根据补泻要求决定循按的用力方向，补则顺经而行，泻则逆经而行，即赵氏循法补泻，具体方法见文献摘要，以备一格。

（五）医家经验

张缙循摄并用经验 根据《金针赋》"循而摄之"，把循、摄并用。循摄并用法以指头与指甲同时在经穴上叩击，由腕（踝）关节向上直至肩（髋）关节，叩击速度要快，要有一定的力度，要使叩击力量向穴内"震"，叩击时以医者腕关节为轴。三指要并列齐叩，与经脉相平行，以其中一指（中指为多）叩击在大穴上。如此1～2次，每次2～3秒。在针入穴后而得气欠佳时用。一般用于肢体上。循、摄同时用，是为了激发经气，进而使气至病所。要注意循摄后又须立即运针，两者衔接要密切，因两者脱节或速度太慢时多无效。"揣"是经气的一度激发，"爪"为二度激发，进针为三度激发，循摄为四度激发。"闭其下气"（关闭针穴下方）的同时向上方要有推力，这是五度激发。再带力用针通调之（针尖朝上）。如时机和力度掌握合适，此法多可成功。方法、力度、速度和诸法的相互衔接是技术关键，这是一组联动手法。（《张缙教授针刺手法学术讲稿》）

（六）文献摘要

《灵枢经·周痹》："故刺痹者，必先切循其下之六经，视其虚实，及大络之血结而不通，及虚而脉陷空者而调之。

《素问·刺腰痛》：厥阴之脉，令人腰痛，腰中如张弓弦。刺厥阴之脉，在腨踵鱼腹之外循之累累然，乃刺之。

《针灸问对·十四法》：下针后气不至，用手上下循之。假如针手阳明合谷穴，气若不至，以三指平直，将指面于针边至曲池，上下往来抚摩，使气血循经而来。故曰循以至气。

《医学入门》：循者，用手于所针部分，随经络上下循按之，使气往来，推之则行，引之则止是也。

《针灸大成·十二字分次第手法及歌》：五指循者：凡下针，若气不至，用指于所属部分经络之路，上下左右循之，使气血往来，上下均匀，针下自然气至沉紧，得气即补泻之故也。循其部分理何明，只为针头不紧沉；推则行之引则止，调和血气两来临。

《赵氏祖传针灸按摩传真·循法》：进针落穴后，欲行补泻，先求气至。昔人云：针下如鱼吞钩者即气至之谓也。气不至而遽行补泻，终归无功。然闭滞日久，气难自至，非用手法循按，则气不至而至亦迟，故运气催气昔人都有循法之说……夫循其经络上下，以为运气催气之助是也。而且阴阳之气道不同，补泻之内外各别，泻法用循，补法亦用循，在识其顺逆迎随耳。必也于进针后，仍以左手二指持针，右手循按所针之经，或指令他人循按。如针手三阳而用泻法，按气道手三阳由手至头，泻则令气由头走手外出。故必先以手指循按所针之经，从头向手推按，渐渐按至所针穴旁而停手，则气易至而经易通。……补法用循亦如泻法。如补足三阳，按气道足三阳由头走足，补则顺其气道，仍使由头而走足，亦必先以手指循按所针之经，或指令他人循按，从上而下，渐渐按至所针穴边而停手，则气易足而经易实……总之，循按手法无非为活动气血而设，泻法用此则邪易退，补法用此则正易足。

四、摄法

（一）概述

摄法是医者用手指指甲（指尖）在针刺穴位所属经脉上下按切的辅助手法。在进针后，摄法常与循法同用，以激发经气，促使气血运行。摄法源于《素问·离合真邪论》"切而散之"。窦汉卿《针经指南》首列摄法，云："摄者，下针如气涩滞，随经络上下用大指甲上下切，其气血自得通也。"可见切与摄虽同是用指甲按切，但其临床意义有所不同。切法用于进针前，以指甲在穴位周围按切，固定穴位，宣散气血，减轻进针疼痛。摄法则用于进针后，以指甲在针穴所在经脉上下按切，促使经气流行，加强针感。

（二）方法

以拇指、食指、中指指甲在针穴所在经脉上下，按其循行路线切压片刻；亦可在同一经脉的邻近穴位上，以手指按切之。（图 2-3-7）

（三）临床应用

1. 行气 针刺后如感应不显，以指甲沿经按切（摄），可促使气血运行，加强针感。

2. 解除滞针 滞针后在针穴上下切摄，可使局部肌肉松弛，从而解除滞针。

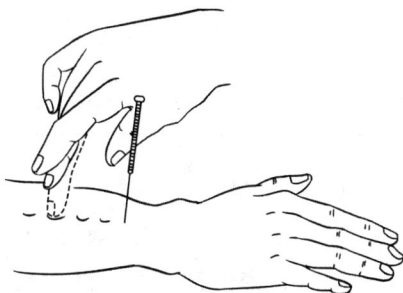

图 2-3-7 摄法

（四）注意事项

1. 摄切时用力宜均匀柔和，沿经脉路线，由针穴向上或向下施术。

2. 摄法常与循法同用，故泉石心《金针赋》有"循而摄之，行气之法"的明训。一般在感传明显、经气充盈处作循与摄。

（五）文献摘要

《针灸大成·十二字分次第手法及歌》：六爪摄者：凡下针，如针下邪气滞涩不行者，随经络上下用大指爪甲切之，其气自通行也。

《陆瘦燕针灸论著医案选》：循法和摄法同在进针后施用。但前者的目的在使气行加速，血脉和通，所以是一种补的作用；后者目的在迫使气血宣散，邪气疏泄，所以手法较重，属于泻法的范围。

五、按法（按压行气）

（一）概述

按法在历代针灸书中有 4 种含义。作为辅助手法，按法主要是指针刺得气后，用手指按压穴位上下，以控制针感传导方向的方法，亦即目前称为"按压行气法"者。

现代针灸家运用本法以激发经气，控制感传方向，以获气至病所的效应。周树冬《金针梅花诗钞》称之为"压法"，郑魁山《针灸集锦》则称之为"关闭法"。

根据历代文献对"按法"的记述，兹列表于下。（表 2 - 3 - 1）

表 2 - 3 - 1　按法

文献	原文	方法	本书记述
《灵枢经·刺节真邪》	用针者，必先察其经络之实虚，切而循之，按而弹之，视其应者，乃后取之而下之	进针前用手指循按经络，体察经络腧穴体征，揣取穴位	循法、揣穴法
《针灸指南》《针灸问对》	按者，以手按针，无得进退，如按切之状。欲补之时以手紧捻其针按之，如诊脉之状，毋得挪移	得气后，按压针柄，不得提插，以维持加强针感	努法（搬垫法）
《金针赋》《医学入门》	重沉豆许曰按。按者，插也	进针后，向下插针以助气、添气	提插法
《金针赋》	按之在前使气在后，按之在后使气在前，运气走至疼痛之所	得气后，按压针穴上下，控制针感传导方向以行气	按法（按压行气）

（二）方法

针刺得气后，用左手拇指按压针穴下方，向上方连续用力，同时右手持针，针尖向上捻动，可促使针感向上传导。如用左手拇指按压针穴上方，向下方连续用力，同时右手持针，针尖向下捻动，可促使针感向下传导。如此双手配合，同时努力，就能控制针感传导方向，达到"气至病所"的目的。（图 2 - 3 - 8）

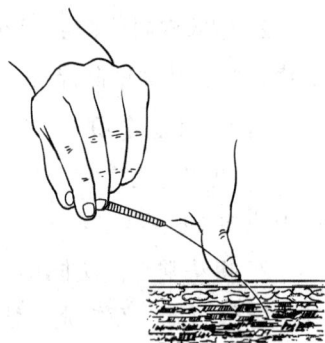

图 2 - 3 - 8　按压行气法

（三）临床应用

本法可加强针感，控制感传方向，促使针感直达病所。

（四）注意事项

1. 左手拇指按压，要贴近针刺部位，不宜太远。用力要适当，要朝向欲传感的方向，而不要直下用力。如用力不当或过大，会引起局部疼痛，甚而针感会向反方向传导。

2. 本法可与循摄引导结合。

3. 本法宜指腹部用力，而不是用指甲。

（五）文献摘要

《针灸问对·龙虎升腾》：按之在后，使气在前；按之在前，使气在后。若气血凝滞不行，两手各持其针行之，此飞经走气之法也。

《张缙教授针刺手法学术讲稿》：按法含义及技术关键如下。

1. 按针入力以取热。烧山火时用，经典术式中，"紧按"（金针赋、针灸大成）是取热的关键。紧字在此应作紧捏针柄用力下按，即按力入穴之意。

2. 按穴上下以闭气，按之在前使气在后，按之在后使气在前。

3. 按穴守气，不得挪动，行烧山火手法时用于守气。

4. 按针速刺，速刺进针之一，特点是针入气至。

要言之，一为按针，刺入和取热时用；二为按穴，闭气和守气时用。

六、扪法

（一）概述

扪法是出针后用手指按揉穴位的辅助手法。扪法出自《素问·离合真邪论》"扪而循之。"

《灵枢经·官能》云："补必……气下而疾出之，推其皮，盖其外门，真气乃存。"据此，窦汉卿《针经指南》将针刺后用手扪闭针孔，称为扪法。近代针灸家赵缉庵重视本法的应用，认为不论补泻，均须在出针后按摩针穴，用以注痛。

（二）方法

出针后用左手手指按摩针孔，使针孔闭合。现多用干棉球按压针孔，并加压片刻。（图 2 - 3 - 9）

（三）临床应用

1. 闭气补虚 根据开阖补泻，出针疾而摇大针孔，有泻实作用；出针缓而速扪针孔，有补虚作用，所以扪法即开阖补法。

2. 止血 出针后针孔出血，可用扪法按揉针孔以止血。

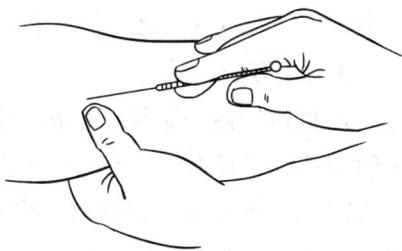

图 2 - 3 - 9 扪法

3. 消除针刺后遗感 不论补泻，出针后均用手指按扪针穴及其上下，以消除因针刺手法过重而引起的后遗感（疼痛、酸胀）。

（四）注意事项

1. 扪时手指要注意消毒，以免引起局部感染。最好用干棉球或酒精棉球加压按揉。

2. 扪时宜用力适合，不宜过重。

3. 扪为闭气补虚，如属实热证候，有时为了泻实清热，常出针时摇大针孔，使血少量溢出，此时不用扪法，只宜用消毒干棉球擦去血迹。

（五）文献摘要

《素问·刺志论》：入实者，左手开针空也。入虚者，左手闭针空也。

《金针赋》：扪为穴闭……补者吸之去疾，其穴急扪。

《针灸问对·十四法》：十二扪，补时出针，用手指掩闭其穴，无令气泄。故曰扪以养气。一说痛处未除，以手扪摩痛处，外以飞针引之，除其痛也。

《医学入门》：扪者摩也，如痛处未除，即于痛处扪摩，使痛散也。

《针灸大成·下手八法口诀》：扪而闭之。经曰凡补必扪而出之，故补欲出针时，就扪闭其穴，不令气出，使气不泄，乃为真补。

《赵氏祖传针灸按摩传真·补后十诀》：补法……出针后针孔虽小，急将针孔用指揉转紧闭，谨防气从孔出。

《赵氏祖传针灸按摩·泻后十诀》：泻法……邪退出针，经穴下余邪未尽，或胀痛，或抽痛，病人甚为难受，即用按摩术以宣散其气。

第二节 作用于毫针的辅助手法

作用于毫针的辅助手法，是进针后用手指搓捻、提捣、摆动、摇退、弹刮、盘转、按压针柄（或针体）的方法。

一、捣法（雀啄术）

（一）概述

捣法是进针后在原来的深度不断提捣针体，如雀之啄食状的一种快速提插法，为辅助手法之一。承淡安称之为雀啄术。临床上主要用以催气、行气。

（二）方法

针刺达穴内一定深度以后，在原处做小幅度高频率的提插，轻提重插或提插用力相等，不断捣针，犹如杵臼或雀啄状。捣针时，应利用腕关节轻微上下震动为主，务必保持针尖在原位1分范围内进退。（图2-3-10）

（三）临床应用

1. 催气、行气 针刺至一定深度，不得气者可使其得气，气至者可加强针感，促使针感传导扩散。

2. 固定雀啄术 肌肉薄弱、周围有血管和肌腱的穴位，不可做大幅度提插捻转处，可用本法代替。有人称为"固定雀啄术"。

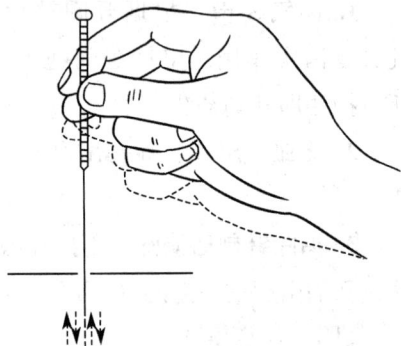

图2-3-10 捣法

（四）注意事项

1. 捣时不能提插幅度过大、间断而行针。贵在连续不断地提捣，以腕的震颤为主而行针。捣与提插不同。捣是在原位上下行针，幅度小，频率快，深度不变，一般每分钟可捣

150～300 次。提插则有一定的深度变化。

2. 捣法与颤法相类，均有震颤运动。但颤法以手指的颤动为主，强调需"细细动摇"，因此较为轻柔；捣法则以腕的震颤为主，要求"如雀啄食"，因此较为强烈。两者有手技轻重之别。

（五）文献摘要

《金针梅花诗钞·导气成法》：捣，捏持针柄，不进不退，但又如进如退，在原处轻出重入，不断提捣，有如杵臼，亦如鸟之啄食。

《中国针灸学》：雀啄术，在针尖到达其一定深度后，将针提上插下，如雀之啄食，频频急速上下运动，专用于以刺激为目的。在提插之缓急强弱中不仅能起抑制作用，亦能应用于兴奋为目的者。（承淡安）

二、颤法（震颤术）

（一）概述

颤法是在进针后以小幅度、高频率捻转提插催气、行气的辅助手法。本法出自明代陈会《神应经》，主要用于催气。承淡安"震颤术"在针刺后行轻微上下的震颤，即源于本法。《琼瑶针灸神书》战法颇多，战通颤。应该指出的是，在杨继洲《针灸大成·南丰李氏补泻》中记述的努法、飞法，捻搓针柄三下如手颤之状，与现在习称的颤法不同。兹列表如下以资区别。（表2-3-2）

表2-3-2 颤法、飞法、努法比较表

手法	操作	作用	文献依据
颤法	用拇、食二指持针进退搓捻其针	催气	《神应经》
飞法	用拇、食二指持针搓捻针柄，一搓一放，亦可三搓一放	催气、行气	《神应经》
努法	拇、食二指持针，中指压倒针身，使针弯曲如弓弩状	行气	《针灸问对》

（二）方法

进针后如不得气，用拇、食二指夹持针柄，轻微用力左右捻转并上下提插，捻针角度要小，提插幅度要小，力度均匀，速度要快。必须在1分许范围内快速进退针体，如手颤般地震动针体。（图2-3-11）

（三）临床应用

主要用于催气，针刺后气不至，用轻快上下颤动针体之法，可催气速至。如已得气，用本法还可加强针感，使针感保留时间延长。

（四）注意事项

1. 本法操作必须用力轻柔，快速颤动针体，保

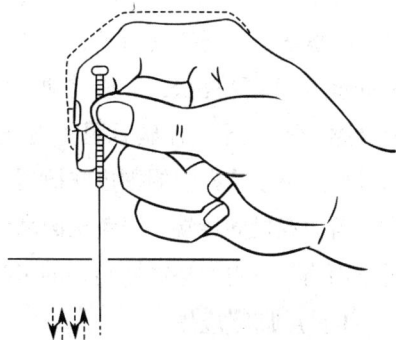

图2-3-11 颤法

持其小幅度、高频率的状态，是一种微弱温和的刺激。

2. 本法与摇法不同。摇法用力较大，向上下左右摇针幅度较大；本法用力较小，上下进退、左右捻针的幅度较小。不可混淆。

（五）文献摘要

《神应经》：用大指及食指持针，细细动摇，进退搓捻其针，如手颤之状，是谓催气。

《琼瑶针灸神书》：左战战，右战战，中战战，上战战，下战战。虚实。

《针灸大成·南丰李氏补泻》：弹而努之……努者，以大指次指捻针，连搓三下，如手颤之状，谓之飞。补者入针飞之，令患人闭气一口，着力努之；泻者提针飞之，令患人呼之，不必着力。一法二用。

《中国针灸学》：震颤术，在针刺后行轻微上下的震颤……专用于血管、肌肉、神经之弛缓不振者，即兴奋。（承淡安）

三、搓法

（一）概述

搓法是医者持针单向搓转针柄，肌纤维适度缠绕针体，利用其牵拉作用以激发经气，加强针感与补泻作用的手法。泉石心《金针赋》"搓以去病"为十四字手法之一。杨继洲《针灸大成》"十二字分次第手法"中，又有"指搓"之法。他的"下手八法口诀"，又认为其手法有左补、右泻的区别，可诱导针下寒热感应。现代临床又在搓法基础上分别轻、重，以适应治疗需要。

（二）方法

针刺入穴内一定深度，行针得气后，持针柄向一个方向连续360°的搓转针柄，如搓线状故名之。

由食指末节横纹开始，用拇指向前的力量，搓转针柄直至食指端，为左转补法；如由食指端开始，用拇指向后的力量，搓动针柄至食指末节横纹，则为右转泻法。（图2-3-12）

在临床上，又可根据刺激强度，分为轻搓法和重搓法两种。轻搓法：针柄搓动180°，缓缓而行，以患者感到针下有柔和针感为宜。重搓法：针柄搓动360°，较快搓动，使患者有明显针感，医者指下有显著阻力为度，3～5次即可。重搓时，医者要用左手将穴位周围皮肤撑展，右手保持针体顺直，要把搓针着力点投向针端，以免皮肉缠针而发生疼痛。如皮肉缠针

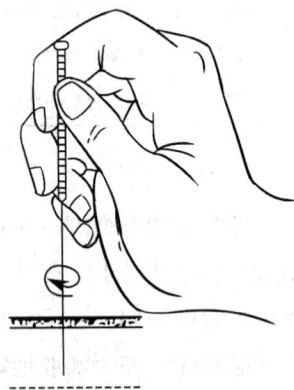

图2-3-12 搓法

过紧而痛，可将针略微回转，即可解除之。出针时，须待针下松动。一般留针10分钟左右。

（三）临床应用

1. 守气、催气 如气不至用搓法，可获得针感，有催气作用。如气已至，搓法可使气聚针下而不去，有守气作用。对针感易得者和需用轻刺激的患者，可用轻搓法；对不易获

得针感者以及需用重搓法的患者，则用重搓法。

2. 行气　用重搓法后扶持针柄，勿让针体回转，且将针尖略向病所方向倾斜，再轻轻摇针，可促使气至病所，有行气作用。

（四）注意事项

搓针用力要均匀，毋太过，否则易引起滞针而疼痛麻胀。搓针一般顺时针，亦可相反。出针时必须使针体回转，待针下松动后再出针。亦可用摄法解除滞针。

（五）医家经验

张缙搓法经验　搓法是一个最关键的单式手法，是凉热手法的根基。将针刺入后，向一个方向连续 360°转针，如搓线之状即为搓法。操作时必须速刺进针，将针向一个方向搓。实搓与虚搓相结合，能实则实搓，不能实搓则虚搓。实搓是针转 360°，虚搓是指搓摩针柄而针体不转，此时仍有一种搓摩针柄的环形力量沿针体传至穴中。用力要均匀。搓法要达到捻之不转，提之不出，插之不入，气满自摇的目标，方为成功。针不是一丝不动，而是可动一丝，绝不可以肌肉缠针。（《张缙教授针刺手法学术讲稿》）

（六）文献摘要

《拦江赋》：按定气血病人呼，重搓数十把针扶；战提摇起向上使，气自流行病自无。

《针灸问对·十四法》：九搓，下针之后，将针后将针或内或外，如搓线之状，勿转太紧，令人肥肉缠针难以进退。左转插之为热，右转提之为寒。

《针灸大成·十二字分次第手法及歌》：八指搓者，凡转针如搓线之状，勿转太紧，随其气而用之。若转太紧，令人肉缠针，则有大痛之患。若气滞涩，即以第六摄法切之，方可施也。

《针灸大成·下手八法口诀》：搓而转者，如搓线之状，勿转太紧。转者左补右泻，以大指次指相合，大指往上，进为之左；大指往下，退为之右，此则迎随之法也……此则左右补泻之大法也。

《金针梅花诗钞·导气成法》：搓时，自食指末节横纹至指梢为则，以拇指、食指相合。拇指从食拇横纹搓上，进至指梢，为左、为内、为补；从指梢搓下，退至横纹，为右、为外、为泻。或向内，或向外，向着一个方向搓动，有进而无退也。

《医宗金鉴·刺灸心法要诀》：浑如搓线悠悠转，急则缠针肉不离。

附：滞针术

（一）概述

滞针术是在搓法基础上发展形成的针刺手法。即针刺至穴内一定深度后，医者搓捻针柄，使针尖与周围组织缠紧，针下出现"滞针"感，以激发经气、促使经气运行的手法。在临床上，滞针术可与刮法、震颤术结合应用，从而形成不同的操作术式。

（二）方法

迅速进针至真皮下，用右手拇、食二指持针，左手食、中二指紧压针穴上下，将针直插至一定深度。此时，右手中指尖按压该穴右侧，与左手食、中二指成三角形态势，三指紧压不动，用内功推压之；再用这3个手指的指腹微微向外稍用力，使该穴皮肤绷紧。右手拇、食二指持针，用内功使针感传至病所，或扳倒针体，使针尖朝向病所。待针下沉紧得气，搓捻针柄，使针下紧滞，不退不进，再加内功慢慢拨动或提针，让针感随意念传导，或诱导针下温凉感应。

（三）临床应用

用滞针术可使针下气聚，维持与加强局部针感；如加用内功，或辅以震颤、刮针方法，则可促使经气运行，循经传导，气至病所，有行气的作用。本法可用于四肢、腹部、腰部、背部穴位，常用于疼痛、偏瘫等症，对实证气血瘀滞者尤宜。如针中脘治胃痛，针关元治痛经，针筑宾治肾绞痛等。

1. 脱肛 可取百会穴，沿皮向后刺入1.5寸，深达帽状腱膜下层，至局部沉重感后施以滞针术，留针10~20分钟，多数患者头部如负重物，出针前用刮针泻法，然后松动针体出针。用此法，大多患者2~7次可愈，如效不显者可取长强穴艾条熏灸。

2. 偏头痛 可取风池穴，直刺或斜刺得气后，行滞针术，出针前配合刮针（重刺激），使针感传导至侧头部或直达前额部后，再予出针。大多患者5~10次有效，可根据情况配用阳陵泉、三阴交等穴针刺。

3. 中风偏瘫 上肢取扶突、曲池、养老等穴，下肢取肾俞、秩边、殷门、昆仑等穴，语言不清者加廉泉，足内翻者加悬钟、阳陵泉等。以上各穴均施用滞针术和刮针法，其强度可根据具体情况酌情掌握，一般采用强刺激手法。

（四）注意事项

1. 滞针术一般宜用于肌肉较厚，穴周无大血管处。前额、颞、面、眼区和胸背处一般禁用或慎用。

2. 滞针术必须在针刺得气后进行，并保持针尖在获得针感处原位不动，再予操作。

3. 经气不足而不易得气者，亦可用本法，但必须掌握其手法强度。

4. 出针时务必使针下松动，用左手按穴，右手持针上提徐徐出针，以免出现弯针、折针等意外情况。

（五）医家经验

1. 许文波滞针术 迅速进针至穴内一定深度，行针得气后，将针稳定于该处，右手拇指向一方单向徐徐捻针，有进无退，直至肌肉缠针出现滞针感。所谓滞针感，即捻转提插困难，局部针感明显时如有一沉大异物重压其间的感觉。其刺激强度可根据捻针次数多少或针下紧涩程度而定，左转针以补，右转针以泻。在滞针基础上，快速颤动针体，微进微出，即震颤法，可使针感向四周扩散或远端传导，甚而直达病所。留针10~60分钟。

2. 张信滞针术 进针至穴内一定深度得气，使针稳定于获得针感的深度，用右手拇指向后、食指向前的力量，轻轻将针柄向一个方向捻动，直至针体不动，出现滞针现象为止，留针10~20分钟。在出针前，按上述手法捻针的方向，用拇指指腹、食指侧面由下而上刮动针柄。刮针用力轻微，速度缓慢，次数较少，针感弱者为补；刮针用力大，速度快，次数多，针感强者为泻；平补平泻则介于补法和泻法之间。

3. 管正斋滞针术

（1）拽拉升提手法：针感传至病所后，拇指向前单向顺经捻针，使针体被肌肉缠住而捻不动时，捏紧针柄，和缓而有节律地向上拽转针体，患者会产生牵动收缩感。用于脏器下垂之虚证，属补法。

（2）拽拉行气手法：针感传至病所后，拇指向后单向逆经捻针，针体缠紧后，捏紧针柄和缓有节律地摇摆针尾，属泻法。用于气血壅滞不通实证疼痛。可用于腹、臀部穴深刺时，如秩边、环跳等。手法要轻巧，幅度不可过大。

上述操作方法，在出针时必须向反方向捻动针柄，待针体松动后再将针慢慢拔出。如针下滞紧，无法出针时，可摄切相应经脉和穴位，使针下松动后，再予出针。

四、飞法

（一）概述

飞法是用手持针，搓捻针柄，搓捻后立即放手离开针柄，一搓（捻）一放，如飞鸟展翅状的辅助手法。

本法出自明代陈会所撰的《神应经》。李梴《医学入门》有载，但称为"努"。杨继洲《针灸大成·四明高氏补泻》"凤凰展翅"与本法类似，列于"神针八法"之内，称为"泻之五法"。汪机《针灸问对》又将"一退三飞"的进退补法，称为烧山火，以飞为进。兹列表以资鉴别。（表2-3-3）

表2-3-3 诸家飞法鉴别表

文献	原文	现代应用
《神应经》	用右手大指、食指持针，却用食指连搓三下，谓之飞	即今之飞法
《医学入门》	努者，以大指、次指捻针，连搓三下，如手颤之状谓之飞	即今之飞法，与努法完全不同
《针灸大成·四明高氏补泻》	其泻者有凤凰展翅，用右手大指、食指捻针头，如飞腾之象，一捻一放	即今之飞法，亦可作为捻转泻法
《针灸问对》	烧山火……又云一退三飞。飞，进也，如此三次为三退九进，则成九矣	烧山火法三进一退，从浅而深，分层操作

（二）方法

用右手拇、食两指持针。拇指与食指呈交互状，要拇指头向前，食指头向后，将两指弯曲。用拇指指腹及食指末节桡侧由针根部轻贴针柄，由下而上沿针柄呈螺旋式旋摩。两指一搓一放，如飞鸟展翅之象，故名之。力度要均匀一致，使指感有如转针，但针体不能上提。（图2-3-13）

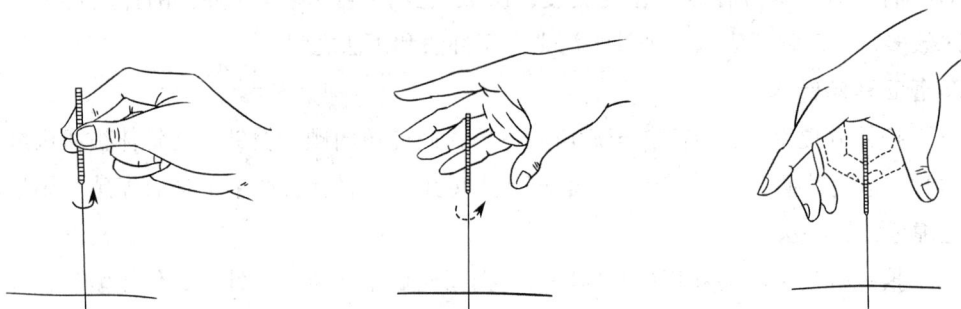

图 2 - 3 - 13　飞法

（三）临床应用

飞法的作用是催气、行气，故临床主要用于疏导经气，加强针感，通过一搓一放，使针感续续而不离去。赤凤迎源用飞法行气，以留气针下，促进气达患病之处。

（四）注意事项

1. 飞法宜缓宜均，不宜过猛，过猛易引起滞针疼痛。在"力度均匀"上下工夫。

2. 飞法手技要熟练，基本功底要扎实。力呈螺旋式，向上、向外；指法呈漏斗式，下紧上松。此螺旋式的力含向上提的成分，但要提之不出；含针向右转的成分，但要转之不动。飞法成功的关键在经气充盈于穴中，其表现为针体自摇。

3. 要在"摩"上下功夫，着重针感与指感。

4. 飞法成功的关键是针体自摇，为经气充盈而气满者。

5. 一次"飞"后要迅速进行再次飞针的动作。手向穴位时要带掌风。

（五）医家经验

1. 陈乃明等用飞法（凤凰展翅凉泻法）经验

（1）测温检查：用苏州医疗用品厂生产的不锈钢毫针、金针、银针。患者休息10分钟后进行测温检查。先前是以手持半导体点温计或数字体温计的探笔，将探头放置于被测点上，测量皮温，经1.5~2分钟，待读数稳定后记录数值，而此方法又因探测时间较久，压力不易恒定，针后复测也往往由于搁放位置的移动，从而容易造成一定的人为误差，故多以3次探测均值为准。1981年改为先将4个测温探头分别固定在测温的部位上，分别连续测记各点针前及针后不同时间的温度数值。

（2）手法操作：医者左手拇指紧按穴位附近，右手持针迅速刺入穴位，把针送入应针的深度，使之得气；然后以左手轻扶着针穴附近的皮肤，以右手拇、食二指捻针柄，一捻一放，反复操作6~10次左右即可。

（3）结果：用此手法对阴虚有热、消渴及甲亢的患者进行针刺前后的皮温等观察，一般30分钟内皮温变化值见下表。（表2 - 3 - 4）

表 2 – 3 – 4　凤凰展翅凉泻手法与皮温变化

病例数	针次	降温针次	最小降温值	最大降温值	升温及无变化针次	平均降温
6	52	48	0.1℃	3.1℃	4	0.79℃

针后不锈钢针平均降温 0.64℃（$P < 0.001$），差异非常显著。银针平均降温 1.11℃（$P < 0.001$），差异非常显著。金针平均降温 1.17℃（$P < 0.01$），差异非常显著。在皮温下降的同时部分患者有凉感。［中国针灸，1984，4（2）：19］

2. 管正斋凤凰理羽手法　拇指向前、向上，食指从拇指尖向后徐徐捻转，一捻一放，手法柔和，长于催气、行气，使针感传至病所。而凤凰展翅，拇指向下、向内，食指向上向外，循针柄一捻一放。在过梁针用于四肢穴治疗瘫痪时，补法行凤凰理羽 9 次（九阳数），泻法行凤凰展翅 6 次（六阴数）。

（六）文献摘要

《金针赋》：上下左右，四围飞旋。

《陆瘦燕针灸论著医案选》：施行飞法，针体细细搓动，不分左右，目的在于疏导经气、加强针感，一搓一放，使针感断断续续，所以也是一种催气、守气的方法。赤凤迎源法即以本法为主。

五、摩法

（一）概述

摩法是以手指摩针柄的一种手法，主要用于飞法操作过程，可以取得穴下凉感。摩法首见于琼瑶真人《琼瑶针灸神书》。

（二）方法

拇、食两指接触针柄之针根部，提针时要轻而又轻，拇指向后、食指向前，呈螺旋状由下而上，边提边转边摩。但要提之不出，转之不动，似提而非提，似转而非转。注意向上摩时要轻而更轻，其用力呈漏斗式，由下而上越来越轻。直至针柄上端放开两指，这个过程为摩 – 放的过程，即为飞法。

（三）临床应用

本法以拇、食二指摩针柄，有一种螺旋样的力沿针向上。在有水波样针感，感觉敏感时可用摩法。主要在"飞"法操作过程中用，是一种微弱而温和的刺激，是飞法取凉的基础。产生水波样针感，感觉敏感时可用摩法。

摩亦可称为"虚搓"，但用力和效应与搓法迥异。

（四）注意事项

1. 用力由下而上，越来越轻。

2. 结果是针体提之不出，转之不动。

3. 效应是穴下凉感。

（五）文献摘要

《琼瑶针灸神书》："摩摩，左摩摩，右摩摩，中摩摩，上摩摩，下摩摩。虚实。"

六、弹法

（一）概述

弹法主要是进针得气后，用手指弹叩针柄以增强针感的辅助手法。

本法源于《素问·离合真邪论》"弹而怒之"。其意原来是在进针前弹叩穴位，使气血充盈，脉络怒起，以便进针中的。而《素问遗篇·刺法论》弹法用于弹针以催气，方法与目的均不同（见文献摘要）。弹针法又见于传世本《玄珠密语》，后经窦汉卿《针经指南》引申为弹叩针柄，以"使气疾行"，成为"手指补泻"法之一。现代应用多宗后者。本法除留针时使用外，亦有在进针时使用者，即弹入速刺法。

（二）方法

1. 弹穴法 食指与中指相交，食指居上，或拇、食二指相交，用食指指甲轻轻弹叩穴位，用力须均匀，以使脉络怒起、气血充盈。

2. 弹针法 食指与中指相交，食指居上；或拇指与食指相交，拇指在前、食指在后，呈待发之弩状轻轻弹叩针柄或针尾，使针体微微颤动。也可用食指一指对准针柄弹叩。（图2-3-14）

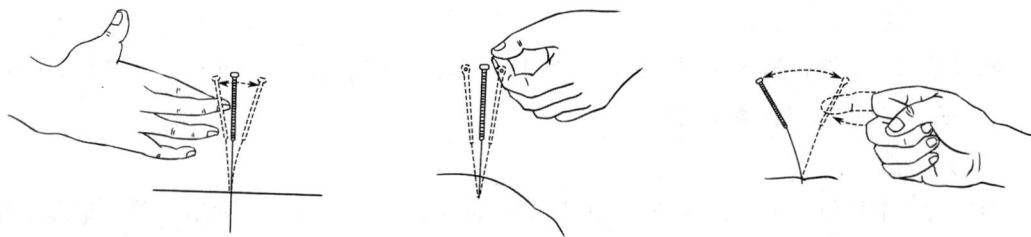

图2-3-14　弹针法

（三）临床表现

1. 进针 用弹法叩击针尾，可快速进针，减轻进针疼痛，称为弹入速刺法。详见进针法部分。

2. 催气 针刺入穴内，尚未得气时可用本法激发经气，一般用于老弱患者和惧怕强刺激手法者。

3. 行气 如针感仅停留于一处，欲其传导扩散时，可用本法行气，促使针感传导，控制、调节针感有节奏地传导。

4. 加强补泻作用 施行补法留针时应用本法，则可补虚；施行泻法时应用本法，则可泻实。《针经指南》《金针赋》《医学入门》均以弹法为补，《针灸问对》认为用大指为补，用次指弹为泻，都失之偏颇。笔者认为本法与留针作用相似，有加强补泻的作用。

（四）注意事项

1. 本法操作时，用力不可过大过猛，宜轻轻弹叩针柄，以免弯针、滞针。

2. 本法主要应在留针时用，频率不宜过大，一般用 5～10 次即可。否则会引起相反作用，使经气散失。

3. 行针补泻时，不宜边行针、边弹叩针柄。

（五）文献摘要

《素问遗篇·刺法论·当先补心俞》：刺可同身寸之一分半，留七呼，得气至，次进针三分，以手弹之，令气至针，得气至而徐徐出针。

《针经指南》：弹者，凡补时用指甲轻弹针，使气疾行也，如泻不可用。

《针灸问对·十四法》：十弹，补泻之如气不行，将针轻轻弹之，使气速行。用大指弹之，像左补也；用次指弹之，像右泻也。每穴各弹七下，故曰弹以催气。

《医学入门》：弹而努之。弹者补也，以大指与次指爪甲相交而叠，病在上，大指爪轻弹向上；病在下，次指爪轻弹向下，使气速行则气易至也。

《针灸大成·下手八法》：弹而努之，此则先弹针头，待气至，却退一豆许，先浅而后深，自外推内，补针之法也。

《金针梅花诗钞·导气成法》：弹法有二义，一为弹针，一为弹穴。《问对》载弹法曰："补泻之时如气不行，将针轻轻弹之，使气速行，每穴各弹七下，故曰弹以催气。"此乃弹针也。《问对》又载弹法曰："或以拇指接其中指，令中指搏击其穴。或以食指交叉于中指，以食指弹其针处也。"此乃弹穴也，即经文所谓弹而怒之者是也。此则专指弹针而言，即在植针入穴得气后，手指离开针身，以拇指拉紧中指，轻弹针柄数次，以便气速行，多于留针时用之。

《陆瘦燕针灸论著医案选》：弹法的应用，一般须在针刺得气之后，并须在守气的情况下，于留针过程中施行。一般是弹动针柄，使针体微震动，从而加强得气的感应。

七、刮法

（一）概述

刮法是用指甲刮爬针柄，以激发经气的辅助手法，源于《素问·离合真邪论》"抓而下之"。姚止庵注解："抓，侧交切，以爪甲刮针也。"《医学入门》始立刮法之名，今仍用之。浅针的推法用指甲搔爬针柄，与此相类。

（二）方法

1. 单手刮针法

（1）拇指抵住针尾，以食指指甲轻刮针柄。

（2）以食指抵住针尾，以拇指指甲轻刮针柄，由下向上。（图 2 - 3 - 15）

（3）也可用食、中两指扶持针柄，刮针柄用拇指，出上向下或出下向上。

2. 双手刮针法　用左手拇指端压按针柄头上，略向下用力，左、右两手食指弯曲，指背相对，夹住针体，用右手拇指指甲在针柄上下轻刮之。（图 2 - 3 - 16）

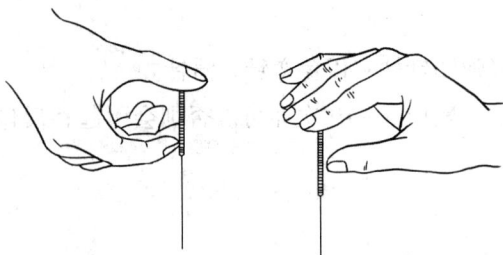

图 2 - 3 - 15 单手刮针法   图 2 - 3 - 16 双手刮针法

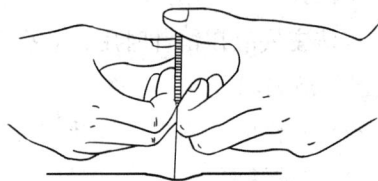

（三）临床应用

1. 激发经气 针刺不得气时，本法可促使针下得气；如得气时则可加强针感，有行气作用。

2. 取热取凉 张缙经验，刮针有向上、向下之分，可产生轻度震颤。向下用力刮是在酸感基础上取热的一个变法；向上轻刮是在麻感基础上取凉的一个变法。

3. 刮针补泻 补法，由上而下轻刮；泻法，由下而上重刮针柄。本法常能产生明显针感，其循经感传效应，往往不亚于捻转法，且无疼痛不适。患者常有舒适感。刮法是产生水波针感的主要操作方法。

（四）注意事项

刮法要求手指关节灵活，用力均匀柔和。刮针柄时，指甲宜修剪平齐，使之圆润光滑。

（五）文献摘要

《琼瑶针灸神书》：刮刮，左刮刮，右刮刮，中刮刮，上刮刮，下刮刮，虚实。

《医学入门》：将大指爪从针尾刮到针腰，此刮法也。能移不忍痛，可散积年风……又云：病在上刮向上，病在下刮向下。有挛急者，频宜刮切。

《金针梅花诗钞·导气成法》：用食、中二指抵针身，拇指爪甲频频搔刮针柄，使针身微颤动，也有激发经气作用。向上刮则使气外出而泻，向下刮则使气入内为补。

八、努法

（一）概述

努法又称弩法，是针刺得气后，用手指按压针柄（针体）使之呈弯弓状的辅助手法。在临床上，本法可激发经气，促使循经感传和气至病所。

努法见明代汪机《针灸问对》，是按压针柄如拨弩机之状，用以行气。现代针灸家或称"搬垫法"（郑魁山），或称"按压激发法"（于书庄）。本法在窦汉卿《针经指南》中亦称"按"，但与现今之"按压行气法"不同，详见本书按法内容。

（二）方法

1. 努法 进针至腧穴深层（地部），再退至中层（人部），行针务使针下得气。得气后，拇、食两指持针柄并捻住，不得转动，再用中指、无名指将针体轻轻按住，使针体弯曲如弓弩状。如欲使针感向上（前）传导，则将针向下（后）按；欲使针感向下（后）传导，则将针向上（前）按压。（图2-3-17）

2. 搬垫法 搬是针下得气，患者有舒适感觉时，右手将针柄搬向一方；垫是将手指垫在针体与被针穴位之间，顶住有感觉的部位，以加强感应。临床上拇指搬则食指垫，食指搬则拇指垫。用于补法，针尖要往内按住，搬的角度要小；用于泻法，针尖要往外提着，搬的角度要大。（《针灸集锦》）

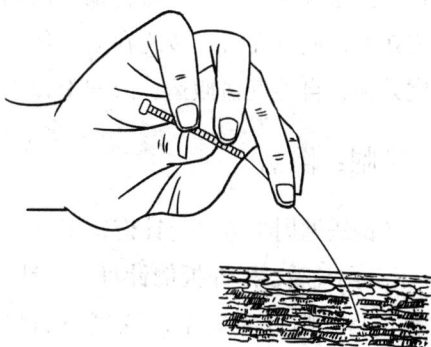

图2-3-17 努法

3. 按压激发法 进针得气后，医者（或患者自己）将中指、无名者放在针柄后，食指按压针柄，针尖朝向病所，按压力量可根据患者对针刺的敏感程度来决定。可持续按压10~20分钟，其间辅以循经叩击（手指或叩诊锤）。

（三）临床应用

本法主要用于进针得气后，激发经气，行气以促使针感传导，甚而气至病所，从而提高疗效。

（四）注意事项

1. 本法一般用于肘、膝以下，针刺敏感、肌肉丰厚的腧穴。

2. 针具要选择针体端直、针根牢固、针尖圆滑、1~1.5寸的毫针。

3. 患者自努（按压）可取坐位，医者用时宜令患者平卧，并身心放松，闭目调息，体察针感。

4. 本法必须在针刺得气，针感适中时进行。

5. 操作时宜将针稍提起，再按压针柄、针体。并注意针向，宜朝向欲传导处。

6. 如未获得经气传导效应时，可辅以循经叩击，或调节针刺深度。

（五）医家经验

于书庄经验 用按压激发法，其中术者按压激发516穴次，经气传导总出现率为99.68%，气至病所出现率为55.1%；患者按压激发304穴次，经气传导总出现率为89%，气至病所出现率为51.6%。在治疗面神经麻痹（23例）和面肌痉挛（18例）中，嘱病者行按压针柄以激发经气，计290穴次（合谷256次，外关29次，列缺4次，养老1次）。结果：出现经气传导258穴次（88.7%），未出现经气者为32穴次（11.3%）。出现经气传导时间，一般在施术3~5分钟后。经气传导分别至面（154穴次）、肩（83穴次）、过肘（20穴次）、腕（1穴次），或局限于针下（32穴次）；病所有热感者213穴次，有舒服感者13穴次。（《于书庄针灸医集》）

（六）文献摘要

《标幽赋》：循扪弹弩，留吸母而坚长。

《针灸问对·十四法》：八努，下针至地，复出人部，补泻务待气至。如欲上行，将大指、次指捻住针头，不得转动，却用中指将针腰轻轻按之，四五息久，如拨弩机之状。按之在前，使气在后；按之在后，使气在前。气或行迟，两手各持其针，仍行前法，谓之龙虎升腾，自然气血搬运，故曰努以上气。

附：倒法

倒法见周树冬《金针梅花诗钞·导气成法》："下针得气后，随即扳倒针身，以针尖指向病所。欲气上行则针尖向上，欲气下行则针尖向下，古法中多推荐，常与搓、捻、摆、捣并用，静置则少效。"本法是将针扳倒侧卧于腧穴而行针的方法，故又称卧刺法。临床可用以行气。实际上是针向行气之法。（图2-3-18）

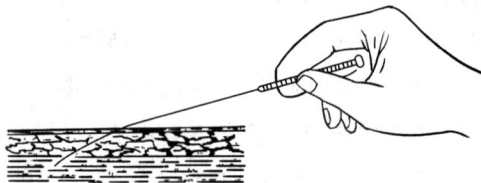

图2-3-18　倒法

九、摆法

（一）概述

摆法是针刺得气后将针提起，向左右摆动针体的辅助手法。本法与摇法相类，都有促使针感扩散（行气）的作用，但又有区别。摇法主要用于出针，边摇边退以泻实清热；摆法则可用于得气后，左右摆动针体以加强针感。郑魁山《针灸集锦》拨法类此。

（二）方法

针刺得气后，将针提起少许，用拇、食两指持针不进不退，一左一右往返缓慢摆动针体，幅度在45°以内。（图2-3-19）

（三）临床应用

本法主要用于行气，可加强针感，使其向上下四周扩散，可用于气血瘀滞、经络闭阻的病证。"飞经走气"之一的"青龙摆尾"即以本法为主。

（四）注意事项

1. 摆动针柄轻缓，频率不要过大。

2. 本法一般不与捻转、提插合用，无针体上下幅度变动，针柄也不转动。

（五）文献摘要

《金针梅花诗钞·导气成法》：摆，植针入穴得气后，即将针提起少许，夹持针柄，一左一右频频摆动，以催气前进，使气向远处流行。

《针灸集锦》：拨法，是针下气至后，以右手拇、食二指扶

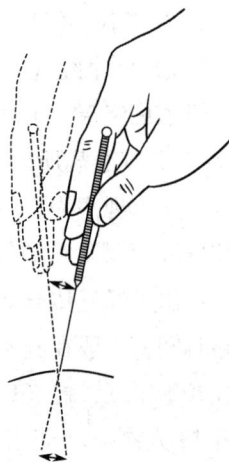

图2-3-19　摆法

持针柄，向左右在45°角以内似钟摆式缓慢拨动，使感觉放散，多用于拨散结节肿物。

十、摇法

（一）概述

摇法是出针时用手持针，摇动针体的辅助手法。《灵枢经·官能》云："遥大其穴，气出乃疾。"遥，即摇动针体，是泻泄邪气之法。窦汉卿《针经指南》云："摇者，凡泻时，欲出针时必须动摇而后出。"杨继洲《针灸大成》"十二字分次第手法及歌"中即有"针摇"的方法。

（二）方法

用拇、食两指持针柄，向上下左右摇动针体，使针孔扩大，边摇针，边退针，由深层至浅层，然后迅速出针。（图2-3-20）

（三）临床应用

1. 泻实清热 出针时摇大针孔，针出后感觉仍存，有泻实清热的作用，可用于实证、热证。常与开阖泻法同用。

2. 行气止痛 本法结合捻转、提插，可使针感扩散，加强针感，通关过节，尤其适用于风湿关节痹证。

摇法行气是白虎摇头法的组成部分，是深部小摇。

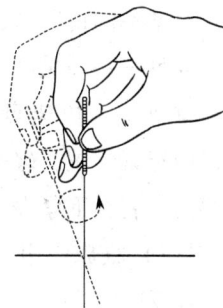

图2-3-20 摇法

（四）注意事项

1. 本法不宜用于虚证、寒证和久病体弱者。

2. 尚可配合分层退针操作，三部退针，每部摇动针体2~6次。

（五）文献摘要

《金针赋》：摇而退之，出针之法……况夫出针之法……出针豆许，摇而停之。

《医学入门》：摇而出之，外引其门，以闭其神。摇针退也，以两指拿针尾，向上下左右各摇五七下，提二七下，能散诸风。

《针灸大成·十二字分次第手法及歌》：十一针摇者，凡出针三部，欲泻之际，每一部摇一次，计六摇而已。以指捻针，如扶人头摇之状，庶使孔穴开大也。

《医宗金鉴·刺灸心法要诀》：摇针三部皆六摇，依次推排在指梢；孔穴大开无窒凝，邪气退除病自消。[注]摇者，如出针三部欲泻之际，每一部摇二三摇，多者不过六摇而已。以指捻针，如扶人头摇之之状，使孔穴开大，无有窒凝，庶邪气退除而病愈矣。

十一、盘法

（一）概述

盘法是针刺得气后，在腹部穴位将针盘旋如环形状的手法。泉石心《金针赋》有"肚腹盘旋"之法，而启端于窦汉卿《针经指南》。汪机《针灸问对》以盘法与提插结合，左盘针为补，右盘针为泻。《琼瑶针灸神书》盘法有大盘、小盘、双盘之类，分病证虚实、阴经阳经、男女性别、午前午后而施之，较《针灸大全》《针灸聚英》《针灸问对》《针灸大成》详尽。现代临床又根据不同情况，使用轻盘或重盘的方法。

（二）方法

将针刺入腹部穴位深部得气后，先提至浅部，卧倒针体，医者用拇、食、中三指扣住针尾，向一个方向"如循环之状"地盘旋针体，盘旋1次为360°。可反复施行，可行九阳数或六阴数。（图2-3-21）

盘法若配合提插，可起到补泻作用。一般来说，向左顺时针盘旋，并向下插针为补法；向右逆时针盘旋，并向上提针为泻法。

根据不同情况，还可用轻重不同的刺激手法施术。

轻盘法：缓缓盘旋针体，使针下有局部柔和酸胀感。

重盘法：快速盘旋针体，或拇、食二指用力持针柄，中指置针尾，轻轻加压，缓缓盘旋，以患者有酸重胀感而医者指下紧滞为度。

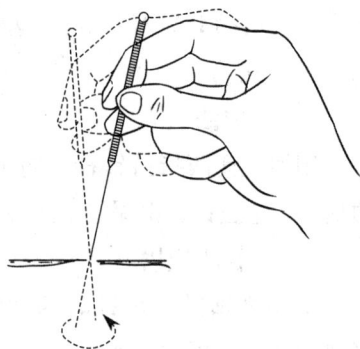

图2-3-21　盘法

（三）临床应用

1. 调气　盘法可使针下气至而调和，有维持与加强针感的作用。轻盘法可用于久病、虚证、体弱者；重盘法可用于初病、实证、体强者以及针刺不易得气的患者。

2. 诱导寒热感应　插针左盘九阳数，同时按压针体5~7分钟，可诱导针下热感。从地部提针至人部、天部，右盘针六阴数，并持针柄不放松，紧提针10分钟左右（亦可配合搓针），则可诱导针下凉感。

3. 配合补泻　盘法配合提针或插针，有泻实或补虚作用。临床一般用于内脏病症，尤其对腹痛、腹胀、腹泻、食积等脾胃病有效。

（四）注意事项

1. 本法主要用于腹部肌肉松弛处。目前也有用于四肢肌肉丰厚处穴位，以治头面肢体病证的。肌肉薄弱或紧张处不宜用本法。

2. 本法必须在得气基础上施行，如配合呼吸和意念则更好。

3. 右手持针要自然，手指弯曲度不要太大。盘针速度要均匀，不可边盘针、边搓针，以免表皮缠绕。如皮肤缠针，针体当反向盘旋，同时撑展穴周皮肤以缓解之。

4. 出针时，可将针体微微回转，待针下松动才可出针。

5. 本法当在留针期间用。如留针30分钟，每5分钟1次。

（五）文献摘要

《针经指南》：盘者，为如针腹部，于穴内轻盘摇而已。

《金针赋》：肚腹盘旋。

《针灸问对·十四法》：十一盘，如针腹部软肉去处，只用盘法，兼子午捣臼提按之诀。其盘法如循环之状。每次盘时各须运转五次，左盘按针为补，右盘提针为泻，故曰盘以和气。如针关元，先刺二寸五分，退出一寸，只留一寸五分，在内盘之。

（六）评述

陆寿康论《琼瑶针灸神书》盘法

《琼瑶针灸神书》将盘法分大盘和小盘，单盘和双盘。论述盘法不仅能增强得气，还可行气和调气。

1. 盘盘丹穴法和响法　是以盘法为基础组合形成两种复式手法，《琼瑶针灸神书》并详细介绍了行针过程。

盘盘丹穴法：是由循、升阳、升阴、大盘、伸提、摄、弹多种手法组成的复式手法。操作步骤为"先循五次、七次……三次升阳、三次升阴，可用大盘二次，下摄数遭，可与伸提三次，四方皆摄四次，可取下顺摇三次，横摇四次，连下摄七次、弹七次、泻三次、四次，出针"。（盘盘丹穴法二百八十八法）

响法：《琼瑶针灸神书》卷三"讲论答问二十四法"所述，是由提、摇、盘等组成的复式手法，"凡腹内用响，七提，三补，五摇"。《窦太师秘传密话针经琼瑶宝鉴》盘盘即响法："专提加战在时更，再穴微循摄自行，重按即响重又按，使气周流病自轻。"手法操作过程更加周详，可以师法。

这两种复杂的复式手法，可在严重的气滞血瘀及经脉不通时使用。复式盘法的特色在于，每进行一步操作，并不是机械地完成，而是要根据上一步骤得气行气的情况，开始下一步操作。由此看出，《琼瑶针灸神书》与《针灸大成》虽然不是同一体系，但对于针刺手法的认知非常相近，即针刺手法是一套完整动作，行针时要"随气用巧"，根据经气情况，巧妙地运用各种手法。

2. 大盘、小盘

大盘：大盘之法用十循，二穴伸提扬自行，再循七次如搓法，上穴升阳下穴停，若是响法升阳摄，下穴升阳响数声，诸病伸提提不出，再取加搓效如神。（男女腹部大盘一百三十二法）腹部穴上下二穴之大盘法，手法前须配合循法，手法后须配合伸提，以致阳气自行。

小盘：先循二七一十四，中用盘盘盘七遭，拘住此法等气海，气海七盘七摄高。（男女腹部小盘一百三十三法）

《琼瑶针灸神书》于此二段阐述了大盘、小盘的定义。从对大盘、小盘的陈述看，《琼瑶针灸神书》盘法的力度、幅度与《针经指南》的"盘者，为如针腹部，于穴内轻盘摇而已"轻度地旋转摇动针身相比，已有较大的区别。与《针灸问对》陈述"如针腹部软肉去处"，操作是"只用盘法，兼子午捣臼、提按之诀"，更加接近。

说明经过实践，《琼瑶针灸神书》已对盘法有了新认识，从而在原有基础上加以改进。

3. 双盘、单盘　男子阴证十指青，阑门双盘取热循，丹田一穴圆盘取，三穴停呼搓热纯，再取三里升阳二，阑门丹田盘摄匀，任是疼痛无不止，急用调汗出汗频。（伤寒男子阴证十指青六十五法）说明男子阴寒见手指青紫、腹部冷痛，取腹部穴左右阑门二穴用双盘法；丹田（气海）一穴，用单盘法。然后再用足三里穴，以升阳法取效。

妇人白浊日夜流，满身黄瘦百劳忧，白浊子宫中极用，双盘双穴在手头，中极圆盘多取热，子宫双用理中收，三里三阴双阴上，双穴升阴血气周。（妇人白浊日夜不止八十二法）说明妇人白浊、全身黄瘦，取中极穴，用单盘法取热，子宫穴用双盘法。

4. 因人而异，肥瘦有别 《琼瑶针灸神书》：腹部大空三尺五，多取循循买气来，肥人针满盘三寸，瘦人针半微微开，男人肥者三寸取，妇瘦一寸看实虚，男女分寸皆已定，肥瘦此法须当推。（男女腹部分寸肥瘦盘法一百四十九法）盘法操作肥人与瘦人有别，不可乱盘。《琼瑶针灸神书》中有两处涉及盘法注意事项，一是根据胖瘦不同，盘法的操作当有所区别，即上文；二是不可乱盘致五脏乱。（卷三"答问第二十二法"）

虽然书中没有具体指出不规范操作导致五脏乱的具体症状，但从腹部常见针刺事故及当时针具方面考虑，不规范操作刺伤肝脾或刺破肠壁等意外是有可能出现的。因此，操作盘法时，应因人而异，严格把握操作程序与行针力度，避免意外发生。《琼瑶针灸神书》指出盘法操作时要注意患者的个体差异，肥人、瘦人有别，操作不可孟浪，值得借鉴。

5. 适应病症和部位 盘法适应病症广泛竟达 40 余种，包括伤寒男子阴证十指青、伤寒妇人十指冷口唇紫色、妇人呕吐大便不通、妇人白浊日夜不止、妇人赤白带下、妇人血山崩、妇人胀满两足浮肿、妇人经血不调、妇人经事不行、妇人不经事、室女调经、妇人赤白带下黄瘦潮热、妇人血山崩日夜流多不止、男子肾虚梦遗并夜出盗汗、妇人五心发热月水淋漓、男子大小腹或两胁背痛、男子心痛噎食难进、男女大便虚闭不通、男女九种心痛连脾痛不止、男女满腹走气疼不止、男女翻胃、男女小腹胀满、男女七疝、男女头风呕吐眼目昏花、男女偏正头风、男女腹中气痛、男女鸠尾独泻五般寒痫、男女乳强疾、男女水病、男女肾气冲心之证、腰腿酸疼、单腹胀鼓血气等痛、心胸疼痛、腹中痛、咳嗽有红痰、吐血、肺壅咳嗽、小水不通、转食病、偏坠红肿、木肾不痛肿如升斗大、肾气冲心、妇人五心烦热头目昏花、伤寒小便不通等，涉及外感、内伤、妇科、男科、骨伤科等诸多专科。与《针灸问对》《奇效良方》《针灸大全》《针灸聚英》《针灸大成》等涉及盘法的医籍比较，病种更为广泛。盘法也可与复式手法配合使用，如关元穴盘法得气再行烧山火手法治疗宫寒痛经。盘法这些论述，现在的针灸临床仍然适用。

《琼瑶针灸神书》提出盘法不单单在腹部应用，腰部也可使用盘法。《琼瑶针灸神书》盘法选用穴位，共有鸠尾、中脘、上脘、中极、曲骨、气海、阑门、子宫、丹田、精宫等。精宫为命门穴别名，为背部穴位。受《琼瑶针灸神书》影响，《刺法灸法学》提出"一般只用于腹部肌肉松弛处，有时也可用于腰背部、四肢等肌肉丰厚部位。"笔者体会，在腰部或位于肌肉丰厚部位穴位使用盘法，得气较快，行气作用较强。盘法操作时，针体会呈现弯曲状态，因此要因人而异、规范操作。

6. 操作规范 《琼瑶针灸神书》关于盘法的论述对现在的临床仍然具有指导意义。参考《琼瑶针灸神书》等针灸医籍，《针灸技术操作规范·毫针基本手法》里将盘法的动作技术规范描述为"针刺入腧穴内，按倒针体，与皮肤呈 10°～15°夹角，用拇、食、中三指捏住针尾，将针向一个方向盘转的手法，360°为 1 次，应连续盘转 3～5 次"。将摇、捻、搓等手法与盘法配合，可促进得气和行气，如环跳、命门可先使用摇法，再用盘法，从而促进针感的循经传导。

《针灸技术操作规范·毫针基本手法》规定盘针每盘 3～5 次。具体操作时，患者的体型、施术部位，及患者的耐受度、术者的指力均会影响得气情况和针刺效果。因此使用盘法时，整个操作过程都要密切观察患者的情况。如患者有不适感，应立刻停止操作，以免出现局部肌肉痉挛而缠针，从而造成患者疼痛和恐惧。另外，要根据病情使用盘法，不必每次每穴都用盘法。

此外，行盘针手法对针具也有要求。操作盘法需用有针尾的针，《刺法灸法学》论述"盘时需要用拇指、食指、中指将针尾扣住"。针具的粗细也会影响盘法的效果。根据临床体会，笔者认为，用直径 0.25mm 的毫针容易弯针；直径 0.30～0.35mm 的毫针较为常用；直径 0.40mm 的毫针针感强烈，稍盘即可出现酸麻胀感和水波样针感。针尖的锋利度对盘法的作用也有影响，过钝和过于锋利都不合适。（《琼瑶针灸神书》点评本）

十二、搜法

（一）概述

搜法是用针尖慢慢搜寻针感的一种针刺手法，其目的是激发经气，用以催气、行气。本法首见于琼瑶真人《琼瑶针灸神书》。郑魁山《针灸集锦》也十分重视搜法。

（二）方法

当针体已进至穴下一定深度而尚不能得气时，可将针退至皮下，改变针刺方向，再行推进。向前、后，或左、右有目的地分层反复进退，缓慢地用针尖搜寻针感，以催促气至。

（三）临床应用

未得气时可以催促气至，已得气后用搜法可以加强针感，促使经气放散传导，甚而达到肢体跳动的强烈效果。在"苍龟探穴"法中正确应用搜法为其操作关键。

（四）注意事项

1. 当苍龟探穴操作时，须分层候气、催气，要退针缓慢，仔细搜寻。

2. 当用搜法以达到肢体跳动目的时，要做有序的扇形刺激，注意穴位的层次性和针刺的方向性，重视左手配合。

（五）医家经验

王岱教授善用跳动穴　跳动穴，即在一定手法配合下针刺以使肢体跳动或肌肉抽动的穴位。如手阳明大肠经的曲池、合谷，手太阴肺经的尺泽，足太阴脾经的三阴交、阴陵泉、血海，足太阳膀胱经的承扶、殷门、委中、秩边、承山，足少阳胆经的环跳、阳陵泉、光明等穴位，采用相应手法，可获得肢体跳动的反应，在临床上用以治疗运动功能障碍疾患。

要获得确切的针感，浅刺小络脉一般比较容易。如要深刺大络脉和经脉，就必须采取特殊的针刺手法才能刺中。这种直接刺中经脉和大络脉所产生的针感，是以一定方向传导的感觉或肢体发生运动反应（如跳动、抽动等）。根据个人经验，提高对这类穴位刺中率的针刺手法可以用"按、找、中"3个字来概括。

所谓"按"，就是用左手将穴位固定在一个相对稳定的位置上，以防止其滑动，从而为下针得气做好准备。所谓"找"，就是右手（刺手）要在左手（押手）的配合下，用提插手法，沿假设与穴位所在经脉、大络脉相垂直的平面做有次序的扇形刺激，寻找合适针感，直到得气为止。所谓"中"，即找到感觉并引起肢体运动反应之后，将针固定在一定深度，仍然要借助左手（押手）的巧劲，保持针感不致丢失，然后行提插补泻手法来调节机体的偏盛偏衰，达到补虚或泻实的目的。

值得强调的是，在"按、找、中"三步操作过程中，每一步都需要左手（押手）的紧密配合，否则难以收到良好的效果。左右手互相配合，在采取"跳动穴"针刺手法时尤其重要。另外，就穴位自身性能来说，虽然它具有整体性、多样性、双相性和特殊性，但千万不能忽视与它所相关的方向性和层次性，否则会影响"跳动穴"的刺中率。

在临床上，应用"跳动穴"及相应手法，除可用以治疗中风偏瘫之外，还可用于神经 - 肌肉运动障碍等神经系统疾患。如应用上述方法，取肩髃、曲池、合谷、环跳、阳陵泉、光明（均为患侧）等阳经穴位，针刺治疗脑梗塞所致的中风偏瘫患者 32 例，基本痊愈 20 例，显效 4 例，有效 6 例，总有效率为 93.75%。而对照组口服卡兰片治疗 31 例，基本痊愈 8 例，显效 5 例，有效 13 例，总有效率为 83.87%。经统计学处理，针刺组疗效明显优于对照组，从而说明"跳动穴"的应用对恢复肢体运动功能有效。在采用提插手法时，一般对弛缓性瘫或属于虚证者，施以提插补法；对拘挛性瘫或属于实证者，施以提插泻法；对虚实不明显者，则施以平补平泻法。务必要求患肢跳动或肌束跳动，或酸麻胀等感觉放射至肢体远端。

（六）文献摘要

《琼瑶针灸神书》：搜搜，左搜搜，右搜搜，上搜搜，下搜搜，虚实。

《琼瑶针灸神书》：凡下针得气，针头、针尖不动者，用搓、循、盘、按、推、战、搜、摩、摄、提、横、顺、逆、摇。

第四章

针刺补泻与单式补泻手法

本章第一部分，为阐明针刺补泻的原则、概念、范畴、临床依据与主要决定因素，明确迎随是针刺补泻的总则。第二部分，详述徐疾、提插、捻转、呼吸、开阖以及大补大泻、平补平泻、营卫补泻的方法与应用。

第一节　针刺补泻的原则

一、针刺补泻的概念和范畴

针刺补泻即针刺治疗的补法与泻法。依据经络气血辨证，疾病的阴阳、表里、虚实、寒热的性质决定治疗大法，虚则补之，实则泻之，再通过针刺补泻手法，扶助正气，祛除病邪。

《灵枢经·经脉》云："盛则泻之，虚则补之。"针灸补泻手法，是根据这一针灸治病的基本原则而确立的以补虚泻实为目的的两类针刺手法。

（一）补泻是针灸治疗的基本原则

疾病的发生，主要是由致病因素作用于机体，正气奋起抗邪，正邪相搏，引起人体阴阳的偏盛偏衰，经络气血功能失调所致。《素问·通评虚实论》云："邪气盛则实，精气夺则虚。"这说明邪正的盛衰是疾病证候及气血虚实的内在本质，正虚邪实为疾病的关键病理机制，因而调和气血、补虚泻实、扶正祛邪是针灸治疗的基本原则与治疗原理。同样道理，通过经络腧穴，施以具体的针刺补泻手法，必须在调和气血、补虚泻实、扶正祛邪的基本原则指导下进行。

（二）针刺补泻是针对病证虚实而实施的针刺手法

针刺补泻是指在针刺得气以后，针对经络气血虚实和患者具体反应而实施的两类针刺手法，是决定针刺疗效的一个重要因素。

凡是能扶助经气，使低下的功能状态恢复正常的手法，即是补法；凡能疏泄邪气，使亢进的功能状态恢复正常的手法，即是泻法。针刺补泻就是通过针刺腧穴，运用与机体功能状态和疾病性质相应的手法激发经气，使"有余者泻之，不足者补之"，起到补益正气、疏泄病邪的作用，从而调整人体气血经络的功能，达到"阴平阳秘，精神乃治"的目的。

（三）针刺补泻手法要达到补虚泻实的临床效应

针刺补泻手法必须在针刺得气的基础上进行，在针刺过程中应获得补虚泻实的临床效应。其表现是针刺感应和脉证的变化。凡针下沉紧、涩滞，为邪气盛者，用针刺泻法，使针下徐和。凡针下轻滑、空虚，为经气虚者，用针刺补法，使针下徐和有力。同时，脉证的变化有向愈之兆，如症状缓解，体征改善，脉象平和等。

《素问·针解》云："刺虚则实之者，针下热也，气实乃热也。满而泄之者，针下寒也，气虚乃寒也。"这说明用烧山火法后，针下可取得热感，同时局部或全身温热，寒证得愈；用透天凉后针下可取得凉感，局部或全身凉爽，热证得愈。可见施用上述手法后，患者有无凉感或热感可作为手法是否成功的标志，其热补凉泻的反应与临床疗效应该基本一致。

二、针刺补泻的临床依据

（一）辨别虚实

1. 证候虚实　针刺治疗前必须通过四诊合参对疾病证候作出正确的判断，辨明气血虚实，作为针刺补泻的依据。辨证是确立针刺或补或泻、或补泻兼施等首先应注意的问题。虚证虽有阴、阳、气、血不足之分，但皆为人体经络气血功能虚惫，即正气不足所表现的证候。如临床常见的面色苍白或萎黄，精神委靡，神疲乏力，心悸气短，形寒肢冷或五心烦热，自汗盗汗，大便滑脱，小便失禁等均属此类。其病程多较长，体质多较虚弱。对此一般均宜采用补法，以激发经气，调整阴、阳、气、血不足，使之恢复正常的生理功能。实证则是由邪气过盛和功能反应亢奋所反映的证候。由于实邪的性质和所在部位的不同，其表现各异，临床见发热、腹满、疼痛拒按、胸闷烦躁，甚则神昏谵语、呼吸喘粗、大便秘结、小便黄赤不利等，多属此类。其起病多较急骤，病程较短，体质多较健壮。对此均可采用泻法，以祛散其邪。

对虚实不明显而表现为功能紊乱，即所谓"乱气"者，则应用平补平泻手法以调其气。

2. 脉象变化　在临床上，脉象的变化可以作为针刺补泻的依据。《灵枢经·经脉》云："经脉者常不可见也，其虚实也，以气口知之。"《灵枢经·终始》载："脉实者，深刺之，以泄其气；脉虚者，浅刺之，使精气无得出，以养其脉。"《灵枢经·小针解》云："所谓虚则实之者，气口虚而当补之也；满则泄之者，气口盛而当泻之也。"在临床上，除症状外，还可以根据脉象的虚实、沉浮，来判断经络气血虚实、确立针刺补泻。凡寸口脉虚弱无力者，当用针刺补法；凡寸口脉强实有力者，当用针刺泻法。另外，在针刺得气运用补泻手法后，还应注意观察脉象的变化。针刺补泻后，如欲泻实，应使其脉象平复而无实象；如欲补虚，则应使其脉有力而无虚象。若脉仍有或虚或实之象，虽然已有针下气至或病势减轻，但病尚未得到根本治愈，机体仍处于正虚邪实的状态，须继续施用补泻。

可见脉象变化是疾病证候的重要表现征象，因此可将脉象的虚实作为确定针刺补泻的依据。

3. 虚实夹杂　在临床上，虚与实往往不易截然分开，对虚实夹杂或虚实真假难辨者尤应注意，须在辨清其虚实多少，邪正缓急，找出病变的真正性质，分清疾病的标本主次之后，方能确定或泻或补，或先补后泻，或先泻后补，或补泻兼施等。单纯的虚或实的补与泻，较易掌握，如果发生了虚实相倾、阴阳相移的复杂情况，则又要遵循补泻先后的治疗原则。《灵枢经·终始》云："阴盛而阳虚，先补其阳，后泻其阴而和之；阴虚而阳盛，先补其阴，后泻其阳而和之。"先扶其正气，后祛其邪气，是处理复杂情况的原则。

《灵枢经·根结》云："形气不足，病气不足，此阴阳气俱不足也，不可刺之，刺之则重不足，重不足则阴阳俱竭。"《灵枢经·邪气脏腑病形》针对此提出："阴阳形气俱不足，勿取以针，而调以甘药也。"运用针刺补泻治疗疾病是有一定范围的，在阴精阳气、形体气血俱虚的情况下，用针刺是不宜的，仍需用药物来治疗。

（二）审察经气

对于针刺补泻来说，尤须审察其经气的虚实变化情况，以及针刺穴位时指下的感觉。《灵枢经·刺节真邪》云："用针者，必先察其经络之实虚，切而循之，按而弹之，视其应动者，乃后取之而下之。"这说明经气的虚实变化现象，可以从切循、按弹和针下感应而加以辨别。凡表现麻痹、厥冷、陷下、瘦弱，针下空虚和感觉迟钝等现象为虚；表现疼痛、红肿、硬结、隆起，针下紧涩和感觉过敏等现象为实。根据经气的虚实情况而施行补泻，直接关系到针刺手法的具体施行。

临床应根据得气后针刺感应的情况决定补泻。针刺得气与否，是产生补泻作用最根本的先决条件。医者通过细心体察得气时针下的反应状态，可以了解患者体内邪正虚实的情况，适时地掌握补泻时机，作为针刺补泻的依据。《灵枢经·终始》云："邪气来也紧而疾，谷气来也徐而和。"在临床行针得气时，凡针下得气徐缓，如鱼吞钩，充实微紧，患者自觉针感柔和舒适者，乃是谷气至，此时应慎守勿失。凡针下沉紧、牢实，行针涩滞不利，患者自觉针感强烈难耐者，为邪气盛。实者泻之，宜采用针刺泻法，以泻其实，使针下徐和。凡针下虚滑无力，如插豆腐样空虚，经应用行针等手法后，患者仍是针感迟至或无针感者，为正气虚衰。虚者补之，应采用针刺补法，或留针候气，使针下徐和有力。

在应用针刺补泻手法后，还可以通过针下得气及患者主诉，察知补泻疗效的好坏。如补虚者针感由弱转强，由小渐大，针下感觉充实，有时或有热感；泻实者针感由盛转衰，针下再无强紧等感觉，有时或有凉感等。这些均说明补泻手法适宜，达到了补虚泻实的治疗作用。

三、决定针刺补泻的主要因素

针刺补泻效果的产生，主要取决于以下 3 个方面的因素。

（一）机体反应状态

对针刺的疗效起决定作用的是人体本身的功能状态。人体功能处于不同的病理状态时，针刺可以产生不同的作用而收到补和泻的不同效果。当机体的血气虚惫呈虚证时，针刺相应的腧穴可以起到补虚的作用。当机体处于邪气壅盛呈实证时，针刺相应的腧穴又可起到泻实的作用。如胃肠痉挛疼痛，其证属实，针刺可以收到解痉止痛之效；胃肠蠕动弛缓，呈虚证时，针刺可以增强胃肠蠕动而使其功能恢复正常。这种针刺的调整作用，是与机体的反应状态紧密相关的。

（二）腧穴的特性

腧穴的主治作用不仅有其普遍性，而且某些腧穴还具有相对特异的治疗作用。人体的不少腧穴，如关元、气海、命门、足三里等穴具有强壮作用，多用于补虚，扶助正气；水沟、少商、中冲、十宣、委中等穴具有泻邪作用，多用于泻实，疏泄病邪。故临床应在掌握腧穴共性与特性的基础上，根据对患者体质、病情、病位等的综合辨证，选取与疾病相适宜的穴位，采用适当的针刺手法，才能收到良好的针刺补泻效果。

（三）针刺手法

上述影响针刺补泻作用的因素，主要是指在针刺入人体腧穴以后，机体在针刺基本手法操作中发生的双向良性调节反应。而运用针刺补泻手法，不仅可以使这种良性的调整作用得以加强，更可有效地改善机体反应状态，引出更适宜于调整机体阴阳平衡的针刺感应。因而同一患者，在同一时间、同一腧穴内针刺，由于手法操作由基本手法改为针刺补泻手法，其患者的机体反应也会发生相应的改变，出现特定的补泻效应，这也是针刺基本手法与补泻手法的主要区别。

四、迎随是针刺补泻的总则

（一）迎随的内难本义

《黄帝内经》首先提出了"盛则泻之，虚则补之"（《灵枢经·经脉》）的针刺治疗原则，并用"迎随"两字概括，认为"泻者迎之，补者随之"（《灵枢经·终始》）。《灵枢经·九针十二原》云："往者为逆，来者为顺，明知逆顺，正行无问。逆而夺之，恶得无虚，追而济之，恶得无实。迎之随之，以意和之，针道毕矣。"《灵枢经·寒热病》云"刺虚者，刺其去也；刺实者，刺其来也。"这指出逆经气来时而施，为迎为泻；顺经气去时而施，为补为随。《灵枢经·九针十二原》云："泻曰迎之，迎之意，必持而内之，放而出之，排阳出针，邪气得泄。""补曰随之，随之意，若忘（传世本《九针十二原》作妄）之，若行若悔（传世本《九针十二原》作按），如蚊虻止，如留如还。"（此据《素问·离合真邪论》王冰注引《针经》）可见，迎即逆，随即顺；迎为泻法，随为补法。

《灵枢经·小针解》在解释"迎随"时说："其来不可逢者，气盛不可补也。其往不可追者，气虚不可泻也……知其往来者，知气之逆顺盛虚也。"进一步指出施行迎随，应候经气往来。气来时可迎夺以泻之，气往时可随济以补之。迎随要根据经气逆顺、盛虚来进行，也就是说只有在得气的前提下，掌握了气虚、气盛的情况，才能施行。即经气盛时才能泻，经气虚时方能补。并指出："迎而夺之者，泻也；追（随）而济之者，补也。"进一步强调迎为泻法、随为补法的基本概念。

《难经·七十二难》阐发经义，认为"所谓迎随者，知荣卫之流行，经脉之往来也。随其逆顺而取之，故曰迎随。"这说明迎泻、随补的施术，当依营卫流行和经脉往来为据，随其循行逆顺来进行针刺。如此，按照各经气血的浅深部位，流注盛衰时间，经脉走向顺逆，采取不同的针刺补泻方法，都可称为迎随。又有《难经·七十九难》，以补母泻子取穴为迎随补泻，提出"迎而夺之者，泻其子也；随而济之者，补其母也"的论点，后世又发展为子母补泻法，汪机《针灸问对》则将其称为"子母迎随"。

综上所述，在《黄帝内经》《难经》中，迎随尚不是某一具体的针刺补泻手法，只是一切针刺补泻法的代称，迎为泻法，随为补法。同时，针刺补泻又必须根据经气逆顺、盛虚来进行，从这个角度分析，迎随不是某一具体的针刺补泻手法，而是一切针刺补泻法的总则。

（二）迎随的后世发展

由于《黄帝内经》《难经》都没有对迎随补泻的具体操作与实际内容作出较明确的规定，致使后世各家认识不一，有头绪繁多之感。对于迎随，后世大多宗于《难经》，或候其营气盛衰时刻施行迎随补泻，或以针刺方向和捻针方向来施行迎随，发展为深浅迎随、针向迎随、流注盛衰时间迎随等。此外，还有将提插、捻转、呼吸补泻和补母泻子等称为迎随的。

宋代丁德用根据《难经·七十二难》理论，认为"夫营卫通流，散于十二经之内，即有始有终。其始自中焦，注手太阴一经一络，然后注手阳明一经一络，其经络有二十四，日有二十四时皆相合。此凡气始至而用针取之，名曰迎而夺之；其气流注终而内针，出而扪其穴，名曰随而济之。"（《难经补注》）他所说的"营卫通流"，实际上应指营气流注。按照营气流注时刻，将十二经脉配十二时辰，以"气至而泻""气终而补"的原则进行迎随补泻，后世则称为"子午流注纳子法"（纳支补泻）。

金代张璧《云岐子论经络迎随补泻法》首倡针向迎随补泻，他说："凡用针，顺经而刺为之补，逆经而刺为之泻。故迎而夺之，安得无虚；随而济之，安得无实。此谓之迎随补泻法也。"认为应用针向来区别迎随补泻的不同操作方法，更为实际。自兹以后，有窦汉卿《针经指南》、王国瑞《扁鹊神应针灸玉龙经》、张世贤《图注难经》、杨继洲《针灸大成》等著述，悉宗于此。从而使迎随从针刺补泻法的总则，变易为单式补泻手法的具体操作。

如王国瑞《扁鹊神应针灸玉龙经》云："顺经络而刺是谓补，逆经络而刺是谓泻。"（注解标幽赋）张世贤《图注难经》云："凡欲泻者，用针芒朝其经脉所来之处，迎其气之方来未盛，乃逆针以夺其气，是谓之迎。凡欲补者，用针芒朝其经脉所去之路，随其气之方去未虚，顺针以济其气，是谓之随。"高武《针灸聚英·补泻》云："补者，随经脉推而内之……泻者，迎经脉动而伸之。"杨继洲《针灸大成·经络迎随设为问答》云："得气，以针头逆其经脉之所来，动而伸之即是迎；以针头顺其经脉之所往，推而内之即是随"。

与张璧同期的何若愚，在《子午流注针经》中指出："夫欲用迎随之法者，要知经络逆顺、深浅之分""迎而夺之有分寸，随而济之有深浅"，提出"补生泻成、不过一寸"的深浅迎随补泻法（《流注指微针赋》注）。以《河图》生成数为依据，规定各经、各络的具体深浅分寸，按五行属性配十二经，并按阳络我克、阴络克我的关系，补时用生数，泻时用成数，制订了所谓"补生泻成经络迎随分寸数"。同时又将针刺捻转动作解释为迎随，提出"男子左补右泻，女子右补左泻，转针迎随，补泻之道"（《流注指微针赋》注），对后世捻转补泻分男女性别影响较大。

汪机《针灸问对》云："赋曰足之三阳，从头下走至足；足之三阴，从足上走入腹；手之三阳，从手上走至头；手之三阴，从胸下走至手。捻针逆其经为迎（泻），顺其经为随（补）。假如足之三阳，从头下走至足，捻针以大指向后、食指向前，为逆其经而上，故曰迎；以大指向前、食指向后，为顺其经而下，故曰随。三阴亦准此法。"此即以捻针方向与经脉顺逆关系为迎随补泻之法。

此外，还有以呼吸捻转为迎随补泻的。如汪机《针灸问对》所载："吸而捻针，右转为泻、为迎；呼而捻针，左转为补、为随。"值得指出的是，以上引文说明古人用迎随来进行补泻，或配合呼吸，或配合提插，或配合捻转，也很少单用针向迎随。

（三）针向迎随补泻的现代应用

在上述各种方法中，以针向迎随为补泻的做法影响最大。如作为大学本科教材的第2版《针灸学讲义》（1964）将其作为临床常用的针刺补泻基本手法，云："迎随补泻，进针时将针尖迎着经脉来的方向斜刺为泻法；将针尖沿着经脉去的方向斜刺为补法。顺着经脉取穴，依次而针的为补法；逆着经脉取穴，依次而针的为泻法。"

以后的临床报道与经验总结多以此为据，用针向迎随来说明其补泻方法。

1. 贺惠吾迎随补泻

（1）迎法：针刺方向朝本穴经脉循行的始端，急刺到所需深度，将摇针术（摇法）和上三下二提插术（提插泻法）合并应用2～3次，得气后医者觉针下阵阵沉紧，患者觉针感向经脉循行的终端扩散，此时则边摇针、边提插，缓慢出针，勿扪针孔，令邪气外泄。

（2）随法：针刺方向朝本穴经脉循行的终端刺入后，徐徐搓针至天部，将下三上二提插术（提插补法）合并应用0.5～1分钟，医者觉针下沉紧、患者稍有酸胀感时，将针徐徐搓捻至人部，仍重复上述针法，待再次出现酸胀针感时，将针徐徐搓至地部，继续施用上述手法，时间较长为1～1.5分钟，患者觉针感隐隐向经脉循行始端传导，医者趁针下沉紧，较快出针，扪其针孔，勿令气泄。

此法即针向迎随与徐疾、提插、开阖补泻以及摇针（泻）、搓针（补）的结合。可用于四肢部腧穴。（《当代中国针灸临证精要》）

2. 周金玲经络顺逆针法 在《特种针法临证荟萃》介绍的经络顺逆针法，是根据经络顺逆补泻原理，采用毫针、皮肤针、拔罐等方法进行综合治疗。

（1）补法：手三阴经、足三阳经终点井穴刺血，出血1滴为度，以顺其经气；手三阳经、足三阴经起点井穴，用毫针刺入1分，用电针连续波刺激5～15分钟。皮肤针顺经轻叩，以皮肤红润为度，或顺经脉运行路线选穴逐个叩刺，使之红润。激发经气，促使经气通畅，脏腑之气充盈是为补。

（2）泻法：手三阴经、足三阳经井穴用毫针刺入1分，用电针连续波刺激10～20分钟；手三阳经、足三阴经井穴刺血。皮肤针逆经重叩，以皮肤出血为度，或逆经选穴逐个叩刺，使之出血，再加拔罐，留罐5～15分钟。激发经气，祛除病邪是为泻。（《特种针法临证荟萃》）

从上述两家迎随内容分析，均以经脉营气流注为理论基础，来解释其顺经而刺为补，逆经而刺为泻。贺惠吾迎随补泻法除用针向迎随外，还结合了徐疾、提插、开阖补泻，以及摇针（泻）、搓针（补）。而周金玲介绍的经络顺逆针法，则以手三阴经、足三阳经终点井穴刺血，皮肤针顺经轻叩为补；手三阳经、足三阴经止点井穴刺血，皮肤针逆经重叩为泻。可见，即使在教材上作为单式补泻针刺手法的针向迎随，也不可能单独使用，而是与其他补泻手法或技法复合使用的。

此外，又有结合腧穴特性和针向迎随来进行补泻的。如孙明一治高血压，用泻南补北法，泻南取太冲透行间，大陵透内关，俱为逆经用泻法；补北取曲泉、太溪透昆仑、复溜，用补法［中医杂志，1983（5）：50］。可见目前很少单独使用针向迎随来进行补泻。

（四）迎随是一切针刺补泻法的总则

1. 针向迎随在理论上不可取，在临床上不可行　自张璧《云岐子论经络迎随补泻法》首倡针向迎随补泻以后，不少医家均以其为据，来解释迎随，指导临床。但本书认为，针向迎随在理论上很难立足，在临床上也很难单独应用。首先，迎随是《灵枢经·九针十二原》《灵枢经·小针解》等篇提出的理论命题，必须服从于这些篇章的基本精神。而《灵枢经·九针十二原》等文所述的经气流注方向，应以向心性为经气流注方向，即十二经均从手足远端起向心循行。以此为例，那么针向迎随均应以从手足远端向近端方向刺为补，从手足近端向远端方向刺为泻。如是这样，十二经不论阴阳经脉的手足腧穴，针向迎随的补法均应由下向上，泻法均应由上向下。

如以《灵枢经·经脉》《灵枢经·营气》所述的经气流注方向，手之三阴从胸走手，手之三阳从手走头，足之三阳从头走足，足之三阴从足走腹。以此为例，那么针向迎随，手三阴、足三阳的补法，从上向下；手三阳、足三阴的补法，从下向上。而其泻法则相反。如是这样，其一不符合《灵枢经·九针十二原》等篇章的基本精神，其二在阴阳表里经穴同取时，如足三里、三阴交均补，必然是足三里由上向下刺，三阴交由下向上刺；再如内关、外关均泻，必然外关由上向下刺，内关由下向上刺。这在临床上很难行得通。

2. 针向迎随一般以四肢穴为主，很少单独用　针向迎随一般以四肢穴为主，有时也可用于头部等处，主要为远端取穴而设。但必须是所取穴处于与人体正中线平行的纵向经脉上。杨继洲《针灸大成·经络迎随设为问答》云："迎随之法，因其中外上下、病道遥远而设也。"可见，针向迎随一般在针刺得气后，再调节针向。同时，宜采用行气法，以促使针感传导。李梴《医学入门》所云"今世但知飞经走气为难，而不知迎随明而飞经走气在其中矣"即是其义。如是这样，不如按《灵枢经·九针十二原》等篇提出的理论，将针向迎随作为行气法之一种来看待，如此既符合临床气至病所的情况，又与《灵枢经·九针十二原》五输穴向心性经气流注方向一致。综观历史文献和现代临床报道，针向迎随很少单独用，大多和其他补泻方法结合用，故没必要作为一种具体的针刺补泻基本方法存在。本书认为：用针刺治病的基本原则是补泻，而迎随是所有补泻手法必须遵守的总则。即逆经气来时而施，为迎为泻；顺经气去时而施，为补为随。营卫气血的流行活动有浅有深、有盛有衰，经脉走向有顺有逆。如此，按照各经气血的浅深部位、流注盛衰时间、经脉走向顺逆，采取不同的针刺补泻方法，都可称为迎随。后世发展的深浅迎随、针向迎随、流注盛衰时间迎随，还有提插、捻转、呼吸补泻和补母泻子都可称为迎随。因此，迎随并不是某一具体的针刺补泻手法，而是一切针刺补泻法的遵循总则和理论基础。

（五）后世操作方法

应该指出，以下诸法仅作为历史文献内容介绍，实际在临床较难取用，在理论上也不符《黄帝内经》《难经》本义。

1. 针向迎随补泻手法　根据十二经脉气血流注顺逆与经脉起止方向，来调节针尖（芒）方向，进行迎随补泻，又称为十二经流注顺逆迎随补泻法。补法，针顺经而刺；泻法，针逆经而刺。由于十二经脉循行走向不同，因此手三阴经、手三阳经、足三阳经、足三阴经的迎随补泻法也有针向的不同。

（1）手三阴经：手之三阴从胸走手。针刺得气后，针逆经而刺，针尖指向经脉始端（胸部）为泻法；针顺经而刺，针尖指向经脉终端（手指端）为补法。如手厥阴经内关穴，针尖向上（胸）为泻法，针尖向下（手）为补法。

（2）手三阳经：手之三阳从手走头。针刺得气后，针逆经而刺，针尖指向经脉始端（手指端）为泻法；针顺经而刺，针尖指向经脉终端（头部）为补法。如手阳明经合谷穴，针尖向下（手指端）为泻法，针尖向上（头）为补法。

（3）足三阳经：足之三阳从头走足。针刺得气后，针逆经而刺，针尖指向经脉始端（头部）为泻法；针顺经而刺，针尖指向经脉终端（足趾端）为补法。如足阳明经的足三里穴，针尖向上（头）为泻法，针尖向下（足）为补法。

（4）足三阴经：足之三阴从足走腹。针刺得气后，针逆经而刺，针尖指向经脉始端（足）为泻法；针顺经而刺，针尖指向经脉终端（腹）为补法。如足太阴经的三阴交穴，针尖向下（足）为泻法，针尖向上（腹）为补法。

如根据杨继洲《针灸大成·三衢杨氏补泻》所述进行操作，补法顺经而刺，向内进插或紧按慢提；泻法逆经而刺，向外退提或紧提慢按。实际上，这是针向迎随补泻与提插动作（或提插补泻）结合应用，可达到调和营卫流行、协调阴阳虚实的双重作用。

针向迎随补泻能调和营卫运行的有余或不足，治疗经络气血运行不利引起的各种病症。现代临床应用本法，多配合提插、徐疾、开阖诸法，一般较少单独应用。亦即杜思敬《济生拔萃》卷三之法："补者随经脉推而内之，左手闭针孔，徐出针而疾按之；泻者迎经脉动而伸之，左手开针孔，疾出针而徐按之。"（洁古云岐针法）

2. 十二经流注时刻迎随补泻法　《素问·针解》云："补泻者，与气开阖也。"已至当刻者为开，过时及未至者为阖。五脏六腑之气与天时相应，十二经脉流注与十二时辰配合。因此，针刺迎随可根据十二经流注时刻的"已至"与"未至"来实施。本法除候营气流注时刻行子午流注纳子法（将在纳支补泻法部分介绍）之外，还有候卫气流注时刻以行迎随补泻的方法。根据《灵枢经·卫气》的论述，其具体做法是：将昼夜24小时分为100刻（1刻约时钟14.4分），平旦（寅时）卫气出于目，注手足太阳，下一刻注手足少阳，下一刻注手足阳明，再下一刻注入阴分（三阴经），第五刻复出手足太阳。昼夜凡25周于全身。施行迎随补泻时，当遵循"因冲而泻、因衰而补"的原则，候卫气流注时刻已过时施针为补法，卫气流注时科正到时施针为泻法。具体取穴以本经五输穴为的当，手法可施徐疾补泻，目前本法较少应用。

3. 深浅迎随补泻法　又称为"补生泻成针芒迎随补泻法"。金代何若愚《子午流注针经》中指出："欲用迎随之法者，要知经络逆顺、深浅之分。"并说："迎而夺之有分寸，随而济之有深浅。深为太过，能伤诸经；浅为不及，安去诸邪？"（流注指微针赋注）他将针向迎随补泻法进一步演绎，以"病有浮沉，刺有浅深"（《素问·刺要论》）的原则为指导，以《河图》生成数为根据，结合十二经脉的五行属性，按阳络我克、阴络克我的关系，补时用生数（1、2、3、4、5）、泻时用成数（6、7、8、9、10），倡用深浅迎随补泻法。何若愚提出，补法宜采用1～5分的深度（生数），泻法宜采用6～10分的深度（成数），即所谓"补生泻成，不过一寸"之理。他还认为阴阳经络的分布有深浅不同，因此施行补泻须分别阳经、阴经、阳络、阴络。而具体到各经络须用哪一对生成数，则依据生成数的五行所属与经脉的对应关系。生成数的五行属性是：水1、6，木3、8，土5、10，火2、7，金4、9。

应用时，又有一定规律。如手太阳小肠经为火，若病在经，补法针刺2分，泻法针刺7分；若病在络，补法针刺4分，泻法针刺9分。如此等等。（表2-4-1）

表2-4-1　补生泻成经络迎随深浅分寸表

五行	针刺深浅				经脉	络脉
	泻（成数）		补（生数）			
水	迎（逆）	六分	随（顺）	一分	足太阳、足少阴、手少阳	足阳明、手少阴、手厥阴
火	迎（逆）	七分	随（顺）	二分	手太阳、手少阴、手厥阴	足太阳、手少阳、手太阴
木	迎（逆）	八分	随（顺）	三分	足少阳、足厥阴	手阳明、足太阴
金	迎（逆）	九分	随（顺）	四分	手太阴、手阳明	手太阳、足厥阴
土	迎（逆）	十分	随（顺）	五分	足阳明、足太阴	足少阳、足少阴

注：手厥阴为心君外卫，代心君行令，故寄于丁火。手少阳是太阳之别，属膀胱（《灵枢经·本输》），故寄于壬水。

深浅迎随补泻法，目前较少有人使用，但对体质较虚、不耐深刺的患者，也有其应用价值。

4. 取穴针刺顺序迎随补泻法　多为一经数穴同用针刺而设。即顺经脉走向，由其始端而终端先后针刺为补法；逆经脉走向，由其终端而始端先后针刺为泻法。如足太阴经起于足大趾端，上内踝、腨内，循胫骨后，再上行膝股内前廉，而后入腹。因此，按隐白、大都、太白、公孙、商丘、三阴交、漏谷、地机、阴陵泉、血海等穴顺序，从足（始端）至腹（终端）、自下而上依次先后针刺，为顺经而刺，是为补法。反之，从腹至足、自上而下，按血海、阴陵泉……大都、隐白的顺序，依次先后针刺，为逆经而刺，是为泻法。如此类推。

取穴针刺顺序补泻法，在同一经数穴针刺时可结合"气至病所"的要求应用，以加强针感扩散，同时起到补泻的效果。

此外，还有以呼吸捻转为迎随补泻的。如汪机《针灸问对》所载："吸而捻针，左转为泻、为迎；呼而捻针，右转为补、为随。"至于"捻针逆其经为迎，顺其经为随"的方法，可参本书捻转补泻法。

（六）文献摘要

《灵枢经·小针解》：其来不可逢者，气盛不可补也；其往不可追者，气虚不可泻也……往者为逆者，言气之虚而小，小者逆也；来者为顺者，言形气之平，平者顺也。明知逆顺，正行无问者，言知所取之处也。迎而夺之者，泻也；追而济之者，补也。

《灵枢经·卫气行》：卫气之在于身也，上下往来不以期，候气而刺之……刺实者，刺其来也；刺虚者，刺其去也。此言气存亡之时，以候虚实而刺之。是故谨候气之所在而刺之，是谓逢时。在于三阳，必候其气在于阳而刺之；病在于三阴，必候其气在阴分而刺之。

《素问·离合真邪论》：夫邪去络入于经也，舍于血脉之中，其寒温未相得，如涌波之起也。时来时去，故不常在。故曰方其来也，必按而止之，止而取之，无逢其冲而泻之。真气者，经气也，经气太虚，故曰其来不可逢，此之谓也。故曰候邪不审，大气已过，泻之则真气脱，脱则不复，邪气复至，而病益蓄，故曰其往不可追，此之谓也。

《云岐子论经络迎随补泻法》：凡用针，顺经而刺为之补，逆经而刺为之泻。故迎而夺之，安得无虚；随而济之，安得无实。此谓之迎随补泻法也。

《标幽赋》：要识迎随，须明逆顺。

《扁鹊神应针灸玉龙经》：顺经络而刺是谓补，逆经络而刺是谓泻。

《图注难经》：凡欲泻者，用针芒朝其经脉所来之处，迎其气之方来未盛，乃逆针以夺其气，是谓之迎。凡欲补者，用针芒朝其经脉所去之路，随其气之方去未虚，顺针以济其气，是谓之随。

《针灸问对》：《素》《难》所论，迎随不同者，《素问》主各经受病言，《难经》主一经受病言。病合于《素问》者，宜依《素问》各经补泻之法治之；病合于《难经》者，宜从《难经》子母迎随之法。

《针灸聚英·补泻》：补者，随经脉推而内之……泻者，迎经脉动而伸之。

《针灸大成·杨氏注解标幽赋》：迎随者，要知荣卫之流注，经脉之往来也。明其阴阳之经，逆顺而取之。迎者，以针头朝其源而逆之；随者，以针头从其流而顺之。是故逆之者为泻、为迎，顺之者为补、为随。

《针灸大成·经络迎随设为问答》：问迎随之法。经曰随而济之是为补，迎而夺之是为补……补，随其经脉推而按内之……泻，迎其经脉提而动伸之。

问迎随之理何如……第一要知荣卫之流行。所谓诸阳之经行于脉外，诸阳之络行于脉内，诸阴之经行于脉内，诸阴之络行于脉外，各有浅深。立针以一分为荣、二分为卫，交互停针，以候其气。见气方至，速便退针引之，即是迎；见气已过，然后进针追之，即是随……第二要知经脉之往来。所谓足之三阳，从头走足；足之三阴，从足走腹；手之三阴，从胸走手；手之三阳，从手走头。得气以针头逆其经脉之所来，动而伸之即是迎；以针头顺其经脉之所往，推而内之即是随。故经云：实者绝而止之，虚者引而起之。

迎夺随济固言补泻，其义何如？迎者，迎其气之方来，如寅时气来注于肺，卯时气来注于大肠，此时肺、大肠气方盛而夺泻之也。随者，随其气之方去，如卯时气去注大肠，辰时气去注胃，肺与大肠，此时正虚而济补之。

第二节 单式补泻手法

单式补泻手法是根据病证和经气虚实，在针刺得气后，分别采用徐疾、提插、捻转、呼吸等补法或泻法，扶正补虚，祛邪泻实，是针刺临床上较为常用的补泻手法。几种单式补泻结合，则可构成复式补泻手法。值得说明的是，所谓单式、复式，也只是为了现代教学讲述方便，古书上并无此说。从临床角度看，也没有只用呼吸等所谓单式补泻，就能完成补泻的操作过程。

一、徐疾补泻法

（一）概述

徐，缓慢；疾，快速。徐疾补泻是根据腧穴深浅以及进针和退针的快慢，来区别补泻的针刺手法。

徐疾补泻出自《灵枢经·九针十二原》："徐而疾则实，疾而徐则虚"。所谓"实"，即补虚而气实；所谓"虚"，即泻实而后邪去。《灵枢经·小针解》以进（内）、退（外）过程两者的相对速度来区分补泻；而《素问·针解》却以出针（或称为留针）时间的长短来区别补泻，并结合开阖补泻来施用。

后世各家如王冰、张景岳、高武、姚止庵等都宗《素问·针解》，是从经文诠解角度去理解本法的。泉石心《金针赋》等则从临床实践出发，以《灵枢经·小针解》为据，提出"先浅后深""三进一退"为补法，"先深后浅""一进三退"为泻法。明代李梴《医学入门》、汪机《针灸问对》都宗于此。现代临床应用本法，又有与提插、捻转手法结合者。

（二）方法

1.《灵枢经·小针解》徐疾补泻法（图2-4-1）

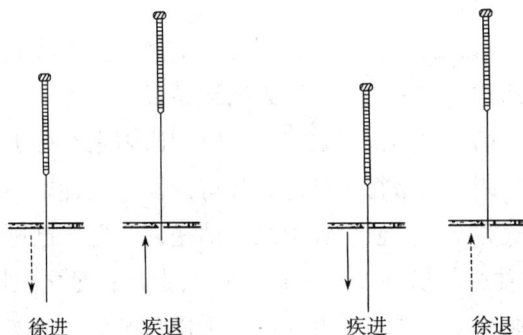

徐进　　　疾退　　　　　疾进　　　徐退

图2-4-1　《灵枢经·小针解》徐疾补泻法

（1）补法：进针至穴位浅层候气，得气后将针缓慢地向内推进至穴位深层，退针时疾速提至皮下。即"徐内而疾出"。

（2）泻法：迅速进针并插入穴位深层候气，得气后缓慢退针，提至皮下。即"疾内而徐出"。

实际上，本法已与营卫补泻相结合。

2.《素问·针解》徐疾补泻法（图2-4-2）

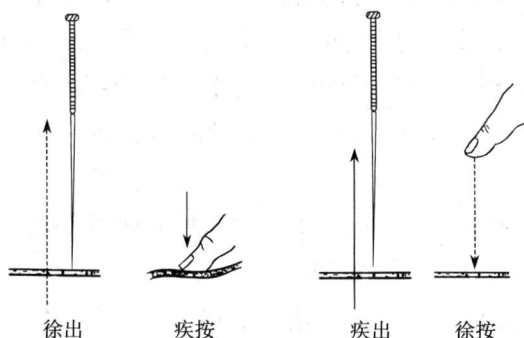

图2-4-2　《素问·针解》徐疾补泻法

（1）补法：留针时间较长，出针后疾速按闭针孔。即"徐出针而疾按之"。

（2）泻法：留针时间较短，出针后不按针孔，甚则摇针外出，以开大针孔。即"疾出针而不（徐）按之"。

本法实际上是留针时间长短与开阖补泻结合应用的。应该指出，这种方法并不符合《灵枢经·九针十二原》本意。

3. 泉石心《金针赋》徐疾补泻法（图2-4-3）

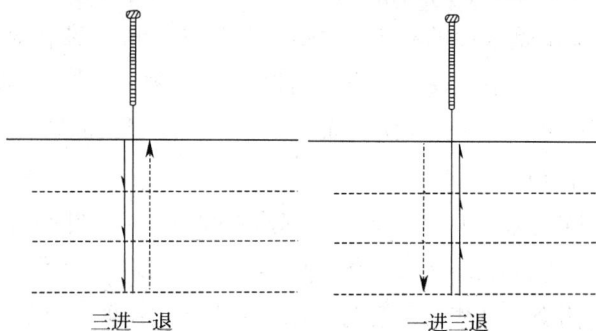

图2-4-3　三进一退和一进三退

（1）补法：先浅后深，三进一退，徐进疾退是为补。先将针进至穴位浅层（天部），得气后再将针插至穴位中层（人部），然后再插针至穴位深层（地部），在深层留针较长时间；出针时，一次将针退至穴位浅层（天部），稍停后再拔针外出，并疾按针孔。在三部

149

进针时，每一部或可施以提插补法为主行针。

（2）泻法：先深后浅，一进三退，疾进徐退是为泻。将针一次进至穴位深层（地部），得气后再将针提至穴位中层（人部），然后再提针至穴位浅层，留针时间较短或不留针，摇针外出，不按针孔。在三部退针时，每一部或可施以提插泻法为主行针。

（三）临床应用

本法的作用，主要是调和阴阳，在临床上可以治疗各种虚寒证或实热证。徐疾补泻一般应用针体在腧穴深浅各层进内退外的针刺手法。此外，还可与提插补泻结合，分天、人、地三部操作，补虚或泻实，构成烧山火、透天凉、阳中隐阴、阴中隐阳等复式补泻手法。现代各家应用徐疾补泻，多宗《灵枢经·小针解》，认为本法不仅应包括进针与退针的速度快慢，还要体现进针、退针用力轻重和持续时间长短等方面的不同。

（四）注意事项

1. 徐疾补泻手法的徐与疾是相对而言的，必须明确区别。徐疾补泻的重点都是"徐"，要求心静手徐，不可草率。

2. 行针手法以提插为主，如需分层操作时，必须分清天、人、地3层的界限。

3. 可根据患者具体情况，决定进针和退针以及行针、留针的速度或持续时间。

（五）医家经验

1. 陈克彦徐疾补泻手法　主张采用不捻转的徐疾补泻，并提出了具体的针刺深度与时间。

（1）补法：慢慢地用力将针进至地部（约8分深），然后紧压穴位30秒，迅速出针。

（2）泻法：快速将针插至地部（约8分深），然后慢慢地用力将针退出。

补法、泻法的行针时间均为4分钟，行针时要求心无杂念、专心致志、独立守神，以使针下产生热补和凉泻的作用。

具体来说，徐内而疾出的要点是徐内，徐内是求热的有效方法，当属于热补；疾内而徐出的要求是徐出，徐出是求凉的有效方法，当属凉泻。陈克彦曾对10例体温正常的患者，隔日在左侧合谷穴行补法、泻法与自身对照（不针刺）。结果表明，除酸胀感普遍见于补、泻两法之外，补法引出热感5次、痛感1次，泻法引出凉感2次、痛感5次，补法与泻法比较有显著差异（$P < 0.05$）。

陈克彦曾对30例乳腺癌术后接受化学抗癌药物的患者进行针刺治疗，每次投药以前针刺，第2天再针刺，共进行4周16次的治疗。第1、3周取穴大椎、足三里（双侧），第2、4周取穴身柱、三阴交。观察结果表明，补、泻手法均能明显缓解药物毒副作用，但补法缓解白细胞总数下降和改善临床症状的作用优于泻法。用针刺治疗外科手术后吸收热，共治111例患者，均有发热、脉弦滑数、舌红、苔白腻、口臭、便结、尿赤等实热证象。本组分为补法37例、泻法34例、空白对照40例，均不用退热药。在双侧曲池、足三里穴施行补、泻手法，结果表明针刺泻法的即时解热作用较好，与针前相比有非常显著差异（$P < 0.01$）；补法则即时解热作用不明显，与泻法比较有显著差异（$P < 0.05$）。从针刺的连续效

应来看，泻法组自接受治疗的第 1 天开始，体温下降即有显著性（$P < 0.01$），而补法组、对照组自第 2 天开始体温下降才有显著性（$P < 0.01$）。体温降至 37℃ 以下的日期，泻法组为第 3 天，补法组为第 4 天，对照组为第 5 天。（《当代中国针灸临证精要》）

2. 于书庄徐疾补泻手法

（1）补法：徐内，针刺速度慢，下插指力重，达到预期针刺深度时间要长（1 ~ 2 分钟）；疾出，提针速度要快，上提指力轻，退出皮肤所需的时间要短。

（2）泻法：疾内，针刺速度快，下插指力轻，达到预期针刺深度要短；徐出，提针速度要慢，上提指力重，退出皮肤所需的时间要长（1 ~ 2 分钟）。

用上述方法还可诱导针下寒热感应，计 95 例、185 穴次、33 个病种。其中，补法 175 穴次，出现热感者 162 穴次（92.5%），未出现热感者 13 穴次（7.5%）；泻法 10 穴次，出现凉感为 4 穴次。一般出现热感或凉感的时间，在施术 1 ~ 2 分钟之间，在 2 分钟以内出现凉、热感者为 120 穴次（78%）。以上感应出现在针下及其周围者为 140 穴次（84.3%），循经感传者为 11 穴次，局部及邻近处者 15 穴次，全身出现热感者 2 穴次。（《于书庄针灸医集》）

3. 高镇五徐疾补泻手法　其特点是结合捻转提插，并注重针感来施行补法和泻法。

（1）补法：选用 0.28 ~ 0.32mm 直径的毫针，迅速刺入皮下后，徐徐内针，在 180°以内徐徐来回捻转，或在 0.5cm 以内徐徐提插，8 ~ 10 秒捻转或提插 1 次。务使得气徐缓，针感弱或中等度，患者舒适，医者指下轻松。得气后，继续徐徐行针（或轻微摆动震颤）30 ~ 60 秒，或再静留针 5 ~ 20 分钟。徐徐出针，按压针孔片刻。

（2）泻法：选用 0.38 ~ 0.45mm 直径的毫针，迅速透皮直插至穴位深部，以 360° ~ 720°迅速来回捻转，或以 1cm 的幅度上下提插，1 秒捻转或提插 1 次。务求得气迅速，针感强，患者稍觉难受，医者指下沉紧。得气后，持续行针 2 ~ 3 分钟，或再间歇动留针 30 ~ 60 分钟（其间每隔 5 分钟行针 1 次），或持续动留针 15 ~ 30 分钟。迅速出针，不按针孔。（《当代中国针灸临证精要》）

（六）评述

1. 徐疾补泻的操作方法　《灵枢经·九针十二原》云：“刺之微，在速迟。”《灵枢经·小针解》云：“刺之微在数迟者，徐疾之意也。”这些经文强调了针刺的要妙，在于运用徐疾操作，可见其重要性。徐，是缓慢之意；疾，是快速之意。换个说法，速迟也就是疾徐。

徐疾补泻是《黄帝内经》主要的（也是基本的）一种针刺补泻手法及其操作过程。徐疾补泻是指针体在穴位内，依据穴位的深浅，由外进内与由内退外的过程，两者的时间长短不同，以区别补泻的针刺手法。

《灵枢经·九针十二原》云：“徐而疾则实，疾而徐则虚。”意思是“徐而疾”可补虚而气实，“疾而徐”可泻实而邪大。但是在《灵枢经·小针解》和《素问·针解》中，对《灵枢经·九针十二原》这段经文，却有两种截然不同的手法操作和经文注解。

《灵枢经·小针解》云：“徐而疾则实者，言徐内而疾出也；疾而徐则虚者，言疾内而徐出也。"即缓慢地进入，快速地退出，令经气充实于针下为补法；反之，快速地进入，缓慢地退出，引气随针外泄则为泻法。

与《灵枢经·小针解》有别，《素问·针解》云："徐而疾则实者，徐出针而疾按之；疾而徐则虚者，疾出针而徐按之。"以留针时间的长短并结合开阖补泻来施用。缓慢地出针，快速地按闭针穴为补法；反之，快速地出针，缓慢地按闭其而不闭针穴为泻法。

不少《黄帝内经》注家均从《素问·针解》论徐疾。如王冰注云："徐出，谓得经气已久乃出之；疾按，谓针出穴已，速疾按之则真气不泄，经脉气全。故徐而疾乃实也。疾出针，谓针入穴已至于经脉，即疾出之；徐按，谓针出穴已，徐缓按之，则邪气得泄，精气复固。故疾而徐乃虚也。"《灵枢经·九针十二原》张景岳注云："徐出针而疾按之为补，故虚者可实；疾出针而徐按之为泻，故实者可虚。"（《类经》卷19·用针虚实补泻）《素问·针解》张景岳注云："针下得气已盛而徐出之，则经脉无伤，疾按之则真气不泄，此补法也，故（虚者）能实；若针已及病而疾出之、徐按之，则郁滞行、邪气去，此泻法也，故（实者）能虚。"（《类经》卷19·用针虚实补泻）

对《灵枢经》《素问》两篇的分歧意见，我们可以从《灵枢经》相关原文中得出正确的结论。这种方法在校勘学中，称为本校法。陈垣《校勘学例》云："本校法者，以本书前后互证，而抉摘其异同，则知其中之谬误。"用《灵枢经》诸篇经文进行前后互证，正可解决《灵枢经》《素问》的两篇经文的分歧。

如《灵枢经·官能》云："泻必用员，切而转之，其气乃行，疾而徐出，邪气乃出，伸而迎之，遥大其穴，气出乃疾。补必用方，外引其皮，令当其门，左引其枢，右推其肤，微旋而徐推之，必端以正，安以静，坚心无解，欲微以留，气下而疾出之，推其皮，盖其外门，真气乃存。用针之要，无忘其神。"原文在泻法中使用的是"疾而徐出""遥大其穴"，在补法中使用了"微旋而徐推之""气下而疾出之"，这与《灵枢经·小针解》意相同，从而可以佐证徐疾补泻法应以《灵枢经·小针解》所述内容作为正确的操作方法。

2. 徐疾补泻的临床应用

（1）运用依据：《灵枢经》在多篇提到了运用徐疾补泻的临床依据，是针穴中经气之虚实。如《灵枢经·小针解》云："刺之微在数迟者，徐疾之意也……机之动不离其空中者，知气之虚实，用针之徐疾也。"这指出在临床上要以针穴中经气之虚实为依据，作为用针徐疾的前提。《灵枢经·邪客》云："故本腧者，皆因其气之虚实疾徐以取之，是谓因冲（《黄帝内经太素》注："冲，盛也"）而泻，因衰而补。"意义相同。《灵枢经·官能》云："是故工之用针也，知气之所在，而守其门户，明于调气，补泻所在，徐疾之意，所取之处。"以上均说明了应用徐疾补泻的依据是经气之虚实。

（2）操作过程：综合《灵枢经·官能》《灵枢经·邪客》两篇，徐疾补泻的操作过程应该是：不论补泻，均需心神安静，坚持不懈，持针端正，双手配合，如此针体顺利进退，无与肉果（裹）。

补法进针要"外引其皮，令当其门，左引其枢，右推其肤，微旋而徐推之"，并用辅针导气（目今称为辅助手法）以催导经气；气下而疾出之，出针后宜推其皮，盖其外门，速闭针孔。

泻法要用"切而转之"使经气通行，"疾而徐出"，邪气乃出，徐出时当"伸而迎之，遥大其穴"，如此才能"气出乃疾"。

（3）针刺效应：根据临床实践，刺寒邪可用补法，徐往（入）疾出以温；刺热邪可用泻法，疾往（入）徐出以寒。在临床上，徐疾补法常可致针下热感，徐疾泻法常可致针下凉感，是取热、取寒针法的主要技术。

（4）后世对徐疾补泻的应用：如需要分层操作时，可按照天、人、地三部进行。补法以三进一退，泻法以一进三退。如泉石心《金针赋》云："补者一退三飞，真气自归；泻者一飞三退，邪气自避。"其作用主要是调和阴阳，可用于治疗各种虚寒证或实热证。故李梴《医学入门》用治"一切冷证，先浅入针而后渐深入针"；用治"一切热证，先深入针而后渐浅退针"。

3. 徐疾补泻和导气法的重点都是"徐" 徐疾补泻在进退针时操作的速度不同，在《黄帝内经》中还记述有导气法，与徐疾补泻又有所不同。《灵枢经·五乱》曰："补泻奈何……徐入徐出，谓之导气，补泻无形，谓之同精，是非有余不足也，乱气之相逆也。"可见，这里所说的针法，既不是补法，也不是泻法，而是介于补泻之间的导气法，是针对"清浊相干、气逆而乱"的病症而设的。因此，虚实不明显或不虚不实之气乱证，可用缓慢地由浅而深（徐入）、缓慢地由深而浅（徐出）这种针法来调理气机。如将徐入徐出的导气法和"徐而疾则实，疾而徐则虚"的补泻法联系起来，加以分析，对《灵枢经》诸篇的徐疾之意就会更加明白。

值得指出的是，在《灵枢经》中，毫针的应用更多的是强调心静手徐。如《灵枢经·官能》云："语徐而安静，手巧而心审谛者，可使行针艾。"《灵枢经·九针十二原》云："毫针者……静以徐往，微以久留之而养。"不论是补法、泻法，还是补泻无形的导气法，都必须在"徐"字上下工夫，也就是要心静手巧语徐，不可草率。补法徐内而疾出，其关键是徐内，紧持针柄用力用意，缓慢地向穴内推按进入，动作要重慢，如此可以求得针下热感；而向穴外伸引退出时，动作要轻快，不必用力用意，疾出只是徐内的从属过程。泻法疾内而徐出，其关键是徐出，紧持针柄用力用意，缓慢地向穴外伸引退出，动作要重慢，如此可以求得针下凉感；而向穴内推按进入时，动作要轻快，不必用力用意，疾入只是徐出的从属过程。

而导气法徐入徐出，缓慢地由浅而深（徐入），再缓慢地由深而浅（徐出），两者在用力时间上是相同的，所以没有明显的补泻作用，但针体在穴位上下进退的整个过程可以更长，在徐入和徐出时都需要紧持针柄、用力用意。

4.《素问遗篇·刺法论》之徐疾 "三年大疫，当刺脾之俞。（脾之俞，在背第十一椎下两旁各一寸半，动脉应手。用圆利针，令口中温暖而刺之……刺之二分，得气至而次进之，又得动气次进之，二进各一分，留五呼，即徐徐出针，以手扪之，令其人闭息三遍而咽津也。）"

"次三日，可刺足太阴之所注。（足太阴之所注，太白穴也……诵之三遍，乃刺三分，留七呼，动气至而急出其针也。）"

由此可见，本篇的补法特点是，进针分两部，或三部刺至应针之深度，以取《灵枢经·九针十二原》补法之"徐"义；"徐徐出针，以手扪之"，则体现《素问·针解》补法之"徐"义。泻法的特点是，一次进针至应针之深度，以取《灵枢经·九针十二原》泻法之"疾"义；气至而急出其针"，则取《素问·针解》泻法之"疾"义。

本篇所述之针刺分层补法，正是明代针刺补泻中"三才法"的雏形。另外，该篇补法退针法中已提到"退至二分，留一呼"，"退留一呼"等，意即退针时，先退针至皮下，稍留针后再出针。窦汉卿又推而广之，将此退针法作为退针的一般原则。

又，现存传世本《针灸大成》卷一"刺法论"既有正文，又有注文，与传世本《素问》（人民卫生出版社，1963）有正文、无注文不同。

（七）文献摘要

《灵枢经·小针解》：徐而疾则实者，言徐内而疾出也；疾而徐则虚者，言疾内而徐出也。

《素问·针解》：徐而疾则实者，徐出针而疾按之。疾而徐则虚者，疾出针而徐按之。

王冰注：徐之，谓得经气已久乃出之；疾按，谓针出穴已，速疾按之则真气不泄，经脉气全。故徐而疾乃实也。疾出针，谓针入穴已至于经脉，即疾出之；徐按，谓针出穴已，徐缓按之，则邪气得泄，精气复固。故疾而徐乃虚也。

《素问经注节解》：徐出，谓得经气已久乃出之；疾按，谓针出穴已，疾速按之，则真气不泄，经脉气全。故徐而疾乃实也。疾出，谓针入穴已至于经脉，即疾出之；徐按，谓针出穴已，徐缓按之，则邪气得泄，精气复固。故疾而徐乃虚也。

《金针赋》：补者一退三飞，真气自归；泻者一飞三退，邪气自避。

《医学入门》：治久患瘫痪，顽麻冷痹，遍身走痛及癫风寒疟，一切冷证，先浅入针而后渐深入针……治风痰壅盛，中风，喉风，癫狂，疟疾单热，一切热证，先深入针而后渐浅退针。

《针灸问对》：补法，一退三飞，正气自归。其法一提至天部，三进入地部，提针宜速，进针三次，每停三息宜缓，进时亦宜吹气，故曰进以助气……泻法，一飞三退，邪气自退。其法一插至地部，三提至天部，插针宜速，提针作三次出，每一次停三息宜缓，提时亦宜吸气，故曰退以清气。飞者，进也。

《针灸大成·经络迎随设为问答》：补，随其经脉，推而按纳之，左手闭针穴，徐出针而疾按之。泻，迎其经脉，提而动伸之，停针稍久，凡起针左手开针穴，疾出针而徐按之。

二、提插补泻法

(一) 概述

提插补泻法是以下插或上提动作为主以区别补泻的针刺手法。《难经·七十六难》云："得气，因推而内之是谓补，动而伸之是谓泻。"文中的"伸"就是将针上提，"推"就是将针下插。根据阴阳理论，外为阳而内为阴。以此为据，针体向下、向内，以插针动作为主者，由浅而深即为补；针体向上、向外，以提针动作为主者，由深而浅即为泻法。

泉石心《金针赋》云："重沉豆许曰按，轻浮豆许曰提""插针为热，提针为寒"。这说明提插补泻应在小幅度范围内（豆许）进行，可引起针下寒热不同的效应。李梴《医学入门》对提插补泻的操作方法描述尤为明确，其中"急提慢按"和"慢提急按"之法，至今仍在临床应用。

(二) 方法

作为补泻手法的提插动作，是根据针体下插为主，还是上提为主，两者之间有所区别，来达到补虚或泻实的。在临床上，可用手指爪切穴位，顺势进针，待得气后，再行提插补泻。

1. 提插补法 要急按慢提。即将针体下插时，用力要大，速度要快，其要领是急按；将针体上提时，用力要小，速度要慢，即慢提（图2-4-4）。有人将之称为"下三上二提插术"，即下插针用力大、上提针用力小。

2. 提插泻法 要急提慢按。即将针体上提时，用力要大，速度要快，其要领是急提；将针体下插时，用力要小，速度要慢，即慢按（图2-4-4）。有人将之称为"上三下二提插术"，即上提针用力大、下插针用力小。

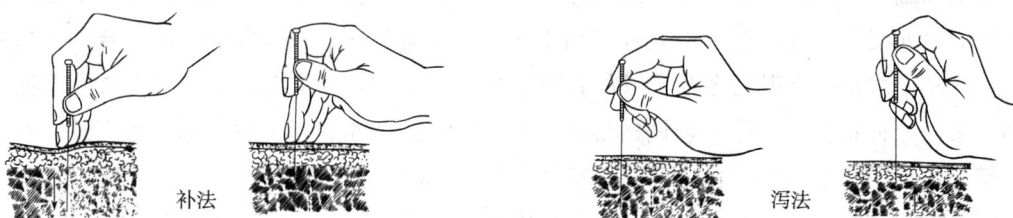

补法　　　　　　　　　　　　　泻法

图2-4-4 提插补泻法

(三) 临床应用

补虚泻实，调和阴阳。本法之补，以急按慢提为主，导阳内入，阳气充实，故有温补作用，可治经气不足，表现为虚寒证候者。本法之泻，以急提慢按为法，引阴外出，邪气得泄，故有凉泻作用，可治经气有余，表现为实热证候者。

(四) 注意事项

1. 提插补泻手法，应以上提针或下插针用力的轻重不同区别施术。

2. 一般来说，提插补泻必须在较小幅度（一般在 1 分之内）的范围内施术。在针刺得气后，针尖以不离经气为原则，分别施行急提或急插的动作。

（五）医家经验

陈应龙提插补泻法　多插少提谓之补，多提少插谓之泻。

（1）提插补法：进针得气后，以轻约之指力，将针一提而天层，再以沉紧之指力，边捻边插，多次捻插，直至得气之地层，此为 1 遍。根据病情之需要，按奇属阳而行针 1、3、5、7、9 遍。在天地二层之间，每次捻插应短矩，始能达到多插之要求。

（2）提插泻法：得气后，以重紧之指力，如拔萝卜之势，从地层而出，边捻边提，多次捻提，直至天层，再以轻约之力，一插而下至地层，此为 1 遍。根据病情之需要，按偶属阴而行针 2、4、6、8 遍。在天地间，每次捻提应短矩，始能达到多提之要求。

多插少提或多提少插，深度相等，次数悬殊，故须注意分寸。如针内关行补法，得气地层 5 分，天层 2 分，天地间 2 分。进针得气，行针时，一提至天层，三插至地层。针委中行泻法，天地层 1 寸，进针得气时，三提至天层，一插至地层。［中国针灸，1986，6（5）：261］

（六）文献摘要

《医学入门》：凡提插，急提慢按如冰冷，泻也；慢提急按火烧身，补也。

三、捻转补泻法

（一）概述

捻转补泻是在针体捻转手法基础上，根据捻针作用力方向，区别左转为主或右转为主，分别补虚与泻实的针刺手法。将捻转法从针刺的基本动作发展为独立的补泻手法，大约肇始于金元时期。金代窦汉卿《针经指南·气血问答》云："以大指次指相合，大指往上进谓之左，大指往下退谓之右。"以拇指捻针为标准，向前进使针左转，或向后退使针右转，来区分针刺补泻。他又强调指出："以手捻针也，务要记乎左右也，左为外，右为内，慎记耳。"这说明左转右转不同是捻转补泻的基本式式。

左右转针区别补泻，虽晚出于金元，但其理论根据仍源于《黄帝内经》。《素问·阴阳应象大论》云："左右者，阴阳之道路也。"《素问·太阴阳明论》云："阳者，天气也，主外；阴者，地气也，主内。"这都说明"阴气右行，阳气左行"（杨上善《黄帝内经太素》）的道理。明代杨继洲《针灸大成》认为："左转从阳，能行诸阳；右转从阴，能行诸阴。"也说明了这个问题。

金代何若愚将针刺捻转动作称为迎随，提出"转针迎随"之法。他在《子午流注针经》中指出："男子左泻右补，女子右泻左补，转针迎随，补泻之道，明于此矣。"（《流注指微针赋》注）在左右阴阳的基础上，再加上男女阴阳的又一因素。嗣后，泉石心《金针赋》又对左右转针分补泻的方法进一步作了解释，说："男子者，大指进前左转，呼之为补；退后右转，吸之为泻……女子者，大指退后右转，吸之为补；进前（左转），呼之为泻。"又说："左与右有异，胸与背不同。午前者如此，午后者反之。"致使捻转补泻手法不仅与男女性别有关，而且与针刺部位、针刺时间也联系在一起，构成较复杂的操作模式。至明代，捻转补泻手法在窦汉卿《标幽赋》、泉石心《金针赋》的基础上，进一步丰富发展。陈会《神应经》、李梴《医学入门》、杨继洲《针灸大成》与汪机《针灸问对》所记述的捻转补泻，流派纷呈，手法各异，内容亦不相同，但大多不切实用。

（二）方法

1. 捻转补泻手法　作为捻转补泻的基本术式，可以拇指用力为标准。拇、食二指持针捻转，拇指向前用力使针左转，然后让针自然退转（拇指不用力），是为补法；拇指向后用力使针右转，然后让针自然退转（拇指不用力），是为泻法。（图2-4-5）

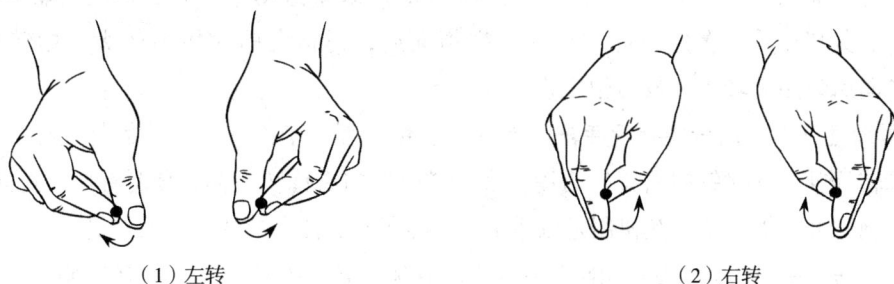

（1）左转　　　　　　　　　　　（2）右转

图2-4-5　捻转补泻法

2. 经脉循行顺逆捻转补泻手法　此为汪机《针灸问对》所载的一种捻转补泻手法，是根据经脉循行顺逆升降的关系提出的。应用时可将十四经分为两组，手三阴、足三阳、督脉为远心下行的经脉，手三阳、足三阴、任脉为向心上行的经脉，分别施以捻转补泻，其具体操作方法如下表。（表2-4-2）

表2-4-2　《针灸问对》所载捻转补泻操作及机制分析表

经脉	循行方向		补泻	操作	转针方向	气行方向	机制
手三阳 足三阴 任脉	上行	向心	地升 （右行）	补	大指向后，食指向前	右转	上行	上与上相顺，随济不足
				泻	大指向前，食指向后	左转	下行	上与下相逆，迎夺有余
手三阴 足三阳 督脉	下行	远心	大降 （左行）	补	大指向前，食指向后	左转	下行	下与下相顺，随济不足
				泻	大指向后，食指向前	右转	上行	下与上相逆，迎夺有余

3. 病证寒热捻转补泻手法　此是杨继洲《针灸大成》根据病证寒热性质不同，结合阴阳经脉针刺而提出的一种变通的捻转补泻手法。其具体操作方法如下表。（表2-4-3）

表 2 - 4 - 3　《针灸大成》所载病证寒热捻转补泻操作表

病证与经脉	补泻	操作方法	转针左右	阴阳顺逆
热证刺阳经	补法	拇指向前，食指向后	左转（＋）	顺阳
	泻法	拇指向后，食指向前	右转（－）	逆阳
寒证刺阴经	补法	拇指向后，食指向前	右转（－）	顺阴
	泻法	拇指向前，食指向后	左转（＋）	逆阴

4. 凤凰展翅与饿马摇铃　这两种捻转补泻手法见于杨继洲《针灸大成·四明高氏补泻》的"神针八法"篇中，但查考高武《针灸聚英》和《针灸节要》，并无此篇文字，姑且存疑。

（1）凤凰展翅：泻用右手大指、食指捻针头，一捻一放，如凤凰展翅飞腾之象。此类飞法，可参本书有关章节内容。

（2）饿马摇铃：补用右手大指、食指捻针头，缓缓前进则长，后退则短，如饿马无力摇铃之状。其特点是一次拇指向前，一次拇指向后，拇指向前时用力较大、捻转幅度也大，拇指向后时用力较小、捻转幅度也小。

5. 男女性别不同的捻转补泻手法　有陈会、杨继洲、李梴三家。总的是：男子是顺时针向左捻转为补，逆时针向右捻转为泻；女子逆时针向右捻转为补，顺时针向左捻转为泻。

（1）陈会捻转补泻法：其机制是以手足十二经所属肢体左右的阴阳及转针左右阴阳的顺逆关系为依据。左侧属阳，左转顺阳为补，右转逆阳为泻；右侧属阴，右转顺阴为补，左转逆阴为泻。由于转针的左右，须与患者肢体的左右配合起来，分别顺逆关系，因此下表中所述与陈会原文中所称的左右相反，这是以患者的体位角度来区别转针方向的标准。至于对任脉、督脉施行捻转补泻，则又以男女背腹的阴阳与转针左右的阴阳之顺逆关系为依据。由于任脉、督脉为单行线，无左右之分，故可以医师体位角度去考虑转针方向。（表2-4-4）

表 2 - 4 - 4　陈会捻转补泻机制示意表

经脉	补泻	病者肢体	医者的手	操作	转针方向 病者	转针方向 医者	机制	备注
十二经脉	补	左侧	右手	大指向后，食指向前	左	右	左侧转向左（顺阳）	
		右侧	左手	大指向后，食指向前	右	左	右侧转向右（顺阴）	
	泻	左侧	右手	大指向前，食指向后	右	左	左侧转向右（逆阳）	
		右侧	左手	大指向前，食指向后	左	右	右侧转向左（逆阴）	

经脉	属性	补泻	操作	转针方向 左右	转针方向 属性	机制	备注
任脉	阴	补	大指向后，食指向前	右	阴	阴与阴相顺	女子相反
		泻	大指向前，食指向后	左	阳	阴与阳相逆	
督脉	阳	补	大指向前，食指向后	左	阳	阳与阳相顺	女子相反
		泻	大指向后，食指向前	右	阴	阳与阴相逆	

（2）杨继洲捻转补泻法：《针灸大成》以男女性别不同为标准，但不分手足左右、阴阳经脉和午前午后，来施行左右转针的补泻手法。（表2－4－5）

表2－4－5 杨继洲捻转补泻操作表

性别	补泻	操作方法	转针左右	阴阳顺逆
男（＋）	补法	拇指向前，食指向后	左转针（＋）	顺阳
	泻法	拇指向后，食指向前	右转针（－）	逆阳
女（－）	补法	拇指向后，食指向前	右转针（－）	顺阴
	泻法	拇指向前，食指向后	左转针（＋）	逆阴

（3）李梴捻转补泻法：这种手法结合了呼吸和针向，较陈会的手法更为复杂。它既须分别手足阴阳，又须分别左右和经脉的阴阳，即以手足、阴阳、经脉三方面的阴阳盛衰，来分别结合转针左右的阴阳作为补泻手法的根据。临床不能应用，故仅见文献摘要，而在此不予详述。

（三）临床应用

补虚泻实，通调营卫气血。捻转补法用于虚证，捻转泻法用于实证。目前临床上大多采取捻转补泻基本术式，分别左转与右转，来补虚或泻实。也有人主张捻转补泻可根据其频率、幅度、力量、时间来分别操作，如捻转幅度小、速度慢、时间短为补法，捻转幅度大、速度快、时间长为泻法。实际上是根据刺激强弱来区别补泻，前者轻刺激为补法，后者强刺激为泻法，与本法迥异。

楼百层认为，捻转补泻法当以通调经脉气血而立法，多适用于四肢穴位。其手法可依"神针八法"为据，泻法"凤凰展翅"（相当于重刺激），补法"饿马摇铃"（相当于轻刺激），分别进行操作。［上海针灸杂志，1982，1（2）：9－10］

（四）注意事项

与捻转法大致相同。

（五）医家经验

1. 贺惠吾捻转补泻 主张根据得气迟速和患者对针刺的感受性来决定补泻法的应用。病人得气较迟，对针刺耐受性大，敏感性低者，捻转角度可大些，力量可强些。病人得气较速，或对针刺耐受性小，敏感性高者，捻转角度可小些，力量可弱些。捻转补法称为左三右二捻转术，"左三"即向左旋捻力量强、角度小，"右二"即向右旋捻力量弱、角度小。捻转泻法称为右三左二捻转术，"右三"即向右旋捻力量强、角度大，"左二"即向左旋捻力量弱、角度小。根据捻转左右旋捻的角度（即幅度）、用力大小来进行补泻操作，较为实用。（《当代中国针灸临证精要》）

2. 陆瘦燕捻转补泻 倡用《针灸问对》所载的捻转补泻法（即上述第2种手法），认为这种以顺经而转、随济其不足为补，逆经而转、迎夺其有余为泻的手法，与经络学说紧密联系，有现实意义，临床用之有一定疗效。如痹证为邪气痹阻经络不通所致，病在营卫运行不畅者，尤宜使用此法操作。一般初病、邪壅脉实者，当用泻法；久病经络空虚、兼有肌肉萎枯，则用补法，或泻中寓补。(《陆瘦燕针灸论著医案选》)

3. 石学敏捻转补泻　认为"大指向前为补，向后为泻"的具体操作，应以病人体位为准，大指向前或向后是指术者在施行手法时开始作用力的方向。十二经脉以任督二脉为中心。左右侧捻转时作用力的方向呈向心性为补，即左侧作用力方向为顺时针，右侧为逆时针。具体操作，捻转时加压用力，倒转时自然退回，连续不断。左右侧捻转作用力的方向呈离心性者为泻，即左侧作用力方向为逆时针，右侧作用力方向为顺时针。任督二脉则采用小幅度（<90°）、高频率（120 次/分以上）捻转手法，是为补；采用大幅度（>180°）、低频率（50~60 次/分）捻转手法，是为泻。

其捻转补泻手法的特点是提出了捻转的量学因素：①作用力方向是决定补和泻的重要因素之一。②捻转补泻与作用力大小有直接关系。补法术者手指轻轻捻转，自然退回，形成一个有节奏的捻转频率，徐徐激发经气；泻法术者手指、腕、臂协调用力，作用力较大，迅速激发经气。③施行捻转补泻手法所持续时间的最佳参数，每穴操作时间为 1~3 分钟。④施行捻转补泻，其治疗作用时间的最佳参数因病而异。如人迎针刺中风其持续作用时间为 6 小时，支气管哮喘用捻转补法其持续作用时间为 3~4 小时。提示在 3~6 小时后需再次针刺，以保持治疗作用。[中国医药学报，1987 (5)：16 - 17]

4. 陈应龙子午补泻法　子时一刻一阳生，午时一刻一阴生。从子而午，从阳生至阳盛阴生，子者为前为上，午者为后为下。行针操作则以努前、内收，顺经脉流注为定向，故名曰子午补泻。大指努前谓之补，大指内收谓之泻。针之而气至，方行补泻。欲补者，大指捻前，旋转针半周至 1 周，指下沉紧，似进非进，指力重心偏于前。欲泻者，大指捻后，旋针 1~2 周，指力浮提，似退不退，指力重心偏于后。

(1) 补泻基数：补者补九阳，以九为单元，轻补者捻针九数，按病情之轻重，依次而二九一十八、三九二十七，直到九九八十一为极数。泻者以六为单元，轻泻者捻针六数，依次二六一十二、三六一十八，直至六九五十四为极数。因为补泻即有定数，故非一捻而成。纯补或纯泻，皆朝一方向捻针，捻数即多，常导致皮肤与肌肉紧束针身，此即滞针。但此时定数未足，欲足但滞，为此之故，应须还原。还原者，即朝补或泻之反向转针，同时将针提离经道一二分还原。如此一补一还原或一泻一还原，弧度相等，前后均匀，捻数再多，亦不致滞。

(2) 补续雀啄，泻续摇针：每补至九阳之数，此最后一次之捻针，如搓线之状，捻转略慢，弧度要大，指力沉下，上提下插，提而不退，插而非进，微妙于毫发之间，上下点动，如雀啄食，行啄九数。如此者，每补九阳之数续加雀啄，重复运针直至须补总数而止之。每泻至六阴最后一数，捻转略慢，弧度要大，指力浮上，针不见退，指不离针，摇动针尾，形圆力均，摇以六数，令穴开大，邪出得道。如此者，每泻六阴之数续加摇针，重复施行，直至应泻总数而停施。

(3) 捻针方法：右手大指食指夹持针柄，行针之时，先大指捻向后，指针捏紧，此即一后一紧。随之立刻大指捻向前，并同时两指与针分开，此即一前一松。欲补者，后而紧，兼还原，随之立即前而松，虽松而运出指力，使针尖进入得气之部而行补法。如此，即完成一后一还原、一前一补针之操作。补数多少，依法运针。欲泻者，后而紧，令针尖旋捻于经络之道而行泻法，随之立即前而松兼还原。如此，即完成一后一泻、一前一还原之操作。泻数多少，依此续行。

（4）捻针方向：循经走向，顺逆行针，以调虚实：补者努前，则必须循经络之走向顺捻，内收者逆捻。如手三阴经之循行，乃由胸臂至指端，针此三经诸穴，补者努向指端，泻者内收肩胸。手三阳经，由指端而走肩、颈、头，针此三经诸穴，补者努向肩头，泻者收向指端。足三阴、三阳经，同理行针诸如上述，努前与内收所成直线，即顺逆于经脉之往来也。

（5）内阴外阳，经竖捻横，以和阴阳：按人体阴阳之理，内侧属阴，外侧属阳。运针方向与经络的循行垂直成十字形。针阴经诸穴，补者努前向躯干，泻者内收朝身外。针阳经反此。［中国针灸，1986，6（5）：261］

（六）文献摘要

《针经指南·真言补泻手法》：补法，待针沉紧时，转针头向病所，以手循扪，觉气至，却回针头向下，觉针沉紧。泻法，觉针沉紧，转针头向病所，觉气至病所，若觉病退，便转针头向下，以手循扪，觉针沉闷。

《普济方》：呼外捻针回经气，吸内捻针行经气。

《神应经》：如针左转，用右手大指、食指持针，以大指向前、食指向后，以针头轻提往左转……如针右边，以左手大指、食指持针，以大指向前、食指向后，依前法连搓三下，轻提针头往右转……此谓之泻法也……如针左边，捻针头转向右边，以我之右手大指、食指持针，以食指向前、大指向后，仍捻针深入一二分，使真气深入肌肉之分。如针右边，捻针头转向左边，以我之左手大指、食指持针，以食指向前、大指向后，仍捻针深入一二分……此谓之补法也。

凡针背腹两边，分阴阳经补泻。男子背上中行（督脉），左转为补，右转为泻；腹上中行（任脉），右转为补，左转为泻。女子背上中行，右转为补，左转为泻；腹上中行，左转为补，右转为泻……盖男子背阳腹阴，女子背阴腹阳故也。

《针灸内篇》：补泻之道，后世胡思乱猜，纷纷骤讼，未能归一……《神应经》补泻，与双林派口传相合。余从先生临症以来，患者遵是法补泻，无不效矣，此乃至秘也。凡后学毋为他书所惑。

《医学入门·针灸》：病者左手阳经，以医者右手大指进前呼之为随，退后吸之为迎。病者左手阴经，以医者右手大指退后吸之为随，进前呼之为迎。病者右手阳经，以医者右手大指退后吸之为随，进前呼之为迎。病者右手阴经，以医者右手大指进前呼之为随，退后吸之为迎。病者右足阳经，以医者右手大指进前呼之为随，退后吸之为迎。病者右足阴经，以医者右手大指退后吸之为随，进前呼之为迎。病者左足阳经，以医者右手大指退后吸之为随，进前呼之为迎。病者左足阴经，以医者右手大指进前呼之为随，退后吸之为迎。男子午前皆然，午后与女人反之。

或问午前之补泻与午后相反，男子补泻与妇人相反。盖以男人之气，早在上而晚在下；女人之气，早在下而晚在上。男女上下，平腰分之故也……故男子阳经，午前以呼为补、吸为泻，阴经以吸为补、呼为泻；午后反之。女人阳经，午前以吸为补、呼为泻，阴经以呼为补、吸为泻；午后亦反之。

《针灸大成·经络迎随设为问答》：男子……阳也，以阳为主，故左转顺阳为之补，右转逆阳为之泻。女子……阴也，以阴为主，故右转顺阴为之补，左转逆阴为之泻。此常法也。然病有阴阳寒热之不同，则转针取用出入，当适其所宜。假令病热，则刺阳之经，以右为泻，以左为补；病寒则刺阴之经，以右为补，左为泻。此盖用阴和阳、用阳和阴，通变之法也。大凡转针逆顺之道，当明于斯。

《针灸大成·四明高氏补泻》：其泻者有凤凰展翅，用右手大指、食指捻针头，如飞腾之象，一捻一放，此泻之五法也。其补者有饿马摇铃，用右手大指、食指捻针头，如饿马无力之状，缓缓前进则长，后退则短，此补之六法也。

《针灸聚英·补泻雪心歌》：捻针向外泻之方，捻针向内补之诀。泻左须将大指前，泻右大指当后拽。补左大指向前搓，补右大指往下搣。如何补泻有两般，盖是经络两边发。

《针灸问对》：捻针之法，有左有右，有内有外，男子左泻右补，女子右泻左补，何谓也？曰：以食指头横纹至指稍为则，捻针以大指、食指相合。大指从食指横纹捻上，进至指梢为左、为外；从指梢捻下，退至横纹为右、为内……古人心法不出乎此，何尝有男子左泻右补，女子右泻左补也哉？是知补泻转针左右皆可，但当识其内则补、伸则泻耳。后人好奇，广立诸法，徒劳无益。

《针灸问对》：赋曰足之三阳，从头下走至足；足之三阴，从足上走入腹；手之三阳，从手上走至头；手之三阴，从胸下走至手。捻针逆其经为迎（泻），顺其经为随（补）。假如足之三阳，从头下走至足，捻针以大指向后、食指向前，为逆其经而上，故曰迎；以大指向前、食指向后，为顺其经而下，故曰随。三阴亦准此法。

四、呼吸补泻法

（一）概述

呼吸补泻法是在患者呼气或吸气时，进针、出针，或施以捻转、提插等补泻手法，来激发经气、补虚泻实的方法。一般不单独应用。

呼吸补泻法出自《素问·离合真邪论》："吸则内针，无令气忤；静以久留，无令邪布；吸则转针，以得气为故；候呼引针，呼尽乃去，大气皆出，故命曰泻……呼尽内针，静以久留，以气至为故，如待所贵，不知日暮，其气以至，适而自护，候吸引针，气不得出，各在其处，推阖其门，令神气存，大气留止，故命曰补。"文中说明了呼吸补泻的基本原则，即患者吸气时进针、呼气时退针，是为泻法；患者呼气时进针、吸气时退针，是为补法。对后世影响很大。《素问·调经论》则以"针与气俱内""针与气俱出"为泻法，"气出针入""气入针出"为补法，并指出当与"摇大其道"和"闭塞其门"的出针方法（开阖补泻）相配合。

元明以降，历代医家在《素问》呼吸补泻的基础上又有所发展。对呼吸调息方法的应用，高武《针灸聚英》主张患者自然呼吸；杜思敬《济生拔萃》却主张"使然呼吸"，由医师嘱患者呼吸，甚至以口吸鼻呼为泻、鼻吸口呼为补，来分别补泻；李梴《医学入门》则认为自然呼吸当随机应用。陈廷诠《罗遗编》指出："大抵用针之妙，贵在审气。"其手法"用补用泻之间，必以呼吸为准，随气下针，乃其要也。"各家也有所不同。

（二）方法

1. 呼吸调息法　可分为鼻呼吸法和口鼻呼吸法两种。前者宜采取深呼吸（腹式呼吸），后者可采取胸式呼吸。

（1）鼻呼吸法：用吸必先呼，用呼必先吸。吸气时，先用鼻呼气，待呼气尽，放松腹肌，鼻深深吸气，利用腹肌舒张的力量将空气吸入，吸至腹部膨隆有充实感。呼气时，先用鼻吸气，待吸气毕，收缩腹肌，利用腹肌收缩力量将空气从鼻部缓缓呼出，呼至腹部凹陷。

（2）口鼻呼吸法：口吸鼻呼为泻，呼气要短而快，吸气要长而慢，吸气时3次用口吸入，呼气时要1次用鼻呼出，即一呼三吸。鼻吸口呼为补，吸气要短而快，呼气要长而慢，吸气时要1次用鼻吸入，呼气时要3次用口呼出（吹出），即一吸三呼。

2. 呼吸进针出针法　一般可令患者行鼻呼吸或口鼻呼吸，即所谓"使然呼吸"。

（1）补法：呼气时进针，得气后行针、留针，在吸气时徐徐出针。是为"气出针入""气入针出"，适用于虚证。

（2）泻法：吸气时进针，得气后行针、留针，待针感消失后，呼气时迅速出针。是为"针与气俱入""针与气俱出"，适用于实证。

3. 呼吸捻转补泻法　一般在行针过程中应用，多以自然呼吸为主，即"等候病人之呼吸而用针"，在其呼气或吸气时随机施以捻转补泻手法。

（1）补法：进针入穴内，未得气时可候患者呼气时小幅度捻针（不分左右）催其针感。得气后，候其呼气时捻针左转（拇指向前用力），吸气时持针不动。行针或留针毕，待患者吸气时出针。

（2）泻法：进针入穴内，未得气时可候患者吸气时小幅度捻针（不分左右）催其针感。得气后，候其吸气时捻针右转（拇指向后用力），呼气时持针不动。行针或留针毕，待患者呼气时出针。

4. 呼吸徐疾补泻法　一般采用口鼻呼吸，并令患者呼气或吸气（"使然呼吸"）。

（1）补法：乘患者呼气3口时，即将针进至穴位浅层，令患者继续鼻吸口呼、一吸三呼，乘三呼时捻针左转，并用力将针下捺（紧按），吸气时将针放松、轻轻退转，以便继续行针。又乘呼气3口时，将针下插至穴位中层，依上法施术，呼则左转针、下按针，吸则将针放松。再乘呼气 3 口时，将针下插至穴位深层，仍依上法施术。反复施术，待针下有热感后，乘患者吸气时，一次将针迅速退出，并疾按针孔。此乃"三进一退"的徐疾补法与"三呼一吸"的呼吸法结合，适用于虚寒证。

（2）泻法：乘患者吸气 3 口时，即将针进至穴位深层，仍令其鼻呼口吸、一呼三吸、乘三吸时捻针右转，并用力将针上提（紧提），呼气时将针放松，并轻轻使针退转，以便继续行针；又乘吸气 3 口时将针上提至穴位中层，依上法施术，吸则转针、上提，呼则将针放松；再乘吸气 3 口时将针上提至穴位浅层，依上法施术。反复施行，待针下有凉感后，乘呼气时缓慢退出，不闭针孔。此为"三退一进"的徐疾泻法与"三吸一呼"的呼吸法结合，适用于实热证。

还有呼吸与提插法同用者，可参本书"抽添法和接气通经法"部分。

（三）临床应用

1. 功用　呼吸配合各种补泻手法，能调和阴阳、升清降浊，促使营卫气血运行畅通。杨继洲《针灸大成·经络迎随设为问答》云："诸阳浅在经络，诸阴深在脏腑，补泻皆取呼吸，出内其针。"这说明经络脏腑病证均可用呼吸补泻法。

2. 主治　在临床上，本法尤宜于气分病，如气机失司、升降失调所致的呃逆、胸脘痞闷、腹胀、腹痛、二便失调等。此外，对局部软组织扭挫伤，仅有胀痛、麻木而压痛点不显著者，亦可应用。如应用一般补泻手法效果不显著者，也可用呼吸配合，常有意想不到的效果。

3. 作用　目前临床应用呼吸补泻，主要有以下三方面作用。

（1）行气：在针刺操作过程中，配合缓慢而深沉的腹式呼吸，可促使刺激感应的传导。按泉石心《金针赋》的方法，病痛在所取腧穴的上方，要在患者吸气时提针，以使针感向上传导；若病痛在所取腧穴的下方，则在患者呼气时插针，以使针感向下传导。

（2）减轻针刺疼痛：在进针与出针时，配合适当的呼吸，可减轻针刺疼痛。进针时，可嘱患者深吸气一口；出针时，也可随患者吸气将针捻动，缓缓出针，如此则可减轻病痛。如杨继洲《针灸大成》所云"凡针痛者……不可起针，令病人吸气一口，随吸则将针捻活，伸提一豆即不痛"也是这种办法。

（3）补虚泻实：呼吸补泻法一般不单用，在临床上经常配合提插、捻转、徐疾等补泻手法应用。特别在行烧山火与透天凉手法时，配合呼吸补泻，可以提高热感或凉感的出现率。对一些慢性病施行徐疾补泻或提插补泻，一般效果较微而短暂时，若用呼吸补泻配合则可提高疗效。

4. 处方示例

（1）不安腿综合征

取穴：血海、地机、三阴交、足三里、上巨虚、太溪，均双侧取穴。

治法：①针刺组，共治疗 56 例。上述经穴以齐刺针法，得气后留针 30 分钟，用呼吸补法。每日 1 次，12 次为 1 个疗程。并与耳针作对照观察。②耳针组，治疗 57 例。取耳神门、内分泌、皮质下、心、脾、肾、肝穴，用 5 分毫针针刺后，留针 20 分钟。出针后，再用王不留行敷贴于耳穴上，每日早晚各按压耳穴 1 分钟左右。每耳压籽 3 天，12 天为 1 个疗程。

诊断标准：年龄在 40 岁以上；两小腿及足部深处肌肉有酸痛、瘙痒、虫爬、烧灼等难以形容的不适感，影响睡眠；每日黄昏后至睡前发作，活动后可缓解；神经系统及体格检查均无明显阳性体征。

两组对照：针刺组总有效率为 92.84%，耳针组为 73.08%，两组疗效经统计学处理有极显著差异（$P < 0.01$）；针刺组痊愈率为 33.93%，耳针组为 17.32%，也有显著性差异（$P < 0.05$）。（《特种针法临证荟萃》）

（2）胁肋痛

取穴：主穴取支沟、阳陵泉。配穴根据辨证分型，肝胆湿热型配合谷、丰隆；肝郁气滞型配行间、期门；瘀血内阻型配膈俞、肝俞；肝阴不足型配太溪、三阴交。

方法：取支沟、阳陵泉，针刺手法行呼吸补泻的泻法（患者吸气时进针，呼气时提针，一进二退为 1 次，每穴做 6 次）加九六补泻的泻法。配穴可根据病情虚实采取提插捻转补泻的方法。每日针刺 1 次，7 次为 1 个疗程。[中国针灸，1999，19（7）：15]

（四）注意事项

1. 因呼吸补泻需医患配合，必须先作必要说明，使患者有较平稳的呼吸，或经过训练后的节律呼吸。

2. 医者自始至终应手不离针，全神贯注，手、眼、心合一。

3. 在进行上述呼吸徐疾补泻法时，医者尤其应通过适当的臂力、掌力、指力来加强针刺感应，以提高疗效。

4. 应在空气清新、环境宁静的诊室里进行本法。

5. 如手法不熟者，可在腹部取穴时应用本法，视腹部的膨隆（吸气）和凹陷（呼气）随机施以补泻。

（五）医家经验

1. 焦勉斋呼吸补泻法　呼吸补泻，必须候气。留针时，医者要精神贯注，手不离针，按患者的呼吸动态，捻针以待气至，气至用补泻手法后再出针。无论是补或泻，在未针前皆先用扪循、切散、推按、弹努、爪下等手法后，按吸气与呼气而进针。补法是呼气进针，呼气转针，吸气出针，出针后疾揉穴孔，手法是徐徐轻微捻针。泻法则吸气进针，吸气转针，呼尽出针，出针后不揉按穴孔，手法要迅速，加重刺激，摇撼针体。具体操作如下。

（1）补针法：未针之前，先在应针的穴位上施用左手压按手法，乘患者呼气时进针。进针后，手不离针，静以待气，日视患者呼吸状态，如气不至，则俟患者呼气时徐徐捻针以催气，吸气时则手握针不动。气至后，仍按患者每次呼气时而用补法，轻微捻针，大指向前、食指向后。吸气时手仍握针不动。候补已中机时，则乘患者吸气时出针。出针后即速揉按穴孔。

（2）泻针法：未针之前，同样用压按手法，进针时则与补法恰恰相反，是乘患者吸气时进针。进针后，与补法同样手不离针而待气至。气不至，则乘患者吸气时，迅速捻针以催气，呼气时手握针不动。气至后，仍乘患者吸气时用泻法，加重刺激，迅速捻针，食指向前、大指向后。呼气时，手仍握针不动。候泻已中机时，俟患者呼气尽时乃出针，出针后不揉按穴孔。

（3）说明：呼吸补泻进针时，皆以左手施用叩击、搔刮手法，右手进针。因患者呼吸时针体随之而摇动，故进针后手不离针，以固定针体，易于捻转施术。补法出针后，要揉按孔穴，不令精气外泄。泻法出针后，不揉按孔穴，使其邪气出尽。呼吸补泻法适用于胸腹部位诸穴（因患者呼吸状态容易辨别）。呼气时则胸腹下凹，补则进针，泻则出针；吸气时则胸腹上凸，补则出针，泻则进针。故胸腹诸穴施用呼吸补泻，容易掌握。如头面、四肢、项、背各穴，则不易辨别呼吸状态，施用补泻则较困难，可另用其他补泻法。

2. 孙明一呼吸补泻法

（1）呼吸法：一般是"呼"则用口呼出，"吸"是以鼻吸入。概括来说，呼吸法是随患者的自然呼吸或嘱患者做深呼吸的同时，进行针刺的操作手法。

按杨继洲《针灸大成》所论："补则用呼，泻则用吸"。孙明一认为：补针在于入，泻针在于出，但其共同点皆在于"呼"。呼吸宜用深呼吸，如用吸必先呼，用呼必先吸。吸时嘱患者先呼气一口，再轻轻深长地吸入下达于丹田后再呼出。呼时嘱患者先吸气，吸毕再用力缓缓地自然呼出（或吹出）。条件要求室内空气新鲜为佳。

（2）催针气法：即激发经气感传的方法。在针刺有了针感时，即谓得气。如气不至或感觉微弱，可采用呼吸法来激发或催助针感，以促其气速至，由弱而强，并用持续的深呼吸配合针刺操作，以催助经气传导，达以通关过节，直达病所，以及上下、左右接气通经，以达到治疗的目的。这便叫催针气法，亦所谓"气至而有效"。

（3）补法：在针刺得气后，直刺或随经行所向进退捻转，同时配合深呼吸法催针，待感传明显后，须嘱患者仍做深呼吸，呼要以口徐徐吹出，随其呼气，边捻动、边重捻按，再呼再捻按，如此2次或3次，达于所虚之分，提退豆许，稍停。提针向病所，或随经留置。如需连续行补法时，在针达于所虚之分，提退豆许，留针1~3分钟后，将针随吸轻提至皮下，停针候气，催助感传，再如法随呼捻按。针毕，徐出针，急扣穴。

（4）泻法：用押手深切穴位，刺手即迎经或垂直刺入，随患者开始缓缓深吸气时，将针一次捻转直至所实之分，提退豆许，留针候气，若气不至或有感而无传，仍以呼吸法激发催助其经气，使经气能感而传之。此时将穴的深度分作两三段，稍用力，分段随呼捻返或摇退，或提针向病，以呼吸法攻之。出针时急出针，不闭穴或徐扣穴。如病重热痛未已，可连续行泻法2~3次。

在为患者做针刺手法时，同时要注意患者的表情，并随时询问患者的反应，以便随机依法处理。在针刺入穴中后，如患者发生触电感时，不可妄行补泻。临床体会补泻用穴，切不可过深。

在临床上对一些慢性病，只用迎随提插补泻，进行强弱的补泻刺激，一般只收到微而短暂的疗效。实践证明，运用呼吸法进行补虚泻实不但效果显著，其有效时间一般也能延长，疗程也较缩短，治愈率比较高。用呼吸法补泻，是验证辨证、辨病的诊断是否正确，又是判定选穴是否得当的好方法。（《中国针刺手法汇编》）

（六）评述

呼吸补泻是在用针刺手法时，配合患者的呼吸以区分补泻的方法。此法早见于《黄帝内经》，是《黄帝内经》基本的补泻方法之一。

1. 呼吸补泻的操作方法　《素问·离合真邪论》云："吸则内针，无令气忤；静以久留，无令邪布；吸则转针，以得气为故；候呼引针，呼尽乃去，大气皆出，故命曰泻……呼尽内针，静以久留，以气至为故，如待所贵，不知日暮，其气以至，适而自护，候吸引针，气不得出，各在其处，推阖其门，令神气存，大气留止，故命曰补。"文中说明了呼吸补泻的操作，是候患者吸气时进针，呼气时退针，为泻法；患者呼气时进针，吸气时退针，为补法。

《素问·调经论》云："补虚奈何？岐伯曰：持针勿置，以定其意，候呼内针，气出针入，针空四塞，精无从去，方实而疾出针，气入针出，热不得还，闭塞其门，邪气布散，精气乃得存……是谓追之。"这里"候呼内针"是候患者呼气时进针，"气入针出"是候患者吸气时出针，是呼吸补泻的补法。"泻实者，气盛乃内针，针与气俱内，以开其门如利其户，针与气俱出，精气不伤，邪气乃下，外门不闭，以出其疾，摇大其道，如利其路，是谓大泻，必切而出，大气乃屈。"这里，"气盛乃内针，针与气俱内"是候患者吸气时进针，"针与气俱出"是候患者呼气时出针，是呼吸补泻的泻法。与《素问·离合真邪论》方法相同。

《素问·八正神明论》中也论述了呼吸补泻。"泻必用方……以息方吸而内针，乃复候其方吸而转针，乃复候其方呼而徐引针，故曰泻必用方，其气乃行焉。补必用员，员者行也，行者移也，刺必中其荣，复以吸排针也。"该文对补法不详，似有脱漏。

2. 呼吸和经脉气血运行的关系　古人十分重视呼吸对人体气机的调节作用，认为呼吸是气血运行的动力，是人体生理和病理的表现。《素问·平人气象论》："人一呼脉再动，一吸脉亦再动，呼吸定息脉五动，闰以太息，命曰平人。"《灵枢经·天年》："呼吸微徐，气以度行。"《灵枢经·痈疽》："阴阳已张，因息乃行。""阴阳已张"指阴阳经脉，营卫气血已充盛。《灵枢经·邪客》云："宗气积于胸中，出于喉咙，以贯心脉而行呼吸焉。营气者，泌其津液，注之于脉，化以为血，以荣四末，内注五脏六腑，以应刻数焉。"心主血脉，肺主气，诸此都说明了呼吸和气血经脉的密切关系，呼吸是气血运行的动力。

在《灵枢经·五十营》中，更介绍了经脉之气随呼吸而在人体内营运的情况："故人一呼，脉再动，气行三寸，一吸，脉亦再动，气行三寸，呼吸定息，气行六寸。十息，气行六尺，日行二分……一万三千五百息，气行五十营于身，水下百刻，日行二十八宿，漏水皆尽，脉终矣。"《灵枢经·五味》云："大气之抟而不行者，积于胸中，命曰气海，出于肺，循喉咽，故呼则出，吸则入。"《灵枢经·动输》云："胃为五脏六腑之海，其清气上注于肺，肺气从太阴而行之，其行也，以息往来，故人一呼脉再动，一吸脉亦再动，呼吸不已，故动而不止。"经脉之气随呼吸在经脉中有规律地循环无端地运行，经脉中主要营运的是气血，因此呼吸和经脉气血的运行有很密切的关系。呼时阴气达于阳，即由内而之外，由下而之上，经历五脏六腑；吸则阳气入于阴，即由外而之内，由上而之下，亦经历五脏六腑，随呼吸的上下而沟通精气，鼓动经脉的运行。

《难经·四难》曰："脉有阴阳之法，何谓也？然：呼出心与肺，吸入肾与肝，呼吸之间，脾受谷味也，其脉在中。"《难经·十一难》云："难曰：经言脉不满五十动而一止，一脏无气者，何谓也？然：人吸者随阴入，呼者因阳出。今吸不能至肾，至肝而还，故知一脏无气者，肾气先尽也。"将呼吸与五脏、阴阳相联系，来解释各种生理病理现象。

杨继洲《针灸大成·经络迎随设为问答》问呼吸之理，更在《黄帝内经》《难经》的基础上，以呼吸补泻为调和阴阳之法。呼气因阳而出，故三阳经先呼后吸；吸气随阴而入，故三阴经先吸后呼。其气内历于五脏，外随于三焦，周布一身，经脉循环以合天度而流注孔穴。呼吸出入乃造化之枢纽，人身之关键，为针家所必用。诸阳浅在经络，诸阴深在脏腑，补泻皆取呼吸，出内其针。呼则外随三焦之阳，吸而内迎五脏之阴。先呼而后吸者，为阳中之阴；先吸而后呼者，为阴中之阳。乃各随其病气阴阳寒热而用之，是为活法。在具体运用时，当各随其病气阴阳寒热而施，不可误用。杨氏以阴阳学说为理论依据，以气出而呼为阳，气入而吸为阴，并结合脏（五脏）腑（三焦）阴阳属性不同，对呼吸补泻调和阴阳的本质予以理论阐明，亦前贤所未发者。

针刺补泻的目的是泻邪补正以使气血阴阳平衡和调，气血营卫运行正常；补泻方法配合患者的呼吸运动而形成的呼吸补泻法，更能帮助机体祛邪安正。可见《黄帝内经》时代重视呼吸在针刺治疗中的作用，是有一定的理论依据的。

3. 呼吸补泻的后世发展及临床应用

（1）后世各家具体操作：在《黄帝内经》呼吸补泻基础上又有发展。在临床上，呼吸配合各种补泻手法，能调阴阳，和营卫，升清降浊，通行经脉气血，治脏腑寒热虚实病证。如明代陈会的《神应经》中论述了补泻手法，其中的泻法有"随咳内针……随咳出针"；而补法则有"泻之即毕，却行补法，令病人吸气一口，随吸转针……令病人吸气一口，随吸出针。"可以看出，在《神应经》补泻手法中含有呼吸补泻的成分，但已与《黄帝内经》中的呼吸补泻有所不同。

对呼吸的应用，高武《针灸聚英》主张要候患者呼吸以运针，如"医工持针等候病人之呼吸而用针"。杜思敬《济生拔萃》却主张"使然呼吸"，由医者嘱患者呼吸为主，令患者鼻吸口呼为补，口吸鼻呼为泻。杨继洲《针灸大成》曰："诸阳浅在经络，诸阴深在脏腑，补泻皆取呼吸，出内其针。"这说明经络脏腑病证均应配合呼吸补泻法。杨继洲又说："故欲治经脉，须调荣卫，欲调荣卫，须假呼吸。经曰：卫者阳也，荣者阴也。呼者阳也，吸者阴也。呼尽内针，静以久留，以气至为故者，即是取气于卫。吸则内针，以得气为故者，即是置气于荣也。"（卷4 经络迎随设为问答）对呼吸补泻用荣（营）卫理论来解释，将《难经》的"取气于卫""置气于荣"，和《黄帝内经》呼尽内针为补、吸则内针为泻联系在一起，自有其深意。杨继洲强调呼吸补泻有调和营卫、阴阳和脏腑的作用，有重要的理论价值和临床指导意义。

李梴《医学入门》则认为自然呼吸当随机应用，进针、出针当令患者使然呼吸，捻转针体时又当候患者自然呼吸。对呼吸配合各种补泻手法应用，杜思敬《济生拔萃》主张呼吸与针向迎随相结合；李梴《医学入门》主张呼吸、捻转、针向迎随结合，并根据阴阳经脉、左右肢体等进行操作（见捻转补泻法）；高武《针灸聚英·补泻雪心歌》则以"一进三退""三进一退"的徐疾补泻，与呼吸进针、出针综合应用。杨继洲在《针灸大成·经络迎随设为问答》中，又以呼吸、提插、徐疾、九六、开阖等补泻手法结合，构成复式补泻，来取得针下寒热感应。

（2）呼吸补泻的临床应用：在针刺操作过程中，医者自始至终应手不离针，全神贯注，手、眼、心合一。呼吸补泻常和提插、徐疾配合，应用于烧山火、透天凉手法过程中，以提高针下寒热感应的发生率。如焦勉斋先生用医师呼吸和手指操作配合，行烧山火、透天凉，认为其诱导针下寒热感应的成功率更好。对一些慢性病施行徐疾补泻或提插补泻，一般效果较微而短暂时，若用呼吸补泻配合则可提高疗效。

因呼吸补泻需医患配合，必须先使患者有较平稳的呼吸，或经过训练后的节律呼吸。在针刺过程中，合理配合患者呼吸吐纳，可促使身心放松，从而减轻疼痛。进针时，可嘱患者深吸气一口；出针时，也可随患者吸气将针捻动，缓缓出针，如此则可减轻病痛。如杨继洲《针灸大成》所云"凡针痛者……不可起针，令病人吸气一口，随吸则将针捻活，伸提一豆即不痛"也是这种办法。如医者和患者呼吸调匀，气息协和，为"医患相得、意气相随"者，对提高针刺"气至病所"和临床疗效尤其具有重要的促进作用。

呼吸与提插、捻转同用，还有激发经气传导的作用。如配合缓慢而深沉的腹式呼吸，可促使刺激感应的传导。按泉石心《金针赋》的方法，病痛在所取腧穴的上方，要在患者吸气时提针，以使针感向上传导；若病痛在所取腧穴的下方，则在患者呼气时插针，以使针感向下传导。又如泉石心《金针赋》通经接气法，"至夫久患偏枯，通经接气之法，已有定息寸数……在乎摇动、出内、呼吸同法。"文中的摇动为捻转，出内为提插，"同法"即同时应用呼吸、提插、捻转。此外，在运气、留气、提气、纳气诸法中，也结合了呼吸行气。

（七）文献摘要

《难经·四难》：脉有阴阳之法，何谓也？然：呼出心与肺，吸入肾与肝，呼吸之间，脾受谷味也。

《难经·十一难》：经言脉不满五十动而一止，一脏无气者，何谓也？然：人吸者随阴入，呼者因阳出。今吸不能至肾，至肝而还，故知一脏无气者，肾气先尽也。

《针经摘英集·用针呼吸法》：呼不过三，吸不过五。呼，外捻针，回经气；吸，内捻针，行经气。

《针经摘英集·治病直刺诀》：治偏正头痛，刺手少阳经丝竹空……次针手阳明经合谷二穴，在手大指歧骨间陷中。随患人咳嗽一声，下针刺五分，内捻针，令病人吸气三口；次外捻针，呼气三口；次又内捻针，吸气五口，令人觉针下一道痛如线上至头为度，长呼一口气，出针。

治伤寒结胸者。别使人以手于心蔽骨下正痛处左畔揉之，以毫针刺左畔手少阳经支沟二穴……次针右畔足厥阴经行间穴……此支沟、行间穴，下针至分数，内捻针令病人五吸讫；次外捻针，三呼；又 次内捻针五吸讫，长呼一口气出针，即左畔一壁结胸立效。右畔依上刺之，慢慢呼吸停腾用针，获时而愈，无有不效。

按：以上二则刺法相同，并与"用针呼吸法"的法则相符。在二则针方中，不仅详细描述了手法操作的全过程，而且第一则针方中还强调了以气至为度，即"令人觉针下一道痛如线上至头为度"。

《席弘赋》：逼针泻之便须吸，若补随呼气自调。

《金针赋》：病在上吸而退之，病在下呼而进之。

《针灸聚英·补泻雪心歌》：更有补泻定呼吸，吸泻呼补真奇绝。补则呼出却入针……气至出针吸气入……泻则吸气方入针……气至出针呼气出。

《针灸聚英·呼吸》：《明堂》云，当补之时，候气至病，更用生成之息数，令病人鼻中吸气入，自觉热矣。当泻之时，候气至病，更用生成之息数，令病人鼻中出气，口中吸气，按所病脏腑之数，自觉清凉矣。

《针灸聚英·补泻》引《济生拔萃》：……令病人吸气一口，针至六分，觉针沉涩，便退针一豆许……随呼徐徐出针，勿闭其穴，命之曰泻……令病人呼气一口，将尽纳针至八分，觉针沉紧，复退一分许……随吸而出针，速按其穴，命之曰补。

高武按：《素问》云"候呼内针"，又曰"候呼引针"。候，伺候也，言医工持针，等候病人之呼吸而用针也。今令病人呼吸，是以呼吸候针矣。又曰：令病人吹气一口、吸气一口，又是非鼻中呼吸矣，谬之甚矣。

《医学入门·针灸》：盖有自然之呼吸，有使然之呼吸。入针、出针，使然之呼吸也。转针如待贵宾，如握虎尾，候其自然呼吸。若左手足候其呼而先转，则右手足必候其吸而后转之。若右手足候其吸而先转，则左手足必候其呼而后转之。真阴阳一升一降之消息也。故男子阳经，午前以呼为补、吸为泻，阴经以吸为补、呼为泻；午后反之。女人阳经，午前以吸为补、呼为泻，阴经以呼为补、吸为泻；午后亦反之。或者又曰：补泻必资呼吸，假令尸厥中风不能使之呼吸者，奈何？曰：候其自然之呼吸而转针，若当吸不转，令人以手掩其口鼻，鼓动其气可也。

《针灸大成·经络迎随设为问答》：问：呼吸之理。答曰：此乃调和阴阳法也。故经言：呼者因阳出，吸者随阴入。虽此呼吸分阴阳，实由一气而为体，其气内历于五脏，外随于三焦，周布一身，循环经络，流注孔穴，顺其形气之方圆，然后为用不同耳。是故五脏之出入以应四时，三焦之升降而为荣卫，经脉之循环以合天度。然则呼吸出入，乃造化之枢纽，人身之关键，针家所必用也。诸阳浅在经络，诸阴深在脏腑，补泻皆取呼吸，出内其针。盖呼则出其气，吸则入其气。欲补之时，气出针入，气入针出。欲泻之时，气入入针，气出出针。呼而不过三口，是外随三焦之阳。吸而不过五口，是内迎五脏之阴。先呼而后吸者，为阳中之阴；先吸而后呼者，为阴中之阳。乃各随其病气阴阳寒热而用之，是为活法，不可误用也。

五、开阖补泻法

（一）概述

开阖补泻即在出针时按闭针孔或摇大针孔，以分别补虚或泻实的手法。在临床上，常与徐疾补泻同用。本法出自《黄帝内经》各篇，后世基本无疑义。实际上，开阖无需单列一法。

（二）方法

1. 开阖补法 缓慢出针，疾按针孔，按揉片刻，闭塞其门，正气无以耗散，是为补。

2. 开阖泻法 迅速出针，出针时摇动之，不按针孔，摇大其道，外门不闭，邪气得以外泄，是为泻。

（三）临床应用

主要用于出针时的补泻，一般不单独应用，常与其他手法特别是徐疾补泻同用。

（四）注意事项

开阖补泻中的补法，实际上即是杨继洲"下手八法"中的"扪"法，要求右手出针、左手按穴，配合得当。泻法摇大针孔时，又相当于杨继洲"十二字手法"中的"针摇"，要求以手捻针，如扶人头摇之状。

（五）文献摘要

《素问·刺志论》：夫实者，气入也。虚者，气出也……入实者，左手开针空也。入虚者，左手闭针孔也。

《灵枢经·九针十二原》：泻曰，必持内之，放而出之，排阳得针，邪气得泻……补曰……令左属右，其气故止，外门已毕，中气乃实。

《灵枢经·官能》：泻必……遥大其穴，气出乃疾；补必……气下而疾出之，推其皮，盖其外门，真气乃存。

《灵枢经·终始》：一方实，深取之，稀按其痏，以极出其邪气；一方虚，浅刺之，以养其脉，疾按其痏，无使邪气得入。

第三节　大补大泻、平补平泻和营卫补泻

大补大泻和平补平泻是指补泻手法与刺激量的关系而言的，实际上是"刺有大小"的

内容。一般而言，大补大泻以强刺激为主，平补平泻以弱刺激（或中等度刺激）为主，均以针刺补法或泻法来操作，但其目的却有所区别。而朱琏《新针灸学》认为，针刺手法基本上只有强刺激与弱刺激两种。强刺激可使神经由高度兴奋转为抑制，所以又称抑制法；弱刺激能使神经适当兴奋，故称为兴奋法。

一、大补大泻

（一）概述

大补大泻始见于明代杨继洲《针灸大成·经络迎随设为问答》，是属"刺有大小"的内容。即手法较重、针感较强、行针时间较长的补法或泻法，可分别用于阳盛阴衰或阴盛阳衰的病证，以使"经气内外相通，上下相接，盛气乃衰"。根据《针灸大成》所示，用提插或捻转补泻手法分层操作来进行大补或大泻，亦可用接气通经或抽添法以取补泻之效。李梴《医学入门·杂病穴法》有汗、吐、下三法，用捻转或提插补泻手法，分别施于合谷、内关、三阴交等穴以取得强烈感应，应属于大补大泻范畴。

（二）方法

1. 大补法 以提插补法为主，在天、人、地三部各行提插补法（重插轻提）九阳数（9次、27次、49次、81次）。

2. 大泻法 以提插泻法为主，在地、人、天三部各行提插泻法（重提轻插）六阴数（6次、18次、36次、64次）。在临床上也可在分层操作（无、人、地三部）基础上，每一层采用捻转补法（九阳数）或捻转泻法（六阴数），以大补或大泻。

3. 汗法 取合谷穴，直刺进针1寸许，得气后用搓法。搓针时以食指末节横纹至指梢为则，拇指、食指捏住针柄，拇指从食指横纹向上搓，进至指梢，是为1次，然后让针自然退转。一般可搓数十次，甚而九九之数（81次），以取汗出热退之效。也可行针刺补法（如烧山火），得汗方止。

4. 吐法 取内关穴，直刺进针1寸许，得气后先用提插补法6次，提插泻法3次，然后行子午捣臼法3次，使患者有恶心作呕感，再推战针体，并嘱其呼气几次，即可呕吐。

5. 下法 取三阴交穴，针刺5分许，行捻转补泻手法，男子向左捻转，女子向右捻转，捻转手法可以六阴数计（36次、64次），然后口鼻闭气，将气吞鼓腹中，如此则有便意。同时可配合支沟透间使，行针刺泻法，则效果更好。

以上汗、吐、下三法如合理应用，可取得发汗、催吐、泻下的强烈效应。

6. 接气通经法和抽添法 在针刺得气后，根据病证虚实情况，采用汪机《针灸问对》所载的抽添法和接气通经法，有补虚泻实和促使针感上下传导的作用。一般不分层操作，以呼吸、提插、进退（出内）结合，取得强烈针感，亦应属于杨继洲所谓的"大补大泻"范畴。（详见本书有关部分）

（三）临床应用

以提插或捻转补泻分层操作而成的大补法与大泻法临床主要用于大虚或大实的病证，

而又能耐受强烈针感者，以调和阴阳。接气通经法和抽添法则用于经气痹阻的病证，如中风偏瘫等。汗法有解表发汗、祛风散寒的作用，可用于风寒表证，如恶寒发热、身痛、头痛、无汗而脉浮紧，除针刺合谷穴之外，还可配风池、大椎等穴。吐法有催吐作用，可用于宿食、痰涎阻滞于上，症见脘痞胀满、闷乱懊恼、上冲欲呕等。下法有攻下通里、泄热导滞的作用，可用于肠胃积热，便秘、腹痛而拒按者。

（四）注意事项

1. 大补大泻一般适用于四肢肘膝关节以下，以针感明显、疗效显著而肌肉丰厚（以便分层）处为主。

2. 针感强度以患者能忍受为限。

3. 年老体弱、孕妇、产后、大出血及久病者忌用汗、吐、下三法，大吐、大泻后的患者忌用汗法。

4. 用汗法后，如汗不止，可针阴市、补合谷。用吐法后，如吐不止，可调匀呼吸，或补足三里，吐止则徐徐出针，急扪针孔。用下法后，如泻不止，可补合谷行九阳数。

5. 大补大泻与汗、吐、下三法必须在辨证正确时应用。

（五）文献摘要

《针灸大成·经络迎随设为问答·刺有大小》：有大补大泻，惟其阴阳俱有盛衰，内针于天地部内，俱补俱泻，必使经气内外相通，上下相接，盛气乃衰。此名调阴换阳，一名接气通经，一名从本引末。

《医学入门·杂病穴法》：汗，针合谷，入针二分，带补行九九之数，搓数十次，男左搓，女右搓，得汗行泻法，汗止身温方可出针。如汗不止，针阴市，补合谷。

吐，针内关，入针三分，先补六次、泻三次，行子午捣臼法三次，多提气上行，又推战一次，病人多呼几次，即吐。如吐不止，补九阳数，调匀呼吸三十六度。吐止，徐徐出针，急扪其穴。如吐不止，补足三里。

下，针三阴交入三分，男左女右，以针盘旋，右转六阴数毕，用口鼻闭气，吞鼓腹中，将针插一下，其人即泄，鼻吸手泻三十六遍，方开口鼻之气，插针即泄。如泄不止，刺合谷行九阳数。

二、平补平泻

（一）概述

平补平泻始见于明代陈会《神应经》，原指针刺先泻后补的方法。杨继洲《针灸大成》认为，不论补法还是泻法，都可用"刺有大小"不同的量来进行区分，亦即大补大泻和平补平泻有别。他所说的平补平泻，实际是小补小泻，或以轻、中度的刺激量来进行补法和泻法，适用于"阴阳不平"者，以取"内外之气调"的效果为度。现代临床应用的平补平泻，是一种不分补泻以得气为主的手法。三种含义不同，于此仅以杨继洲所述者为准，现代所用的平补平泻列于本篇第二章第三节"导气法"部分介绍。

（二）方法

根据杨继洲《针灸大成》所述，平补平泻是以提插手法为基础进行补泻的，"阳下之曰补，阴上之曰泻"即是其证。

1. 平补法 针刺入穴得气后，在穴位中层（人部）行小幅度的提插补法，紧按慢提、重插轻提，以局部或邻近处有舒适针感为度，患者感到平和轻松，症状得以缓解。

2. 平泻法 针刺入穴得气后，在穴位中层行小幅度的提插泻法，紧提慢按、重提轻插，以局部或邻近有舒适针感为度，患者感到平和轻松，症状得以缓解。

对虚实兼有者，可根据具体情况，用上述手法结合，先补后泻或先泻后补，务使阴平阳秘，得以协调。

（三）临床应用

本法可用于虚证或实证病情较轻时，对年老体弱、小儿、孕妇、产后等不耐强烈针感（或大补大泻手法）者较为适合。对虚实兼有的久病患者，如病情稳定、无显著发作症状而又对针刺敏感者，也可应用。

（四）注意事项

1. 本法提插幅度宜小，其频率大小可视针感强弱而定，一般以局部有舒适柔和的酸胀感为度。

2. 一般在穴位中层（人部）施术。

3. 其他注意事项可参提插补泻法。

（五）文献摘要

《针灸大成·经络迎随设为问答·刺有大小》：有平补平泻，谓其阴阳不平而后平也，阳下之曰补，阴上之曰泻，但得内外之气调而已。

三、营卫补泻

（一）概述

营卫补泻是根据营气与卫气运行分布不同的特点，取卫分（浅层）以补，取营分（深层）以泻，分别针刺补泻的方法。实际上，目前营卫补泻已纳入提插、徐疾补泻和针刺深浅的范畴，现代针灸著作很少将营卫补泻单独列出，本书仅附于此作一般介绍。

营气和卫气均为脾胃水谷之气所化生，"其清者为营，浊者为卫，营在脉中，卫在脉外"（《灵枢经·营卫生会》）。营气是运行于脉中的精气，运行于脉内属阴，有化生血液、营养周身的功用；卫气是运行于脉外的浊气，运行于脉外属阳，有温煦脏腑、充养肌肤、司腠理开阖的功用。营气与卫气各司其职，相互为用，周流全身，又复交会而阴阳相贯，如环无端。在运行分布上，营气与卫气各有特点。《灵枢经·卫气》云："其浮气之不循经者，为卫气；其精气之行于经者，为营气。"这说明营气布于经脉深部，卫气布于经脉浅部，是其不同处。

《难经》发挥《灵枢经》诸篇经义，以"刺荣无伤卫，刺卫无伤荣"为题，引入营卫补泻的概念。在《难经·七十一难》中，说明营卫阴阳深浅不同，具体操作方法当有区别；在《难经·七十六难》中，又以"当补之时从卫取气，当泻之时从荣置气"为法则，从而产生了两种不同的操作。元代滑伯仁《难经本义》、明代李梴《医学入门》基本从《难经》原义出发，加以诠解发挥。日本滕万卿《难经古义》认为，《难经·七十六难》与《难经·七十难》"春夏必致一阴，秋冬必致一阳"之义相通，亦即营卫补泻的针刺深浅原则，当与四时阴阳升降变化联系起来理解。

也有人将营卫深浅候气与开阖补泻结合起来进行操作，如郑魁山《针灸集锦》。李鼎《针灸学释难》认为"当补之时从卫取气，当泻之时从营置气"，在于针刺补法以按为主，即紧按慢提，针刺泻法以提为主，即紧提慢按。此与《难经·七十难》所说的"初内针，浅而浮之至心肺之部，得气，推内之，阳也"和"初下针，沉之至肝肾之部，得气。引持之，阴也"是一个意思。并指出，《难经·七十六难》所述，是后来提插补泻的依据。

（二）**方法**

1. 营卫深浅针刺法　这是根据《难经·七十一难》进行操作的方法。针刺属于阳气的卫分（浅层）时，要沿皮横刺，不可深刺、直刺，即"刺卫无伤荣"。针刺属于阴气的营分（深层）时，要先以左手按压穴位，使浅层的卫气散开后，方可直刺进针，直达深层，即"刺荣无伤卫。"

2. 营卫提插补泻法　这是根据《难经·七十六难》深浅取气，并结合提插补泻进行操作的方法。补法，轻缓而刺，下针至穴位浅层（卫分），得气后反复行下插动作，或紧按慢提，徐推其气以入内。泻法，重急而刺，下针至穴位深层（营分），得气后反复行上提动作，或紧提慢按，引持其气以出外。

3. 营卫开阖补泻法　补法，先从穴位浅层（卫分）候气，如气不至即行催气手法，气至后缓慢出针，急按针孔。泻法，先从穴位深层（营分）候气，如气不至即行催气手法，气至后重急出针，不按孔穴，或点刺放血。实际上，这是根据营卫深浅分布不同特点取气，并结合开阖补泻，分别补泻的方法。

（三）**临床应用**

目前，营卫补泻常与提插、徐疾、开阖等单式补泻结合应用，以调和营卫为目的，进行深浅不同的针刺操作。

根据杨继洲《针灸大成》所述，营卫补泻在临床上可结合各种辅助手法而施行。刺阳部（卫气），浅卧下针，辅以循摄之法，令经脉肌肤舒缓，或辅以弹穴法，令气血充盈而后下针。刺阴部（营分），必先用爪切重按的辅助手法，令阳气（卫气）散，再重急下针，直刺达穴位深层。

此外，营卫补泻可作为候气法的一种。阳病、卫分证，可在穴位浅层候气；阴病、营分证，可在穴位深层候气。刺阳经穴位，可在穴位浅层候气后，再由浅入深；刺阴经穴位，可在穴位深层候气后，再由深出浅。在历代针灸文献中，还有以男女性别区分针刺深浅的方法。如男子用浅提法候气于卫分（外），女子用深插法候气于营分（内），以待气至。用这种方法后,如仍久而不得气,则说明营卫之气衰竭,病情危重。可资参考。

再者,有人将此沿用于皮肤针法。皮肤针叩刺,轻叩不出血为"刺卫",属于补法;重叩出血为"刺营",属于泻法。

(四)注意事项

1. 营卫补泻,以针刺深浅为则。但其具体尺寸应以穴位解剖位置为依据,在许可的限度内决定。如合谷穴可直刺 1.5 寸,浅层卫分 0.5 寸,深层营分则为 1.5 寸。其余类推。

2. 营卫补泻,以得气为要领,不论补法还是泻法,首先取气(得气),然后再行其他手法。如在规定的深浅度,久不得气,当用催气法。如气仍不至,应调节针尖方向或深浅度,不宜拘泥。

(五)文献摘要

《难经·七十一难》:经言刺荣无伤卫,刺卫无伤荣。何谓也?然。针阳者,卧针而刺之;刺阴者,先以左手摄按所针荥俞之处,气散乃内针。是谓刺荣无伤卫,刺卫无伤荣也。

《难经本义》:荣为阴,卫为阳。荣行脉中,卫行脉外,各有浅深也。用针之道亦然。针阳必卧针而刺之者,以阳气轻浮,过之恐伤于荣也;针阴者先以左手按所刺之穴,良久,令气散乃内针,不然则恐伤卫气也。无,毋通,禁止辞。

《难经·七十六难》:何谓补泻?当补之时,何所取气?当泻之时,何所置气?然。当补之时,从卫取气;当泻之时,从荣置气。

《难经古义》:所谓从卫取气者,浅留其针,得气因推下之,使其浮散之气取入脉中,是补之也。从荣置气者,深而留之,得气因引持之,使脉中之气散置于外,是泻之也。此似与前(《难经·七十难》)春夏必致一阴、秋冬必致一阳同。然彼以四时阴阳升降之道言也,此乃以一经增减之法言之。

《医学入门·杂病穴法》:补则从卫取气,宜轻浅而针,从其卫气,随之于后而济益其虚也;泻则从营弃置其气,宜重深而刺,取其营气,迎之于前而泻夺其实也。然补之不可使太实,泻之不可使反虚,皆欲以平为期耳。又,男子轻按其穴而浅刺之,以候卫气之分;女子深按其穴而深刺之,以候荣气之分。

《针灸大成·经络迎随设为问答》:刺阳部者,从其浅也,系属心肺之分;刺阴部者,从其深也,系属肾肝之分。凡欲行阳,浅卧下针,循而扪之,令舒缓,弹而努之,令气隆盛而后转针,其气自张布矣。以阳部主动故也。凡欲行阴,必先按爪,令阳气散,直深内针,得气则伸提之,其气自调畅矣。以阴部主静故也。

第五章
复式补泻手法

复式补泻手法是各种单式补泻手法的组合形式，可分为3种类型：其一是补法或泻法的单纯组合，其二是补法和泻法的交互组合，其三是补泻法和行气法的相互结合。其操作步骤和组合形式不同，在临床应用上各有其适用范围。

第一节 分层操作和行针次数

复式补泻手法在操作过程中要求分层行针，行针又须符合九六阴阳奇偶之数，对此首先应有所了解。

一、天、人、地三才法

（一）三刺法和三才法

三刺法源于《黄帝内经》，是分三部针刺操作的步骤和方法。《灵枢经·官针》云："所谓三刺则谷气出者，先浅刺绝皮，以出阳邪；再刺则阴邪出者，少益深，绝皮致肌肉，未入分肉间也；已入分肉之间，则谷气出。故《刺法》曰：始刺浅之，以逐邪气而来血气；后刺深之，以致阴气之邪；最后刺极深之，以下谷气。"《灵枢经·终始》云："凡刺之属，三刺至谷气……故一刺则阳邪出，再刺则阴邪出，三刺则谷气至，谷气至而止。所谓谷气至者，已补而实，已泻而虚，故以知谷气也。"这说明在针刺过程中应分三部操作："一刺"通过皮肤（绝皮浅刺），为腧穴浅层；"再刺"到达肌肉（致肌肉），为腧穴中层；"三刺"进针至分肉之间，为腧穴深层（分肉即肌肉间隙的深层组织）。如此分层操作，则可祛除邪气、扶助正气，调和气血营卫，使针刺取得应有的感应。这种针刺感应，也就是"谷气"。只有谷气已至，才可达到补虚泻实的效果，治愈"邪僻妄合，阴阳易居，逆顺相反，沉浮异处"（《灵枢经·终始》）的病证。

三才法是在三刺法基础上提出的针刺分层操作法。泉石心《金针赋》指出："初针，刺至皮内，乃曰天才；少停进针，刺入肉内，是曰人才；又停进针，刺至筋骨之间，名曰地才。"后世称为"三才法"，即天、人、地三才（部）操作。三才，以皮内为"天"，肉内为"人"，筋肉之间为"地"，实际上是指腧穴的浅层、中层和深层。针刺不同组织层，其感应有异，所以用分层操作的步骤施行各种针刺手法，是有一定意义的。类此论述，在《金针赋》之前已有阐发。

《难经》从四时阴阳变化出发，指出经气阴阳深浅之不同，《难经·七十难》指明针刺手法应根据不同情况分层操作。春夏气候温暖，必须引导一阴之气，初下针即深刺到肝肾所主的筋骨部分（腧穴深层），得气后再将针上提，以引持肝肾之阴气上达阳分，是为"从阴引阳"；秋冬气候寒冷，必须引导一阳之气，初下针则浅刺到心肺所主的血脉皮肤部分（腧穴浅层），得气后再将针下插推进，以导纳心肺之阳气下达阴分，是为"从阳引阴"者。《玄珠密语》所谓"入皮三分，心肺之部，阳气所行；入皮五分，肾肝之部，阴气所行"即是其例。

（二）分层操作和针刺补泻

许多针刺补泻手法，要求在腧穴内分层操作，即根据进针的深度分为三部或二部进行手法操作。目前，多称为天部、人部、地部，在临床应用上一般已不严格按皮、肉、筋骨的不同组织来分层，而只是将腧穴深度进行相对的划分。如 1.5 寸深的腧穴，即以 0.5 寸处（上1/3）为天部，1寸处（中1/3）为人部，1.5寸处（下1/3）为地部。肌肉浅薄的腧穴一般不适宜分层操作的补泻手法。在某些情况下，仅取二部分层，或称浅层、深层，或称天部、地部，或称卫分、营分。如1寸深的腧穴可分为2层，0.5寸处为浅层（天部），1寸处为深层（地部）等。

在单式补泻手法中，分层操作者有徐疾补泻法和营卫补泻法。徐疾补法以先浅后深、三进一退为法，即"补者一退三飞（进），真气自归"（泉石心《金针赋》）；徐疾泻法以先深后浅、一进三退为法，即"泻者一飞三退，邪气自避"（泉石心《金针赋》）。徐疾补泻法是分天、人、地三部操作的。营卫补泻法则分二部操作。补法，从腧穴浅层取气，由浅而深；泻法，从腧穴深层取气，由深而浅。即杨继洲《针灸大成》所谓："刺阳部者，从其浅也，系属心肺之分；刺阴部者，从其深也，系属肾肝之分。"

在复式补泻手法中，以分层操作步骤施术者较多。烧山火、透天凉手法是常用的复式补泻手法，它们都以三部操作为过程取得热感或凉感。烧山火三进一退，并结合提插补法、呼吸补法、九六补法、开阖补法进行。透天凉一进三退，并结合提插泻法、呼吸泻法、九六泻法、开阖泻法进行操作。杨继洲《针灸大成》所倡立的进火补和进水泻手法，手法步骤与烧山火、透天凉基本相似，只是操作更为简便而已。

阳中隐阴和阴中隐阳法也是分层操作的复式补泻手法。阳中隐阴，先补后泻，在腧穴浅层得气，中层行提插补法、九六补法、捻转补法，以取烧山火之意；然后将针插至腧穴深层，行提插泻法、九六泻法、捻转泻法，以取透天凉之意，而一次将针退至浅层。阴中隐阳，先泻后补，在腧穴处一次将针直插至深层，得气后在该层行提插泻法、九六泻法、捻转泻法，以取得凉感；然后将针退至穴位中层，行提插补法、九六补法、捻转补法，以取得热感，再退针至腧穴浅层，稍停将针拔出。留气法的操作步骤与阳中隐阴法相似，但其分层仅为二部（先七后三）。此外，如苍龟探穴法，直刺得气后退针至浅层，扳倒针头，斜刺进入，由浅而深，分三部徐徐而进，取得感应后再一次退针至浅层，更换方向，依前法进行。赤凤迎源法也按三部操作，先深后浅，再插针至中层，施提插、捻转与飞法行气。

天、人、地三部分层操作，还可根据病位深浅和病证虚实来掌握。李梴《医学入门·针灸》云："凡除寒热病宜于天部行气，经络病宜于人部行气，麻痹疼痛宜于地部行气。"在临床上，可在针刺补泻过程中酌情应用。

（三）医家经验

1. 程莘农三才针法 程莘农老在《金针赋》三才针法的基础上，经临床改良，形成了自己独特的针刺方法——程氏三才针法，包括动手探穴之后的指实腕虚持针法、三才进针法、震颤催气法和飞旋补泻法，四步一体，动作连贯，得气为先，快速有效。

（1）腧穴定位：腧穴定位是针刺环节中的重要操作，是疗效保证的基础，必须经过"经验取穴"和"动手探穴"两个步骤，即先据常规取穴法定出穴位的大概所在，然后施以循、摸、按、压等手法以精确定位。正如《针灸资生经》中记载，"须按其穴疼痛处灸之方效，按其穴之酸疼处即是受病处。"压痛点既可用于诊断，也可用于治疗，因此临证中程老尤其重视压痛选穴法，取压痛点作为针灸治疗点的方法，是以《黄帝内经》"以痛为腧"和"在分肉间痛而刺之"等刺法演变而来的。

（2）持针、进针、运针：持针、进针、运针的指力是针刺手法的基本功，贯穿于整个针刺过程中，包括持针方法、进针时的用力方向、针刺角度、行针力度和频率等。"持针之道，坚者为宝。"持针之手要指力实而腕力虚，以右手拇、食二指持针，中指指端靠近穴位，单手进针，进针时悬指、悬腕、悬肘，切循经络，针随手入，为三才针法的动作基础。

（3）三才进针法：三才进针法第一阶段关键点在于"快"，快速刺透皮肤，避免进针过慢刺激皮肤神经末梢造成的较长时间疼痛。之后再徐徐进入相应层次，调引气机之升降，体会酸麻胀痛之针感。进针遇到阻碍时提针至皮下，改变针尖方向及进针角度后再将针推进至有针刺感处。三才进针法轻巧简便，由浅入深，得气迅速，而后可以实施补泻手法。

（4）运针手法：程老在传统补泻手法的基础上，形成了"震颤催气法"和"飞旋补泻法"两种运针手法。程老在常用的循、捏、按、弹、刮、摇、颤等多种辅助行气手法中，选择了震颤法，即进针至天、人、地部后，手不离针，施以快速震颤手法，针体可直立，亦可顺经或逆经，以明补泻或催气速达病所，这种震颤催气法使一次得气率达到了80%以上。得气后，如需进一步施以补泻手法，则手指在离开针柄的一瞬间，施飞旋动作，拇指向前为补，拇指向后为泻，称为飞旋补泻法，补泻的同时轻微滞针，加强并延长针感。

（5）疗效的取得：与针具选择、进针方法、针刺深浅等方面有关。强调要根据穴下解剖结构特点和患者具体情况决定三才针刺深浅，灵活掌握针刺方向。病情是决定针刺浅深的关键，腧穴所在部位是决定针刺浅深的基础，患者年龄、体质是决定针刺浅深的重要条件。在掌握针刺浅深时要因病、因穴、因人制宜。采取适当的针刺方向，是为了适合在不同腧穴部位针刺，也是构成导气、补泻手法的主要组成部分，特别是在针刺某些腧穴时，只有通过不同的方向针刺才能较好地发挥其治疗作用。（程凯：程莘农三才针法）

2. 王居易补泻四法　根据临床实践，在基本补泻手法基础上，主要有以下几种手法。

（1）益气法

操作：轻柔进针，分层候气，先深后浅，先至地部候气，再提至人部候气，再提至天部候气，以弹针和刮针法候气为主，在人部左右行（醒）针。留针时以单向徐徐地捻转针柄，使其保持柔和的刺激。行针时间宜稍长，20～30分钟左右。

要求：全部刺激要轻、缓、柔。产生酸、麻、热等徐缓的传导感。

目的：使经气分深→中→浅地活跃起来。如前人所谓"欲补阳者，从阴求之"。

（2）理气法

操作：疾速进针，在地部候气，以提插法候气为主，气至后，用雀啄捻转法反复导气，使其产生较强的针感，再把针提至人部行（醒）针，不做任何捻转。行针期间可反复操作数次，时间宜短，或不留针。只有为了加大刺激量才留针。

要求：全部刺激量尽可能在一个较短的时间内集中给予，刺激要刚、疾、有力，产生麻酥、触电样等迅速的传导感觉。

目的：使经气在深部骤然地激发起来，机体产生强烈的反应，而远达病变的部位。

（3）养血法

操作：轻柔进针，分层候气，先浅后深，先至天部候气，再深入人部候气，再深至地部候气。以小幅度捻转、雀啄法候气。在地部左右行针，以单向徐徐地捻转针柄，使其有持久的微弱刺激。留针时间宜稍长，20～30分钟左右。

要求：同益气法。

目的：使经气由浅→中→深活跃起来。如前人所谓"欲补阴者，从阳求之"。

（4）活血法

操作：疾速进针，在人部候气，以飞针法候气为主，气至后用提插、盘针等法反复导气，使其产生持续的针感，再把针深入到地部行针。留针期间可反复操作数次。

要求：刺激量集中给予，刺激面大些，产生胀、麻等扩散样的感传。

目的：使经气在较大的部位内扩散开来，产生胀、麻等感觉。上述手法在实际应用中如何适度掌握，必须结合机体的个体差异，也就是具体的个体对刺激总量的耐受程度或适应程度问题。（王居易：针灸治疗学五讲．北京市密云县西学中班讲义．1976：28-46）

二、九六奇偶补泻法

（一）概述

九六补泻法是根据《周易》理论，以阳数奇属天、阴数偶属地为立论依据，选九、六奇偶之数分别补泻，属行针次数的范畴。一般在捻转补泻、提插补泻中应用，以天、人、地分层操作行针，成为复式补泻累积手法动作次数的一种方法。

九六补泻法的理论主要源于《周易·系辞》气数之论。张景岳《类经图翼·气数统论》云："阳数奇而属天，阴数偶而属地。天圆径一而围三，三各一奇，故曰参天，三三而九，阳数从此而流行。地方径一而围四，四为二偶，故曰两地，二四合六，阴数从此而凝定。"这说明九数代表阳数、奇数，六数代表阴数、偶数，是参合天地阴阳之理而制定的。

九六奇偶之数用于针刺手法，以累积捻转、提插动作的次数，则可见于元明时期有关的著述。在李梴《医学入门·针灸》中，对九六补泻论述尤详，他说："凡言九者，即子阳也；言六者，即午阴也。但九六数有多少不同，补泻提插皆然。"他以九数补阳、六数补阴，又分为初阳、少阳、老阳，和初阴、少阴、老阴，以合阴阳老少、消长进退之理。兹列表以资说明。（表2-5-1）

表2-5-1　九六补泻表

	初	少	老
阳数	9 3×9=27	7×7=49	9×9=81
阴数	6 3×6=18	6×6=36	8×8=64

在针刺操作时，可根据病证轻重而施。如病轻者行初阳、初阴之数，病较重者行少阳、少阴之数，病重者行老阳、老阴之数。寒证、虚证用补法，初阳之数用提插补法（或捻转补法）行针9次或27次，27次分3次完成；少阳之数即用提插补法（或捻转补法）行针49次，每次行针7次，共行7次完成；老阳之数即用提插补法（或捻转补法）行针81次，每次行针27次，共行3次。热证、实证用泻法，初阴之数用提插泻法（或捻转泻法）行针6次或18次，18次分3次完成；少阴之数用提插泻法（或捻转泻法）行针36次，分2次完成（每次行针18次）；老阴之数用提插泻法（或捻转泻法）行针64次，每次行针8次，共计8次完成。在分次完成累积数时，每次可稍停片刻后，再行下一次。兹以捻转补泻法与九六补泻法结合的行针示意图予以说明。（图2－5－1）

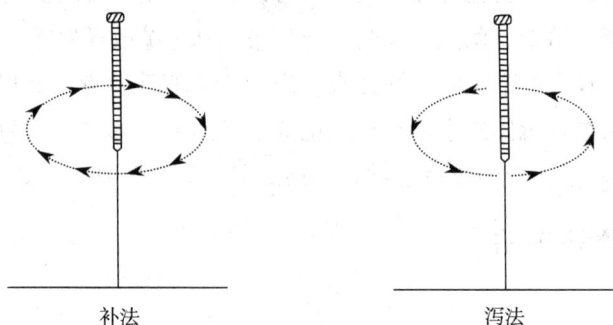

补法　　　　　　　　泻法

图2－5－1　九六补泻法

李梴《医学入门·针灸》云："或云子后宜九数补阳，午后宜六数补阴。阴日刺阳经，多用六数补阴；阳日刺阴经，多用九数补阳。"以子后、午后、阴日、阳日来分别补泻，似较机械，临证不必拘泥。

（二）九六奇偶补泻法在复式补泻法中的应用

九六奇偶补泻法主要用于各种复式补泻手法过程之中，以累计提插或捻转手法的行针次数。九数为补，提插补法和捻转补法行针合九阳之数者则为九六补法；六数为泻，提插泻法和捻转泻法行针合六阴之数者则为九六泻法。

烧山火三部进针，天、人、地三部各行提插补法（也有行捻转补法者）9次，累计为27次，合初阳之数。透天凉三部退针，地、人、天三部各行提插泻法（也有行捻转泻法者）6次，累计为18次，合初阴之数。阳中隐阴，先在人部行提插补法，合九阳之数；再在地部行提插泻法，合六阴之数。阴中隐阳，先在地部行提插泻法，合六阴之数；再在人部行提插补法，合九阳之数。

据李梴《医学入门》所载，青龙摆尾应以左右摆拨针柄九阳数（9次、27次）为法，白虎摇头则以振摇针体达六阴数（6次、18次）为法。子午捣臼，上下进退，九入六出，分三部操作，累计行提插补法729次、提插泻法384次，是九六补泻合老阳、老阴之数，又作三度操作而成的。此外，如龙虎交战"左捻九而右捻六"，行龙左转合九阳数，行虎右转合六阴数。进气法行提插补法合九阳数，运气法行提插泻法合六阴数等，均为九六奇偶补泻法在复式补泻手法过程中的具体应用。

第二节　补法或泻法的单纯组合

各种单式补法或泻法组合而成的复式针刺补泻手法，主要用以诱导针下热感或凉感，起到温通或清热的作用，如烧山火法和透天凉法等。

一、烧山火法

（一）概述

烧山火法是由徐疾、提插、九六、开阖4种补法，有时可配合捻转、呼吸补法组合而成的复式补法，临床常用于虚寒病证。

《素问·针解》云："刺虚则实之者，针下热也，气实乃热也。"元代罗天益《卫生宝鉴》、窦汉卿《针经指南》有取热感的针法，《标幽赋》则以"推内进搓，随济左而补暖"为热补法的要点。泉石心《金针赋》首列"烧山火"之名，并述其操作方法与主治范围。唯其叙述尚不够详细，致使后世医家各执一端，在操作方法上各有不同。若以《金针赋》烧山火手法理解，应分为三部进行操作，各部紧按慢提，待针下热至后出针，并急按针孔。针刺产生热感的机制，《素问·针解》即有明确提示。明代汪机说：烧山火"令天气入，地气出。"（卷中烧山火）其中，天气即阳气，地气或指体内寒气而言。杨继洲更认为："夫实者，气入也……以阳生于外，故入。"这说明达到阳气入内、充满腠理的目的，就须从阳（外）引阴（内），将天部所生的阳气逐层引入地部，如此则阳胜于阴，而阳气自回、热气自生。烧山火与透天凉手法相对，临床术式殊多，本书还将于下文作进一步评析。

（二）方法（图2-5-2）

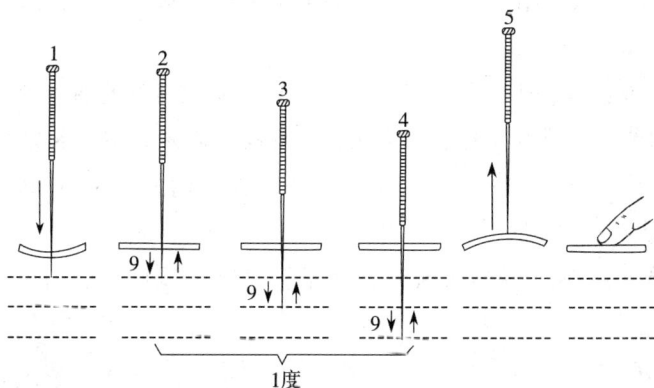

图2-5-2　烧山火法

令患者自然地鼻吸气、口呼气。

1. 随其呼气，用单指押手配合进针至皮下，稍停，上下提插或左右捻针，催其气至，并提针至穴位浅层（天部）候气。

2. 气至后，于天部（腧穴深度的上1/3处）在1分许范围内紧按慢提（提插补法）9次，在紧按针的同时可用拇指向前的力量推捻针柄。如针下沉紧，则轻提针体分许或轻微捻针回转以解除之。

3. 进针至人部（腧穴深度的中1/3），在1分范围内紧按慢提9次，施术方法同天部。

4. 然后再进针至地部（腧穴深度的下1/3处），在该处1分范围内紧按慢提9次，施术方法同天部。

5. 在地部操作完毕后，迅速将针体上提至天部。继续根据以上过程行针，三进一退，天、人、地三部各行紧按慢提9次，共2～3度。所谓1度，即由天、人、地三部分层操作，再从地部一次退针的过程。

6. 针下有热感时，可将针下插至地部守气，留针10～15分钟。

7. 将针由地部提至天部，稍停，随其吸气缓慢出针，速闭针孔。

（三）临床应用

1. 功用主治 烧山火手法功能温阳散寒。一般可用于虚证、寒证，以脾肾阳虚、脏腑经络元气不足为主要适应证，如中风脱证、瘫痪麻痹、寒湿痹痛、四肢厥冷、脘腹寒痛、喜按喜热、五更泻等。有时，也可用于外感风寒，起到发散风寒的作用。

2. 处方示例

（1）原发性痛经：关元、三阴交（双侧）、地机（双侧）。用指切进针法进针，直刺20～30mm，令患者自然地鼻吸口呼，随其呼气时将针刺入浅层，得气后重插轻提，连续9次；再将针刺入中层，得气后重插轻提，连续9次；其后将针刺入深层，得气后重插轻提，连续9次；然后将针一次提至皮下。产生热感即止。如针下无热感，可随其呼气再行前法，一般不超过3次。手法完毕后留针30分钟。待针下松弛时，随患者吸气时将针拔出，疾按针孔。于月经来潮前7天开始治疗，月经来潮第1天止。每日1次，连续治疗3个月经周期。［中医杂志，2008，49（3）：242］

（2）坐骨神经痛：以秩边、阿是穴为主，风寒湿所致者配胞肓、风市、承山、飞扬以祛风散寒，软组织劳损所致者配肾俞、关元俞、环跳、阳陵泉等疏经活血，椎间盘突出所致者配病变附近穴位。治疗57例，总有效率为98.3%，治愈率为31.6%，平均见效为2.7次，治愈为13.3次。

本法还用于治疗风寒感冒，取风池、大椎、身柱、风门、合谷、后溪以发汗解表。（郑魁山《针灸集锦》）

（四）注意事项

1. 烧山火手法一般用于肌肉丰厚处，四肢末梢和肌肉薄弱处不宜使用。

2. 刺激强度应根据患者对针刺的耐受程度来决定。

3. 如在天部或人部操作时，已见患者皮肤发热或出汗，或自觉针穴附近甚至全身有热感时，即不必继续操作。

4. 在地部守气时，手持针柄，拇指用力向前推捻，以促其热感传导。

5. 施术应适可而止，不可强求热感。一般而言，三度操作则应停止。

6. 烧山火手法每次操作的刺激量需大，但操作时间不宜太长。

7. 患者注意力应集中，细心体会针感，但不宜予以暗示。

8. 施术必须在得气（酸胀感）的基础上进行，否则不易成功。

9. 须切实掌握进针、退针的层次和提插的幅度，要求层次分明、提插均匀。即在提插时针尖上下的幅度必须局限于一个层次内，切忌一次轻一次重，忽而快忽而慢。同时，每次提插时，必须分清紧、慢，不能模糊。

10. 手法熟练者，可不利用呼吸和九数操作，也可不配合捻转，仅以提插为主。只有在针感不明显，或不得气时，才配合捻转等法。

11. 热感往往在酸胀感的基础上产生。出现部位因人而异，或先在施术部产生，以后扩散到整体；或先在施术腧穴的肢端出现，而后沿经传导扩展到全身；或先出现于一侧，逐渐波及另一侧。

（五）医家经验

1. 焦勉斋烧山火、透天凉法　根据烧山火与透天凉的意义，结合临床的应用，在多年治疗实践中得出的经验是：单凭三进一退、紧按慢提，三退一进、紧提慢按等手法，根据患者口鼻呼气与吸气，往往不能达到针下有明显的寒热感觉。在不断钻研和探索的过程中，经过临床实践运用，焦勉斋认为如果根据医者自己的呼吸运气配合进、退、提、按等各种手法，来施用烧山火与透天凉，要比根据患者的呼吸效果为好。因为医者自己呼吸运气，能与提、按、进、退的手法配合一致，故能使针下的寒热感觉可以明显出现。兹将其经验及操作方法，具体介绍如下。

（1）烧山火的操作方法：进针有气至后，施用烧山火时，先将针上提至浅部，用紧按慢提、三进一退的手法（不要限于三一之数，以进多出少为原则，透天凉则以出多进少为原则），配合医者的呼吸运气而施术。向下插针时，则用紧按法，同时医者自己用口鼻呼气（呼吸运气要闭口齿），从丹田呼气上至胸膈，由胸膈达于右上肢捻针的指端（呼气要长而有力）；向上退针时则用慢提法，这时医者要轻微吸气（吸气要短而缓）。这样随着呼吸运气，而进行提插、进退手法，约计 5 分钟，患者即感觉针下有热感，并在循经感传的路线上皆出现温热的感觉。如患者感觉迟钝时，可继续施用手法，以出现明显的温热感为目的。

（2）透天凉的操作方法：进针有气至后，施用透天凉时，则先将针插至深部，用紧提慢按、三退一进的手法，配合医者呼吸运气而施术。向上提针时，用力捻转针柄，同时自己从丹田向上吸气，通达膈下（吸气要长而有力），再由膈下至胸部而达于右上肢捻针的指端。向下插针时，则用口鼻徐徐向外呼气（呼气要短而缓）。这样以呼吸配合提插、进退的手法，经过 5 分钟左右，患者即感觉针下有凉感，并在循行感传的经络路线上皆出现寒凉的感觉。如患者不明显，再继续使用手法，以达到出现寒凉感为目的。

（3）捻针的方法：烧山火紧按插针时，捻转手法是拇指向前，食指向后；慢提退针时，则食指向前，拇指向后。透天凉紧提退针时，捻转手法是食指向前，拇指向后；慢按进针时，是拇指向前，食指向后。

（4）浅部与深部的度数：按针的长短而灵活规定。假定用 2 寸长毫针，如以二部操作，进针入穴 5 分为浅部，再进入 1 寸则为深部。其余 5 分，不能全部插入，以免影响捻针施术。如此，烧山火手法：先将针上提至浅部，即针在穴内约 5 分深，紧按向下插针时，则将针再进入 1 寸左右，向上慢提时，则又将针向上退出 1 寸。透天凉手法：先将针下插至深部，须按进针后气至的深度规定。如针在穴内已至 1.5 寸，就不要再向下插入。向上紧提时，将针退出 1 寸左右；向下慢按时，则又将针进入 1 寸许。如按"三才法"进针，进入 5 分为天部，进入 1 寸为人部，进入 1.5 寸为地部。

紧按慢提，是以呼气进针为主、吸气退针为辅；紧提慢按，是以吸气退针为主、呼气进针为辅。进退的动作，要随着呼吸长短的力量，不限于三与一之数及九阳和六阴之数。

（5）呼吸运气是使针下出现寒热的主要因素：故不论烧山火与透天凉，皆要集中精神，专心一致运用呼吸之气。呼与吸皆以思想意识从丹田为起点，到达指端为终点。施术时的呼吸运气与正常呼吸相异。故烧山火呼气长而吸气短；透天凉则吸气长而呼气短。

（6）个人经验：凡深吸气时则胸腹觉有凉感，深呼气时则胸腹觉有热感。医者自己呼吸运气，能使寒热之气由丹田而达于指端，通过拇、食二指捻转的力量，结合"提针为寒，插针为热"的手法，故能将医者呼吸、寒热之气通过针的活动传导于患者的经穴内部，再循行于经络。

在研究烧山火与透天凉手法的过程中，曾经多次的试验比较，得出呼吸运气结合提插、进退手法，较易于出现寒热的经验。初期试验时，针自己的两足三里穴，用正常呼吸配合提插手法，针下微有寒热。改用深度呼吸，则针下的寒热感应能循经扩散传导。另外，掌指力量充足时，则寒热出现得迅速，否则出现得缓慢。所以必须重视运掌练气法的学习。从个人亲身体会，不断的临床实践，深刻感到呼吸运气配合提插、进退手法，是烧山火、透天凉的很好方法。较之令患者自己呼吸或单用进退提插手法，其功效有过之而无不及。故证实深呼时插针能使其热，深吸时提针能使其寒；并能使针下的寒热，通达经络循行，达到应到的区域。（《针术手法》）

2. 管正斋烧山火、透天凉手法

（1）烧山火：行降阴法指用左手押准穴位，右手持针刺入穴内。针分 3 次渐行下降，先进至皮下天部，次进至人部，再进至地部，然后再由地部直接提出于皮肤外面。此法的要点是先浅后深，使针着重于深部，徐内疾出。

在酸麻胀重感觉的基础上捻针时，使指力向下，将针向左方捻转，每次 180°～360°，即将针刺的右手（刺手）拇指前进、食指后退的捻转方向，反复行之，有的患者即可产生热的感觉。

慢提紧按，此"紧"字的含义作"重"字解，"慢"字的含义作"轻"字解。进针在天、人、地部提插针时，要用重插轻提。

行九阳数：单数、奇数为阳，九数为老阳，七数为少阳。进针在天、人、地部捻转（或提插）3 次，三三得九，为九阳数（亦可在各部各行九阳数）。可少停，反复行之。

管老在行九阳数时，强调实效，不泥于次数，注重患者体质、敏感程度等客观情况，所以有时仅用三三得九，有时用三九二十七等，灵活运用。

随而济之：随顺其经气的流行而补其气，如手之三阴经及足之三阳经，是从上而下，于刺针后捻插时，使酸麻胀重感觉向下传达，与经气的去路相顺。

管老不仅重视针刺方向顺行经气，更强调针感顺应经气，并且巧妙地应用押手、循经、阻压等辅助手法屡能达到针感顺经之目的。

行震刮术：先用左手拇、食二指固定针体，再用右手拇指向下震刮针柄；或右手食指作固定，右手拇指向下震刮针柄，震刮 30～60 次，每可产生热的感觉。

乘患者呼气进针，吸气出针。

出针后，立即以指（或棉球）按揉针孔，以扶正气，使真气存留，不任已入之阳气外逸。

（2）透天凉：行升阳法指押手及刺手，式同烧山火。不同之点是，将针直刺入地部，然后分 3 次作阶梯状，经人部、天部提出于皮肤外。此法的要点是先深后浅，使针力着重于浅层，疾内徐出。

在酸麻胀重感觉的基础上捻针时，使指力向上，将针向右方捻转，每次 90°～180°，即将持针的右手（刺手）拇指退后、食指进前的捻转方向，反复使用，有的患者即可产生凉的感觉。

紧提慢按：退针在地、人、天部提插针时，用重提轻插。

行六阴数：双数、偶数为阴，六数为老阴，八数为少阴。退针在地、人、天部捻转（或提插）时，针尖向上提起，使力在针体，每部各捻转（或提插）2 次，三二得六，为六阴数（亦可在每部各行六阴数）。可少停，反复行之。

迎而夺之：与经络循行的来源去路相反，如手之三阳及足之三阴，是从下向上，于刺针捻插时，使酸麻胀重感觉向下传达，与经气来路相逆。

行震刮术：先用左手拇指固定针体，再用右手食指（或拇指）向上震刮针柄，或以右手食指固定，右手拇指向上震刮针柄，震刮 30～60 次，每可产生凉的感觉。

乘患者吸气进针，呼气出针。

出针时，将针摇动，使针孔扩大，出针后不揉针孔，以泻散其邪气。（《中国针刺手法汇编》）

3. 文介峰烧山火、透天凉手法

（1）烧山火：进针至皮下，稍停，然后上下提插3次，提针至天部候气。气至，分天、人、地三部行紧按慢提9次。即在天部行紧按慢提9次后，停呼吸3次（医者的呼吸）进针至人部，重复上述操作，再进针至地部。在地部操作完毕，迅速提针至天部，扳倒针体，令针尖顺经而向，留针，此为一度。对未达到热感者，再操作第二、三度。每度间隔时间为5~10分钟。出针时，将针插至地部，停10次呼吸（一呼一吸为1次），迅速提针至皮下，出针急按针孔。

（2）透天凉：进针至皮下，持针稍停，然后上下提插3次，提针至人部候气。气至，将针迅速插至地部，按地、人、天三部次序，每部行紧提慢按6次。即在地部行紧提慢按6次后，停3次呼吸，提针至人部，重复上述操作，再退针至天部。天部如法操作毕，扳倒针体，令针尖逆经而向，留针，此为一度。如未达到凉感，按上法重复操作第二、三度。出针时，将针插至地部，停10次呼吸，缓慢提针，边提边摇大其针孔，出针不按。

（3）体会：烧山火、透天凉手法，古人提出的具体操作，有简有繁，有同有异，但都以"先浅后深""紧按慢提"与"先深后浅""慢按紧提"为法则。文老的手法依浅深紧慢分层进退，行九六之数，均宗古人之法。但本人在操作中，始终不加捻转，结合自己的呼吸以运针，扳倒针体，用针尖方向与经脉循行逆顺以行经气，是有别于古人的。《灵枢经·终始》云："专意一神，精气之分，毋闻人声，以收其精，必一其神，令志在针。"依据此旨，专心一意，属意于针上，才能体会针下气至情况及准备辨别"邪气""谷气"。以"意"令气至，以"意"催气行，这就是所谓"意之所至，气亦至焉"之义。

"紧按"是运用指力，将针推进；"紧提"是运用指力，将针上提。"慢按"是不甚用力将针推进；"慢提"是不甚用力将针上提。"提"与"按"的活动只在"豆许"。《金针赋》云："沉重豆许曰按，轻浮豆许曰提。"正是运用了指力，才能在"豆许"之地行九六之数的提插，才能使接受治疗的患者针下有强烈的重胀感，为达到凉与热的目的创造条件。

［中国针灸，1983，3（3）：26-27］

4. 卓华用烧山火手法治疗腰椎间盘突出症

（1）治疗组：椎旁点Ⅰ、Ⅱ、Ⅲ，分别是腰3~腰4或腰4~腰5或腰5~骶1棘突下旁开0.2~0.5寸（同身寸）之压痛点。用毫针根据突出部位直接刺入患者对应的椎旁点，每次2~3穴，实施烧山火手法。每层得气后施烧山火补法1分钟，再慢慢提针至天部，如此反复操作3次，将针紧按至地部，留针20~30分钟，当手法运用到地部时患者产生触电样感觉向下肢远端放射，渐渐地就会产生从针刺部位循经传递的热感甚至有全身温热感。

（2）对照组：肾俞、腰眼、委中。操作：毫针刺，根据病情虚实酌情应用补泻或平补平泻或加艾灸或拔火罐。

（3）疗程：两组均针刺，每日1次，14次为1个疗程。治疗1~2个疗程后观察疗效。

（4）疗效：治疗组110例，治愈57例，显效28例，有效21例，总有效率96.4%；

对照组 55 例，治愈 21 例，显效 15 例，有效 12 例，总有效率 87.3%。两组治疗经统计学分析 $P < 0.01$，治疗组明显高于对照组。[天津中医药，2003，20（1）：33]

（六）烧山火和透天凉手法评述

烧山火和透天凉手法是复式补泻手法中应用较为广泛的操作技术，自《金针赋》首倡立名以来，古今针灸家都有不少补充和发展。但由于历代文献中的烧山火和透天凉手法操作有较多分歧，造成了学习研究上的困难。对此，本书就此作一些介绍和分析，以求得相对统一的认识。

1. 烧山火与透天凉手法古今文献的操作过程（表 2-5-2）

表 2-5-2　烧山火与透天凉操作法

	烧山火	透天凉
金针赋	先浅后深，用九阳数而三进三退，慢提紧按，热至，紧闭插针	先深后浅，用六阴数，三出三入，紧提慢按，徐徐举针，细细搓之
三衢杨氏	先针入五分，行九阳之数，得气，再入一寸，三出三入，慢提紧按，若觉针下沉紧，插针之时，热气复生	先进入一寸之内，行六阴数，得气，提针至五分，三入三出，紧提慢按，针下沉紧，徐徐举之，则凉气生
南丰李氏	先浅后深，俱补老阳数，气行，针下紧满，其觉身热，慢提紧按，老阳数或三九二十七数，扳倒针头，患者吸气五口，阳回阴退	先深后浅，俱泻少阴数，得气觉凉，紧提慢按，初六数或三六一十八数，再泻再提，即用通法，徐徐举之
针灸探微	以插进为主，插进达一定深度之后，缓缓退出，再行插进（三进一退）	用力提出为主，提至再无可提，就缓缓送入，再行用力提出（三退一进）
针灸学讲义	分天、人、地三部进针。当刺入皮肤，先在天部"重插轻提"地上下行针，反复九数。次将针深入人部，亦如前法；最后深入地部，再提插九数，待行针毕，一次提至天部。此为一度，出针扪穴	先进针直达地部，在该部"重提轻插"地上下行针，反复六次；次将针退至人部，提插同前，又六次后，再退至天部，亦如前法再提插六次。为一度，出针不扪穴
简易针灸学	将应刺的深度分三次迅速刺入（即每次刺入 1/3）。均随患者呼气进针，并结合捻转，然后随患者吸气时，慢慢将钊一次退至皮下，如此操作一至数次	随着患者吸气，将针一次徐缓地进入应刺的深度，然后分作三次，提至皮下（即每次迅速提出 1/3），再结合捻转补泻法的泻法，施行捻转，一至数次
针灸学简编	先令患者鼻吸一次、口呼五次，用左手紧按其穴，随呼气急速进针于天部。用种种手法激发感应以后，即向同一方向捻转 3 或 9 阳数，顺势将针再急插于人部和地部各行与天部相同的得气和捻转操作，三进完毕，将针缓慢地由地部经人部提至天部，稍停，随其吸气慢慢将针拔出体外，急闭其孔	先令患者口吸一次、鼻呼五次，且随吸气徐缓进针至地部，产生感应以后，即将针向同一方向捻转 6 次，再将针提至人部，慢插急提各 3 次后，将针紧提至天部，稍停，随呼气急速出针，不闭其孔
针术手法	进针气至之后，先将针上提至浅部，用紧按慢提、三进一退的手法（不限于三一之数，以进多出少为原则，透天凉则以少进多出为原则）配合医者之呼吸运气而施术，向下插针时用紧按法，口鼻呼气；向上退针时用慢提法，微微吸气。这样提插进退配合，约 5 分钟即有热感	进针气至之后，先将针插至深部，用紧提慢按、三进一退的手法，配合医者呼吸运气而施术，向上提针时，医者吸气并用力捻转针柄，向下插针时徐徐口鼻呼气。进退提插配合，约 5 分钟即有凉感

	烧山火	透天凉
阎洪臣	每一穴位分天、人、地三部，将针分三次刺入。当针刺入每一部后，医者拇指向前捻转9次，这时令患者鼻吸气一口、口呼五口，九阳行毕，再刺入人部，如前法操作。当刺入地部后，若无热感，医者可用爪甲由上至下刮针柄；仍无热感将针一次退至天部，亦如前法施术，俟产生热感后，缓缓出针，急闭针孔	将针一次插入深层分三部退出，在每一部中，以拇指向后退针6次，同时令患者张口吸气一口后，分五次由鼻呼出，六阴行毕，再将针上提人部、天部。若无凉感，医者用爪甲由下向上刮针柄，仍不效，复以前法操作
针灸经外奇穴图谱	在一般操作手法的基础上，当得气时有酸麻的感觉后，拇指用力向前搓，用左手拇、食二指固定针柄，不能使针来回旋转，再用右手小指爪甲从上向下刮动针柄，此时酸麻感觉即可以变为热感	在一般操作手法的基础上，得气后，拇指用力向后旋捻，用左手拇、食二指固定针柄，不能使针来回旋转，再用右手小指爪甲从下向上刮动针柄，此时酸麻感觉即可以变为凉感
杨纪曾	先令患者口呼鼻吸三口，同时即将针一次刺入应达深度的1/3，然后进行捻转（提插），捻针时拇指向前，食指向后，慢提紧按，提插9～36次。如此共做3次，每次各进1/3，每次间隔1分钟，最后留针10分钟，出针时捻转轻慢，令吸气一口，一次出完，急按针孔	先令患者口吸鼻呼五口，同时进针一次即至应达之深度。然后捻转（提插），捻转时食指向前，拇指向后，紧提慢按，提插6～18次，如此共做3次，各次每退1/3，每次间隔1分钟，出针毕，令呼气一口，勿按针孔
董承统	进针得气后，使感应向远处传布，达一定程度后，医者右手拇指向前、食指向后撞其针柄，即可发生热感	进针得气，感应达一定程度后，医者右手拇指向后、食指向前撞其针柄，可发生凉感

从上表可见，烧山火和透天凉是综合提插、捻转、呼吸、九六、开阖补泻，以及针刺浅深、进退先后等具体操作来进行的。两法动作相反，凉热感应不同。迄至20世纪50年代以后，又增加了刮法、飞法等动作，甚至有不分层操作者（如郑魁山的热补法、凉泻法）。综观烧山火和透天凉手法操作的主要不同论述，大致有以下几个方面的分歧。

（1）进退层次有区别：针刺进退的层次是烧山火和透天凉手法操作中的一个重要环节。多数医家认为，进退出入"三层"，即"烧山火"为"三进一退"，"透天凉"为"一进三退"。也有认为进退出入分"二层"者，即"始是五分终一寸"为"烧山火"，"先是一寸后五分"为"透天凉"。近来，更有不分进退层次者。因此，在操作方法上，有分"三层""二层"和不分层次的区别。

（2）提插的紧慢有差异：提插的紧慢是"烧山火""透天凉"等手法的主要操作部分。多数医家认为"烧山火"是"慢提紧按"，"透天凉"是"紧提慢按"，也有的认为"烧山火"是"重插轻提"，而"透天凉"是"重提轻插"。因此，具体操作有提插的紧慢或重轻不同之分。实际上，只是说法上的不同，并无本质差异。

（3）进针深浅的先后不同：多数医家认为，"烧山火"是"先浅后深"，"透天凉"是"先深后浅"。也有的认为"烧山火"是"先深后浅"，"透天凉"是"先浅后深"。这是两种完全相反的用法。

（4）呼吸配合的分歧：关于呼吸配合方面的意见，大致有不配合呼吸和配合患者呼吸两种。在配合患者呼吸方面，也有 3 种不同的主张：其一，施用"烧山火"时，请患者在"提针时吸气，插针时呼气"，"透天凉"与此相反；其二，施用"透天凉"时请患者在"提针时吸气，插针时呼气"，"烧山火"与此相反；其三，在患者感觉迟钝时，才配合呼吸方法，促使其产生应有的反应。而焦氏要求配合医者呼吸行针。

（5）九六配合的区别：关于九六补泻的配合，有人不采用，有人结合阴日、阳日、性别的男、女、午前、午后等时间差异，用不同的配合方法进行操作施术。

因此，有必要根据临床实践，对烧山火与透天凉的操作手法进行系统化、规范化研究，以期达到更好的治疗效果。

2. 烧山火和透天凉手法操作的补充说明　除本书有关部分已述内容之外，在临床应用烧山火和透天凉时，还应注意以下几点。

（1）进针方法以速刺法为佳，以免穴位局部紧张而影响针感的产生。

（2）烧山火时，拇指向前捻针，须捻到沉紧为度；透天凉时，拇指向后捻针，一旦针体缠紧，即行下一步操作。其手法必须适当，且须在穴位周围皮肤下滞针的情况下才能做到。捻紧针体的程度恰好是深部肌肉及纤维组织将针体缠住，既不可太松，又不可太紧。

（3）左手配合至为重要，烧山火时押手要重，透天凉时押手宜轻，或不用押手。

（4）提插法是产生凉热效应的关键。烧山火的"紧按慢提"和透天凉的"慢按紧提"，重点在于紧按与紧提，其中包括速度的快和用力的重。

（5）烧山火手法可配合应用刮法，以拇指向下刮针柄；透天凉手法可配合应用飞法，或改用一次刺到地部然后慢慢向上提针，并闭齿张口深吸气。这样以提高热感或凉感的成功率。

（6）医师呼吸的配合，可规范运针的节律，练功有素者常能运气至臂及指以加强指力。这对促进凉热效应的产生，有较大好处。

（7）刺激强度对手法成功也有作用。烧山火手法是一种重刺激手法，针下感应宜超过患者所耐受的程度；透天凉手法是轻刺激手法，患者自觉有轻度针下感应，但尚未达到其应有的耐受程度。如此做法，可提高成功率。如楼百层使用烧山火手法，计 45 穴 342 针次中，达到重刺激的 331 次，全部出现热感；使用透天凉手法，计 15 穴 37 针次中，属于轻刺激的 33 次，也全部产生凉感。在技术操作上，如出现中等度刺激量，烧山火手法为 11 次，透天凉手法为 4 次，均未出现热感或凉感。可见，正确掌握针刺轻重刺激，也是取得成功的重要因素。

（8）取穴应以肌肉丰腴或距离内脏、血管、肌腱较远，而比较敏感处为宜。如足三里、三阴交、秩边、环跳、肾俞、内关等，便于操作，容易成功。浅表肌肉菲薄者，不宜施术。

（9）根据不同病证取穴，四肢部病证如痹证肿痛，以局部或邻近取穴为主，适当配用循经取穴；胸背腰腹部病证，尤其是脏腑病证，应以循经取穴为主，邻近或局部配穴辅助。

（10）分天、人、地三部操作，每层都很重要，但其关键在于地部，手法熟练则效果尤佳。

（11）毫针必须选择较粗而富有弹性、光滑、无蚀斑者，以免折针。

（12）年老、体弱、婴幼儿与成人初针、惧针者宜慎用，最好不用，以免晕针。

（13）患者的热感与凉感效应，并不是每次、每穴、每人都有产生。其情况大致有：①在施术穴位局部，有热感或凉感。②施术穴位局部出现热凉感应后沿所属经脉上下放射。③除局部有凉热感应，全身亦有相应感觉，甚至出汗或寒战。④同一患者身上，在甲穴施术有凉热感觉，而在乙穴施术则无。这几乎是普遍存在的现象。⑤有的患者经多次、多穴反复施术，始终无凉热感，甚至无酸、麻、胀感。⑥个别人未经施用烧山火、透天凉，仅在针刺得气基础上，应用一般手法，或在留针过程中，也可出现明显的热感或凉感。烧山火和透天凉可诱导针下热感或凉感，与机体反应状态有关。一般来说，寒证患者用烧山火手法易引起热感，热证患者用透天凉手法易引起凉感。此外，练功有素的患者接受以上针刺手法，亦较容易产生热感或凉感。对此，医者要做到心中有数，以掌握针感和手法刺激强度，从而提高手法成功率。

（七）文献摘要

《扁鹊心书·失血》：一人患脑衄，日夜有数升，诸药不效。余为针关元穴，入二寸，留二十呼，问病人曰：针下觉热否？曰：热矣。乃令吸气出针，其血立止。

《针经指南·直言补泻手法·寒热补泻》：假令补冷，先令病人咳嗽一声，得入腠理。复令病人吹气一口，随吹下针至六七分，渐进肝肾之部，停针。徐徐良久，复退针一豆许，乃捻针，问病人觉热否？然后针至三四分及心肺之部，又令病人吸气内针，捻针使气下行至病所。却外捻针，使气上行，直达所针穴一二寸，乃吸而外捻针出，以手指按其穴。此为补。

《卫生宝鉴·寒热补泻法》：凡补泻之法，皆如前也……若病人患寒者，觉针气至病所，即进针至二、三分，令病人鼻中吸气，口中出气，依本经生成数足，觉针下阳气隆至，依前法出针。

《金针赋》：一曰烧山火，治顽麻冷痹。先浅后深，用九阳而三进三退，慢提紧按，热至，紧闭，插针，除寒之有准。

《针灸聚英·烧山火歌》：四肢逆冷最难禁，憎寒不住病非轻；拨忙运起烧山火，患人时下得安宁。

《针灸问对·烧山火》：针入先浅后深，约入五分，用九阳三进三退，慢提紧按，热至，紧闭针穴，方可插针。令天气入，地气出，寒可除矣。又云：一退三飞。飞，进也。如此三次为三退九进，则成九矣。其法，一次疾提至天，三次慢按至地，故曰疾提慢按。随按令病人天气入、地气出，谨按生成息数，病愈而止。一说：三进三退者，三度出入，三次则成九矣。九阳者，补也。先浅后深者，浅则五分，深则一寸。

《针灸大成·三衢杨氏补泻》：烧山火，能除寒，三进一退热涌涌，鼻吸气一口，呵五口。凡用针之时，须捻运入五分之中，行九阳之数，其一寸者，即先浅后深。若得气，便行运针之道。运者，男左女右，渐渐运入一寸之内，三出三入，慢提紧按，若觉针头沉紧，其针插之时，热气复生，冷气自除。未效，依前再施也。

二、透天凉法

（一）概述

透天凉法是较常用的复式手法，由徐疾、提插、九六、开阖4种泻法，有时可配合捻转泻法，甚至呼吸组合而成。《素问·针解》云："满而泻之者，针下寒也，气虚乃寒也。"元代罗天益《卫生宝鉴》、窦汉卿《针经指南》有取凉感的针法。《标幽赋》所云"动退空歇，迎夺右而泻凉"，即是对凉泻手法的论述。泉石心《金针赋》，首先提出"透天凉"的名称，与烧山火手法并列对待。但亦因其叙述欠详，致使后世各家莫衷一是，然其基本要点则在"先深后浅""慢按紧提"，行六阴之数，以及配合呼吸动作方面。若以《金针赋》透天凉手法理解，与烧山火一样也应是分三部（天、人、地）进行操作，每部紧提慢按，同时配合捻转泻法，待针下凉至后出针，出针时摇大针孔，出针后不按穴。针刺产生凉感的机制，《素问·针解》已有昭示。明代汪机说：透天凉"令地气入，天气出，热可退矣"（《针灸问对》卷中透天凉）。其中，天气应指阳热，地气应指体内凉感而言。杨继洲更认为："虚者，气也……阴生于内，故出。"这说明要达到阴气隆至，必须在阳邪已退之后，阴胜于阳，才能达到目的。因此，必须从阴（内）引阳（外），将亢盛的阳热之气由地部逐层引导至天部而宣泄去之，而后则所谓"倒阴"，寒凉之感自生，阳热之邪尽退。

（二）方法（图2-5-3）

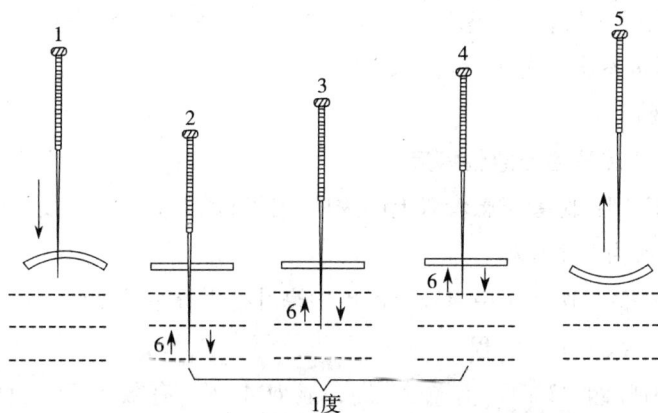

图 2-5-3 透天凉法

令患者自然鼻呼气、口吸气。

1. 随其吸气，用双指舒张押手法将针进至皮下，稍停，上下提插或左右捻转，催其气至，并提针至人部（腧穴深度的中 1/3 处）候气。

2. 气至后，将针下插至地部（腧穴深度的下 1/3 处），在该处 1 分范围内紧提慢按（提插泻法）6 次，在紧提针的同时可用拇指向后的力量捻针右转。

3. 退针至人部（腧穴深度的中 1/3 处），在该处 1 分范围内行紧提慢按手法 6 次，施术方法同地部。

4. 退针至天部（腧穴深度的上 1/3 处），在该处 1 分范围内紧提慢按 6 次，施术方法同地部。

5. 在天部操作完毕之后，将针迅速下插至地部，继续按以上过程行针，三退一进，地、人、天三部各行紧提慢按 6 次。共行针 2~3 度。

6. 针下有凉感时，可将针上提至天部守气，留针 10~15 分钟。

7. 将针随其呼气急速取出，不按闭针孔。

（三）临床应用

透天凉手法功能清热泻火。一般可用于实证、热证，以邪热炽盛、脏腑经络气火有余为主要适应证，如中风闭证、阳明腑热、高热、癫狂、热痹等。临床常取曲池、足三里以退热，用透天凉手法进行操作。

郑魁山用本法，针水道、中极、复溜可以泻热利尿，治疗膀胱实热的小便不通；针大椎、合谷可以清热解表，治疗风热感冒等。（《针灸集锦》）

（四）注意事项

1. 透天凉手法一般适用于肌肉丰厚处的穴位。

2. 在天部守气时，可配合刮针柄（由下而上）法，以促使其凉感传导。

3. 每次操作刺激量应较小，但操作时间可适当延长。

4. 凉感较难诱导，不宜强求。在针刺 3 度操作后，如仍无凉感即可停止。

5. 施术必须在得气沉重、麻木感的基础上进行，否则不易诱导针下凉感。

其他注意事项可参烧山火法，兹不复述。

（五）医家经验

孙云廷等用透天凉法治疗急性痢疾

（1）治疗组 32 例：医者于患者双上巨虚用毫针行透天凉手法，反复施术，5 分钟后出针。每日 2 次，6 次为 1 个疗程。

（2）对照组 31 例：医者于患者双上巨虚用毫针行平补平泻手法，反复施术，5 分钟后出针。每日 2 次，6 次为 1 个疗程。

（3）疗效：治疗组 32 例，治愈 26 例，显效 4 例，有效 1 例，无效 1 例，治愈率 81.3%，总有效率 96.9%；对照组 31 例，治愈 17 例，显效 3 例，有效 4 例，无效 7 例，治愈率 54.8%，总有效率 77.4%。治疗组与对照组的治疗效果经统计学检验，差异显著

（$P < 0.05$）。透天凉手法为针刺手法中综合性较强的一种泻法。历代医家多有描述，行此手法，使患者体温改变较难，故此手法难以掌握，笔者运针之时，不苛求温度之变化，只按要求施术用心行针，确有效果。[新中医，1997，29（7）：34]

（六）文献摘要

《卫生宝鉴·寒热补泻法》：凡补泻之法，皆如前也。若病人患热者，觉针气至病所，即退针三二分，令病人口中吸气，鼻中出气，依本经生成数足，觉针下阴气隆至，依前法出针。

《金针赋》：二曰透天凉，治肌热骨蒸，先深后浅，用六阴而三出三入，紧提慢按，寒至，徐徐举针，退热之可凭。皆细细搓之，去病准绳。

《针灸聚英·透天凉歌》：浑身却似火来烧，不住时时热上焦；若还依法行针刺，搜除热毒病能消。

《针灸问对·透天凉》：（针入）先深后浅，约入一寸，用六阴三出三入，紧提慢按，寒至，徐徐退出五分，令地气入，天气出，热可退也。又云：一飞二退，如此三次，为三进六退，即六阴数也。其法：一次疾插入地，三次慢提至天，故曰疾按慢提，随提令地气入、天气出，谨按生成息数，病自退矣。一说，一度三进三退，则成六矣，六阴者，泻也。

《针灸大成·三衢杨氏补泻》：透天凉，能除热，三退一进冷冰冰，口吸气一口，鼻出五口。凡用针时，进一寸内，行六阴之数，其五分者，即先深后浅也。若得气，便退而伸之，退至五分之中，三入三出，紧提慢按，若觉针头沉紧，徐徐举之，则凉气自生，热病自除。如不效，依前法再施。

《金针梅花诗钞》增附烧山火与透天凉手法对照表（表2-5-3）。

表2-5-3 烧山火与透天凉对照表

步骤	烧山火	透天凉
1	多呼少吸，随呼进针 左手按穴，右手持针（或以中指按穴，拇、食二指持针）。令患者鼻中吸气，口中呼气，吸气短而呼气长（一吸三呼），练习呼吸数次。医者调匀自己的呼吸，与患者的呼吸相一致，随呼下针	多吸少呼，随吸进针 取穴法同左。令患者鼻中呼气，口中吸气，吸气长而呼气短（三吸一呼），练习呼吸数次。医者调匀自己的呼吸，与患者呼吸相一致，随吸下针
2	先浅后深，随呼左转 先针至适当深度，得气将针上提至5分左右，持住针柄令患者继续呼吸，呼长而吸短。医者之呼吸仍与患者之呼吸相一致，且呼气时要长而有力，从丹田呼出，吸气时要短而缓慢。聚全身之力于指腕。乘呼将针向左捻转1圈，拇前食后，指力偏重于拇指。并顺势将针连续3次如手颤之状，用力下按，但似按又不是按，似捻又不是捻，主要在于逼气入内	先深后浅，随吸右转 先针至适当深度，得气将针下插至1寸左右，持住针柄，令患者继续呼吸，吸长而呼短。医者之呼吸仍与患者之呼吸相一致，且吸气时要长而有力，直至丹田，呼气时要短而缓慢。聚全身之力于指腕。乘吸将针向右捻转1圈，食前拇后，指力偏重于食指，顺势将针连续3次如手颤之状，用力上提，但似提又不是提，似拔又不是拔，主要在于引气外出
3	乘吸退针，向上慢提 当患者及医者吸气之时，乘吸将针轻轻向右回复，拇指轻轻自食指尖搓针退至食指横纹	乘呼退针，向下慢按 当患者及医者呼气之时，乘呼轻轻将针向左回复，拇指轻轻自食指横纹搓针退至食指尖

步骤	烧山火	透天凉
4	九次下按，一次上提 呼进吸退，如此9次，针已渐渐逐步深入，最后一次上提至原处，再照前法行之	六次上提，一次下按 吸进呼退，如此6次，针已逐步浅出，最后一次下按至原处，再照前法行之
5	全神贯注，反复操作 手不离针，目无他视，随患者及医者自己之呼吸，反复操作，牢记多进少退（三进一退），进重退轻（紧按慢提），左转多，右转少，呼入针，吸出针，直至针下热生，并循经传布	全神贯注，反复操作 手不离针，目无他视，随患者及医者自己之呼吸，反复操作，牢记多退少进（三退一进），进轻退重（紧提慢按），右转多，左转少，吸入针，呼出针，直至针下寒生，并循经传布
6	倒针朝病，推气向前 将针退至5分左右，按倒针身，以针尖指向病所，或以针尖顺向经脉行走方向，乘呼一摇，用力按针左转，乘吸一摇，轻轻捻针右转，至经脉通畅，病衰为止	倒针朝病，引气外出 将针退至5分左右，按倒针身，以针尖指向病所，或以针尖迎向经脉行走方向，乘吸一摇，用力提针右转，乘呼一摇，轻轻捻针左转，至经脉通畅，病衰为止
7	停针调气，向下刮针 扶针直插，复向下纳，略施旋捻，置针于穴，每隔5～7息以食、中二指抵住针身，用拇指爪甲向下搔刮针柄5～7次	停针调气，向上刮针 扶针直插，不向下纳，略施旋捻，置针于穴，每隔5～7息以食、中二指抵住针身，用拇指爪甲向上搔刮针柄5～7次
8	候吸出针，疾按针孔 乘患者吸气之际，抽针外出，直抽不摇，出针后疾按针孔	候呼出针，不按针孔 乘患者呼气之际，抽针外出，且抽且摇，出针后不按针孔

三、进火补法

（一）概述

进火补法是徐疾、呼吸、提插补法，并结合摇法或刮法组成的复式手法。由于本法在操作时或出针后经常产生热感，故命名为"进火补"法。实际上，进火补法是在烧山火手法基础上简化而发展成的针刺手法，其始见于明代杨继洲《针灸大成》。现代临床也有应用者。

（二）方法

令患者口中呼气，随其呼气用指切速刺法，将针刺入1分，候有感应，则用针尖拉着有感应的部位，连续紧按慢提3次，每进针一部，则按上法连续操作3次，以取得针下温热感。如无热感，则令患者做鼻吸口呼的自然呼吸3次，或加刮法，使针尖颤动而针下有热感至。如有热感，则慢慢将针拔出，急按针孔。如再无热感，则可反复施行。（图2-5-4）

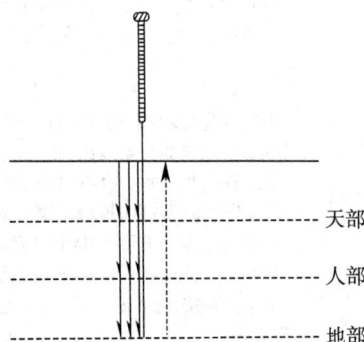

图2-5-4　进火补法

（图右侧标注：天部、人部、地部）

（三）临床应用

本法较烧山火法刺激量轻，临床功用及主治范围与之基本相同，可参考。郑魁山用本法，针肾俞、秩边、风市、阴市、血海、足三里、三阴交等穴，治疗小儿麻痹后遗症等有效。

（四）注意事项

1. 本法可按天、人、地三部操作。

2. 有时不利用呼吸和提插三数，亦可取得热感。

3. 留针与否可根据病情而定。

4. 如反复操作仍无热感，可用"接气通经"法，按所刺经脉的行针时间，结合呼吸次数进行实际操作，而不必拘泥呼吸 3 次。

（五）文献摘要

《针灸大成·三衢杨氏补泻》：进火补，初进针一分，呼气一口，退三退，进三进，令病人鼻中吸气、口中呼气三次，把针摇动，自然热矣。如不应，依前导引。

四、进水泻法

（一）概述

进水泻法是徐疾、呼吸、提插泻法，并结合摇法组成的复式手法。由于本法在操作时或出针后经常产生凉感，故命名为"进水泻"法。实际上，进水泻法是在透天凉手法基础上简化而发展成的针刺手法，其始见于明代杨继洲《针灸大成》。现代临床也有应用者。

（二）方法

令患者口中吸气，随其吸气用舒张押手法，缓慢地、不捻不转地将针进至穴位深层（地部），候针下有感应时，将针提退一部，在 1 分上下的范围内连续慢按紧提 3 次，每提退一部，则按上法连续操作 3 次，以取得针下凉感。如无凉感，则令患者做鼻呼口吸的自然呼吸 3 次，或加摇法以促使针下寒凉感。如有麻凉或触电样感觉，则将针急速拔出，不闭针孔。（图 2 - 5 - 5）

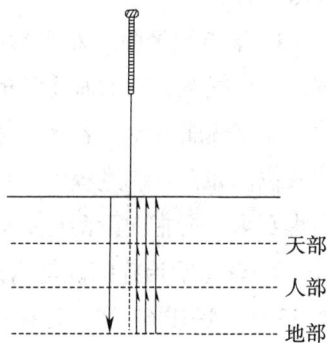

天部
人部
地部

图 2 - 5 - 5 进水泻法

（三）临床应用

本法较透天凉手法刺激量轻，临床功用及主治范围与之基本相同，可参考。郑魁山用本法，针大肠俞、天枢、足三里、丰隆等穴，治疗热结便秘，有一定效果。

（四）注意事项

与进火补法相同。

（五）文献摘要

《针灸大成·三衢杨氏补泻》：进水泻，初进针一分，吸气一口，进三进，退三退，令病人鼻中出气、口中吸气三次，把针摇动，自然冷矣。如不应，依前导引之。再不应，依生成息数，按所病脏腑之数，自然冷热应手。

五、热补法

（一）概述

热补法是在烧山火和进火补法基础上，由郑毓琳、郑魁山等简化发展而来的针刺补法。本法由提插补法和捻转补法结合施术，以用力重为特征，可诱导针下温热感应，使穴位皮温升高。具体操作方法较为简便，值得推广应用。

（二）方法

医师左手食指或拇指紧按针穴，右手将针刺入穴内，候其气至，左手加重压力，右手拇指向前连续捻按3~5次，候针下沉紧，针尖拉着有感应的部位，连续紧按慢提3~5次，拇指再向前连续捻按3~5次，针尖顶着产生感应的部位守气，使针下继续沉紧，产生热感。根据病情留针后，缓慢将针拔出，速闭针孔。（图2-5-6）

（三）临床应用

临床功用和主治范围与烧山火法相同。郑魁山用本法，针刺中脘、天枢、气海、腰俞、会阳等穴，使之产生热感，治疗虚寒腹痛、腹泻有明显效果。此外，还可用本法治疗经闭、脱肛等属虚寒证者。

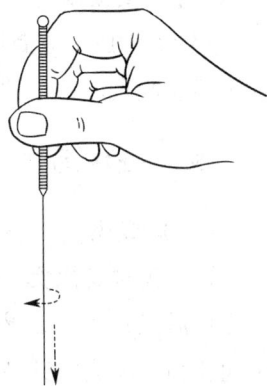

图2-5-6　热补法

1. 李志明经验　左手食指紧按穴位，右手持针速刺或捻转刺入，先浅后深，慢提紧按，务令气至，在酸胀感觉的基础上，将针下插1~2分，然后拇指向前捻转3~5次或9次，就有热胀感觉。若无，依前法再进行2~3次，多数患者就能出现热胀感觉。出针后揉按穴位。如在针刺过程中，患者感觉迟钝，可令患者鼻吸气、口呼气5~6次；同时亦可配用震刮术，拇指向下刮针1分钟。

2. 李志明治疗痹证与肩周炎　计102例，辨证取穴与局部取穴结合，治愈15例，显效23例，进步63例，总有效率99%。应用本法和平补平泻手法治疗肩关节周围炎，循经取穴与经验取穴结合，81例中治愈20例，显效24例，进步35例，总有效率为97.5%。［中国针灸，1982，2（1）：30；中医杂志，1963（4）：21］

（四）注意事项

1. 本法应注意左右手的配合。

2. 捻按时，应注意向前捻转的同时，必须用力向下按插。

3. 必须注意不失时机地用针尖拉着或顶着产生感应的部位进行操作，以加强和维持针刺感应，从而取得热感。

（五）医家经验

郑魁山"温通针法"临证运用规律总结　温通针法是郑魁山在数十年的临床实践中，在传统针法基础上化裁而成，独创性治疗各种疑难杂症的特色针刺手法。本法具有操作简便、感传明显、起效快、疗效高等特点，适用于一切虚劳、瘀滞、寒湿、痰浊等虚实夹杂之证。本法补泻兼施，具有温经通络、化痰泄浊、祛风散寒、行气活血、扶正祛邪的作用。现将其临证运用规律总结介绍如下。

操作方法：左手拇指或食指切按穴位，右手将针刺入穴内，候气至，左手加重压力，右手拇指用力向前捻按 9 次，使针下沉紧，针尖拉着有感应的部位连续小幅度重插轻提 9 次，拇指再向前连续捻按 9 次，针尖顶着有感应的部位推弩守气，使针下继续沉紧，同时押手施以关闭法，以促使针感传至病所，产生热感，守气 1～3 分钟，留针后，缓慢出针，按压针孔。

（1）冠心病：取内关穴为主，施以温通针法，使针感向心性传导，治疗急、慢性冠心病可取得比较满意的疗效。

1）辨证取穴：以内关穴为主穴，心阳亏虚、寒邪内侵者，配通里、心俞、厥阴俞；痰浊阻络者，配丰隆、胃俞、脾俞、中脘、足三里；气滞血瘀者，配膻中、膈俞、肝俞、太冲、脾俞。本病多为中老年人，肾气虚衰，不能鼓舞心阳。故郑魁山治疗本病除施以温通针刺手法外，常配以肾俞、京门，俞募相配，以顾护先天之本，鼓舞心阳，补气益肾阴。

2）操作方法：针刺时左手拇指按压在内关穴近腕横纹方，右手持 1 寸毫针刺入穴位 0.5～0.8 寸施以温通针法，使针感传向心胸部，具有促进血液循环，调节心脏功能的作用，可宽胸理气，活血通络，宁心安神。临床对各种原因所致的心脏供血不足，心律不齐及心绞痛等疾患，都可用之。根据不同证型选取上述配穴，施以温通针法。实证手法刺激量重，守气时间长；虚证手法刺激量轻，守气时间短。

（2）头面五官疾患：临床以风池为主穴，施以温通针法治疗眼病、鼻病、耳病、偏正头痛、眩晕、早期面瘫等，常获良效。风池穴是足少阳、手少阳和阳维脉之会，具有祛风解表、清头明目、健脑安神、通达脑目脉络之功效。加之温通针法使气至病所，以温经通络、化痰祛浊、祛风散寒、行气活血、扶正祛邪。

操作方法：针刺风池穴，患者正坐，自然体位，用 1 寸毫针，进针 0.5～0.8 寸，进针后，刺手仔细体会针下气至感觉，得气后再行温通针法，同时左手拇指紧按在穴位下方配合刺手将针感根据病情推向眼、耳、鼻、口等五官诸窍处，治疗相应部位的病变。守气后出针，不留针。郑魁山认为风池穴处针感较明显，但临床不掌握针刺要领，无针感传导，则影响疗效。古人云"气至而有效"，所以促使针感沿经络传至病所是提高疗效的重要手段。通过针尖方向的调整及左手拇指的推弩，将针感引向病所，以通关开窍，祛邪扶正，达到治疗疾病的目的。

1）近视：郑魁山临床治疗各种眼疾，以风池穴为主施温通针法，针尖朝向对侧目内眦，使热感传到眼区，守气 1 分钟，不留针。促使瘀血消散、吸收，称为"过眼热"针法。

治疗近视，以风池穴为主施温通针法，使热感传导到眼区，守气 1 分钟，不留针；配以攒竹、鱼腰、太阳、承泣透睛明，用补法，以益气明目。体弱血虚，配肝俞、肾俞、光明，用补法，以补益肝肾，养阴明目。

2）视网膜出血：取风池、曲鬓、角孙，施以温通针法，使热感传到眼底。内睛明用压针缓进法，太阳、鱼腰、攒竹、阳白、四白用平补平泻法，留针 10～20 分钟，以活血化瘀，清头明目。玻璃体混浊有陈旧性积血者，配瞳子髎透太阳，阳白透丝竹空，以通络活血，祛瘀生新。眼底静脉曲张、有出血先兆时，配上迎香点刺，脑空、合谷、三阴交用平补平泻法，以清热散瘀，防止出血。肝肾不足（或见血小板降低），配大椎、身柱、膏肓、肝俞、肾俞，用热补法或加灸，以补益肝肾，养血明目。

3）视神经萎缩：取风池穴施以温通针法，使热感传到眼底，不留针。内睛明用压针缓进法，瞳子髎、攒竹、球后用平补平泻法，留针 10～20 分钟，以通络明目。头晕烦躁，配丝竹空、鱼腰、曲鬓、肝俞、合谷、光明，用平补平泻法，以镇静安神。遗精阳痿，疲乏无力，配脑空、大椎、肝俞、肾俞，用热补法，以培补肝肾，益精明目。

4）内耳眩晕症：取风池为主穴，施以温通针法，针尖朝向鼻根，并利用左手紧按关闭穴位下方配合刺手的推弩手法，使热感传到耳中或头顶部位，起到通窍聪耳的作用。配百会、神庭、听宫、内关、合谷、丰隆，用平补平泻法，以温阳化湿，升清降浊。心慌不能入睡，配印堂、神门，以安神定志。神志昏迷，配水沟，以开窍醒神。耳聋、耳鸣，配耳门、听会，以清泻肝胆，利窍聪耳。头胀痛、眼球震颤，配太阳、攒竹，以祛风止痛。恶心呕吐，厌食，配中脘、三阴交，以平肝和胃。

5）药毒性耳聋：取风池为主穴，用温通针法，进针 0.5～0.8 寸，得气后押手拇指向同侧耳部推弩，使热感传至耳中，达到通窍聪耳的作用。守气 1 分钟后出针。风寒上扰、寒湿内停型，配合谷用烧山火法，听会、上迎香用平补平泻法，以祛风散寒，利湿开窍。肝胆火盛、蒙闭清窍型，配支沟、百会、听宫、翳风，用凉泻法，以疏泻肝胆，开窍聪耳。经络失养、耳窍不聪型，配耳门、听宫、听会、翳风、百会、哑门、支沟、液门、合谷，用平补平泻法，以疏经活络，开窍聪耳。

6）慢性鼻炎及嗅觉障碍：取风池为主穴，用温通针法，针尖朝向鼻尖，针刺得气后用押手将针下气至感觉推向鼻部，守气 1 分钟后出针。风寒型配攒竹、迎香、合谷，用烧山火法，以祛风散寒。湿热型配上星、上迎香、迎香、合谷，用泻法，以清热化浊。头痛、眩晕，配百会、头维，用泻法，留针 20～30 分钟，以镇痛安神。咳嗽、喷嚏，配风门、肺俞、上迎香，用平补平泻法，以疏风润肺。

7）眼睑下垂：取风池、阳白、攒竹、鱼腰、太阳、足三里、脾俞、肝俞、申脉。风池穴用温通针法，左手关闭（即左手拇指压于穴位下方，防止针感下传），右手持 1 寸毫针，斜向同侧眼球方向进针 0.5～0.8 寸，使针感向前额方向传导，待针感传至眼睑及眼眶时守气 1 分钟后出针。双侧针法相同，均不留针。脾俞、肝俞均行补法守气 1 分钟，不留针。阳白透鱼腰和攒竹透鱼腰交替选用，余穴均用补法，留针 30 分钟。

8）偏头痛：风池、太阳（均为患侧），双侧内关、合谷、阳陵泉、足三里。风池行温通针法，针尖稍向患侧，进针 0.5～0.8 寸，左手紧按关闭风池穴下方，促使针感沿患侧至前额，使经脉通利，气血健运，稽留之风邪随血行而自灭。守气 1 分钟，出针，余穴行平补平泻法，以疏通经络，调理气血。留针 20 分钟。

9）早期面瘫：郑魁山认为对面瘫的早期合理治疗至关重要。临床运用温通针法针刺远端穴位配合局部穴位轻浅刺法。隔日针治 1 次，减少了治疗频次，避免了对患侧强刺激所带来的不良反应。可提高治愈率，缩短疗程。

主穴：健侧合谷，患侧风池、太冲（双侧）。配穴：患侧翳风、头维、太阳、阳白、攒竹、鱼腰、下关、地仓、颊车、四白、口禾髎、夹承浆。每次取主穴及 3 ~ 4 个配穴，轮换选用。

操作方法：选用 28 ~ 30 号 1 寸毫针，首先在健侧合谷进针 0.5 ~ 0.8 寸行温通针法，使患侧面部产生热感或走窜感，守气 1 分钟；其次针患侧风池，针尖朝向鼻尖方向进针 0.5 ~ 0.8 寸，行温通针法使针感到达前额部，守气 30 秒，不留针。最后取 3 ~ 4 个配穴（发病 3 日内取健侧穴）及太冲（双侧），用 30 号 1 寸毫针，轻、浅刺入 0.3 ~ 0.8 寸，不施手法，不行针；除风池穴外，所有穴位留针 30 分钟。隔日 1 次。

（3）脑病

1）血管性痴呆：郑魁山认为该病以肾虚为本，痰凝血瘀为标，本虚标实是老年性痴呆的基本病机。在治疗上强调标本同治，倡立活血化瘀、祛痰开窍、补肾填髓治疗大法。温通针法通过激发经气推弩传导，使经气源源不断地通向病所，其推动作用具有行气血、消壅滞、温通经脉的功能，达到活血化瘀、祛痰开窍、补肾填髓的治疗作用，又起到血脉和利、精神乃居、益智复聪的效果。

主穴：水沟、风池（双）、百会、内关。配穴：心肝火盛取太冲、行间、少府；气滞血瘀取合谷、血海；痰浊阻窍加足三里、丰隆；髓海不足加太溪、绝骨、大椎；肝肾不足加肝俞、肾俞、命门；脾肾两虚加脾俞、肾俞、足三里。口眼㖞斜取患侧地仓透颊车、下关、迎香、合谷（健侧）；半身不遂取患侧肩髃、曲池、手三里、外关、合谷、环跳、阳陵泉、足三里。

操作：以风池为主穴，施以温通针法，用 1 寸毫针，针尖朝向鼻尖方向进针 0.5 ~ 0.8 寸，并利用左手紧按关闭风池穴下方，配合刺手的推弩手法，使热感传到头顶部位，守气 1 分钟，不留针，以达行气活血、通利脑窍的目的，促进脑部的血液循环，使局部瘀血消散。余穴均施以温通针法，留针 30 分钟。

2）小儿脑性瘫痪：主穴取风池、百会、四神聪、悬钟、肾俞、三阴交。配穴：言语不清，加哑门、上廉泉；上肢运动无力，加曲池、外关、合谷；下肢运动无力，加髀关、伏兔、阴市、梁丘、阳陵泉；足内外翻，加照海、申脉。

操作方法：以风池为主穴，施以温通针法，用 1 寸毫针，针尖朝向鼻尖方向进针 0.5 寸左右，并利用左手紧按关闭风池穴下方，配合刺手的推弩手法，使热感传到头顶部位，守气 1 分钟，不留针，以达通利脑窍的目的。余穴均施以温通针法，留针 30 分钟。10 天为 1 个疗程，连续治疗 6 个疗程。

风池、百会、四神聪、悬钟、肾俞、三阴交是郑魁山临床上治疗小儿脑性瘫痪的经验穴。以上经验配穴更兼以温通针法，可以很好地达到调补肝肾、益精生髓、醒脑开窍、养心益智、疏经通络、强筋壮骨的目的。温通针法与经验穴的配合，是郑魁山几十年来在临床上用来治疗脑瘫行之有效的方法。

（4）风寒湿痹：对风寒湿侵袭所致的上肢麻木疼痛和肩凝症等，郑魁山取天宗为主穴，施用温通针法，使热感传导至肩部，起到散寒止痛的作用，称为"穿胛热"针法。温通针法治疗风湿病具有独特的疗效。

1）肩周炎：患者取俯伏位，医师在天宗穴处用指压法找到敏感点，左手拇指为押手，右手持1.5寸毫针直上斜刺1寸左右，得气后即行温通针法，使针感沿肩胛传至肩关节部，针尖顶住感应部位守气1分钟，然后退针至皮下，将针向下呈30°角刺入1.2寸左右，同样得气后施温通针法，使患者感觉肩关节有抽动感，守气1分钟；再退针至皮下，如此反复操作3次。使患者肩关节部感到温暖舒适，嘱活动肩关节数次，再取侧卧位，针肩前、肩髃、肩贞、条口穴，行温通针法，留针20分钟。

2）上肢麻木：患者取俯伏位，医师在天宗穴处找到敏感点，左手拇指为押手，右手持1.5寸毫针向腋窝方向斜刺，得气后行温通针法，使针感经肩关节沿上肢直达手掌，循经产生热感，守气1分钟，留针20分钟。同时配合针刺患侧曲池、外关行温通针法，点刺十宣。此法也可用于治疗上肢疼痛、震颤、拘挛等，疗效均好。

对中风后肢体偏瘫、痿软和风湿痹证等，病在上肢部，取风池、大椎、大杼、肩髃、曲池、外关、合谷、后溪等；病在下肢部，取肾俞、关元俞、环跳、风市、阳陵泉、足三里、悬钟、足临泣等，治疗时按顺序由上而下依次针刺，用温通针法，使热感传导至肢体远端，起到活血通脉、恢复肢体运动功能的作用，称之为"通经接气法"。

六、凉泻法

（一）概述

凉泻法与热补法一样，也是郑毓琳、郑魁山等在透天凉、进水泻手法基础上，简化发展而成的针刺泻法。本法由提插泻法和捻转泻法结合施术，以用力轻为特征，可诱导针下凉爽感应，使穴位皮温降低。

（二）方法

医师左手食指或拇指紧按针穴，右手持针刺入穴内，候其气至，左手减轻压力，右手拇指向后连续捻提3~5次，候针下沉紧，提退1分许，针尖向着有感应的部位，连续紧提慢按3~5次，拇指向后再连续捻提3~5次，针尖拉着产生感应的部位守气，使针下松滑，产生凉感。根据病情留针后，急速出针，不扪针孔。（图2-5-7）

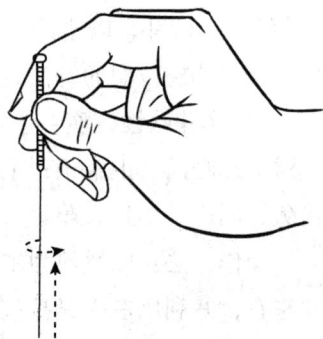

图2-5-7 凉泻法

（三）临床应用

临床功用和主治范围与透天凉法相同。郑魁山用本法，针颊车、翳风、合谷等穴，使之产生凉感，治疗腮腺炎有明显效果。

（四）注意事项

1. 本法必须注意左右手的配合。

2. 捻提时，应注意向后捻针的同时，必须向上提退。

3. 不论是热补法，还是凉泻法，言语诱导可以提高预期感应的出现率。

（五）医家经验

1. 李志明手法经验 左手食指紧按穴位，右手持针速刺或捻转刺入，先深后浅，紧提慢按，务令气至，在麻胀感觉的基础上，将针向上提1～2分，然后拇指向后捻转2～4次或6次，就有凉麻感觉。若无，依前法再进行2～3次，多数患者就能出现凉麻感觉。出针后不揉按穴位。如遇感觉迟钝的患者，可令患者口吸气、鼻呼气5～6次；同时亦可配用震刮术，拇指向上刮针柄1分钟。[中国针灸，1982，2（1）：30－31]

2. 郑毓琳等应用热补凉泻手法治疗胃脘痛 患者50例，按辨证论治和随症加减配穴，肝郁型先补后泻，虚寒型用热补法，血瘀型用凉泻法或先泻后补法。经治疗后，48例取得不同程度的疗效，其中治愈21例，显效11例，进步2例，总有效率为96%。[广东医学（祖国医学版），1964（4）：8]

第三节　补法和泻法的交互组合

这类复式补泻手法的特点，是补法和泻法结合同施于一穴，或先补后泻，或先泻后补，或一补一泻，或多补多泻。根据其组合形式和操作步骤的不同，施用于相应的虚实寒热夹杂病证，是为补泻兼施者。

一、阳中隐阴法

（一）概述

阳中隐阴法是同一穴位先行烧山火，后行透天凉，补泻兼施、先补后泻的复式手法。此法系受《灵枢经·终始》《难经·七十六难》有关补泻先后兼施原则启发产生的。本法最早见于泉石心《金针赋》，汪机《针灸问对》则加上针刺分寸的说法，并简述其机制。在杨继洲《针灸大成》中，对本法又作了进一步的说明。目前临床应用，常以"二进一退"的方法操作，以徐疾补法和提插补法、泻法组合而成"二补一泻"的形式。

（二）方法

令患者自然鼻吸口呼，随其呼气，用单指押手法将针进至天部，候其气至，即将针急插至人部，在人部1分上下的范围内紧按慢提九阳之数（9次、27次、49次），也可配合捻转补法，拇指向前捻针，患者如有热感，稍停片刻候热感消失。然后令患者改为口吸鼻呼，医师改用舒张押手法将针缓慢地插至地部，再在地部 1 分上下的范围内慢按紧提六阴之数（6 次、18 次、36 次），也可配合捻转泻法，拇指向后捻针，待针下凉感，稍停片刻，即将针提至天部。再稍停片刻，将针拔出，缓慢揉按针孔。（图 2 - 5 - 8）

（三）临床应用

阳中隐阴法以补阳为主，兼以清热；临床可用于先寒后热的疟疾，或寒多热少、寒热错杂（表寒里热）、虚实互见（虚多实少）的杂病。

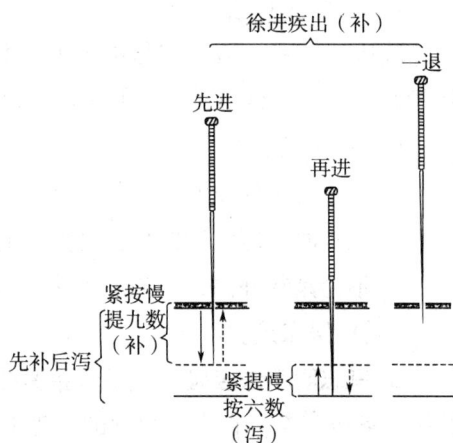

图 2 - 5 - 8　阳中隐阴法

（四）注意事项

1. 本法必须在得气的基础上进行。一般来说，在人部行烧山火宜在酸胀感的情况下进行，在地部行透天凉宜在沉重、麻感的情况下进行，才能取得相应的热感与凉感。

2. 必须严格分层操作，切忌混淆。

3. 针法熟练者可不用呼吸配合，分 2 层操作，即先在腧穴 5 分深处行九阳之数的烧山火，后在腧穴 1 寸深处行六阴之数的透天凉。

（五）文献摘要

《金针赋》：阳中引（隐）阴，先寒后热，自浅而深，以九六之法，先补后泻也。

《针灸问对·阳中隐阴》：先寒后热，浅以深。针入五分，行九阳之数，热至，便进针一寸，行六阴之数。乃阳行阴道之理，则先补后泻也。

《医学入门·针灸》：治疟疾先寒后热，一切上盛下虚等证，先浅入针，行四九三十六数，气行觉热，深入行三六一十八数。

《针灸大成·三衢杨氏补泻》：阳中隐阴，能治先寒后热，浅而深……凡用针之时，先运入五分，乃行九阳之数，如觉微热，便运一寸之内，却行六阴之数，以得气……先补后泻也。

二、阴中隐阳法

（一）概述

阴中隐阳法是在同一穴位先行透天凉，后行烧山火，补泻兼施，先泻后补的复式手法。此法也与阳中隐阴法一样，是受《灵枢经·终始》《难经·七十六难》有关补泻先后兼施原则启发而形成的。本法最早见于泉石心《金针赋》，汪机《针灸问对》则加上针刺分寸的说法。在明代李梴《医学入门》中，却将阳中隐阴、阴中隐阳称为"龙虎交战"法。杨继洲《针灸大成》则对本法又作了进一步的说明。目前临床应用，常以"一进二退"的方法操作，以徐疾泻法和提插泻法、补法为主，组合而成"二泻一补"的形式。

（二）方法

令患者自然口吸鼻呼，随其吸气用舒张押手法，缓慢将针进至地部，在地部 1 分上下的范围内慢按紧提六阴之数（18 次、36 次），也可配合捻转泻法，拇指向后捻针，如有凉感，稍停片刻，候凉感消失。然后令患者改为鼻吸口呼，医师改用单指押手法，将针退至人部，在人部上下 1 分左右紧按慢提九阳之数（9 次、27 次），也可配合捻转补法，拇指向前捻针，待热感产生，稍停片刻，将针拔出，缓慢揉按针孔。（图 2-5-9）

图 2-5-9　阴中隐阳法

（三）临床应用

阴中隐阳法以泻热为主，兼能补阳；临床上适用于先热后寒的疟疾，或热多寒少、寒热错杂（里热表寒以里热为主）、虚实夹杂（内实外虚以里实为主）的杂病。

（四）注意事项

针法熟练者可不用呼吸配合，分 2 层操作，即在腧穴 1 寸深处先行六阴之数的透天凉法，后在腧穴 5 分深处行九阳之数的烧山火法。

其他注意事项可参阳中隐阴法。

（五）医家经验

陈美仁用阴中隐阳法治月经不调

（1）治疗组 120 例：主穴为关元、肾俞、三阴交，月经先期配行间、中封，月经后期配气海、足三里，月经先后不定期配期门、肝俞，倒经配气海、血海。主穴均运用阴中隐阳针法。阴中隐阳针法为先泻后补之法。

根据穴位的可刺深度，分浅（5 分）、深（1 寸）两层操作，进针后先深层行泻法，紧提慢按 6 数，再退针到浅层行补法，紧按慢提 9 数，均不留针，可行数度。每日 1 次，10 天为 1 个疗程，一般采用每个月治疗 1 个疗程，连续治疗至少 3 个月以上。根据辨证后选用的配穴则采用一般的平补平泻手法。

（2）对照组 80 例：用辨证论治给予中药治疗。月经先期，按血热与气虚论治，分别采用清热与补气摄血的清经汤或两地汤与归脾汤加减；月经后期，按血寒、血虚与气滞论治，分别采用温经、补血益气与开郁行气的温经汤、人参养荣汤与加味乌药汤加减；月经先后不定期，则按肝郁与肾虚论治，分别采用疏肝健脾、养血调经与补肾气、调冲任的逍遥散与固阴煎加减。每日 1 剂，早晚服，10 天为 1 个疗程。

（3）疗效：治疗组 120 例，痊愈 86 例，好转 32 例，总有效率为 98.34%；对照组 80 例，痊愈 32 例，好转 28 例，总有效率为 75.00%，差异有显著统计学意义，治疗组疗效优于对照组（$P < 0.05$）。[湖南中医杂志，2005，21（1）：46]

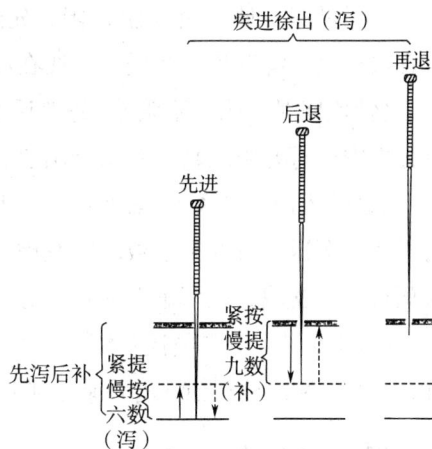

（六）文献摘要

《金针赋》：阴中引（隐）阳，先热后寒，自深而浅，以六九之方，则先泻后补也。补者直须热至，泻者务待寒侵……法在浅则用浅，法在深则用深，二者不可兼而紊之也。

《针灸问对·阴中隐阳》：先热后寒，深而浅。先针一寸，行六阴之数，寒至，便退入五分之中，行九阳之数。乃阴行阳道之理，则先泻后补也。

《医学入门·针灸》：如疟疾先热后寒，一切半虚半实等证，先深入针行六阴之数，气行觉凉，渐退针行九阳之数。此龙虎交战法也。俾阳中有阴，阴中有阳也。盖邪气常从正气而行，不交战，则邪不退而正不胜，其病复起。

《针灸大成·三衢杨氏补泻》：阴中隐阳，能治先热后寒，深而浅。凡用针之时，先运一寸，乃行六阴之数，如觉病微凉，则退至五分之中，却行九阳之数以得气……先泻后补也。

三、龙虎交战法

（一）概述

龙虎交战法是捻转补法与捻转泻法结合，补泻兼施的针刺补泻手法。龙，指左转针，为捻转补法；虎，指右转针，为捻转泻法。左转、右转两法反复交替进行，称为"交战"。

龙虎交战法始见于泉石心《金针赋》，以捻转补泻与九六补泻结合应用。杨继洲《针灸大成》对此又有所发展。目前临床多宗此法，以左转9次与右转6次为操作方法，反复进行，治疗各种疼痛。至于汪机《针灸问对》中有以青龙摆尾（天部）与白虎摇头（地部）两法结合、分层操作者，称为龙虎交战法的，实际上应该属于"龙虎升降"法的范畴。而《针灸大成》龙虎升降手法，医者用右手与左手分别捻针，实际上可作为龙虎交战法的又一种术式。

（二）方法

1. 下针至适当深度得气后，先用右手拇指向前左捻转针（行龙）9次，使九阳数足；再用右手拇指向右捻转针（行虎）6次，使六阴数足。如欲先补后泻，可先左转、后右转；欲先泻后补，则先右转、后左转。反复交替施行。（图2-5-10）

2. 在一穴之中，医者用左右手交替捻针。右手拇指向前，捻针左转（行龙）9次，使九阳数足；再用左手拇指向前，捻针右转（行虎）6次，使六阴数足。反复交替施行，促使经气运行，气至病所。

图 2-5-10 龙虎交战法

以上方法，可结合提插补泻应用。左转针时将针下插（按），右转针时将针上提。亦可分层操作，在天、人、地三部俱一补一泻，施行龙虎交战手法。

（三）临床应用

本法疏通经络，行气活血，住痛移疼。临床可用于各种顽固性疼痛，如风寒痹痛、胃

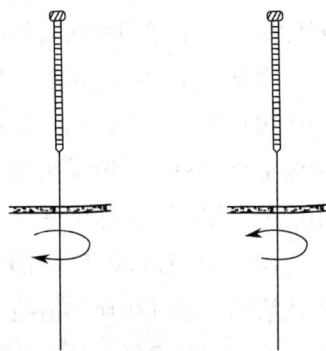

痛、牙痛、痛经等，也有用于疟疾等寒热往来者。可根据虚多实少或实多虚少两种虚实夹杂之证，采用先龙后虎或先虎后龙的手法。

（四）注意事项

1. 本法刺激较强，对体虚、孕妇、婴幼儿和老人不宜。

2. 用本法尽量采用卧位，以免因手法过重而晕针。

3. 取穴以四肢及肌肉丰厚处为宜，对肌肉薄弱又颇敏感处不宜。重要脏器附近及大血管邻近处（包括眼区）禁用本法。

（五）医家经验

1. 詹德琦用本法治坐骨神经痛

（1）治疗组：将针刺入皮肤后，直接至该穴治疗所需深度，针尖略偏向病处，得气后行龙虎交战手法，先向左捻转九数，后向右捻转六数，反复施行3次，留针30分钟。

（2）对照组：将针刺入皮肤后，直插至该穴治疗所需深度，一般均施泻法，深刺捻转提插，留针30分钟。

两组患者均侧卧位，常规消毒所取穴位，取消毒后的30号毫针，用指切进针法，每日1次，10次为1个疗程。

（3）疗效：治疗组169例，痊愈115例，显效46例，好转7例，总有效率为99.4%；对照组52例，痊愈30例，显效8例，好转6例，总有效率为84.6%。经统计学分析，差异显著，治疗组疗效优于对照组。[中国针灸，2000，20（8）：481]

2. 朱明清龙虎交战法

（1）将针刺入皮肤后，直插至该穴所需深度（1~1.5寸），针尖略斜向病所。得气后，拇指向后捻转6次，然后以拇、食二指持针，拇指向前、食指向后一次捻针，至针体不能捻动为止。此时，拇、食二指固定针柄，勿令针体反转，2~3分钟，多可产生针下凉感。常用于偏于热证的疼痛，是为泻法。

（2）针刺穴位得气后（如上法），拇指向前捻转9次，然后以拇、食二指持针，拇指向后、食指向前一次捻针，至针体不能捻动为止。此时，拇、食二指固定针柄，勿令针体反转，2~3分钟，多可产生针下热感。常用于寒证的疼痛，是为补法。上述方法若一次不产生凉感或热感，可重复施行手法，至产生凉、热感为止。[上海针灸杂志，1983，2（1）：35]

3. 杨楣良龙虎交战法　进针时用指切进针法（左手拇指按切穴位，中指向切指的对侧方向将皮肤撑紧），右手持针刺入（用捻转法）。得气后，即行龙虎交战，拇指向前左捻针9次，捻针的同时将针体向下按压3~5下（提插补法）；在保持得气的情况下，拇指向后右捻针6次，捻针的同时将针体向上提升3~5下（提插泻法）。[浙江中医杂志，1982，17（6）：256]

4. 陆瘦燕经验　龙虎交战法是以捻转补泻为基础，以补泻兼施组合的手法。其法一左一右、一正一反地反复运针，对气血的运行产生一推一拉的双向影响，可以疏通经络中壅

滞的气血，从而起住痛移疼的作用。(《陆瘦燕针灸论著医案选》)

(六) 文献摘要

《金针赋》：龙虎交战，左捻九而右捻六，是亦住痛之针。

《针灸聚英·龙虎交战歌》：天降真龙从此起，克木白虎真全体；反复离宫向北飞，消息阴阳九六里。

《针灸问对·龙虎交战》：下针之时，先行龙而左转，可施九阳数足；后行虎而右转，又施六阴数足，乃首龙尾虎以补泻。此是阴中引阳，阳中引阴，乃反复其道也。又云：先于天部施青龙摆尾，左盘右转，按而添之，亦宜三提九按，令九阳数足；后于地部行白虎摇头，右盘左转，提而抽之，亦宜三按六提，令六阴数足，首龙尾虎而转之。此乃阴阳升降之理，住痛移疼之法也。

《针灸大成·三衢杨氏补泻》：龙虎交战手法，三部俱一补一泻……凡用针时，先行左龙则左捻，凡得九数，阳奇零也；却行右虎则右捻，凡得六数，阴偶对也。乃先龙后虎而战之，以得气补之，故阳中隐阴，阴中隐阳，左捻九而右捻六，是亦住痛之针，乃得反复之道，号曰龙虎交战，以得邪尽，方知其所，此乃进退阴阳也。

龙虎升降手法，凡用针之法，先以右手大指向前捻之，入穴后以左手大指向前捻，经络得气行，转其针向左向右，引起阳气，按而提之，其气自行。如气未满，更依前法再施。

四、子午捣臼法

(一) 概述

子午，即左右捻转；捣臼，即上下提插。子午捣臼法是以捻转、提插为主，并结合徐疾补泻组成的复式手法。其始见于泉石心《金针赋》，明代医家均承袭之，并认为有"导引阴阳之气"的作用，可治疗"蛊膈臌胀之疾"。现代有人强调本法操作当以频繁捻转、提插为要务，从而达到"针转千遭，其病自消"的要求。

(二) 方法

下针得气后，将针上下提插，三进二退，如此三度，计为九入六出。在进针时分三部，每部紧按慢提 81 次；退针时分二部，每部紧提慢按 64 次。同时，在紧按慢提时，结合左转针；在紧提慢按时，结合右转针。这样在每度行针时三进二退，要在 5 个分部内提插捻转 371 次，三度行针，共提插和捻转 1113 次。(图 2-5-11)

(三) 临床应用

导引阴阳之气，壮阳以制水，补阳兼泻阴，能消肿利水，用治阳气不

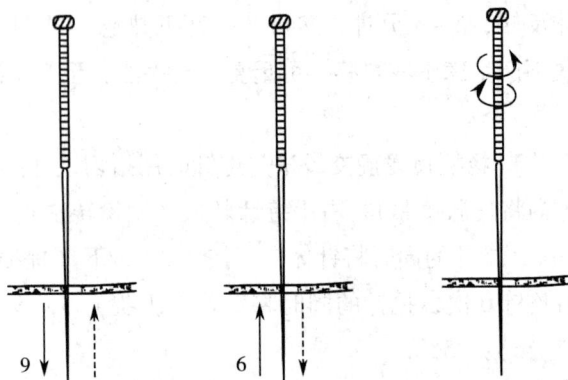

图 2-5-11　子午捣臼法

行、水湿泛滥所致的水肿、鼓胀。在适用范围上，泉石心《金针赋》认为，此法仅适用于"水蛊膈气"的治疗。而临床实践证明，子午捣臼法对于一般新病、实证和体质相对壮实的患者均适用。

（四）注意事项

1. 本法是在三进（徐进）二退（疾退）分五部操作基础上，进行频繁提插和捻转动作的针法，因此必须掌握穴位深浅，以确定分部。

2. 本法由三补（徐疾补法、提插补法、捻转补法）和二泻（提插泻法、捻转泻法）构成，因此必须掌握进针三部以补、退针二部以泻的操作步骤。

3. 本法与阳中隐阴法相似，以补阳为主，补中有泻，惟三补二泻作用更强。

（五）医家经验

王锦槐用治腰痛经验　子午捣臼法乃是捻转、提插和徐疾三法的复式运针手法。它的整个操作过程在边提插、边捻转中完成。它的刺激强度较单纯的提插法或捻转法为强。其疏经通络、改善血运的作用，同样较一般手法为强。

腰痛 50 例中，男性 39 例，女性 11 例；年龄最大 68 岁，最小 24 岁；病程最长 19 年，最短 2 天。均患腰痛，触诊单侧或双侧腰部有压痛点，多伴第 4 或第 5 腰椎棘突下压痛，腰前屈后仰受限。其中 14 例有扭伤史，36 例有寒湿感受史。属寒湿腰痛 36 例，瘀血腰痛 9 例，肾虚夹瘀腰痛 5 例。

治疗方法：患者俯卧位，以 2 寸毫针直刺委中穴；先天部，少停，直至地部；边捻转，边提插，行子午捣臼术，得气后留针 5~60 分钟（病深久者久留针，浅暂者少留针），间歇运针。

疗效标准：痊愈：腰痛消失，腰部活动自如。显效：腰痛基本消失，腰部活动接近正常。好转：腰痛减轻，活动受限有好转。无效：治疗前后症状无改善。

治疗结果：50 例中，痊愈 46 例（其中治疗 1~3 次 31 例，4~7 次 15 例），显效 3 例，好转 1 例。［上海中医药杂志，1989，29（2）：23］

（六）文献摘要

《金针赋》：子午捣臼，水蛊膈气，落穴之后，调气无均匀，针行下下，九入六出，左右转之，千遭自平。

《针灸聚英·子午捣臼歌》：子午捣臼达者稀，九入六出莫更移；万病自然合天数，故教病者笑微微。

《针灸问对·子午捣臼》：下针之后，调气得匀，以针上下九入六出之数，左右转之，导引阴阳之气，百病自除。谚云：针转千遭，其病自消。此除蛊膈臌胀之疾也。

《针灸大成·三衢杨氏补泻》：子午捣臼，上下针行，九入六出，左右不停。且如下针之时，调气得匀，以针行上下，九入六出，左右转之不已，必按阴阳之道，其证即愈。

五、留气法

（一）概述

留气法又称流气法，是徐疾补法、提插补泻、九六补泻的组合。本法始见于泉石心《金针赋》，高武、李梃、杨继洲等明代医家又在临床主治和具体操作上对本法内容加以充实丰富。现代医家陆瘦燕以为本法操作与"阳中隐阴"法相类似，但在分层时又有所不同。

（二）方法

先进针至穴位内 7 分处，得气后行紧按慢提手法，计 9 次（或 27 次、49 次），行九阳数；待针感显著时，即深入穴内 1 寸处，在该处行紧提慢按手法，计 6 次（或 18 次），行六阴数；轻提其针，微微退至原处，即穴内 7 分处，仍依上法反复行针。待针刺达到预期效果时，可从穴内 1 寸处迅速将针上提至皮下，稍停则出针。（图 2 - 5 - 12）

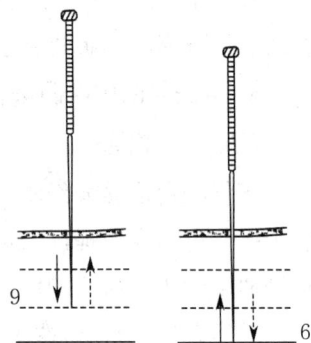

图 2 - 5 - 12 留气法

（三）临床应用

本法补气助阳，行血散瘀，用治癥瘕积聚。临床可与纳气法交替采用。

本法在穴内 7 分处行提插补法，在 1 寸处行提插泻法，如已达到预定针刺目的，则一次将针退出，是"二进一退""徐进疾退"的形式。在 7 分处行补法九阳数，在 1 寸处行提插泻法六阴数，是先补后泻、多补少泻的组合，故以补气助阳为主，行血散瘀为次。

（四）注意事项

1. 对于气血瘀阻较为严重的病证，可加强各层提插补法和泻法的刺激量，即在 7 分处行少阳、老阳数，在 1 寸处行少阴、老阴数。但必须掌握阳数提插补法的次数，要超过阴数提插泻法的次数，一般是 1/2 以上，甚至更大的倍数。

2. 现代应用"阳中隐阴"法有分为 2 层操作的，这样就与本法相类似。但必须注意本法是先在 7 分处行针，后在 1 寸处行针；而按 2 层操作施行的阳中隐阴法，则先在 5 分处行针，后在 1 寸处行针。

3. 所谓 7 分、1 寸，应根据腧穴解剖特点，并结合针刺深浅而定。

（五）文献摘要

《金针赋》：留气之诀，痃癖癥瘕，刺七分，用纯阳，然后仍直插针，气来深刺，提针再停。

《针灸聚英·流气歌》：痃癖气块病初遭，时时发热病煎熬；手中在为流气法，腹间气块渐渐消。

《针灸问对·留气法》：用针之时，先进七分之中，行纯阳之数。若得气，便深入伸提之，却退至原处。又得气，依前法。可治痃癖癥瘕之病。

《医学入门·针灸》：治痃癖癥瘕气块，先针入七分，行老阳数，气行，便深入一寸，微伸提之，却退至原处。又得气，依前法再施。名曰留气法。

《针灸大成·三衢杨氏补泻》：留气法，能破气，伸九提六。留气运针先七分，纯阳得气十分深，伸时用九提时六，癥瘕消溶气块匀。凡用针之时，先运入七分之中，行纯阳之数，若得气，便深刺一寸中，微伸提之，却退至原处；若未得气，依前法再行。可治癥瘕气块之疾。

第四节 补泻法和行气法的相互结合

这类手法是以针刺补泻和行气法（包括针向行气、呼吸行气和飞、摇、摆等）相互结合而成的。其中，以仿生动作比喻命名的，称为龙、虎、龟、凤"飞经走气"四法，有通行血气的功用。张缙认为龙虎龟凤四法中，"龙""虎"为通接经气之法，而"凤"是透天凉法，"龟"是搜寻经气之法。

一、青龙摆尾法

（一）概述

青龙摆尾法又称苍龙摆尾法，是以针向行气为主，并结合摆（拨）法、九六补法组成的复式针刺手法。泉石心《金针赋》将本法列为飞经走气第一法，其后诸家都有记述。由于本法以摆动针柄为主，犹似龙尾摆动之状，故名。

（二）方法

进针得气后，提针至穴位浅层（天部），按倒针体，以针尖指向病所，执住针柄不进不退，向左右（在45°角以内）或前后慢慢拨动，往返拨针如扶船舵之状。摇摆9次，甚则27次，使针刺感应逐渐扩散。手法用毕后，缓缓将针拔出，急闭针孔。（图2-5-13）

（三）临床应用

行气为主，兼能补虚。有温通气血，推动经气流行的作用，临床可用于癥瘕积聚、瘿瘤瘰疬、关节痹痛和中风偏瘫等，以经气痹阻、气滞血瘀者为宜。

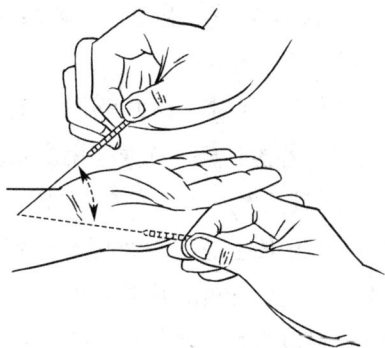

图2-5-13 青龙摆尾法

（四）注意事项

1. 根据杨继洲《针灸大成》所载，在应用本法时，若进针后迅即得气，则可纯用补法；如下针后感觉沉紧涩滞，为邪气太盛，必须先用泻法，祛其邪实而后真气方至。

2. 本法亦可配合呼吸，进针得气后可令患者自然鼻吸口呼，随其呼吸，医师扶针柄左右拨动，即汪机《针灸问对》"每穴左右各摇五息"之旨。

3. 可配合捻转操作，向左拨针时则轻轻捻针向左转，向右拨针时则轻轻捻针向右转。

4. 可进针时即向病所斜向浅刺，得气后再行摇针行气等法。

5. 本法必须掌握在穴位浅部操作。

6. 左右拨动针柄时，针体不可上下运行。动作宜均匀自然，左右对称，幅度不可忽大忽小，速度不可忽快忽慢。

（五）医家经验

1. 李玉麟经验 认为本法有滋阴降火作用，可取用足三阴经穴，治疗肝、脾、肾亏虚而虚火上炎所致的头目疾患。其操作技术是：医者持针，将针插入，得气后即不再深入；用拇、食二指持针柄，中指紧贴针体，对准针尖，轻轻摆动针体，但针尖切勿提动，一呼一吸摆动4次，使针感向上感传并呈现线状。[山西中医，1986，2（6）：27]

2. 李绰成经验 用苍龙摆尾针法治中风偏瘫上肢屈伸不利，颈部取缺盆，1.5寸针向上臂方向刺3~5分，麻感传至上肢，为上肢瘫主穴。肩部取肩髃、肩前髃穴（肩内侧肱骨头下，三角肌内侧上缘，与中府穴相平，居臂内侧腋端），肩髎下廉穴（肩髎下1.5寸处，居臂臑上腋端），以上3穴用苍龙摆尾，使屈而不伸之肩关节功能恢复。肘部取天井；腕部取腕骨，以1.5寸针平刺向掌心；手部取上劳宫（大陵与劳宫连线中点，1.5寸针直刺）、三间（1.5寸针平刺向掌心）等经筋结聚处，以上诸穴用苍龙摆尾或强刺激捻转手法，可使五指挛缩者应针而立伸。刺前先摇动患肢关节，按常规进针，待针下沉紧不进不退，指上贯气，左右摆动针柄，摩擦其经筋结聚处，以致患肢缓软，继续行针可使患肢逐渐伸展，留针30分钟，出针后疾闭针孔。[四川中医，1986，5（5）：52-53]

（六）文献摘要

《金针赋》：青龙摆尾，如扶船舵，不进不退，一左一右，慢慢拨动。

《针灸聚英·苍龙摆尾歌》：苍龙摆尾气交流，血气奋飞遍体周；任君疼痛诸般疾，一插须臾万病休。

《针灸问对·青龙摆尾》：行针之时，提针至天部，持针摇而按之，如推船舵之缓。每穴左右各摇五息，如龙摆尾之状。兼用按者，按则行卫也。

《针灸大成·三衢杨氏补泻》：苍龙摆尾手法，补。苍龙摆尾行关节，回拨将针慢慢扶，一似江中船上舵，周身遍体气流普。或用补法而就得气，则纯补；补法而未得气，则用泻，此亦人之活变也。凡欲下针之时，飞气至关节去处，便使回拨者，将针慢慢扶之，如舡之舵，左右随其气而拨之，其气自然交感，左右慢慢拨动，周身遍体夺流不失其所矣。

附：五脏交经法

（一）概述

五脏交经法是在子母补泻配穴的原则基础上，取穴施行补泻，后用青龙摆尾法行气的针法。本法出于杨继洲《针灸大成》，实际上是配穴补泻与针刺补泻方法的结合。

（二）方法

在子母补泻配穴基础上，取穴行针使经气布散满溢，然后用青龙摆尾法行气。

（三）临床应用

可配合子母补泻、纳支补泻使用，治疗脏腑病证，有调整脏腑阴阳盛衰，行气至脏腑的功效。

（四）注意事项

同子母补泻、青龙摆尾。

（五）文献摘要

《针灸大成·三衢杨氏补泻》：五脏交经须气溢，候他气血散宣时；苍龙摆尾东西拨，定穴五行君记之。凡下针之时，气行至溢，须要候气血宣散，乃施苍龙左右拨之可也。

二、白虎摇头法

（一）概述

白虎摇头法又称赤凤摇头法，是提插、捻转、呼吸3种行气法，并结合摇法组合而成的复式手法，在泉石心《金针赋》中列为"飞经走气"四法之一。其操作以提插、捻转，并摇动针柄为术式，犹如老虎和凤凰摇头之状，故名之。

泉石心《金针赋》云："白虎摇头，似手摇铃，退方进圆，兼之左右，摇而振之。"对方、圆的认识，古今各家多持歧见，造成操作方法的不一，兹并存之。《针灸问对》《医学入门》《针灸大成》等书所载本法操作，还配合按压关闭法（即按压行气），以控制针感传导方向。李梴《医学入门》指出"龙为气，虎为血"，以为青龙摆尾可行气，白虎摇头可行血。杨继洲《针灸大成》明确指出："青龙摆尾手法，补。""赤凤摇头手法，泻。"现代各家宗此，亦认为本法有引邪外出、泄热泻实的作用。

（二）方法

1. 周树冬白虎摇头法 下针得气后，向内进针要左右旁出，犹如摇铃，用力稍重，谓之方。向外退针时轻慢上提，用力稍轻，谓之圆。亦即进针时要快而摇动多，退针时要慢而摇动少。（《金针梅花诗钞》）

2. 陆瘦燕白虎摇头法 当进针至一定深度时，随着患者呼吸，插针时左转，一呼一摇；提针时右转，一吸一摇。插针左转，呼而摇之，导气下行；提针右转，吸而摇之，催气上行。经气上下，气行则血行，则气血畅流。

3. 郑魁山白虎摇头法 将针进至穴内得气，如欲使感应向上传导，左侧押手则按在针穴下方；如欲使感应向下传导，则按在针穴上方。在向前摇头转针时，针成半圆形，由右下方摇着进至左上方（即"进圆"）；在向后摇着转针时，针成半方形，由左上方退至右下方（即"退方"）。反复地向左、右摇振，似"舡中之橹"，使针感放散。（图2-5-14）

4. 奚永江《针法灸法学》白虎摇头法 方，指提插；圆，指捻转。将针捻入，并用中指拨动针体，使针

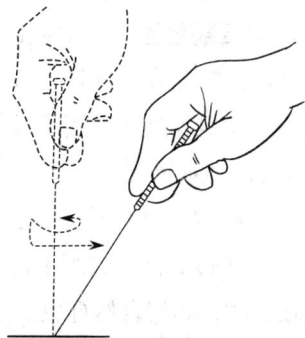
图2-5-14 郑魁山白虎摇头法

左右摇动，再予上提，同时摇振之，犹如用手摇铃一般，可以推动经气。（图 2 - 5 - 15）

（三）临床应用

通关过节，促使针感传导，对气血阻滞、针感传导迟缓者尤宜。本法有清热泻火、祛风化痰等作用，适宜于实证、热证。郑魁山用本法治神昏谵语、痉挛项强等，并取合谷、膻中、丰隆等穴治狂躁型精神病，有明显效果。（《针灸集锦》）

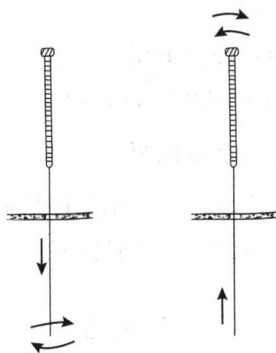

图 2 - 5 - 15　《针法灸法学》白虎摇头法

（四）注意事项

1. 本法宜在四肢肌肉丰厚处施行，如合谷、足三里、丰隆、曲池等。

2. 一般在穴位深层（地部）施行，针体应保持直立，然后左右摇针。

3. 每穴施术时间，可根据病证轻重和针感放散的具体情况决定。汪机云："每穴每施五息。"即以患者 5 次呼吸为度。李梴云："振摇六数或三六一十八数。"即配合六阴之数，每穴施术 6 次或 18 次。

4. 左右摇针的动作必须用力均匀自然，左右对称，幅度不可忽大忽小，速度不可忽快忽慢。

5. 白虎摇头法术式较多，可根据医师手法熟练程度选择应用，并根据具体情况配合呼吸和按压行气等法。

6. 又有将青龙摆尾与白虎摇头合用者，李梴以"阳日先行龙而后虎""阴日先行虎而后龙"，杨继洲则发展为"通关交经"法。

（五）医家经验

1. 张缙经验　白虎摇头是立针（微斜），深而小摇，形似以手摇铃。术中主要因素有四，即摇、退圆进方、左右、振。此"摇"主要表现在针尾，是一个点振（有停顿）方式（摇中停顿是点振）。《针灸大成》所云"拨左而左点"，是指铃之球体滚动的状态，振点是锤的位置。（《张缙教授针刺手法学术讲稿》）

2. 李玉麟经验　可促使针感向外、向上扩散并呈片状。操作时右手持针刺入，得气后微提针柄，拇、食二指持针轻轻摇动，似摇头状，但必须保持针尖在原处不动。可取六经相应穴位，引邪外出，用治邪气内侵之风寒实证。[山西中医，1986，2（6）：27 - 28]

（六）文献摘要

《针灸问对·白虎摇头》：行针之时，开其上气，闭其下气，气必上行；开其下气，闭其上气，气必下行。如刺手足，欲使气上行，以指下抑之；欲使气下行，以指上抑之。针头按住少时，其气自然行也。进则左转，退则右转，然后摇动是也。又云：……行针之时，插行地部，持针提而动之，如摇铃之状，每穴每施五息。退方进圆，非出入也，即大指进前往后，左右略转，提针而动之，似虎摇头之状。兼行提者，提则行荣也。龙补虎泻也。

《医学入门·针灸》：以两指扶起针尾，以肉内针头轻转，如下水船中之橹，振摇六数，或三六一十八数。如欲气前行，按之在后；欲气后行，按之在前。

《针灸大成·三衢杨氏补泻》：赤凤摇头手法，泻。凡下针得气，如要使之上须关其下，要下须关其上；连连进针，从辰至巳，退针，从巳至午，拨左而左点，拨右而右点，其实只在左右动，似手摇铃，退方进圆，兼之左右，摇而振之。

附：通关交经法

（一）概述

通关交经法是青龙摆尾和白虎摇头（赤凤摇头）两法的结合使用。通关，即通过关节；交经，即使气与经相交。杨继洲《针灸大成》命名此法，说明其作用特点。

（二）方法

先用青龙摆尾法，后用白虎摇头法，将经气运入关节，气血流布达到一定部位时，再结合病证虚实，施行针刺补泻手法，以加强效果。在青龙摆尾法和白虎摇头法之间，要有5~10分钟的留针过程。其法必须同时用循摄之法，即"若关节阻涩，气不过者，以龙虎（龟凤）通经接气大段之法驱而运之，仍以循摄爪切，无不应矣，此通仙之妙"（泉石心《金针赋》）。杨继洲《针灸大成》歌诀之中的"上下八指法"即下手八法，亦强调加用循摄爪切之法。

（三）临床应用

本法疏通经络气血，使气血运行，通过关节，气与经相交；适宜于一切气血壅滞病证，特别是关节痹痛。取远隔病所在的穴位施行为多。

（四）注意事项

1. 同青龙摆尾、白虎摇头法。

2. 青龙摆尾法宜针浅而慢拨，白虎摇头法宜针深而快摇。

3. 必须同时用循摄之法，否则很难达到目标。

（五）文献摘要

《针灸大成》：通关交经，苍龙摆尾，赤凤摇头，补泻得理。先用苍龙摆尾，后用赤凤摇头，运入关节之中，后以补则用补中手法，泻则用泻中手法，施于其经便交。

先用苍龙来摆尾，后用赤凤以摇头，再用上下八指法，关节宣通气自流。

三、苍龟探穴法

（一）概述

苍龟探穴法是徐疾补法与针向行气法组合而成的复式手法，始见于泉石心《金针赋》，亦列为"飞经走气四法"之一。对此，汪机《针灸问对》、李梴《医学入门》又有发展，杨继洲《针灸大成》"南丰李氏补泻"则仅录《医学入门》原文。现代临床应用时每结合诸家经验而操作。所谓"苍龟探穴"者，以本法犹如乌龟入土探穴，四方钻剔而命名。

（二）方法

在直刺进针得气后，自穴位深层（地部）一次退至穴位浅层（天部），以两手指扳倒针身，依先上后下、自左而右的次序斜刺进针，更换针尖方向。向每一方针刺，都必须由浅入深，分三部徐徐而进，待针刺得到新的感应时，则一次退至穴位浅层，然后改换方向，依上法再针。（图2-5-16）

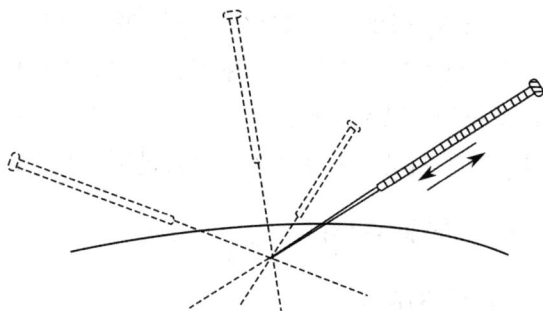

图2-5-16 苍龟探穴法

（三）临床应用

1. 功用主治 本法有行气和探索针刺感应，以及疏通经络、推行经气的作用，可使感应由浅入深并扩散至四周。经脉深居，引气入深，本法结合"三进一退"的徐疾补法操作，故兼有补虚的作用。临床可用于各种疼痛病症，如四肢关节痹痛等。

2. 处方示例

单纯性肥胖症：取穴为上脘、中脘、水分、阴交、中极、大横（双）、不容（双）、天枢（双）、外陵（双）、水道（双），配双侧章门、日月、三阴交。

苍龟探穴法：主穴中选4个穴（以脐为中心，上下左右象限均应各有1穴），用1寸毫针先针脐上穴。将针进至地部，复将针提至天部，以拇指、食指扳倒针身，依照先上后下、自左而右的次序斜刺进针，变换针尖方向，每一方向必须由浅入深分三部徐徐而进，待得到新的感应时即退至穴位浅层，然后改变针向依上法再刺。出针后再行下一穴针刺（依照脐上、脐左、脐右、脐下的先后次序）。

待4个主穴针完，再用1.5寸毫针针刺其他穴，得气后反复轻插重提，大幅度、高频率捻转，有较强针感后，将电针仪接于腹部脂肪较为肥厚穴处的针柄上，用连续波，强度以患者能耐受为度。配穴常规针刺，平补平泻。留针30分钟。出针后用4号火罐在腹部和大腿处拔罐，留罐期间可嘱患者自行摇晃火罐罐底，带动肌肉运动，10分钟后起罐。取耳穴肌点、渴点、口、胃、脾、内分泌、神门、大肠、脑，王不留行贴压。每周3次，10次为1个疗程，可用2个疗程。[中医杂志，2005，46（10）：768]

（四）注意事项

1. 本法既可用于针刺得气之后，又有用于尚未获得感应时。

2. 本法应用以肌肉丰厚的穴位为宜，胸背部、头面部、颈项部穴位，和肌肉菲薄、穴位附近有大血管者不宜用此。

3. 本法也可在穴位深层操作，自左向右盘针，并提针向上，这就是《针灸问对》中的又一种操作方法。

（五）医家经验

1. 虞成英用本法治疗各种急症 如晕厥取合谷、曲池、涌泉、人中、内关，高热取曲

216

泽、委中、间使、曲池、合谷、外关，急腹痛取足三里、下巨虚、阳陵泉、三阴交、阿是穴（下肢及华佗夹脊部位压痛点），每次针3~4个穴位。除人中、涌泉外，选用1~2寸毫针，快速刺入，进至深层，再退至浅层，然后改变针向，上下左右多向透刺，逐渐加深。待患者有较强感应，病情有所缓解后，可留针15~20分钟。若病情有反复，疗效不满意时可再针，但最多不超过3次。结果：晕厥68例，针后即刻苏醒58例；高热（39℃以上）45例，针后1小时体温降至38℃以下者33例；急腹痛77例，针后疼痛随即消失或明显缓解68例。本法具有通经催气、醒神开窍、泻实祛邪、宣通泄热等作用。[中医杂志，1988，29（10）：44]

2. 李玉麟经验 苍龟探穴一般用于四肢穴，但有人却用于头部穴，以治疗五官病、舌缓、头摇肢颤等。如李玉麟等用本法而变通施术，进针后手不离针以候气至，得气后手持针柄，针尖对准病所往前探豆许（1分以内），不行针即出针，指力要作用于针尖轻轻一点，亦称为"苍龟探穴"。[山西中医，1986，2（6）：27-29]

3. 张缙经验 认为本法的方法是四方钻剔，一进三退（回头找）。入土是斜针，龟表示缓慢，钻是向前，剔是向后搜寻经气。一进在前，先至深部，三退主要是在三步退针之中找寻经气，每一次都要一进（钻）三退（剔）。与其他不同。（《张缙教授针刺手法学术讲稿》）

4. 王锦槐用治坐骨神经痛 苍龟探穴适用于经络壅滞、痹阻不通、经气运行失畅而致的痿痹偏枯诸症。曾用该法治疗坐骨神经痛取得显著效果。侧卧位，伸下足，屈上足，以2.5~3.5寸毫针，深刺环跳穴，分天地人三部进针，一退三进，钻剔四方；得气后，留针30~60分钟，间歇运针（坐骨神经通路及其分布区，乃是太阳、少阳经脉循行所及，而环跳是足少阳、太阳的会穴，故仅取一穴，功及二经）。56例患者中，痊愈51人（治疗1~4次29例，5~12次22例），显效5例。[上海中医药杂志，1989，29（2）：24]

（六）文献摘要

《金针赋》：苍龟探穴，如入土之象，一退三进，钻剔四方。

《针灸问对·苍龟探穴》：苍龟探穴，如入土之象，一退三进，钻剔四方。又云：得气之时，将针似龟入土之状，缓缓进之，上下左右而探之。上下，出内也；左右，捻针也。又云：下针三进一退，将两指按肉，持针于地部，右盘提而剔之，如龟入土，四围钻之。盘而剔者，行经脉也。

《医学入门·针灸》：以两指扳倒针头，一退三进，向上钻剔一下，向下钻剔一下，向左钻剔一下，向右钻剔一下。先上而下，自左而右，如入土之象。

四、赤凤迎源法

（一）概述

赤凤迎源法是徐疾泻法与飞法行气结合应用的复式手法。因其操作犹如赤凤展翅飞旋之状，故又名凤凰展翅法。

本法始见于泉石心《金针赋》，为"飞经走气"最后一法。汪机《针灸问对》除记述

《金针赋》原文之外，又有另一种操作（见文献摘要项），并提出本法以"行络脉"为主，与苍龟探穴法"行经脉"作用相对待。汪机《针灸问对》还对"病在上吸而退之，病在下呼而进之"作了解释，认为"吸而右退，呼而左进"即"上下左右"之谓。李梴《医学入门》、汪机《针灸问对》都以"复进至人部"行飞法，使《金针赋》"复进其原"得到了具体的说明。现代应用每宗于此，并认为"人部"居于"天部""地部"两者之间，以络脉分部为主。

（二）方法

先进针刺入穴位深层（地部），再退针至穴位浅层（天部），待针下得气、针体自摇时，即插针至穴位中层（人部），然后边提插、边捻转。如结合呼吸，病在上则吸气而右转提针，病在下则呼气而左转插针。其后用右手拇、食两指呈交互状，要拇指头向前、食指头向后，将两指弯曲，由针根部用拇指指腹及食指第1节桡侧由下而上沿针柄呈螺旋式搓摩。两指一搓一放，力度要均匀一致，使指感有如转针，但针体不能上提。（图2-5-17）

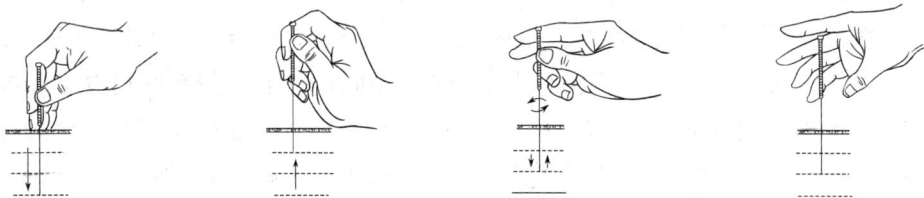

图2-5-17　赤凤迎源法

（三）临床应用

本法可维持与加强针感的作用，通过一搓一放，使针感续续留于针下，并能促使针感扩散至病所。本法功能疏通经络，行络脉之气。因本法操作先深（地部）后浅（天部），符合徐疾泻法术式，故兼有泻实作用。临床可用于气血阻滞的痹痛、拘挛、痿躄、瘫痪等。

如用本法配合巨刺法治疗肩周炎：嘱患者坐位，双足放平，精神放松，取健侧条口穴（巨刺），用28号3~4寸毫针，进针直达深层，得气后上提至浅层，候针自摇，再插入中层，然后用飞法，此时可嘱患者活动患肢肩关节。留针15分钟，其间行针2~3次。常可迅速止痛，恢复关节运动功能。

（四）注意事项

1. 本法以四肢肌肉丰厚处为宜。

2. 本法必须在穴位浅层（天部）得气后，才能插至人部行飞法。

3. 飞法宜缓宜均，不可过猛。手技要熟练。

4. 飞法成功的关键在经气充盈于穴中，表现为针体自摇。

（五）医家经验

张缙经验　张缙认为本法是飞法取凉方法，不是通经接气，因龙虎龟凤是具仿生学特点的一组手法，故写在一起。入针至地，提针至天，说明要针刺三部。入针至地，提针至天是得气过程。搓针为向右搓以得气。搓成达标为插之不入，提之不出，捻之不摇，候针自摇（不用押手守气），为得气佳象。上下左右，四围飞旋是其目标。原来候针自摇和复进其原是倒装句，应该是入针至地，提针至天，复进其原（又到地），候针自摇。（《张缙教授针刺手法学术讲稿》）

（六）文献摘要

《金针赋》：赤凤迎源，展翅之仪，入针至地，提针至天，候针自摇，复进其原，上下左右，四围飞旋。病在上吸而退之，病在下呼而进之。

《针灸问对·赤凤迎源》：下针之时，入天插地，复提至天，候气入地，针必动摇。又复推至人部，持住针头，左盘按而捣之，如凤凰摆翼之状。盘而捣者，行络脉也。

《医学入门·针灸》：以两指扶起针，插入地部，复提至天部，候针自摇；复进至人部，上下左右，四围飞旋，如展翅之象。病在上，吸而退之；病在下，呼而进之。

五、龙虎升降法

（一）概述

本法又称龙虎升腾、龙虎飞腾，是以提插补泻、九六补泻为主，并配合盘法行气的复式针刺手法。

明代医家倡用本法，但其施行手法有所不同。高武《针灸聚英》虽载有"龙虎飞腾歌"，但术式不详。汪机《针灸问对》龙虎升腾法，系提插、九六补泻和盘法（左盘、右盘）的结合。同书又以天部左盘右转、按而添之，地部右盘左转、提而抽之，结合九六补泻，列于龙虎交战法中。实际上，该法应属龙虎升降法范畴，故一并于此介绍。周树冬《金针梅花诗钞》中所载的龙虎升降法，与汪机《针灸问对》不同，是以捻转补泻、提插补泻为主，分层操作者，亦是本法施术的一种。

（二）方法

1. 汪机《针灸问对》龙虎升降法 先进针至天部得气后，左盘针1圈并紧按至人部，再慢提至天部右转1圈。如此反复施行，共9次，合青龙纯阳之数，称为龙降，引阳气深入。在人部亦可行小幅度提插补法，紧按9次、慢提3次，合"九按三提"之数。

然后插针至地部，右盘1圈并紧提至人部，再慢按（插）至地部，同时左转1圈。如此反复施行，共6次，合白虎纯阴之数，称为虎升，引阴气泻出。在人部亦可行小幅度提插泻法，紧提6次，慢按3次，合"六提三按"之数。

2. 周树冬《金针梅花诗钞》龙虎升降法 先进针至天部，持针向左捻转，拇指向前、食指向后，乘势插针至人部；复将针向右捻转，拇指向后、食指向前，乘势将针慢提至天部。随即用中指扶住针体，再以上法复插针至人部。如此反复施行，共9次，合青龙纯阳之数，称为龙降，引天部阳气深入。由天部紧按至人部时，亦可分3次下按；慢提时可一次轻轻提起。

然后插针至地部，持针向右捻转，拇指向后、食指向前，乘势将针紧提至人部；复将针左转，拇指向前、食指向后，乘势将针慢按（插）至地部。如此反复施行，共6次，合白虎纯阴之数，引地部阴气外出，是为虎升。由人部至地部慢按时，可一次轻轻下按；由地部至人部时，亦可分3次紧提。

（三）临床应用

本法调和营卫，疏通经络，促使经气运行，有补虚泻实的功用。临床尤宜用于各种疼痛、痒麻病症，可用于痹证、痿证、麻木、瘫痪等。

（四）注意事项

1.《针灸问对》的方法，以盘法行气为主，故适宜于腹部穴位。

2.《金针梅花诗钞》的方法，以提插、捻转补泻为主，适宜于四肢远端穴位，肌肉丰厚之处。此法可与梅花派通气法同用。

3. 如针感传导未至病所，还可配合努法行气。在操作完毕后，将针提至人部，用中指抵住针身，轻轻将针扳倒，拇、食二指按住针柄不动。按之在前，使气向后；按之在后，使气向前，有促使"气至病所"的作用。

（五）文献摘要

《针灸聚英·龙虎飞腾歌》：龙虎飞腾捻妙玄，气通上下似连山；得师口诀分明说，目下教君病自痊。

《针灸问对·龙虎交战》：先于天部施青龙摆尾，左盘右转，按而添之，亦宜三提九按，令九阳数足；后于地部行白虎摇头，右盘左转，提而抽之，亦宜三按六提，令六阴数足。

六、进气法

（一）概述

进气法是在穴位深层行提插补法，并配合针尖方向与吸气，以调节针感走向的手法。本法可促使气至病所，是补泻手法与行气法的结合，始见于泉石心《金针赋》；汪机《针灸问对》则更有详细记载；杨继洲《针灸大成》以为本法可"使气上行"，有"阳回阴退"之功。

（二）方法

进针后，刺入穴位深层9分处，得气后在该处行提插补法，即紧按慢提手法9次（或27次、49次、81次）；待针下沉紧，稍提针两三分许，向病所卧倒针身，即针尖向病所处斜刺，并嘱患者吸气5~7次，留针片刻，催气上行，待气至病所后，再缓慢出针，疾速按闭针孔。

（三）临床应用

本法可促使针感传导至病所，同时有补气助阳作用，常用于各种风湿痹痛，由阳虚阴盛、寒凝气滞而致经脉气血痹阻者尤宜。

（四）注意事项

1. 刺入9分处，行九阳之数的提插补法，具体次数及幅度可根据病症轻重而定。

2. 本法一般用于大关节周围的四肢穴位，也有用于离病所远隔的穴位。

3. 针下得气后，提针的幅度以可调整针尖方向、横卧针身为原则。

4. 患者可以鼻吸口呼，吸气要短而快，呼气要长而慢。也可连续有意识地用鼻吸气5次。

（五）文献摘要

《金针赋》：进气之诀。腰背肘膝痛，浑身走注疼。刺九分，行九补，卧针五七吸，待气上下。

《针灸问对·进气法》：进气法。针入天部，行九阳之数，气至，速卧倒针，候其气行，令病人吸气五七口，其针气上行，此乃进气之法。可治肘、臂、腰、脚、身疼。

七、运气法

（一）概述

运气法是在泉石心《金针赋》"进气法"基础上发展的一种手法，始见于杨继洲《针灸大成》。运气法与进气法相似，也是补泻手法与行气法的结合，只是在穴位中行提插泻法，并配合针尖方向与吸气，以调节针感走向、促使气至病所。目前，有人将进气法与运气法合并，统称为运气法，就是因为两者在手法、功用、临床主治等方面有较多的共性。

（二）方法

进针后，直刺入穴位人部，慢按紧提6次（或18次），待针下得气，患者有针感扩散时，将针微微退出，再向病所方向斜刺2~3分，使感应向病所放散，然后令患者吸气5口，使经气向较远处运行，以气至病所更佳。（图2-5-18）

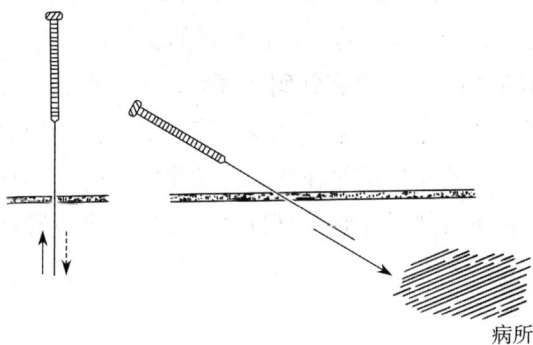

病所

图2-5-18　运气法

（三）临床应用

本法可促使经气运行，直达病所；同时，能疏通气血，去壅决滞，故可用于各种疼痛病症由气血瘀滞所致者，尤其对实证疼痛有效。

（四）注意事项

1. 具体操作时，当先行六阴之数的慢按紧提，不要与"进气法"紧按慢提混同。

2. 本法与龙虎交战法同有住痛移疼功效，但本法专用于远隔穴部位，而龙虎交战法不论远隔、近部穴位皆可适用。

3. 其他注意事项与进气法相类。

（五）文献摘要

《针灸大成·三衢杨氏补泻》：运气法，能泻，先直后卧。运气用纯阴，气来便倒针；令人吸五口，疼痛病除根。凡用针之时，先行纯阴之数，若觉针下气满，便倒其针，令患人吸气五口，使针力至病所，此乃运气之法，可治疼痛之病。

八、纳气法

（一）概述

本法实际上是进气法与运气法的深化，是提插补泻手法与针尖方向、吸气、插针等行气法的结合。本法在泉石心《金针赋》中即有所载，在汪机《针灸问对》、高武《针灸聚英》中又有发展，在《针灸大成》中称为"中气法"，认为能治积聚之证。本法较运气、进气之法行气作用为强，目前临床也多应用。周树冬《金针梅花诗钞》记载了一种纳气法，称为"梅花派纳气法"，其术式不同，须先诱导针下热感，云其"能使气深入，温脏腑而消积聚"。兹介绍于次。

（二）方法

1. 纳气法　针刺得气后，可根据病证虚实情况，或用紧按慢提的提插补法，行九阳之数；或用紧提慢按的提插泻法，行六阴之数。待已补而实、已泻而虚，真气大至时，即将针体扳倒，针尖指向病所，行针使感应向病所传导，并嘱患者吸气，催送经气上行。待气至病所时，须立即扶起针体，向内直插，静留片刻（此时拇指、食指紧持针柄）用力纳针，使上行之气不复后退。如此反复施行，保持较强的感应。

2. 梅花派纳气法　具体操作时，可在针刺得气后，将针提起，再用针刺补法（如烧山火）使针下发热，即用拇、食、中三指紧捏针身，聚全身之力于腕底，抵针不动，将针用力缓缓下纳，亦用拇指前进、食指后退的轻微捻转动作相配合，当针已至穴位深层，复将针上提仍用上述补法，使针下发热。如此反复行之，可使患者酸麻针感加重，并迅速向病所扩散。

（三）临床应用

本法疏通气血，消除积聚，临床可用于癥瘕积聚。病情较轻者可用一般的纳气法，如病情较重、久而寒凝瘀阻者，则用梅花派纳气法。

本法可与留气法结合应用。

（四）注意事项

1. 本法的第一种操作，必须在正确掌握进气法或运气法基础上，使气至病所后，再扶针直插下纳。

2. 第二种操作，是在取得热感后施行的，必须三指合作，掌握"紧捏针身""抵针不动"的要领，才能将针用力缓缓下纳。

（五）文献摘要

《金针赋》：运气走到疼痛之所，以纳气之法，扶针直插，复向下纳，使气不回。

《针灸问对·纳气法》：纳气法，下针之时，先行进退之数，提气便卧倒针，候气前行，催运到病所，便立起针，复向下纳，使气不回。又云：下针之后，如真气至，针下微微沉紧，如鱼吞钩之状，两手持针徐徐按倒，令针尖向病，使气上行至病所，扶针直插，复向下纳，使气上行不回也。

《针灸聚英·纳气歌》：纳气还与进气同，一般造化两般工；手中用气丁宁死，妙理玄玄在手中。

《针灸大成·三衢杨氏补泻》：中气法，能除积，先直后卧，泻之。凡用针之时，先行运气之法，或阳或阴，便卧其针，向外至痛疼，立起其针，不与内气回也。

附：关节交经法

（一）概述

关节交经法是使气至关节处，然后行纳气法（或称中气法）的手法。出杨继洲《针灸大成》："关节交经，气至关节，立起针来，施中气法。"

（二）方法

针刺得气后，然后用行气法，使针感扩散至关节处，将针立起，施纳气法。本法可反复施行 3~5 次。在施行气法与纳气法之间须留针 5~10 分钟。

（三）临床应用

本法疏通气血，舒筋活络，用以治疗肢体痿痹偏枯等病证，因气血壅滞或不足所致者。一般取四肢关节附近的穴位。

（四）注意事项

同纳气法。

（五）文献摘要

《针灸大成·三衢杨氏补泻》：关节交经莫大功，必令气走纳经中；手法运之三五度，须知其气自然通。

九、提气法

（一）概述

提气法始见于明代高武《针灸聚英》，但术式不详。杨继洲《针灸大成》对提气法的具体操作，主要以提插泻法、捻转和上提针为法。清代周树冬《金针梅花诗钞》则主张根据病证虚实情况，可采用提插补法或泻法后，再进行捻针、提针。此外，该书另列"梅花派提气法"，作用更为明显。兹介绍于次。

（二）方法

1. 提气法　可根据病证虚实，分别行补法和泻法。补法，在人部紧按慢提，行提插补法九阳数（9次、27次、49次）；泻法，在人部紧提慢按，行提插泻法六阴数（6次、18次、36次）。待经气至，再小幅度轻轻捻针，催运经气，同时轻轻将针上提豆许（小幅度），务使针尖不离针感，经气隆至，营卫之气聚于针下。（图2-5-19）

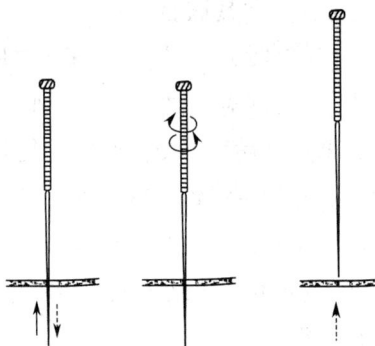

图2-5-19　提气法

2. 梅花派提气法

（1）补法：下针得气之后，即插针深入，直达穴位深层（地部），在该处行烧山火手法；待针下有热感时，用拇、食、中三指紧捏针身，运全身力于腕底，将针慢慢上提，同时拇指用力慢慢向前进、食指用力慢慢向后退，与轻微捻转动作结合。当针上提至穴位浅层（天部）后，再一次插针至深层（地部），在该处行烧山火手法，使针下有热感，仍依上法反复施术。

（2）泻法：下针得气之后，即插针深入，直达穴位深层（地部），在该处行透天凉手法；待针下有凉感时，用拇、食、中三指紧捏针身，运全身之力于腕底，将针慢慢上提，同时拇指用力慢慢后退、食指用力慢慢向前，与轻微捻转动作结合。当针上提至穴位浅层（天部）后，再一次插至地部，在该处行透天凉手法，使针下有凉感，仍依上法反复施术。

（三）临床应用

本法疏通经络，调和营卫，主要用于治疗顽痹、诸风、肢冷疼麻等症。邪实而外邪壅滞经络者，用泻法；正虚而阳气不足者，用补法。

梅花派提气法的针感较一般提气法显著，用补法时患者诉说好像有物往外抽提，连同针下的肌肉都似拔出一样。用泻法时患者自诉针下的凉感可迅速散布，并传导至远处。如此则麻木疼痛可迅速缓解。

（四）注意事项

1. 一般的提气法，在人部行提插补法或泻法，宜掌握在小幅度范围内（1分许）。经气至后，又必须用小幅度提针与捻针结合，但务使针尖不离气至处。

2. 梅花派提气法，在地部烧山火或透天凉取得感应后，应结合运气行针法，紧提针身用力慢提针，并与捻转动作结合，也须注意提针和捻针的幅度，渐渐上提至浅层，才不致失气。

（五）文献摘要

《针灸聚英·提气歌》：提气临时最有功，祛除顽痹与冷风；分明漏泄神仙诀，留此玄微在世中。

《针灸大成·三衢杨氏补泻》：提气法，提针从阴微捻提，冷麻之症一时除。凡用针之时，先从阴数，以觉气至，微捻轻提其针，使针下经络气聚，可治冷麻之症。

十、梅花派通气法

（一）概述

梅花派通气法分推气、引气两法，是提插补泻、捻转补泻配合针向行气等结合而成的复式补泻手法。本法见载于清代周树冬著《金针梅花诗钞》。

（二）方法

1. 推气法　下针至穴位深层（地部），得气后提针至穴位浅层（天部），用紧按慢提手法连续行针，不断搓捻。病在上，拇指向前、食指向后捻针；病在下，拇指向后、食指向前捻针，以推气向前。当针再次由浅而深时，如针感已循经传导至病所，即将针复上提至穴位浅层（天部），调节针刺方向，针尖指向病所；并嘱患者吸气数口，频频摇摆针柄，一左一右，以推动经气运行。

2. 引气法　经气已传至病所时，是针与病气相通，即应引邪外出。扶针直插至穴位深层（地部），在该处行紧提慢按手法，如抽如拔而又不抽不拔，不断捻针。病在上者，拇指向后、食指向前捻针；病在下者，拇指向前、食指向后捻针。当针渐次由深而浅，提至穴位浅层（天部）时，即可引邪气外出。此时可摇针退出皮肤。未应时反复行之。

（三）临床应用

推气法推动经气运行，使气自针下向前周流，传导至病所。引气法引泄病邪外出，以通经活络。本法临床可用于气血阻滞之疼痛、瘫痪病症，一般宜用于实证，以取"疏而决之"之意。

（四）注意事项

1. 一般以四肢肌肉丰厚处穴位为宜。

2. 可根据针感传导方向，结合病所上下，采用左转或右转为主的捻转手法，不必拘泥上述施术。

3. 如邪去正衰者，可不用引气法。在推气之后，用龙虎升降法辅之（见龙虎升降法，即其第 2 种术式）。

第六章 腧穴配伍和针刺手法

在临床上，根据阴阳五行理论和脏腑经络气血辨证原则，对各种病症进行合理的腧穴选配，并采用相应的针刺手法，将有助于疗效的提高。

第一节　配穴补泻

配穴补泻包括子母补泻法、纳支补泻法、先后补泻法和担截法等内容，是在配穴处方基础上，对所取穴位进行针刺补泻的方法。

一、子母补泻法

（一）概述

子母补泻法出《难经·六十九难》："虚者补其母，实者泻其子，当先补之，然后泻之。"这是根据五行生克制化的理论，结合脏腑经络的五行属性提出的临床治疗法则。具体说来，即某脏（经）虚证可用补其母脏（经）的方法治疗，某脏（经）实证则可用泻其子脏（经）的方法来治疗。虚则补其母，实则泻其子，能调节阴阳盛衰，恢复五行生克制化的正常状态，达到扶正祛邪、治愈疾病的目的。

在针灸临床上，子母补泻法主要用以指导配穴处方，在此基础上又结合五输穴的气血流注和经脉往来顺逆，采用各种补泻手法。《难经·七十九难》云："迎而夺之，泻其子也；随而济之，补其母也。"即是其例。因此汪机《针灸问对》将本法称为"子母迎随"，又有称本法为"十二经补母泻子迎随补泻法"者。

子母补泻法，《难经》以本经五输穴补母泻子为主，元明后世各家则主张尚可取其他经脉五输穴进行补泻治疗。如窦汉卿《针经指南》认为："补母泻子法，非只刺一经而已。"汪机《针灸问对》则以《难经·五十难》虚邪、实邪、微邪、贼邪、正邪立论，提出子母补泻当随证而取穴，只有在本经自病时才取本经穴，否则宜取有关经穴进行补母泻子。杨继洲《针灸大成》更认为子母补泻法在治疗脏腑病时，除取穴当依五行生克关系取用本经或他经穴位之外，还必须注重针刺补泻的应用。

（二）方法

1. 本经五输穴子母补泻法　在本经自病时，宜选取本经五输穴，并根据其五行属性来进行针刺补泻。《难经·六十四难》以阴阳相配、刚柔相济立论，使五输穴与五行属性相配，经后世逐步充实即成为五输穴理论的重要内容，兹列于表2-6-1。

表2-6-1　十二经五输穴配合五行表

阴经					阳经					
穴名 经名	井 （木）	荥 （火）	输、原 （土）	经 （金）	合 （水）	穴名 经名	井 （金）	荥 （水）	输 （木）	原	经 （火）	合 （土）
肺 （金）	少商	鱼际	太渊	经渠	尺泽	大肠 （金）	商阳	二间	三间	合谷	阳溪	曲池
脾 （土）	隐白	大都	太白	商丘	阴陵泉	胃 （土）	厉兑	内庭	陷谷	冲阳	解溪	足三里

续表

阴经						阳经					
穴名 经名	井 (木)	荥 (火)	输、原 (土)	经 (金)	合 (水)	穴名 经名	井 (金)	荥 (水)	输 (木)	原	经 (火)	合 (土)
心 (火)	少冲	少府	神门	灵道	少海	小肠 (火)	少泽	前谷	后溪	腕骨	阳谷	小海
肾 (水)	涌泉	然谷	太溪	复溜	阴谷	膀胱 (水)	至阴	通谷	束骨	京骨	昆仑	委中
心包 (相火)	中冲	劳宫	大陵	间使	曲泽	三焦 (相火)	关冲	液门	中渚	阳池	支沟	天井
肝 (木)	大敦	行间	太冲	中封	曲泉	胆 (木)	足窍阴	侠溪	足临泣	丘墟	阳辅	阳陵泉

按照补母泻子法则取穴：若肺经气虚，本经自病时当取手太阴肺之输穴太渊，用针刺补法。太渊穴属土，土为金之母，补土即所以生金，故补太渊即"虚则补其母"。相反，若肺经气实，本经自病时当取手太阴肺之合穴尺泽，用针刺泻法。尺泽穴属水，水为金之子，泻水即所以泻金，故泻尺泽即"实则泻其子"的治疗方法。又如心经气虚，本经自病时当取手少阴心经的少冲穴（井木），用针刺补法。木为火之母，补木则可以生火，是虚则补其母的治法。心经气实，本经自病时当取手少阴心经的神门穴（输土），用针刺泻法。土为火之子，泻土则可以泻火，是实则泻其子的方法。

在《难经·七十九难》中，以手少阴无输，用手厥阴（心主）的输穴代之，进行子母补泻。心经虚证，可取手厥阴心包之井穴中冲以补，是谓"随而济之"；心经实证，可取手厥阴心包之输穴大陵以泻，是谓"迎而夺之"。实际上这是根据心与心包的关系采取的配穴补泻，仍应属于本经五输穴子母补泻的范畴。

2. 异经五输穴子母补泻法　以十二经脉所属脏腑的五行属性为据，根据五行生克制化理论，选取他经的五输穴进行子母补泻的方法。如肺经气虚，按"虚则补其母"的治疗原则，土为金之母，当取足太阴脾之输穴太白（土经土穴），用针刺补法，补土即所以生金；肺经气实，按"实则泻其子"的治疗原则，水为金之子，当取足少阴肾之合穴阴谷（水经水穴），用针刺泻法，泻水即所以泻金。再如大肠经气虚，可取足阳明胃经的合穴足三里（土经土穴），用针刺补法；大肠经气实，可取足太阳膀胱经的荥穴通谷（水经水穴），用针刺泻法。依次类推，可用于五脏六腑与十二经病症。

有关本经与他经的五输穴子母补泻取穴，可参见表2-6-2。

表2-6-2　十二经子母补泻取穴一览表

	虚补其母		实泻其子			虚补其母		实泻其子	
	本经 母穴	母经 母穴	本经 子穴	子经 子穴		本经 母穴	母经 母穴	本经 子穴	子经 子穴
肺（金）	补 太渊	土 太白	泻 尺泽	水 阴谷	脾（土）	补 大都	火 少府	泻 商丘	金 经渠

	虚补其母		实泻其子			虚补其母		实泻其子	
	本经 母穴	母经 母穴	本经 子穴	子经 子穴		本经 母穴	母经 母穴	本经 子穴	子经 子穴
大肠（金）	补 土 曲池	足三里	泻 水 二间	通谷	胃（土）	补 火 解溪	阳谷	泻 金 厉兑	商阳
小肠（火）	补 木 后溪	足临泣	泻 土 小海	足三里	肝（木）	补 水 曲泉	阴谷	泻 火 行间	少府
心（火）	补 木 少冲	大敦	泻 土 神门	太白	胆（木）	补 水 侠溪	通谷	泻 火 阳辅	阳谷
肾（水）	补 金 复溜	经渠	泻 木 涌泉	大敦	心包（相火）	补 木 中冲	大敦	泻 土 大陵	太白
膀胱（水）	补 金 至阴	商阳	泻 木 束骨	足临泣	三焦（相火）	补 木 中渚	足临泣	泻 土 天井	足三里

3. 泻南补北法 根据《难经·七十五难》所载"东方实，西方虚，泻南方，补北方"的理论，在虚实相兼、病证复杂的情况下，可同时取二经的五输穴和有关穴位，分别予以针刺补泻。一般用于五脏病证，如肝实肺虚、心实肾虚等，为两脏同病、一虚一实而设。可详见表 2 - 6 - 3。

表 2 - 6 - 3 五脏病泻南补北法

病证	治法
（肝）木实、（肺）金虚	补（肾）水、泻（心）火
（心）火实、（肾）水虚	补（肝）木、泻（脾）土
（脾）土实、（肝）木虚	补（心）火、泻（肺）金
（肺）金实、（心）火虚	补（脾）土、泻（肾）水
（肾）水实、（脾）土虚	补（肺）金、泻（肝）木

从表 2 - 6 - 3 可知，如木火刑金、肝实肺虚的咳血，可取足少阴肾之经穴复溜（金穴）或合穴阴谷（水穴）以补，即所谓"补北方"之法；取手少阴心之少府（荥火），或少冲（井水）以泻，即所谓"泻南方"之法。在这组处方中，体现了五行生克乘侮变化的道理。肝木过旺，反侮肺金而为病，致成肝实肺虚的证候。取穴补肾水（补北），水为金之子，肾水生则助其母，上润肺金，故肺气充实，不为肝木所侮；取穴泻心火（泻南），木为火之母，心火降则子盗母气，故肝木得平。

4. 井穴补泻法 汪机《针灸问对》根据《难经·七十三难》所述，提出在针刺补泻时可取荥穴代井穴以泻，取合穴代井穴以补，是为变通的配穴补泻法。如足少阴肾之井穴涌泉，施泻法时可用然谷（荥穴）代替，施补法时可用阴谷（合穴）代替。又如足厥阴肝之井穴大敦，施泻法时可用行间（荥穴）代替，施补法时可用曲泉（合穴）代替等。

（三）临床应用

子母补泻法主要用于脏腑经络虚实病证，有补虚或泻实的作用。目前临床上多结合徐疾、捻转、提插补泻手法来施术。

对于本经自病者，常选用本经五输穴补母泻子法，如皇甫谧《黄帝针灸甲乙经·五脏传病发寒热》所载"唾血时寒时热"，取鱼际（荥火）以泻、尺泽（合水）以补，即是其例。泻火则金不受贼，补水则火有所制，而肺金自平、诸症得痊。

对于病证复杂、虚实互见者，则可选用他经五输穴补母泻子法和泻南补北法，选取相应经脉，在一经或两经上先后针刺补泻。

（四）注意事项

1. 补母泻实的治疗方案，并不是绝对的，具体应用不必拘泥于此。如徐大椿《难经经释》云："按《内经》补泻之法，或取本经，或杂取他经，或先泻后补，或先补后泻，或专补不泻，或专泻不补，或取一经，或取三四经，其说俱在，不可胜举。则补母泻子之法亦其中一端，若竟以为补泻之道尽如此，则不然也。"

2. 取穴配方的原则，首先应以病证性质及穴位主治范围为前提，然后结合五输穴五行特性，用子母补泻法为妥。如杨继洲《针灸大成》卷八所载"唾血振寒"之治，取用太溪、足三里、列缺、太渊，即是其例。其中，太渊为手太阴肺经母穴（输土），配足阳明胃经母经母穴，以补土生金；列缺为手太阴肺经络穴，太溪为足少阴肾经原穴，同用以清热养阴。值得指出的是，此方没有取用足太阴脾经太白穴，而取足三里，这就考虑到穴位主治与病证的关系，而不为五行生克所拘。

（五）医家经验

1. 孙明一用"泻南补北"法经验 治疗高血压共60例，显效24例，有效16例，好转19例，总有效率为98%。具体方法是：泻南取穴行间、大陵，行间从太冲穴进针透达本穴，先补后泻，大陵穴向上逆经透向内关穴，泻法；补北取穴曲泉、太溪透昆仑、复溜，均用补法。取肾经、肝经、心包经之穴，结合针向迎随补泻手法操作，达到泻心火、补肾水、平肝木的目的。临床应用时，对一般患者先补后泻，为先补北方而后泻南方；在标实甚于本虚时，又着重于泻南之法为先，而补北之法次之。[中医杂志，1983，24（5）：50]

2. 何金森用子母补泻法经验 针刺治疗甲状腺功能亢进症，以泻肝木之子心火与补肝木之母肾水为主，调整脏腑功能偏盛偏衰。针对甲亢阴虚火旺的病机特点，取间使、内关、神门等心经、心包经穴位，泻心火以护阴液，清心安神；配太溪、复溜、照海等肾经穴，补肾养阴，壮水之主，济水涵木。针刺手法采用捻转提插补泻法，补法以拇指前进为主的捻转，结合重按轻提；泻法以拇指后退为主的捻转，结合重提轻按。还配用足三里、上天柱、气瘿（相当水突穴）、风池、攒竹等穴，进行针刺治疗处方。经过治疗，临床症状和血清中过高的甲状腺激素（血清 T_4、T_3）含量都有不同程度改善。[中医杂志，1984，25（9）：61]

3. 陈大中治疗眩晕病症经验 既采用子母补泻选取本经或他经的五输穴，又根据临床实际情况配合其他有效穴位，如此则更为灵活。他将眩晕分 4 型来进行辨证施治：①肝阳上亢型：取太冲先泻后补（徐疾法），内关、三阴交均用徐疾补法。太冲为肝经输穴、原穴，五行属土，用以疏肝、平肝、柔肝；内关为心包经络穴，用以宽胸顺气、安神宁心；三阴交为三阴经之交会穴，可以养阴活血。②气血虚亏型：取少府、劳宫均用徐疾补法；太白、冲阳则先用疾泻法，后用徐疾补法。少府、劳宫为心经与心包经之荥穴，五行属火，火经火穴，补之则健脾和胃、补火生土；太白为脾经输穴、原穴，土经土穴，健脾和胃，补之则培土生金，泻之则清心养血；冲阳为胃经原穴，有健运脾胃之功。③肾精不足型：取经渠为主穴，阳虚者加太溪，阴虚者加复溜。经渠为肺经之经穴，五行属金，金经金穴，补之能益肾水、清心火；太溪为肾经输穴、原穴，配经渠以补肾水；复溜为肾经之经穴，五行属金，金生水，故取之以益肾阴。均可采用徐疾补法。④痰浊中阻型：取阴陵泉用徐疾泻法，丰隆以徐疾补法，公孙先用徐疾泻法、后用徐疾补法。阴陵泉为脾经合穴，五行属水，泻之以分利水湿；丰隆为胃经络穴，为化痰要穴；公孙为脾经络穴，泻之则化湿，补之则健脾。（《当代中国针灸临证精要》）

（六）文献摘要

《难经本义》注六十九难：虚者补其母，实者泻其子，子能令母实，母能令子虚。假令肝病，虚即补厥阴之合曲泉是也，实则泻厥阴之荥行间是也。

《难经本义》注七十九难：假令心病，心火也。土为火之子，手心主之俞大陵也，实则泻之，是迎而夺之也。木为火之母，手心主之井中冲也，虚则补之，是随而济之也。迎者，迎于前；随者，随其后。此假心为例，而补泻则云手心主，即《灵枢经》所谓少阴无俞者也，当与《六十六难》并观。

《针灸问对·重解虚则补之四句》：《难经》所解，义犹未悉，且举心言之。经文"虚实"字，指虚邪、实邪言，非心之虚实也。假如从心之后来者为虚邪，虚邪伤心当补，然心之后肝，肝为心之母也；从心之前来者，为实邪，实邪伤心当泻，然心之前脾，脾为心之子也；举此以例，从心所胜来者为微邪，微邪金也，微邪伤心亦当补；从所不胜来者为贼邪，贼邪伤心亦当泻。可见肝肺同一虚邪而当补，脾肾同一实邪而当泻。至于心之正邪火也，心病于火，乃本经自病，既非他经之虚邪来伤，亦非他经之实邪来袭，是以不须补泻他经，只就本经之虚实以补泻也。

《针灸大成·南丰李氏补泻》：凡针逆而迎夺，即泻其子也，如心之热病，必泻于脾胃之分；针顺而随济，即补其母也，如心之虚病，必补于肝胆之分。

《针灸大成·三衢杨氏补泻》：虚则补其母而不足，实则泻其子而有余，当先补而后泻。假令人气在足太阳膀胱经，虚则补其阳，所出为井，属金，下针得气，随而济之，右手取针，徐出而疾扪之，是谓补也。实则泻其阳，所注为俞，属木，下针得气，迎而夺之，左手开针穴，疾出针而徐扪之，是谓之泻也。

二、纳支补泻法

（一）概述

纳支法又称纳子法，为子午流注针法的一种。根据十二经脉气血流注时刻，在相应经脉上选穴，当其时泻其子，过其时补其母，结合子母补泻应用，则称为"十二经流注时刻补母泻子迎随补泻"，简称为纳支补泻。

因本法为《难经》补母泻子法推衍而来，又与一日十二时辰中十二经脉气血流注相结合，所以当与《难经》的《七十九难》《二十三难》学说有关。金元之际，子午流注针法盛行，何若愚《子午流注针经》首启其端。而后有明代徐凤、李梴以纳甲法为主，高武则主张纳子（支）补泻。纳支补泻以每天十二时辰作为选配穴位的标准，并在相应穴位上补母泻子，施以补泻手法，实际上应属于配穴补泻的范畴。

除上法外，在某经流注时刻选取本经原穴，则是窦汉卿"一时取十二经之原"的方法。如某经流注时刻已过，亦可采用本经原穴或本穴进行补泻。所谓本穴，即与本经五行属性相同的五输穴。如肺经属金，经渠为肺经之经穴，亦属金，经渠（金）即为肺经（金）的本穴。

（二）方法

1. 高武纳支补泻法　根据十二经气血流注顺序和一日内各经气血旺盛的时刻，并依各经病证虚实，选用相应五输穴补母泻子。当其气之来时（旺时）迎而夺之，用针刺泻法；当其气之去时（衰时）随而济之，用针刺补法。如大肠经（金），卯时为其气血旺盛之时，辰时为其气血衰退之时，所以实证当于卯时取二间穴（水穴）迎而泻之，虚证当于辰时取曲池穴（土穴）随而补之。

2. 窦汉卿纳支补泻法　在某经气血流注时刻，可取本经原穴或本穴，进行针刺补泻；亦可在某经流注时刻已过时，采用本法。王好古称之为拔原法："假如针本经病了，又于本经原穴亦针一针。如补肝经，亦于肝原穴上补一针；如泻肝经，亦于肝经原穴上泻一针。"（《此事难知》）除见于《此事难知》之外，还见于《济生拔萃》所集之《洁古云岐针法》。其法为刺取十二经之原穴，得气后久留针。此法不论虚实补泻，五脏六腑有病皆取其原穴，即所谓"虚实皆拔之"。拔原法对后世腧穴专书亦有影响，如明代《针灸聚英》《针灸大成》《针方六集》、清代《循经考穴编》所载原穴下每注有"虚实皆拔之"。

有关时辰与时间的对应关系可见表2-6-4。

表2-6-4　时辰与时间对应表

时间	夜		黎明			白昼			黄昏		夜
时辰	子	丑	寅	卯	辰	巳	午	未	申	酉	戌	亥
时间	23—1	1—3	3—5	5—7	7—9	9—11	11—13	13—15	15—17	17—19	19—21	21—23

十二经流注时刻补母泻子的具体选配穴位可见表2－6－5。

表2－6－5　十二经流注时刻补母泻子迎随补泻取穴表

十二经	流注时刻	迎而夺之 实泻其子		随而济之 虚补其母		过时取穴*	
		时刻	孔穴	时刻	孔穴	本穴	原穴
肺（辛金）	寅	寅	尺泽（水）	卯	太渊（土）	经渠（金）	太渊
大肠（庚金）	卯	卯	二间（水）	辰	曲池（土）	商阳（金）	合谷
胃（戊土）	辰	辰	厉兑（金）	巳	解溪（火）	足三里（土）	冲阳
脾（己土）	巳	巳	商丘（金）	午	大都（火）	太白（土）	太白
心（丁火）	午	午	神门（土）	未	少冲（木）	少府（火）	神门
小肠（丙火）	未	未	小海（土）	申	后溪（木）	阳谷（火）	腕骨
膀胱（壬水）	申	申	束骨（木）	酉	至阴（金）	通谷（水）	京骨
肾（癸水）	酉	酉	涌泉（木）	戌	复溜（金）	阴谷（水）	太溪
心包（相火）	戌	戌	大陵（土）	亥	中冲（木）	劳宫（火）	大陵
三焦（相火）	亥	亥	天井（土）	子	中渚（木）	支沟（火）	阳池
胆（甲木）	子	子	阳辅（火）	丑	侠溪（水）	足临泣（木）	丘墟
肝（乙木）	丑	丑	行间（火）	寅	曲泉（水）	大敦（木）	太冲

*过时取穴，指某经气血流注时刻已过的任何时刻。本栏以下穴位也可用于某经气血流注时刻，如辰时取足阳明胃经的足三里、冲阳等，即窦汉卿法。

（三）临床应用

子午流注纳支补泻以五输穴补母泻子为主，可用于慢性病证，即"缓病必俟开阖，急病不拘开阖"（李梴《医学入门》）之义。一般来说，对脏腑病虚实辨证明确者，用之尤为相宜。现代临床应用纳支补泻有以下几种方式。

1. 根据十二经五输穴的五行属性，在该经气血流注盛衰时刻，结合经气的虚实情况，分别采用针刺补法或泻法。以肺经病为例，实证取寅时（当其时）泻子穴尺泽（水穴），虚证取卯时（过其时）补母穴太渊（土穴）。一般在本经气血旺盛的前半个时辰用泻法，在本经气血衰退、流注已过本经的后半个时辰用补法。如上例，寅时为3~5点，则于3~4点之间用泻法针刺尺泽；卯时为5~7点，则于6~7点用补法针刺太渊。

2. 循经取穴与纳支按时开穴结合，取原穴或本穴进行针刺补泻，一般在本经气血旺盛时施术。如肺经病在寅时取太渊，大肠经病在卯时取合谷，胃经病在辰时取冲阳，据其虚实进行针刺补泻，是循经取穴与按时开穴的结合。再如脾胃病常可取本经本穴，辰时针刺足三里（土经土穴），巳时针刺太白（土经土穴），即窦汉卿"一时取十二经之原"的发展。（《标幽赋》）

3. 辨证取穴与纳支补泻相结合，选用本经与他经辨证取穴针刺，同时配合相应的五输穴按不同时辰补母泻子。如胃痛以足三里、中脘、梁门、天枢、上脘、建里、公孙为主，实证在辰时泻厉兑（金穴），虚证在巳时补解溪（火穴）等。

（四）注意事项

1. 临床上除需要重视针刺时辰的补泻手法之外，还应根据五输穴各自的主治特点综合考虑。如井穴治心下满，荥穴治身热，经穴治气喘咳嗽，输穴治体重节痛，合穴治气逆而泄等。

2. 十二时辰与 24 小时的关系，可牢记子时为夜半 23 ~ 1 点，午时为日中 11 ~ 13 点，日出为卯时为 5 ~ 7 点，日落为酉时为 17 ~ 19 点，其他时辰可迅速按此推出。

（五）文献摘要

《素问·针解》：补泻之时者，与气开阖相合也。

《灵枢经·卫气行》：谨候气之所在而刺之，是谓逢时。

《难经·二十三难》：经脉者，行血气，通阴阳，以荣于身者也。其如从中焦，注手太阴、阳明，阳明注足阳明、太阴，太阴注手少阴、太阳，太阳注足太阳、少阴，少阴注手心主、少阳，少阳注足少阳、厥阴，厥阴复还注手太阴。

《类经》注针解篇：气至时谓之开，已过未至谓之阖。补泻之时者，凡诸经脉气昼夜周行五十度，各有所至之时，故《卫气行》篇曰：谨候其气之所在而刺之，是谓逢时。此所谓补泻之时也。又若针下气来谓之开，可以迎而泻之；针下气去谓之阖，可以随而补之。此皆针与气开阖相合之义。

《针灸聚英·十二经脉昼夜流注歌》：肺寅大卯胃辰经，脾巳心午小未中，申膀酉肾心包戌，亥三子胆丑肝通。

《针灸大成·经络迎随设为问答》：问补泻之时，与气开阖相应否？答曰：此法……但凡针入皮肤间，当阳气舒发之分谓之开；针至肉分间，当阴分封固之分谓之阖。然开中有阖，阖中有开，一开一阖之机，不离孔中，交互停针，察其气以为补泻。

三、先后补泻法

（一）概述

先后补泻法是根据虚实辨证，并结合标本先后原则，对虚实夹杂病证选穴处方，应用补泻并行手法的治疗方案。

在临床上，先后补泻可在一穴之中施行，即阳中隐阴、阴中隐阳等复式补泻手法；亦可在一经或两经之中选配取穴，分别先后补泻，如子母补泻、泻南补北之法。除此之外，还应包括表里配穴、左右配穴、上下配穴，分别先后补泻的内容，以下就此内容进行介绍。

（二）方法

1. 表里配穴法 以主客原络配穴法为主，取本经原穴为主，再配以表里经的络穴或其他穴位，先后补泻。如胆虚肝实，先取足少阳胆经原穴丘墟，用针刺补法治本；后取足厥阴肝经络穴蠡沟，用针刺泻法治标。又如肝虚胆实，先取足厥阴肝经原穴太冲，用针刺补法治本；后取足太阳胆经络穴光明，用针刺泻法治标等。兹将十二经原络主客配穴法列于表 2 - 6 - 6。

表 2 - 6 - 6　十二经原络主客配穴法

原穴（主穴）	肺	大肠	胃	脾	心	小肠	膀胱	肾	心包	三焦	胆	肝
	太渊	合谷	冲阳	太白	神门	腕骨	京骨	太溪	大陵	阳池	丘墟	太冲
络穴（客穴）	大肠	肺	脾	胃	小肠	心	肾	膀胱	三焦	心包	肝	胆
	偏历	列缺	公孙	丰隆	支正	通里	大钟	飞扬	外关	内关	蠡沟	光明

2. 左右配穴法　在一经之中选配穴位，可在左右两侧肢体上取同一穴位，如左右曲池、合谷，左补右泻，先后针刺。在两经之中选配穴位，则可取表里经或子母经穴位，如左右申脉、照海为表里经，左右太渊、阴谷为子母经（金生水，取母经手太阴肺，子经足少阴肾），先后实施补泻手法。后者可参子母补泻法有关内容。

3. 上下配穴法　上实下虚，先取上部腧穴以泻实，后取下部腧穴以补虚，引导气血下降；上虚下实，先取下部腧穴以泻实，后取上部腧穴以补虚，推送气血上行。《灵枢经·刺节真邪》所说"上寒下热……推而上之"和"上热下寒……引而下之"即是其例。

（三）临床应用

以上所述诸法，先后补泻，可调和阴阳，升清降浊，疏通经络气血，对虚实夹杂证有补虚泻实的作用。

1. 表里配穴法　可用于脏腑经络病证，以先病之经为本、取其原穴，后病之经为标、取其络穴，进行先后补泻。兹将有关内容列于表 2 - 6 - 7。

表 2 - 6 - 7　十二经主客原络治症配穴表

主客	原络	主治病症
肺 　大肠	太渊 　偏历	气管炎、咽喉炎、气短、痰多、出汗、掌心发热、肩内侧痛、两乳痛
大肠 　肺	合谷 　列缺	齿龈炎、牙神经痛、颌下淋巴结炎、腮腺炎、咽喉炎、口干、目黄、鼻流清涕、肩前侧痛
脾 　胃	太白 　丰隆	舌强、腹痛、呕吐、身体沉重无力、便秘、黄疸、下肢内侧痛、疟疾
胃 　脾	冲阳 　公孙	鼻出血、面神经麻痹、神经衰弱、下肢前侧痛、疟疾、腹胀
心 　小肠	神门 　支正	心绞痛、心动过速、口干、目黄、上肢尺侧痛
小肠 　心	腕骨 　通里	下颌肿痛、肩痛、颈痛、耳聋、上肢外后侧痛
肾 　膀胱	太溪 　飞扬	神经衰弱、精神不振、食欲不佳、视力减退、腰酸痛、下肢无力、面色灰黑

续表

主客	原络	主治病症
膀胱 肾	京骨 大钟	眼痛、颈痛、腰背及下肢疼痛、癫痫、精神病、角弓反张、眶上神经痛、鼻出血、脱肛、痔疾、疟疾
三焦 心包	阳池 内关	耳聋、咽喉炎、结膜炎、肩背痛、脊间痛、便秘、尿闭、遗尿
心包 三焦	大陵 外关	前臂及手指痉挛疼痛、胸胁痛、心悸、心烦、心绞痛、掌心发热、喜笑不休
肝 胆	太冲 光明	睾丸炎、疝气痛、腰痛、胸满、呕吐、腹痛、腹泻、尿闭、遗尿
胆 肝	丘墟 蠡沟	胸胁痛、头痛、眼痛、颈淋巴结结核、甲状腺肿、疟疾

2. 左右配穴法　左右两侧取同一穴位，先后补泻，常用于面瘫、偏瘫等气血瘀滞、左右经络不调的病证。用本法协调左右阴阳气血，有疏经通络、行气活血的作用，能有效地恢复患侧躯体的运动和感觉功能。在临床上，可以不病之健侧穴为主，有病之患侧穴为应，先取主穴，后取应穴，分别补泻。如面瘫初期可先取健侧穴以针刺泻法，后取患侧穴以针刺补泻法。

左右两侧取表里经或子母经穴位，常用于脏腑内伤病和奇经八脉病，如失眠、多寐、惊悸、郁证、眩晕、脏躁等。用本法取表里经，以交通表里阴阳；取子母经，则可泻南补北、补母泻子，对情志病尤有显效。如失眠为阳跷脉气偏盛所致，可先取左申脉用捻转泻法，后取右照海用捻转补法；次日先取右申脉以泻，后取左照海以补，是为泻阳跷、补阴跷之法。多寐为阴跷脉气偏盛所致，则可先取右申脉用捻转补法，后取左照海用捻转泻法；次日先取左申脉以补，后取右照海以泻，是为补阳跷、泻阴跷之法。如此左右交替，先后补泻，则有交通阴阳的作用，能有效调节情志，治疗内伤病证。

3. 上下配穴法　各取其上部和下部治病要穴相配，先后补泻，可治疗头面、躯干和脏腑病证。如上盛下虚、阴虚阳亢之眩晕，可先取上部（头面）头维、印堂、风池，用泻法操作；后取下部（足部）太溪、涌泉，用补法操作，并酌情配合曲池、足三里，平补平泻。如此上下交征，先后补泻，可平肝息风、滋阴潜阳，引导虚阳下潜。再如上虚下实之证、胃肠实热、虚火上炎引起便秘、口疮者，则先取下部（下肢）的足三里、上巨虚、内庭，用泻法操作；后取地仓、阿是穴、玉枕等头部穴位，用补法或平补平泻手法操作。如此上下交征，先泻后补，则可清泻阳明，通便敛疮。明代李梴《医学入门·杂病穴位歌》倡用"上补下泻"之法，如腰腿痛补腕骨、泻足三里，冷嗽补合谷、泻三阴交，大便虚秘补支沟、泻足三里等。周树冬《金针梅花诗钞》专列"上下交征"一节，并增附古法详述有关内容。兹列表于下，以备参考。（表2-6-8）

表 2 - 6 - 8　上下交征古法举例

上肢	下肢	主治	上肢	下肢	主治
合谷	太冲	精神错乱，头痛鼻塞，吐泻，二便闭	少商	照海	嗌肿喉痹
合谷	足三里	腹痛泻痢	少海	阴市	心疼手颤
合谷	三阴交	冷嗽，月经不调	二间	太溪	牙痛
曲池	足三里	胃肠病	后溪	环跳	腰连腿痛
曲池	阳陵泉	半身不遂	支正	飞扬	头目眩晕
腕骨	足三里	腰连腿痛	内关	太冲	舌裂出血
三间	足三里	牙痛，头痛，眼目诸病	内关	照海	胎衣不下，腹中积块
手三里	足三里	食癖气块	通里	大钟	倦言嗜卧
列缺	足三里	咳喘气急	劳宫	涌泉	癫痫
神门	厉兑	心悸不眠	阳谷	侠溪	颔肿口噤
神门	太冲	痴呆	经渠	大都	发热不出汗
支沟	阳陵泉	胸胁胀痛	通里	解溪	头风发作，心烦面赤
支沟	照海	大便不通	鱼际	太溪	气乱于肺，俯仰喘喝

4. 处方示例　如眼肌麻痹的针刺治疗，用近泻远补法。上睑提肌麻痹取阳白透鱼腰、攒竹透鱼腰、丝竹空透鱼腰，外直肌麻痹取太阳、球后、丝竹空，内直肌麻痹取睛明、承泣、攒竹。同时取头针穴视区、风池、外关、血海、三阴交、足三里、太溪、太冲。坐位先针刺视区、风池，得气后快速捻针 5 分钟。仰卧位，除太阳、球后、睛明、承泣直刺外，他穴均用透刺。睛明穴得气后不留针，透刺穴得气后均接通 G6805 电针仪，断续波 20 分钟，以见眼睑肌轻度抽动为度。远端穴针刺得气后，在针柄上插 1.5cm 艾卷点燃，艾卷燃尽后行捻转补法。均留针 40 分钟。日 1 次，7 天为 1 疗程，间隔 2 天再行下一疗程。［中医杂志，2003，44（10）：766］

（四）注意事项

1. 表里配穴先后补泻，不仅可采用主客原络法，还可结合补母泻子的子母补泻法配穴。如胆虚肝实，可补丘墟、泻行间（肝经荥穴、火穴，实则泻其子）；肝虚胆实，可补太冲、泻阳辅（胆经的经穴、火穴，实则泻其子）。

2. 左右配穴，取同经同名穴先补后泻，或先泻后补，治疗面瘫、偏瘫等，应结合病程长短处治。一般发病初期以健侧穴泻法为主，发病后期则以患侧穴补法为主。

3. 上下配穴，可与远近配穴等处方原则结合应用，并根据标本先后理论，急则先治其标，缓则先治其本。

4. 上述配穴先后补泻诸法，除可用捻转、提插、徐疾补泻手法之外，还可根据《灵枢经·终始》所示，采用深刺以泻、浅刺以补的方法。

（五）文献摘要

《灵枢经·终始》：阴盛而阳虚，先补其阳，后泻其阴而和之；阴虚而阳盛，先补其阴，后泻其阳而和之……一方实，深取之，稀按其痏，以极出其邪气；一方虚，浅刺之，以养其脉，疾按其痏，无使邪气得入……病先起阴者，先治其阴而后治其阳；病先起阳者，先治其阳而后治其阴。

《难经·七十六难》：其阳气不足、阴气有余，当先补其阳而后泻其阴；阴气不足、阳气有余，当先补其阴而后泻其阳。荣卫通行，此其要也。

《医学入门·针灸》：取者，左取右，右取左，手取足，足取头，头取手足三阳，胸腹取手足三阴，以不病者为主，病者为应。如两手蜷挛，则以两足为应；两足蜷挛则以两手为应。先下主针，后下应针，主针气已行，而后针应针……手补足泻，足补手泻，如搓索然，久患偏枯蜷挛甚者，必用此法于提插之后。

四、担截法

（一）概述

担截法首载于《马丹阳天星十二穴治杂病歌》，记述足三里、内庭、曲池、合谷、委中、承山、太冲、昆仑、环跳、阳陵泉、通里、列缺 12 个要穴的定位、主治和刺灸法。歌赋云："合担用法担，合截用法截，三百六十穴，不出十二诀。"明代高武《针灸聚英》转引凌氏（凌云）编集针书中的《拦江赋》，云："担截之中数几何？担有截起沉疴。"倡用八脉交会穴和担截之法，对后世影响很大。

对担、截二法，历代多有歧义。汪机《针灸问对》云："截者，截穴，用一穴也；担者，两穴，或手与足两穴，或两手、两足各一穴也。""一说，右手提引谓之担，左手推按谓之截，担则气来，截则气去。"可见，担截法的临床意义，其一是上下单双配穴法，其二是补泻手法。目前，多以担截法作为配穴原则方法，但也有人认为是补泻手法的一种特殊形式。

（二）方法

1. 担截配穴法 四肢远端穴选配，用治胸、腹及头面疾患。单取肢体一侧穴，从中间独截，为截法。双取肢体两侧各一穴，或上肢一穴、下肢一穴，左右或上下相互呼应者，为担法。亦可将担法与截法配合起来应用，如上担下截、下担上截等。如治牙痛取双侧合谷穴为担法，单侧合谷为截法；治胃病取双侧内关，单侧公孙，是上担下截法；治腹痛取双侧公孙，单侧内关，是下担上截法。

2. 担截补泻法 担法为泻，截法为补。常用马丹阳天星十二穴，其他四肢穴亦可取用。

（1）截法：医者右手持针，用捻转法将针刺入，有酸麻得气感时即可停针，不要再向下刺；然后用拇、食、中三指持针，左右捻转，无名指、小指伸直做羽翅状扇动（飞指法），这样可使酸麻感扩散上下相通；在此基础上，以拇指向前、食中指向后，用撞搓手法（手指只许撞搓针柄，而针不要动摇）做羽翅状扇动，随患者自然呼吸或令患者闭口呼气，三指用力撞搓针柄，一般 3～5 分钟左右，针下即产生热感和一些特殊的感觉。这种感觉先向下扩散，使其放散到底，再向上微引其针（不要将针提动），再继续撞搓针柄，则这种感觉即逐渐上行，以达病所为度。在此基础上，再微引其针，随即拇指向后、食中指向前撞搓针柄，针下即产生凉和另一种特殊的感觉。

（2）担法：医者右手持针，用捻转法将针刺入，在酸麻得气感时即可停针，不要再向下刺。然后用拇、食、中三指持针，左右捻转，无名指、小指伸直，做羽翅状扇动，如此可使酸麻感扩散上下相通。在此基础上，拇指向后、食中指向前撞搓针柄，做羽翅状扇动，随患者自然呼吸或令患者开口呼气，三指用力撞搓针柄，一般3~5分钟左右针下即产生凉感和一些特殊的感觉。这种感觉先向下扩散，使其扩散到底，再向上微引其针，再继续撞搓针柄，则凉感逐渐上行，以达病所为度。在此基础上，再微引其针，拇指向前、食中指向后撞搓针柄，针下即能产生热感和另一种特殊的感觉。以上二法为杨书来倡用。

（三）临床应用

1. 配穴法 本法以选取八脉交会穴和天星十二穴等四肢远端要穴为主，选穴精要，配方严谨，临床应用广泛。杨介宾认为担截法是上下单双配穴法，除可取用以上两组穴位之外，还可取用本经穴位相配，以两端取穴为担，中间取穴为截。如上肢痛，取肩髃、合谷为担法，独取曲池则为截法；下肢痛，取环跳、丘墟为担法，独取阳陵泉则为截法；气喘取气海、天突为担法，独取膻中为截法；偏头痛取瞳子髎、足窍阴为担法，独取风池则为截法。（《当代中国针灸临证精要》）

2. 补泻法 本法可根据"虚则补之，实则泻之"的原则，辨证施治，但又要灵活运用。如虚寒腹痛或胃痛，足三里穴用截法，使感觉放射到腹或胃脘部（上可达口腔），疼痛即可停止；又如腰背痛，委中穴用截法，使感觉放射到腰痛部位（上可达肩部），疼痛则愈。但必须补而又泻，即在原来的穴位上，再运用担法，使另一种感觉放散到所针穴位的周围，如此才能迅速治愈疾病。

（四）注意事项

1. 不论是配穴法还是补泻法，均宜辨证处方，循经取穴。

2. 担法（泻）和截法（补）用手指撞搓针柄时，必须保证针体不动。如患者无凉热感觉，医者可循摄相应经脉，体察皮肤凉热感，如仍无凉热感则可询问患者是否有两种不同的特殊反应。

（五）文献摘要

《拦江赋》：担截之中数几何？有担有截起沉疴……夫弱妇强亦有克，妇弱夫强亦有刑，皆在本经担与截，泻南补北亦须明……按定气血病人呼，重搓数十把针扶，战提摇起向上使，气自流行病自无。

第二节　抽添法和接气通经法

抽添法和接气通经法都是以提插、呼吸结合进行操作的补泻手法，在近现代论著中又包含了配穴处方的内容。至于排刺法，是在接气通经法的基础上，循经上下或局部左右多针排列针刺的现代方法，有加强刺激量的作用。故列于此，分别予以介绍。

一、抽添法

（一）概述

抽添法是以提插为主，或结合呼吸、捻转施行的补泻手法。抽，即上提针；添，即下插针。故汪机《针灸问对》云："抽添即提按出纳之状。"

抽添法首载于泉石心《金针赋》，用以治瘫痪疮癫之疾，列于"治病八法"内。明代汪机《针灸问对》详明其操作方法，指出本法"其实在乎动摇、出内、呼吸同法"相兼并施者。清代周树冬《金针梅花诗钞》分为抽法和添法两种，抽法是将针一次抽出至天部，随即一次插入至地部，并配合捻转左右而行；添法则在同一经脉中，再增添孔穴针刺，以助经气运行，与古法不同。现有朱明清将汪机抽添法用于头皮针手法中，可参见第四篇第一章第一节有关内容。

（二）方法

根据有关记述，有以下几种操作方法。

1. 《金针赋》抽添法　进针后先提插或捻转九阳数使其得气，再向周围做多向提插，然后再向下直插按纳。

2. 《针灸问对》抽添法　先将针刺入穴内，行针九阳数，待针下气至后，慢慢转换手法。随呼气向下插针，并用手紧捏针柄，一插再插，是为添气；随吸气向上提针，无得转动，一提再提，是为抽气。即所谓"按以添气"，"提以抽气"。

3. 《金针梅花诗钞》抽添法

（1）抽法：进针插至穴位地部，如久不得气或气至不行，即用拇指后退、食指前进（右转针）顺势将针迅速一次抽出至天部；随即拇指前进、食指后退（左转针）顺势将针一次再插入至地部。抽出时用力宜轻，插入时用力宜重。

（2）添法：在同一经脉中，再增添孔穴进针，以取经气运行。如取合谷穴而经气不能上达头面时，应再配以手三里或曲池，使经气贯通而至病所。

（三）临床应用

1. 行气以加强针感　《金针赋》抽添法可促使经气流行，"运气周遍"，"回阳倒阴"，疏经通络，达到"气至病所"的目的，可用治瘫痪疮癫等顽疾。《金针梅花诗钞》抽添法之"抽法"亦有行气作用。

2. 补虚泻实　《针灸问对》抽添法之抽气法用以泻实、添气法用以补虚，分别可用于实证和虚证，有时还能引起针下寒热感，则效果更好，常用以治疗半身不遂。

3. 催气和接气通经　《金针梅花诗钞》之抽法，可促使针下气至，有催气作用；而添法则可起到接气通经作用，常用于远道取穴。

（四）注意事项

1. 《金针赋》抽添法和《针灸问对》抽添法，提针或插针时幅度要小，要用力着意于针尖，使经气聚于针下。

2. 以上诸法可反复施行，以取效为目的。

3.《金针梅花诗钞》抽添法之抽法宜根据腧穴深浅掌握分寸，在肌肉丰厚处可一次抽出 1~1.5 寸，肌肉浅薄处则酌情减少。

（五）文献摘要

《金针赋》：八曰抽添之诀，瘫痪疮癞，取其要穴，使九阳得气，提按搜寻，大要运气周遍，扶针直插，复向下纳，回阳倒阴。指下玄微，胸中活法，一有未应，反复再施。

《针灸问对·抽添法》：抽添法，针入穴后，行九阳之数，气至慢慢转换，将针提按，或进或退，使气随针至于病所，扶针直插，复向下纳，回阳倒阴。又云，抽添即提按出纳之状，抽者拔而数拔也，添者按而数推也。取其要穴，先行九阳之数得气，随呼按添，随吸提抽。其实在乎动摇、出内、呼吸同法，以动摇、出内、呼吸相兼而施，故曰同法。谨按生成息数足效也。此治瘫痪半身不遂之疾。

二、接气通经法

（一）概述

接气通经又称通经接气，或简称为接气法、接经法，是根据《灵枢经·脉度》所载各经脉的长度，结合《灵枢经·五十营》"呼吸定息，气行六寸"之说，在相应经穴行针，呼吸、提插补泻同施，以行气过经、气至病所的手法。

本法始见于金代何若愚《子午流注针经》。他指出："接气通经，短长依法，里外之绝，羸盈必别。"（流注指微针赋）此为本法行针的基本规律，说明本法应根据病证虚实（羸盈）而施，但尚未详明操作术式。泉石心《金针赋》记述本法"在乎摇动出纳、呼吸同法"，对各经穴位的行针时间当依其"定息寸数"为据。明代汪机《针灸问对》更详述本法操作。杨继洲《针灸大成》明确指出："针下随其经脉长短，以息计之，取其气到病所为度。""若关节阻涩、气不通者，以龙虎大段之法，通经接气，驱而运之。"认为本法是"气至病所"的重要手法。

凌云常以主穴、应穴相配针刺取效，现代有人将"穴法相应"等配穴法，也列于接气通经范畴，称为"接经配穴"。此外，还有所谓"中风大接经法"，和上述不同，因其名相类，故在此分述之。

（二）方法

1. 接气通经法　本法宜在针刺得气后，根据各经长度，施行呼吸、提插补泻结合的手法。

（1）行针时间：手三阳经，行针时间为 9 次呼吸；足三阳经，行针时间为 14 次呼吸；手三阴经，行针时间为 7 次呼吸；足三阴经，行针时间为 12 次呼吸。以上呼吸次数，均指患者呼吸。即"接气通经，短长依法"之谓。

（2）行针方法：根据汪机《针灸问对》所述，手足三阳经以呼气为主，呼气时用力紧插，吸气时慢提。手足三阴经，以吸气为主，吸气时用力紧提，呼气时慢插。也可在各经脉上，根据定息寸数，呼气时插针、吸气时提针，无用力轻重之别。

2. 接经配穴法　即在相应经脉穴位上进行针刺，以取通经接气之效的配穴方法。元代王国瑞《扁鹊神应针灸玉龙经》所载的 37 穴"穴法相应"，明代凌云（汉章）《卧岩凌先生得效应穴针法赋》所谓"得效应穴"，都是指两穴配合而相互影响、相互作用者。选择相应之穴配伍针刺，可畅通经脉，行血气而营阴阳，达到气至病所的目的。本法可根据不同情况，选用以下方式配穴，并应用相应的针刺手法。

（1）同一经脉的二穴相配：如尺泽、太渊治肘痛，列缺、太渊治咳嗽，二间、阳溪治牙痛及喉痹，关元、气海治疝气腹痛，委中、肾俞治腰痛，足三里、天枢治便秘及腹泻等。

（2）相邻经脉的二穴相配：如阴市、风市治股膝痛，阴谷、行间治脐腹痛，昆仑、丘墟治足踝痛，曲池、尺泽治肘挛，风池、风府治外感头痛发热等。

（3）表里经脉的二穴相配：表里经脉原穴与络穴相配，即是其例。又如交信、合阳治妇女少气漏血，冲门、气冲治妇女带下，阴郄、后溪治虚劳盗汗等。

（4）上下同名经二穴相配：如二间、足三里（手足阳明）治牙痛及头痛，合谷、内庭（手足阳明）治面肿及牙痛，劳宫、章门（手足厥阴）治反胃及心痛等。

3. 中风"大接经"刺法　见于罗天益《卫生宝鉴·中风刺法》及王海藏《此事难知》。此法首见于云岐子《医学新说》一书。按《灵枢经·经脉》所载十二经脉流注次序，依次取十二经的井穴。在具体运用上，又分"从阳引阴""从阴引阳"两种。从阳引阴法，始于足太阳经井穴，终于手太阳井穴。从阴引阳法，则始于手太阴井穴，终于足厥阴井穴。

（三）临床应用

接气通经法可用于中风偏瘫、关节痹痛、肌肤不仁及各种疼痛病症，对气血瘀滞、经气不通者尤佳。现代临床，多以行气为目的，认为本法可变通而施，可取"气至病所"的效果。如针刺肩髃，欲其针感传至手指，而针感仅传至肘，则可在曲池上再刺一针，以驱使经气下行，传至手指。

接经配穴法在相应经脉上选取二穴配伍，进行针刺治疗，可加强针刺刺激，调和阴阳气血，是现代临床常用的处方形式。大接经法主要用于中风瘫痪。

（四）注意事项

1. 接气通经法要注意患者呼吸与医者提插（出纳）手法的配合。每穴行针时间都应在 1 分钟以内，如针感仍未达到病所时，可结合针向行气和循摄按努等辅助手法。一般宜用于四肢穴位，特别是大关节附近的穴位。

2. 接经配穴法一般有主穴、应穴的区别，可先针主穴，再针应穴，以取气至病所的效果。

（五）文献摘要

《金针赋》：至夫久患偏枯，通经接气之法，有定息寸数。手足三阳，上九而下十四，过经四寸；手足三阴，上七而下十二，过经七寸。在乎摇动出纳，呼吸同法，驱运气血，顷刻周流，上下通接。可使寒者暖而热者凉，痛者止而胀者消。若开渠之决水，立时见功。

《卧岩凌先生得效应穴针法赋》：且如行步难移，太冲最奇，应在丘墟。人中除脊膂之强痛，应在委中。神门去心内之呆痴，应在太冲。风伤项急始于风府，应在承浆。头晕目眩要觅于风池，应在合谷。耳闭须听会而治也，应在翳风。眼痛则合谷以推之，应在睛明。胸结身黄取涌泉而即可，应在至阳。眼昏目赤，泻攒竹而偏宜，应在太阳。但见两肘之拘挛仗曲池而平扫，应在尺泽。牙齿痛吕细堪治，应在二间。头项强承浆可保，应在风府。太白宣通于气冲，应在中极。阴陵开通于水道，应在至阴。腹膨而胀夺内庭而休迟，应在水分。筋转而疼泻承山而在早，应在昆仑。大抵脚腕痛昆仑解愈，应在丘墟。股膝疼阴市能医，应在风市。痛发癫狂兮凭后溪而疗理，应在鸠尾。疟作寒热兮仗间使以扶持，应在百劳。期门罢胸满血鼓而可也，应在中脘。劳宫退反胃心疼亦何疑，应在章门。大敦去七疝之偏坠，王公谓此，应在阑门（阴茎根之两旁三寸处）。三里却五劳之羸瘦，华陀言斯，应在膏肓。固知腕骨祛黄，应在至阳。然骨泻肾，应在阴交。行间治膝肿目疾，应在睛明。尺泽去肘痛筋急，应在合谷。目昏不见二间宜取，应在太阳。鼻塞无闻迎香可引，应在上星。肩井除两臂之难堪，应在中渚。丝竹疗头痛之不息，应在曲池。咳嗽寒痰列缺堪治，应在太渊。眵膜冷泪临泣尤准，应在攒竹。髋骨治腿疼以驱残，应在膝关。肾俞拔腰疼而泻尽，应在委中。以见越人治尸厥于维会，随手而应，应在百会。文伯泻死胎于阴交，应针而堕，应在合谷。抑又闻心胸疼求掌后之大陵，应在中脘。肩背疼责肘前之三里，应在中渚。冷痹肾败取足阳明之土（即足三里穴），应在小海。脐腹痛泻足少阴之水（即阴谷穴），应在行间。脊间心后痛针中渚而立瘥，应在中脘。胁下肋边疼刺阳陵而即止，应在支沟。头项强宜后溪而安然，应在承浆。腰背疼在委中而已矣，应在肾俞。夫用针之士于此理而敬明焉，收祛邪之功而在乎撚指。

《勉学堂针灸集成·大接经》：大接经治中风偏枯，从阳引阴，从阴引阳，皆取十二经井穴也。

三、排刺法

（一）概述

排刺法又称排针刺法，是在人体某一局部或某一条经脉上，根据治疗需要，多针平行排列刺入穴位（经穴或阿是穴）以加强刺激量的方法。本法常采取循经取穴原则，远道取穴或局部取穴，并先后行针，有通经接气的作用。

（二）方法

1. 循经排刺法 在同一经脉上取3个以上穴位，从上而下依次进针，各针距离一般在1~1.5寸左右（亦有在5分左右者），用捻转提插手法行针，得气后可根据治疗需要，采用补泻手法，加强刺激量，使针感循经上下传导甚至直达病所。

2. 项丛排刺法 患者坐位，俯首于桌上，垫枕以固定体位。取穴：哑门、风府、下脑户（枕外隆凸下方，约风府穴上1寸处）；自风府穴旁开至完骨穴（乳突后下方），沿颅骨下缘分6个等份，每相隔1个等分距离为1个穴位，左右两侧各取6个穴位（包括完骨穴），总计15穴。操作：选1.5寸28号或30号毫针，除下脑户穴针刺稍偏向下斜刺外，其他穴位均用直刺法进针；采用轻度提插，结合小幅度捻转，针深1寸左右，达酸胀感为度。留针 20 ~ 30 分钟。

3. 脊椎九宫穴　位于脊柱及其两旁。沿脊柱自上而下寻找最明显的压痛点，确定病变脊椎。以压痛最明显的病变脊椎棘突间为中宫，沿督脉在中宫上、下棘突间各定一穴，分别为乾宫、坤宫。然后在乾宫、中宫、坤宫左右旁开 0.5 ~ 0.8 寸处，依次取巽、兑、坎、离、艮、震六宫穴。根据中宫定位取俯卧位或侧卧位。进针时先针中宫，次针乾宫、坤宫，直刺或略向上斜刺 0.8 ~ 1.2 寸；然后按巽、兑、坎、离、艮、震六宫穴位依次进针，针尖斜向椎体，进针 1.5 ~ 2 寸。获得针感后行捻转补泻手法。九宫穴的行针顺序与次数，按"戴九、履一，左三、右七，二四为肩，六八为足，而五居中"的洛书九宫数施行，留针 30 分钟，行针 3 次。进针时应尽量使脊椎棘突间隙加大，以利进针。

（三）临床应用

1. 功用主治　行气活血，通经接气，加强针刺刺激量，从而起到迅速止痛和缓解临床症状的作用。循一条经脉取邻近穴位，由上而下依次针刺，多针刺激，较多经针刺感应强，在临床上可用于各种急慢性疼痛。

2. 处方示例

（1）胃痛：可取梁丘、足三里、上巨虚。

（2）肩周炎：可取条口及其上下各 5 分处的进针点，向腓肠肌方向透刺（承山穴及其上下处）。

（3）坐骨神经痛：可根据疼痛放射部位循经取穴。少阳经型（下肢外侧）取环跳、风市、阳陵泉、阳交、外丘、悬钟，阳明经型（下肢前侧）取髀关、伏兔、足三里、上巨虚、下巨虚、解溪，太阳经型（下肢后侧）取殷门、委中、承山、昆仑等。

（4）胃肠病：用本法同经配穴针刺，呈排列状，对各种相应胃肠病也有较好疗效。如痢疾、腹泻、阑尾炎可取足三里、上巨虚、下巨虚，是胃和大小肠之下合穴的配伍。又如脘腹胀痛、消化不良，取脘腹部任脉和双侧胃经穴位，上脘、中脘、建里或左右承满、梁门、关门，共 9 穴呈方阵排列，多针刺激，疗效尤佳。

（四）注意事项

1. 取穴宜根据病证治疗需要，脏腑病以取远道穴为主，经脉病以取局部穴为主，有局部痛点者则用阿是穴及其上下同经穴位排刺。

2. 项丛排刺法进针宜慎，针刺切忌过深。

（五）医家经验

1. 顾光等治小儿麻痹后遗症之下肢麻痹　选用下肢脾胃经和膀胱、胆经穴位，循经上下排刺，交替分组针刺，可提高患肢肌力、改善临床体征。具体应用时，可从受损部位始端起依次进针，针距约 3cm，相连成排，每次针两排（两经）；然后依次行针，得气后加重指力，用提插补法（插多提少），以诱导针感循经传导。最后，用细铜丝缠绕连接各针，接通脉冲电流，通电 20 分钟。在脾胃经气血旺盛的辰、巳时刻施术（纳子法），同时加选任、督脉穴（每次 2 ~ 3 个），称为电排针，用治 1000 例患者，结果显效 360 例，有效 340

例，好转 260 例，无效 40 例，总有效率为 96%。[中国针灸，1988，8（5）：1-5]

2. 华延龄用项丛刺法　　主要用于神经精神系疾患，如中风后遗症、震颤麻痹、癫痫、颅脑外伤后遗症、神经症、严重失眠、周期性瘫痪、偏头痛，亦可用于高血压、过敏性鼻炎、支气管哮喘等。

3. 管正斋、管遵惠用脊椎九宫穴　　治各种脊柱病变，如颈椎病、胸腰椎增生症，腰椎间盘脱出症，类风湿脊椎关节炎，棘上及棘间韧带损伤，亦适于泌尿生殖系统疾病等。针刺乾、中、坤宫，进针宜慢，勿刺过深，局部酸胀或酸胀麻电感，沿脊柱上、下方传导。针刺其他六宫时，针尖应略向椎体方向斜刺。要避免损伤脊髓。第 12 胸椎以上的九宫穴，尤应注意针尖方向和深度，严防损伤内脏引起气胸。（《管氏针灸经验集》）

4. 洪建云腹丛刺治慢性附件炎经验　　以中极穴为中点，向左右两侧各找一点，即髂前上棘向内侧旁开 2 寸，连成一条弧线，左右各分为四等份，共 9 针。用 1~1.5 寸毫针直刺 0.5~1 寸，以不刺破腹膜为度，只行提插不做捻转，似滞针即可。配穴为足三里、三阴交，直刺，平补平泻。留针 30 分钟，期间用 TDP 灯照射腹部。每周 5 次，2 周为 1 疗程。本法是受局部多针刺启发，结合诸经在腹部的行走和附件解剖位置在腹部的体表投影等，逐步摸索而成的取穴方法。[中医杂志，2000，41（4）：217]

第三节　选穴针刺

在临床上，选取与病证相应的腧穴，并施以针刺手法，称为选穴针刺法。其中，包括前后相应的偶刺，重复再刺的报刺，左右互取的巨刺和缪刺，以及上下互取的远道刺法等。上述内容在《灵枢经·官针》中都归属于九刺、十二刺范畴，选取相应腧穴，可提高针刺疗效，故于此一并介绍。

一、偶刺法

（一）概述

偶刺法又称阴阳刺法，是根据经络学说的理论，前后选穴配伍针刺的方法。《灵枢经·官针》云：“偶刺者，以手直心若背，直痛所，一刺前，一刺后，以治心痹，刺此者傍针之也。”胸腹在前为阴，腰背在后为阳，故又称阴阳刺。后世据此方法，又发展为前后配穴和俞（后）募（前）配穴。

（二）方法

在针刺时，先要在前胸和后背上用手指循按，寻找相应的反应点（压痛点），然后在压痛点或反应点上，选取前后两个针刺点（腧穴），同时针刺，一般正对病痛所在，选取与病情相适应的前后两穴。

（三）临床应用

1. 功用主治　　引气调气，调和阴阳。

2. 处方示例　在临床上，前后配穴针刺法不仅可用于胸腹与腰背，亦可用于头面。

（1）胸腹部与腰背部穴位相配：以俞、募配穴为代表。背为阳，腹为阴。背腹（胸）部穴相配，可治疗脏腑病证。阴阳同刺，有调和阴阳使之平秘的作用，对阴阳失调、气血逆乱病证尤为适宜。如胃痛取中脘、胃俞，咳嗽取中府、肺俞，胸痹心痛取膻中、厥阴俞，大肠病症取天枢、大肠俞等。

（2）头面与枕项穴部前后配穴：常用治中枢神经系统病症，有醒神开窍、疏通经络等作用，对昏迷、失语、瘫痪等尤为适宜。如风府、承浆治项强，哑门、水沟、廉泉治昏迷失语等。

（四）注意事项

1. 偶刺法除可以俞、募穴相配之外，也可取用前后相应的有关经脉腧穴，如足太阳经（背）与足阳明经的腧穴（腹）。

2. 胸背部穴位针刺宜慎，一般用斜刺与沿皮刺，如膻中、厥阴俞等，以免损伤重要器官。所谓"胸背如冰"者。

（五）文献摘要

《难经·六十七难》：阴病行阳，阳病行阴，故令募在阴，俞在阳。

《金针梅花诗钞·刺法》：偶刺之法，一手按其胸前，一手按其背后，当其痛所前后进针。观经文之意，似不必拘于经穴。傍针者，斜针以免刺中内脏也。后世之脏腑俞募配穴法，当系以古法偶刺为根源。

二、报刺法

（一）概述

报刺法出《灵枢经·官针》："报刺者，刺痛无常处也，上下行者，直内无拔针，以左手随病所按之，乃出针复刺之也。"报刺法是治疗痛无常处，在病所上下重复针刺的方法。《广雅》云："报，复也。"张景岳《类经》云："报刺，重刺也。"报有重复数次之义，也有报应、相应之义，故报刺法以求得针感为目的，如感应不至、疼痛不止，可再三刺之。

（二）方法

以阿是穴为主，以痛为输，先找一痛点（病理反应点）直刺，行针以取得针感，并留针（无拔针）。再用左手随病所上下循按，如症状未除可另寻痛点，然后拔出第一针，再刺另一痛点。如此在病所上下多次选穴针刺，即报刺法。

（三）临床应用

1. 功用主治　疏经通络，行气止痛。可用于痛无常处的行痹、周痹。

2. 处方示例　在针刺痹证时，可根据《灵枢经·周痹》所述，病痛由下而上移者，先刺其上，后刺其下；病痛由上而下移者，先刺其下，后刺其上。除痛点之外，还可选取病理反应物（条索、结节）与反应点，进行反复针刺。此外，用报刺法还可治疗淋巴结炎、痛性结节、皮肤病等。

（四）注意事项

1. 报刺法在治疗痹证时，应根据疼痛上下移引趋向，采取先后取穴针刺。

2. 在有明显压痛点或病理反应物时，宜先刺最痛处或反应物中心，然后再刺其他阿是穴。

（五）文献摘要

《灵枢经·周痹》：周痹者，在于血脉之中，随脉以上，随脉以下，不能左右，各当其所……痛从上下者，先刺其下以遏之，后刺其上以脱之；痛从下上者，先刺其上以遏之，后刺其下以脱之。

三、巨刺和缪刺法

（一）概述

巨刺刺经脉，缪刺刺络脉，都是左病取右、右病取左的选穴针刺方法。其特点是根据经络左右贯通的理论，选取病痛对侧的穴位进行针刺。

巨刺法出《灵枢经·官针》，为九刺法之一。缪刺法则于《素问·缪刺论》中有专门论述。后世各家多宗《黄帝内经》诸篇，在临床上普遍采用巨刺和缪刺。现代临床又倡运动巨刺针法，将左右互取的选配穴位法和运动病变肢体的方法结合起来，为古法的创新和发展。

（二）方法

1. 巨刺法　根据病变部位或疼痛局部处，选取对侧相应穴位，进行针刺治疗，称为左右交叉巨刺法。临床亦可在左右交叉基础上，再加上下交叉，如肩峰正中痛取对侧下肢髀关穴，后侧痛取对侧环跳穴等。

2. 缪刺法　根据病痛所属，选取对侧肢体相应井穴和皮部呈现瘀血的络脉，用毫针或三棱针点刺、散刺，放血少许。

（三）临床应用

引气调气，疏经通络，行气活血，移神住痛。

1. 巨刺法

（1）主治：主要用于各种软组织损伤、中风偏瘫、面瘫、肋间神经痛和关节痛，亦可用于幻肢痛和内脏病，以经脉气血瘀滞、运行不畅者为宜。不仅可用于新病、初病，还可用于久病、虚实夹杂者。

（2）处方示例：软组织损伤疼痛可采取同名经相应取穴法，或配合患部运动，用对侧穴位巨刺，以针刺泻法进行操作。中风偏瘫可取健侧经穴以泻法；或先泻健侧穴、后补瘫侧穴；或先针健侧穴以轻刺激，后针瘫侧穴以重刺激。面瘫发病初期，面部穴和上肢穴取健侧，下肢穴取瘫侧，用针刺泻法；发病4~7日后，面部取瘫侧，上肢取健侧，下肢瘫侧穴，用平补平泻手法针刺。

2. 缪刺法

（1）主治：可用于各种急性局限性疼痛，如咽痛、喉痹、头痛、软组织损伤疼痛；以及各种新病、络脉病变，如外感热病、中暑、晕厥等。凡身形有病痛，脉象无显著变化，病在络脉者，可用本法。

（2）处方示例：取穴时可选对侧相应穴位，以井穴、络穴为主，或取局部血络有形色变化处的穴位（经穴、阿是穴）。咽痛取少商，中暑、晕厥取十二井穴，喘证急性发作取鱼际，头痛取太阳穴。四肢关节扭伤取对侧相应井穴点刺，可消除局部瘀血肿胀。

（四）注意事项

1. 缪刺和巨刺均应在对病证进行经络辨证基础上，根据病位所在或疼痛明显处，进行左右交叉取穴。

2. 取穴以经穴或阿是穴为主，缪刺以络脉显现处为宜，巨刺则以循经取穴为主。

（五）医家经验

崔允孟对各种疼痛因气血阻滞所致者，主张根据经络辨证，选取对侧同经的络穴针刺。如痛区属手太阴经所过，即选该经对侧的列缺穴（手太阴之络穴），针刺得气后，留针 20～30 分钟。用本法治疗局限性或与经脉循行呈条状样的各种疼痛病症 150 例，往往只取一穴，即有较好止痛效果。结果痊愈 52 例，显效 71 例，好转 24 例，无效 3 例。将对侧络穴针刺亦归于缪刺法范畴。[新医药学杂志，1978（12）：13]

（六）文献摘要

《素问·缪刺论》：夫邪客大络者，左注右，右注左，上下左右与经相干，而布于四末，其气无常处，不入于经俞，命曰缪刺……邪客于经，左盛则右病，右盛则左病，亦有移易者，左痛未已而右脉先病，如此者，必巨刺之，必中其经，非络脉也。故络病者，其痛与经脉缪处，故命曰缪刺……邪客于五脏之间，其病也，脉引而痛，时来时止，视其病，缪刺之于手足爪甲上，视其脉，出其血……凡刺之数，先视其经脉，切而从之，审其虚实而调之，不调者经刺之，有痛而经不病者缪刺之，因视其皮部有血络者尽取之，此缪刺之数也。

《素问·三部九候论》：经病者治其经，孙络病者治其孙络血，身有痛者治其经络。其病者在奇邪，奇邪之脉则缪刺之。

《灵枢经·官针》：巨刺者，左取右，右取左。

《针灸大成·巨刺论》：巨刺刺经脉，缪刺刺络脉，所以别也。

四、远道刺法

（一）概述

根据经络上下内外相通的原理，取距病变部位较远的穴位针刺，即远道刺法。《灵枢经·官针》首次提出远道刺，并以刺腑腧为其方例。《灵枢经·刺节真邪》进一步论之，云："刺腑输，去腑病。"《灵枢经·邪气脏腑病形》云："合治内腑。"可见，取足三阳经合穴与输穴治头面与六腑病症，上病下取，是属远道刺法的范畴。《灵枢经·终始》云："病在上者下取之，病在下者高取之，病在头者取之足，病在足者取之腘。"根据经络标本根结理论，四肢为根、本，头面躯干为标、结，故可采取远道刺法。上病下取，下病上取，中病傍取，又称为"气反"者（《素问·五常政大论》）。后世各家在《黄帝内经》基础上，对远道刺法多有发挥，目前已成为临床选配穴位的重要原则之一。

（二）方法

在临床上，主要有循经取穴和经验取穴两种方法。

1. 循经取穴法 根据"经脉所过，主治所及"的原理，选取本经距病所较远的部位腧穴，一般选用四肢肘膝关节以下的穴位治疗。如属手太阴肺经的咳嗽取列缺、尺泽，属足少阳胆经的偏头痛取足临泣等。此外，还可根据表里经脉、同名经脉相通的原理，选取相为表里经脉和相应同名的经脉穴位进行针刺治疗，是为异经远道刺法。如足太阳经虚之遗尿，可取足少阴经太溪穴；足阳明经实之胃痛，可取足太阴经公孙穴。又如足阳明经之前额痛，可取手阳明经的合谷穴；手少阴经心火旺之心悸失眠，可取足少阴经的照海穴等。

2. 经验取穴法 在临床上，历代医家取用远道穴针刺，有不少是根据经验来处治的。如至阴纠正胎位不正，四缝治小儿疳积，神庭治四肢瘫痪（孙思邈《千金翼方》），浮白治腿足痿软（王焘《外台秘要》），风府治腿足疾患（《肘后歌》），魂门治四肢挛痛（窦汉卿《标幽赋》），地仓治手足痿弱（皇甫谧《黄帝针灸甲乙经》）。很难用"经脉所过，主治所及"的道理来解释，都属于经验取穴的范畴。

（三）临床应用

1. 功用主治 疏经通络，引气调气。目前临床常以局部与远道穴相结合，配伍处方进行针刺治疗，也有单用远道穴针刺取得显著疗效的例子。《四总穴歌》："肚腹三里留，腰背委中求，头项寻列缺，面口合谷收"，就是远道刺法的范例。

2. 处方示例 兹将临床常用的局远配穴法，列表举例如下。（表2-6-9）

表2-6-9　局远配穴举例

病位	近取	远取	病位	近取	远取
前头痛	阳白	内庭	腰痛	志室	昆仑
侧头痛	太阳	足临泣	肾病	肾俞	太溪
后头痛	天柱	束骨	肺病	肺俞	列缺、尺泽
口眼㖞斜	翳风	偏历	生殖器病	关元	三阴交
风眩面痛	下关	合谷	心病	心俞、厥阴俞	郄门、内关
喉痛	天突	少商	肛门病	长强	承山
目病	睛明	光明	胃病	中脘、梁门	足三里
耳病	听宫、听会	中渚、后溪	大小肠病	天枢、关元	上巨虚、下巨虚
鼻病	迎香	曲池	肝胆病	肝俞、日月	中封、阳陵泉
舌病	廉泉	通里	膀胱病	中极	委中

3. 经验穴位 采取远道刺法，尤其是四肢肘膝以下的穴位针刺治疗，不仅能取得临床效果，有时还可发现不少经验穴位（经外奇穴）。如胆囊穴（阳陵泉下1~2寸）治胆囊

炎，阑尾穴（足三里下 2 寸）治阑尾炎，肝炎穴（足内踝尖上 2 寸）可治疗肝炎等，甚至可用于临床辅助诊断。即在这些特定部位发现明显压痛，则可初步诊断为相应疾患。

4. 微针疗法　应用头皮针、眼针、腕踝针、耳针、手针、足针等疗法，大多取用距病所较远的头面五官（标、结）和手、足（根、本）特定区域的相应穴位，用来治疗全身病症，实际上也应属于远道刺法的特例。

（四）注意事项

1. 远道刺法主要应遵守循经取穴的原则，在针刺时可根据病证性质采用不同手法，即虚则补之，实则泻之，不虚不实用导气手法。

2. 在局远配穴时，可先刺远道穴，用针刺泻法，强刺激令其针感向心性传导；后取局部穴，用平补平泻或补法，强刺激而针感以局部酸胀舒适为度。

（五）医家经验

1. 何树槐经验　取心俞、膈俞、脾俞、肝俞、肾俞的相应夹脊穴（胸 5、胸 7、胸 9、胸 11 和腰 2 夹脊）治疗肢端感觉异常症 31 例，进针时针体与椎体呈 75°角刺入，行捻转手法使针感沿肋间和脊柱传导，结果痊愈 22 例，显效 3 例，有效 6 例。［中国针灸，1982，3（1）：46］

2. 张世雄经验　取天枢、阴交、水分（脐周三穴），用提插捻转手法，天枢穴针感放散至腹股沟，阴交穴针感放散至阴器，水分穴针感放散至胃脘和脐下，留针 15 分钟。治疗痹证 74 例，临床治愈 19 例，显效 24 例，好转 21 例，无效 10 例。［辽宁中医杂志，1986，13（11）：33］

以上为背、腹部穴的选用，治四肢病症有效的临床报道，可称为"旁病中取"。附此以资参考。

（六）文摘摘要

《灵枢经·官针》：远道刺者，病在上，取之下，刺腑腧也。

五、对应点针刺法

（一）概述

在前人巨刺、缪刺、偶刺、远道刺和"穴法相应"的启迪下，根据经络上下、前后、左右相通的原理，现代临床多采用对应点针刺法来治疗躯干四肢部疼痛和软组织损伤。值得提出的，山西尚古愚所倡的"同名经相应取穴法"，以手足左右上下相对，取治同名经相应部位针刺，亦应属于本法范畴。

（二）方法

1. 四肢对应点针刺法　即同名经相应取穴法。所谓同名经，如手足阳明经、手足厥阴经等上下相对，均为阳明经和厥阴经，是属手足同名之经。在临床上，以患部压痛或疼痛最剧处为标志，取与患部相交叉对称的同名经相应穴位或阿是穴进行针刺治疗，即同名经相应取穴法。在取穴时，必须参考人体不同肢体的部位、形状相似而且功能相似者，如腕关节外侧与足外踝，跖趾关节与掌指关节等，是为相应部位。同时，如患部与其交叉对称的同名经相应部位，均正当经穴时，同取经穴针刺；如一为经穴，一不当经穴，或二者均不当经穴时，则以相应对称部位为准，一取经穴，一取阿是穴，或均取同名经相应部位的阿是穴。若患部面积大，超过一经之循行部位时，可取与患部经脉循行部位相应部位的数经对应点（穴）同时针刺。兹列表以资说明。（表2-6-10）

表2-6-10 同名经相应取穴法

经脉	手阳明——足阳明	手太阳——足太阳	手少阳——足少阳
相应穴位	商阳——厉兑 合谷——陷谷 阳溪——解溪 手三里——足三里 曲池——犊鼻 肘髎——梁丘 臂臑——伏兔 肩髃——髀关	少泽——至阴 前谷——通谷 后溪——束骨 腕骨——金门 阳谷——申脉 养老——昆仑 支正——承山 小海——委阳 臑俞——承扶	关冲——足窍阴 中渚——足临泣 阳池——丘墟 外关——悬钟 四渎——阳陵泉 清冷渊——风市 肩髎——环跳
经脉	手太阴——足太阴	手少阴——足少阴	手厥阴——足厥阴
相应穴位	少商——隐白 鱼际——太白 太渊——商丘 列缺——三阴交 尺泽——阴陵泉	少府——然谷 神门——照海 通里——太溪 少海——阴谷	中冲——大敦 劳宫——太冲 大陵——中封 郄门——蠡沟 曲泽——曲泉

从表2-6-10可知，如肩部疼痛，正中（肩髃）有压痛点可取髀关；后侧（肩髎）有压痛点可取环跳；若有内侧痛，按对应原则可取股内侧对应点。一般以左右上下对应取穴。即左上肢对应右下肢，右上肢对应左下肢。如此上下左右交叉取穴，实际上是巨刺和远道刺法的结合应用。

2. 躯干头面对应点针刺法 根据经络上下前后相通的原理，以患部（痛点）位置为标志，病在前上部可取后下部对应点，病在后上部可取前下部对应点，实际上是偶刺和远道刺法的结合应用。如前颈对应腰骶，前颈结喉处憋闷，病在任脉，可取尾骨部督脉对应点长强穴上3寸处针刺；下嘴唇抽痛，可取肛门处督脉对应点长强穴针刺。后项对应耻骨上缘，故阴茎、阴道痛可取颈椎6~7间督脉穴或大椎针刺，落枕可取耻骨联合上缘任脉穴曲骨针刺等。口对肛门，故脱肛与肛门病可取水沟、承浆及口周穴位（如地仓）；相反而言，口腔病则可取长强、会阴等肛周穴位针刺。胸腹与腰背对应，除可以前后对应取穴（如腰痛取气海穴，胃痛取胃俞穴与相应穴位夹脊穴）之外，还可结合上下对应取穴，如急性腰扭伤可取膻中穴针刺等。

（三）临床应用

1. 功用主治 疏经通络，引气调气。主要用于躯干四肢部局限性疼痛，有时亦可用于慢性病症，如脱肛和妇科病等。

2. 处方示例

（1）腕关节附近桡侧扭伤：取对侧踝关节内侧附近穴位。

（2）踝关节外侧附近扭伤：取对侧腕关节尺侧附近穴位。

（3）掌指关节周围扭伤：取对侧跖趾关节周围穴位。

以上均只取1穴，缓慢捻进，得气后继续捻针1～2分钟，留针20～30分钟，其间行针1次，边行针边活动患部，常可迅速止痛消肿，是为同名经交叉对应取穴针刺。

（四）注意事项

1. 应用本法时，必须先确定患部痛点所在，才能以此为参照标志，进行上下前后对应点针刺。

2. 如软组织损伤有局限性瘀血肿胀者，可先刺患部本经井穴或交叉对称之同名经井穴（缪刺法）以通络脉，随后用本法针刺。

（五）医家经验

1. 曾晓迟经验 用对应点针刺法治疗软组织损伤，并结合患部主动或被动的活动。在90例患者中显效61例，有效21例，无效8例，总有效率为91.11%。其治疗范围包括项颈、胸背、腰部和四肢各关节部位的软组织损伤。［中国运动医学杂志，1990（1）：55］

2. 岳岚取膻中穴治腰扭伤 针尖斜向患侧成10°角快速沿皮刺入5～8分，强刺激10～20秒后，留针，并令患者活动腰部。治疗急性腰扭伤265例，结果痊愈232例，好转33例。实际上，此即以腰背（后下）与胸部（前上）对应针刺。［中国运动医学杂志，1988（4）：241］

3. 张德林经验 值得注意的是，有些对应点针刺还有调节阴阳的作用。如针刺人中穴可使妇女月经逐渐减少，并继发痛经、经闭，针刺承浆穴则可使月经复常而怀孕。故针刺人中有补阳作用，针刺承浆有补阴作用。［浙江中医杂志，1980，15（11–12）：525］

第七章 刺法

《灵枢经·官针》论刺法，分为九刺、十二刺、五刺等，以毫针为主，还兼及燔针（火针）、铍针等针具的应用。以下，以五刺之病位深浅刺法、局部多针刺法、透穴和芒针刺法，以及运动针刺法，分四节述之。

第一节　病位深浅刺法

《素问·刺要论》云："病有浮沉，刺有浅深，各有至理，无过其道。"《素问·刺齐论》有刺皮、脉、肉、筋、骨浅深之分，病邪在于躯干肢体，应该根据其病位浅深而施以针刺诸法，故《灵枢经·官针》称为"五刺"。以下以刺皮、刺脉、刺肉、刺筋、刺骨五法，分而述之。

一、刺皮法——毛刺、半刺和直针刺

（一）概述

《素问·刺齐论》云："刺皮者无伤肉。"《灵枢经·官针》云："毛刺者，刺浮痹皮肤也。""半刺者，浅内而疾发针，无针伤肉，如拔毛状，以取皮气，此肺之应也。""直针刺者，引皮乃刺之，以治寒气之浅者也。"这些都说明病邪位于浅表，针刺宜浅，无伤其肉，均为刺皮之法。根据这个道理，采用毛刺、半刺、直针刺和其他浅刺法，可治疗皮表浅层和与肺脏有关的病症，还适用于小儿和久病气血亏损而不宜深刺者。

（二）方法

1. 毛刺法　九刺之一。用5分至1寸短毫针轻浅疾速点刺相应穴位（经穴或阿是穴），针尖不透皮，勿使出血，即"刺毫毛腠理无伤皮"（《素问·刺要论》）者。也可用5~7支细短毫针，将针缠在一起，针尖平齐，迅速点刺皮表，勿使出血。

2. 半刺法　五刺之一。用短毫针迅速轻浅透皮，针深1分许，无伤血络、肌肉，迅速出针而不留针。亦可稍做捻转，再迅速出针。

3. 直针刺法　十二刺之一。先夹持穴位皮肤持针沿皮刺入，在皮下组织内深入，捻转得气后留针30分钟左右。现代临床应用腕踝针、眼针和皮下针刺法，均在皮下组织层沿皮推进针体，并不要求有明显的局部针感，是本法的发展。

4. 浅刺多捻法　用1~1.5寸毫针，在押手配合下，快速进针至皮下，针深2~3分左右，用小幅度高频率捻转手法，使其得气，然后再施以捻转补法或泻法，但必须保持浅刺的深度，即可迅速出针。

5. 浅刺多穴针法　用1寸毫针，在多个相应穴位进行浅刺，针刺1~3分左右，轻轻捻转或提插，得气后留针30分钟。亦可在病变局部用多针浅刺。用浅刺多捻和多穴法，可加强针刺感应，提高临床疗效。

（三）临床应用

上述浅刺法有解表透热、宣肺平喘、活血通络、补虚养阴等功用。可用于小儿感冒发热、腹泻，咳喘发作期，肢体麻木，关节扭伤和面瘫等病症。

1. 小儿病症　小儿肌肤娇嫩，为稚阴稚阳之体，针刺宜轻浅疾速。用毛刺、半刺法浅刺皮表，透皮或不透皮，随即出针，可用治小儿腹泻、疳积、感冒发热等病症。小儿腹

（三）临床应用

1. 功用主治　本法有清热泻火、活血化瘀、开窍通闭、消肿散结等作用，一般适用于实证、热证和瘀血阻滞的疼痛、麻木病证，对虚证、寒证应慎用或忌用。临床取穴以四肢、背部为主，亦有用于头面者。

2. 内科和神经精神系病症

（1）面神经麻痹：患侧面颊坚实肿胀，按之则痛，扪之有条索状者，由瘀血阻络所致，可取四白、地仓、大迎、颊车点刺出血，或用铍针划破患侧口腔黏膜出血，以活血化瘀、疏通经络。

（2）头痛：由高血压所致者点刺太阳、印堂。顽固性头痛，前额痛取印堂、太阳，头颞痛取头维、太阳，后项痛取大椎、风池，头顶痛取百会，点刺出血。

（3）三叉神经痛：可取上星、囟会、五处、承光、通天，以及前顶、百会、头临泣、目窗、正营、承灵，分组交替点刺出血。

（4）热痹：可根据循经取穴和局部取穴结合的原则，每次选2～4穴，采用豹文刺法治疗。即在选定穴位的周围，用0.5～1寸26～28号毫针，迅速刺入1～2分，随即出针，反复10次，出针时摇大针孔，令出血少许，有清热泻火、消肿止痛的功效。

（5）精神病：可取胸椎2～3间距督脉1.5cm和胸椎3、4间，胸椎4、5间和胸椎5、6间，胸椎6、7间和胸椎7、8间，以及胸椎8、9间和胸椎9、10间的穴位，刺络拔罐，每次仅取1组，2周为1次。此法对脑病、脑炎、外伤、中毒、囊虫病引起的精神病症不宜。

（6）急性扁桃体炎：取耳背浅静脉（最明显者），先揉搓一侧耳部，再消毒后用三棱针迅速刺入0.1cm，轻轻挤压针孔使之出血7～12滴，而后用干棉球压迫止血。每日1次，1～3天即愈。

（7）坐骨神经痛：可根据疼痛放射部位，循经选穴点刺放血。

（8）哮喘：可取膈俞、肺俞、心俞及胸2～9夹脊穴点刺出血，可用于顽固病症久治不效者。

3. 骨伤、皮肤和外科病症　骨伤科病症以疼痛固定者为宜。

（1）肩周炎：可取尺泽、曲池、曲泽（任选一穴）放血，病变周围有明显瘀血的静脉亦可放血。

（2）梨状肌损伤：取阿是穴刺络拔罐，再在下肢循经点刺1～2个穴位放血。

（3）急性腰扭伤：取阿是穴和委中、腰俞、腰阳关刺络拔罐。

（4）银屑病：可取耳背割治放血，或点刺大椎、陶道、肩胛冈中点等。

（5）牛皮癣：委中穴。先用止血带系在委中穴的上端，右手持三棱针对准委中穴怒起的静脉，徐徐刺入脉中0.5～1分，然后慢慢将针退出，血即流出，待黑色血出尽变为红色，再将止血带松开，以消毒棉球按压针孔，其血即止。切忌针刺过深，以免穿透血管壁形成血液内溢后局部血肿。（贺普仁）

泻，可取额旁2线（前额发际上5分，自头临泣穴沿经直下1寸的头皮针治疗线），在该线上取3个进针点，用半刺法迅疾点刺透皮，针深为同身寸1分许（约0.85mm）；或取水分、天枢、气海、足三里等穴，用半刺法治疗，针深同上。脐中四边穴为经外奇穴，位于脐孔上下左右各1寸处，共4穴，根据患儿年龄，可浅刺2~5分，捻转1~2次/秒、幅度为160°~200°，捻针6~8次后随即出针，对小儿腹泻效果也很显著。

又，小儿腹泻取长强穴，局部消毒，医者右手持针，迅速刺入0.2cm左右，男婴用补法，女婴用泻法，快速捻针3次后起针，每日1次，2次为1个疗程。

2. 面瘫 陈旧性面瘫，病程在半年以上，是为气血不足、筋脉失养所致者，用浅刺多穴针法可补虚养脉、通经活血，对本病有明显疗效。临床多取用头面诸穴，如攒竹、阳白、丝竹空、鱼腰、太阳、四白、上迎香、巨髎、迎香、颧髎、人中、禾髎、地仓、颊车、下关、夹承浆、头维等，进针深度为2~3分左右，用小幅度捻转手法予以轻刺激，留针20~30分钟。面肌痉挛为面瘫后遗症，亦有原因不明者，常由虚风内动、筋脉失养所致，用浅刺法亦有一定效果。临床上可先取印堂、人中、承浆穴由上而下浅刺督脉诸穴，再找准抽动肌肉的始发处，用直针刺法沿皮向抽动延伸方向浅刺，留针30分钟，其间行捻转补法（小幅度）2~3次，有阻断病情发展、缩短病程、减轻症状发作的治疗功效。

又，周围性面瘫眼睑闭合不全，可在上、下睑结膜上分别用1寸毫针点刺8~10针，使之微出小血珠。日1次，隔日1次。[中医杂志，2000，41（5）：314]

3. 急慢性软组织损伤 急性四肢躯干软组织损伤，包括颈项、腰背、肩、肘、腕、膝、踝、足背等部的软组织损伤，发病在2~36小时，所谓"筋出槽"者，病位在浅表筋脉，可取用局部经穴或阿是穴（每次1~2个）进行浅刺针法治疗，有迅速消肿止痛、舒筋通络之效，常经1~2次治疗见效。临床上可持针快速穿皮，用小幅度缓慢捻转手法行针，得气后留针30分钟，留针期间行针3次，每次3分钟，以局部有轻度酸胀或稍有扩散的针感为佳，如此则患者局部舒适，无任何痛苦。陈旧性扭伤或扭伤后期，病程迁延，经久不愈，常可引起肌肉关节酸痛，时有肿胀，且遇劳则甚、阴雨天即发，是为筋脉失养、经络不通、瘀血痹阻而又有气血不足者。用浅刺多穴针法治疗，有补养气血、舒筋通络的作用，能恢复肢体关节运动功能，缓解或减轻症状。如肩关节脱位经手法整复，但仍后遗肩部酸痛、上肢运动功能有所障碍者，可取肩内陵、侠白、天府、尺泽、肩髃、肩髎、巨骨、臂臑、曲池诸穴，浅刺2~3次。

4. 哮喘（发作期） 患者气急难以平卧，无法在胸背部针刺者，可独取素髎穴浅刺2~3分，快速捻转，当其鼻部酸胀难忍时，胸闷喘息即可迅速缓解，有宣肺平喘之功。

5. 痤疮 用1寸毫针，在粉刺、丘疹、脓疱、结节、囊肿等的下缘0.8cm左右处刺入，针尖刺向根部，针刺取穴点视病情轻重和皮损大小、多少而定。留针30分钟。出针时摇大针孔，最好能见到出血。隔日1次，每周3次，6次为1个疗程。连续2个疗程。

6. 外伤性截瘫致多汗症 尺泽、合谷、列缺、三阴交，兼有二便异常者加足三里，失眠难寐者加内关，肌肉痉挛者加悬钟。常规消毒，取30号1寸针，进针约5分，得气后行子午捣臼法，即先紧按慢提数次，再紧提慢按数次，同时，结合左右捻转，反复施行，留针20分钟，每5分钟行针1次，10次为1个疗程，连续2个疗程。［针灸临床杂志，1998，14（8）：38］

7. 中风后肢体麻木 于自觉麻木感的皮肤区域内，用25~40mm长毫针，用单手捻转进针法将针尖刺入皮肤内1~2mm，使针身倒挂或刚好立于皮肤之上，视病灶区域面积大小使每针相互间隔0.5~2cm，排列进针，状如毛发，留针30分钟。每日1次，14次为1个疗程。［中国针灸，2005，24（7）：28］

此外，用毛刺、半刺法治疗外侧皮神经炎、末梢神经炎等局部肌肤麻木不仁，以及用直针刺法治三叉神经痛等亦有较好疗效。

（四）注意事项

1. 小儿患者宜浅疾进针，迅速出针。

2. 难治病症可多穴浅刺，留针期间适当捻转，但用力要轻柔平和，捻转幅度要小，务求使其取得舒适的针感。

3. 取穴多少宜根据病证性质决定。病症发作期或实证者宜少穴、独穴浅刺；病症缓解期、后期或正虚者宜多穴浅刺，以轻微针感为佳。

（五）医家经验

1. 奚永江对《灵枢经·官针》刺法的经验

半刺：没有透过皮肤，在皮内，不必针深，表皮浅刺就得气。

分刺：刺纹理沿肌肉纹理刺针，如口部轮匝肌应沿圆形纹理刺。用于治疗肌肉萎缩。阳缓阴急，阴侧内侧拘急，在两头筋尾处针两针，拘急松开后，针阳侧中间一针，以收缩松弛肌肉，常用于中风后遗症。

恢刺：对伤筋后的恢复有效，针刺应多针，针在筋膜上，不要针肌腱，否则效果不好，同时患者运动痛处，并在痛处循压肌肉，用刮针法激发经气。

报刺：根据患者报告的痛处来取穴，也就是阿是穴，特点是痛无常处，用导气手法，对没有骨折的运动系统病效果好。

阴刺：两手同时运针，如针麻输卵管手术，两侧三阴交一起同时运针，止痛效果好；又如肠痉挛、胃痉挛时，双侧穴一起运针效果好。（《奚永江针灸临证验案》）

2. 左智杰等用浅刺法治疗感染性疾病 本组31例，病程最短7天，最长1个月。全部均因抗生素或清热解毒类药物治疗无效前来求治，浅刺治疗时停用其他方法治疗。在治疗前化验血常规，全部病例化验白细胞计数在10×10^9/L以上。

（1）治疗方法：取穴以阿是穴（感染性病位区）为主，配合相应经脉穴。如急性乳腺炎加用乳根、膻中，头部毛囊炎加用曲池、合谷穴，下肢感染性溃疡加用足三里、三阴交穴。暴露穴区，常规消毒，选用28号2寸毫针沿感染性病位区从上而下，每隔1cm快速浅刺入1针，进针0.1~0.2cm，以针不掉下为准，而且越浅越好。根据感染病位区域大小浅刺数针至数十针，留针 20 分钟，每 5 分钟行针 1 次。进针轻浅，出针时动作要轻，若出血则用消毒干棉球擦干。每日 1 次，5 次为 1 个疗程。治疗 1～2 个疗程，停止治疗，随访半年后总结疗效。

（2）治疗结果：31 例患者中，痊愈 18 例，占 58.1%；显效 6 例，占 19.3%；有效 4 例，占 12.9%；无效 3 例，占 9.7%，总有效率 90.3%。

（3）临床体会：浅刺法多用于浅表性感染疾病。浅刺之要重在手法，用心研习，乃可精之；顺病位之外围以针圈之，浅刺轻捻短留针，灵活用之方现奇效。目的是用围歼之法将感染的炎性病位区围圈，不使蔓延，逐渐缩小，以达治愈。感染性疾病在应用抗生素无效时，改用浅刺法治疗可获良效，尤其对无法使用抗生素和对抗生素过敏者更有临床意义。〔中国针灸，2002，22（7）：444〕

3. 吴建平等用半刺法治疗婴幼儿秋季腹泻

（1）治疗组：取患儿额旁 2 线，在头临泣穴以下至前发际向下 1cm 处，分上、中、下三点。针刺头穴时患儿取半坐位，由患者家属双手捧住患儿两颞部，常规消毒皮肤后，医者左手拇指压穴旁，右手持 1 寸毫针刺上、中、下三点。采用半刺手法，浅刺而疾出针，针刺深度为患儿同身寸之 1 分，破皮即得气。每日 1 次，同时并用西咪替丁 30mg/（kg·d），分 3 次口服。

（2）对照组：口服西咪替丁，剂量、次数同上。

两组均可根据病情给予相应的补液，以及纠正脱水、电解质紊乱和代谢性酸中毒，体温超过 39℃者给予退热药或物理降温 1 次。

（3）治疗结果：治疗组 48 例，其中发热 37 例，治愈 46 例（95.8%），1 天后止泻 31 例（64.6%），1 天后退热 30 例（81.1%）；对照组 45 例，其中发热 35 例，治愈 24 例（53.3%），1 天后止泻 6 例（13.3%），1 天后退热 12 例（34.3%），在治愈率、止泻率、退热率方面均有显著性差异（$P < 0.01$）。〔四川中医，1996，14（2）：53〕

4. 郭佳土治疗功能性发热 本组共 588 例，病程最短 1 天，最长 18 天。其中暑热型 260 例，水湿型 118 例，风寒型 90 例，其他 120 例。体温均在 37.5℃以上，现代医学理化检查未发现明显的原因。退热、抗生素、补液、激素等药物治疗无效或疗效欠佳。并伴有全身症状者。

（1）退热穴位的选择：头颈部印堂、太阳、百会、风池；胸腹部天突、华盖、膻中、鸠尾、上脘、中脘、下脘、水分、阴交、肓俞、关元、气穴、中极；背腰部大椎、身柱、神道、灵台、中极、命门、腰阳关、长强；上肢部肩髃、曲池、合谷、少商；下肢部鹤顶、足三里、三阴交、解溪、八风、隐白。

配穴：小儿发热加四缝，高热、休克、昏迷加水沟、十宣（放血）。

（2）退热线点的选择

头颈部：以风池穴与肩峰连线为颈部退热线。于该线上每隔 2 寸刺 1 个点。

胸腹部：①以双锁骨头连线下 0.5 寸为锁骨下退热线，于该线上每隔 2 寸刺 1 点。

②以锁骨中点与第 12 肋中点连线为锁骨中线退热线，于该线上每一肋间刺 1 点。③以腹中线为退热线点，自鸠尾与耻骨联合中点连线上，每寸刺 1 点，或沿任脉凡穴即刺，但刺中脘、神阙及关元穴时，应以穴为中心，每隔 1 寸左右各加刺 2 个点。

背腰部：①以督脉为中线，旁开 3 寸，自肩部至第 1 腰椎平齐连线为肩背退热线，每隔 2 寸刺 1 点。②以督脉为中线，旁开 5 寸，自第 12 肋与腰骶部连线为腰骶退热线，于该线上每隔 2 寸刺 1 个点。

上肢部：以肘窝中点与内关穴连线为上肢退热线，于该线上每隔 2 寸刺 1 个点。

下肢部：以足三里与解溪连线为下肢退热线，于该线上每隔 4 寸刺 1 个点

（3）操作方法：针刺部位皮肤用 75% 酒精棉球常规消毒，右手拇、食、中三指合力持针，针尖露出 0.5 寸，对准所选的穴点，快速刺入皮肤 0.2cm，不入肌层，犹如拔毛状感，以少量出血为度，用干棉球擦血或压迫针孔。每日 1~2 次，一般 1~3 次愈。治疗 5 次未见效，应改用他法治疗。

（4）护理：以干毛巾擦汗，忌用湿毛巾。可食稀饭咸菜，禁食油腻、厚甜腥味的食物，少食或不食水分多的水果。畏冷发热无汗，恶心呕吐伴胸闷束缚感者，禁止输液和用激素。同时要避免直接吹风。

（5）治疗结果：治疗组（A 组）用本法，每日治疗 1 次。对照组（B 组）肌内注射氨基比林 2ml，每日 1 次。对照组（C 组）静脉滴注 10% 葡萄糖注射液 1000ml、地塞米松 15mg、维生素 C 2.0g、庆大霉素 80000U，每日 1 次。

以上各组盲选 50 例，以治疗 1 次为观察疗效及复发率情况，进行治疗对照。A 组治愈 46 例，显效 1 例，好转 1 例，无效 2 例；B 组治愈 10 例，显效 5 例，好转 10 例，无效 15 例；C 组治愈 20 例，显效 5 例，好转 10 例，无效 15 例。

（6）临床体会：外感疾患表邪可以入里，里邪又可以出表。故在治疗上，"入营犹可透热转气"，从根本上治疗功能性发热。大椎穴为手足三阳督脉之会，其作用为治伤寒热盛烦呕。热属阳，阳主表，凡外感热病皆由表起，而大椎属阳脉之海，故统治之。少商属肺经，合谷属大肠经，肺主皮毛，与大肠相表里，故取之以散表热。特别是用于高热昏迷、休克等的急救穴位人中、十宣、大椎、曲池、足三里等，均有明显的清暑泄热、解毒、开窍苏厥、解肌宣透、健脾益气生津的作用。[中国针灸，1998，18（10）：631－633]

5. 唐韬等用半刺加拔罐治疗陈旧性面神经麻痹

（1）治疗组 30 例：主穴取患侧四白、阳白、攒竹、丝竹空、地仓、颊车、牵正、完骨。流泪配睛明，下睑活动不利配承泣，耳鸣配听会，味觉障碍配廉泉，用半刺法，平补平泻，留针 60 分钟。留针同时以艾条在患侧完骨部位温和灸 60 分钟。起针后取督脉大椎，足太阳膀胱经大杼、风门、肺俞、肝俞、胆俞、胃俞、脾俞、三焦俞、大肠俞、小肠俞、白环俞，手太阳小肠经天宗、秉风、肩中俞，以半刺手法疾刺，得气不留针，随即以大椎为起点沿督脉向下至腰俞排列内径 5cm 玻璃火罐 8 个，然后沿过大椎与督脉垂线方向以大椎为中点过肩中俞向外排列同型号火罐双侧各 2 个，随后以双侧肩中俞上火罐为起点，分

别沿督脉两侧平行线至秩边拔同型号火罐各 7 个，最后沿秉风至京门线从肩峰部依次向下排列同型号火罐双侧各 5 个。因患者体形差异，故累计用罐可为 30～36 个，留罐时间以"色"为度，即拔罐部皮肤颜色变为紫红或紫黑为准，最长不超过 6 分钟。

（2）对照组 30 例：取穴与治疗组同，手法平补平泻，留针 60 分钟，同样在完骨部位以艾条温和灸 60 分钟。起针后，取患侧完骨穴常规消毒后注射神经生长因子 5000U，按压 10 分钟。两组每周分别治疗 2 次，治疗总次数达 30 次后结束疗程，观察疗效。

（3）治疗结果：治疗组 30 例，治愈 6 例，好转 18 例，总有效率 80%；对照组 30 例，治愈 2 例，好转 10 例，总有效率 40%。[上海针灸杂志，2004，23（1）：17]

6. 宗慧梅等用毛刺法治疗面肌痉挛

（1）治疗方法：选取颤搐剧烈的眼轮部及口角周围，1 次取 3～5 处，采用 1 寸针，针刺深度为 0.8～1 分。留针 1 小时。配穴：以眼周颤搐为主者取承泣、四白、太阳、翳风；口角周围颤搐的加地仓、颊车、承浆；远部配穴取合谷、中渚，所有穴位均用平补平泻法。

（2）治疗结果：32 例中，痊愈 16 例，占 50%；好转 12 例，占 37.5%；无效 4 例，占 12.5%。其中 1 次治疗痊愈者 11 例，占 34.4%，全部为初次发病的患者。3 次治疗痊愈者 5 例。

（3）临床体会：本病病位较浅，病邪初起主要在浮络及孙络，针刺宜刺浅，故采用毛刺，以浅刺皮肤，去泻阳气。毛刺治疗要注意两个方面，其一是所选毛刺的部位一定要在颤搐最强烈的点上，当选择部位恰到好处时，就会发现针刺留针时，针在剧烈地颤动，这有利于引邪外出。其二是毛刺的深度，一定要在 0.8 分左右，深 1 分则徒伤分肉，浅一些则达不到病所；刺深或刺浅，两者都会直接影响治疗的效果。关于用毛刺治疗的预后，一般首次发病，没有原发病的病例预后好；患者年老、反复发病，或继发于特发性面神经麻痹的预后不良。[中医内科杂志，2005，19（6）：34]

附：皮下针刺法

（一）概述

皮下针刺法是根据经脉循行路线，将针体刺入皮下组织层，并推进至一定深度后留针的方法。在临床上可用以治疗痹证、痛证和各种软组织损伤，也有用于脏腑病和功能性疾患者。本法为现代针刺法，似应属于直针刺"引皮乃刺之"的范畴，但又有所不同。

（二）方法

1. 选经取穴

（1）局部取点：在病变局部或其上下 5～10 寸以内的经脉上，选取 1～2 个进针点。

（2）远端取点：沿经脉循行路线，在远端处取进针点。

（3）配点：局部取点与远端取点各取 1 个，配合应用。

2. 操作技术 用 1～3 寸 28～30 号毫针，以右手拇、食、中三指夹持针体下端，针尖露出 5 分许，对准所选的进针点垂直快速透皮，迅速通过皮肤到达皮下层。然后将针轻轻提起，待皮肤与肌肉之间似有分离感时，将针体放平，针尖朝病所方向，沿经脉路线紧贴皮肤进至 1.2～1.5 寸深，留针 30 分钟。必要时可用胶布固定针柄与针体，留针 8～24 小时。出针时宜快速平拔，迅即按压针孔。

（三）临床应用

本法有疏通经络、调和气血、扶正祛邪的作用，可用以治疗外感内伤诸证。如外感表证、病邪位于浅表者，宜按照六经辨证分经取穴；内伤脏腑病则不论病程长短，均采用循经取穴，并与病变反应点（为压痛点等）相结合来进行针刺治疗。躯干四肢痹证、痿证，可采取循经取穴和局部取穴结合；亦可根据神经分布，取支配病变区的神经走行通路远端，或根据病变肌肉分布的解剖特点来取穴针刺者。急性闪挫扭伤，则取局部病点施术，在留针期间可自由活动。皮下针刺法用于疼痛、麻木等效果更好，如肩周炎、末梢神经炎、股外侧皮神经炎、肋间神经痛、肌纤维织炎、风湿痛、急性软组织损伤。

（四）注意事项

1. 本法操作务必在皮下组织推进针体，要求针体尽可能紧贴真皮下。

2. 一般针尖朝向病所。

（五）医家经验

陈俊鸿用本法治疗痛经 气滞血瘀取中极、血海、三阴交，寒湿凝滞取命门、带脉、关元，气血两虚取足三里、气海、关元，肝肾亏损取肾俞、关元、太冲。下肢穴针尖向上，下腹及腰部穴针尖向下，沿皮下进针 1.5 寸，用轻刺激手法，留针 30 分钟。经治 85 例，痊愈 51 例，显效 18 例，进步 12 例，无效 4 例。[中国针灸，1985，5（2）：6]

二、刺脉法——络刺、豹文刺和赞刺

（一）概述

《素问·刺要论》云："刺脉无伤筋。"《素问·调经论》云："病在血，调之络。""刺留血奈何……视其血络，刺出其血，无令恶血得入于经，以成其疾。"这都说明血络之病宜用刺络法来治疗。《灵枢经·官针》有络刺、豹文刺和赞刺三法，均属刺脉法、刺络法范畴，兹列表以资区别。（表 2-7-1）

表 2-7-1　刺络三法鉴别表

刺法	原文	临床方法	应用
络刺法（九刺）	络刺者，刺小络之血脉也	用毫针、三棱针点刺浅表血络以出血	点刺法，清热、祛瘀、通闭开窍
豹文刺法（五刺）	豹文刺者，左右前后针之，中脉为故，以取经络之血者	用毫针或三棱针多次刺中脉络以出血	散刺法，清热凉血祛瘀
赞刺法（十二刺）	赞刺者，直入直出，数发针而浅之出血，是谓治痈肿也	用毫针对准痈肿部位浅刺多次，以出血	散刺法，消肿散结

刘河间《素问病机气宜保命集·针之最要》曾提出"大刺八关"法，八关是指十指间（相当于八风穴），大刺即针刺出血。夏春农《疫喉浅论》以少商等刺络治疫喉。现代又称为刺络放血，常用粗短毫针、三棱针、圆利针等放血。

（二）方法

三棱针由锋针演变而来，用不锈钢制成，针柄呈圆柱形，针体呈三棱体形，三棱为刃，针尖锋利，常用规格有大号和小号两种（图 2-7-1），为现代针具之一。三棱针主要用于刺络放血和挑刺。刺络放血有以下 3 种操作方法。

1. 点刺法　用毫针或三棱针，先用左手拇、食、中三指捏住应刺的腧穴部位（如手指、足趾）使其固定不动，右手持针对准腧穴或血络处，迅速刺入 0.5~1 分深，随即迅速出针，然后用手挤压局部，使之少量出血后，最后用消毒干棉球按压针孔，其出血即止。一般用于四肢末端，如十宣、十二井穴等。（图 2-7-2）

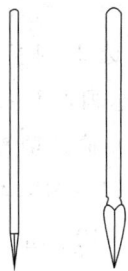

图 2-7-1　三棱针

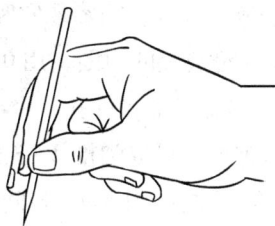

图 2-7-2　点刺法

2. 散刺法　用毫针或三棱针，在病变局部上下左右多次反复点刺，根据病变范围大小，可点刺 10~20 次，每次迅速点刺 1~2 分深，速入速出。亦可从局部四周向病灶中心点刺，使病损局部有多处出血。一般取阿是穴（病损局部），亦可结合循经取穴放血。（图 2-7-3）

3. 束刺法　先用橡皮管或胶布带束扎应刺穴位的上端（近心端），压迫静脉回流，使血管充盈怒张；再用右手持三棱针缓缓刺入血管怒张处，深 0.5~1 分，然后将针慢慢退出，待该处出血时，可将束带解开，用消毒干棉球按压针孔，出血即止。一般用于曲泽、委中等穴。（图 2-7-4）

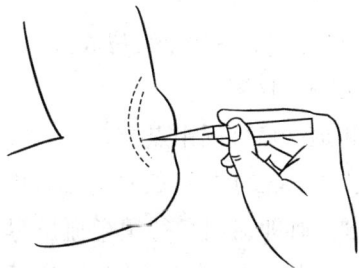

图 2-7-3　散刺法

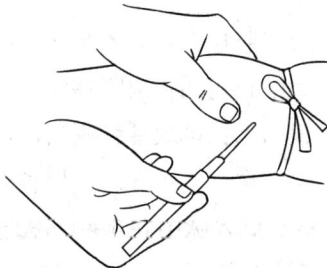

图 2-7-4　束刺法

（6）痤疮：可取耳穴肺、神门、交感、内分泌、皮质下等点刺放血。或取双侧少商、厉兑点刺放血，每次4~6滴，每5~7日1次，6次为1个疗程。治疗期间可分次将脓疱刺破排脓，并将黑头粉刺及白头粉刺清除。

又，取穴：大椎、至阳和二穴两侧夹脊穴；身柱、筋缩和二穴两侧夹脊穴；神道、脊中和二穴两侧夹脊穴，3组依次交替用。患者反坐靠背椅上，双手放在靠背上，低头使前额垫在双手上，或在床上俯卧位，先用75%酒精棉球消毒，再用三棱针点刺，然后用闪火法将玻璃火罐2个分别拔在大椎穴、至阳穴上，留罐5分钟后取罐，擦净血迹。第二次治疗时取第二组穴，后类推。隔3天行第2次治疗，10天为1个疗程，可连续治疗。

（7）毛囊炎：可取大椎、灵台与阿是穴。

（7）扁平疣：用耳背刺络放血法治疗。

此外，如急性乳腺炎、丹毒、淋巴管炎、疔疮、睑腺炎、急性结膜炎等亦有用刺络法治疗的。

4. 急性传染病 用刺络法有退热抗炎的作用，临床报道较多。

（1）流行性感冒：可用三棱针点刺大椎穴，然后加拔罐。

（2）单纯性疱疹：可用三棱针直刺两侧耳轮约0.1cm深，挤压出血。

（3）带状疱疹：用三棱针沿疱疹周围轻划一周，使皮肤轻微出血，再用雄黄药酒外涂疱疹。

（4）急性腮腺炎：可取少商、商阳点刺出血。

（5）流行性脑膜炎：刺络法可缓解其神经精神症状，减少后遗症。如昏迷、四肢抽搐、高热者，可取十二井穴；狂躁者，刺十宣；有精神失常者，刺少冲、中冲；失语者，刺金津、玉液等。

兹将有关病证的刺络取穴和操作技术列于表2-7-2。

表2-7-2 常见病证刺络部位表

病证	放血部位	刺法	备注
发热	大椎、十宣、委中、曲泽	点刺	
中暑	水沟、十宣、委中	点刺	
吐泻	十二井、曲泽、委中	点刺	
中风闭证	十二井、水沟	点刺	
头痛	太阳	点刺	可用毫针
疟疾	大椎、陶道、后溪	点刺	可用毫针
癫狂	水沟、大陵、少商、涌泉、长强	点刺 散刺	长强周围用三棱针散刺，余用毫针点刺
腰痛	委中	束刺	
热痹	委中、曲泽	束刺	
肢端麻木	十宣	点刺	可用毫针

病证	放血部位	刺法	备注
丹毒	局部及周围、尺泽、委中	散刺 束刺	局部用散刺，尺泽、委中用束刺
风癣	耳后静脉、局部	点刺 散刺	耳后静脉放血，局部可用梅花针密刺
酒齄鼻	素髎及两侧变赤处、尺泽	束刺 散刺	
湿疹	委中	束刺	可配毫针刺曲池、足三里
痔疮	上唇内侧及与上齿龈交界处	点刺	挑刺唇内出现的粟粒样小疙瘩
急惊风	攒竹、水沟、十宣、督脉沿线	点刺	也可用毫针
疳积	四缝	点刺	也可和毫针放出少量黄色黏液
暴发火眼	耳尖	点刺	
喉痹	少商、商阳	点刺	
口疮	患处周围	散刺	
发际疮	背部小红疙瘩、委中	点刺 束刺	背部挑刺，委中束刺

（四）注意事项

1. 要注意针具与穴位皮肤严格消毒，以防感染。

2. 手法宜轻巧，进针要浅，注意切勿刺伤大血管，出血量亦不宜太多。

3. 疲劳、饥渴、酒醉、饱食、恼怒的当时不宜放血，必须休息一段时间，或稍饮食，或待患者情绪稳定后，再予施术。

4. 虚证、妇女妊娠期及产后、有出血倾向、贫血、大出血、水肿等患者不宜应用本法。

（五）医家经验

1. 薛维华治疗妇女产后缺乳经验

（1）治疗组78例：以乳头上下左右各旁开2.5寸处取穴。然后用2%碘酒于局部皮肤消毒，再用75%乙醇溶液脱碘，左手拇、食、中三指夹紧被刺部位，右手持针，用拇、食两指捏住三棱针柄，中指指腹紧靠针身下端，露出针尖2~3分，对准被刺的部位，刺入1~2分，随即将针迅速退出，用两手拇、食指沿乳腺管分布方向轻轻挤压针孔周围，出血5~8滴，日1次，10天为1个疗程，治疗1个疗程观察疗效。

毫针主穴取膻中、乳根；血气不足、乳房无胀感加足三里、脾俞、膈俞；肝郁气滞加太冲、阳陵泉、少泽。

（2）对照组72例：单纯采用中药治疗。基本方：黄芪15g，当归10g，麦冬10g，王不留行15g，陈皮10g，通草3g，漏芦9g，甘草6g。气血不足加党参15g，白芍10g；肝郁气滞加柴胡 10g。水煎服，日 1 剂，分早晚 2 次温服，10 天为 1 个疗程。

（3）治疗结果：治疗组总有效率 97.44%，对照组总有效率 87.5%，经统计学分析 $P < 0.05$，差异显著。[山东中医杂志，2002，21（11）：672]

2. 刘乐森治内痔出血

（1）治疗组 70 例：患者仰卧，垫高颈部，暴露龈交穴，右手持消毒三棱针，针体与患者上唇呈平行水平方向，用针尖前 1/2 的一侧平面部轻轻按压穴位，然后用横刺法迅速刺入穴位，针尖向外挑刺，用消毒棉球压迫止血。60% 的痔疮患者在龈交穴处或下方有一芝麻粒大小不等的粉白色赘生物，如有此物，可用三棱针直接挑刺此赘生物，效果尤佳。

（2）对照组 60 例：口服槐角丸及云南白药。

（3）治疗结果：治疗组中治愈 61 例，显效 9 例，无效 2 例，总有效率 97.2%；对照组中治愈 48 例，显效 4 例，无效 8 例，总有效率 86.7%。两组有效率比较，$P < 0.05$，有显著性差异。[中国民间疗法，2005，17（2）：16]

3. 左勇义等治疗急性腮腺炎经验

（1）治疗组：用三棱针在角孙穴放血，并外敷青黛散（由青黛、雄黄、冰片、蒲公英等 8 味药组成），以醋调或仙人掌去刺捣烂，将药物放入，捣匀如糊状，敷于患处，外覆棉纸。

（2）对照组：肌内注射板蓝根或抗腮腺炎注射液，口服病毒灵、梅花点舌丹、板蓝根冲剂等。

（3）治疗效果：治疗组经治疗均在 2～5 天内痊愈，腮腺肿胀消失，症状消失。对照组均在 2～8 天内痊愈。二者相比，治疗组经济简便，价格低廉，见效快，疗程短，易为患儿接受。[中国民间疗法，1998，6（5）：42]

4. 尹勇等用治化脓性眼睑腺炎

（1）治疗组：在患者两侧肩胛区寻找红色丘疹 1～3 处，皮肤常规消毒后用三棱针点刺红色丘疹及大椎穴，然后在大椎穴处拔罐，再针刺患侧太阳、攒竹、丝竹空、风池、合谷穴，留针 30 分钟，每 10 分钟行针 1 次，均采用平补平泻法，每日 1 次，3 次为 1 个疗程。

（2）对照组：用 0.5% 红霉素配合局部热敷。

（3）治疗结果：治疗组 20 例，2 日内痊愈 17 例，占 85%；第 3 日复诊痊愈 2 例，占 10%；无效 1 例，占 5%，2 日后脓肿形成切开排脓。总有效率为 95%。对照组 20 例，8 例痊愈，占 40%；12 例复诊未愈，其中有脓肿形成者 6 例，原症状无明显减轻、脓肿又尚未形成者 6 例，总有效率为 40%。两组结果经统计学分析 $P < 0.05$，有显著性差异，说明刺络拔罐法对早期化脓性睑腺炎有效，可减少脓肿形成，提高 3 日内治愈率。[中国针灸，1998，19（12）：45]

5. 陈海林治疗痤疮经验

（1）治疗组（176 例）：用刺血疗法。选穴曲池、合谷、大椎、足三里、肺俞。刺血前，在预定刺血部位上用左手拇、食指向刺血处推按，使血液积聚于刺血部位，选择约6cm的三棱针，右手拇、食、中三指指腹紧靠针身下端，针尖露出1~2分，对准已消毒的部位快速刺入1~2分深，随即将针退出，轻轻挤压针孔周围，使之出血少许（2~3滴）。隔日1次。10天为1个疗程。

（2）对照组（168例）：甲硝唑200mg，每日3次，口服；维生素B₆620mg，每日3次，口服。10天为1个疗程。

（3）结果：治愈：丘疹消失，潮红全褪，不再长出新的痤疮，观察1年无复发，治疗组113例，对照组54例。显效：丘疹基本消失，半年内不再长出新的痤疮，两组分别为21例、22例。有效：丘疹明显消失，但偶有新痤疮长出34例、39例。无效：症状略有好转或无改善，治疗组8例，对照组53例。总有效率分别为95.5%和68.5%。两组治愈率、有效率，经统计学分析有显著性差异（$P < 0.01$）。说明治疗组治愈疗效、整体疗效均优于对照组。[辽宁中医杂志，2005，32（8）：820]

6. 孙晓明等用络刺内迎香穴治疗头痛　取内迎香，位于鼻孔内中鼻甲上端。方法：患者坐在靠背椅上，头向后仰，医者站在患者斜对面，取患侧或双侧鼻孔内中鼻甲根部。用三棱针（或长粗针）找准施术部位轻刺出血。令患者低头，流出血液5~50滴，1~15ml，直至血不再滴出为止。然后用清水洗净即可。患者会感到头痛立减，眼目清醒。施术时手法要轻柔快捷，勿刺过浅，过浅则血不出，达不到治疗效果；亦勿过深，以免损伤鼻内组织，选穴要准。每日或隔日1次，5次为1个疗程，2个疗程无效者，改用他法。多用于头痛实热证、暴痛者，对虚寒证及有血液系统疾病者应选用他法。[中医药学报，1998，26（2）：38]

（六）窦汉卿刺血法评述

窦汉卿对刺血法有大量使用，在《窦太师针经》中对刺血部位、腧穴、针具、方法、适用病症、注意事项有详细记述，其刺血法特点可归纳为以下三方面。

1. 刺血腧穴增多　窦氏应用刺血法的腧穴数量较《铜人》明显增多，除颈项部、胸腹部、背部以外，四肢部、头面部腧穴均有大量应用。《窦太师针经》中，除少商、委中、上星、百会等为《铜人》刺血腧穴外，还新增23个经穴用刺血法，包括17个四肢部腧穴，6个头面部腧穴，尚有太阳、内迎香、金津、玉液、海泉、十宣、中都（八邪之一）等奇穴。尤其委中穴"针入二寸半，禁灸，四畔紫脉上宜锋针出血，大络不可。治腰疼，足筋紧急，膝头红肿，半身瘫痪，痈疽发背，便毒等症，并宜出血。若针不宜补，脚弱不宜出血"，明确指出此穴可出血处、不可出血处，宜出血、不宜出血的病症，并告诫"此穴最能出血太多，不宜轻用"。

2. 局部病症为主　刺血法的适应证，以红肿热痛、痞满、癫狂等实性、阳性病症为主。主要为局部、邻近部位病症，也有远端、全身病症。

（1）局部、邻近部位病症：四肢部穴，用治手背、手腕、手臂肿痛，肩痛，挫闪胁痛，足心发热，足背红肿，脚气红肿，鹤膝风，膝部屈曲不伸等。

头面部穴，用治头痛、头风、头疮，目赤肿疼、目疼羞明、目痛、目晕，鼻塞、鼻流涕、鼻痔，耳鸣、耳聋气闭、聤耳出脓，重舌胀肿、牙肿、乳蛾等。

（2）远端、全身病症：十宣治伤寒狂不识人、发痧，少商治乳蛾，关冲治三焦邪热所致口渴、唇焦裂，少冲治心中痞满、胸膈痛，涌泉治伤寒劳瘵，行间治目赤、膝肿，委中治腰疼、足筋紧急、瘫痪、痈疽发背、便毒，兑端、龈交治颠邪风症等。

3. 弹针出血

（1）应用腧穴：《窦太师针经》中以三棱针出血，有十宣、少商、三间、少冲、大都、大钟、金门、中都、犊鼻、梁丘、上星、囟会、五处、攒竹、太阳、海泉、金津、玉液、龈交、天应穴等穴；锋针出血，有陷谷、通谷、委中等穴。弹针出血，有关冲、涌泉、液门、阳池、三阳络、陷谷、通谷、太冲、中封、肩贞等四肢穴和（头）临泣、丝竹空、听宫、兑端等头面穴。其中陷谷、通谷同时应用弹针、锋针两种出血法。在《盘石金直刺秘传》中，用三棱针在百会四傍出血，应是四神聪穴刺血法；弹针出血出现两次，一为中风门"大麻风足指未落者，可治：先刺八邪，弹针出血；次灸百会，更用三棱针四旁出血；灸曲池、足三里、八风、五脏（背）腧穴，委中多出血"，一为腰背门"腰脊反折，痛连两臂，或风劳气痛：泻人中、肩井、曲池、委中，宜弹针出血"。可见，除使用三棱针、锋针出血法外，窦氏还应用了弹针出血。

（2）三棱针、锋针：应为同一针具的不同名称。锋针始见于《灵枢经·九针十二原》，历代医籍大多沿用锋针之名，至宋代《太平圣惠方》始出现三棱针之名。明代徐春甫《古今医统大全》提出锋针就是当世之三棱针。可见，三棱针出血、锋针出血应为同一种出血方法。

（3）弹针出血与藏医放血法：从弹针出血与锋针（三棱针）出血并列，可见是两种不同的方法。《针灸原枢·扁鹊玉龙歌》和《针方六集·玉龙歌》有载："血贯目睛：忽然眼痛血贯睛，隐涩羞明最可憎，若向太阳除毒血，不用金针疾自平。"歌下注有"太阳穴出血法，治上症眼大效。用绢搭膊就胫（就颈）一纽，方可下针。"藏医放血疗法的主要用具是一种铜质放血刀，在藏医放血法"达日卡"中广泛应用。如用于头部之脉放血，须先用细绳于眉上绕枕骨扎结，颈后用棒绞紧。如此，则窦氏弹针、绢纽和藏医弹放血刀、布扎两点有高度相似性，故不能排除窦氏弹针出血，可能与藏医学弹斧刃形放血刀出血法有关。（陆注：《勉学堂针灸集成》卷2头面部，也有以绸系颈暴露头部血络，然后刺血络之法，见文献摘要）。

（4）《医学纲目》弹针出血：窦氏弹针出血法不见于窦氏以前的文献中，《黄帝内经》"弹而怒之"是弹穴位，《素问遗篇·刺法论》弹针法亦非出血之用。除窦氏针灸文献外，在明代楼英《医学纲目》中尚有五处记载。

①传尸劳：涌泉（第二足指端量至根尽折中是。针三分，泻六吸。伤寒及劳瘵之症，有血可治，无血必危。凡欲出血，刺入二分，便须弹指）。（卷之五《阴阳脏腑部·劳瘵骨蒸热》）

②大拇指本节前骨疼：太冲（弹针出血）。足五指尽痛，不得践地：涌泉（二分），然谷（一分）。（卷之十二《肝胆部·痛痹》）

③风痰头痛：丰隆（五分，灸亦得）。肾厥头痛：涌泉（三分，弹针出血）。尝治一老妇人头痛，久岁不已，因视其手足有血络，皆紫黑，遂用三棱针尽刺出其血，如墨汁者数盏，后视其受病之经灸刺之，而得全愈。即经所谓大痹为恶，及头痛，久痹不去身，视其血络，尽出其血是也。（卷之十五《肝胆部·头风痛》）

④头重如石：印堂（一分，沿皮透攒竹，先左后右，弹针出血）。（卷之十五《肝胆部·头重》）

⑤足跟红肿冻疮：足跟（左足指面后跟赤白肉际骨下，刺入三分，弹针出血，可灸二七壮）。足跟冻疮溃破。用椒葱汤洗，刮去腐肉，用三棱针出血。将马屁勃入生牛骨髓调和敷之，效。治冻疮。用茄根烧灰，洗了，用雀儿脑髓涂之。（卷之二十《心小肠部·冻疮》）

《医学纲目》所摘引录此 5 处引文中，除第 1 条与《窦太师针经》的治症、针法相同外，太冲弹针出血治疗大拇指本节前骨疼，涌泉弹针出血治疗肾厥头痛，与《窦太师针经》二穴分别治疗脚重脚气、伤寒劳瘵的治症不同；印堂透攒竹弹针出血治疗头重如石，与《窦太师针经》治疗头重的治症相似，但《窦太师针经》《六集》均未言刺血法；足跟弹针出血治疗足跟红肿冻疮，《窦太师针经》中无此穴与治法。（李宝金. 窦汉卿腧穴、刺灸法研究. 中国中医科学院针灸研究所博士论文，2018）

此外，本法尚见于《循经考穴编》《针灸内篇》。《循经考穴编》弹针出血以头部和下肢部穴位为多，共 28 穴，有泄热、祛瘀、止痛等作用。此法在《针灸内篇》亦有所载，如涌泉穴"传尸劳可弹针出血"等，乃窦氏一派之传承。

（七）文献摘要

《勉学堂针灸集成·头面部》：欲泻诸阳之气先刺百会，次引诸阳热气，使之下行，比之如开砚滴之上孔也。若热极不能下气者，以绸系颈则头额太阳及当阳血络自现，即以三棱针贯刺其血络，弃血如粪，神效。老人不宜多出血，然可以出血者施。

《勉学堂针灸集成·手太阴肺经十一穴·少商》：唐刺史成君绰，忽项肿如斗，喉闭米粒不下，甄权以三棱针刺之微出血，立愈。

三、刺肉法——浮刺、分刺和合谷刺法

（一）概述

《素问·刺齐论》云："刺肉者无伤脉。""刺肉者无伤筋。"病在肌肉，可用刺肉法，包括浮刺、分刺和合谷刺法，即所谓"病在肉，调之分肉"（《素问·调经论》）。在临床上，刺肉诸法常取用阿是穴。现代医家又根据肌肉纤维的走向，灵活应用上述方法，而发展为骨骼肌竖横针刺法和骨骼肌斜刺法等。

（二）方法

1. 浮刺法　用毫针斜刺或沿皮刺入穴位皮下的浅筋膜层，针体可横穿痉挛的肌肉，捻转得气后留针，留针期间可行针 2～3 次，直至疼痛缓解、体征改善。《灵枢经·官针》云："浮刺者，傍入而浮之，以治肌急而寒者也。"浮刺为十二刺之一。肌肉因寒邪凝滞而挛急，可用本法。

2. 分刺法　用毫针直刺穴位肌肉层，在肌肉间隙内行针，须用捻转提插手法使之得气，并根据受损部位深浅和症状缓解情况，调节针刺方向与深浅。再用中强刺激手法，以加强针感，使其向深层扩散。《灵枢经·官针》云："分刺者，刺分肉之间也。"是为九刺之一。对"分肉"的理解，各家不一，多数学者认为分肉即是肌肉丰厚有界限可见之处，也有人认为肌肉赤白肉间为分肉，大肉深处的分理处为分肉等。在临床上，分肉应该是肌肉层间隙，一般是肌肉丰厚处的躯干四肢肌肉。

3. 合谷刺法　①将 3 支毫针，一支直刺，另两支斜刺至同一穴位的肌层组织，呈交叉形（鸡足状），分别捻转得气后，留针 30 分钟，其间行针 2～3 次。与齐刺法相似。②用 1 支毫针，先直刺至穴位肌层深处，然后退至浅层，依次分别向左右两旁斜刺，使针刺穴内的痕迹呈鸡足状。（图 2－7－5）

本法可反复多次施术，直至疼痛缓解、体征改善后，留针 15～30 分钟。《灵枢经·官针》云："合谷刺者，左右鸡足，针于分肉之间，以取肌痹，此脾之应也。"是为五刺法之一。

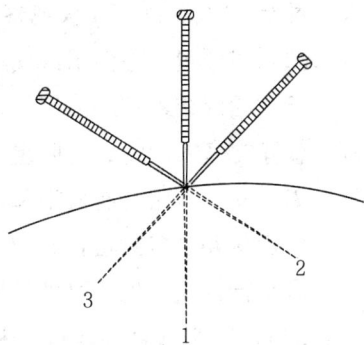

图 2－7－5　合谷刺法

（三）临床应用

上述各种刺法有疏通经络、行气活血等作用，可用治各种肌肉和软组织损伤疾患，如肌肉痉挛、肌肉萎缩、肌纤维组织炎、肌肉风湿痛和重症肌无力、面瘫等。

（四）注意事项

1. 刺肉诸法，其针刺深浅要根据进针部位的肌肉厚薄和肌束长短来决定。一般而言，浮刺法宜浅刺，可用沿皮刺和斜刺；分刺和合谷刺宜深刺，合谷刺先以直刺，后退至浅层再予斜刺。

2. 病损肌肉纤维的走向是上述各法掌握针刺方向的重要依据，务必掌握。

（五）医家经验

1. 卢鼎厚骨骼肌斜刺法　以病为输，用浮刺、分刺和合谷刺法，是治疗骨骼肌损伤的现代刺法。在临床上，可根据患者主诉和临床表现，用手按触受损部位以确定其位置、深浅、走向和最痛点。用 26 号 2.5～7 寸针，选择最痛点进针，沿受伤肌肉长轴斜向推进，透皮时针体不宜过分倾斜，待透皮后则注意保持针体的斜行走向，使针能正确地刺入受损肌肉，不提插捻转。被刺肌肉可产生酸胀感，若其突然短暂收缩并迅速舒张，针感迅速消失，条索软化，压痛消失，功能恢复，则无需留针。若仍有酸胀针感，但逐渐减弱，需留针至针感消失或明显减轻。出针至皮下时，应按触原来的痛点及其邻近部位，如原痛点消失而其邻近处仍有明显压痛，可改变针刺方向至邻近部位并留针，直至症状缓解。如出针时，患者针感突然增强，应暂停出针，直至针感再度减弱或消失。出针后，若被刺肌肉仍残存针感，可点揉邻近部位，即可使之消失。

应用上法治疗腰背和四肢肌肉急慢性损伤，共治 315 例，其中 290 例仅治 1～3 次，结果痊愈 199 例，显效 111 例，好转 5 例。［中国针灸，1989，10（6）：1］

2. 廖澍华用合谷刺法针刺手三里、伏兔改善中风偏瘫患者肌力

（1）治疗组：选患侧手三里、伏兔二穴，用 2～3 寸毫针在手三里、伏兔穴进针后分别向内外两侧斜刺，最后依阳明经方向斜刺，进针深度 1.5～2.5 寸，每个方向以平补平泻手法，捻转提插 1 分钟，运针期间如见手指或脚趾抽动效佳，留针 20 分钟，中间行针 1 次，每天 1 次，针刺 20 次观察疗效。

（2）对照组：除使用常规药物外，行血液辐射高压氧治疗 2 个疗程。

（3）治疗结果：经治疗后，治疗组 108 例，显效 72 例（66.7%），有效 27 例，无效 9 例；总有效率 90.7%；对照组 107 例，显效 31 例（29%），有效 52 例，无效 24 例，总有效率 77.6%。两组总有效率和显效率对比均 $P<0.01$。［广东医学，1997，18（8）：55］

3. 梁蔚用合谷刺法针刺神经干治疗坐骨神经痛

（1）治疗组：先选取坐骨神经点（相当于环跳穴，或股骨大转子与坐骨结节连线中内 1/3 交界点）和腓总神经点（相当于阳陵泉）。先用左手拇指和食指绷紧所刺皮肤处，右手迅速将针尖刺入，刺时针尖与皮肤垂直，到一定深度时，捻转至有酸麻感应传至足跟，以其神经所支配的肌肉有中度收缩为宜，留针 10～15 分钟，期间每 5 分钟捻转 1 次。然后将针退至浅层，在坐骨神经点处沿坐骨神经轴线方向向两旁成 45°角斜刺，在腓总神经点处向两旁成 75°角斜刺；手法和时间同前。每日 1 次，10 次为 1 个疗程，休息 3 天后，再行下一疗程。

（2）对照组：取穴环跳、秩边、风市、委中、阳陵泉、三阴交、昆仑。各穴均常规针法，刺入后行提插捻转，待得气后留针 30 分钟至 1 小时，其间 5～10 分钟行针 1 次。每日 1 次，10 次为 1 个疗程。疗程间间隔 3 天。

（3）治疗结果：经 2 个疗程治疗后，观察组 40 例，治愈 34 例，有效 5 例，无效 1 例，总有效率 97.5%；对照组 30 例，治愈 18 例，有效 10 例，无效 2 例，总有效率 93.3%。［深圳中西医结合杂志，1996，6（3）：45］

（六）关于分刺法的评述

分刺，以针刺分肉之间（皮下、肉上之分间）而得名。分刺法以泻为主，亦可补虚，既治筋急，又能治筋纵。

偏枯，身偏不用而痛，言不变，志不乱，病在分腠之间，巨（卧）针刺之，益其不足，损其有余，乃可复也。

痱之为病也，身无痛者，四肢不收，智乱不甚，其言微知，可治；甚则不能言，不可治也。病先起于阳，后入于阴者，先取其阳，后取其阴，浮而取之。（《灵枢经·热病》）

軃，因其所在，补分肉间。（《灵枢经·口问》）

軃，即后世所称之瘫痪，多由中风所致，与偏枯同为一类病，所治也相同，皆治以分刺法，只是邪之深浅略有不同。偏枯卧针刺"分腠之间"，軃则卧针刺"分肉之间"。

《灵枢经·经筋》言经筋之病包括筋急和筋纵两种，而所述病症及刺法主要针对筋急而言，筋纵之病及治疗略而不言，上述二例则为分刺法治筋纵的示例。

《黄帝内经》中常见的痹证曰众痹，病在分肉之间，治疗的定式刺法也最多，根据痹证的大小和深浅，采用单针或多针于皮、肉之间（分腠之间与分肉之间）操作，故可总曰广义的分刺法。由"分刺"延伸出的最重要的筋病刺法为挑筋刺法"恢刺"。如在分刺法操作中，以圆针刺入分肉之间后，加上挑刺的操作——向上挑再左右摆动，则可收"合刺"（合谷刺）的多向刺之功，从而提高疗效。在分刺延伸而出的各类在皮、肉不同深度之间操作的针法，加上挑刺的动作，则可以一针之刺收多针刺之效。要真正重拾"分刺"法，并与时俱进有所发展，还要进行针具的继承与改良，设计出既能保持古圆针刺分肉间不伤肉的特性，又能简化操作，特别是进针的操作。只有这样，《黄帝内经》因寒邪深浅而刺皮、肉之间不同层次的定式刺法的操作才能真正施展出其应有的功效。［黄龙祥. 筋病刺法的演变与经筋学说的兴衰. 中国针灸，2023，43（8）：855－867］

（七）文献摘要

《素问·气穴论》：肉之大会为谷，肉之小会为溪，肉分之间，溪谷之会，以行荣卫，以会大气。

《儒门事亲》：用《灵枢经》中鸡足法，向上卧针，三进三引讫，复卓针起，向下卧针。

附：竖横针刺法

（一）概述

竖刺法是指顺肌束纤维的走向进针，即进针方向与肌纤维走向平行；横刺法是指进针方向与肌纤维走向呈90°夹角，肌束的左右方向均可进针。20世纪80年代，钱士金、钱德金二位专家在《黄帝内经》"恢刺""合谷刺"的启发下，结合临床治疗软组织运动障碍性疾病的经验，总结并发展成本法。它具有取穴简单、操作安全、疗效显著、应用广泛等特点。

（二）治疗部位

1. 常用穴位 阳白、鱼腰、迎香、颧髎、巨髎、水沟、地仓、颊车、承浆、风池、天柱、肩髃、曲池、手三里、外关、内关、支正、合谷、气海、关元、梁门、肺俞、脾俞、胃俞、肾俞、大肠俞、关元俞、秩边、承扶、环跳、血海、梁丘、阳陵泉、阴陵泉、悬钟、解溪。

2. 常用刺激区（表 2 - 7 - 3）

表 2 - 7 - 3　常用刺激区的肌群、神经支配及功能

刺激区肌肉	周围神经	神经节段	功能	常用穴位
额肌	面神经	Ⅶ脑神经	提眉	阳白
眼轮匝肌			眼裂闭合	鱼腰
口轮匝肌			口裂闭合	水沟、地仓、承浆
颧肌			牵口角向上	颧髎
胸锁乳突肌及斜方肌	副神经	Ⅺ脑神经	头后仰	风池、天柱
			拉肩胛骨向内	肩中俞、肩井
前锯肌	胸长神经	$C_{5\sim7}$	使肩胛骨向胸廓贴紧	渊腋
冈上肌	肩胛上神经	$C_{5\sim6}$	上臂外展	秉风
冈下肌		$C_{5\sim6}$	上臂外旋	天宗
背阔肌	胸背神经	$C_{6\sim8}$	上臂内旋、内收、后伸	肩贞
大圆肌及肩胛下肌	肩胛下神经	$C_{5\sim6}$		
三角肌	腋神经	$C_{5\sim7}$	上臂伸展	肩髃、臂臑
肱二头肌 喙肱肌	肌皮神经	$C_{5\sim6}$	前臂屈曲 上臂内收，屈肩关节	肱中、曲泽
旋前圆肌	正中神经	$C_{6\sim7}$	前臂旋前	孔最
桡侧腕屈肌			屈腕	
掌长肌		$C_{7\sim8}$	屈腕	少海
尺侧腕屈肌	尺神经	$C_8\sim T_1$		
肱三头肌	桡神经	$C_{6\sim8}$	伸肘关节	手五里
肱桡肌		$C_{5\sim6}$	屈肘关节	尺泽
桡侧腕伸肌		$C_{6\sim7}$	伸腕	手三里、曲池
旋后肌		$C_{5\sim6}$	前臂旋后	支正、会宗
尺侧腕伸肌		$C_{6\sim8}$	伸腕	
髂腰肌	腰丛肌支	$L_{1\sim3}$	髋关节屈曲	髀关
缝匠肌	股神经	$L_{2\sim3}$	髋关节屈曲，屈膝关节	
股四头肌		$L_{2\sim4}$	小腿伸直	血海、梁丘
骶棘肌	脊神经后支的肌支	$C_1\sim S_5$	保持人体直立	夹脊穴、背腧穴
内收肌群	闭孔神经	$L_2\sim S_1$	大腿内收	箕门
臀中、小肌	臀上神经	$L_4\sim S_1$	大腿外展、内旋	环跳
阔筋膜张肌		$L_{4\sim5}$	大腿屈曲	风市
梨状肌	骶丛肌支	$L_5\sim S_1$	大腿外旋	环跳
臀大肌	臀下神经	$L_4\sim S_1$	大腿旋外，伸髋	秩边

续表

刺激区肌肉	周围神经	神经节段	功能	常用穴位
股二头肌	坐骨神经	$L_4 \sim S_2$	小腿屈曲 伸髋关节	殷门、承扶
半腱肌		$L_4 \sim S_1$		殷门、阴包
半膜肌		$L_4 \sim S_1$	小腿屈曲伸髋关节	殷门
胫骨前肌	腓深神经	$L_{4 \sim 5}$	足背屈、内翻	足三里、阳陵泉
踇长伸肌		$L_4 \sim S_1$	足背屈，踇趾伸直	
趾长伸肌		$L_4 \sim S_1$	伸踝关节，伸第 2 ~ 5 趾	
腓肠肌	胫神经	L_5，$S_{1 \sim 2}$	踝关节跖屈	承筋
趾长屈肌		$L_5 \sim S_3$	踝关节跖屈	复溜

（三）操作方法

1. 选穴原则　本法主要是以局部选穴为原则，即以病变局部骨骼肌分布区的痛点为进针刺激点，同时配合四肢肘膝关节以下的相关各穴及背俞穴，进行临床治疗。

2. 操作方法　针具选用 26 号、28 号、30 号毫针，以 4 ~ 10cm 长为宜。选用 G6805 电疗仪，采用连续波和疏密波两种波型。针刺方向及进针点穴的选择，依据软组织运动障碍性疾病简单分类，疼痛者，根据其特定运动位置所引出的痛点进针。无痛者，则根据受损肌肉纤维走向进针。

（1）竖刺法：顺肌纤维的走向进针，即进针方向与肌纤维走向平行。一般由近端刺向远端，如果病位在肌束近端或关节处，亦可由远端刺向近端。

（2）横刺法：进针方向与肌纤维走向呈 90°角，肌束的左右方向均可进针。

（3）进针角度和深度：角度有斜刺与平刺两种。斜刺用于深层肌肉，平刺用于浅层肌肉。根据患者的病情及患病部位肌肉组织纤维束的厚薄、长短来决定进针的深度。一般来说，肌束薄而短者进针较浅，肌束厚而长者或在深层的肌肉则进针较深。

（4）进针手法：一般采用夹持进针，破皮进入肌层后，押手应在所针肌肉的体表部位，刺手缓慢向前进针，根据病情，依"盛则泻之，虚则补之，热则疾之，寒则留之"的原则进行治疗。或使用电针连续波与疏密波持续通电 10 ~ 30 分钟，对耐受较差的患者，可用较弱的刺激量，以患者感到舒适为宜。频率宜选取从低频到中频为佳，刺激量从小到大，逐渐增强，以达到最佳治疗效果。

每日治疗 1 次，每次 10 ~ 30 分钟，10 次为 1 个疗程。

3. 注意事项　骨骼肌竖横针刺法在具体运用时，要根据病变的部位、病情的轻重及患者本身的体质状况，选用适当的操作方法。总的原则是以患者减轻痛苦并舒适为宜。在具体操作时，应注意下列问题。

（1）患者身体虚弱，或过度疲劳、饥饿、情绪紧张时，应让患者休息片刻，再施针术，刺激量不宜太强，以防晕针。

（2）长针进针时，宜采用双手进针法，进出灵活，便于探索。进入肌层后，针身在肌层宜缓慢进针，若遇阻力时不能盲目捣刺，可调整针刺方向，向四周探进，以防刺伤重要脏器和神经干。

（3）发生滞针时，首先应矫正体位，然后再出针。仍不能顺利出针时，可以在该处再加一针，拍打该处组织后再缓慢捻转出针。

（4）有外伤、感染、溃疡处及出血病史者慎用。

（四）临床应用

1. 适应证　主要适用于治疗软组织损伤、运动障碍性疾病及部分神经系统疾病，如面神经麻痹、坐骨神经痛、桡神经麻痹、腓神经麻痹、腓肠肌痉挛、周期性麻痹、急性感染性多发性神经炎、脊髓灰质炎、偏瘫、肌营养不良、强直性肌病、炎症性肌病、落枕、颈椎病、肩关节周围炎、肱骨外上髁炎、腰肌劳损、臀部软组织损伤、重症肌无力、梨状肌综合征及各种急性软组织损伤等。

2. 软组织运动障碍　用骨骼肌竖横刺法，治疗各种肌肉和软组织运动障碍性疾患。疼痛者，根据其特定运动位置所引出的痛点进针，并结合其运动状态采用灵活的方法来决定进针点，以缓解疼痛、恢复功能为目的。无痛者，则根据受损肌肉纤维走向，或以阳明经穴为主针刺，以调节和恢复肌肉运动功能为目的。并配合功能锻炼，针刺至一定深度后辅以脉冲电刺激。其中以急性软组织扭伤、梨状肌综合征、网球肘疗效最为满意，此外还用治瘫痪、肩周炎、颈椎病、关节炎、肌痉挛、肌萎缩等。［江苏中医杂志，1985，6（8）：26］

3. 周围性面神经麻痹　以竖刺法治疗 86 例，根据治疗需要将针刺部位分成口轮匝肌、上唇方肌、颧肌、额肌、眼轮匝肌等组，每次选用 2～4 组，顺肌肉纤维走向进行针刺，并配合脉冲电刺激。经 15～50 日治疗后，痊愈 72 例，显效 9 例，无效 5 例，治疗率为 83.1%。［江苏中医杂志，1987，8（12）：28－30］

四、刺筋法——关刺和恢刺

（一）概述

《素问·刺齐论》云：“刺筋者无伤骨。”《素问·调经论》云：“病在筋，调之筋。”这说明筋病宜针刺筋之左右，无伤骨骼、血脉。在临床上可用治肌腱、滑囊、韧带等筋病，包括各种运动性末梢病和软组织损伤，亦有用于中风偏瘫肌腱挛缩的。

《灵枢经·官针》刺筋法有关刺、恢刺，实是异名同类者。恢刺者言其功用，宽舒挛急短缩之筋；关（开）刺者言其特点，旁筋而刺也。恢刺法“举之前后”，应为挑刺法是浅刺，深则难以挑举。关刺，《黄帝内经太素》作“开刺”，义长。关（开）刺经文中，点明了针刺深度“筋上”，则知其最深不超过分肉之间，即相当于现代解剖学浅、深筋膜之分间。

（二）方法

1. 关刺法 用毫针直刺进针，刺入肌腱附着处；或从肌腱左右进针，刺中肌腱、韧带处。但不可损伤附近血管，以免出血。《灵枢经·官针》云："关刺者，直刺左右，尽筋上，以取筋痹，慎无出血，此肝之应也。或曰渊刺，一曰岂刺。"关刺为五刺法之一。

2. 恢刺法 用毫针直刺肌腱，也可从受损肌腱侧旁斜刺进针，并配合关节屈伸活动等方法，同时捻转提插行针，或调节针向与深浅，使肌腱附着处的关节活动恢复正常，挛缩的肌腱得以松弛。《灵枢经·官针》云："恢刺者，直刺傍之，举之前后，恢筋急，以治筋痹也。"恢刺为十二刺之一。说明本法宜与肢体活动结合，还应随时调整针向与深浅。

（三）临床应用

1. 主治 用于肌腱、韧带和关节病变，如肱骨外上髁炎、冈上肌腱炎、肩周炎、膝关节副韧带损伤、腱鞘炎、髌腱末端病、跟腱炎等。有舒筋活血、疏通经络、除挛止痛的作用。本法还可配合火针、皮肤针和艾灸法，在针刺时有时还可与多针刺法（如齐刺、傍针刺）结合应用。一般以病变局部的阿是穴或经穴为主，有时亦可配合循经取穴法。

2. 处方示例

（1）肩周损伤：肩髃、肩内陵、肩贞、臂臑、曲池。

（2）网球肘：阿是穴、手三里。

（3）髌腱末端病：膝眼、鹤顶、阿是穴和伏兔。

（4）跟腱炎：阿是穴、昆仑、太溪等。

（5）急性关节扭伤：先寻找局部压痛点，在其上下左右各约 2cm 处直刺 0.5～1 寸左右，捻转得气，再用三棱针在压痛点处疾刺数下使其出血，然后加拔火罐 15 分钟；起罐后再次行针 5 分钟，令患者活动关节，最后出针。

（四）注意事项

1. 用关刺和恢刺法时，必须注意针刺方向与深浅。因肌腱、韧带常附着于四肢关节，此处血管丰富，且有关节软骨与滑囊等组织，如刺之不当则易引起出血、疼痛，甚至会影响关节屈伸功能。

2. 用恢刺法时，一般宜在针体退至穴位浅层时再行肢体屈伸，以免弯针和折针。

（五）医家经验

1. 蔡国伟经验 用关刺法穴位注射治疗肱骨外上髁炎 50 例，先在患处寻找压痛点，常规消毒后，用注射器吸取 1% 普鲁卡因溶液（先做皮试）1ml 加强的松龙 25mg，快速刺入该处，得气后将针头深刺至筋结（伸腕肌起始部）上，回抽无血，将药液注入。第 2～5 次采用复方丹参注射液 2ml 穴位注射。隔日 1 次，5 次为 1 个疗程。经治 1～2 个疗程，痊愈 38 例，好转 4 例。[广西中医药，1989，12（4）：34]

2. 徐肇先经验 用 2.5～4 寸毫针，以痛为输，沿皮内向心性进针，髌下脂肪垫损伤者则在髌尖痛点纵轴的髌骨上二横指处进针。进针后沿水平方向在 1～2 寸之间来回穿抽半分钟（频率 100 次/分），至无阻力后出针。每周 2 次，4 次 1 个疗程。共治软组织损伤性疼痛 172 例，结果显效 116 例，有效 51 例，无效 5 例。［上海中医药杂志，1988，28（5）：26］

3. 管正斋四针恢刺法　虎口、大骨空、后骨空（大骨空与阳溪连线上，拇指指掌关节背侧正中陷中）、地神（拇指与掌交界之横纹点），四针恢刺治屈拇指肌腱鞘炎；昆仑、太溪、复溜、跗阳四针恢刺，解溪、商丘、丘墟、脑清四针恢刺，交替用治跟腱挛缩；尺泽、曲泽、少海、天井四针恢刺，治肘关节挛急疼痛。对肌肉、肌腱、韧带等挛急疼痛，确有疗效。（《管氏针灸经验集》，23）。

4. 蒋湘萍用关刺并隔姜灸治肱骨外上髁炎

（1）治疗方法：主穴为肱骨外上髁至桡骨颈间之敏感压痛点。局部常规消毒后，用 28 号 1.5 寸毫针直刺，深达筋膜，捻转行针至得气为度。每 10 分钟行针 1 次，留针 30 分钟。配穴患侧曲池、手三里、外关、合谷，行平补平泻手法。取大块新鲜生姜切片厚约 3cm，用三棱针在姜片上均匀地点刺 6～8 个小孔，出针后，将姜片置于压痛点处，然后在姜片上放置枣核大小艾炷，灸 5～8 壮，至局部皮肤潮湿红润为度。每日 1 次，8 次为 1 个疗程，疗程间隔 3～5 天。治疗期间尽量减少患肢活动，避免使患肘劳累，影响疗效。

（2）治疗结果：52 例中，痊愈 27 例，占 50.9%；显效 18 例，占 34.6%；好转 4 例，占 7.7%；无效 3 例，占 5.8%。有效率为 94.2%。［江西中医药，1998，29（1）：43］

（六）文献摘要

《黄帝内经太素·十二刺》解曰："恢，宽也。筋痹病者，以针直刺傍举之前后，以宽筋急之病，故曰恢刺也"。

按：筋急则短缩，急者柔之，恢筋急者宽舒其筋使柔也，杨注颇得经义。

附：贯刺法

（一）概述

贯刺法，是指直接穿刺结筋病灶点，一刺不已则复而刺之，以消解结筋病灶的刺法。《灵枢经·四时气》用锐针刺肿处，治疠风也可属本法范畴。《诸病源候论》较早记载结筋病症有明确定义，但其治疗尚未录其针法。《针灸摘英集》又称决痛针法。明确针对结筋病灶详述贯刺法者，是朝鲜任彦国《治肿指南》及许任《针灸经验方》。而后清代《勉学堂针灸集成》《针灸易学》也载有此法。黄龙祥详述之，兹录于次。

（二）方法

1. 操作

（1）按寻结筋（或无结筋仅有高张力区）而按之极痛处。

（2）有结筋作痛者，左手按压固定勿使动移，右手持粗毫针贯刺结筋，病人出现酸痛不可忍处而疼极的反应，即刺中结筋，是得其穴而获神效。

（3）如只寻到高张力区而未见结筋，但在高张力区某一点按压，病人龇牙咧嘴、惊战变色，若疼不可忍。则以粗毫针或圆利针卧针向最痛点平刺或斜刺。

（4）贯刺法治经筋病后，须用重捻按痛处以增强疗效。再于相关经脉本输穴用毫针调血气令平以收功。

2. 注意事项

（1）针具可取粗毫针、挑针、钩针、员利针等。

（2）针具大小，可根据结筋大小、深浅、软硬不同而选择。

（3）贯刺可结合实际需要，配合刺络法、拔罐法等。

（4）刺后要配合牵张疗法，以瘥为度。

（5）也可用挑筋法，详见本书挑刺法部分。

（三）临床应用

1. 适应证　痈肿、瘰疬、结络、结筋等以筋结为特征的病症，如臂肘挛急屈曲，不可伸直等。如《灵枢经·经筋》："其病……及当所过而结者皆痛及转筋"，可见以筋急、结筋者皆可用之。

2. 处方示例

臂肘曲急不得张伸：以手摩擦肘旁内外筋急结聚处，又以大拇指当筋结中重按不动，以针剀刺。又，按肘内上下连筋二三处筋中结壅贯刺，或手腕筋急结壅处亦刺，并附煮竹筒三四度。或肘纹中结经处当尺泽亦刺，必效。（《治肿指南》）

（四）文献摘要

《灵枢经·四时气》："疠风者，素刺其肿上，已刺，以锐针针其处，按出其恶气，肿尽乃止"。

《千金翼方》："针瘰疬，先拄针皮上三十六息，推针入纳之，追核大小，勿出核，三上三下，乃拔出针"。

《针经摘英集·治病直刺诀》：凡痛勿便攻之。先以正痛处针之，穴名天应穴，针名决痛针。针讫以手重按捻之，而随经刺穴即愈。

《针灸经验方》：手臂筋挛酸痛，专废食饮不省人事者，医者以左手大拇指坚按筋结作痛处使不得动移，即以针贯刺其筋结处，锋应于伤筋则酸痛不可忍处是天应穴也。随痛随针，神效，不然则再针。针伤筋则即瘥，针不伤筋则蹇，即还刺其穴则少歇矣。凡针经络诸穴，无逾于此法也。（《勉学堂针灸集成·手臂转引之》）

《针灸经验方》：手足筋挛蹇涩以圆利针贯刺其筋四、五处后，令人强扶病人病处，伸者屈之，屈者伸之，以瘥为度，神效。

《针灸易学》：先治周身疼痛多矣，必病人亲指出疼处，即以左大指或食指掐之，病人龇牙咧嘴、惊战变色，若疼不可忍，即不定穴也，即天应穴也。右手下针，疼极必效。

五、刺骨法——短刺和输刺

（一）概述

《素问·刺齐论》："刺骨者无伤筋。"《素问·调经论》："病在骨，调之骨。"短刺（十二刺）和输刺（五刺）为《灵枢经·官针》刺骨法，用治骨痹病法，要求针刺深入至骨膜，或上下摩骨，或直入直出。但输刺有3种，分列于九刺、十二刺、五刺之下，兹列表2-7-4以鉴别。

表2-7-4　《灵枢经·官针》输刺鉴别表

刺法	原文	临床应用	归属
九刺	输刺者，刺诸经荥输、脏腧也	选取十二经的五输穴和背俞穴配伍，治疗脏腑病	选穴配方
十二刺	输刺者，直入直出，稀发针而深之，以治气盛而热者也	用针直进直出，用穴少而深刺；或直刺针得气后，逐步退针。以治热病	直刺、深刺、疾泻法
五刺	输刺者，直入直出，深内之至骨，以取骨痹，此肾之应也	直刺进针，深入至骨，以治骨痹	直刺、深刺

（二）方法

1. 短刺法　进针时，边摇动针柄、边逐步深入，直刺至骨，在骨膜处做上下捣动，如摩刮状。《灵枢经·官针》："短刺者，刺骨痹，稍摇而深之，致针骨所，以上下摩骨也。"短刺为十二刺法之一。短有接近的意思，本法刺深近骨，故名短刺。

2. 输刺法　直刺进针，深入至骨，在病变处捻转提插，得气后留针，其间行针2~3次，然后逐步退针。可与短刺法结合应用。

（三）临床应用

主要应用于各种骨病，如颈椎病、腰椎骨质增生症、跟骨骨刺、类风湿关节炎、骨关节炎等，有疏经通络、活血化瘀等作用。常取阿是穴，有时也可针刺受损部位邻近的经穴。

（四）注意事项

1. 刺骨诸法在临床上以局部或邻近取穴为主，可选阿是穴针刺，亦可从病位邻近处选取经穴进行针刺治疗。

2. 针刺方向与深浅应根据病位深浅和腧穴特点来决定，以取得强烈感应而恢复运动功能为准。

3. 本法针刺至骨，故宜取坚韧而富有弹性的毫针，以新针无锈蚀、弯曲者为佳。

（五）医家经验

1. 奚永江治类风湿关节炎　常以短刺和输刺，并配合其他刺法应用。如上肢受累较甚者，取天宗穴，深刺至骨，然后改用合谷刺法，使针感向肩部和上肢放射；下肢受累者，取秩边穴，用4寸长针深刺，使针感向下肢放射；膝关节屈伸不利者，则取膝阳关穴（膝关节屈曲体位)，用3寸针透刺曲泉穴，然后改用捻转泻法，逐步退针至浅层后，再予出针。

2. 陈英炎等用铍针输刺法 以颈椎棘突主要压痛点为主，配合天宗、肩贞等，按《灵枢经》刺法直入直出深至骨膜，出针后有少量出血，针后加拔罐，去罐后做局部按摩。共治颈椎病100例，结果临床治愈19例，显效37例，好转27例，无效17例。一般治疗3次（每3~5天1次），不超过10次。[云南中医杂志，1984，3（3）：34-35]

第二节　局部多针刺法

在病变局部或腧穴处，用多支毫针刺入，可增强刺激，促使针感放散传导，提高临床疗效。《灵枢经·官针》有傍针刺、齐刺、扬刺等刺法，为多针刺法的发展开创了先河。现代临床在前人基础上，又有围刺、对刺和同穴多针刺等方法，诸此都说明多针刺法在临床上已广泛应用，值得推广。

一、傍针刺法

（一）概述

在病变局部或腧穴上，先直刺一针，再在其旁边斜刺一针，称为傍针刺法。《灵枢经·官针》："傍针刺者，直刺、傍刺各一，以治留痹久居者也。"傍针刺为十二刺之一，是用治留痹的多针刺法。

（二）方法

一般宜取痛点（或反应点）及其邻近腧穴，先直刺1针，捻针得气后勿再深入；再在其旁5分至1寸处斜刺1针，针尖朝向直刺的针（痛点中心），捻针得气后勿再深入。然后用轻柔指力依次捻搓针柄，或行雀啄术，但须保持针尖不离得气处，以加强刺激，促使针感放散。（图2-7-6）

（三）临床应用

1. 主治 适用于疼痛显著、痛点集中的病症，如头痛、关节痛、肌纤维组织炎、腰背痛、足跟痛、腰椎骨质增生症等。有人用本法治阑尾炎和慢性细菌性痢疾，取足三里与上巨虚连线上的压痛点进行针刺，有较好疗效。

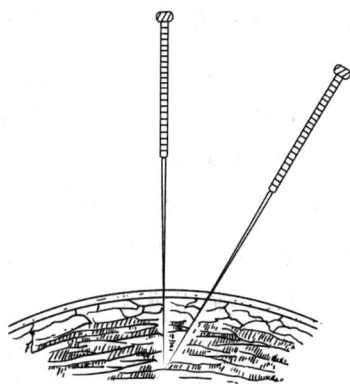

图2-7-6　傍针刺法

2. 处方示例 慢性前列腺炎主穴为中极、秩边、肾俞、三阴交，配穴为尿道症状明显者加阴陵泉、膀胱俞，局部胀痛甚者加志室、气海，性功能障碍者加次髎、百会、关元。主穴中极、秩边采用傍针刺。即先嘱患者排空膀胱，取仰卧位，以30号3寸针在中极直刺1针，再在近傍斜向中极加刺1针，进针1.5~2寸，得气后，予以小幅度捻转提插，使局部酸胀感扩散至会阴部；而后患者取俯卧位，以 28 号 4 寸针于秩边直刺 1 针，同样在近傍加刺 1 针，进针约 3.4 寸，得气后，手法同上，如出现强烈的触电感传向下肢或臀部，须纠正针刺方向。

余穴得气后，均采用平补平泻手法。每穴均留针 30 分钟，期间运针 2 次。每日 1 次，10 天为 1 个疗程，疗程间停止针刺 4 天。治疗 2～3 个疗程。

（四）注意事项

1. 本法可根据"以痛为输"原则取穴，亦可循经取穴。

2. 行雀啄术时，医者前臂宜随针尖升降而升降。行捻搓法时，幅度要小，频率要大。

3. 进针得气后，针尖务必不离该处，即使行针亦不离针感。

（五）医家经验

管正斋治皮层性呃逆 先从攒竹进一针，针尖至眉中眶上裂，左手拇指压按针尖，使针体紧贴眼眶，右手持针捻转 36 次。再从阳白穴直下一针，使针尖向下刺至眉中眶上裂，与第一次针尖相遇，行针手法同上。以上为一度手法，可反复行针，计三度手法。（《管氏针灸经验集》，21）

二、齐刺法

（一）概述

齐刺法即在病变局部中心直刺 1 针，左右（或上下）各斜刺 1 针，以加强刺激的多针刺法。《灵枢经·官针》云："齐刺者，直入一，傍入二，以治寒气小深者。或曰三刺，三刺者，治痹气小深者也。"可见齐刺法适用于范围局限而病位较深的痹痛病症。现代临床除用上述方法之外，还有用三针集合或平行直刺穴位及反应点，亦称为齐刺法。

（二）方法

以压痛点（反应点）为主取治。用 3 支等长毫针，先于其中心直刺 1 针，捻转得气后即停止深入；再在其上下或左右 1～1.5 寸处各斜刺 1 针。分别捻搓针柄，以增强针感，使针感向深层与四周扩散。（图 2-7-7）

（三）临床应用

1. 功用主治 疏通经络，活血化瘀，行气止痛。主要用于寒湿久居、疼痛局限固定、压痛明显而又缠绵不愈的痹证和疼痛。此外，还可治疗内、妇、五官等各科顽固性病症，常有提高临床疗效的作用。

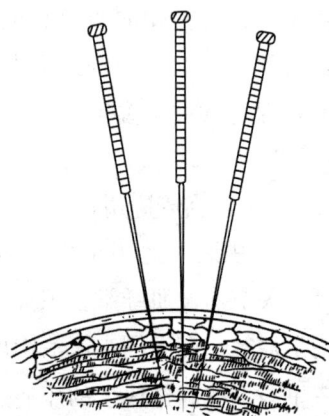

图 2-7-7 齐刺法

2. 处方示例

（1）软组织损伤：①梨状肌损伤，可取膀胱俞以 4 寸毫针向股骨大转子方向直刺 1 针，再在该穴上下约 1.5cm 处各平行直刺 1 针，3 针方向与深度均相同；再在股骨大转子后方，取穴向膀胱俞方向对刺 1 针，与膀胱俞的 1 针呈对刺，并于这 2 针上通以脉冲电流以加强刺激，通电 15～20 分钟。②臀筋膜损伤，可先寻找其条索状反应物用 4 寸毫针刺入，再在其左侧大肠俞、风市穴各刺入 1 针，分别施以提插捻转手法，留针半小时后出针。③桡骨茎突狭窄性腱鞘炎，可取列缺穴齐刺法。④坐骨结节滑囊炎，可取承扶穴齐刺法，针刺后均加以温针，以温通经络。⑤此外，网球肘、四肢关节扭伤及关节痛等，均可取局部压痛点进行三针齐刺。

（2）神经系统病症：①面肌痉挛，可取太阳穴向下斜刺 1 寸，并于该穴前后再分别平行斜刺 1 针，针深 1 寸，用快速捻转手法，留针 30 分钟，每 5 分钟行针 1 次，此法还可用治偏头痛。面瘫后遗症，额肌功能恢复迟缓而额纹消失者，可取阳白穴齐刺（沿皮刺），加通以脉冲电刺激。②神经性耳聋，可取率谷穴及其上下各 5 分处，平行沿皮刺入 3 针，向后刺入 1 寸左右，留针 1 小时，每 10 分钟快速捻转 1 次。③中风失语、癔症性失语和假性延髓性麻痹造成的吞咽困难，取廉泉穴齐刺加用脉冲电刺激，哑门穴齐刺不加电刺激。④下肢肌肉僵硬，取承山穴齐刺，并加用低频脉冲电刺激，治疗震颤麻痹和腓肠肌痉挛引起者。⑤此外，腰奇穴齐刺治癫痫，大椎穴齐刺治颈椎病引起的眩晕，均有效果。

（3）妇科、男科病：①痛经可取关元穴齐刺，加温针；子宫脱垂症可取曲骨穴齐刺，加电针。②男子性功能低下，遗精阳痿，则可取关元穴（或曲骨穴）齐刺，加温针。

（四）注意事项

1. 本法取三针齐刺，一般宜用等长毫针者，以一针直刺、二针斜刺为主，亦可三针平行刺入。

2. 根据病变性质和腧穴特点，齐刺法亦可采取三针斜刺（如太阳穴）或沿皮刺（如率谷穴）的方法，此乃古法之发展。

3. 针刺得气后，可根据病证性质加用温针、电针等方法，或在留针期间施以各种相应手法，以加强针感、提高疗效。

（五）医家经验

1. 管正斋经验 在腱鞘囊肿上下左右各平刺 1 针，再从囊肿隆起最高点直刺 1 针至基底。督阳五花针，先针大椎，次针崇骨、陶道，再针双侧定喘，治头痛、咳喘；或先针灵台，后针心俞、膈俞治肺结核、背痛、疔疮。任阴梅花针，先针中脘，次上脘、建里，再双梁门，治胃病、呃逆；先针关元，次中极、石门，再双水道，治宫寒不孕、阳痿、早泄、尿频、尿闭。用齐刺治疗颞颌关节紊乱症，下关直刺 1～1.2 寸，太阳透下关平刺 1.2～1.5 寸，颊车透下关平刺 1.2～1.5 寸，得气后太阳、颊车加电针，留针 20 分钟。（《管氏针灸经验集》）

2. 吴琦用治梨状肌综合征经验 取穴：血瘀型取环跳、秩边、承扶、阳陵泉、太冲；风寒湿型取环跳、秩边、风市、承山、丰隆、昆仑；湿热型取环跳、秩边、殷门、委中、丰隆、行间。患者侧卧而患侧臀部朝上，下肢微屈。首先在环跳穴用 3 寸针先刺 1 针，再在环跳穴左右 1 寸各刺 1 针。此 3 针均施以白虎摇头手法。其法是：将针捻入，并用中指拨动针体使针左右摇动，再行上提，同时进行摇振，犹如用手摇铃。待得气后，其他穴再行针刺，常规取穴后，用捻转提插等常规补泻手法，得气后留针30分钟。每日1次，12次为1个疗程。［中医杂志，2002，43（7）：506］

3. 孙亚林等用齐刺留针法治疗肝癌疼痛80例疗效观察

（1）治疗组：选用天应穴（即疼痛点）。用直径0.4mm、长75mm毫针，距天应穴左侧30~40mm。胁肋部疼痛者平行于肋，肋下疼痛者平行于皮肤纹理，与皮肤成15°夹角进针于皮下，进针长度60mm，采用齐刺法，并排埋3根针，中间一根稍前5mm，旁边两根针与中间一根针成夹角均约为10°，3根针横穿痛区，在远端成会合之势，但不相交。旁边进针点与中间进针点的距离均约10mm。针柄用胶布固定于皮肤上。每晚针刺1次，留针12小时，留针期间患者生活能自理。

（2）对照组：采用药物美菲康30mg口服，每晚1次。

（3）疗效：治疗组80例，显效68例，有效9例，总有效率96.2%；对照组60例，显效15例，有效26例，总有效率68.3%。统计学处理，$P < 0.05$，说明齐刺留针法镇痛效果明显优于对照组。肝癌疼痛采用齐刺留针法能起到延长镇痛时间的作用。本法中有45%的患者在起针后2小时感觉疼痛，经延长留针时间后疼痛消失。［中国针灸，2000，20（4）：211］

4. 欧阳八四用齐刺加电针治疗梨状肌综合征

（1）齐刺组：在梨状肌体表投影区，寻找到最痛点，常规消毒后，用30寸毫针直刺皮下，缓缓进针至梨状肌部做小幅度提插捻转，使臀部产生较强烈的针感，但不强求针感向下肢放射，然后在其上下近梨状肌起始处再各刺1针，针尖朝向第1针，得气后接通电针仪，连续波刺激，刺激量以患者能耐受为度，同时针刺患侧阳陵泉，平补平泻。

（2）对照组：采用针刺痛点或环跳、次髎、阳陵泉。针刺环跳时，强调针感必须向下肢放射，同样以电针刺激。

两组病例疼痛若放射至足背，加取昆仑，急性损伤加委中，均留针半小时，每日或隔日1次，10次为1个疗程，有寒者针后局部加拔火罐。

（3）疗效：共104例。其中齐刺组61例全部有效，其中痊愈49例，显效8例，好转4例；对照组，仅2例无效，痊愈19例，显效16例，好转6例。齐刺组与对照组的痊愈率差异有显著意义，而总有效率间的差异无统计学意义。并提示，齐刺组病程在3个月的痊愈率明显高于3个月以上者。齐刺组在2个疗程内的痊愈率两组有显著差别，而两组总有效率之间则无显著差别。［中医研究，1998，11（2）：50］

三、扬刺法

（一）概述

扬刺又称阳刺，是在病变局部（如疼痛处）中心直刺1针，再在其上下左右各刺1针的多针刺法。《灵枢经·官针》云："扬刺者，正内一，傍内四，而浮之，以治寒气之博大者也。"扬刺列于十二刺法。说明扬刺法宜针刺浅浮，不可太深。

（二）方法

选用 1~1.5 寸毫针，共 5 支。先取病变局部（如疼痛显著处）中心直刺 1 针（主针），边捻转、边寻找针感，得气后即勿深入，拇、食、中三指持针捻搓，亦可配合呼吸泻法，使针感加强（或有寒凉感）即可留针。再在主针上下左右各 1~1.5 寸处，分别刺入 1 针（辅针），一般宜向病变中心斜刺或沿皮刺。然后，依次捻搓各针，使针感进一步扩散。（图 2-7-8）

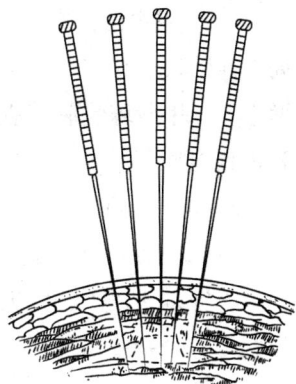

图 2-7-8 扬刺法

（三）临床应用

1. 适应证 寒邪凝滞、经络气血痹阻所致的疼痛、麻木、局部肿胀，而病变范围较大、病变浅表者。适宜于风湿痛、腱鞘炎、腱鞘囊肿等。有祛寒止痛、行气活血、散瘀消肿之功。

2. 处方示例

（1）失眠：百会、三阴交，先直刺一针，而后在两穴的上下左右各 1 寸处向穴位中心斜刺，即用扬刺法。心脾两虚加神门、阴陵泉，肝胆火旺加太冲，胆郁痰扰加丰隆，心肾不交加照海。得气后分别任选百会、三阴交四周的扬刺四针中的两针连接电针仪的两极，用连续波留针 30 分钟。[中医杂志，2011，52（11）：967-968]

（2）冻疮：选用 28 号 1~1.5 寸毫针。局部常规消毒，左手将冻疮中心固定，右手持针快速直刺入皮下，直达冻疮结节根部，然后在冻疮边缘四周上、下、左、右各斜向冻疮中心横透刺入 1 针，有针感为佳，无针感亦不行手法。最后在直刺的 1 针上加温针灸 3 壮，留针 20 分钟后出针，每日 1 次，连续治疗 5 次为 1 个疗程。对照组：医者手持点燃艾条在冻疮部位旋转移动，以患者不感灼痛为度。每日 1 次，每次 20 分钟，5 次为 1 个疗程。[中国针灸，2000，20（11）：663]

（四）注意事项

1. 针刺不宜过深，以得气为度。

2. 辅针的进针角度可采取斜刺和沿皮刺，应根据病变范围和性质来决定。

3. 捻转手法一般用平补平泻手法，亦有用泻法或补法者。

四、围刺法

（一）概述

围刺又称围剿刺法，是多针向病变中心刺入，似围剿敌寇之状的针刺方法。本法源于扬刺法，而应用更广泛，属于局部多针刺法范畴。

（二）方法

用 4 支以上毫针，分别由患部周围边缘处斜向或沿皮刺入，针尖均指向病变中心，并在病变中心处再直刺 1 针。进针深浅可根据病变性质和部位决定，一般在 1~1.5 寸。留针 20~30 分钟，其间用提插捻转手法行针 2~3 次，可用平补平泻或导气法施术。

（三）临床应用

1. 功用主治 本法有疏通经络、活血化瘀、软坚散结、清利湿热等功效，临床可用于局限性肿块、结节、麻木、疼痛，如四肢关节软组织损伤、网球肘、腱鞘囊肿、乳房小叶增生症、甲状腺囊肿、股外侧皮神经炎、慢性湿疹（皮损局部增厚、范围局限者）、皮炎和带状疱疹等。

2. 处方示例

（1）良性甲状腺囊肿（结节）：局部常规消毒后，用左手拇、食二指固定肿块，在其周边将针刺入皮下，针尖向内斜刺，直至肿块基底部，并在肿块正中再直刺 1 针，共 6 ~ 8 针。每针分别施以提插捻转手法。针刺时要注意深度，勿损伤颈部大血管和喉返神经、迷走神经等。

（2）带状疱疹：用多支 1 ~ 2 寸毫针，在距离疱疹 5 分处沿皮刺入，针尖刺向疱疹中心，用针数目可根据皮损范围的大小来决定，每针相距 30 ~ 60mm。用捻转泻法，留针 30 ~ 60 分钟，其间行针 2 ~ 3 次。

（3）神经性皮炎：用 28 号 2 ~ 3 寸毫针在患部周围向皮损中心沿皮刺入 4 针，针尖集中于病变中心，行捻转泻法或平补平泻，留针 20 分钟，也可加用脉冲电刺激。慢性湿疹皮肤增厚、股外侧皮神经炎等可用本法，其用针数目应根据皮损与麻木范围来决定。

（4）囊虫病引起的皮下结节：从结节周边的上下左右分别斜刺入 4 支毫针，至结节中心，再在结节中心处直刺 1 针，分别施以捻转手法，得气后留针 20 ~ 30 分钟，留针期间行针 1 ~ 2 次。

（5）腱鞘囊肿：取局部阿是穴，囊肿局部常规消毒后，在其四周用 1 ~ 1.5 寸毫针从前、后、左、右四个方向横刺入囊肿基底部，使针身在囊肿内呈十字形。然后在囊肿顶端放生姜片，行隔姜灸 3 ~ 5 壮，使局部潮红。灸毕再捻转行针 1 分钟，摇大针孔出针，出针时不按压针孔。并用 2ml 注射器抽取曲安缩松针剂 20mg 与利多卡因 0.5ml 混匀，垂直刺入囊肿内行封闭。而后用轻柔地按压、柔法按摩囊肿及周围，以利药物吸收。每周 1 次，2 次为 1 个疗程。［中医杂志，2002，43（5）：367］

（四）注意事项

1. 使用围刺法可根据病变深浅，选用沿皮刺或斜刺法，但各针的针尖务必指向病变中心，如皮损中心、结节基底部。

2. 在各针呈围剿之势后，宜分别予以捻转或提插手法行针，以加强针感。如实热者可用泻法，或配用脉冲电刺激；虚寒者则用补法，并辅以艾条温和灸。

3. 留针时间及行针次数，可根据病变性质来决定。

五、对刺法

（一）概述

对刺法是以同一经脉上下穴位或病变局部痛点上下处取穴为主，用 2 支毫针相向刺入，以加强针刺感应的刺法。现代临床用以治疗关节痛与软组织损伤，似源于"接气通经"法。

（二）方法

1. 谢国荣拔河针法 在病痛局部及其同经下端穴处，用 2 支毫针相向刺入，同时以轻柔均匀捻转手法行针，务必使针感连成一线，以患者能耐受为度，反复数次。再捻下端穴位的针，以加强刺激。待上端穴位的针感减轻时，再将下端穴的毫针退至皮下，针尖斜向下端并轻捻刺入。最后，可待上端穴针感消除，再依次出针。

2. 殷克敬对刺法 在病变局部取穴，用 2 支毫针于所选穴位的上下（或左右）相对刺入，其进针点相距约 4cm，使针尖在穴位深处接近而不连接。然后，在针柄上接上脉冲电针机的输出线，电流量以患者能耐受为度，留针 15 ~ 20 分钟。此外，头皮针亦可用对刺法，详见本书头皮针部分。

（三）临床应用

疏经通络，行气活血。上述二法可用于风湿痛、扭伤、肩周炎、坐骨神经痛等以疼痛为主而顽固不愈者。

（四）注意事项

1. 第 1 种方法，务必采用轻柔均匀指力捻针，得到舒适持久的针感，并待上端针感消失后，再依次从上而下出针。

2. 第 2 种方法，对刺针尖不可相接。

（五）医家经验

殷克敬等用对刺通电刺激经验 治疗关节痛和软组织损伤患者 86 例，痊愈 23 例、显效 27 例、好转 31 例、无效 5 例。认为本法可使针尖处电流密度增加，但电流量反而较一般电针法减少一半以上，能加强刺激量，缩短疗程，提高疗效。[新疆中医药，1986，2（4）：49]

六、同穴多针刺法

（一）概述

用 2 支以上毫针同时刺入某一穴位，或分别从某一穴刺入、按不同方向推进，以加强刺激程度的针刺方法，称为同穴多针刺法。本法为现代临床治疗面瘫、偏瘫和截瘫及顽固性疼痛等所常用。

（二）方法

1. 同穴双针刺法 用 3 ~ 4 寸毫针，刺入某穴得气后，在该穴上再刺入 1 针以加强针感。双手各持 1 针，上下提插并捻转，使针下有强烈感应并上下传导，肢体不自主抽搐，行针 1 ~ 2 分钟后出针。

2. 同穴多针刺法 医者取多支 2 ~ 3 寸等长毫针（2 支以上，最多可达 6 ~ 8 支），令针尖平齐。在爪切押手配合下，右手持多针快速刺入穴位（不捻转），待针直插至一定深度后，行捻转提插手法以加强针感，并使其放射至经脉远端。留针 20 分钟，其间可行针 1 ~ 2 次。

3. 同穴交叉刺法 用 2 ~ 3 支等长毫针，一般为 1.5 ~ 3 寸左右，分别从某穴进针，按照不同方向分别透刺，针体在穴下呈交叉状。进针至一定深度后，同时或分别捻转提插，使针感向四周扩散。如取用头维穴，用 2 支毫针分别沿皮透刺进针，一针由上而下，一针从前向后，两针交叉呈十字状，称为"十字刺法"，即属此法范畴。

（三）临床应用

1. 功用主治 疏通经络、行气活血。临床常用以治疗各种顽固性瘫痪和疼痛。一般宜取针感明显的穴位，每次不超过 3 ~ 4 个。

2. 处方示例

（1）偏头痛：可取患侧头维穴，用十字刺法，常可迅速缓解症状、改善局部体征。

（2）顽固性面瘫：可取太阳穴用三针交叉刺（沿皮刺），使针体位于皮肤与骨膜之间；同时，取下关、地仓穴，用 3 支 1.5 ~ 2 寸毫针，分别按不同方向沿皮透刺，均用捻转手法行针，使针感扩散至整个患侧面颊。

（3）中风偏瘫：可取环跳、足三里（患侧）用双针刺法，同时酌配委中、承山、风市、阳陵泉、太冲等穴用常规毫针刺法。

（4）外伤性截瘫：可取肾俞、大肠俞、次髎、四强等穴用多针刺法，酌取关元、中极、气冲、足三里、阳陵泉、悬钟、太溪以常规毫针刺法，前者用强刺激手法行针，务必使针感放散至下肢远端，后者则用弱刺激手法。

（四）注意事项

1. 本法刺激量较强，故宜让患者在卧位下进行，并在针刺前说明针感性质，以免引起患者不必要的恐惧。

2. 刺激程度应根据患者体质掌握，初次使用时手法要轻，以后逐渐增强，令患者能够耐受。

3. 针刺深浅与方向应根据腧穴特点与治疗要求来决定。用本法时每次取穴宜少而精，其他穴可以常规刺法施术。

4. 体质虚弱、久病、小儿、孕妇禁用本法。

第三节 透穴和芒针刺法

透穴和芒针刺法均为一针多穴透刺，以加强针刺感应，达到疏经通络、调和气血的目的。

一、透穴刺法

（一）概述

透穴刺法是一针透刺多穴（或多经）的针刺方法。根据针刺深度的不同，可选择较长的毫针或芒针施术。《灵枢经·官针》中的合谷刺、恢刺等已涉及针刺方向和深度的问题，但尚未提出透穴之名。较早提出透穴之名者，当推金元窦汉卿《窦太师针经》。而后元代王国瑞《扁鹊神应针灸玉龙经》、明代吴崑《针方六集》、杨继洲《针灸大成》等著述对《玉龙歌》透穴法内容对此均有记述，有的还作了详细注解。再者，明代凌云针法重视透穴，在其后世传人著述如《循经考穴编》和《针灸内篇》中有所反映。现代临床用透穴刺法较为广泛，主要用治面瘫、中风偏瘫、痹证和其他用常法无效者。

（二）方法

1. 直刺深透法 用直刺法进针，由一侧腧穴向其对侧相应腧穴透刺（图2－7－9），如内关透外关、阳陵泉透阴陵泉、犊鼻透内膝眼等。常用于病位较深（如肌腱关节处）或病变涉及相表里的两条经脉时。一般取四肢腧穴或肌肉丰厚的穴位（如秩边透归来）。

2. 斜刺平透法 用斜刺法进针，由一穴向另一穴斜向透刺，针体与皮肤呈45°角，如阳陵泉透足三里，公孙透涌泉、归来向会阴部斜向透刺等。常用于病变涉及相邻经脉时，也可用于同一经相邻穴位的透刺（如复溜透交信）。一般亦以四肢穴和肌肉丰厚处为宜，也有用于较薄处者。

3. 沿皮刺横透法 用沿皮刺（平刺、横刺）法进针，针体与皮肤呈15°角，紧贴皮肤，由一穴向另一穴透刺（图2－7－10），如上星透神庭、百会透前顶、地仓透颊车、中渚透液门、列缺透太渊、肾俞透志室、肺俞透魄户、膻中透巨阙等。常用于病邪位于浅表的疾患，或头面、胸背、四肢皮肉浅薄处，以及邻近有血管、深层有重要脏器处的穴位。用本法既可加强刺激，又能避免组织损伤和局部疼痛。

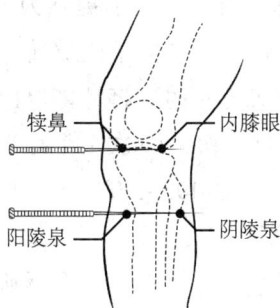

图 2－7－9　直刺深透法　　　　　图 2－7－10　沿皮刺横透法

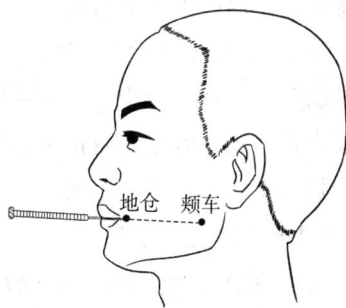

4. 多向透刺法 一针由一穴向另一穴透刺后，可提针至皮下，向其他穴位分别多向透刺。如肩髃透刺极泉后，可提针至皮下，向臂臑穴、肩贞穴分别透刺。以加强针刺感应，扩大刺激范围，从而提高针刺疗效。

（三）临床应用

透穴刺法一针多穴，疏通经络、调和气血，可用于常规针法难以取效的病症。

1. 透穴刺法适用范围 目前临床用透穴刺法的病症，主要有面瘫、三叉神经痛、中风偏瘫、小儿麻痹后遗症、顽固性头痛、胸痹、心悸、咳喘、胃下垂、痹证不愈关节拘挛者、痿证肌肉萎缩等，以病程长、病情顽固者为宜。

2. 临床透刺举例

（1）地仓透颊车：凡风中阳明在面之络而引起的口眼㖞斜、唇缓不收、漏落水浆之面瘫，可用此法。令患者端坐，医者左手拇指押于地仓穴（患侧），食、中、无名指拂于地仓与颊车之间，右手持针于地仓穴刺入，左手拇指迎挤针尖，针至 3 分得气后，由左手食、中、无名三指相辅，直进至颊车穴。必须使针体始终保持在面颊肌肉之间，切不可贸然进针，透进口腔。

（2）天井透臂臑：用治三焦气郁化火所引起的面颊肿痛、咽肿喉痹、瘰疬、发颐等，对瘰疬初起而尚未成脓破溃者尤效。令患者端坐，屈肘，拇指向后叉腰，尽量使屈臂向前摆。医者左手拇指指端押于天井穴上方，其余四指押于天井穴上，进针时随吸气左手拇指迎挤针尖，针入 5 分后即能得气，微提针使针尖向臂臑穴进刺，左手拇指压紧天井穴、余四指时时揣度针尖所到处，直至臂臑穴停针。至此，患者常觉肱后发热或引至肩头，这是得气之感。在进针时，如发现针尖偏行或浮于皮表，可将针缓缓提出，纠正方向，复行刺入。出针时，左手拇指紧压天井穴，其余四指将天井与臂臑之间的皮肤固定好，右手提针柄微微往复捻转，如无滞针则缓缓将针提出，并于针体通道之皮肤上揉按片刻。隔日针 1 次，左右侧交替针刺。

3. 处方示例　胃火亢盛型单纯性肥胖症：仰卧位，双下肢屈曲，使腹部放松，用 0.45mm×175mm 长针，自巨阙穴快速刺入皮下，针体沿皮下缓缓向左肓俞斜向透刺，待针尖刺至左肓俞下方时，得气后先用搓针法，造成滞针现象。然后手持针柄与皮肤呈 30° 角，慢慢上提，以医者手下有重力感，患者脐周与下腹部、胃体等有上提感为度。间歇 5 分钟左右重复进行，反复 5~6 次，留针 10 分钟。最后将针按反方向单向捻转，待针体松动后即可出针。提针过程中，医者若感到重力感消失或有脱落感时，将针体退出大半，然后再重复进针，皮下刺至左肓俞后稍捻转再慢慢提针。每日 1 次，10 次 1 个疗程。第 2 个疗程改为隔日 1 次。共 3 个疗程。［中医杂志，2011，52（5）：405-407］

4. 透穴刺法的临床特点

（1）精简用穴：透穴刺法取穴较少，由一穴而入，然后向其他穴位多向透刺，可减少皮表刺破的次数，避免多针多穴引起的损伤，同时又不影响针刺疗效。

（2）避免组织损伤和局部疼痛：对头面、胸背、四肢远端肌肉菲薄处，用透穴刺法可避免血管、神经和深部重要脏器损伤，又能达到治疗目的。如头面部穴位直刺常可引起疼痛，且难以深刺时，用沿皮透刺法则可避免疼痛。

（3）定向深刺透穴：对难以直接针刺的部位，用透穴刺法可采用定向深刺透穴，以达到治疗目的。如秩边深透至归来可治疗前列腺炎。又如归来向会阴部斜向透刺，能调节膀胱张力和尿道外括约肌功能起，用治顽固性遗尿症。

（4）加强针刺感应，扩大腧穴主治范围：透穴刺法可根据腧穴深层解剖特点，灵活掌握针刺方向和深浅程度，达到常规针法难以取得的较强针感，从而扩大了腧穴主治范围。如《循经考穴编》攒竹透穴方向不同，可治不同病症（见文献摘要）。又如下关穴，向对侧后上方透刺，可有触电样针感传至下颌或舌根，用以治疗三叉神经痛（Ⅲ支痛）；向前、后方斜刺透穴，深1寸左右，酸胀感可扩散至下颌部，用以治疗下颌关节炎；沿皮向地仓、颊车方向透刺，深1.5~2寸，可使针感扩散至面颊口齿部，用以治疗面瘫和牙痛等。

（5）疏通经络，协调表里阴阳：同经邻近穴透刺，可达到两穴同取达不到的治疗作用，有激发经气、促进气血运行的作用。如内关透间使，可促使针感向肘肩传导，直达心胸，治疗心绞痛、心律不齐等；又如中渚透液门可泻三焦之热，前顶透百会可以平肝息风潜阳，治疗肝阳上亢所致的眩晕等。表里阴阳经透刺，常用直刺深透法或斜刺平透法，如大陵透外关治疗顽固性失眠疗效显著，大陵属手厥阴经原穴，外关属手少阳经络穴，以一针透刺阴阳两经，原络相配，使两经气血疏通、阴阳平秘，有安神泄热之效。又如条口透承山，合谷透后溪，中脘透梁门，丝竹空透率谷，其针感较强，相应疏经通络作用亦大，故可分别用治肩周炎、牙痛、胃下垂、偏头痛等，有较迅速的疗效。

（6）手法简便，操作容易：透穴刺法在进针至一定深度后，一般采用小幅度提插（捣法）或捻转手法，以取得较强针感即可，较少用较为复杂的补泻手法，故有简便易行的特点。

此外，如神阙穴为历代禁针穴，亦可用透刺法来治疗相应病症。取3寸毫针由天枢穴皮下进针，针尖向脐中（神阙）方向斜刺2~2.5寸，持续缓慢捻转3~5分钟即出针，可治疗急慢性肠炎、脱肛等。又，取3寸毫针由气海穴皮下进针，针尖向脐中（神阙）方向斜刺1.5~2寸，持续缓慢捻转3~5分钟即出针，可用治膀胱炎、遗精、痛经等。如此既不直接从神阙进针，又达到神阙穴的治疗作用，从而取得疗效。兹将《金针梅花诗钞》有关穴位的透刺法列于表2-7-5。

表2-7-5　透穴刺法的临床应用

经名	穴名	进针法	主治
手少阳 手少阴	中渚 少府	从中渚直贯少府，或从少府直贯中渚	心烦火炽，心悸，咽肿，耳聋，头痛
手少阳 手厥阴	阳池 大陵	从阳池贯向大陵，宜在掌后第1横纹稍前进针，否则不易直透	心烦口干，目赤咽肿，能解热发汗
手少阳 手厥阴	外关 内关	从内关直透外关为便	烦热头痛，胸胁满痛及腹痛腹胀等
手厥阴 手少阳	间使 支沟	从内向外进针为便	疟疾，暴暗及诸种心痛
手厥阴 手少阳	郄门 三阳络	郄门在掌后5寸，三阳络在掌后4寸，故必须斜行进针，方可兼顾	暴暗，神气不足及手臂不举等
手阳明 手少阴	曲池 少海	屈肘，自肘横纹上端直透肘横纹下端	喉痹，耳鸣耳聋，肘臂强痛

经名	穴名	进针法	主治
足少阳 足阳明	本神 头维	自本神透向头维	偏头痛，癫痫，昏迷
足少阳 足少阳	头临泣 本神	自头临泣斜透本神	偏头痛，目疾
手少阳 奇穴	丝竹空 太阳	自丝竹空透向太阳	偏头痛，目疾
足太阳 奇穴	攒竹 鱼腰	自攒竹横透鱼腰	前头痛，目疾，眼睑动
足太阳 足太阳	攒竹 睛明	将头皮向上推起，自攒竹斜透睛明	前额痛、目疾、鼻塞
足少阳 奇穴	阳白 鱼腰	自阳白下透鱼腰	前额痛、目疾
足阳明 足阳明	地仓 大迎	自地仓斜透大迎	口眼㖞斜
足阳明 足阳明	颊车 地仓	于颊车针入1分，沿皮斜透地仓	中风，口眼㖞斜，口流涎
足太阳 督脉	攒竹 印堂	自攒竹斜透印堂	前头痛，小儿急慢惊风
手少阳 足少阳	丝竹空 率谷	自丝竹空沿皮透向率谷	偏正头痛
足少阳 督脉	风池 风府	自风池横透风府	偏正头痛及上肢疼痛
手阳明 手厥阴	合谷 劳宫	拇指向掌侧内收，自合谷透向劳宫	头痛发热，心烦
手太阳 手少阴	后溪 少府	握拳于掌横纹端进针，直透少府	心烦火炽，目赤痛，小便淋沥
手少阴 手太阳	神门 阳谷	撮起筋肉，自神门斜向阳谷	心烦心悸，目眩，耳鸣，癫狂等
足少阴 足少阴	复溜 交信	先于复溜针入3分，再沿皮斜向骨针1寸，为杨继洲法	脉伏，烦热汗不出，盗汗，下痢，二便闭，月经不调
手阳明 手太阳	温溜 支正	将前臂侧立，从温溜进针，沿骨直透支正	头痛，耳聋，腹痛腹泻
手阳明 手少阴	手五里 青灵	将上臂肌肉沿骨捏紧拉向外，沿骨进针，以免中脉出血	目黄身黄，胁肋痛及手臂不举
手少阳 手少阳	液门 阳池	用长针自液门沿手背直透阳池，针尖如近手掌面每易受阻而不能前进	疟疾发作前食顷进针，至过发作时去针

续表

经名	穴名	进针法	主治
足太阴 足少阳	三阴交 悬钟	按摸胫骨前后缘，从悬钟透向三阴交	落枕，头痛，喉痹，心腹胀满，胸胁苦满
足少阳 足太阴	阳陵泉 阴陵泉	从阳陵泉进针透向阴陵泉，取阳陵泉时，宜稍下少许，否则不易深透	呕吐口苦，腹满坚胀，膝股腰胯疼痛
足太阳 足少阴	昆仑 太溪	左右互透均便	咽肿，咳喘，疝痛，腰痛，脚膝经年疼痛
足阳明 足太阳	条口 承山	用拇指按准条口，中指按准承山，从条口进针，针向中指推进	头颈肩背疼痛及下肢疼痛转筋
足阳明 足太阳	上巨虚 承筋	同上法	膝痛转筋，便秘，痔疾
足阳明 足太阳	足三里 合阳	同上法	肚腹及上腹诸疾
足厥阴 足少阴	太冲 涌泉	自太冲斜透涌泉	头痛，喉痹，鼻血，上气呃逆，惊狂抽搐，胃脘痛，小便不通
足少阳 足厥阴	膝阳关 曲泉	屈膝、端身，将足平放，左右互透均可	腹痛呕吐，下腹诸疾，膝部肿痛
足太阴 足少阳	漏谷 外丘	拇指按准外丘，中指按准漏谷，从外向内略斜指向漏谷	胸胁胀痛，腹胀肠鸣，大肠不收，下肢冷痛
足阳明 奇穴	犊鼻 膝眼	屈膝，两穴互透均可	膝髌及下肢疼痛
足少阳 足厥阴	风市 阴包	自风市进针，略向下斜，指向阴包	膝股瘫痪麻冷
足太阴 足阳明	血海 梁丘	伸腿，两穴互透均可	脾胃不调，膝髌痛

（四）注意事项

1. 透穴刺法不应滥用，凡常法能治好的病症则不用本法。

2. 临床应根据透穴深度选择针具，一般用2～3寸毫针为多，如针刺较深者则用富有弹性的芒针。

3. 可根据治疗需要，选择不同的针向进行透刺，如合谷透三间则清阳明热，透鱼际以清肺热，透劳宫以清心火，透后溪用治指掌病症。还可根据经脉循行走向来决定针向，以施行针向迎随，如百会透前顶、前顶透百会等，常用于同经透刺时。

4. 透穴刺法当因病制宜。如里证、寒证、久病、重病可用深透，表证、热证、新病、轻病则用浅透法。一般而言，阳证、实证可取阳经穴透刺，阴证、虚证则取阴经穴透刺。

5. 透穴刺法当因人制宜，年轻力壮、气血旺盛、针刺耐受性强或感觉迟钝者可用深透法，老人、体弱、气血虚弱、针刺敏感者则不宜用透穴刺法，或用浅透刺法。孕妇、婴幼儿、精神分裂症和小儿舞蹈病一般不用透穴刺法。

6. 透穴刺法的手法幅度和用力不宜过大，一般在针刺达到一定深度后，仅用小幅度提插捻转手法，以免因手法过重而造成疼痛、滞针和组织损伤。一般留针时间较短（有的人则不留针），留针时要让其处于舒适平正的体位，不要随便变化，以免因此而引起折针、弯针等意外发生。在进针时要注意避开邻近血管。行针推进时（尤宜在胸背部）要缓慢，并注意针刺方向和深度，以免引起不必要的脏器损伤（如气胸）。

7. 一般来说，透穴刺法以取得新的较强针感为目的，不一定要透达另一穴的表皮下，也不必透出另一穴的皮肤，以免引起不必要的恐惧。

（五）医家经验

1. 张鸣九头皮针透刺法治疼痛

（1）周身或半身疼痛：取百会透后顶，风府透天柱，正营透承灵。

（2）头痛：取头维透曲鬓，囟会透上星，脑户透玉枕。

（3）面痛：取上星透神庭，后顶透百会，脑空透头窍阴。

（4）目痛：取通天透承光，正营透目窗，玉枕透天柱。

（5）颈项痛：取本神透头维，囟门透前顶，强间透脑户。

（6）胸胁痛：取玉枕透风池，通天透承灵，脑空透风池。

（7）上腹痛：取率谷透悬厘，颅息透瘈脉，风府透哑门。

（8）下腹痛：取浮白透头窍阴，哑门透天柱，百会透后顶。

（9）上肢、肩背痛：取耳门透听宫，正营透承灵，强间透脑空。

（10）臀、下肢痛：取浮白透头窍阴，哑门透天柱，前顶透顖厌。

（11）脊背、腰骶痛：取前顶透百会，承光透通天，强间透脑户。

（12）耳痛：取颅息透翳风，耳门透听宫。

（13）齿痛：取浮白透完骨，完骨透翳风。

（14）口、舌、咽痛：取风府透哑门，颔厌透曲鬓等。

以上均用沿皮透刺法，刺入后施捻转震颤手法，5 分钟行针 1 次，一般行针 3～5 次，留针 1～4 小时，如有症状发作时，可加强行针。

2. 虞成英背俞透刺法 本法有加强针感、避免因背部深刺而损伤脏器的特点。在临床上，可根据脏腑辨证选取相应的背俞、夹脊和足太阳经背部第二侧线的穴位，进行取穴透刺。如眩晕、四肢抽搐属肝病（诸病掉眩，皆属于肝），可取胸 9 夹脊、肝俞、魂门；心悸、心痛属心病，可取心俞、神堂等透刺。还可结合背部按压诊察，以痛为输的原则来取穴。常用的方法有纵向透刺和横向透刺两种：

（1）背俞纵向透刺法：俯卧位，在脊柱两侧 0.5 寸、1.5 寸、3 寸处选定穴位，用毫针以 15°角沿皮进针，针体沿经脉循行方向由上而下透刺 2.5～3 寸深，左右两侧共透 6 针，行捻转手法以取得强烈针感，留针 15～30 分钟。常以痛为输，可用治胆绞痛、肾绞痛等。

（2）背俞横向透刺法：俯卧位，分别在背部正中线旁开3寸处向脊柱正中方向沿皮透刺至棘突两旁，针深2.5~3寸，左右各刺1针，共透6个穴位，常以脏腑辨证取穴，可用以治疗腰背痛、自主神经功能紊乱、溃疡病等。

3. 王乐亭十二透穴方

（1）十二透穴方的形成与组成：上世纪60年代初期，王乐亭惯用的透穴方已基本形成，如肩髃透臂臑以舒利肩部关节；曲池透少海，以舒利肘部关节；合谷透劳宫，以舒利掌指部关节；阳陵泉透阴陵泉，以舒利膝部关节；悬钟透三阴交，以舒利踝部关节；丘墟透申脉，以舒利踝部关节或矫正足内翻畸形。上述透穴可根据病情的需要，选用一个或数个。

而后在1962年，"十二透穴方"基本定型，其组方为：①肩髃透臂臑；②腋缝透胛缝；③曲池透少海；④外关透内关；⑤合谷透劳宫；⑥阳池透大陵；⑦环跳透风市；⑧阳关透曲泉；⑨阳陵泉透阴陵泉；⑩悬钟透三阴交；⑪丘墟透申脉；⑫太冲透涌泉。其中以①③⑤⑦⑨⑪组穴为主穴，其余为配穴。主穴的功能即舒缓、柔润和滑利肩、肘、掌指、髋、膝、踝部关节。

（2）十二透穴的临床应用：作为系统的配方和常规治疗时，应掌握好适应证，特别是根据患者的体弱等情况具体运用。

十二透穴方主要适用于中风后遗症半身不遂，病程超过半年，而且关节筋脉拘急挛缩者。治疗时，若见语言謇涩者，加风池透风府；肩凝不举者，除选用腋缝透胛缝外，加肩髃透极泉；若见足内旋、外翻同时存在者，除丘墟透申脉外，加商丘透照海；若见足下垂者，改用解溪透中封。也可用于痹证日久不愈、关节屈伸不利者。透刺后可以加灸，以助温经散寒，温养气血。

对于小儿麻痹后遗症之足下垂者，也可使用。膝部肌肉麻痹者，加用犊鼻透膝关；踝部麻痹者，加用解溪透中封。

对于脑炎后遗症之出现肢体关节拘挛者也可使用。若出现双侧肢体拘挛，则左右侧交替施术；若后遗痴呆、傻笑等症者，可加百会透囟会（沿皮刺）、风池透风池。

此外，还可用于脑外伤后遗症，出现半身不遂、肢体瘫痪、筋脉拘急、关节挛缩等症。（《金针王乐亭》）

4. 冯润身透刺法 冯润身善用长针透刺针法，即选用较长的毫针从某穴刺入，针尖沿一定方向，经过体内某些组织，将针尖推至另一穴皮下，从而增强调节经气作用的针法。冯润身将刺入的穴位称为"透穴"（起点穴、施透穴），针尖应刺达的另一穴位称为"达穴"（终点穴、被透穴），把透刺需要穿越的穴位称为间穴（途中穴）。

（1）针刺前的准备：用针以26~28号为宜，短者2寸，长者6~7寸，必须时常检查针具，以免针柄松动、针体断裂。因透刺针法用针较长，相对来说针体就显得细软易弯，故必须用长针锻炼指功，以便顺利进针和透刺。指功锻炼的第一阶段是指力锻炼，只求能顺利进针、出针，旨在锻炼持针手指的力度；第二阶段为意气锻炼，应着重"以意领针"，即在指力锻炼上，进针时精神高度集中在针尖上，用意识引导内气送针前进。根据针尖和针体传到持针手指上的极微弱触感，随时判断针尖所到部位，从而调整进针的方向和深度，做到意在针先、针随气行。患者一般多取卧位或靠背仰坐位为好，以舒适而长时间保持稳定的体位为宜。还必须对针具、穴位皮肤（透穴和达穴）和医者双手进行严格消毒。

（2）持针：因所持的针较长，针体就显得纤细柔软，不易把持，且易造成患者恐惧心理，故冯润身常用以下两种"藏针法"：①完全藏针法，右手食指屈曲，持针柄夹持于食指中节屈纹中，其余四指自然屈伸，辅助左手揣穴，此时患者也不易发现医者右手持针。进针时，避开患者视线，用右拇指将针柄从食指中节屈纹中推出，形成拇、食、中三指持针法。②不全藏针法，右手拇、食指捏持针锋末端，露出针体寸余，如缝纫持针状，其余针体、针柄部分隐匿掌心，或贴于掌后，以示针体不长，进针时徐徐而进，直至达穴。

（3）押手与进针：进针前医者首先要精神专一，调匀自己的呼吸，把全部注意力集中到针锋，如此可使患者情绪安定，且可以意领针、以气行针，使手下敏感。常用的押手与进针法有：①拇指切押、中指感触法：屈曲左手拇指末节，指甲与"透穴"皮肤呈直角，切押其上，左手中指指腹贴于"达穴"皮肤上。进针时，针体顺指甲垂直刺至"达穴"，待左手中指得针尖迫近之感后，停止进针。这种押手法多适用于四肢的垂直透刺，如曲池透少海、膝阳关透曲泉等。②拇指迎挤、中指感触法：左手拇指指腹押于"透穴"进针方向的一侧皮肤上，右手拇、食、中三指持针，针尖向拟透的方向卧于"透穴"的皮肤上，左手拇指迅速迎挤针尖。待针入皮肤后，左手拇指指腹押于"透穴"原处，其余四指拂于透刺方向的皮肤上，随时知觉针尖所到和辅助纠正透刺的方向，针尖直至"达穴"则停针。此法适用于皮肤松弛部位的透刺，如天井透臂臑、太阳透率谷等。

（4）得气和催气：透刺若已得气，医者可感知针下有吸着感、紧涩感，患者常有酸、麻、胀、重、热、凉等感觉。如针后不得气，可施用提插、捻转、循扪等法催气，如经2～3次催气仍无针感时，则需调整针刺方向。进针得气后，应每隔10分钟行针1次。

（5）出针：出针的快慢应当根据补泻需要来决定。出针时，还要注意押手的配合。右手持针柄，左手用拇指把消毒棉球紧压于"透穴"上，其余四指疏开，扪于"透穴"与"达穴"之间的皮肤上，并将"达穴"的皮肤加以固定，右手将针柄稍捻转，如未滞针则轻轻提出，左手在透刺的针体通道上慢慢做按揉循扪，以防经气壅滞和血肿。（《当代中国针灸临证精要》）

5. 杜豁然等用深刺直透法治疗下肢栓塞性静脉炎

（1）治疗组30例：用深刺直透法，足三里透承筋，由足三里直刺进针，向承筋穴方向透刺2.5～3.5寸；条口透承山，由条口穴直刺进针，向承山穴方向透刺2.5～3.5寸；阳陵泉透阴陵泉，由阳陵泉穴直刺进针，向阴陵泉穴方向透刺3～4寸；悬钟透三阴交，由悬钟穴直刺进针，向三阴交穴方向透刺1.5～2.5寸；昆仑透太溪，由昆仑穴直刺进针，向太溪穴方向透刺0.5～1.5寸。每穴针刺时，局部均要有酸胀感，或向上扩散，或麻电感向下扩散。留针30分钟，每10分钟行针1次，1日治疗1次，10次为1个疗程。疗程之间，休息3天。

（2）对照组 30 例：用观察组同样穴位，常规法针刺。并加服复方丹参片，每次 3 片，每日 3 次。

（3）治疗结果：两组经 6～12 个疗程的治疗观察，观察组治愈 24 例，占 80%；好转 3 例，占 10%；无效 3 例，占 10%。有效率占 90%。对照组治愈 12 例，占 40%；好转 8 例，占 27%；无效 10 例，占 33%。有效率占 67%。经统计学分析，两组有效率的差异有显著性意义（$P < 0.05$）。[中国针灸，1999，19（3）：180]

（六）窦汉卿透穴法评述

《窦太师针经》首次大量记述针刺透穴内容，规范体例和数量较多，记述最早，当是透穴刺法源头文献。

1. 《窦太师针经》所载透穴 《窦太师针经》针刺透穴法，基本以"透…穴"体例明确表述，主要应用于四肢部和头面部腧穴。如上肢部，内关"直针透外关穴。凡下针，须用指抵外关穴，则针易透此穴。出针得血效"。外关"针透内关穴"。间使"针透支沟穴"，支沟"针透间使"。下肢部，阴陵泉"针透阳陵泉穴"，阳陵泉"横针透阴陵泉穴"，膝关"横针透膝眼穴"，膝眼"横针透膝关穴"。头面部，如率谷"针一分，沿皮向后透丝竹空穴"，丝竹空"针一分，沿皮向前透率谷穴"。

而背部和胸腹部的一些腧穴虽未以"透…穴"明确指称，但实已透达临近腧穴，如胸腹部穴，俞府、或中、食关，均以"针入一分，沿皮向外一寸半"，实已分别透达气户、库房、（足阳明胃经）关门穴。背部穴，如风门、肺俞、心俞、膈俞、肝俞、胆俞、脾俞、胃俞、三焦俞、肾俞、膀胱俞、白环俞，均以"针入一分，沿皮向外一寸半"的两步沿皮刺法，实已分别透达附分、魄户、神堂、膈关、魂门、阳纲、意舍、胃仓、肓门、志室、胞肓、秩边穴。

2. 后世影响和发展 在《扁鹊神应针灸玉龙经》和《针方六集》《针灸大成》所载《玉龙歌》注文中，均可看到《窦太师针经》所载透穴法的应用，并在此基础上又有发展。

（1）《扁鹊神应针灸玉龙经·玉龙歌》注文：在《窦太师针经》基础上明确中渚透腕骨、头维透悬颅、风池透风府 3 处透穴法。新增加商丘透昆仑、金门透申脉、印堂透双侧攒竹、鱼尾透鱼腰等 4 处透穴法；"六十六穴治证"中新增三间透合谷、经渠透太渊 2 处透穴法。

（2）《针方六集·玉龙歌》注文：在《窦太师针经》基础上，明确中渚透腕骨、头维透悬颅、风池透风府 3 处透穴法，新增印堂透双侧攒竹、鱼尾透鱼腰 2 处透穴法；卷一"神照集"中新增蠡沟、光明互透，中都、阳交互透，五处透目窗等 5 处透穴法，并总结丝竹空向前透瞳子髎（显然有误）、向后透率谷，

（3）《针灸大成·玉龙歌》注文：新增合谷透劳宫，而头维透两额角与《玉龙经》《针方六集》头维透悬颅不同。如清抄本《窦太师秘传》中渚透阳池，与《玉龙歌》注文透腕骨不同；明言绝骨透三阴交；白环俞采用两步沿皮刺法实已透达秩边穴，与《窦太师针经》直刺法有所不同。

（4）《针经摘英集·治病直刺诀》："治伤寒结胸者：以毫针刺左伴手少阳经支沟二穴，在腕后三寸两骨之间，坐而侧臂取之。针入二分，次至手厥阴经间使穴即止，名曰双关刺。"双关刺法实即支沟透刺间使的透穴刺法，因此"双关刺"与"透穴刺"名异实同。

（5）相关书内容分析：细析《扁鹊神应针灸玉龙经》《针灸大成》《针方六集》之《玉龙歌》，和《医学纲目》《针方六集·神照集》《针灸捷径》《大本琼瑶发明神书》《循经考穴编》《针灸集要·窦太师秘传》《针灸内篇》8 本书的透穴法内容，诸书均直接或间接录有《窦太师针经》透穴法内容，而且基本沿用相同的"透…穴"体例。再者，《针方六集》37 例透穴刺法居 8 本之首。而《循经考穴编》记有窦汉卿、杨继洲、凌云三家的透穴特色，仅单针透刺即有 30 余则之多。又有双针互透法，用二针在二穴内相互透刺而形成"八"字形，或用三针在三穴内相互透刺而形成"个"字形，是其临床透穴特点。这种二穴或三穴互透的方法，常用于四肢大关节处，用治关节疼痛、屈伸不利等。而《针灸内篇》则尤其重视头面、胸背、颈项、四肢末端等处肌肉浅薄处，用沿皮透刺法。

3. 针刺分寸、角度和方向

（1）针刺分寸：窦氏透穴法刺入腧穴的深度或长度，从 3 分、1 寸、1 寸半到 2 寸、2 寸半不等。窦氏运用了毫针、大针、长针等不同针具。

（2）针刺角度：大致可分为三类。一类为针体与皮肤表面大致平行的沿皮透穴刺，以头面穴为主，如鱼腰透鱼尾、印堂透攒竹等，亦有四肢部腧穴，如液门透中渚等。一类为针体与皮肤表面大致垂直的透穴刺，以四肢穴为主，如内关透外关、阴陵泉透阳陵泉等，以"横""直"等表述。一类为针体与皮肤表面有较小夹角的斜针透穴刺，如商丘斜透昆仑。

（3）针刺方向：包括向前、后、内、外、上、下 6 个方向，另外还可分为双向互透穴法和单向透穴法两种。双向互透穴法共有 11 对穴，如内关、外关穴互透等。单向透穴法则有 35 个穴。

可见，针刺分寸（深度）、角度、方向、起点穴（施透穴）、终点穴（被透穴）5 项基本要素，应同时存在于所有透穴刺法操作中。

4. 主治病症

（1）主治相同或相似的病症：从《窦太师针经》所载透穴刺法腧穴的主治病症来看，这些腧穴均在同一部位或相邻近部位，而且其部位与主治相关。因此，在一次透穴针刺治疗中，可以刺激 2 个腧穴及腧穴之间的区域，达到扩大、加强一次针刺治疗所能达到的最佳主治效果。

（2）局部主治作用：应用透穴刺法的腧穴主治病症，基本以局部主治作用为主。透穴刺法将处于同一范围内 2 个的局部相邻腧穴，通过透穴针刺建立起最为简单、最为直接的贯通式联系。同时在临床上，又可按病症的不同，分别朝向不同部位腧穴。

5. 透穴刺法 透穴刺法是一种特殊的透刺法。其技术操作的进针处和意向目标均为特指的腧穴，必须以"透、向、至、针"等体例进行明确表述。此外，透穴刺法和透刺法在概念层级、意向结构、技术难度等方面均存在差异，因此二者不可混同。（李宝金．窦汉卿腧穴、刺灸法研究．中国中医科学院针灸研究所博士论文，2018；李宝金，黄龙祥．透穴刺法的古代文献源流与问题探讨．针刺研究，2022，1：1：71－77）

（七）文献摘要

《针灸大成》引述玉龙歌：孩子慢惊何可治，印堂刺入艾还加（杨注：印堂入一分，沿皮透左右攒竹，大哭效，不哭难，急惊泻，慢惊补）……偏正头风痛难医，丝竹金针亦可施，沿皮向后透率谷，一针两穴世间稀。偏正头风有两般，有无痰饮细推观，若然痰饮风池刺，倘无痰饮合谷安（杨注：风池刺一寸半，透风府穴，此必横刺方透也，宜先补后泻，灸十一壮。合谷穴针至劳宫，灸二七壮）……眉间疼痛苦难当，攒竹沿皮刺不妨，若是眼昏皆可治，更针头维即安康。（杨注：攒竹宜泻，头维入一分，沿皮透两额角，疼泻，眩晕补）两睛红肿痛难熬，怕日羞明心自焦，只刺睛明鱼尾穴，太阳出血自然消（杨注：睛明针五分，后略向鼻中，鱼尾针透鱼腰，即瞳子髎，俱禁灸，如虚肿不宜去血）……髋骨能医两腿痛，膝头红肿不能医，必针膝眼、膝关穴，功效须臾病不生（杨注：膝关在膝盖下，犊鼻内，横针透膝眼）……脾家之症最可怜，有寒有热两相煎，间使二穴针下动，热泻寒补病俱痊。（杨注：间使透针支沟，如脾寒可灸）

《循经考穴编》：攒竹一法，刺入一分，沿皮向下透睛明，主一切目疾；红肿热泪常流，胬肉攀睛，宜弹针出血；迎风冷泪，目难远视，宜先泻后补；头风诸痛，宜针头斜向头维；眉棱骨痛，宜针头横向鱼腰。

《金针梅花诗钞》：人身之经脉既是纵横交叉，而孔穴更是栉次鳞比，或前后相对，或彼此并排。相对者则直针可贯通也，并排者则斜针可连串也，常于一针两穴或一针两经时用之，即今之所谓透针与过梁针者是也。如手厥阴经之内关与手少阳经之外关，可一针直透也，不但双穴可以前后互通，而且两经亦可彼此连贯矣。手少阴经之神门与手太阳经之阳谷，可以一针斜串也，不但双穴可以内外兼收，且阴阳亦可互相调燮矣。用针虽少而其用实多，如手心娴熟，经穴了然，自可得心应手，应付裕如矣。不论为直贯或斜串，于针尖抵达次一孔穴时，均不宜将针透出皮外，既可免疼，又可免增病人畏惧。且切忌摇动身体而致折针，或将针扭曲而出针不得。

二、芒针刺法

（一）概述

芒针由古代"长针"发展而来，是一种特制的长针，一般用较细而富有弹性的不锈钢丝制成，因其形状细长如麦芒，故名之。《灵枢经·九针论》："长针取法于綦针，长七寸，主取深邪远痹者也。"窦材《扁鹊心书》、楼英《医学纲目》等书中亦有用长针治病的记载。现代临床用芒针以深刺透穴，加强刺激以提高疗效。实际上也应属于透穴刺法的范畴，但因其针具和手法均与毫针有所不同，故专门予以介绍。

（二）方法

1. 针具 一般以26号、28号，针体长5寸、6寸、8寸的芒针用途较多，8寸以上者较少用。其针尖应圆利，不应太锐；针体应圆滑，粗细均匀；针柄较毫针略长，可用铜丝缠成，针体与针柄交界处必须牢固。在针刺之前要严格检查芒针质量，出针后要放在特制套管（常用钢制成）内贮存，以免损坏。

2. 持针和进针法 用右手拇、食、中三指持针柄，左手拇、食、中三指扶持针体的近下端，为了防止摇摆，针体应紧靠中指。进针时先取定穴位，局部皮肤消毒，使针尖抵触穴位，利用右手的指力和腕力，左右手同时用力，右手捻动，同时左手拇、食二指向下稍加压力，如此压、捻结合，迅速刺入皮肤表面。穿皮时手法动作要敏捷，捻转幅度宜小，以 180°~360° 为宜。然后根据治疗需要，缓缓将针体压捻推进至一定深度。（图 2-7-11）

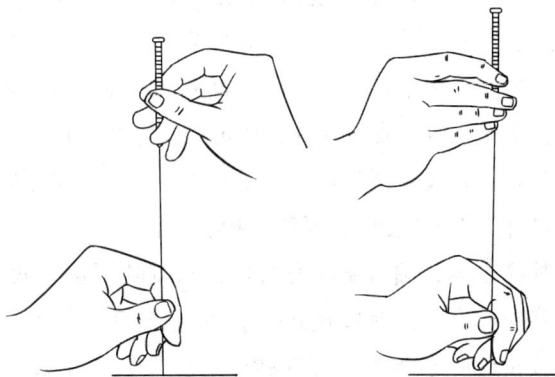

图 2-7-11 芒针进针法

3. 针体进退 在针体向深层推进时，以左手指力按压，右手捻针缓进；在向浅层退出时，左手扶持轻捏，右手边捻边提。动作均宜轻巧缓慢，毋急躁草率。

4. 针刺方向和深度 主要根据局部解剖特点和形体肥瘦情况来掌握。如直刺可用于腹部和侧腹部的深处，斜刺用于腰背、臀部，或肘、膝关节上下斜穿时，沿皮刺则用于头面、胸背部，内部有重要脏器的体表部也须用沿皮刺。操作时必须随时注意观察和询问患者的感觉反应，而改变针刺方向和深度。如患者有不正常感觉，应立即停针。如针腹部正中线诸穴，进针并将针推进至一定深度时，患者应有酸胀感上至胸咽，并向两胁、下腹或腰部等处放散传导。如有明显疼痛感，即应将针向上提出，或转移方向再次推进，切勿盲目深刺。一般以有得气感为度。

5. 捻转手法 当针体达到一定深度后，可以施行捻转手法，捻转时务必轻捻缓进、左右旋转，不能单向捻针，以免针尖缠绕肌肉纤维而造成疼痛或滞针。

6. 辅助手法 为达到应有针感，可用押手食指轻轻向下循按针体。同时，刺手略呈放射状变换针刺方向，以加强针感。

7. 变换针刺方向 根据穴位不同解剖特点，相应地改变左手所掌握的针体角度，以使针尖沿着变换的方向，顺利深入。如刺太阳穴，在刺入 0.5 寸左右深时即变为斜刺。这就是左右手相互配合的弯针手法。

8. 出针 得气后即可出针。出针时可将针缓缓退至皮下，再轻轻抽出，以免出血或疼痛。如有出血，应以干棉球迅速按压，静止片刻，直至血止。

（三）临床应用

1. 功用主治 目前多用于毫针效果不显时，病程长、病情顽固者。如中风偏瘫、小儿麻痹后遗症、胃下垂、神经根炎、哮喘和运动系统疾患等。同时，要在肌肉丰厚或宜于深刺处使用芒针。

2. 处方示例

（1）中风偏瘫：印堂向上透至上星，大椎透至阳，神道透腰阳关，腰俞透腰阳关。上肢酌配肩髃透曲池，合谷透劳宫，间使透曲池；下肢酌配髀关透梁丘，太冲透涌泉，丰隆透筑宾等。

也可用 5 寸芒针透刺头穴治疗本病，第一组称为通天穴组，即由神庭透过上星、囟会、前顶抵达百会穴；第二组称为天冲穴组，由头临泣穴透过目窗、正营抵达承灵穴（以患肢对侧头穴透刺），两组穴交替。

上述两法隔日 1 次，10 次为 1 个疗程。

（2）前列腺肥大：先取百会，施行捻转补法；气海穴用 4 寸针沿皮透刺关元，行捻转补法；秩边针后轻捻缓进，透至归来穴，使针感放散至会阴及尿道，施捻转泻法。每日 1 次，不留针。

（3）功能性阳痿：白环俞，用 10～13cm 的长针针刺，使针感达会阴及阴茎。配关元、气海、三阴交、次髎、肾俞等穴，隔日 1 次，15 次为 1 个疗程。

（4）慢性前列腺炎：白环俞选用 26 号 4～5 寸毫针，常规消毒后，刺入 3.5～4.5 寸深，当会阴部出现麻胀样针感时提插捻转半分钟，留针 30 分钟。肾俞穴，选用 1.5 寸毫针向脊椎方向刺入 1 寸左右，出现针感时提插捻转半分钟，留针 30 分钟。针刺后在双白环俞与双肾俞拔火罐 10 分钟。

中极穴，用 1.5 寸毫针刺入 0.5～1 寸，取得麻胀样针感时，用平补平泻手法行针 1 分钟后出针，不留针。三阴交穴，用 1.5 寸毫针直刺 1 寸左右，取得针感后采用先泻后补手法行针 1 分钟后出针。每日 1 次，10 次为 1 个疗程，疗程间休息 5 天再行下一个疗程，共治 3 个疗程。［中国针灸，2001，21（2）：73］

（5）胃下垂：先让患者仰卧屈膝，医者一手压在另一手上，在腹部按顺时针方向由右向左按摩 50 次；然后一手拇指分开，压在患者耻骨联合上缘软组织处，先轻轻按压寻找下垂边缘，然后用掌部推扶胃体，徐徐向上推去，至脐孔下按住不动，压迫 5 分钟。这时由医者取 6 寸针，从胃上穴（脐上 2 寸、下脘旁开 4 寸处）沿皮下肌层透刺至脐孔，加大捻转提插手法，使胃部出现热胀、收缩感，即可停针不动。然后加针中脘、气海（温针）、百会，这时可将压在腹部的手放开，再在胃上穴加电针，电流量由小加大，以患者能忍受为度，留针 15 分钟。也有人先取气海透梁门用补法，令针感缓缓上行至脐上；再用中脘透大横，平补平泻，令针感缓缓下行，来治疗本病。

（6）偏头痛：取风池穴。正坐位，直刺风池，针尖向对侧目内眦，深度 45～55mm，手法用捻转平补平泻法，行针 30 秒，留针 30 分钟，每 15 分钟运针 1 次。每日 1 次，连续针刺 14 天。另根据患者疼痛部位、性质不同，加刺头维、百会、太阳、印堂。针刺风池穴可针入 45～55mm，但进针时一定要注意手法，刺入宜缓慢，不宜提插，并询问患者的针感，以出现向对侧或同侧太阳穴放射的强烈针感为最佳，这时头痛等症状可迅速消退。

［中国针灸，2002，22（10）：661］

（四）注意事项

1. 取穴宜少，手法要轻，体位要舒适，不可随便移动。

2. 初次接受芒针治疗者，要首先说明本法特点，以消除其恐惧心理。

3. 诊断不明的急性病症，切勿用本法，以免贻误病情。能用毫针治愈的，不要用芒针治疗。

4. 孕妇、老人、小儿、体弱者忌用之，有重要脏器处忌用本法，风府、风池处切忌向上斜刺，以免损伤延髓。其余同透穴刺法。

（五）医家经验

1. 杨兆钢等用芒针治疗慢性前列腺炎

（1）芒针组49例：患者取俯卧位，以30号芒针，取秩边穴透向水道穴5~6寸，令针感向会阴部、小腹部放散，施弹搓手法1分钟，不留针，每日治疗1次。

（2）毫针组30例：取中极、关元、次髎、肾俞、曲泉、太冲等临床常规用穴，应用捻转提插平补平泻手法，肾俞、次髎穴不留针，余穴留针20分钟，每日治疗1次。

（3）西药组30例：应用临床常规药复方新诺明片（SMZ）及磺胺增效剂（TMP），对磺胺药过敏者改用氟哌酸，每次2片，每日2次。

（4）芒针组与毫针组、西药组疗效分析（表2-7-6）

表2-7-6 芒针等3种疗法治疗结果比较（%）

组别	例数	临床治愈	显效	有效	无效	总有效率
芒针组	49	25（51.0）	9（18.4）	10（20.4）	5（10.2）	44（89.8）
毫针组	30	10（33.3）	4（13.4）	6（20.00）	10（33.3）	20（66.7）
西药组	30	8（26.7）	3（10.0）	7（23.3）	12（40.0）	18（60.0）

经 Ridit 分析，芒针组与毫针组及西药组的值分别为0.551、0.352及0.317，芒针组与其他两组在95%的可信区间无交叉，提示芒针组治疗慢性前列腺炎的疗效明显优于西药组和毫针组，而西药组与毫针组疗效无明显差异。且经 χ^2 检验，芒针组治愈率明显高于药物组（$\chi^2 = 4.5374$，$P < 0.05$）。

（5）各组前列腺肿胀患者治疗后比较（表2-7-7）

表2-7-7 3组前列腺肿胀患者治疗前后变化比较（$\bar{x} \pm s$，cm^3）

组别	例数	治疗前	治疗后	前后差值
芒针组	22	26.20±1.31	24.12±1.24[①]	2.08±0.30
毫针组	16	26.06±1.15	25.04±0.98[②]	1.02±0.28[③]
西药组	17	25.95±1.06	24.90±0.89[②]	1.05±0.37[③]

注：每组治疗后比较，①$P < 0.01$，②$P < 0.05$；与芒针组治疗后差值比较，③$P < 0.05$。结果表明，3组前列腺肿胀患者治疗后其前列腺体积均明显减小（$P < 0.05$，$P < 0.01$），而芒针组的效果明显优于毫针组及西药组，具有显著性差异（$P < 0.05$）。［上海针灸杂志，1998，17（5）：11-12］

2. 谭馥梅用芒针深刺治疗顽固性呃逆

（1）治疗组 135 例：采用芒针治疗。主穴取中脘，并根据证型配穴。胃中寒冷者配足三里；胃火上逆者配太冲；气滞痰阻者配太冲；脾胃阳虚者配脾俞、胃俞；胃阴不足者配太溪。操作方法：选直径 0.4mm、长 6 寸的芒针，在中脘穴常规消毒后用挟持进针法垂直缓慢捻转进针，如针下阻力较大或患者较痛苦时，不可强行进针，在手感腹部无阻力时进针 3.5~5 寸，此时患者若自觉下腹或胃部发胀，即为得气，得气后再旋转 360°，并轻轻上提，然后将针反转 360°，缓慢捻转出针 1~2 寸后留针。不管得气与否，医者一旦感觉针下有动脉搏动感，应停止进针，以免损伤腹主动脉。在临床上，较胖者需进针 4.5~5 寸才可得气，较瘦者进针 3~4 寸即可得气。另外，胃中寒冷者配足三里加艾灸；胃火上逆者配太冲穴用泻法；气滞痰阻者配太冲、侠溪穴用泻法；脾胃阳虚者配脾俞穴、胃俞穴加艾灸用补法；胃阴不足者配太溪穴用补法。一般留针 30 分钟，每日 1 次。

（2）对照组 82 例：胃复安、心痛定各 10mg，每日 1 次，口服；严重者加氯丙嗪 25mg，肌内注射，每日 1 次。两组均以 7 天为 1 个疗程。1 个疗程后统计疗效。

（3）治疗效果：治疗组 135 例中，治愈 88 例，占 65.18%；有效 43 例，占 31.85%；无效 4 例，占 2.97%；总有效率为 97.03%。治疗时间最短 1 次，最长 2 个半疗程。平均治疗次数 8 次。对照组 82 例中，治愈 17 例，占 20.73%；有效 48 例，占 58.54%；无效 17 例，占 20.73%；总有效率为 79.27%。治疗时间最短 3 天，最长 3 个疗程。平均治疗次数 10 次。两组总有效率比较，$P < 0.05$。

（4）临床体会：根据"以通为用"的理论，采用芒针深刺主穴中脘，而中脘为胃之募穴，乃胃经经气聚集之处，又为六腑之会穴，针刺此穴既能通降胃气，升清降浊，又能理气、益气健脾，通中有降，降中有升，补而不滞，起到扶土抑木、健脾温胃之效。因此芒针深刺中脘穴 3~5 寸至胃壁，通过调整胃壁的自主神经功能，达到治疗呃逆的目的。［湖南中医杂志，2003，19（6）：32］

3. 娄必丹等用治根性坐骨神经痛

（1）治疗组 56 例：主穴：大肠俞。配穴：环跳、殷门、秩边、委中、承山、阳陵泉、昆仑、阿是穴。操作：患者俯卧位或侧卧位，用 6 寸长芒针于大肠俞深刺，针尖刺向棘突间，深度为 3~5 寸，行提插泻法，使穴位周围产生电击样灼热感，并向患肢放射至足部。其余配穴均用 50~75mm 毫针按常规操作直刺，行提插捻转泻法。

（2）对照组 40 例：取穴同治疗组。大肠俞与其他配穴一样用 50~75mm 毫针按常规操作直刺，行提插捻转泻法。

两组均每日治疗 1 次，每次留针 30 分钟，10 次为一疗程，疗程间休息 3 天。治疗 3 个疗程后观察疗效。疗效：治疗组 56 例，痊愈 21 例，显效 27 例，有效 6 例，总有效率为 96.4%。对照组 40 例，痊愈 7 例，显效 11 例，有效 18 例，总有效率为 90%。［中国针灸，2002，22（7）：451］

三、蟒针刺法

（一）概述

蟒针是一种粗而长的针具，以其沿经脉走向针刺，犹如蟒行草中、一往直前而命名。在临床上可按其针体直径与长度分为若干个类型，选择使用。蟒针刺法与透穴刺法、芒针刺法相类，又有所不同，故于此进行介绍。

（二）方法

主要根据辽宁特种针法研究会王实古《蟒针独特针技》一文内容予以叙述。

1. 对峙针法 对峙针法是指在同一经脉线上，两支蟒针从相反两个方向，向一个方向或病灶进针，针尖达到几乎相接的对峙程度。如膝关节炎与关节疼痛，可取胃经。第一针从伏兔穴进针，顺经向下刺，透过梁丘穴进入膝关节；第二针从下巨虚穴进针，逆经向上刺，针尖达犊鼻穴。对峙针法偏重于补。适用于腰椎病、腰肌劳损、坐骨神经痛、瘫痪、不孕症。

2. 分流针法 分流针法是指在同一经脉线上，两支蟒针在靠近病灶之处，向相反方向针刺，达到分流程度。如膝关节肿痛兼有积液，可取胃经，从梁丘穴下1寸进针，针身逆经上行，针尖达伏兔穴；再从犊鼻穴下1寸进针，针身顺经下行，针尖达下巨虚穴。分流针法偏重于泻。适用于局部肿痛、骨质增生症、癥瘕、闭经、肥胖症、关节腔积液、关节热痛。

3. 直捣针法 直捣针法是指在某一条经络上的特定穴位上，采用蟒针"长驱直入"或深刺的方法。王实古经过多年临床实践，发现以下穴位可用此法针刺。

（1）天突穴：患者正坐位，抬头。用23号细蟒针，以90°角进针，从胸骨柄上端内缘长驱直入，进针3~5寸（手法不熟练者切切慎用），不留针。对咳喘、癔症、梅核气疗效较佳。

（2）长强穴：患者俯卧位，用23号细蟒针，沿尾骨内上缘长驱直入，进针5寸左右，不留针。对惊风有奇效，对癫痫、精神分裂症有良效。此外，还有环跳穴、上廉泉穴等。

直捣针法属于泻法。适用于坐骨神经痛、肌肉萎缩、神经麻痹、进行性肌营养不良、硬皮病、皮肌炎、肥胖症、惊风、失语、癫狂痫、哮喘及各种剧痛。

4. 三叉针法 以三支蟒针的针尖对峙成等边三角形或不等边三角形，是为三叉针法。如少腹癥瘕，可在凸处中心定位（或按之有肿物处）取穴，三支针成等边三角形，各距中心处2寸下针，成75°角，针身穿透癥瘕（或肿物）为宜。三叉针法属于泻法，适用于肿瘤、瘰疬、肌肉萎缩、神经麻痹及各种剧痛。

5. 弧形针法 进针的针身沿经脉成弧形，针尖达到所要达到的终止处，弧度大小不等，视穴位而定，这就是弧形针法。如癫狂，取神庭穴进针后，针身沿头形之弧度呈相应弧形将针推进，针尖达百会穴。又如肾虚腰痛，取带脉通肾俞，从带脉穴进针后，针身沿后腰之弧度，以相应弧形在皮下将针推进，针尖达肾俞穴。弧形针法属于补法。适用于三叉神经痛、头痛、腰痛、癫狂、癔症等。

6. 搭桥针法 用一支毫针使二条不同经络连接起来，是为搭桥针法。可起到相互渗透、互为滋濡的作用。适用于肌肉萎缩、神经麻痹、运动障碍、皮肌炎、硬皮病等。(《特种针法临证荟萃》，164－165)

（三）临床应用

蟒针刺法在临床上可用治中风偏瘫、关节痹痛、癫痫、多发性神经炎、面瘫、颈椎病（神经根型）、肩周炎、腰腿痛等。

1. 中风偏瘫 在选穴上要注重阴阳经穴的合理配合，以调和阴阳，贯通经气；并要求针刺感应必须传至病所，同时在治疗过程中予以适当的功能锻炼。

2. 关节痹痛 上肢可取少海通养老、曲池通阳溪，下肢可取髀关通梁丘、足三里通下巨虚，每次用 2～4 条穴道通透，以分流、对峙针法施术。

3. 顽固性面瘫 每次选用面部穴 3～4 个予以针刺通透。实证用重刺激手法而不留针，出针后可在阳白、颧髎穴处拔罐；虚证用轻刺激手法，并予留针。若顽固性面瘫后遗症或有面肌萎缩者，可选 1～2 组穴，留针一至数天。

4. 癫痫 可用本法治疗西药不能控制发作者，以长强直捣针法和背三针（神道透腰阳关、筋缩透大椎、腰俞透腰阳关）循经透刺为主，并配用额三针（双侧眉冲穴沿足太阳经向下透刺 1 寸，并取以此线为底的等边三角形另一顶点，从该点处沿督脉向下透刺 1 寸）、鸠尾（斜刺）、间使透曲泽、足三里透承山等。

5. 带状疱疹 在针刺前必须在疱疹延伸前部及皮损局部处常规消毒，可采用对峙、三叉、弧形等针法施术，在四肢部则用直捣针法。治疗时，应从病变边缘的一侧向另一侧缓慢推进针体，其针刺深度当视病灶大小而定，每次用 1～3 个穴道。

6. 深部静脉血栓形成 可取血海透冲门、三阴交透阴陵泉、筑宾透阴谷、漏谷透曲泉、太溪透筑宾，用补泻手法相间施术，留针 30 分钟。

（四）注意事项

1. 本法多适用于实证，一般不宜用于虚证。凡体虚而证实者，施术应轻柔缓慢，同时要观察患者的神色与表情变化，以免发生不良反应。

2. 根据病证性质与患者体质，采用不同规格的蟒针，其针体直径、长度、针刺深度和取穴多少，乃至留针时间、治疗间隔时间等，都须辨证施行。

3. 患有水肿、皮肤炎症及有出血倾向者，当予慎用或忌用。

4. 出针后如在施术穴道处加以按摩，可提高疗效。

第四节　运动针刺法

运动针刺法是针刺与躯干肢体运动相结合以治疗瘫痪、疼痛等病症的方法。前贤称肢体运动为导引，如葛洪《抱朴子·别旨》云："或屈伸，或俯仰，或行卧，或倚立，或蹰躅，或徐步，或吟，或息，皆导引也。"《素问·阴阳应象大论》王冰注："导引则气行条畅。"可见四肢屈伸、腰背俯仰等形体运动，可使气血和畅，属古代导引术范畴。赵缉庵《赵氏祖传针灸按摩传真》将此称为"活法"，指出在未施行指针按摩术之前可斟酌施行，或医者活动患者的上下肢，或令患者自行俯仰腰脊等。

现代医家宗前贤导引术，结合西医运动医学成就，提出运动针刺法，并在临床上广泛应用。其取穴法可根据"动痛点""对应点"和经脉循经路线上相应腧穴三方面取用，或先运动而后针刺，或运动、针刺同时进行，或先针刺而后运动，以提高针刺疗效，快速止痛和恢复肢体正常运动功能。应该指出的是，本法应用常宜与远道刺、巨刺（缪刺）结合应用，才能在针刺同时进行躯干四肢活动。

一、动刺法

（一）概述

动，即在针刺前后做患部适当活动；刺，即迅速在患部痛点针刺。动刺法又称阻力针法，即以痛为输，在针刺前后活动患部，并迅速针刺痛点的方法，临床常用治急、慢性软组织损伤。

（二）方法

1. 先动后刺　令患者做患部多种姿势的运动，并嘱其指出最感痛苦的姿势（"动体位"）或痛点（"动痛点"），继续尽力再运动一会儿，稍事停顿；医者用左手爪切痛点，迅速将针刺入，针刺达皮下，即行高频震颤手法（频率为 200 次/分以上），得气后迅速出针。

2. 先刺后动　先固定取穴姿势，或以痛为输再予迅速进针，行针如上法，得气后随即出针。然后，令患者做各种相应姿势的肢体活动，找出最感痛苦的姿势，尽力运动至不能再动为止。

3. 动中施刺　患者做相应的肢体活动，明确其痛点和最感痛苦的姿势，仍做缓慢运动，医者用左手爪切痛点，迅速持针刺入，行针如上法，得气后即出针。

（三）临床应用

疏经通络，行气活血，散瘀止痛。可用治颈项、腰背、肩、肘、臂、腕、髀、股、膝、踝等躯干四肢部位的急慢性软组织损伤，如肩周炎、急性腰扭伤等。

史宇广称之为"阻力针法"，用治急性腰扭伤34例，结果治愈14例，显效14例，好转6例；治肩周炎18例，治愈4列，显效9例，好转5例。[中国针灸，1986，6（4）：8]

（四）注意事项

1. 本法一般选用 1.5 寸 28 号毫针，针刺深浅可根据病位深浅而定，病位较深若须深刺时，也必须在相对静止时施术，得气即提针至皮下再做相应活动。

2. 本法一般在痛点浅层行高频震颤术，也有用提插捻转泻法者，但切忌用暴力强刺，以免晕针、弯针。

3. 一般多用第 3 种方法，老弱患者可用第 1、2 种方法。

4. 医患应密切配合，进针、行针、出针都须与患者相应活动姿势相适应。

5. 有动脉处切忌使用本法，以免损伤。

6. 肢体活动的方式应根据能引出"动痛点"为原则，如腰扭伤可取立位，俯仰腰脊；肩痛或坐或站，上肢伸展、内收、外旋、后伸等。

二、巨刺运动针法

（一）概述

巨刺运动针法是选配与患部相应的健侧穴位巨刺，并结合相关患部肢体的运动，以治疗关节软组织损伤的针刺方法。

《灵枢经·官针》："巨刺者，左取右，右取左。"这是根据经络气血阴阳相贯、左右倾移的原理，在临床上采用左病取右、右病取左的一种选穴法。现代临床用巨刺选穴与运动患肢结合，既有利于促进患部血液循环，又不影响运动时针刺顺利进行，因此较动刺法更安全可靠，可迅速持久止痛，恢复患部运动功能。

（二）方法

取用与患部相应的健侧穴位（或阿是穴），如左肩痛取右肩髃、臂臑，右肘痛取左曲池、手三里、天井等。取穴必先找到患部压痛明显或某一运动姿势引出疼痛最明显的部位，再于健侧取穴。针刺得气后留针，或间歇行针，或加用艾条灸，或拔火罐。在留针的同时，运动患肢，并加强健侧穴行针刺激。运动用力由轻而重，次数由少到多，范围由小到大，亦可由医者帮助患者做相应的被动运动，务必使患者疼痛减轻或消失，运动功能有所恢复后，再取出健侧穴的针。

（三）临床应用

本法主要用于软组织损伤引起的疼痛和功能障碍，也有用于偏瘫者。

（四）注意事项

1. 在针刺健侧相应穴位的同时，运动患肢的力量、幅度宜适当。特别是对中风偏瘫患者必须注意循序渐进，用力要轻缓柔和，不可过猛。

2. 在针刺时，应根据患肢活动改善的情况来决定健侧穴行针手法的强度，并调整针刺方向与深浅。如无效时应仔细审察取穴是否准确，或增添穴位以加强刺激量。

（五）医家经验

1. 李连生治疗关节运动系统疾病 颈、肩、上肢关节病取大椎，腰骶椎、下肢关节病取腰阳关，胸腹病取胸 3～12 夹脊为主穴。肩病配肩井、肩髃、臂臑，颈病配后溪，腰病配人中、腰 4～5 夹脊，肘病配曲池，腕病取阳池，膝病配委中、腰 4～5 夹脊，踝病配丘墟、阳陵泉，以上穴均为健侧穴。针刺得气后加拔火罐，并做患侧肢体运动。治疗 578 例，痊愈 202 例，显效 325 例，进步 28 例，无效 23 例，总有效率为 96%。一般治疗 1～5 次即可。[中国针灸，1984，4（6）：1-2]

2. 苏尔亮用巨刺法治疗中风偏瘫　取合谷、手三里、曲池、少海、环跳、阳陵泉、足三里、解溪。第一步，单取健侧穴，用针刺泻法，行针2分钟后令患者强行活动瘫肢。如无反应，间隔10分钟重复施术；若仍无反应，于24小时再重复施术。待瘫肢稍能活动，即进入第二步。第二步，取健侧穴用泻法为主，瘫侧穴用补法为辅，待瘫肢活动明显改善后则进入第三步。第三步，以瘫侧穴用补法为主，健侧穴用泻法为辅。治疗102例，近期治愈24例，显效39例。[江苏中医杂志，1980，13（4）：41－42]

3. 东贵荣分三步法针刺治疗肩周炎　第一步先刺健侧条口穴，深1~1.5寸，提插捻转，频率90次/分，强烈针感，同时患者行患侧肩关节的前屈、后伸、外展、内旋及外旋活动约5分钟。第二步针刺肩周活动时阿是穴，沿与肩关节平行的纵轴线上行合谷刺法，即针刺得气后退至浅层，又依次再向前后斜刺，形成分叉针迹，于正中处留针。第三步直刺合谷、外关、曲池，深0.5~1寸，提插捻转，频率90次/分，针感以患者能耐受为度。[中医杂志，2011，52（6）：489－491]

4. 谢强用针刺运动疗法治疗急性创伤性喉炎

（1）点刺耳穴轮1、轮3、轮5三穴放血：施术时，医者先用手揉摩患者一侧耳轮，使局部血液充盈；然后，左手捏紧耳轮相应部位，右手持三棱针用点刺法快速点刺三点，直刺0.2cm，急入急出，约出血0.2ml，每次一侧，下次再刺另一侧。

（2）点刺三商穴放血：三商为经外奇穴，位于拇指指甲根部，其桡侧缘为少商，尺侧缘为老商，之间为中商，均距指甲根角0.1寸，合称三商。施术时，医者先用手捋患者一侧手臂至掌指末端，往返20次，使拇指局部血液充盈；然后，左手握紧拇指根部，右手持三棱针用点刺法快速刺三穴，斜刺0.2cm，急入急出，约出血0.2ml。每次一侧，下次再刺另一侧。

（3）针刺开音1号穴：常规消毒颈部双侧穴位皮肤，用1寸针，针刺开音1号穴（位于颈喉结旁开1寸，即甲状软骨切迹向外旁开1寸，也即紧贴甲状软骨外侧缘），雀啄进针，针刺入皮下后再进针时用呼吸补泻手法分别进针（即嘱患者吸气，吸气时往深处进针，呼气时停针，待下次吸气时又继续进针），紧贴甲状软骨外侧缘边捻转（角度不得超过30°）边缓缓向深处直刺，刺入约1寸，留针30分钟。

（4）针刺手法：用呼吸补泻的泻法，刺入1寸时停止进针。此时可捻转针柄30°以候气，不可提插，待患者觉喉局部有鱼骨卡喉的胀麻感时为得气。留针期间行针3次，每次行针10秒。留针期间要求患者均匀地做喉部声门深呼吸运动，即快速深吸气，再缓缓地呼气；在深呼吸运动时，患者可立即感到喉痛和紧束感得到缓解，喉部轻松舒畅。出针时患者呼气，呼气时边捻转边徐徐出针，捻转角度不得超过30°。出针后用消毒干棉签按压针孔，边按边揉30秒。日1次，连续5天为1个疗程。[中医杂志，2010，51（4）：332－334]

第八章
各种针具的刺法

工欲善其事，必先利其器。各种针具的研制和应用，历来是刺灸法发展进程中的重要内容。除毫针之外，在临床上还可采用其他针具刺激经络腧穴以治疗全身病症。本章将分两节介绍除毫针外目前在临床上常用的各种针具刺法。

第一节　九针的现代应用

九针是《灵枢经·九针十二原》中记载的9种不同形制的针具，目前临床主要应用其中的毫针。此外，现代应用还有鍉针、三棱针（锋针）、圆针、圆利针、镵针、铍针、巨针（即大针）。三棱针、圆利针以络刺法为主，已见于本篇第七章。以下主要介绍鍉针、圆针、巨针（大针、长针）、铍针、镵针和火针等针具的操作技术和临床应用情况。

一、鍉针法

（一）概述

鍉针为古代九针之一，用以按压体表穴位，而不刺入，起到激发经气、疏通血脉的作用，从而治疗疾病。黄廷翼则称鍉针为"推针"，侯升魁又改制成可调式磁鍉针，其他还有电鍉针和火鍉针等。

（二）方法

1. 针具（图2-8-1）　鍉针长3~4寸（约合8cm），以不锈钢制成。针柄缠以铝丝或细银丝，约占全长一半以上。针身呈圆柱体，针头圆钝光滑，呈半球体，直径2~3mm为宜，不致刺入皮肤。

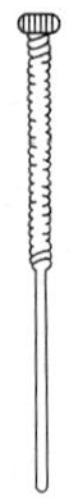

2. 操作方法　可根据治疗要求，采用相应手法。用右手拇、食、中三指以握笔姿势紧捏针柄，或以拇、中二指持针柄、食指按压针柄端的姿势持针。在选定的穴位或刺激点上按压片刻，以形成明显的凹坑，出现酸胀沉重针感为度。

图2-8-1　鍉针针具

（1）刺激强度：轻刺激手法，将针轻压在经脉穴位上，待局部皮肤周围发生红晕或症状缓解时，慢慢将针提起，然后在局部稍加按揉。强刺激手法，将针重压于经脉穴位上，动作要快，使患者感觉疼痛或觉酸胀向上下扩散时，迅速将针提起，不加按揉。

（2）鍉针推刮法：用右手拇指轻按针柄端，右手中指指甲搔刮针柄，其方向从下而上，终而复始、下而复上地连续搔刮9次，甚而18次、27次等，以增强刺激，亦"按脉勿陷，以致其气"（《灵枢经·九针十二原》）者。

（3）鍉针补泻法：根据病证虚实情况，在推刮法之后，可采用相应的补泻手法。泻法，逆时针向右旋转，三指持针用力要小；补法，顺时针向左旋转，三指持针用力要大（可用右手中、食两指夹持针柄，拇指按压柄端），同时用紧按慢提法。也可使针尖与体表呈15°~45°角倾斜，顺经脉方向按压为补法，逆经脉方向按压为泻法。常按压10~30分钟左右。

（三）临床应用

1. 功用主治　《灵枢经·官针》云："病在脉气少，当补之者，取以鍉针于井荥分输。"可见鍉针有激发经气的作用。一般适用于经气不足或气分病证，如胃痛、腹痛、腹泻、呕吐、失眠、心悸等。

2. 处方示例　可根据循经取穴及"以痛为输"的原则来取穴定位。

（1）胃痛：足三里、内关、梁丘为主，气滞者加太冲、阳陵泉，虚寒加中脘、隐白，实热者加曲池、内庭，虚热者加三阴交。用锟针补泻手法按压上述穴位，经30分钟后，即有缓解或减轻疼痛的效果。

（2）失眠：太溪、太渊、大陵均补，有外感或胃肠不舒，加合谷、足三里。虚烦时睡时醒，惊悸不安，加气海、阴交、大巨均补。胃不安，加公孙、隐白、天府、阴陵泉均补。或用涌泉、神门均补，解溪泻。

（3）夜游症：魂门、魄户均补为主，神门、太冲、太渊、太溪均补为辅。

（4）眩晕：上星、列缺均补，八邪泻，尺泽先补后泻。头重加百会先补后泻，头痛加风池，项强加风府；痰多食滞加中脘、足三里均补，丰隆泻；心烦加神门补，小肠泻。

3. 电锟针　采用现代科技方法创制的各式电锟针，常用以激发经气，提高循经感传和气至病所的出现率，用于疼痛性疾病、炎症性疾病、心血管疾病、呼吸系统疾病等。电锟针的一部分是普通锟针，一端有通电导线连接，另一部分是电针仪。临床上常以电锟针（包括电热锟针、声电锟针等）刺激相应井穴，要求针尖朝向心端的方向呈30°角倾压，并根据感传情况调整其压力与方位，在循经感传出现后，可采用接力刺激（即针感传至某处不再向前传时，可在该处再加锟针按压）以接气通经，以达到"气至病所"的目的为度。用本法治疗心血管病时，不仅可提高临床疗效，且可调节异常心律，改善心肌代谢，增强心脏有效搏出量，从而全面改善心脏功能。

（四）注意事项

1. 锟针操作仅按压体表皮肤，一般无不良反应。操作前，针具和穴位皮肤要严格消毒，以免感染。

2. 头面五官处一般不用锟针，磁锟针更不相宜。

3. 在应用电锟针激发经气时，刺激部位可涂以生理盐水以利于导电，手法按压的力量要适度，并需令患者身心放松、体位舒适，如此则较易引出循经感传。

（五）医家经验

1. 师怀堂锟针术

（1）小锟针：以拇、食、中三指持钢笔式姿势紧捏针柄持针。

冷锟针刺法：在选定的部位（穴位、刺激点）按压片刻，按压时，针柄与皮肤呈80°角，做小幅度旋转，以形成明显凹坑而现针感为度。常用于一般内科、儿科病证（如小儿疳积、腹泻、消化不良），以及关节损伤等。

火锟针刺法：将火锟针根据需要在酒精灯上烧至通红或微红，在特定刺激点灼刺或患处局部烙烫。常用于一般外科病证，如小血管瘤、疣赘、浅表色素痣、老年斑、内痔、白癜风、久不愈合的溃疡面、瘘管、肛裂等，以及某些内科病证。

火锟针、火铍针联合刺法：先用火铍针迅速烙割病变组织，以烙割至与皮肤相平为度；然后以火锟针烙烫，修补结痂，产生强化止血作用。临床常用于外痔，皮肤赘生物，高凸的疣、瘊、瘤等。

火锟针隔药膏温灸法：此法是将锟针烧热，隔伤湿止痛膏等药膏点灸穴位或患部。操作时将药膏轻置于穴位处或患处，然后持烧热的锟针隔药膏进行点灸，针头接触药膏后停留1~2秒，如此反复操作，注意切勿烫伤皮肤。

（2）大锟针：主要用于治疗妇女宫颈柱状上皮异位、阴道炎。以右手拇、食、中三指握针之较细的一端持针。应用窥阴器扩阴，暴露阴道壁及子宫颈，并常规消毒，揩去阴道分泌物。将针粗的一端，在酒精灯上烧至80℃左右，宫颈柱状上皮异位者烙灼宫颈柱状上皮异位处，阴道炎者则烙灼阴道壁即可。

（3）弹簧锟针：主要用治扁桃体炎或化脓性扁桃体炎、咽炎、咽后壁滤泡。施针方法，用中、食指夹住针柄，拇指指腹压在针尾端。让患者张口，并发"啊"音。医者左手持压舌板压患者的舌根部，右手持针，用拇指按压针尾端，使锟针头部伸出，然后在酒精灯上将针头烧至100℃左右，松开拇指，使灼热的针头缩进针套，然后迅速伸进口腔，对准化脓或肿大的扁桃体，或咽后壁的滤泡，拇指按压针尾伸出针头烙灼，然后再放松拇指，使针头缩进针套，退出口腔。这样可以防止烫伤口腔。若一次烙灼不尽病损，可照上法重复操作。

（4）长锟针：主要适用于肛瘘的治疗。用时先将针伸入瘘管，探明管的深度、内口或盲端的位置，然后在酒精灯上将针烧至80℃左右，伸入瘘管烙烫。亦可将针退至瘘管外口（不完全退出），左手持酒精灯直接烧针体，烧热后右手再送针体深入，可反复数次操作，直至瘘管组织完全破坏。（《中医临床新九针疗法》）

2. 王继元等用火锟针治疗肛裂

（1）操作：患者取截石位，常规消毒，用2%盐酸利多卡因溶液做局部麻醉，然后肛门镜涂润滑剂，缓慢插入肛门，充分暴露肛裂病位，旋转肛门镜螺丝使其固定，术者右手持锟针，将针在酒精灯上烧至100℃左右，视肛裂类型施针而刺。

1）单纯性肛裂：用火锟针在肛裂处直接灼刺，使组织变为白色即可。观察5分钟，如有出血则再点刺1~2次，用以止血。如无出血，涂烫伤膏，敷料包扎。

2）溃疡性肛裂：火锟针点灼裂口至灰白色。

3）赘皮外痔、哨兵痔：左手持镊子夹持赘皮或哨兵痔顶端拉长，右手持火锘针至基底部一次烙断，割除根治，火锟针封口。涂烫伤膏，敷料包扎。

4）伴发性肛裂：火锟针将裂口一次性全部彻底点灼成灰白色，使其结痂。隐窝炎，火锟针点灼成灰白色；肛乳头肥大者，左手持镊夹持肛乳头顶端拉长，右手持火锘针至基底部一次性烙断，割除根治，火锟针点灼止血封口。裂痔，火锟针点灼使其萎缩。皮下瘘管，火锟针插入瘘管内烙灼2~3次即可。

（2）针后处理：适当休息2~3天，治疗后切忌暴力强劲排大便或蹲厕过久。嘱患者多食水果和粗纤维蔬菜，以缓解大便干燥。每次大便后用1∶5000高锰酸钾溶液或温开水清洗，并涂烫伤膏；或用黄芩、黄连、黄柏、连翘、栀子、大黄各 30g，水煎 30 分钟，熏洗肛门。

（3）结果：本组 426 例，1 次治愈者 302 例（70.9%），2 次治愈者 124 例（29.1%）。痊愈率为 100%。[中国针灸，2002，22（12）：822]

3. 马润虎用磁锟针治疗青少年近视

（1）治疗方法：主穴为睛明、攒竹、承泣、瞳子髎，配穴为鱼腰、四白、翳明、合谷等。病人取卧位，去枕闭目，两手掌心向上放于胸前，术者坐在病人头顶端，手持磁锟针，尖端置于穴位上，针体与皮肤呈 90°角，待病人有酸、胀、麻感后，保持其压力（100 ~ 500g），每个穴位持续 1 分钟。先主穴，后配穴，配穴可以在病人得到感觉后轻轻摇动针体，以病人能耐受为度，从而增强对该穴的刺激。如果于本穴相对应点（穴），另用一磁锟针（方法同对侧），则效果更佳。治疗完毕，让病人端坐、闭目或远视前方 5 分钟。

（2）疗程：每日治疗 1 次，1 次 7 ~ 10 分钟，10 次为 1 个疗程。如有条件，每日可做 2 ~ 3 次，可缩短疗程。视力提高到 1.0 后，可改为 1 周巩固治疗 1 次，连续巩固治疗 4 次后可放弃治疗。

（3）治疗结果：本组共 448 眼。治疗后裸眼视力明显提高，治疗后视力达 1.0 以上者有 412 眼，占 91.9%；显效 20 眼，占 4.46%；有效 4 眼，占 0.89%；无效 12 眼，占 2.9%。432 眼治疗后屈光度都有不同程度下降，总遗留屈光度为 106.60D，平均为 $0.241D \pm 0.129D$。本组人员 196 例正规治疗后随访 3 ~ 6 个月，视力都未下降，均摘掉眼镜。16 例因升学、毕业或中途转学未再追访。12 例（24 眼）无效，其中 5 例伴有斜视（3 例内斜视，2 例外斜视）。7 例因病例选择不当，均有不同程度的遗传因素。[人民军医，1996，16（6）：41]

4. 王革新用电锟针治疗呃逆

（1）治疗方法：两组皆选用天突、内关、足三里为主穴，膻中、中院、丰隆，期门为配穴。电锟针组：应用 DXZ - Ⅱ型电锟针治疗仪，把手夹（负极）接在患者的手腕上（左右均可），并将电锟针与输出端（正极）相连。若患者年老体弱，可选择弱挡输出，若年轻健壮可选择强挡输出。首先把电锟针对准病人的天突穴，将仪器频率、幅度由零位逐渐加大至适当强度（以病人能耐受为度），呃逆立止。1 分钟后将电锟针频率调至 55 ~ 65 次/分，交替点按其他穴位。每日 1 次，3 天为 1 个疗程。传统体针组用毫针用平补平泻或泻法针刺，留针 20 分钟，每日 1 次，3 天为 1 个疗程。

（2）治疗结果：电锟针组 50 例，痊愈 31 例，显效 13 例，好转 6 例，总有效率 100%；体针组 22 例，痊愈 2 例，显效 5 例，好转 10 例，总有效率 77.3%。[陕西中医学院学报，1998，21（1）：46]

5. 解玉庆等用声电锟针治疗对甲亢患者促甲状腺激素（TSH）影响的观察

（1）治疗方法：30 例患者随机分组。

单纯西药组 15 例，他巴唑 5 ~ 10mg，心得安 10mg，维生素 B 120mg，维生素 C

300mg，口服每日 3 次，3 个月为 1 个疗程。

针药结合组 15 例，应用 SDZ - Ⅱ型声电锟针仪对病人进行十四经激发感传至病所治疗。十二经从井穴，督脉从腰俞，任脉从关元开始做向心性感传治疗，气至病所后继续治疗 30 分钟，每日 1 次，每次 1 条经，28 天为 1 个疗程，疗程间休息 1～2 天，共 3 个疗程。同时结合药物治疗（同单纯西药组）。

（2）治疗结果：针药结合组治愈 6 例，显效 5 例，好转 3 例，无效 1 例，有效率为 93.3%；西药对照组治愈 3 例，显效 2 例，好转 6 例，无效 4 例，有效率为 73.3%。结果表明，声电锟针治疗可以使甲亢病人 TSH 含量上升至生理水平，对甲亢病人 TSH 的影响呈良性调整过程。〔黑龙江中医药，1997，16（2）：47〕

（六）文献摘要

《灵枢经·九针论》：取法于黍粟之锐，长三寸半，主按脉取气，令邪出。

《灵枢经·官针》：病在脉气少，当补之者，取以锟针于井荥分输。

二、圆针刺法

（一）概述

圆针是古代九针之一，见于《灵枢经·九针十二原》《灵枢经·九针论》等篇。古代的圆针是仿照絮针（缝絮之针）的样式制成的，针身如圆筒状，针尖为圆卵形，全长一寸六分，可做按摩之针，主治邪在分肉之间的疾病。圆针的现代应用，一是以新圆针按压穴位，一是制成磁圆针叩打。此外，还可用磁圆点穴针标记腧穴，或以圆针为电极用于临床的电圆针。以下主介绍新圆针和长圆针法。

（二）方法

1. 新圆针针具　银质新圆针，实际上是用银制成的新针具，或银、铜合制而以银为主，也可用不锈钢制品。针体为圆形，手柄处有螺纹，便于手持和操作不同手法；针尖为卵圆形、圆形和钝边棱形。其形状之不同，可以在同等手法和指力下，取其刺激作用的强弱，棱形较强，卵圆形次之，圆形更次之，分别灵活运用于临床不同体质和不同部位。

2. 操作方法　医者一手持针如握笔状，即拇、食二指握针体，中指末节抵针体下部，另一手作为押手于所选取的部位或穴位处循摩、按压等以固定局部肌肤，便于施用不同手法。

（1）点压：间断、均匀点压，一般操作 3～5 分钟或视病情体质而定。本法主要用于穴位或痛点。

（2）揉按：要求压力均匀、轻柔，作用方向正反交替，一般操作 3～5 分钟或视病情体质而定。

（3）分剥：以所选定的穴位或部位为中心，按四正八隅方向或称之为梅花形推移，分剥肌肤，多从中心向四周，其范围之大小可视病情或体质而灵活掌握之。本法主要用于经脉循行路线或病变部位，意在疏通经气、活血止痛。

（4）震颤：要求用力均匀，震颤幅度的大小、快慢均体现出节奏性为好，一般操作

3～5分钟或视病情体质情况而定。

（5）运气：本法首先要求医者有长期气功修炼之功底，元气充足并能以剑指发放外气者。其次也要求患者先安静休息，肢体放松，精神专一，能"入静"、进入"气功态"者则更好，以便互相配合增强疗效。施术时，医者凝神调息以意领气至臂指，发放外气，通过圆针作用于所选穴位或部位，可持续亦可间断操作，其时间视病情及医者功力而有所增减。本法系新圆针应用的主要手法。

（三）临床应用

1. 治疗部位 重点用于"脐穴"，也可配合用于华佗夹脊穴、耳、手等处的"全息穴位"，经临床实践收到较好疗效。

脐穴包括：①脐中：单独应用或配其他穴位；②以痛为输：脐周按压或用"皮肤电阻"等法测定以确定穴位；③八卦全息穴位，以脐中为中心，以1.5寸为半径画圆（图2-8-2）；④脐旁诸穴：以脐中为中心，取脐周上下左右四旁穴，如水分、阴交、气海、肓俞、天枢等。

此外，还有应用夹脊穴、耳穴等。

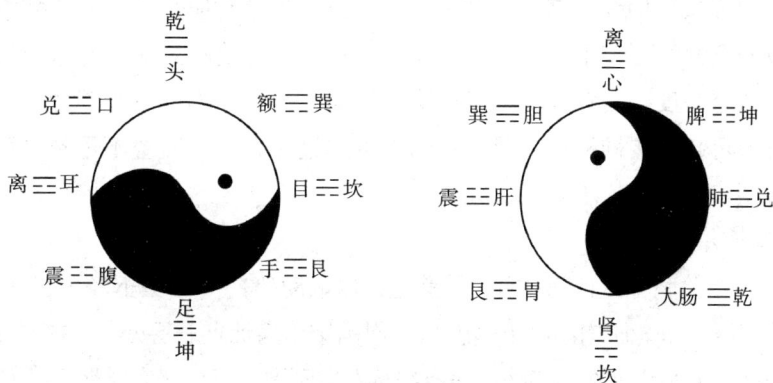

图2-8-2 脐穴

2. 处方示例

（1）原发性高血压：大椎及其两侧华佗夹脊穴，配曲池穴，用圆针每穴按压约5分钟。

（2）小儿厌食症：取脐旁脾、胃、大肠等点。

（四）注意事项

1. 因人、因病制宜，选择不同规格的圆针，采用不同而适于患者耐受性的针刺强度。

2. 操作时，要求用力均匀，不可时强时弱。

（五）医家经验

薛立功长圆针法

（1）针具：长针锋利身薄，针末有刃，可行锐性操作，挑割切断横络，适用于粘连条索与瘢痕内的锐性分离术。圆针之末形如卵状，圆钝无刃，可行钝性操作，亦可沿分肉间隙挑拨，分离分肉间横络，且不损伤分肉，适用于粘连、瘢痕边缘与正常组织连接部位的钝性分离。

长圆针将两者相结合，使平刃状针末，一端保持锐锋状，一端保持圆钝状。锋刃端利于透皮进针，使针末直抵结筋病灶点处，且可在粘连或瘢痕中行锐性分离术，即举之前后（向前或向后挑拨）、上下摩骨（切割增厚骨膜）。在结筋病灶边缘接近正常组织处，则应用其圆钝端而行钝性分离术，在举之前后时保证操作的安全性。制成3种刃型、3种直径、3种长度27类针具，即目前的长圆针。

（2）适应证：凡筋挛节痛的筋痹，骨节重痹的骨痹，经筋损伤或不舒而致者，当取长圆针，刺筋上为故。以关刺、恢刺、输刺、短刺法等，解结松筋、行气活血治之。

（3）术前准备：包括寻找结筋病灶点，严密消毒，进行麻醉等。

（4）进针法：取相应长度、粗细、刃型的长圆针，沿局麻针头探查的安全入路方向进针。长圆针刃口线方向，应与周围重要组织方向一致，其中尤以神经干、大血管、肌腱、肌纤维为重要。用持笔法持针，垂直缓慢用指腕力逐渐加压。此时因麻醉皮肤已无疼痛感觉，用全刃接触皮肤，增加接触面，尽量缓慢按压使皮肤形成深沟，让周围组织（尤其是重要组织）因缓慢按压而受排挤，避开长圆针入路。进针时应掌握其方向和力度，不可孟浪突入，影响安全性。可将手腕按压患者体表当作支点，使腕力较容易掌握用力分寸。在操作时要注意探查深度。胸背部不可越过肋骨浅面，颈根部不可越过锁骨浅面、胸锁乳突肌深面，腰部不可越过腰椎横突，肾区直刺不可越过竖脊肌，腹壁不可越过腹白线、腹直肌侧半月线表层，各关节均不宜刺入关节腔。

（5）操作方法

1）关刺法："关刺者，直刺左右，尽筋上，以取筋痹。"（《灵枢经·官针》）直刺是由表及里，直接刺至尽筋（肌肉的腱末端组织）周围结筋病灶点表层处；左右是指在结筋病灶点表层横行刮剥。关刺法是在结筋病灶表层进行左右刮剥，以松解表层粘连以解结之法。

2）恢刺法："恢刺者，直刺傍之，举之前后，恢筋急，以治筋痹也。"直刺傍之，直接刺入，抵达病损表面，然后向正常肌腱的一侧滑动深入，目的是达到其周边的致痛横络部位，而不损伤正常肌腱组织。举之前后，是对粘连部位的挑拨操作。举是由下、向上用力，将长针锋刃沿腱旁直刺至深部，然后向前挑拨，再向后挑拨。从而用长针锋刃在连结块上挑拨切割，具有分离侧旁横络粘连作用。

3）短刺法：短促渐进，保持针体挺直，垂直深刺；逐层深入，不拘层次，凡所触及坚硬如骨样的组织时，可在该层次进行短刺，以上下摩骨。除骨痹外，对腱鞘炎、骨性纤维管触之如骨者也可用此法上下摩骨，达到松解目的。

4）输刺法：深刺至骨，对骨膜硬块病灶进行剥离和松结减压术。

5）分刺法：以多向透刺患处分肉病灶，用于肌膜损伤炎症、粘连轻浅者。如慢性粘连有瘢痕形成者，仍须用恢刺。

6）浮刺法：对尚不需短刺切开者，可在表层腱鞘或韧带病灶行点状浮刺，松解表层卡压而不损伤深部组织。用于浅层肌痹和腱鞘炎、筋膜炎。

7）经刺法：循经脉检查横行结络，用长圆针解除之，是解结之一法。

8）络刺法：对大小瘀血怒张的盛络，用点刺放血，使其血脉和利，是解结之一法。

以上操作出针后，要给予按压，敷无菌敷料包扎2天，防止可能的感染。7天1次，1次为1个疗程，一般用1~3个疗程。

（6）注意事项

1）局部出血时要按压，也可在解结处注入生理盐水等以加压止血。

2）严格按无菌操作进行，遇有感染者用敏感抗生素治疗。

3）准确定位结筋病灶点，严格在结筋病灶点解结，松解操作幅度要严格控制，不能超出结筋病灶点范围。

4）熟悉各结筋病灶局部组织，对周围有重要神经、血管者，应提前在体表画出标志，作为操作时的警示。

5）操作时应沿神经、血管走向方向挑剥，避免垂直横行操作。

6）进针或解结时，遇有电击感、剧痛感时应停止操作。

（7）禁忌证：以下情况应避免用长圆针。

1）有利多卡因等药物过敏者。

2）有发热症状者。

3）合并严重内脏病者。

4）施术部位有皮肤感染、肌肉坏死，有红肿、灼热或深部脓肿者。

5）施术部位有重要神经、血管、脏器，而施术时无法避开者。

6）血友病等出血性疾病者。

7）年老、体弱、孕妇。

8）关节感染者。

9）重度畸形导致肌肉力线严重偏离，使尽筋处病理因素不能解除者。

10）骨性原因的关节痹痛者。（《中国经筋学》）

（六）文献摘要

《灵枢经·九针十二原》："二曰员针，长一寸六分……员针者，针如卵形，揩摩分间，不得伤肌肉，以泻分气。"

《灵枢经·官针》：病在分肉间，取以员针于病所。

《灵枢经·九针论》：二曰员针，取法于絮针，筒其身而卵其锋，长一寸六分，主治分间气。

三、巨针刺法

（一）概述

巨针之名首见于《灵枢经·热病》，是用于偏枯的针具。目前应用的巨针，实际上已经融合了大针、长针的特点，是一种针身粗长、针尖如挺、圆而不钝的针具，又称过梁针、粗针等。在临床上，可用于顽症痼疾，具有透穴多、刺激强，开壅决塞、通经活络的作用。

（二）方法

1. 针具 采用坚韧而富有弹性的优质不锈钢制成，形状与毫针相同，但针身粗长，针尖圆而不钝、利而不锐，针柄用铜丝或铝丝紧密缠绕。可分为直径0.3～2mm、长3～30寸等多种规格型号，以适应临床，根据具体情况灵活选用。

2. 进针法 一般用右手拇、食二指夹持针柄稍下方，中指、无名指抵住针身，左手拇、食、中三指捏住距针尖1～1.5cm针身下端，如此持针可依靠左手指力和右手腕力将针迅速刺入穴内。在一般情况下，巨针大多取平刺的进针角度，但在四肢穴透刺（如阳陵泉透阴陵泉）和肌肉丰厚处（如环跳），也有采用直刺的。可根据皮肤弹性和肌肉厚薄情况，采取舒张或提捏等进针法。在刺入穴位皮下后，根据选用的针刺角度和深度，将针缓慢推进。

背部督脉刺法：在背部督脉沿线，先应用左手固定脊椎棘突上缘皮肤，再双手配合以30°角迅速刺入穴内。继而将针压低紧贴皮肤，针尖在皮下沿脊椎棘突中线，缓慢向下推进。推进方向必须和脊椎棘突中线平行，决不可偏斜。

3. 巨针运针法 一般将针推进至一定深度，针下即有较强感觉，故运针手法宜轻，提插捻转幅度宜小。如需加强刺激，可小幅度提插2～3次（中刺激）或6～7次（强刺激）。如留针不运针，则为弱刺激。

此外，还有几种较特殊的运针法。

（1）巨针卷肌提插法：用治肌肉萎缩时，还可在针推进至一定深度后，持针柄向一个方向捻转，当针体被肌肉纤维缠绕而不能捻动时，再上下提插几次。

（2）巨针循经引向法：在用较长巨针透穴时，针尖横刺穴内后，右手持针与皮肤平行，使针在皮下沿经脉向前缓慢分段推进，同时左手食、中、无名三指辅助循按，以引导针尖按一定方向推进。

（3）巨针剥离松解法：用短粗巨针直接刺入病灶或附近穴位得气后，可使针尖沿肌束上下左右移动，剥离松解，运针3～5分钟，留针20～30分钟，多用于软组织损伤后的粘连。

4. 留针和出针 巨针一般得气后即出针。对慢性病或顽固疼痛、痉挛，可留针20分钟至数小时，如背部督脉沿线可留针1～2小时。较长的巨针宜分段缓出针，应小幅度轻轻捻转，轻轻提退，提退一段后可稍停片刻，而后再予提退。

（三）临床应用

1. 功用主治 开壅决塞、通经活络。用于支气管哮喘、胃下垂、慢性肠炎、风湿性关节炎、类风湿关节炎、坐骨神经痛、偏瘫、肩周炎、颈椎病、小儿脑瘫、子宫下垂等顽固性病症。

2. 处方示例

（1）肩周炎：大椎透至阳。端坐、双手半握拳，屈肘交叉平放在两臂上，肩下垂、头尽量放低，使背部皮肤绷紧，暴露脊椎棘突。以长 24cm、直径 1.2mm 巨针，按背部督脉刺法进针透刺。配合谷、阿是穴毫针针刺，均留针 20 分钟。日 1 次，10 次为 1 个疗程。

（2）疔疮：神道透至阳。端坐双手半握拳，屈肘交叉平放在两臂上，肩下垂、头尽量放低，使背部皮肤绷紧，暴露脊椎棘突。以长 12.5cm、直径 1mm 巨针，按背部督脉刺法进针透刺。针尖在皮下沿脊椎棘突中线，缓慢向下推进 95mm 左右，留针 3～6 小时，出针时放血数滴。日 1 次，10 次为 1 个疗程。

（3）梨状肌综合征：环跳穴。用长 12.5cm、直径 1mm 的粗银针。俯卧位，先消毒，2% 普鲁卡因溶液在穴区注一皮丘。右手持针，左手加压直刺环跳穴，深 5～6 寸，有较强针感沿坐骨神经放射。然后将针尖沿条索状隆起的肌束移动剥离松解。继而用温针法，燃用 2～3 个艾段。出针后用无菌纱布敷盖，以免感染。

（四）注意事项

1. 必须严格消毒，以免感染。

2. 针具事先要检查，针尖不宜过锐，针身要平直，针根要牢固。

3. 必须熟悉解剖知识，以免损伤内脏及神经。

4. 手法宜轻，切忌粗暴提插，感觉异常或针下有阻力时，应改变针刺方向或立即停针。

5. 孕妇、出血倾向者，皮肤破溃瘢痕处，过劳、过饥及精神紧张者禁用。

6. 出针后可留有明显后遗针感，可自行消退。有皮下青紫而疼痛严重时，可用热敷。

（五）医家经验

管遵惠过梁针法　管氏过梁针法在刺法上汲取了《黄帝内经》"短刺"法中的深刺、"输刺"法的取穴精而深刺，以及《黄帝内经》"经刺"法直刺病变不通的结聚部位等针法特点，形成了独具特色的管氏过梁针法。过梁针补法：行"凤凰理羽"手法九次，三九二十七次，或九九八十一次。过梁针泻法：行"凤凰展翅"手法六次，六六三十六次，或八八六十四次。

（1）针刺法特点：可概括为深、透、动、应。

①深：过梁针选用的奇穴和经穴，较常规针刺进针要深。

②透：过梁针四肢部奇穴，要求透刺到对侧皮下。手法操作：选用特制的 26 号或 28 号过梁针，采用单手两指疾速直刺法，进皮后左手挟持针身，右手小弧度捻转，缓慢进针，进针到穴位深度的一半时，左手扶托于穴位肢体对侧，以探测针尖到达的位置，直至进针到对侧皮下。

③动：过梁针在进针或行针时，患者肢体出现不自主抽动或颤动，则疗效才显著。

④应：部分过梁针奇穴须在针刺时出现反应，方能获效。如针刺音亮、声响穴，须出现反射性咳嗽方能收效。

（2）管遵惠用过梁针治疗癔症性瘫痪 68 例临床观察

①治疗方法：采取心理治疗、过梁针法、功能锻炼三者相结合的治疗原则。首先要使病人消除顾虑，树立信心，在治疗中应重视并适当运用语言暗示；对病程较久、已出现患肢失用性肌萎缩患者，必须在治疗同时，加强功能锻炼。

②过梁针操作：四肢部奇穴采用过梁针透刺法，进针后根据病情分别采用"凤凰理羽"或"凤凰展翅"手法，在获得针感基础上，加用电针（连续波或断续波），使患者肌肉出现节律性颤动或肢体抽动，留针 20 分钟。隔日 1 次，5 次为 1 个疗程。

③大椎穴深刺：对肢体瘫痪、知觉障碍或伴有痉挛发作者，如采用四肢过梁奇穴透针法无效时，可由针灸造诣较深、临床经验丰富的医师采用大椎穴深刺法，当病人出现肢体抽动或触电样针感时，即应立即出针。一般每周针刺 1 次，3 次为 1 个疗程。最多治疗 2 个疗程。不宜多刺，以防发生意外。

④治疗结果：以过梁针奇穴为主，少数病人采用大椎穴深刺法，配合电针、心理治疗及功能锻炼。1～5 次治愈者 26 例（38.24%），6～10 次治愈者 18 例（26.43%），10～20 次治愈者 15 例（22.06%），21～30 次治愈者 6 例（8.82%）。治疗 3 个月至 2 年，好转者 2 例（2.94%），无效 1 例（1.43%）。总有效率 98.53%，治愈率为 95.59%。［针灸临床杂志，1999，15（5）：6］

（六）文献摘要

《灵枢经·九针论》：八曰长针，取法于綦针，长七寸，主取深邪远痹者也。九曰大针，取法于锋针，其锋微员，长四寸，主取大气不出关节者也。

《灵枢经·热病》：偏枯，身偏不用而痛，言不变，志不乱，病在分腠之间，巨针取之，益其不足，损其有余，乃可复也。

四、铍针刺法

（一）概述

铍针为九针之一，"长四寸，广二分半……末如剑锋"（《灵枢经·九针十二原》）。铍，商代格斗武器，形如剑，故铍针又称剑针。传统用以割治和放血等。现代有用钼为材料制成者，具耐高温等特点，可作火针烙刺。其锋刃可修磨，以保持锐利。金代张子和《儒门事亲》书中，常用铍针刺络放血，主要用于实证热证，取穴多，出血量大。而清代郑梅涧《重楼玉钥》对各种喉风，除用药之外，往往先用针刺治疗。他用铍针或小刀切破咽喉局部肿处，或用针挑局部以消肿开咽，称为"破皮针"。

（二）方法

1. 铍针深刺法 按《灵枢经·官针》输刺法，直入直出，可深至骨膜，也可直刺左右肌腱。出针后会有少量出血，常和拔罐法结合应用。

2. 铍针浅刺法 用其锐利锋刃，对穴区或特定部位的皮表（或黏膜）进行浅刺划割，深度不超过 1mm。

3. 铍针烙割法　将铍针在酒精灯上反复烧灼直至针尖通红，用止血钳夹持需烙割的病灶，然后以铍针迅速沿止血钳下部将其切除。小的病灶只须烧灼 1 次，大的要反复 3～4 次。烙割后局部创口应包扎。(《中医临床新九针疗法》)

(三) 临床应用

1. 功用主治　泻热通络，宜用于实热证、血瘀证，以及皮部、经筋、络脉病，如颈椎病、肩周炎、面神经麻痹等。

2. 处方示例

(1) 颈椎病：阿是穴 (颈椎棘突压痛点)，配天宗、肩贞。以铍针迅速刺入穴内，直入直出，可深至骨膜，出针后会有少量出血 (不超过 5ml)，针后加拔罐法，留罐 5～10 分钟。取罐后局部按摩。3～5 日 1 次，3 次为 1 个疗程。

(2) 肩周炎：阿是穴 (肩部压痛点)，每次 1～3 个。以铍针迅速刺入，向左右直刺至肌腱。出针后会有少量出血，针后加拔罐法，留罐 5～10 分钟。取罐后局部按摩。3～5 日 1 次，3 次为 1 个疗程。

(3) 面神经麻痹：后区 (瘫侧大磨牙对侧)，中区 (瘫侧小磨牙对侧)，前区 (瘫侧上下尖牙对侧)，每次选 1 个。上部病重者取后区，中部病重者取中区，下部病重者取前区。如病程短者，则在口腔黏膜上寻找麻痹区或硬结处，进行划割。先令患者温盐水漱口，再用消毒过的铍针对选定的口腔黏膜进行划割斜切，切口长 1～1.5cm、深 0.1～0.3cm (小儿酌减)。然后用拇、食、中三指按摩挤压，并用压舌板向下刮，以令出血。壮者多出，弱者少出，直至血色鲜红为止。术后以 5% 盐水棉花蘸少许白糖贴刺血处。每日或隔日 1 次。

(4) 银屑病：第 1 次取风门，第 2 次取曲池，第 3 次取耳后静脉。消毒局麻后，风门、曲池横切口，挑断肌纤维，取出少量脂肪。耳后静脉出血，不局麻，由外向耳根部，每耳割 1 个切口，出血后敷料固定包扎。

(四) 注意事项

1. 严格消毒，操作务求熟练。深刺时要防止损伤神经血管。

2. 孕妇、出血倾向者，皮肤破溃瘢痕处，过劳、过饥及精神紧张者禁用。

3. 术后敷料固定包扎，保持干净清洁。

(五) 医家经验

1. 孙捷等用治皮神经卡压综合征

(1) 一般资料：共收治 568 例，其中臀上皮神经卡压综合征 236 例，隐神经 61 例，肩胛上皮神经 39 例，股外侧皮神经 47 例，下位胸神经 36 例，颈神经 21 例，锁骨上皮神经 16 例，腰神经后支 16 例，胸皮神经后支 9 例，枕大神经 8 例，臀中皮神经 14 例，臀下皮神经 10 例，前臂外侧上皮神经 7 例。

(2) 铍针手法

①刺拨法：适用于患处局部粘连严重者。垂直于患处皮肤急刺，拨动松解粘连后快速出针，不捻转不留针。

②急刺法：适用于肌肉分布区或软组织较厚部位。垂直皮肤急刺，不捻转，不留针，快速出针，进针较深。

③点刺法：适用于组织较薄的部位，如头部等。左手拇指压于反应点等，右手持针急刺急出针，不捻不留针，进针浅。

④割刺法：适用于有条索或包块者。急刺入条索、包块等病灶，轻轻划割减张后出针。

（3）操作定位：触到反应点后，用龙胆紫或用指端压痕标记，作为进针点。以进针点为中心，用碘伏消毒6~8cm皮肤，急刺入患部，进行一点、多点、线式减张，进针深度以刺破张力增高区和正常区交界处为宜（一般刺破筋膜即可），不必过深误伤组织。出针后用无菌棉球按压针孔片刻止血，防止出现血肿。此时患者一般都感觉疼痛明显减轻，无菌敷料覆盖包扎24小时。

（4）治疗结果：本组568例，最少治疗1次，最多2次。经1~55个月，平均9.5个月的随访，治愈316例，占55.63%；显效85例，占14.96%；好转151例，占26.59%；无效16例，占2.82%。总有效率97.18%。疼痛视觉模拟指数治疗前为6.1291±0.4009，治疗后为0.9189±0.022，经统计学处理差异有极显著意义（$P<0.0001$）。350例行软组织张力测试者，其软组织张力指数治疗前为3.13±0.84，治疗后为2.25±0.63，结果治疗后软组织张力指数明显降低，经统计学处理显示治疗前后差异有显著意义（$P<0.01$）。本组操作中出现晕针1例，术后片刻自行缓解。

（5）临床体会：由于术中对神经周围组织的损伤较小，术后神经周围形成的瘢痕小，不易再次形成卡压，从而可以使临床症状得到明显的改善，而且经铍针治疗后患部的软组织张力指数明显降低。[中国中医骨伤杂志，2005，13（3）：29]

2. 邵志刚等用小铍针治疗屈指肌腱狭窄性腱鞘炎

（1）一般资料：本组200例均为我院疼痛门诊患者，拇指182指，中指36指，环指21指，食指5指。临床表现为患指屈伸受限，多在近侧指横纹近端处压痛，压痛点处多可触及块状或条索状硬结，大部分患指关节有弹响。

（2）治疗方法：针具用邵氏小铍针，进针点位于患指近侧指横纹近端所触到的硬结或压痛点处。用龙胆紫药水做标记，皮肤常规消毒后，以2%盐酸利多卡因溶液3ml，从进针点进行局部麻醉（包括鞘内）。小铍针从进针点垂直刺入皮下，缓慢进针，并在进针过程中不断横向摆动针尖，体会针尖所在部位，达腱鞘表面时，针尖有阻力感，刺入腱鞘阻力明显增大，刺破腱鞘，纵向抗阻力切割，至患指屈伸运动自如无卡压感。注意不可刺入手指两侧的软组织中，亦不可刺入过深，以免伤及侧方神经、血管及腱纽。术毕，针孔敷盖消毒敷料3天。均治疗1次，3个月后评价疗效。

（3）治疗结果：全部患者均经1次治疗，痊愈239指，有效5指。

（4）临床体会：小铍针治疗该病，操作简便，手感清楚，在盲视下切割层次明确，故腱鞘松解彻底，且手术过程较短，切割进程一般不超过2分钟。创伤极小，几乎无手术瘢痕，术后恢复快。[河南中医，2005，25（5）：58]

（六）文献摘要

《灵枢经·九针论》：五曰铍针，取法于剑锋，广二分半，长四寸，主大痈脓，两热争者也。

五、镵针刺法

（一）概述

镵针为九针之一，后世称为箭头皮针。"病在皮肤无常处者，取以镵针于病所"（《灵枢经·官针》）。

（二）方法

1. 针具　现代有人研制新型镵针，针体用钼制作，长 4cm，其末端延伸为 0.5cm 长的箭头状锋利针头；针柄用木质，长 10cm，部分针体嵌入针柄内。针体可行高温消毒，锋刃可修磨以保持锐利。

2. 方法　主要介绍现代研制的镵针。使用时，以拇、食、中三指采取持钢笔式姿势捏持针柄，在选定的部位，用其锋利的锋刃进行划割，以微出血为度。如治胃肠病、面神经麻痹时，可在口腔内颊黏膜上，对横行索条状白（紫）斑进行垂直划割，切口不超过 1cm，根据索条状白斑长度决定所划割的针数。如在耳郭划割，可用针尖轻微划割耳内侧或背侧，每次 3～5 条为宜。尚可将镵针在酒精灯上烧灼至针尖通红，而后烙刺。（《中医临床新九针疗法》）

（三）临床应用

1. 功用主治　刺络出血，泻热通络。用于络脉病、实热证。

2. 处方示例

（1）湿疹：常规消毒，左手固定耳郭，充分暴露对耳轮。右手采取持钢笔式姿势捏持针柄，按对耳轮弧线切线的垂直方向，用镵针针尖轻微划割，长度不超过 5mm，划痕间距 2mm，微微出血，用消毒干棉球敷盖 3～4 小时，血痂任其自然脱落。每日 1 次，每次一侧，交替使用。

（2）扁桃体炎：令患者仰靠坐位，张口。医者左手握压舌板暴露病变的扁桃体，将镵针在酒精灯上烧灼至针尖通红，而后迅速点刺扁桃体肿胀的顶部，使之出血，令患者将血吐出。

（四）注意事项

1. 严格消毒，操作务求熟练。术后敷料固定包扎，保持干净清洁。

2. 孕妇、出血倾向者，皮肤破溃瘢痕处，过劳、过饥及精神紧张者禁用。

（五）文献摘要

《灵枢经·九针十二原》：镵针，长一寸六分……头大末锐，去泻阳气。

《灵枢经·九针论》：一曰镵针，取法于巾针，去末寸半，卒锐之，长一寸六分，主热在头身也。

《灵枢经·官针》：病在皮肤无常处者，取以镵针于病所。

六、火针刺法

(一) 概述

火针是用烧红的针，速刺病损局部和腧穴以治疗疾病的方法。《灵枢经·官针》云："焠刺者，刺燔针则取痹也。"焠、燔，即用火烧红之义。张仲景《伤寒论》称之为"烧针"，并述及适应证和禁忌证范围，又有烧针致"火逆"诸候。明清以降，均将其统称为火针，如杨继洲《针灸大成》卷四就有专论火针的内容。现代临床常用含钨的合金钢丝制成不同形制的火针，如细火针、粗火针和三头火针等。目前，也有人认为大针的"大"字，乃火针的"火"字的形误。故此将火针列于本节，与九针内容平列介绍，实乃《黄帝内经》时代之古针具也。

(二) 方法

1. 选穴 选穴宜少，多以局部穴位为主。常以病损局部的浅表层为刺激部位，如《灵枢经·经筋》云："治在燔针劫刺，以知为数，以痛为输。"即以疼痛处为火针刺激部位者。此外，亦可按辨证所得循经取穴。选定穴位后，患者体位应安置妥帖，以免其因改变体态而影响取穴准确性。可先用锟针按压选穴皮肤成坑，作为标记，然后再用碘酒消毒、酒精棉球脱碘，进行严格消毒。

2. 烧针与针刺

(1) 烧针：使用火针的关键步骤，可用左手拿点燃的酒精灯，右手持针，尽量靠近施治部位进行烧针。在烧针时，可将针体倾斜45°角，放在火焰上烧灼加温，可先烧针身，后烧针尖。根据治疗需要，可将针烧至白亮、通红或微红。若针刺较深，需烧至白亮，否则不宜刺入，也不宜拔出，而且剧痛。若针刺较浅，可烧至通红。若针刺表浅，烧至微红便可。

(2) 针刺：针刺前穴位局部皮肤应严格消毒，可先用碘酒消毒，再以乙醇脱碘。医者用右手拇、食、中三指持针，犹如持毛笔式。烧针后对准穴位垂直点刺，快进速退，用无菌棉球按压针孔，以减少疼痛并防止出血。

3. 针刺的深度 应根据病情、体质、年龄和针刺部位的肌肉厚薄、血管深浅、神经分布而定。《针灸大成·火针》："切忌太深，恐伤经络，太浅不能去病，惟消息取中耳。"一般而言，四肢、腰腹部针刺稍深，可刺2~5分深，头面、胸背部和四肢浅表处针刺宜浅，可刺1~2分深，至于痣疣的针刺深度以其基底的深度为宜。针刺时，要迅速刺入穴内，随即迅速拔出。

(三) 临床应用

1. 功用主治 温通经络，活血化瘀，祛风散寒，软坚散结，调神开郁。火针刺法主要用于痹证、胃下垂、顽固失眠、慢性结肠炎、阳痿、痛经、痈疽、痔疮、瘰疬、网球肘、腱鞘囊肿、腋臭、象皮腿、疳积和某些皮肤病，如疣、痣、癣、溃疡等。也有用治精神病症，如抑郁症、孤独症、小儿抽动症等。还有用火针代灸的。

2. 处方示例

（1）瘰疬：以粗火针点刺核上 3 针（核上部、中央部和下部），深至核中心部分。

（2）网球肘：以粗火针浅刺肘部阿是穴 2~3 针。

（3）腋臭：取腋部阿是穴（大汗腺口）。患者仰卧，患侧上肢外展 90°，充分暴露腋窝，首先仔细寻找大汗腺（大汗腺多有棕纹毛孔，或孔口色黯，其口有黄色汗液）。将大号火针烧通红后，直刺大汗腺毛孔中，深达其根基部，深 1.5~2 寸，再于大汗腺的上下左右 1 寸处选 2~4 个点，用烧红的火针斜刺向大汗腺的根基部。刺后用干棉球按压片刻，针后保持局部皮肤干燥，3 日后可再针 1 次。

（4）色素痣：取阿是穴（痣区）。烧三头火针至白亮，迅速刺入痣中心，所刺深度由痣的大小而定，与皮肤相平的痣，进针不宜深过皮下，高出皮肤的痣，进针可稍深，由痣的中心逐渐向边缘点刺，但不要刺着正常皮肤。

（5）鹤膝风：可取阿是穴（病痛波动明显处），配腰 1~5 夹脊、足三里、阳陵泉，患者坐位并最大限度屈膝，常规消毒后，医者持火针多刺阿是穴（5 针左右），使黄色黏稠液体流出，再次消毒，放上纸垫、敷料，加压包扎，以患者能耐受而不造成小腿缺血为度。隔 2 日 1 次，7 次为 1 个疗程。治疗期间应尽量避免下肢活动和感染。

（6）肩周炎：取臑俞（患侧），将火针烧红发白后，快速准确刺入后随即出针，用干棉球按压，纱布包敷针孔，可每周 1 次，3 次为 1 个疗程。

（7）慢性结肠炎：水分、中脘、天枢、阴陵泉、命门，细火针点刺 5 分深。

（8）风寒头痛：取风府、天柱、百会，病属太阳经者配玉枕、风池、阿是穴，少阳经配风池、完骨、悬颅、太阳、率谷、阿是穴，阳明经配阳白、头维、上星、阿是穴，厥阴经配前顶、通天、四神聪、阿是穴，将火针烧灼至白而发亮时，迅速刺入穴位，随即退出，速按针孔。

（9）中风后手肿胀：取中渚、阳池、合谷、阳溪、八邪等穴。常规消毒后，用中粗火针在各穴行火针快针法，进针迅速而准确，点刺深度 2~3 分。针体要烧至深红。每 2 天 1 次，5 次 1 个疗程。同时用中药汤剂（黄芪 24g，川乌、草乌各 20g，茯苓、川芎、红花、大黄、泽兰、防己各 15g，桑寄生、鸡血藤各 30g，水煎）600ml 放入容器中，将患手置于药液浸泡，每次 20 分钟。每日 2 次，10 天 1 个疗程。

（四）注意事项

1. 对初次接受火针治疗的患者，应做好解释工作，消除恐惧心理，以防晕针。

2. 火针操作宜疾速，动作要求敏捷、正确，用力不可过猛。出针后随即用消毒干棉球按压针孔，重而速按可减轻疼痛。

3. 有大血管、神经干的部位禁用火针，应注意避开血管、肌腱，防止损伤内脏器官。

4. 除治疗痣、疣外，头面部和五官邻近处一般不用火针，即使要用时必须谨慎从事。

5. 体质虚弱、孕妇忌用本法。血友病和有出血倾向的患者禁用火针。

6. 针具和穴位皮肤必须严格消毒，以免感染。

7. 针刺后局部呈现红晕或红肿，应避免洗浴；局部发痒，不宜搔抓，以防感染。

（五）医家经验

1. 刘清国头火针

（1）头部刺激区带：头部穴位以两耳尖直上连线为分界，界前穴位以"治神"为主，如百会、神庭。界后穴位以"治风"为要，如风府、风池。因此，治疗精神类疾病的头部刺激区带，当在两耳尖直上连线为分界之前。并明确其位置如下。

①额（叶）横1带：前发际上0.5寸，两头维穴弧形连线；

②额（叶）横2带：额（叶）横1带与额（叶）横3带之间等距离连线上；

③额（叶）横3带：两耳尖之上连线；

④额（叶）纵1带：神庭穴与百会穴之间的连线上；

⑤额（叶）纵2带：头临泣向上引一条与头正中线平行达额（叶）横3带的连线；

⑥额（叶）纵3带：额角发际向后引一条与头正中线平行达额（叶）横3带的连线。以脑额叶投射为基本依据，每个条带宽约0.5cm。

火针针刺治疗精神类疾病，皆可在以上三横三纵刺激带上取穴，其中三横三纵的交叉点为治疗的核心所在处，其疗效显著。

（2）火针操作五字诀

①红：火针可用酒精灯或止血钳夹持酒精棉加热，务必要加热到针体通红，《针灸大成·火针》："灯上烧，令通红，用方有功。若不红不能去病，反损于人。"

②稳：施术时，一为医者的手要稳，运针要持重、平稳，不能有丝毫动摇；二为患儿的头部要稳，操作时应有两位助手从旁协助，固定患儿的头部和身体。

③狠：下针要干脆利落而不能拖泥带水，《针灸聚英·火针》要求"须有屠儿心、刽子手，方可行针"。

④准：针刺要准确无误，不能有丝毫偏差，既包括针刺穴位的准确性，也包括针刺深度、方向的正确性。

⑤快：指针刺的速度要快，由于火针的金属特性，升温快，降温也快，务必在加热后针仍高温时迅速刺入，才能发挥其火力，直至病所。

（3）火针处方

①抑郁症：抑郁症病位在脑，治疗当谨守"神机逆乱"病机，选取百会、神庭、四神聪、本神等头穴调神，用火针调神开郁之法，以舒达气机、调畅情志。百会穴、神庭穴、四神聪穴和本神穴位于大脑额叶和顶叶的投射区，额叶有控制人体精神情绪、认知、语言的功能，顶叶有控制人体感觉、认知的功能。火针点刺可以增强大脑对机体精神情绪、认知、人体感觉等功能的反应、调控。（山东中医杂志，2004，3：299－301）

②孤独症（ASD）：本病属厥证范畴，病机为神不出窍、神机逆乱，头火针治疗当以苏厥通阳、开闭启智为要。火针点刺头部的额叶、颞叶、顶叶三大脑功能区于头皮的投射点，必要时留针。穴位选择以神庭、本神、四神聪、百会为主，并配伍率谷、风池、头临

泣及通天穴，随症加减。

③小儿抽动秽语症（TD）：本病源于肝风内动，气机逆乱，风火交作。其病发作时会出现五官异动，抽鼻、眨眼、撅嘴、口唇蠕动等症状。小儿气乱于脑，则筋失所使，四肢失司，出现肢体抽动、手足抽搐、摆臂蹬腿等症状。故治疗首当治神，治神当从脑论治。又，其临床表现以摇动性为特点，符合风证表现，故又当从风论治。选取主穴神庭、本神、囟会、百会、四神聪点刺以治神，配伍风池、风府以治风，随症加减，交替取穴，每次一共点刺 10 针左右。再者，火针具有以热引热作用，能够借火力开其门，使火邪直接外泄。（中华中医药杂志，2023，10：4779－4782）

（4）注意事项：患者一般取坐位，年龄较大、身体赢弱的患者可取仰卧位。医师立于患者后方，在患者头皮部位反复消毒三次。在施术前要选好穴位，做好标记，务必要准确无误。要做到"凡下针，先以手按穴，令端正，频以眼视无差，方可下针"。穴位选定并做好标记后，针刺时也要注意"频以眼视"，做到"针时无差"。临床一般选用 0.5mm × 25.0mm 钨锰合金毫火针，使用酒精灯烧针，左手持酒精灯，右手以握笔式持针，针尖和部分针体插入火焰中，烧针以针体通红、发白为度。趁着针体红热迅速将针刺入穴位，角度为 45°斜刺，进针深度为 1mm。强调火针烧针要红热，进针动作要柔和迅速。点刺患者头部百会、神庭、四神聪、本神，同时观察患者手心是否出汗，以手心出汗为度。根据患者状况，可点刺不留针或留针 15 分钟。出针后按压针孔片刻，嘱患者保持针孔处清洁干燥，治疗期间忌食发物，以防针孔感染。

2. 贺普仁火针温通法　温通法以火针施于穴位和一定部位，借火力和温热刺激，温阳祛寒、疏通气血，适于病势急者。在施术用火针时，应以右手拇、食、中三指持针柄，左手持酒精灯靠近施术部位，在烧针时针头低下，针尖及针体烧红。如初诊患者，可先在刺之处标记一下，以免针刺不准，不达病所而影响疗效。当针烧红后，迅速刺入穴位，并即刻敏捷地将针拔出，一般进出针时间只需 0.5 秒。出针后用干棉球轻轻按揉针眼，可减少不适之后遗感。一般新病浅刺，久病深刺，如针刺瘰疬或积块时，针尖必须刺进硬核中心部分为准，浅刺则不去病。头、胸、背及手足浅表处应浅刺，其他肌肉丰满的部位可深刺。

贺普仁将火针疗法的要点归结为两点，其一是红，指针尖一定要烧得通红，否则无效；其二是快，进针、出针要迅速而敏捷，否则会给病人带来不必要的痛苦。有时也采用留针法，即将针迅速刺入穴位后，不即刻将针拔出，一般久病可留针 5 ~ 30 分钟，个别还可施行捻转或提插手法。

火针的适应证，贺普仁主要用于疼痛、麻木、癥积、瘰疬等。

3. 周楣声经验　火针和直接灸的特点，是作用持久，刺激均衡，对慢性病尤其相宜。故可认为火针是直接灸的变法，而称为淬灸。操作时，安排好病人的体位，选定孔穴。取血管钳 1 把（大小不拘）夹持办公用的大头针，将其针尖一端在酒精灯上烧红，对准穴位刺入。分点刺和按刺两种。

（1）点刺：垂直刺入，深 1 ~ 2mm，每穴可点刺 3 ~ 5 下，各点不要距离太远，只是不互相重叠，一点即去，不要久停。点入时可冒出一缕白烟，但痛感并不剧烈。取穴可多至10个以上。适于一般病症，也为麦粒灸的改进。

（2）按刺：刺入 2～3mm，用力下按（不是使针深入），不要放松腕力，可停留 10～20 秒出针。灼痛增强，针感可向远处传导。常用于瘫痪和剧痛难忍者。一般只取 2～3 穴，最多不超过 4 穴。如症状为缓解，可在原处再重复 1 次。

（3）取穴和适应证：除颜面、手足指及动脉应手诸穴外，全身各部皆可取用。特以头部诸穴在瘫痪诸疾中为必取。直接灸取穴常以 1～2 穴为宜，而火针则可以多至 3～5 穴以上。对新病久病，轻重缓急各种证候均皆宜。特以高热神昏、瘫痪、癫痫、四肢强直、角弓反张等危重病症更为有效。（《灸绳》）

4. 师怀堂经验

（1）火针深刺法：针刺较深，基本同毫针深度。将针烧至白亮，速进疾出。可用于慢性胃炎、慢性结肠炎、关节炎、肩周炎、网球肘、腰肌劳损、坐骨神经痛、外阴白斑症、三叉神经痛、中风后遗症、阳痿、慢性盆腔炎等。对瘰疬、甲状腺冷结节、腱鞘炎要刺至病变中心。疖肿、乳痈之排脓，亦可用此法。

（2）火针浅刺法：将针烧至通红，速入疾出，轻浅点刺。可用于各种色素痣、寻常疣、扁平疣、皮肤黏膜溃疡、外阴苔癣等皮肤病。还可用于趾、指关节炎，顽固性面瘫，三叉神经痛，梅尼埃综合征和末梢神经炎等。

（3）火针烙熨法：将针烧至通红，在病损局部皮表用火针轻慢烙熨。可用于直径大于5mm 的色素痣、各种疣赘、皮肤溃疡、雀斑、浅表血管瘤、白癜风（小片形）和内外痔、肛裂等。

（4）火针研制应用：师怀堂创制了 6 种型号的火针。一般用直径为 0.5mm 的细火针。关节积液、囊肿，小面积黏膜溃疡，乳痈和疖肿之排脓，脂肪瘤、血管瘤、疣则可用中型火针（直径为 0.75mm）或粗火针（直径为 1.2mm）。三头火针可用于中等大小的痣，高出皮肤 0.5mm 以上的疣，雀斑和黏膜溃疡等。此外，还有用火锟针（锟针改制，用火烧后烙刺）治疗小血瘤、久不愈合的皮肤溃疡、瘘管、肛裂等。（《中医临床新九针疗法》）

5. 马兆勤等用焠刺加灸法治疗枕神经痛

（1）治疗方法：嘱患者俯坐，施术者取风池穴（双）、角孙穴（双）消毒后左手固定患者头顶部，右手持 28 号 1 寸毫针，针尖置于酒精灯上烧红后点刺穴位，力度为 30g，每穴每次点刺 3～5 下，刺入皮肤 0.1cm，随之患处迅速出现数个米粒大小皮丘，5 分钟后消失，不留瘢痕，患者略有灼痛感。然后取艾条点燃一端，距穴位 3cm 处温和灸 15 分钟。每日 1 次，症状重者每日可施 2～3 次。7 天为 1 个疗程，间隔 2 天后继续下一疗程。

（2）治疗结果：80 例中痊愈 42 例，显效 20 例，好转 17 例，无效 1 例，总有效率98.75%；有效病例中起效最快者 1 分钟，最慢者 2 小时。（中国中医急症，2003，4：372）

（六）文献摘要

《灵枢经·官针》：焠刺者，刺燔针则取痹也。

《针灸聚英·火针》：火针亦行气，火针惟假火力，无补实泻虚之害。惟怕太深有害，余则无妨……凡治瘫痪尤宜火针，易获功效，盖火针大开其孔穴，不塞其门，风邪从此而出。

《针灸大成·火针》：火针甚难，须有临阵之将心方可行针。先以左手按穴，右手用针，切忌太深，恐伤经络，太浅不能去病，惟消息取中耳。人身诸处皆可行火针，惟面上忌之。

第二节　现代针具的应用

以下就皮内针、皮肤针、挑针、锋钩针、浮针、松解金针、皮肤滚针和杵针等各种现代针具的操作技术和临床应用内容进行介绍。

一、皮内针刺法

（一）概述

皮内针为现代针具，是浅刺留针的特制针具，可固定于穴位皮内或皮下，以长时间刺激经脉穴位的方法来提高临床疗效。目前多用于经穴、阿是穴、耳穴和头皮针穴位，治疗各种疼痛与心身疾患。

（二）方法

1. 针具　皮内针是用不锈钢丝制成的小针，有颗粒型（麦粒型）和揿钉型（图钉型）两种（图2-8-3）。颗粒型针身长约5mm，针柄呈颗粒状、直径3mm，形似麦粒或呈环形，针体与针柄呈一直线，一般用于背部和四肢部的横刺、浅刺。揿钉型针身长2~2.5mm，直径0.28~0.32mm，针柄呈环形、直径4mm，针体与针柄呈垂直状，一般用于耳穴和面部穴的垂直浅刺。

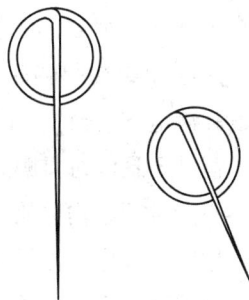

图2-8-3　皮内针针具

2. 操作技术　针刺前对针具和穴位皮肤进行常规消毒。

（1）颗粒型皮内针刺法：左手拇、食二指按压穴位皮肤，稍用力将针刺部位的皮肤撑开固定，右手用小镊子夹住针柄，沿穴位皮下将针体刺入真皮内，可埋入0.5cm。埋针时，针体与经脉循行线垂直成十字形交叉。肺俞穴属足太阳经，经脉自上而下，皮内针则可从左而右或从右而左沿皮横刺，使针体与足太阳经成十字交叉。然后用一长条胶布，顺针体的进入方向粘贴固定在皮肤上，不致因运动而使针具移动或丢失。

（2）揿钉型皮内针刺法：左手舒张皮肤，右手用小镊子夹持揿针针柄或揿针的中心拐角处，将针尖对准选定的穴位垂直进入，使其环形针柄（揿圈）平附于皮肤上，然后用小方胶布粘贴固定。也可先将针柄贴在小方胶布上，再用小镊子夹住胶布连针贴刺在选定的穴位上。

（3）埋针时间：可随病情和季节而定，一般1~2天，最长可达6~7天。夏季不宜超过 2 天，以防止感染。埋针期应嘱患者经常按压该处，每天可按压 3 ~ 4 次，每次 1 ~ 2 分钟，以加强刺激，提高疗效。也有根据病情轻重与病证虚实，采用补泻不同手法按压者。病情重、病证实者，按压用力重而快，是为泻法；病情轻、病证虚者，按压用力轻而慢，是为补法。

（三）临床应用

1. 功用主治　和毫针比较，皮内针可较长时间刺激经络腧穴，从而提高疏经通络的功用。目前主要治疗各种急慢性疼痛而剧烈、顽固者，以及高血压、癫痫、神经衰弱、胆囊炎等，也有用于戒烟、减肥者。临床也有用毫针代替皮内针做皮内埋植者。

2. 处方示例

（1）习惯性便秘：左腹结、大肠俞、大横、中脘、天枢、肾俞（均用补法），支沟、丰隆（均用泻法），取颗粒型皮内针用镊子夹住针体，沿皮刺入皮内，然后用胶布固定针柄。最后用拇指压在埋针局部，顶着针刺方向，分别用泻法或补法按揉该处。每日或隔日施手法 1 次，7 日为 1 个疗程。一般治 1 ~ 2 个疗程即效。

（2）偏头痛：取颞前线（头皮针治疗线），医者用拇、食二指夹持圆形或半圆形针柄，沿皮刺入，将针柄贴靠头皮上固定，留针 24 ~ 28 小时或更长时间，疼痛停止后即出针。一般在 28 小时内痛止。

（3）癫痫：用颗粒型皮内针沿皮刺入头皮针胸腔区（或额旁 1 线），埋针 3 ~ 5 天，嘱患者自行按压该处，每日 3 次，每次 1 分钟。如有癫痫发作先兆时，则可随时按压。本法与头皮针疗法结合，可提高临床疗效。

（4）单纯性肥胖症：①梁丘、公孙（均双侧），每日取 1 穴，交替用。用毫针泻法后通以脉冲电 20 分钟，出针后用颗粒型皮内针沿皮下刺入，与经脉呈十字形交叉，用胶布固定，留针 3 日。每日嘱患者按压该处 3 次，每次 1 分钟。10 次为 1 个疗程。②耳穴口、脾、肺、心、神门、内分泌等，每次取 2 ~ 3 穴，两耳交替使用。用揿钉型皮内针垂直刺入耳穴，用胶布固定，按压方法同上。3 ~ 4 日换 1 次，10 次为 1 个疗程。

（5）高血压：肝俞、心俞，用颗粒型皮内针沿皮刺入，垂直于脊柱方向，用胶布固定；曲池、足三里、风池，针尖向下沿皮刺入，然后固定。两组穴位交替，每次取 1 组。夏季埋针 1 天，冬季可埋 7 天。亦可单取双侧膈俞皮内埋针而取效。

（6）支气管哮喘：肺俞、定喘，进针后，针尖垂直于脊柱方向，用胶布固定；膻中、天突、丰隆，进针后，针尖向下沿皮刺入，用胶布固定。埋针 1 ~ 2 天。

（7）胆囊疾患：可取胆俞、阳陵泉治疗胆绞痛，取肝俞、胆俞、脾俞治疗慢性胆囊炎，每次用 1 穴（双侧），用颗粒型皮内针埋入。急性胆绞痛每日 1 次，慢性胆囊炎 3 日 1 次，并嘱患者自行按压。又方：耳穴肝、胆、十二指肠、三焦，左右交替，每日用 2 对穴位，用揿钉型皮内针埋入，3 ~ 5 日后出针。留针期间可嘱患者自行按压，每日 3 ~ 5 次，每次 2 ~ 3 分钟。可治疗胆石症，有排石作用。

（8）神经衰弱：神门、三阴交，用颗粒型皮内针，针尖远端沿皮刺入，用胶布固定，留针 2~3 天。又方：耳穴心、神门、脑点，严重失眠加耳尖，多梦加胆，纳差加胃、脾，酌情选用，每次 2~3 穴，左右交替，用撤针埋入，隔日 1 次。

（9）考场综合征：取耳穴额、太阳、皮质下、神门，每次 3~4 穴，单侧或双侧，用撤针埋入，嘱患者每日自行按压 2~3 次，3~5 日后出针。

（10）咽部异感症（梅核气）：仰卧位，取颗粒型皮内针，从璇玑穴进针，针尖向上（天突）沿皮刺入，用胶布固定针柄，3~5 日后出针。

（11）戒烟：内鼻、咽喉、内分泌、神门等耳穴（单侧），用撤针埋入，3~5 日 1 次。又方：合谷、足三里（均双侧），每次取 1 穴，交替使用。取颗粒型皮内针沿皮刺入，针向与经脉走向垂直交叉。隔日 1 次。嘱患者自行按压，每日 3~4 次，每次 1~2 分钟。

（四）注意事项

1. 宜选用易于固定和不妨碍肢体活动的穴位。

2. 埋针后，患者感觉刺痛或影响肢体活动时，应改用其他穴位重新埋针。

3. 夏季埋针不应超过 2 天，埋针处避免淋湿浸泡，以免感染。

（五）医家经验

王建瑞等用皮内针治小儿遗尿症

（1）治疗组 80 例：取穴：关元、肾俞、三阴交、太溪。操作方法：选用麦粒型皮内针，常规以酒精消毒皮肤，对准穴位，沿皮下速刺入 1cm，针柄留于体外，用胶布固定。以平补平泻手法，按压穴位 1 分钟，并嘱患儿家长于每晚睡前按压针柄 3~5 次，以加强针感。夏季 3 天，冬季 5 天更换 1 次。

（2）针刺组 50 例：用 0.4mm 2 寸毫针，常规消毒后，关元刺入 1 寸，肾俞刺入 1 寸，余穴刺入 1.5 寸，施平补平泻手法，留针 30 分钟，其间每隔 10 分钟运针 1 次。每日 1 次，10 次为一疗程，一般治疗 1~3 个疗程。

（3）埋线组 40 例：选用医用特制埋线钩针，长镊子 2 把，酒精浸泡 4cm 1 号羊肠线，1% 利多卡因溶液等。选准穴后，常规消毒，局麻，左手持镊子夹备用羊肠线，将线中央置于麻醉点穴位上，右手持埋线针，缺口向下压线，以 15~45° 角刺入，将线埋入穴位中，快速拔针，针眼用酒精棉球覆盖，胶布固定 3 天。每次做单侧穴位，20 天后再做对侧穴位，3 次无效者停止治疗。

（4）治疗效果：治疗组痊愈率明显高于针刺组和埋线组，经统计学分析，有显著意义（$\chi^2 = 8.76$，$P < 0.01$；$\chi^2 = 14.12$，$P < 0.01$）。三组平均治疗次数，治疗组为 2~8 次（6~24 天），针刺组为 10~30 次（10~30 天），埋线组 1~3 次（20~60 天）。治疗组平均治疗次数少于其他 2 组。[中国针灸，1999，19（10）：608]

二、皮肤针刺法

（一）概述

皮肤针又称梅花针、七星针等，是用多支短针集束浅刺人体皮肤表面以达到治病目的的方法。由《灵枢经·官针》半刺、浮刺、毛刺、扬刺等浅刺法发展而来，有疏通经络、调和气血的治疗作用。目前广泛用于临床，可治疗内科、外科、妇科、儿科、五官科等各科常见病症。钟梅泉对此独具经验，有专著出版。

（二）方法

1. 针具 皮肤针为特制的针具，由针柄（杆）、针头、针束三部分组成。针柄有软柄和硬柄两种，软柄一般用牛角制成，富有弹性；硬柄用有机玻璃或硬塑制成。

一般针柄长 15～20cm，用塑料、有机玻璃、胶木等富有弹性的材料制成，形似筷子。针头呈小锤形，附莲蓬状针盘，盘下镶嵌着多支短针，针头固定于针柄一端。针束常由 5～7 支短针（由不锈钢制成）组合，全束针尖应平齐圆润，防止偏斜、钩曲、锈蚀和缺损。术前须进行针具检查和消毒。

2. 刺激部位 可分为以下 3 种。

（1）病变局部：在局部做重点刺激，或循经纵行叩刺，或由外围向中心叩刺，或寻找压痛点或阳性反应物叩刺。

（2）经脉循行路线：按病变所属经脉，循经纵行叩刺是皮肤针常用的方法；一般由上而下叩刺，每针间隔1cm，对重点穴位可做重点叩刺；循经叩刺可反复进行 2～3 次。也可在背部沿督脉、足太阳经（第1、2 侧线）反复纵行叩刺，椎体之间可横行叩刺 3 针。

（3）阳性反应物：可在脊柱两侧及有关部位用按压、推摸和肉眼观察的方法，寻找敏感点、条索状物、结节等阳性反应和病理反应物，以此为据作重点刺激部位。

3. 操作技术

（1）硬柄皮肤针：一般用右手持针，以无名指和小指将针柄末端固定于手掌小鱼际处，针柄尾端露出手掌 1～1.5cm，再以中指和拇指夹持针柄，食指按压针柄中段上面。（图 2－8－4）

（2）软柄皮肤针：将针柄末端置于掌心，拇指居上，食指在下，余指呈握拳状固定针柄末端。（图 2－8－4）

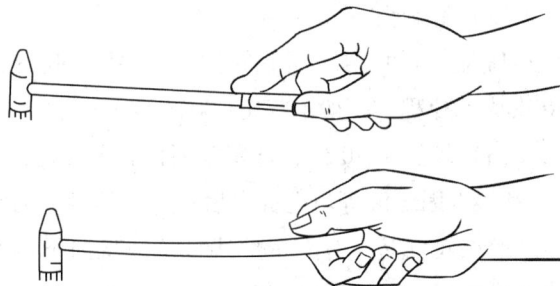

图 2－8－4 皮肤针持针姿势

（3）叩刺方法：要充分灵活运用手腕弹力持针叩刺。叩刺时落针要稳准，针尖与皮肤呈垂直接触，提针要快，发出短促清脆的"哒"声。这种叩刺的力量，充分运用腕部的弹力，上下反复进行，决不能用臂力，也不是用压力。叩刺时要用弹刺、疾刺，不能压刺、斜刺、拖刺和慢刺。频率保持在每分钟 70～90 次。

（4）刺激强度：可根据治疗要求和患者体质来决定，分为轻、中、重 3 种刺激手法。

轻刺激：使用腕力较轻，冲力较小；患者稍有疼痛感，皮肤局部略有潮红，具有补法的性质；适用于儿童、老年、体弱和初诊者。

中度刺激：用腕力稍大，冲力亦稍大，用力介乎轻、重刺激之间；患者有轻度疼痛感，局部皮肤有潮红、丘疹，但不出血；具有平补平泻的性质。

重刺激：腕力重，冲力大；患者有明显疼痛感，但能忍受，叩刺至皮肤明显发红，并有较多渗血；适用于实证、热证、体强的中年人，有泻法的性质。

耐受性差者用轻刺激，耐受性强者用中、重刺激。头面、眼区和肌肉薄弱处用轻刺激，臀、背、足底等肌肉丰厚或感觉迟钝处用重刺激。阳性反应物处用中强度刺激，顽固性疼痛、麻痹用重刺激，其他病症用轻、中度刺激。

（三）临床应用

1. 功用主治　皮肤针刺络出血，作用温和，有调和血气、疏通经络的功用；适用于各种疼痛、麻痹、瘫痪，对皮肤病和眼病，有较好疗效。

2. 处方示例

（1）共同性斜视：以眼区、头部和脊柱两侧穴为主，取正光（攒竹与鱼腰之间中点，眶上缘下方）、正光2（丝竹空与鱼腰之间中点，眶上缘下方）、风池、大椎、百会、内关、肝俞、脾俞、肾俞及胸椎8~12两侧，用轻、中度刺激手法进行叩刺，重点叩刺正光、正光2、风池、大椎、内关以增加视力、纠正斜视。远视、近视取穴相同，如有视力疲劳和头痛则酌加太阳、攒竹、四白和头颞区穴位（钟梅泉方）。

（2）斑秃：以脱发区为重点刺激部位，先从脱发区边缘向中心呈环形螺旋状叩刺，然后在不脱发区向脱发区中心做向心性环形叩刺，要求均匀密刺，手法适中，反复进行10~20次，直至局部皮肤潮红为度。同时，用轻、中度手法，叩刺后项、腰骶两侧，及内关、太渊等处，每次约10分钟。每日或隔日1次，10~20次为1个疗程。

（3）神经性皮炎：根据病损部位可在脊柱两侧体表发现阳性反应物，如病在头颈部则在颈椎两侧，病在上肢者则在胸椎1~4两侧，下肢者则在腰骶部可发现阳性反应物。以皮损局部和阳性反应物为主进行重点叩刺，皮损局部宜用重刺激，使之轻微出血，可加拔火罐，留罐10分钟。同时，叩刺腰骶、后项部，用轻、中度刺激手法。

（4）股外侧皮神经炎：用皮肤针自上而下在病变局部纵行叩刺，反复进行3~5次，以皮肤发红并轻微出血为度。叩刺后可加用艾条温和灸10~20分钟，或加拔火罐10分钟。同时叩刺腰骶区和阳性反应物等处。

（5）痤疮：取大椎、身柱、神道、至阳、筋缩、命门等穴，用左手拇、食二指提捏穴位皮肤，用中度刺激手法叩刺3~5次，其后在上述穴位上加拔火罐10~20分钟。

（6）头痛：先采用3条线纵行叩刺法，自印堂穴向大椎叩刺，自头维穴向风门叩刺，自太阳穴沿耳后向耳根的翳风穴做半环形叩刺。再采用1条线横行叩刺法，自神庭穴起向两耳上方率谷穴横行叩刺。每条线叩刺3遍，以轻刺激手法为宜。每日1次，一般2~3次见效。

（7）高血压：在症状明显、血压较高时，选取后项、腰骶、乳突部、气管两侧、臀部及阳性物（以胸椎5~9两侧为多见）及内关、风池、三阴交、足三里等处；在血压稳定、症状缓解时，选取脊柱两侧（重点为腰骶部）、阳性物及气管两侧、乳突部、小腿内侧等处。用轻中度刺激手法，每日或隔日 1 次。

（8）小儿遗尿：肾虚者取腰骶部、腹股沟、下腹部、中脘、百会、关元、三阴交为主，脾肾两虚者取胸椎 5~12 两侧、腰骶部、下腹部、脾俞、肾俞、足三里、复溜为主。穴位处在 1cm 范围内均匀叩刺 20~30 次，脊柱两侧宜从上而下各循经叩刺 3 行（夹脊、背俞和足太阳经背部第 2 侧线）。一般用轻中度刺激手法，隔日 1 次。

（四）注意事项

1. 叩刺时，针束必须垂直于体表皮肤，切不可斜刺、拖刺、慢刺。

2. 针刺前必须认真检查针具，如针尖是否平齐圆润，针头有否松动等。

3. 患者要选择适当体位，务求平正舒适。

4. 严格消毒皮肤、针具，以免感染。

（五）医家经验

1. 杨依方用絮刺火罐法治顽痹经验 絮刺火罐法是运用七星针轻刺重叩，微微出血后拔以火罐的方法，为上海杨永璇先生所创。经其子杨依方发扬光大，用治顽痹痼疾有显效。

（1）脊椎增生症：可据病灶部位不同，分为督脉、夹脊线、背俞线分线分段叩打。颈椎病，自发际向下打到风门穴；胸椎病，自大椎穴向下打到胃俞穴；腰椎病，自悬枢穴向下打到腰俞穴。压痛反应点根据辨证施治原则，虚证用轻叩，每点叩打 60~80 次，结合拔火罐吸出汁沫稠液；实证用重叩，每点叩打 100~120 次，结合拔火罐吸出瘀血凝块。每周 1~2 次，10 次 1 个疗程。

（2）顽固性面瘫：因治疗不及时，或经多种治疗无效（一般在 2 个月以上）者，为久病必瘀，可用本法活血祛瘀通络。先针刺和温灸人中、承浆、印堂、太阳、颧髎、地仓、颊车、阳白、头维，针灸以后在患侧阳白、颧髎、地仓、颊车穴用七星针叩打至微微出血，拔火罐。每周 1 次，10 次 1 个疗程。

（3）复发性荨麻疹：先针刺和温灸风池、大椎、风门、心俞、膈俞、肝俞、脾俞、曲池、委中、三阴交。大椎、风门、心俞、膈俞、肝俞、脾俞穴，在针灸后则用七星针叩打至微微出血，拔以火罐。每周 1 次，10 次 1 个疗程。可用 2 个疗程。

（4）股外侧皮神经炎：沿麻木区周围呈螺旋形叩刺，由外及内一圈一圈向中心区缩小，最后仿齐刺法在麻木中心及上下共 3 点，重点叩刺至微微出血，拔火罐吸出瘀血凝块。隔日 1 次，用 5 次左右。

（5）粘连性肩周炎：先针刺和温灸后，取肩髃、肩内侧前缘压痛处、臂臑用七星针重叩出血后，拔以火罐。[中医杂志，1999，40（4）：215-216]

2. 陈秀英用治斑秃

（1）治疗组 260 例：先将针具高压灭菌及皮肤消毒后，针尖对准叩刺部位，利用手腕弹力将针尖垂直叩打在脱发的头皮上，从脱发区周围向脱发区中心均匀密刺，反复进行，直到皮肤发红或微微出血为度。为了加强疗效，用鲜姜反复涂患处，直到有灼烧感为度。隔日治疗 1 次，15 次为 1 个疗程。根据病情选用弱、中、强刺激。病程短，局部块小或局部已有稀疏毛发生长者用弱刺激或中等刺激，叩刺后皮肤潮红无出血；病程长，斑秃块大可以强刺激，以皮肤隐隐出血，患处有疼痛感觉为佳。

（2）对照组80例：涂生发液。

（3）治疗效果：治疗组260例，痊愈182例，有效70例，无效8例，总有效率96.9%。对照组80例，痊愈20例，有效28例，无效32例，总有效率60.0%。经统计学处理 χ^2 = 80.34，有极显著性差异（$P < 0.01$）。采用梅花针综合治疗，发现新发长出较快，同时对头痛、失眠、烦躁、健忘、精神抑郁等症状亦有明显改善作用。[山东中医杂志，1999，18（7）：311]

3. 刘卫英等用治神经性皮炎

（1）治疗组47例：采用梅花针叩刺加中药内服治疗。梅花针叩刺：先以75%酒精消毒皮疹部位，用华佗牌梅花针叩刺皮疹局部，中至重刺激，以少许鳞屑脱落和隐隐出血为度，然后用酒精棉球擦拭干净，隔天1次。中药以养血定风汤加味化裁。处方：生地黄、当归、赤芍、天冬、麦冬、僵蚕、牡丹皮各10g，川芎、何首乌各12g，全蝎4g。每天1剂，水煎分2次服。

（2）对照Ⅰ组47例：单纯以养血定风汤加味治疗。

（3）对照Ⅱ组47例：采用西药治疗。苯海拉明，每次50mg，每天3次口服；维生素C，每次0.2g，每天3次口服；外用10%尿素软膏搽患处，每天3~4次。

3组均以3天为1个疗程。疗程结束后统计近期疗效，随访半年统计远期疗效。

（4）治疗效果：3组近期疗效比较，治疗组与对照Ⅰ组、对照Ⅱ组比较，差异均有显著性意义（$P < 0.05$），提示治疗组近期疗效优于对照Ⅰ组、对照Ⅱ组。对照Ⅰ组与对照Ⅱ组比较，差异无显著性意义（$P > 0.05$）。3组远期疗效比较，其中治疗组脱失3例，对照Ⅰ组脱失2例，对照Ⅱ组脱失4例。远期总有效率治疗组与对照Ⅰ组、对照Ⅱ组比较，差异均有显著性意义（$P < 0.05$），提示治疗组的远期疗效优于对照Ⅰ组、对照Ⅱ组；对照Ⅰ组、对照Ⅱ组比较，差异无显著性意义（$P > 0.05$）。而治疗组随访半年，复发2例，复发率4.76%，表明治疗组远期疗效持久而稳定。本观察表明，梅花针叩刺配合中药内服治疗局限性神经性皮炎，具有疗效好、不易复发的特点。[新中医，2005，37（3）：54-55]

4. 刘焕荣用治脑性瘫痪

（1）取穴：主穴为脑聪三线穴（督脉线以前顶、百会、后顶为界，足太阳经线以承光、通天、络却为界），大椎、涌泉、兑端、三阴交、通里、中脘。肝肾不足配肾脊（第14椎下两旁各0.5寸）、三间；脾肾两虚配肾脊、足三里；心血不足配足三里、舌尖快速点刺；肝虚风动配足通穴（双足蹬趾趾腹下1/3处，即足大趾末节，分3个等份，下1/3为本穴）、三间；风痰阻络配足三里、丰隆、合阳（合阳进针后必须有针感，再施以拨针手法操作2分钟）。

（2）方法：七星针沿脑聪三线从上而下、从左至右叩刺，再由大椎穴沿督脉叩刺至腰阳关。要求快速整齐、密度均匀，呈条状，微出血为宜。他穴用毫针，要求进针、得气、传导、起针快，用上下提插、大幅度捻转等强刺激手法。每隔 2 日 1 次，6 ~ 12 次为 1 个疗程。连续 2 ~ 4 个疗程。[中医杂志，2000，41（10）：604 － 605]

三、挑针刺法

（一）概述

挑针刺法是用挑针等特制针具，在人体腧穴或反应点处进行挑刺，切断皮下纤维组织或挑破血络放血，从而治疗各种病症的方法。本法由砭刺、络刺发展而来，长期流传于民间。明代王肯堂《证治准绳》记载有挑针治疗偷针（睑腺炎）的方法，杨继洲《针灸大成》有用三棱针挑刺四缝穴治疗小儿猢狲劳（疳积）的治法；清代吴尚先《理瀹骈文》介绍了不少挑刺法，郭志邃《痧胀玉衡》则有挑痧法的详细方法记述。张镜《刺疗捷法》、应遵海《疗疮要决》，用针挑、刺疗等法治疗外科疗疮。现代常用以治疗疳积、哮喘、瘰疬、痔疮等，又称为截根法。

（二）方法

挑针可根据治疗需要，采用三棱针、圆利针、大号注射针头，以及用眼科"角膜钩"改制成的钩状挑针和小眉刀、缝衣针等。针挑前要对针具和刺激部位严格消毒。

1. 挑刺部位选择

（1）以背俞、夹脊穴为主做定点挑刺：临床可认真观察背部各经脉穴位的隆起、凹陷、松弛、皮温变化和病理反应（如压痛、疹点等），以此为据作为挑刺部位。也有以脊神经节段分布选点挑刺的。

（2）压痛点或病理反应点选点挑刺：在病变局部区域内用手寻找最明显的压痛点，如肩痛多在肩胛冈上的表面和三角肌前缘有压痛点，腿痛在腰骶关节表面有压痛点，以痛为输作为挑刺部位。某些疾病在体表部位可出现病理反应点，如肛周病在腰骶部可出现"痔点"，呈圆形或椭圆形，稍突出于皮肤，如针帽大小，多为灰白色和黯红色等，压之不褪色，但必须与痣、毛囊炎、色素斑等相鉴别，找点困难时可用手在腰骶部摩擦，其点可变得红润。以病理反应点为挑刺部位，亦为本法常用的选点法。

（3）经验穴挑刺：如四缝穴治疳积，鱼际穴治哮喘等。

2. 挑刺操作技术

（1）挑点法：用三棱针或圆利针等针具，对准挑点（包括穴位和病理反应点）的中心，快速进针，并快速挑破皮肤，不加牵拉摇摆动作，以破皮为度，是常用的挑针刺法。

（2）挑络法：用三棱针或圆利针等针具，对准浅表络脉，以挑为主、以摆为辅。开始第一针穿皮要稍多一些，摇摆一定时间（约 1 分钟）用力把皮肤挑破；再用针挑至一定深度，使其出血少许。

（3）挑筋法：挑刺部位确定并消毒后，左手固定挑刺点，右手持细长而有足够硬度的挑针，将针放在挑刺点中心处，以慢进针法进针。当针横刺刺入该点皮肤，可放松左手压力，右手同时把针尖略翘高些，纵行挑破 0.2 ~ 0.3cm 皮肤。然后，将针深入表皮下进行挑刺，便可挑断皮下白色纤维样物，挑一条拔出一条，直至将针孔周围的纤维挑完为止。

又，综合《灵枢经·官针》恢刺、关刺的描述，可得挑筋刺法的操作要点：先于筋旁直刺入，再向上挑举并左右摆动。针挑疗法中的"挑筋法"的操作，在针挑点的选择上强调"以痛为输"，选取筋急最甚、最痛点。仍与两千多年前挑筋古法如出一辙，成为恢刺法的活态传承，可互参之。

（4）截根法：选用较粗的圆利针，定点消毒后，用左手舒张押定该点皮肤，右手持针柄或缝衣针的1/3处，针尖对准挑点中心，用挑筋法由浅而深把皮下或皮下筋膜的纤维（根）挑起，用小刀割断或用力挑断。挑割留下的残端可让其缩回去，不必拔出。如此往下挑割直至无"根"可挑为止。挑毕须严格消毒，并用纱布敷贴保护创口。

（5）挑液法：选用三棱针或圆利针等，对准挑点快速斜刺1分深，稍做提摇，医者以左手向针尖方向按压，随即出针，针孔可见少许黏黄液体（或清稀液体），用指挤压使液体尽出，再用消毒干棉球拭去。见血为度，出血则用干棉球按压止血。

（6）挑脂法：又称挑湿法。选用三棱针，严格消毒针具和挑刺部位。用左手夹持住挑点两侧，并用左手拇指分别向自身方向经过挑点滑压几次，然后固定在挑点旁边，用力压住不动；右手持针对准挑点中心，用挑点法迅速挑开表皮，进入皮下。如此，皮下脂肪小体由于受到两个指头在旁的压力，很快便会向针孔冒出来，然后用针尖边挑边刮，把分布在脂肪团上的稀疏纤维挑断，尽量挤出脂肪小体，最后用针体把针孔边残留的脂肪刮干净。待取出脂肪小体后，针孔涂上红汞，用纱布垫、绷带包扎，加压3～5分钟，以防出血。一般5天后才可拆封。

（三）临床应用

1. 功用主治　破血通络，放血解毒，截除病根。可用于小儿疳积、哮喘、瘰疬和肛周疾患等各种顽疾。

2. 处方示例

（1）肛周疾患：如内痔、血栓痔、肛裂等，在腰骶部寻找痔点（如找不到痔点，可选气海俞、大肠俞、八髎，或长强穴旁开1寸处）进行挑刺。操作用挑筋法，针向与脊柱平行，创口长0.5cm、深0.2～0.3cm，挑断皮下白色纤维样物，挑尽为止，一般无出血或稍有出血。一般1次即效，若未愈可隔5天后再挑1次。挑刺后宜涂以红汞，用胶布封闭。

（2）小儿疳积：一般取四缝穴，用挑液法操作，对患儿两手四缝共8穴均一一挑刺，见血为度。病轻者黏液夹血，病重者均见稠黏液体，未成疳者无黏液而见血。血出时则用干棉球按压。隔日或2～3日针挑1次，一般治3～6次，黏液渐少，直至无黏液而仅见血为止。现代研究证明，本法可促进唾液分泌，增强唾液淀粉酶作用，增加肠中各种消化酶的含量和消化强度。对于营养不良合并佝偻病者，用本法后，发现血清钙、磷含量有所上升，碱性磷酸酶活性降低，钙、磷乘积增高，有助于患儿骨骼发育和成长。

（3）咳喘：选取肺俞、风门、定喘、天突、膻中、中府、鱼际等穴，每次取3～4个穴点，隔日1次，轮换使用。表证、热证加风池、大椎，慢性期选配脾俞、肾俞、中脘、关元或相应夹脊穴。用挑脂法操作。热证、实证每次取点宜多，针挑提摆幅度大，创口大，挑脂多，是为泻法；寒证、虚证每次挑点宜少，针挑不提摆，用力小，挑脂小，用时短，创口浅而小，是为补法。

（4）瘰疬：取八髎、鸠尾或背部红色疹点，挑刺截根，每次挑刺 2 点（穴），分组进行，3～5 日治疗 1 次，7～10 次为 1 个疗程。

（5）急慢性胃肠炎、溃疡病：取胸腹正中线（任脉）、胸腹正中旁 2 寸线（相当于足阳明经），每间隔 1 寸为一挑刺点；腰背部第 1 侧线（足太阳经）自第 7 颈椎横突至骶骨上缘止，每隔一横突为一挑刺点。用挑点刺法操作，分组进行，每次挑 3～5 点（穴），隔 2～3 日 1 次，7～10 次为 1 个疗程。

（6）肌肉麻痹：取上肢内侧中线（手厥阴经）、尺侧线（手少阴经）和桡侧线（手太阴经），以及上肢外侧中线（手少阳经），下肢外侧线（自髂前上棘起至丘墟，足少阳经）、内侧线（自腹股沟后方起至商丘穴，足太阴经）和后侧线（承扶穴起至昆仑穴，足太阳经），各分为 18 等份、共 19 个挑刺点，分组挑刺，每次挑 10～12 个点（穴），隔 2～3 日 1 次，7～10 次为 1 个疗程。

（四）注意事项

1. 注意无菌操作，嘱患者术后必须保持局部清洁，3～5 日不用水洗，以免感染。

2. 针尖应在原口出入，不要在创口上下刮刺。

3. 成人尽量采取卧位，以免晕针。患儿要由家人抱住并固定挑刺部位的肢体，以免乱动。

4. 挑刺后要注意休息，不吃刺激性的食物。

5. 孕妇、有出血性倾向和严重心、肝、肾病者忌用本法。

（五）医家经验

1. 田在高等治疗失眠经验 顽固性失眠患者 143 例。所有患者每天睡眠时间均不足 3 小时，病程均在 3 个月至 8 年之间。

（1）挑治组：取双侧心俞、脾俞、肾俞，兼肝气不疏者加双侧肝俞。嘱患者俯卧，精神放松。穴位定位准确后，先用碘酒将穴周部位消毒，然后用 75% 乙醇脱碘。操作者经严格消毒后，用左手拇、食二指紧压穴位两旁皮肤，右手持经消毒的三棱针，迅速刺破穴位皮肤达皮下组织，连续挑动组织纤维并挑断数根，同时挤出少量乳白色浆液。随后用消毒干棉球压紧穴区，再用消毒纱布固定。嘱患者保持局部清洁，防止感染。每次取单侧穴位，双侧交替治疗。每周治疗 1 次，3 次为 1 个疗程，两疗程间间隔 2 周。

（2）西药组：舒乐安定 1～4mg。睡前半小时口服，每天 1 次。所有患者均在治疗 3 个月后，连续观察 1 周平均每晚连续睡眠时间，评定疗效。

（3）治疗结果：挑治组 82 例患者，痊愈 54 例，显效 23 例，好转 5 例，有效率为 100%。西药组 61 例患者，痊愈 10 例，显效 17 例。好转 8 例，无效 26 例，有效率为 57.4%。经统计学处理，两者疗效差异非常显著（$P < 0.01$），挑治组疗效明显优于西药组。［针灸临

床杂志，1997，13（11）：32－33]

2. 蒋贵东等用治小儿疳积经验

（1）治疗组：患儿坐位，由陪人协助固定双手，在双侧四缝穴逐一严格消毒后，用2号三棱针快速点刺每一穴位，后用消毒干棉球捏住穴位挤捏，使每一穴位挤出黄色油状黏稠液体，挤净为度，每10～15天治疗1次，一般挑刺2～3次即可。随症加减：营养不良加速刺足三里，捻转补法，得气后即出针；迁延性腹泻点刺天枢、长强穴并拔罐，以局部反应发紫有瘀斑并出血少许为止，针后服鸡内金散，启脾丸善后。

（2）对照组：口服健脾利湿、消食和胃的中成药为主，同时对症应用西药治疗。

（3）疗效结果：经上述方法治疗后，治疗组138例中，痊愈109例，有效22例，无效7例，总有效率94.9%。对照组138例中，治愈98例，好转17例，无效23例，总有效率84.6%。治疗组治愈率明显高于对照组。而且腹泻患儿治疗组明显缩短治疗时间（$P < 0.05$）。[针灸临床杂志，2005，21（1）：54－55]

3. 何颖沈等用锋针挑治肱骨外上髁炎

（1）取穴：主穴为肱骨外上髁局部压痛点，配患肢手三里、手五里穴。

（2）方法：患者取坐位，穴位常规消毒后，以1%普鲁卡因注射液1ml局麻。术者右手持针，以左手食指和中指绷紧所刺部位的皮肤。锋针针尖与皮肤成30°角迅速斜刺入0.5寸左右。然后持针分别向上、向左、向右3个方向用力提拉30～40次，其间可听到粘连组织松解之吱吱声。挑治完毕按进针方向出针，3穴操作相同。伤口以乙醇及碘酒再次消毒并盖以消毒纱布。24小时内伤口勿湿水。1次为1个疗程。2周后可行下一疗程。2个疗程后进行疗效评定。[辽宁中医学院学报，2001，3（3）：219]

4. 陈栋等用治功能性不排卵经验

（1）取穴：大椎点（第7颈椎棘突旁开1.5～2寸处）、骶丛神经点（两髂后上棘外下1～2横指处）、第2腰椎旁点（第2、3腰椎双侧横突末端连线中点）为主。配双气冲；第1腰椎旁点（第1、2腰椎双侧横突末端连线中点）与三焦俞同。伴性欲淡漠，加骶2点（第2骶后孔中）与次髎同。

（2）方法：常规消毒，挑点局麻，用特制不锈钢挑针刺入该点皮下，手持挑针有节律地牵拉动作运针，中等频率（80～120次/分），强度因人而异。可根据神经分布方向，改变针挑角度。患者局部乃至全身舒适，为血气通畅；感到局部酸胀麻下坠，甚而放射，为针感最佳表现。每个月经周期3次，用3个月经周期。一般月经后期手法宜轻，经前期宜稍重，排卵期平补平泻。以针挑5～9次为宜。[中医杂志，2004，45（2）：149]

（六）文献摘要

《刺疗捷法·治疗要言》：先看疗之发于何处，翻阅《歌诀》，用小镰刀或三棱针按穴轻刺，略为出血，随以麻油和食盐点穴上以透泄其毒。

《刺疗捷法·治疗歌》：后发际疗刺至阴，尾骶骨上二节寻，肩井百劳委中决，数处挑泄患无侵。

红丝疗从脉门起，先断丝头刺可止，寸寸挑至近疗头，中冲穴与龙舌使。

四、锋钩针刺法

（一）概述

锋钩针是一种针体中段略粗、两端渐细，并有锋利钩尖的特制不锈钢针具。锋钩针用其钩刃来刺激穴位或特定部位，通过疏通经络、活血行气来达到治病目的。

锋钩针是在古代"锋针"与"钩针"的基础上发展而形成的，具有两种针具的共同特点。锋针为古代九针之一，针身下端呈三棱形，三边有刃，针尖锋利，多用于刺络放血。而钩针一直在民间流传，其针尖有钩，常用来钩治"羊毛疗"之类的皮肤疾患。锋钩针具备针刺、刺络放血、割治及钩挑等多方面的功能，同时还因钩端的三边锋刃而减轻了刺激时的疼痛。临床上常用以治疗慢性疾患而导致的局部功能障碍、顽固性疼痛和急性感染性疾病。杨楣良对此独具经验，有专著出版。

（二）方法

1. 针具 锋钩针由不锈钢材料制成。针长约 14cm。针体中间较粗，接近两端渐细，针头形成回钩。钩尖为三棱针，长约 3mm，锋利且三边有刃。针体两端的钩尖形状基本相同，仅大小略异。临床上应根据患者的年龄、体质和具体病情来选用。本法主要用于刺血、挑治和钩割等，对皮肤及皮下组织的损伤程度较其他针法大，故针具等应严格消毒，以防针刺后造成感染。

2. 持针法 使用锋钩针，一般多采用执笔式持针法。即用右手的拇、食、中三指夹持针具的中间，用无名指抵住近针尖处。

3. 常用刺法

（1）点刺法：以左手的拇、食、中三指夹紧选定的穴位或被刺部位，右手持针，快速垂直刺入皮肤 0.2～0.4cm 深，然后迅速出针，挤压针孔周围，使之出血少许，再用无菌干棉球按压针孔片刻。此法主要用于刺血。

（2）钩刺法：以左手的拇、食二指在选定的穴位或刺激部位的周围稍加按压以舒张皮肤，右手持针，垂直刺入皮下相应深度（依病情及部位而异），然后倾斜针体，与皮肤约呈 60°角，随后上下移动针具进行钩割，可听到割断皮下肌纤维的声音。钩刺完毕，将针体恢复到原来的角度，按进针方向退出针尖。另外，也可先用针尖沿皮平刺或纵行挑破 0.2～0.3cm 的小口，然后继续向下钩刺，将施针部位皮下组织内的白色纤维钩拉出来后割断，可根据病情施行部分挑断或全部挑断，施术后以无菌纱布覆盖针孔，用胶布固定。此法多用于压痛点、阳性反应点或某些特定穴位。

（3）钩割法：以左手拇、食二指按压针刺部位周围的皮肤使之舒张，右手持针，快速沿皮平刺，将局部皮肤钩割开一小口，然后钩出其内容物，术后用干棉球压迫止血，再涂以 2% 碘酒，敷以灭菌纱布并固定。此法多用于局限性病灶的治疗。

（三）临床应用

1. 功用主治　破血通络，放血解毒，疏通经络，活血行气，截除病根。可用于慢性疾患而导致的局部功能障碍、顽固性疼痛和急性感染性疾病。如支气管炎、支气管哮喘、溃疡病、高血压、风湿性关节炎、类风湿关节炎、退行性脊柱炎、偏头痛、面神经麻痹、三叉神经痛、癫痫、疖、痈、淋巴结炎、淋巴结结核、痔疮出血、带状疱疹、痤疮、荨麻疹、皮肤瘙痒症、银屑病、颈椎病、肩关节周围炎、腱鞘炎、肱骨外上髁炎、腰肌劳损、各种软组织损伤等。

2. 疗程　应根据病情及选用的针刺方法而定。一般点刺法，每日或隔日施针 1 次，10 次为 1 个疗程，疗程间隔 2 ~ 3 日；钩刺或钩割法则 2 ~ 7 日施针 1 次，6 ~ 10 次为 1 个疗程，疗程间隔 5 ~ 7 日。功能主治相似的穴位应交替使用。

3. 处方示例

（1）痤疮：阿是穴，位于第 10 胸椎以上胸背部的棕褐色疹点。每次 1 ~ 2 个，右手拇、食、中三指紧握锋钩针，迅速刺入皮下组织，稍待片刻，再行上下钩割，待听到钩割的吱吱声，即按进针方向到退出针。针孔再盖以消毒敷料，每日或隔日 1 次。[中国针灸，1995，15（5）：13]

（2）疔疮（酿脓成熟者）：阿是穴（疔疮局部），脐以上配身柱，脐以下配腰俞。用锋钩针把疔疮顶端波动感明显处钩开，暴露坏死组织使脓液外流。然后连续重度拔罐，每次留罐 10 ~ 20 分钟，拔至疮口周围呈紫黑色，或毛囊口无脓血排出为度。覆盖消毒纱布固定。隔日 1 次，6 次为 1 个疗程。[中国针灸，1995，15（5）：13]

（四）注意事项

1. 严格检查针具，针体应平直，回钩牢固、锋刃锋利不钝。

2. 针具及施治部位应严格消毒、防止感染。

3. 熟悉解剖部位，避免操作时损伤局部神经及大血管。

4. 严格掌握禁忌证，孕妇、有出血倾向（如血友病、血小板减少）者、恶性肿瘤患者等禁刺或慎刺。

五、浮针刺法

浮针刺法由江苏南京符仲华首创，并发明了特制的浮针针具。本法是应用特制的浮针针具，在病痛周围皮下疏松结缔组织（浅筋膜）针刺的技术方法，目前主要用治各种疼痛。该法的特点是按部位选点，在病痛周围进针，皮下浅刺，不要求有得气感，留针时间长，针尖直对病灶；与腕踝针有相同之处，但无需特殊的进针点。

（一）针具

1. 浮针针具的结构　浮针是复式结构（图 2 8 - 5），分为三部分。

（1）针芯：由不锈钢制成。该部分使浮针具有足够的刚性，以便快速刺入人体。外面包有软套管，斜尖呈斜坡形。

（2）软套管及针座：针芯包裹在软套管之中，使浮针具有足够的柔软度，以利长时间留针。针座可固定留置于体内的软套管。

（3）保护套管：有保护针芯和软套管的作用。

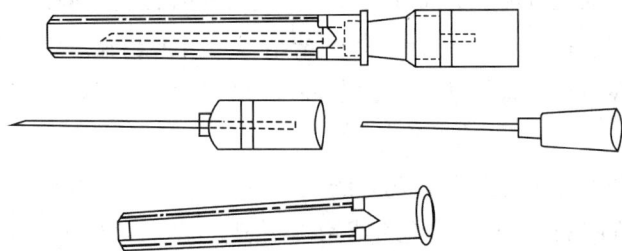

图 2 - 8 - 5　浮针针具

2. 浮针针具规格　针芯粗细规格分别有 0.3mm、0.6mm、0.9mm；长短规格分别为 24mm、32mm、40mm。皮薄肉少处，病变浅者，用较细、较短者；皮厚肉多处，病变复杂者，用较粗、较长者。均为一次性用针。

（二）方法

1. 针刺前准备

（1）明确病痛点：范围大者必须找出最痛点，或选其中央；范围在关节周围或关节内时，应让患者多次改变关节位置，以使痛点明确。在寻找痛点时，范围要由大而小，用力要由轻而重。

（2）确定进针点：大多在距痛点 6～10cm 处；多选在病痛部位的上、下、左、右处，以便留针；避开皮肤上的瘢痕、结节、破损等处；尽量避开浅表血管，以免针刺出血。进针点与病痛处之间最好不要有关节，否则会影响疗效。

2. 针刺方法

（1）进针（图 2 - 8 - 6）：用夹持进针法，即以右手拇指、食指、中指夹持针柄，左手拇指、食指夹持针身。进针时，针体与皮肤呈 15°～25°角刺入，用力要适中，透皮速度要快，不要刺入太深，略达肌层即可。然后松开左手，右手轻轻提拉，使针身离开肌层，退于皮下，再放倒针身。

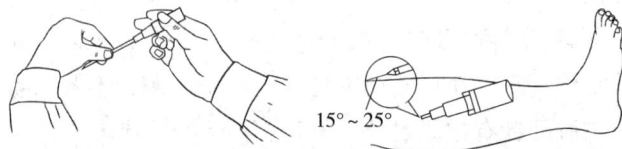

图 2 - 8 - 6　浮针进针法

（2）行针：用右手将针沿皮下推进，推进时稍稍提起，使针尖勿深入，见皮肤呈线状隆起。右手感觉松软易进，患者无酸胀麻感。深度一般在 25～35mm。对小范围病痛固定即可。范围较大者，可做扫散动作，即以进针点为支点，手握针座，使针尖做扇形运动（图2-8-7）。进针毕，抽出针芯。然后用胶布贴附于针座，固定留于皮下的软套管。在进针点处，用一小干棉球盖住针孔，再用胶布贴敷，以防感染。

（3）针向：针尖必须由远而近直对病痛部位，若有偏差则效差。

（4）留针：一般以24小时为宜。病变复杂者可长些，病变轻浅者可短些。留针期间勿打湿局部，可适当活动，局部有异常感觉时，大多为胶布过敏，可用其他物件固定。

（5）出针：以左手拇指、食指按住周围皮肤，右手拇指、食指拿捏浮针针座，慢慢将针尖移至皮下，取出浮针，用干棉球揉按即可。

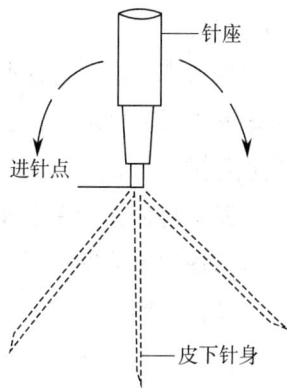

图2-8-7　浮针扫散法

（三）临床应用

1. 功用主治　疏经通络，目前主要用于四肢、头面、躯干部的疼痛，也可用治胃痛、腹痛、胁痛等。以特制的浮针针具针刺，便于长时间留针，较少痛苦。

2. 处方示例

（1）上肢部

肩痛：进针点多选在上臂肩峰下，针刺方向略下。也可取冈上窝，方向对准痛点。

肘痛：进针点多选痛点上下之平坦处，针刺方向可向上或向下。效不显时，可从其他方向进针，或并排多针。对网球肘等有时1次效不显，可在5次之内取效。肘关节肱桡部错缝等压痛不显时，可旋后找痛点，然后保持旋后位，进行针刺，待固定浮针后，再活动患肢，可获显效。

腕（手）痛：进针点多选腕横纹以上，针刺方向直对痛点向下。对手指间疼痛，进针点可选在相关两掌骨之间，效不显时可并排多针。

（2）下肢部

髋痛：进针点多选在大腿前、后、内、外侧，针刺方向直对痛点向上。因臀部脂肪太厚，多数情况下不要在臀部进针，可在小腿后外侧或大腿后外侧用大号针治疗。效不显时可并排多针。

膝痛：腘横纹以上者，进针点多选在大腿，针刺方向向下直对痛点；腘横纹以下者，进针点多选在小腿，针刺方向向上直对痛点。髌下脂肪垫损伤，可用小号针在髌韧带部位进针。对前膝部痛，治疗时膝关节下方垫高，使屈伸角约呈150°。

足踝痛：对踝关节以下的疼痛，进针点多选在小腿前、后、内、外侧，针刺方向直对痛点。对足背部远端者进针点多选在足背部近心端，进针要避开血管，动作迅速。踝关节扭伤或腓骨长短肌腱滑脱等，有时疼痛在外踝前下方，进针点在足背内侧为宜，针尖向上。

（3）颈项、躯干部

颈项部疼痛：进针点多选在病痛点下方，针刺方向向上。操作时，嘱患者头向前倾，利于进针。

胸背部疼痛：进针点多选在距病痛处不远的横向或纵向位置，针刺方向对准病痛处。肋软骨炎或肋神经痛，进针点多选在肋间隙，病痛点的斜上或斜下方，针体沿肋间隙对准痛点行进。

腰部疼痛：如有下肢放射痛，应先从腰部行浮针，再从四肢远端向近端进针。为了使腰部弯曲时不因留针而产生牵拉痛，可先采用横刺，若效不显时再纵向加刺。

尾骶部疼痛：进针点多选在病痛点周围上下左右，针刺方向直对痛点。对尾骨部病痛，进针点多选在骶中嵴上，针尖向下。

（4）胃痛：进针点多选在病痛点下方，针刺方向直对痛点。

（5）胁痛：腹部进针点多选在痛点下方的腹部，针刺方向向上。胁部的针点多选在肋间隙横向取点，方向斜向痛点。

（四）注意事项

1. 妇女怀孕 3 个月者，不宜在小腹针刺；3 个月以上，腹部、腰骶不宜针刺。妇女行经时一般也不宜针刺。

2. 小儿囟门未闭时，头顶不宜针刺。

3. 自发性出血或损伤出血不止者，不宜针刺。皮肤有感染、溃疡、瘢痕或肿瘤处，不宜针刺。

4. 留针期间应注意针口密封和针体固定，嘱患者避免剧烈运动和洗澡，以免感染。

5. 针刺或留针后，如有皮下出血，一般不必处理。如局部肿胀，疼痛剧烈，青紫面积大时，可先起针，做冷敷止血，24 小时后再做热敷。

6. 针刺部位一般应选在对日常生活影响较小的部位。

六、松解金针刺法

（一）概述

沈阳市体育运动学校肖万坤在古代针法基础上，创制出一种特制的"松解金针"，以阿是穴为主，治疗运动性软组织损伤症，是现代外科松解术与针刺疗法的结合。

（二）方法

1. 针具　松解金针包括Ⅰ型、Ⅱ型、Ⅲ型，其中Ⅰ型包括 5 种规格（表 2 - 8 - 1），Ⅱ型、Ⅲ型包括 2 种规格。

表 2 - 8 - 1　Ⅰ型松解金针规格表

号数	1	2	3	4	5
针身长度（mm）	120	100	80	60	40
针身直径（mm）	1.2	1.2	1.1	1.1	0.8
针尖形状	圆尖形	圆尖形	圆尖形	圆尖形	圆尖形

续表

号数	1	2	3	4	5
针柄长度（mm）	50	50	50	50	50
针柄直径（mm）	3.5	3.5	3.5	3.5	3.0

2. 方法

（1）捣刺散刺松解术：是在古代输刺、豹文刺和捣法基础上，结合现代外科松解术而产生的针刺手法。经常规消毒后，在痛点皮肤表面进针，针体与病变成直角。当针尖刺入骨骼表面上已经机化而形成的瘢痕，或钙化性结节的肌肉韧带组织时，用力按针至骨面，用针尖在纤维化瘢痕或钙化结节的区域进行捣刺（快速反复提插）和散刺，捣刺的次数和散刺的面积可根据疼痛区域的大小或疼痛程度来决定。

对于尚未钙化的浅部的骨面瘢痕组织，也可用稍粗而长度较短的毫针或直径为0.8mm的短圆利针来进行松解针刺。由于松解金针较细，着力面积小，因此捣刺散刺的次数要稍多些，方能达到预期效果。

（2）纵横摇摆分离术：在古代"摇法"和"摆法"基础上发展而来。当用松解金针刺中病所后，将针体顺着肌筋纤维走向，先做纵向分离摇摆，后做横向分离摇摆，在每个方向一般只需摇摆1次即可出针。进针深时，摇摆幅度宜小；进针浅时，摇摆幅度应适当大些。总之，深浅摇摆的幅度大小，要根据病变组织的解剖位置、深浅和大小范围来决定。当疼痛面积过大时，可分多点进针操作。

（3）分层摇摆分离术：是将针刺分层操作（天、人、地三才法）与摇摆针体手法结合而成，并根据外科松解术的要求，直接松解局部软组织以达到治疗目的的松解金针手法。将进针深度分为2层或3层刺入，在进针过程中先浅后深，或者在退针过程中先深后浅，分别在多层顺肌筋走向，先做纵向摇摆分离，再做横向摇摆分离的手法。在每层多个方向各摇摆1次即刻出针。

做摇摆手法时，针尖部摇摆的幅度一般应在37mm以内，如此则较为安全，这是指肌肉丰厚处而言的。如在浅表部位的骨面病变或很小的病灶上行松解术，则其摇摆程度应小于37mm。

（三）临床应用

1. 功用主治 解结决闭。解除经筋挛缩，减轻疼痛，恢复有关肌群的运动功能和力学关系。主要适用于腰背臀和四肢深浅各部的肌肉、韧带、筋膜等软组织损伤，可使肌肉瘢痕或机化粘连的病变组织得以松解。

2. 处方示例

（1）臀肌筋膜损伤：患者俯卧或侧卧，侧卧患臀在上，患腿微屈位。应用Ⅰ型3号松针。取臀肌筋膜压痛最明显处，臀筋膜的损伤部位常在臀大肌外上缘与髂胫束交界处。用拇指的指腹在该交界处做滑动按压，亦能寻找到压痛点的显著部位或索条状的瘢痕结节。

进针深度为刺透筋膜进入肌层 25mm。若有结节病变，将松针刺在结节上施术。针法为捣刺散刺松解法，纵横摇摆分离法。隔 4~5 日治疗 1 次，1~2 次为 1 个疗程。如用 Ⅱ 型 2 号松针，进针深度为刺透筋膜进入肌层 25mm。若有结节病变，将松针刺在结节上施术。针法为纵横摇摆分离法，若瘢痕结节面积较大，可分 2~3 点进针松解。若压痛区筋膜广泛紧张，可在压痛区域施稀疏网眼松解法。隔 4~5 日治疗 1 次，1~2 次为 1 个疗程。

（2）网球肘：坐位，患肘置于治疗台（桌）上，屈肘 45°~90°。应用 Ⅰ 型 5 号松针。取肱骨外上髁压痛明显处，进针深度刺至骨面，用捣刺散刺松解法，纵横摇摆分离法。隔 3~4 日治疗 1 次，1~3 次为 1 个疗程。如用 Ⅱ 型松针治疗，进针深度刺至骨面，用纵横摇摆分离法。隔 5~6 日治疗 1 次，1~3 次为 1 个疗程。

（四）注意事项

1. 松解金针必须经过高压灭菌消毒。病变局部要用 3% 碘酒涂擦，而后再用 75% 乙醇溶液脱碘消毒。

2. 凡运动性软组织损伤，在疼痛点用本法治疗时，均采取快速针刺，不予留针。每个痛点的手法操作时间均应在 10~15 秒内完成，出针 5 分钟后即可观察疗效。

3. 施捣刺散刺松解术时，注意不要在有主要血管和神经的骨面上做较多的操作，以免损伤血管和神经。

4. 施纵横摇摆分离术时，在重要血管和神经附近做摇摆的幅度要小，以不损伤血管、神经为度。

5. 出针后，宜用无菌纱布敷盖针孔，并用胶布固定，以免感染。24 小时后即可取掉。（毫针针刺不用做此处置）

6. 发热和有严重内脏病、出血倾向者、孕妇与妇女月经期禁用本法。

7. 如针刺部位有皮肤病和肌肉坏死、皮肤炎症和深部脓肿者忌用本法。如针刺部位有重要血管和神经，进针时无法避开者，不用本法，可用其他方法进行治疗。

七、皮肤滚针刺法

成都中医药大学余仲权发明皮肤滚针，操作简便，用力均匀，省时省力，扩大了皮肤针的治疗范围，是现代针具创制较为成功者。兹根据有关文章内容，介绍于下。

（一）针具制作

用直径 2~2.2cm、高 2.8~3cm 的圆柱形橡木作滚针的针身，在针身的圆周面上均匀嵌以 10~12 排的针，每排为 6~8 颗外露 0.3~0.4cm 的 22 号不锈钢针。针尖有锋利、尖锐和圆锐 3 种类型；并在针身两端中心各嵌入一个外露针座的注射针头，再在其上边接上一个用 16 号不锈钢丝制成的长 8~10cm 呈"U"形的针柄。运用时手持针柄，即可上下滚动针身，使其针尖接触体表，以疏通经络达到治病目的。

（二）操作技术

按照经脉循行方向，循经反复滚动，用力均匀平稳。并根据病证，结合患者体质、年龄和耐受程度，运用适当手力进行操作。

1. 滚针补法　顺经脉方向，轻压慢滚，至体表皮肤温热、红晕，甚而紫红。

2. 滚针泻法　逆经脉方向，重压速滚，至体表皮肤温热、红晕，甚而紫红。

3. 滚针平补平泻法　先顺经脉、后逆经脉，用适中的压力，不快不慢地滚动，至体表皮肤温热、红晕。

4. 滚针温补法　先用补法或平补平泻法，使皮肤发红；再用艾条温和灸（距体表 3 ~ 5cm）循经慢慢滑行，至皮肤发热、红晕。

5. 滚针凉泻法　先用泻法或平补平泻法，使皮肤发红；再用 70% ~ 75% 乙醇溶液（或 30℃的温热水）适量，逆经脉快速搽浴体表皮肤，至皮肤轻度紫红。

6. 滚针放血法　用锋利型滚针，以能耐受的压力反复快速滚刺，至皮肤微有出血，或有血珠淋漓状。

7. 滚针放血温灸法　先放血，再用艾条温和灸，令局部灼热红晕。

8. 滚针放血凉泻法　先放血，再用 70% ~ 75% 乙醇溶液慢慢搽浴体表，使其先灼热、微痛或灼痛，后觉凉爽。

（三）施术部位

足太阳经背部第一线为滚针治疗常用的刺激部位，根据病情可由上而下滚动。四肢经脉，上肢阴经可离心滚刺，阳经可向心滚刺；下肢阳经可离心滚刺，阴经可向心滚刺。腹部经脉、肝经、脾经、肾经和任脉，可由下而上滚刺。以上为顺经脉进行滚刺，适用于体质衰弱、虚证患者，用以调和气血，有改善患者体质的作用。［成都中医学院学报，1988，11（2）：14 - 16］

（四）临床应用

1. 功用主治　疏通经络，用于各种内科、儿科病症。

2. 临床取穴　可根据辨证论治原则进行临床治疗，外邪侵入经络者当判定病位深浅（皮、脉、肉、筋、骨），并用五脏配五体的理论来指导临床取穴；内伤发于五脏六腑者，要根据体表特殊感应，进一步辨析寒热虚实、气血、痰湿，并用表里相应、脏腑相关、五行生克理论来指导临床取穴。

3. 处方示例

（1）外感热病：太阳病可先取足太阳经，用尖锐型滚针施以泻法；如寒已化热，可取手太阳经用凉泻法，兼有阳明证则加足阳明经施术。

（2）痰饮病：可取手太阴经用泻法，肾虚喘逆者加足少阴经用温补法。

（3）小儿腹泻：脾虚者取足太阴经、足阳明经用补法；肾虚者加足少阴肾经用补法；如兼有外邪者，可取手太阴经、足太阳经，用平补平泻法，以上均用圆锐型滚针，手法轻和。

（4）高血压、久病入络者：锋利型滚针刺激足厥阴、足少阳二经，宜用放血凉泻法；尖锐型滚针刺激足太阳经（用凉泻法），圆锐型滚针刺激足少阴经（用补法）。

（5）失眠：足太阳经背部第一、二线及督脉为主。俯卧位，针具从足太阳经背部第一线，肺俞至肾俞，从上而下；第二线，大杼至志室，从上而下；督脉，命门至大椎，从下而上，均慢速度循经滚动，用力大小因人而异。治疗 15 ~ 20 分钟。每日 1 次，每周 5 次，周六、周日休息。[中医杂志，2007，48（4）：331 - 334]

（6）阴疽：重点滚刺患部，并温补足少阴经、足太阴经。

（五）注意事项

1. 器具和局部皮肤必须严格消毒。

2. 出血倾向和虚弱、老年患者忌用。

八、杵针刺法

（一）概述

杵针由四川名医李仲愚研制而成。杵针是一种特制的治疗工具，通过一定的操作手法，刺激人体体表经穴，作用于经络、脏腑，以达到疗疾祛病的目的。其学术思想源于羲黄古易，其辨证、立法、取法、布阵，多寓有《周易》《阴符》、理、气、象、数之义，和中医理法相融合，为中医治法开拓了新的领域。李氏杵针操作手法，集针砭、按摩之长，承导引之术，融九宫河洛之法。

（二）方法

1. 杵针工具 杵针是用牛角、优质硬木、玉石、金属等材料制作而成的，其结构可分为针身、针柄和针尖 3 个部分。规格一般分为以下 4 种。

（1）七曜混元杵：杵长 10.5cm，一头呈圆弧形，多作运转手法用。另一头为平行的 7 个钝爪，多作分理手法用。

（2）五星三台杵：杵长 11.5cm，一头有三脚并排，另一头为梅花形五脚，多作点叩或运转、分理手法用。

（3）金刚杵：杵长 10.5cm，一头为圆弧形，另一头为钝锥形。多作点叩、升降、开阖或运转手法用。

（4）奎星笔：长 8cm，一头为椭圆形，另一头为钝锥形，多作点叩、升降、开阖手法用。

2. 术前准备 运用杵针，要进行术前指力、腕力、肘力和臂力的练习，使杵针达到轻重缓急刺激，起到补泻作用。同时，应根据患者的性别、年龄、形体的胖瘦、体质的强弱，以及病情的虚实、施治的部位、操作手法的不同，选择相适应的工具。如面积大的河车路，可选七曜混元杵或五星三台杵，做运转、分理手法。如面积较小的水沟、内关、至阴、少商，可选用金刚杵或奎星杵，做点叩、升降、开阖手法。

3. 杵针手法 一般以右手持杵针，左手辅助治疗。

（1）持杵方法

①执笔法：以医者右手食指、中指及拇指持杵身，下端针柄靠在无名指上，或用拇指、食指持针身，中指靠贴杵柄，如执笔一样。适用于头面、胸腹及四肢肌肉浅薄部位的

穴位治疗。

②直握法：即医者以右手拇指和其余四指相对握住杵身，如握拳法。适用于腰、背、骶及四肢肌肉丰厚的穴位治疗。

（2）行杵方法

①寻按行杵法：即医师以左手拇、食二指寻按穴，右手循左手寻按部位行杵。此法宜用于七曜混元杵或五星三台杵做分理、运转手法的腧穴，如八阵穴、河车路。

②指压行杵法：即医者以左手拇指前端寻压在穴位旁边，右手持杵针紧靠左手拇指行杵，此法宜用于奎星笔点叩穴位。

（3）行杵高度：即杵尖与接触穴位体表皮肤间的距离。一般可根据杵针器具和施术手法、部位及患者体质情况而定。若杵针工具质地重，患者体质瘦弱，施术部位面积较小，则行杵高度稍低一些；若杵针工具质地轻，患者体质肥胖，施术部位面积较大，则行杵高度稍高一些。总之，以患者行杵时感到舒适为宜。

（4）行杵角度：在行杵时杵针针具与行杵部位皮肤表面形成的夹角，它是根据穴位所在的位置和医者行杵时要达到的治疗目的结合而定的。一般有直杵、斜杵、旋转杵3种。直杵为垂直行杵，适用于人体大多部位的腧穴。斜杵为倾斜行杵，宜用于指掌、趾跖、耳郭等部位的腧穴。旋转杵，杵身与治疗部位皮肤表面呈90°角旋转行杵，即顺时针或逆时针旋转，常用于杵针运转手法，可用于腧穴面积较大的部位，如八阵穴、河车路等。

（5）行杵轻重：杵针质地重，患者体质瘦弱，施术部位肌肉瘦薄的，行杵较轻。患者体质肥胖，施术部位肌肉丰厚，杵针质地轻则行杵重。受术者有杵针治疗感应，但不感到刺激偏重而不适，为行杵手法轻；受术者能耐受行杵时的最大刺激，但无疼痛不适感，为行杵手法重。

（6）行杵徐疾：应根据患者的体质、施术部位、病情虚实灵活运用。

徐：一呼一吸行杵4次左右，即每分钟60~80次。

疾：一呼一吸行杵6次左右，即每分钟90~120次。

临床行杵时的高度、角度、轻重、徐疾，还应根据患者体质、形态、年龄、施术部位、病情虚实等情况综合而定。凡年老、年幼、体弱、久病气虚者，宜轻、疾、浅杵；青壮年、体健、正盛邪微、新感气实者，宜重、徐、深杵。凡羸瘦之体宜轻浅行杵；肥厚之躯可深重行杵。凡头、胸、腹部腧穴宜轻杵之；背、骶、臀部腧穴可重杵之。凡虚证以轻快行杵；实证以重缓行杵。

（7）杵针治疗时间：一般为30分钟，对一些特殊病证，可以适当延长杵针治疗时间。

4. 基本操作手法

（1）点叩法：行杵时杵尖向施术部位反复点叩或叩击，如雀啄食。点叩叩击频率快，压力小，触及浅者，刺激就小；点叩叩击频率快，压力大，触及深者，刺激就大，以叩至皮肤潮红为度。适用于金刚杵或奎星笔在面积较小的腧穴上施术，如水沟、少商、商阳等穴。

（2）升降法：行杵时，杵针针尖接触施杵腧穴的皮肤上，然后一上一下地上推下退，上推为升，下退为降，推则气血向上，退则气血向下。一般用于金刚杵或奎星笔在面积稍大的腧穴上施术，如环跳、风市、足三里等穴。

（3）开阖法：行杵时杵针针尖接触施杵腧穴的皮肤上，然后医者逐渐贯力达于杵针尖，向下进杵，则为开，进针程度以患者能忍受为度，达到使气血向四周分散的目的，随之医者慢慢将杵针向上提，但杵针针尖不能离开施术腧穴的皮肤，此为阖，能达到气血还原的目的。一般用于金刚杵或奎星笔在面积较小的腧穴上施术，如翳风、水沟、隐白等穴。

（4）运转法：行杵时七曜混元杵或五星三台杵的杵针针尖，或金刚杵和奎星笔的杵柄紧贴施术腧穴的皮肤上，做从内向外，再从外向内（太极运转），或做顺时针、逆时针（左右运转）方向的环形运转。临床上根据施术腧穴部位的不同，而运转手法亦不同，如八阵穴多做太极运转，河车路多做上下或左右运转，一般腧穴多做左右运转。

（5）分理法：行杵时杵针针柄或杵针紧贴施术腧穴的皮肤上，做左右分推，此为分，上下推退，则为理。该法又称分筋理气法，一般多用于八阵穴和河车路穴位以及腧穴面积较大的部位，以分理致皮肤潮红为度。

5. 杵针补泻手法　运用时既可以单独使用，也可结合运用。

（1）升降补泻法：补，杵针尖点压腧穴后，向上推动，则为补法。泻，杵针尖点压腧穴后，向下推动，则为泻法。

（2）开阖补泻法：补，杵针尖点压在腧穴上，由浅入深，渐进用力，向下进杵，渐退去针，则为补法。泻，杵针点压在腧穴上，由深渐浅，迅速减力，向上提杵，则为泻法。

（3）迎随补泻法：补，随经络气血循行或河车路气血的循行，太极运行方向行杵者，则为补法。泻，逆经络气血循行或河车路气血的循行，太极运行方向行杵者，则为泻法。

（4）轻重补泻法：轻浅行杵为补法，重深行杵为泻法。

（5）徐疾补泻法：手法快而轻者为补法，手法重而慢者为泻法。

（6）平补平泻法：即行杵轻重快慢适中，或迎随、升降、开阖均匀者。

（三）临床应用

1. 功用主治　在人体河车路、八阵穴、八廓穴上施用各种杵针手法，以调和气血，畅通经脉，治疗各种急慢性病症，如心血管病、慢性阻塞性肺病、神经症、血管性头痛和各种疼痛等。也有用毫针施术的，见下述处方示例。

2. 特殊用穴　除经穴、奇穴外，还有八阵穴、八廓穴和河车路等。

（1）八阵穴：八阵穴是以 1 个腧穴为中宫，把中宫到一定距离作为半径，画 1 个圆圈，把这个圆圈分为 8 个等份，即天、地、风、云、龙、虎、鸟、蛇，与八卦相应如乾、坤、坎、离、震、巽、艮、兑，形成 8 个穴位，即为外八阵。再把中宫到外八阵的距离分为三等份，画成 2 个圆圈，即为中八阵和内八阵。内、中、外八阵上的穴位就形成了八阵。如泥丸八阵，即以泥丸（百会穴）为中宫，百会穴到印堂为半径所构成的八阵穴，用杵针点叩、升降、开阖、运转、分理手法，主治中风偏瘫、失语、头痛、眩晕、耳鸣、脑鸣、失眠健忘，癫、狂、痫等神经、精神系统病症。此外有风府八阵、大椎八阵、身柱八阵、神道八阵、至阳八阵、筋缩八阵、脊中八阵、命门八阵、腰阳关八阵、腰俞八阵等。

（2）河车路：可分头部、腰背、胸腹部等，各部河车路根据所属脏腑和主治不同，又可分为若干段。如头部河车路可分为印堂至脑户、脑户至大椎2段，腰背河车路可分为大椎至至阳、至阳至命门、命门至长强3段。胸腹河车路可分为天突至膻中、膻中至神阙、神阙至中极3段。河车印脑段定位：共有7条，中间1条从印堂穴至脑户穴，为督脉经；目内眦至相对应的脑户穴旁；瞳仁正中至相对应的脑户穴旁；目外眦至相应的脑户穴旁；其中印堂至脑户穴为单线，其余3条左右对称，成双线，共6条，加上正中1条，共为7条。用杵针点叩、升降、开阖、运转、分理，主治中风瘫痪、肢体痿软、痉挛、抽风、头风、失眠、眩晕、癫痫、狂证、耳目鼻病症等。

（3）八廓穴：如眼八廓，即将眼眶周围眶骨的边缘分作天、地、山、泽、风、雷、水、火8个点。用杵针点叩、开阖。主治目赤肿痛、溢泪、去翳、胬肉、瞳神缩小或散大、视物昏花、视物不正、弱视、复视、畏光羞明、飞蚊症等。此外有鼻八廓、耳八廓、面五轮等。

3. 处方示例 以大椎八阵为主，即从后发际至第7颈椎棘突高点画一直线，取中点为中宫，以中宫至第7颈椎棘突高点为半径画一圆周，将此圆周分为8个等份——天、地、风、云、龙、虎、鸟、蛇。在头部河车路脑户至大椎段分别对应天乾、地坤、风巽、云艮、龙震、虎兑、鸟离、蛇坎8个部位。

方法：用28~30号50mm毫针，先取上下之天乾、地坤位，左右之鸟离、蛇坎位，再取左上右下的虎兑、云艮，和右上左下的风巽、龙震位进针。中宫一针对准鼻尖方向，易于定位，可均匀激发经气。进针深浅为25~40mm，针感扩散至整个枕部及枕下部。留针时用提插捻转手法，每5~10分钟行针1次，最后1次行针后起针。留针10~20分钟。

疗程：每日1次，10次为1个疗程。疗程间休息2天，共2个疗程。用于因椎–基底动脉供血不足引起的眩晕、头痛、耳鸣等。

（四）注意事项

1. 患者过于饥饿、疲劳，不宜立即行杵。

2. 治疗前出示杵针工具，说明无痛、无创伤，以消除患者精神紧张。然后选择好治疗姿势和腧穴，放松肌肉，以神志安宁、体位舒适为宜。

3. 医者应静心息虑，使杵力均匀，行杵有度。

4. 妇人怀孕3个月以上者，腹、腰、骶部禁杵。小儿囟门未合处应禁杵。

5. 皮肤有感染疮疡、溃疡、瘢痕或有肿瘤的部位禁杵。

6. 行杵应防止损伤肌肤，挫伤脏器，如胸、胁、腰、背、头枕部，行杵时不宜用力过重，以免伤挫肺、脾、肾、髓海等器官。行杵时，可根据患者的杵针感应，及时调节行杵的轻重缓急。

7. 乳根、食窦和头面部诸穴，均不宜重刺。对头面五官及四肢末端面积小的腧穴，只宜用奎星笔（或金刚杵）行点叩、开阖手法，一般不行运转、分理手法。

8. 杵针手法过重，可引起局部皮肤青紫，不必处理，可自行消退。

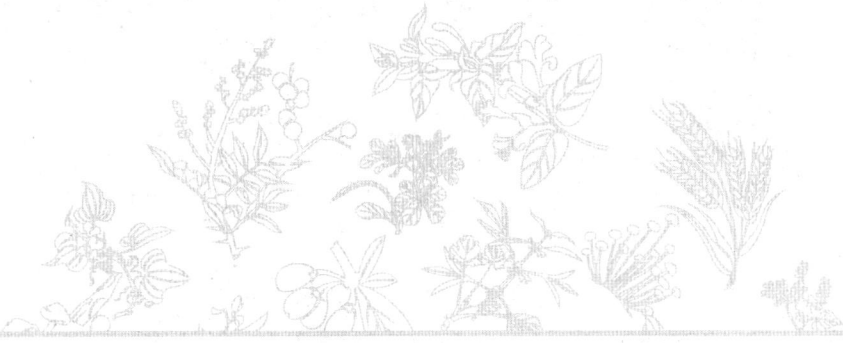

第三篇 灸法技术

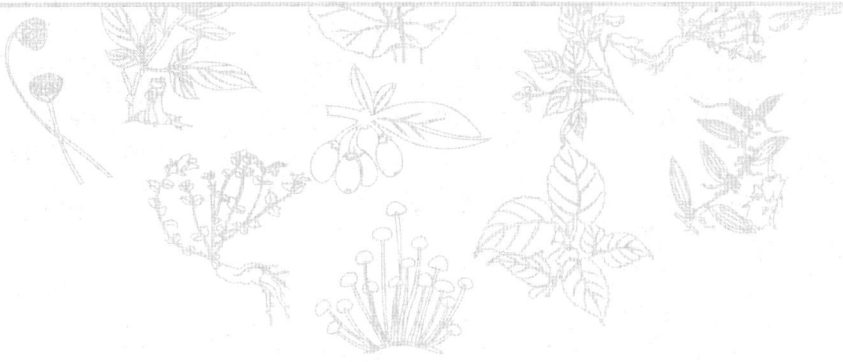

第一章

灸法总论

灸法总论，分两节述之。包括灸材与分类，灸法作用与适应证，灸法禁忌病症与部位，灸法意外情况，以及灸法操作原则、选择方法，掌握灸量与合理补泻。

第一节　灸法临床基础

一、灸法材料和分类

灸法古称灸焫。《说文解字》云："灸，灼也，从火音久，灸乃治病之法，以艾燃火，按而灼也。"可见，灸法是用艾绒或药物为主要灸材，点燃后放置腧穴或病变部位，进行烧灼和熏熨，借其温热刺激及药物作用，温通气血、扶正祛邪，以防治疾病的一种外治方法。

灸法可分为艾灸法和非艾灸法两大类。艾灸法以艾绒为灸材，是灸法的主要内容，可分为艾炷灸、艾条灸等。非艾灸法可用除艾叶以外的药物或其他方法进行施灸，有灯火灸、药线灸、药笔灸等。

（一）艾叶与艾绒

艾为自然生长于山野之中的菊科多年生灌木状草本植物，我国各地均有生长，但古时以蕲州产者为佳，故特称蕲艾。艾在春天抽茎生长，茎直立，高 60～120cm，具有白色细软毛，上部有分枝。茎中部的叶呈卵状三角形或椭圆形，有柄，羽状分裂，裂片椭圆形至椭圆状披针形，边缘具有不规则的锯齿，表面深绿色，有腺点和极细的白色软毛，背面布有灰白色绒毛，7～10 月开花。瘦果呈椭圆形。艾叶有芳香型气味，在农历的 4～5 月间，当叶盛而花未开时采收。采时将艾叶摘下，晒干或阴干后备用。

1. 艾叶化学成分　艾叶中纤维质较多，水分较少，还有许多可燃的有机物，是理想的灸疗原料。其化学成分见表 3-1-1。

表 3-1-1　艾叶的化学成分

成分	占比（%）
无氮素有机物（主要是纤维质）	66.85
含氮素有机物（主要是蛋白质）	11.31
水分	8.98
溶醚成分（其中含挥发油 0.02%）	4.42
离子成分（包括钾、钠、钙、镁、铝）	8.44

2. 艾叶的性能　艾叶气味芳香，味辛、微苦，性温热，具纯阳之性。艾叶经加工制成细软的艾绒，便于搓捏成大小不同的艾炷，易于燃烧；艾火燃烧时热力温和，能窜透皮肤，直达体表深部；艾产地广泛，易于采集，价格低廉。故从古至今，灸不离宗，艾是最常用的施灸材料。

3. 艾绒的制备　每年阴历的 4～5 月间，采集肥厚新鲜的艾叶，放置日光下曝晒干燥，然后投于石臼中，用木杵捣碎，筛去杂梗，再晒、再捣、再筛，如此反复多次，即成为淡黄色、洁净、细软的艾绒。

艾绒按加工（捣筛）程度不同，有粗、细之分。粗绒多用做艾条或间接灸，细（精）绒则常用做直接灸。艾绒的质量以无杂质、柔软易团聚、干燥者为优，以含杂质、生硬不易团聚、湿润者为劣。后者燃烧时易爆裂，散落火花而灼伤皮肤，故不宜采用。新制艾绒内含挥发油较多，灸时火力过强，有失温和之性，常致患者不能耐受，故临证以陈久的艾绒为佳品。

4. 艾绒的贮藏　艾绒其性吸水，易于受潮，平时应放在密闭的干燥容器内，置于阴凉干燥处保存；并于每年天气晴朗时重复曝晒几次，以防潮湿、霉烂或虫蛀，否则会影响燃烧与效用。

（二）艾绒制品

1. 艾炷　以艾绒施灸时，所燃烧的圆锥体艾绒团称为艾炷，常用于艾炷灸。每燃尽1个艾炷，为1壮。

（1）艾炷规格：小炷重0.5g，相当于中炷的一半，常置于穴位或病变部烧灼，以做直接灸用。中炷重1g，炷高1cm，炷底直径约1cm，可燃烧3～5分钟，常做间接灸用。大炷重2g，相当于中炷的1倍，常做间接灸用。艾炷无论大小，直径与高度大致相等。

（2）艾炷制作方法：有手工制作与艾炷器制作两种方法。

手工制作法：小炷可先将艾绒搓成大小适合的艾团，夹在左手拇、食二指指腹之间，食指要在上，拇指要在下，再用右手拇、食二指将艾团向内向左挤压，即可将圆形艾团压缩成上尖下平的三棱形艾炷，随做随用，至为简便。中炷、大炷则须将艾绒置于平板上，用拇、食、中三指边捏边旋转，将艾绒捏成上尖下平的圆锥体（图3-1-1）。要求搓捏紧实，能放置平稳，燃烧时火力由弱到强，患者易于耐受，且耐燃而不易爆。艾炷大小可随治疗需要而定。

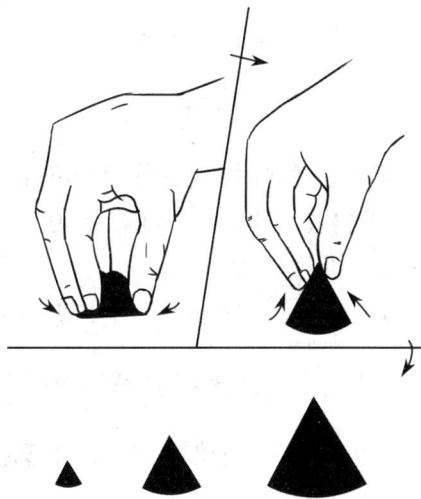

图3-1-1　艾炷手工制作法

艾炷器制作法：艾炷器中铸有锥形空洞，洞下留一小孔，将艾绒放入艾炷器空洞中，另用金属制成下端适于压入洞孔的圆棒，直插孔内紧压成圆锥体，倒出即成艾炷。用艾炷器制作的艾炷，艾绒紧密，大小一致，更便于应用。

2. 艾条　艾条又名艾卷，系用艾绒卷成的圆柱形长条。一般长20cm、直径1.5cm，常用于悬起灸、实按灸等。根据内含药物之有无，可分为纯艾条和药艾条两种。

（1）纯艾条：取制好的陈久艾绒24g，平铺在长26cm、宽20cm、质地柔软疏松而又坚韧的桑皮纸上，将其卷成直径约1.5cm的圆柱形艾条，越紧越好，用胶水或糨糊封口。

（2）药艾条：有以下 3 种。

常用药艾条：取肉桂、干姜、木香、独活、细辛、白芷、雄黄、苍术、没药、乳香、川椒各等分，研成细末。将药末混入艾绒中，每支艾条加药末 6g。制法同纯艾条。

雷火神针：沉香、木香、乳香、茵陈、羌活、干姜各 15g，研为细末，过筛后，加入麝香少许和匀。以桑皮纸 1 张约 30cm×30cm 摊平，取艾绒 40g 均匀铺于纸上，然后将药末 10g 匀掺于艾绒中。再搓捻卷紧成爆竹状，外糊上桑皮纸 1 层，两头留空纸 3cm，捻紧即成。阴干备用，勿令泄气。

太乙神针（韩贻丰《太乙神针心法》方）：硫黄 6g，麝香、乳香、没药、松香、桂枝、杜仲、枳壳、皂角、细辛、川芎、独活、雄黄、白芷、全蝎各 3g，均研成细末，和匀。以桑皮纸 1 张约 30cm×30cm 大小，摊平。先取艾绒 24g，均匀铺于纸上；再取药末 6g，均匀掺入艾绒中；然后卷紧如爆竹状，外用鸡蛋清涂抹；再糊上桑皮纸 1 张，两头留空纸 3cm 左右，捻紧即成。阴干待用。

（三）文献摘要

《证类本草》：三月三日、五月五日，采（艾）叶曝干，经陈久方可用。

艾叶干捣，筛去青滓，取白，入石硫黄，灸家用。

《本草纲目·艾》：凡用艾叶须用陈久者，治令细软，谓之熟艾。若用生艾，则伤人血脉。故孟子云：七年之病，求三年之艾。拣取净叶，扬去尘屑，入石臼内木杵捣熟，罗去渣滓，取白者再捣，至柔烂如绵为度。同时焙燥，则灸火得力。

《外台秘要》：艾炷根下广三分，长三分。若减此不覆孔穴，不中经脉，火气不行，亦不能除病也。

《针灸要诀与按摩十法·艾炷高低广狭》：艾炷底面宜广三分，盖底宽三分，则热力易于传入，然底面宜宽而炷形切不可太高，故古书所载艾炷之形，曰如雀粪如麦粒，至大者曰如枣核。日本针灸书亦有此说。盖艾火传热，全在底面着肉处，炷太高则烟火上散而无益，故艾炷之高亦不过二分、三分或二分半。艾炷底约宽三分，其高或二分、或三分、或二分半均可。其形上尖下平，尖则易于着肉，且搓贵紧不宜松，燃以线香、纸媒为适宜。

二、灸法作用和适用范围

根据艾灸法的作用特点，其适用范围以寒证、虚证、阴证为主，对慢性病及阳气虚寒者尤宜。

（一）艾灸法的作用特点

1. 艾灸法的作用主要是温热透达腧穴深部，以及艾叶芳香温通药性的综合效应。

2. 艾灸法的应用以经脉陷下、阴阳皆虚、络脉坚紧者为宜，如《灵枢经·经脉》："陷下则灸之。"《灵枢经·官能》："阴阳皆虚，火自当之……经陷下者，火则当之；结络坚紧，火所治之。"

3. 艾灸法可治针刺或中药疗效不显者，亦即"针所不为，灸之所宜"（《灵枢经·官能》），"凡病药之不及，针所不到，必须灸之"（李梃《医学入门》）。在临床上，可以单用灸法，亦可先灸后针，先针后灸，针灸并用等。

4. 艾灸法主要用于寒证。《素问·异法方宜论》："脏寒生满病，其治宜灸焫。"即是其例。

（二）功用和适用范围

1. 温经通络 寒凝血滞、经络痹阻所致的风寒湿痹、痛经、经闭、寒疝、腹痛等。

2. 祛风解表、温中散寒 风寒外袭之表证，脾胃寒盛的呕吐、胃痛、腹泻。

3. 温肾健脾 脾肾阳虚之久泄、久痢、遗尿、阳痿、早泄。

4. 回阳固脱 阳气虚脱之大汗淋漓、四肢厥冷、脉微欲绝。

5. 益气升阳 气虚下陷之内脏下垂、阴挺、脱肛、崩漏日久不愈等。

6. 消瘀散结、拔毒泄热 疮疡、痈疽初起，疖肿未化脓者；瘰疬及疮疡溃后久不愈合者。

7. 防病保健 灸法用于防病保健有着悠久的历史。孙思邈《备急千金要方·针灸上》云："凡入吴蜀地宦游，体上常须三两处灸之，勿令疮暂瘥，则瘴疠、温疟、毒气不能着人。"

（三）文献摘要

《灵枢经·经脉》：盛则泻之，虚则补之，热则疾之，寒则留之，陷下则灸之，不盛不虚以经取之。

《灵枢经·禁服》：陷下则徒灸之，陷下者，脉血结于中，中有著血，血寒，故宜灸之。

《灵枢经·官能》：针所不为，灸之所宜……阴阳皆虚，火自当之……经陷下者，火则当之。结络坚紧，火所治之。

《灵枢经·刺节真邪》：故厥在于足，宗气不下，脉中之血，凝而留止，弗之火调，弗能取之。

《备急千金要方·灸例》：若治诸沉结寒冷病，莫若灸之，宜熟。大凡人有卒暴得风，或中时气，凡百所苦，皆须急灸疗，慎勿仍忍之停滞也。

《千金翼方·诸风》：凡一切中风，服药益居者，但是风穴，皆灸之三壮，神良。欲除根本，必须火艾，专恃汤药则不可瘥。

《圣济总录·灸刺统论》：用灸之理，凡以温之而已。若病有因寒而得，或阴证多寒，或是风寒湿痹、脚气之病，或是上实下虚厥逆之疾，与夫劳伤痈疽及妇人血气、婴孺疳疾之属，并可用灸。

《医学入门·医学或问》：虚者灸之，使火气以助元阳也；实者灸之，使实邪随火气而发散也；寒者灸之，使其气之复温也；热者灸之，引郁热之气外发，火就燥之义也。

《针灸问对》：人抵不可刺者，宜灸之。 则沉寒痼冷；二则无脉，知阳绝也；三则腹皮急而阳陷也。舍此三者，余皆不可灸，盖恐致逆也。

《景岳全书·灸法》：凡用灸法，必其元阳暴脱，及营卫血气不调，欲收速效，唯艾火为良。然用火之法，唯阳虚多寒、经络凝滞为宜。

《类经图翼·诸证灸法要穴》：凡用灸者，所以散寒邪，除阴毒，开郁破滞，助气回阳。火力若到，功非浅显。

三、灸法禁忌病症

（一）禁灸病症

1. 临时情况的禁忌　基本和毫针刺法禁忌一致，在过劳、过饥、过饱、醉酒、大渴、惊恐、大怒等情况下，不可施灸。

2. 病症禁忌　外感或阴虚内热证，咳血、中风闭证等，凡脉象数疾者禁灸。高热、抽搐或极度衰竭、形瘦骨弱者，亦不宜灸治。

3. 部位的禁忌　见下文。

（二）文献摘要

《金匮要略》：湿家身烦疼……发其汗为宜，慎不可以火攻之。

《伤寒论》：太阳病，发热而渴，不恶寒者，为温病……若被火者，微发黄色，剧则如惊痫，时瘛疭，若火熏之。一逆尚引日，再逆促命期。

太阳病中风，以火劫发汗。邪风被火热，血气流溢，失其常度。两阳相熏灼，其身发黄。阳盛则欲衄，阴虚小便难。

伤寒脉浮，医以火迫劫之，亡阳必惊狂，起卧不安。

形作伤寒，其脉不弦紧而弱，弱者必渴，被火必谵语。

太阳病，以火熏之，不得汗，其人必躁。到经不解，必清血，名为火邪。

脉浮，热甚，而反灸之，此为实。实以虚治，因火而动，必咽燥、吐血。

微数之脉，慎不可灸，因火为邪，则为烦逆，追虚逐实，血散脉中，火气虽微，内攻有力，焦骨伤筋，血难复也。

脉浮，宜以汗解。用火灸之，邪无从出，因火而盛，病从腰以下必重而痹，名火逆也。

阳明病，被火，额上微汗出，而小便不利者，必发黄。

少阴病，咳而下利，谵语者，被火气劫故也。小便必难，以强责少阴汗也。

《外台秘要》：黄帝问曰："凡灸，大风大雨，大阴大寒灸否？既不得灸，有何损益？"岐伯答曰："大风灸者，阴阳交错；大雨灸者，诸经络脉不行；大阴灸者，令人气逆；大寒灸者，血脉蓄滞。此等日灸，乃更动其病，令人短寿。"

下经曰："灸时若遇阴雾大风雪，猛雨炎暑，雷电虹霓，停候晴明再灸。急难，亦不拘此。"

《圣济总录》：若夫阳病灸之，则为大逆。

《神灸经纶》：灸病必先候脉辨证，脉得数实，症见躁烦口干，咽痛面赤，火盛新得汗后以及阴虚内热等症，俱不宜灸。臂脚穴灸，多灸脱人真气，令人血脉枯竭，四肢削瘦无力。人有病欲灸足三里者，必年三十以上方许灸之，恐年少火盛伤目故。凡灸头，必灸足三里者，以足三里能下火气也。阴晦大风雷雨，并人神所在忌日，皆不宜灸。然有病当急剧之时，又宜权变。

《针灸经穴图考》：无论伤寒杂病，凡证涉三阳者，皆禁用灸也。

四、灸法禁忌部位

古之禁灸穴，主要是指直接灸、化脓灸。与其说是禁灸穴，不如说是禁忌部位更合适。

（一）艾灸法禁忌部位

1. 颜面部穴不宜着肤灸。

2. 腋窝、睾丸、乳头、会阴部均不可灸。

3. 心脏虚里处、重要脏器和大血管附近，动脉应手处，尽量不用艾炷直接灸，更不宜用瘢痕灸，可选用其他灸法或针刺等方法治疗。

4. 皮薄肌少、筋肉积聚部位，以及关节活动处不能行瘢痕灸等。

在古代医书中，常有禁灸穴之例，但并不一致。如皇甫谧《黄帝针灸甲乙经》有禁灸24穴，吴谦《医宗金鉴·刺灸心法要诀》则有禁灸47穴。文献记载的禁灸穴，大多是邻近重要器官或动脉，如睛明、丝竹空、瞳子髎等接近眼球，人迎、经渠位于动脉上。这些穴均不宜施灸。

（二）文献摘要

《黄帝针灸甲乙经》：头维禁不可灸；承光禁不可灸；脑户禁不可灸；风府禁不可灸；瘖门禁不可灸（灸之令人瘖）；下关耳中有干挺，禁不可灸；耳门耳中有脓，禁不可灸；人迎禁不可灸；丝竹空禁不可灸（灸之不幸令人目小或盲）；承泣禁不可灸；脊中禁不可灸（灸之使人偻）；白环俞禁不可灸；乳中禁不可灸；石门女子禁不可灸；气街禁不可灸（灸之不幸不得息）；渊液禁不可灸（灸之不幸生肿蚀）；经渠禁不可灸（伤人神）；鸠尾禁不呆灸；阴市禁不可灸；阳关禁不可灸；天府禁不可灸（使人逆息）；伏兔禁不可灸；地五会禁不可灸（使人瘦）；瘈脉禁不可灸。

《针灸大成·禁灸穴歌》：哑门、风府、天柱擎，承光、临泣、头维平，丝竹、攒竹、睛明穴，素髎、禾髎、迎香程。颧髎、下关、人迎去，天牖、天府到周荣，渊液、乳中、鸠尾下，腹哀臂后寻肩贞。阳池、中冲、少商穴，鱼际、经渠一顺行，地五、阳关、脊中主，隐白、漏谷通阴陵。条口、犊鼻上阴市，伏兔、髀关、申脉迎，委中、殷门、承扶上，白环、心俞同一经。灸而勿针针勿灸，《针经》为此尝叮咛，庸医针灸一齐用，徒施患者炮烙刑。

《医宗金鉴·刺灸心法要诀》：禁灸之穴四十七，承光哑门风府逆，睛明攒竹下迎香，天柱素髎上临泣，脑户耳门瘈脉通，禾髎颧髎丝竹空，头维下关人迎等，肩贞天牖心俞同，乳中脊中白环俞，鸠尾渊液和周荣，腹哀少商并鱼际，经渠天府及中冲，阳池阳关地五会，漏谷阴陵条口逢，殷门申脉承扶忌，伏兔髀关连委中，阴市下行寻犊鼻，诸穴休将艾火攻。

《金针梅花诗钞》：针灸必须籍孔穴，宜针宜灸须分别，诸说不同难适从，我今择要为君说：主病之穴有多般，择其安者自合辙，囿于古说亦非宜，穴失其用将湮没。颜面诸穴火难行，灸疮发作瘢难灭；腋腘肘掌灸亦难，行坐痛禁人不悦；动脉应手慎灸针，伤其筋脉防出血；腹部诸穴孕不宜，足之阴阳亦可识。

五、艾灸意外

艾灸可引起晕灸、过敏、感染、中毒等不良反应。除皮肤感染外，均在此介绍。

（一）晕灸

晕灸和晕针一样，都是短暂性血管抑制性晕厥。其临床表现、发生原因、防治措施均与晕针相类似。大多发生在艾炷灸过程中，也有在灸后发生的，则称为延迟晕灸。

1. 临床表现

（1）先兆期：头晕不适，眼花耳鸣，心悸胸闷，上腹不适，面色苍白，出冷汗，呵欠连连。有的无先兆表现。

（2）发作期：轻者头晕胸闷，恶心欲呕，肢体无力发凉，摇晃不稳，可伴瞬间意识丧失。重者意识丧失，昏仆不醒，唇甲青紫，冷汗淋漓，面色灰白，两眼上翻，二便失禁，也可有四肢抽搐。

（3）缓解期：及时处理恢复后，自觉疲乏无力，面色苍白，嗜睡，汗出，或仅轻度不适。

2. 处理方法

（1）轻度：停止施灸，将患者扶至通风处，抬高两腿，头部放低，静卧片刻，给服温开水或热茶。

（2）重度：停止施灸后平卧，在百会穴行艾条雀啄灸，针刺水沟、涌泉，也可配合人工呼吸或注射强心剂。

3. 预防措施

（1）心理预防：对猜疑、恐惧、情绪过度变化的患者，要做好心理安慰、语言诱导等工作。对性格内向、精神压抑者，可做松弛训练。对性格外向、急躁好动者，可用各种有效方法转移其注意力。

（2）生理预防：饥饿者灸前适量进食，过劳者要令其休息，恢复体力后再行施灸。对易晕灸者，要尽量采用侧卧位，简化灸穴，减少灸量。施灸结束后，稍事休息后再离开诊室，以免发生延迟晕灸。

4. 文献摘要

《标幽赋》：空心恐怯，直立侧而多晕。

《寿世保元》：着火有眩晕者，神气虚也。仍以冷物压灸处，其晕自苏，再停良久，以稀粥或姜汤与饮之，以壮其神。复如前法，以终其事。

（二）过敏

导致过敏的原因，可能与艾叶含有过敏物质有关，且大多发生在过敏体质，有哮喘、荨麻疹等对多种药物过敏的患者。

1. 临床表现　以过敏性皮疹为多见，表现为局限性红色小疹，或全身性风团样丘疹，周身发热，瘙痒难忍。甚而可有胸闷，呼吸困难，面色苍白，大汗淋漓，脉细微。多在艾灸后一至数小时发生，可反复出现。

2. 处理方法　皮疹可在停用艾灸后数日内，自行消退。发生过敏，可用抗组胺药、维生素 C 等，多饮水。如发热、奇痒烦躁等，可用皮质激素。当面色苍白、大汗淋漓、脉细微时，必要时可肌内注射肾上腺素或肾上腺皮质激素。

3. 预防措施　对艾灸过敏者忌用之，对穴位注射过敏者则慎用之。在施灸过程中如见过敏先兆，则立即停用艾灸。

（三）药物中毒

因药艾条中含有雄黄，点燃后可产生含砷的气体，经呼吸道吸入而引起砷中毒。

1. 临床表现　可出现流泪、咽痒、呛咳等，随之发生流涎、头晕、头痛、乏力、心悸、胸闷、气急等，甚而可出现恶心、腹痛、吐泻、冷汗淋漓等。

2. 处理方法　轻者用绿豆汤（200g 煮成 500ml）送服黄连素片（每日 6 片，分 3 次服）。重者应送医院抢救。

3. 预防措施　要限制药艾条用量，每次不超过半支，对孕妇、过敏者禁用之。停用药艾条施灸。

第二节　灸法操作原则

一、选择方法

根据患者、病证、病种的不同，可选用不同的灸治方法。

（一）因人而宜

老人、小儿尽量少用或不用直接艾炷灸。糖尿病患者不用着肤灸，以免皮肤感染伤口不易愈合。面部宜用艾条悬起灸或艾炷间接灸。

（二）因病而宜

化脓灸防治慢性支气管炎和哮喘有效。灯火灸或火柴灸，可治流行性腮腺炎、扁桃体炎，而铺灸则适用于类风湿关节炎等。慢性病多用温和灸、回旋灸和温针灸等；而急性病则多用着肤灸、雀啄灸等。

隔物灸和敷灸中所用的药物，皆按药物的性味、功能、主治等，予以选用，如甘遂灸则多用于逐水泻水，而附子饼灸则多用于补虚助阳。疮疡、痈疽、顽癣、蛇丹常用局部灸治。

（三）因时而宜

艾灸常宜于午时阳气极盛之时，季节以春秋两季更佳。当然又需根据具体情况而定，或冬病夏治，或夏病冬治等。

（四）因法而宜

各种不同的灸法，有其不同的作用，可因法而选其适宜病症。如化脓灸引邪外出、开辟门户，灯火灸疏风解表、化痰定惊，温针灸温通经脉、活血化瘀，艾条温和灸则可行气活血。

二、掌握灸量

灸量是灸疗时刺激时间和刺激强度的乘积，取决于施灸的方式、灸炷的大小、壮数的多少，施灸时或施灸后刺激效应的持续时间等。掌握最佳灸量，可提高疗效，防止不良反应。

（一）灸量取用的原则

灸量指灸法达到的温热程度，不同的灸量可产生不同的治疗效果。下列两方面的因素与灸量密切相关。

1. 艾炷、壮数　灸量一般以艾炷的大小和壮数的多少计算，炷小、火势小、壮数少则量小，炷大、火势大、壮数多则量大。艾条灸、温灸器灸则以时间计算，太乙针、雷火针是以熨灸的次数计算。

2. 疗程　灸量还与疗程相关。疗程长、灸量大，用于慢性病；疗程短、灸量小多用于急性病。掌握灸量应根据患者的体质、年龄、施灸部位、病情等因素来综合考虑。

（二）灵活掌握灸量的方法

根据施灸部位、体质和年龄等，灵活掌握灸量，是临床治疗必须遵守的原则。现以艾炷灸为例加以说明。

1. 施灸方法　艾炷直接灸时，可用小炷、中炷；间接灸则用中炷、大炷。

2. 体质和年龄　青壮年、男性，初病、体实者，宜大炷、多壮；妇女、儿童、老人，久病、体虚者，宜小炷、少壮。

3. 施灸部位　头面、胸背，艾炷不宜大而多；腰背腹部，肌肉丰厚处，可用大炷、多壮；四肢末端，皮肉浅薄而多筋骨处，宜少灸。

4. 病情　风寒湿痹，上实下虚者，欲温通经络，祛散外邪，或引导气血下行时，不过3~7壮，小、中炷即可，否则易使热邪内郁而产生不良后果。沉寒痼冷、元气将脱者，需扶助阳气、温寒解凝，非大炷多壮不能奏效。

5. 天地自然环境　冬日灸量可大，夏日灸量宜小。北地寒冷，灸量可大；南方温暖，灸量宜小。

6. 施灸次数　将规定的艾炷壮数，一次灸完的称顿灸，分次灸完的称报灸。对体质差或头面四肢部，可用报灸，分若干次灸完，以控制灸量、完成疗程，避免产生不良反应。

（三）文献摘要

《备急千金要方·灸例》：头面目咽，灸之最欲生、少；手臂四肢，灸之欲须少、熟，亦不宜多；胸、背、腹，灸之尤宜大、熟；其腰脊灸之欲须少、生，大体皆须以意商量。（按：生即少灸，熟即多灸）

《外台秘要》：凡灸有生、熟，候人盛衰及老少也。衰老者少灸，盛壮强实者多灸。

《扁鹊心书》：凡灸大人，艾炷须如莲子，底阔三分，灸二十壮后却减一分，务要紧实。若灸四肢及小人，艾炷如苍耳子大。灸头面，艾炷如麦粒子大。其灰以鹅毛扫去，不可口吹。

《类经图翼·诸证灸法要穴》：古人灸法有二报、三报，以至连年不绝者，前后相催其效无不速。或自三壮、五壮，以至百壮、千壮者，由渐而增，多多益善也。然灸头面者艾炷宜小，灸手足者稍倍之，灸腹背者又倍之。

《神灸经纶·灸炷大小多寡》：生人体质有强弱虚实，皮肉有厚薄坚柔，不可不分别灸之。如头与四肢肌肉浅薄，若并灸之，恐肢骨气血难堪，必分日灸之，或隔日灸之，其炷宜小，壮数亦不宜多。背腹皮肉深厚，艾炷宜大，壮数宜多，使火气充足，始能祛痼冷疾。

三、合理补泻

除艾炷灸补泻（见艾炷直接灸）外，还有以下的内容。

（一）根据辨证，选用不同的灸治部位

可起到补虚泻实、调和气血的目的。如涌泉穴用艾条雀啄灸或蒜泥敷灸，治疗鼻衄、咯血等，则起到清热泻火的作用。用百会穴雀啄灸或蓖麻子捣泥敷灸，治疗脱肛、遗尿，则起到补气升阳的作用。此外，《理瀹骈文》根据三焦辨证提出：上焦病多用取嚏法（如皂角末涂鼻治感冒）；中焦病多用填脐法（如填脐敷治腹痛）；下焦病多用坐药、蒸洗法等，也可归属于灸法辨证施治的范畴。

（二）隔物灸与敷灸的补泻

要根据隔物灸和贴敷时所用的药物，按其性味、功能、主治等，予以选用。如选用偏重于泻的药物进行隔物灸或贴敷，就起到泻的作用，如甘遂贴敷则多用于逐水泻水；豉饼隔物灸则多用于散泄毒邪。选用偏重于补的药物进行隔物灸或贴敷，就起到补的作用，如附子饼隔物灸则多用于补虚助阳；蓖麻仁贴敷百会穴，治疗胃下垂、子宫脱垂、脱肛等，皆能起到补气固脱的作用。

（三）艾卷灸的抑制和兴奋作用

抑制法为强刺激，用艾卷温和灸或回旋灸，每穴每次10分钟以上，特殊需要时可灸几十分钟；主要作用是镇静、缓解、制止，促进正常的抑制作用。兴奋法为弱刺激，主要用雀啄灸，每穴每次半分钟到2分钟，30～50下，或用温和灸、回旋灸，时间3～5分钟；主要作用是促进生理功能，解除过度抑制，引起正常兴奋作用。

（四）文献摘要

《灵枢经·背腧》：以火补者，毋吹其火，须自灭也；以火泻者，疾吹其火，传其艾，须其火灭也。

《丹溪心法》：灸法有补泻火。若补火，艾炳至肉；若泻火，不要至肉便扫除之，用口吹风主散。

《类经图翼·诸证灸法要穴》：凡用火补者，勿吹其火，必待其从容彻底自灭。灸毕即可用膏贴之，以养火气。若欲报者，直待报毕，贴之可也。凡用火泻者，可吹其火，傅其艾宜于迅速。须待灸疮溃发，然后贴膏。此补泻之法也。

《采艾编翼·灸法须知》：疾：热则疾之，疏其盛也。疾谓小炷而急去之，有急加以炷。留：寒则留之，使暖气复克也。留则炷略大，任其自尽。陷：陷（下）则灸之，邪气未尽，再拔之也。陷谓炷一爆而后已。

第二章
艾炷灸

艾炷灸分着肤灸与隔物灸两类。着肤灸有瘢痕灸、麦粒灸、骑竹马灸、横三间寸灸等；隔物灸有隔姜、隔蒜、隔盐、隔附子、隔药饼，以及进行艾炷灸的不同方法。

第一节 艾炷着肤灸

艾炷着肤灸是将艾炷直接放置施灸部位皮肤上烧灼的方法，故又称直接灸。根据灸后有无烧伤化脓，又可分为化脓灸和非化脓灸。骑竹马灸、横三间寸灸等都是灸背部穴的特殊艾炷着肤灸。背部灸穴有特定测量法，在历史文献中殊多记述，值得研究。

一、瘢痕灸

（一）概述

瘢痕灸又称化脓灸，是用黄豆大或枣核大艾炷直接放置腧穴进行施灸，局部组织经烧伤后产生无菌性化脓现象（灸疮）的灸法。这种烧伤化脓现象，古称灸疮。因灸疮愈合之后，多有瘢痕形成，故又称瘢痕灸。王执中《针灸资生经·治灸疮》："凡着艾得灸疮，所患即瘥，若不发，其病不愈。"可见本法必须达到化脓方有效果，灸疮的发与不发是取效的关键。

（二）方法

1. 体位选择 可采取卧位或坐位，应以体位自然，肌肉放松，施灸部位明显暴露，艾炷放置平稳，燃烧时火力集中，热力易于深透肌肉为准。亦需便于医师正确取穴，方便操作，患者能坚持施灸治疗全过程。体位放妥后，再在施灸部位上正确点穴，点穴可用圆棒蘸甲紫溶液或墨笔作标记。

2. 施灸顺序 一般宜先灸上部，后灸下部；先灸背部，后灸腹部；先灸头部，后灸四肢；先灸阳经，后灸阴经。先阳后阴，取其从阳引阴而无亢盛之弊；先上后下，则循序渐进、次序不乱；先少后多，使艾火由弱而强，便于患者接受。

如需艾炷灸多壮者，必须由少逐次渐多，或分次灸之，即所谓报灸。需大炷者，可先用小艾炷灸起，每壮递增之，或用小炷多壮法代替。

但在特殊情况下，也可酌情灵活运用，不可拘泥。如气虚下陷之脱肛，可先灸长强以收肛，后灸百会以举陷等，如此才能提高临床疗效。

3. 艾炷制备安放 艾炷按要求做好，除单纯采用细艾绒之外，也可加些芳香性药末，如丁香、肉桂等分研末（丁桂散），以利热力渗透。先在穴位上涂些凡士林，以增加黏附作用，使艾炷不易滚落。放好后，用线香点燃艾炷。

4. 间断法和连续法 当艾炷燃尽熄灭后，除去灰烬，再重新换另一个艾炷点燃，这称为间断法，不易出现灸感循经传导。不待艾炷燃尽，当其将灭未灭之际，即在余烬上再加新艾炷，不使火力中断，每可出现感传，则称为连续法。

5. 灸穴疼痛灼热 当艾炷燃烧过半时，灸穴疼痛灼热，患者往往不能忍受。此时，医者可用手拍打穴处周围，或在其附近抓挠，或拍打身体其他部位，以分散其注意力，从而减轻疼痛。一般只有在第1壮时最痛，以后各壮就可忍受。

6. 艾炷灸补泻　以徐疾和开阖分别补泻。

（1）补法：艾炷点燃置穴，不吹其火，待其徐徐燃尽自灭，火力缓慢温和，是为徐火、弱火。灸治的时间较长，壮数可多。灸毕一炷，用手指按一会儿施灸穴位，是闭其穴，以使真气聚而不散。

（2）泻法：艾炷置穴点燃，用口吹旺其火，促其快燃，火力较猛，快燃快灭，是为疾火、强火。当患者觉局部灼痛时，即迅速更换艾炷再灸。灸治时间较短，壮数较少，灸毕不按其穴，是开其穴，以起到祛散邪气的作用。

7. 敷贴淡膏药　灸毕，可在灸穴上敷贴淡膏药，可每天换贴1次。或揩尽灰烬，用干敷料覆盖，不用任何药物。

8. 灸疮　待5~7天后，灸穴处逐渐出现无菌性化脓现象，有少量分泌物，可隔1~2天更换干敷料或贴新的淡膏药。疮面宜用盐水棉球揩净，避免污染，防止并发其他炎症。正常的无菌性化脓，脓色较淡，多为白色。若感染细菌而化脓，则脓色黄绿。经30~40天，灸疮结痂脱落，局部可留有瘢痕。

如灸疮干燥，无分泌物渗出，古人称为"灸疮不发"，往往不易收效。可多吃一些营养丰富的食物，或服补气养血药物，以促使灸疮的正常透发，提高疗效。也有在原处再加添艾炷数壮施灸，以促使灸疮发作的。

对瘢痕进行观察，常可判定临床疗效。如瘢痕灰白，平坦柔软，说明已达到治疗要求。如瘢痕紫黯，起坚硬疙瘩，病根未除，须在原处继续艾灸。

（三）临床应用

1. 功用主治　适用于全身各系统顽固病症而又适宜灸法者，如头风、中风、癫痫、哮喘、瘰疬、肺结核、慢性肠胃病、骨髓炎、关节病等。

2. 处方示例

（1）慢性腹泻：因脾胃虚弱、肾阳不足者，治当益肾健脾。取天枢、水分、关元、气海，或加脾俞、命门、肾俞。每次1穴，每穴5~7壮。灸后穴处先起疱、破溃，接着出现化脓反应，应勤换纱布，保持局部清洁，30天左右灸疮结痂自行脱落。

（2）哮喘：因痰饮内伏、肺气上逆者，治当祛痰肃肺、止哮平喘。取膻中、定喘、肺俞、丰隆，分为两组交替灸。每穴灸7壮。灸后穴处先起疱、破溃，接着出现化脓反应，应勤换纱布，保持局部清洁，30天左右灸疮结痂自行脱落。

（3）癫痫：百会直接灸，造成灸疮，待灸疮愈合后再加强1次，共3次。又，直接灸左右足三里，造成三度烧伤，也效。（周楣声《灸绳》）

（四）注意事项

1. 医者应严肃认真，专心致志，精心操作。施灸前应对患者说明施灸要求，消除恐惧心理。若需瘢痕灸，必须先征得患者同意。应处理好灸疮，防止感染。

2. 根据患者的体质和病证施灸，取穴要准，灸穴勿过多，热力应充足，火力宜均匀，切勿乱灸暴灸。

3. 灸治中，出现晕灸者罕见。若一旦发生晕灸，则应按晕针处理方法进行急救。

4. 施灸过程中，应防止艾火烧伤衣物、被褥等。施灸完毕，必须将艾炷熄灭，以防止发生火灾。对于昏迷、反应迟钝或局部感觉消失的患者，应注意勿灸过量，避免烧烫伤。

5. 灸法尤忌大怒、大劳、大饥、大倦，受热、冒寒。灸后不可就饮茶，恐解火气。忌生冷瓜果。

（五）文献摘要

《备急千金要方·灸例》：凡点穴法皆须平直四体，无使倾侧，灸时恐穴不止，徒破伤好肉尔。若坐点则坐灸，卧点则卧灸，立点则立灸，反此则不得其穴。

凡灸当先阳后阴。言从头向左而渐下。次后从头向右而渐下。先上后下。

《医心方·灸例法》：凡灸法当先发于上，然后灸下。先发于阳，然后灸阴，则为顺也。

《外台秘要》：候灸疮差后，赤白，平复如本，则风毒尽矣。若颜色青黑者，风毒未尽，仍灸勿止。

《圣济总录》：凡灸皆取正午时佳。若旦起空腹灸，即伤人气，又令人血虚。若日晚食后灸，则病气难去。若治卒病风气，即不在此例。

《医宗金鉴·刺灸心法要诀》：灸法早晚次序歌。灸法温暖宜于午，上下阳阴先后分，脉数新愈不宜灸，欲灸三里过三旬。

《神灸经纶·灸后调养》：灸后气血宣通，必须避风寒，节饮食，慎起居，戒恼怒，平心静气，以养正祛邪。

二、麦粒灸

（一）概述

非化脓灸法主要是麦粒灸，即用麦粒大或黄豆大的小艾炷直接在腧穴施灸，灸后不引起化脓的方法。因其艾炷小，刺激强，时间短，收效快，仅有轻微灼伤或发疱，不留瘢痕，故目前在临床应用较多。更宜用于小儿病及头面穴。因须在艾炷烧近皮肤时，用压灭方法中断灸火，故又称为压灸。

（二）方法

1. 点燃　为防止艾炷滚落，可在灸穴抹涂一些凡士林，使之黏附，然后将麦粒大的艾炷放置灸穴上；用线香或火柴点燃，任其自燃，或微微吹气助燃。

2. 移去或压灭　至艾炷烧近皮肤，患者有温热或轻微灼痛感时，即用镊子将未燃尽的艾炷移去或压灭，再施第 2 壮。也可待其燃烧将尽，有清脆之爆炸声，将艾炷余烬清除，再施第 2 壮的。

3. 灸穴疼痛　若需减轻灸穴疼痛，可在该穴周围轻轻拍打，以减轻痛感。若灸处皮肤呈黄褐色，可涂一点冰片油以防止起疱。

4. 壮数　根据情况一般可用 3 ~ 7 壮。若第 2 次再在原处应用，每多疼痛，效果亦大减，故需略行更换位置，但不要超出太远。

5. 程度 本法灼痛时间短，约 20 秒，一般以不烫伤皮肤或起疱为准。即使起疱，亦可在 2 ~ 3 日内结痂脱落，不遗瘢痕。

（三）临床应用

1. 功用主治 适用于气血虚弱、小儿发育不良及虚寒轻证等。对各种痛证与急性炎症，效果也很明显，每可立即生效。

2. 处方示例

（1）小儿发育不良：大椎、十七椎。灸至局部红晕温热而无疼痛灼伤为度，否则小儿不易配合。一般可灸 3 ~ 7 壮，每日 1 次，10 次为 1 个疗程。

（2）气血两虚：气海、足三里（双侧）。可灸 3 ~ 7 壮甚而更多壮，隔日 1 次，10 次为 1 个疗程。

（3）眩晕：百会，用黄豆艾炷压灸法，燃至一半即用压舌板或镊子将其压灭，每次 25 ~ 30 壮。每日或隔日 1 次，10 次为 1 个疗程。

（4）瘰疬：百劳、天井；肘尖、瘰疬局部（颈瘰）。每次 1 组，轮流施灸。每穴 5 ~ 7 壮，用小艾炷直接灸，瘰疬局部可隔蒜灸。也可单用颈瘰穴直接灸，对包括颈淋巴结核、甲状腺肿在内的颈部肿块有效（以下均出自周楣声《灸绳》）。

（5）痄腮：同侧耳尖。用麦粒大艾炷直接置于同侧耳尖处，进行艾灸，3 壮。也可点刺少泽、少商出血。

（6）副鼻窦炎：通天穴，用麦粒大艾炷直接置于同侧耳尖处，进行艾灸，日 5 壮。或背部压痛点，急性用艾条熏灸，慢性用艾炷直接灸。

（7）扁桃体炎：大椎穴吹灸，灸感至喉头，效。

（8）赘疣：患侧中指节（相当于奇穴中魁），用麦粒大艾炷直接灸 10 壮，日 1 次，10 次为 1 个疗程。也可和支正针刺交替用。

（四）注意事项

1. 操作要熟练，避免烧伤。

2. 灸后如起小疱，宜涂甲紫溶液，令其自行吸收。

3. 如灸百会，灸前先剪去穴区头发（如中指甲大）一块，灸后半月不洗头。

4. 如是小儿，要家长抱扶，配合治疗，以免意外。

（五）医家经验

1. 周楣声关于麦粒灸选穴经验 小艾炷直接灸，对各种痛证与急性炎症，效果也很明显，每可立即生效，不像化脓灸作用缓慢而持续。故可用于急症和轻症。选穴远近同取与远近分取均可。

（1）远道取穴：以身体末梢穴为主。如耳尖，对各系统多种病均可应用，是麦粒灸和药笔点灸法的常规和必用穴之一。包括各部扭挫伤（以下肢为更效）、多种急性炎症（急性结膜炎、扁桃体炎、腮腺炎、各种脓肿及蜂窝织炎），胃炎、肠炎、肝炎与肝区痛，心律不齐、高血压，外感咳嗽、急性气管炎，肾绞痛、尿道炎、睾丸炎，手术后感染和疼痛，急性关节和运动系病症等。

再如十二井穴，可表里同取，如少冲、少泽治面热面赤、口舌糜烂，隐白、厉兑治呕吐、反胃；也可上下同取，如中冲、新大敦（中趾尖）治头痛口苦、睾丸肿大，关冲、足窍阴治偏头痛及耳鸣耳聋等。又如少商与老商（拇指外侧爪甲角）、少冲和少泽四穴同取，对急性结膜炎、流行性腮腺炎有显效。

（2）就近取穴：以患处中心为主，如胆囊压痛点着肤灸，对胆绞痛立即缓解。各种痈疽疔肿，也可在其中心部位烧灼。以患处周围为主，各种痈疽疔肿，也可在其周围用小艾炷间隔适当距离成一圈，然后同时点火，称为围灸。以患处周围的痛点为主，顾淳《疡医大全》称为病根。以病变扩散方向为主，疔痈疖肿沿淋巴管扩散时，可在其红筋（线）末端，用小艾炷烧灼。（《灸绳》）

2. 谢锡亮用麦粒灸治乙型肝炎　直接灸治乙型肝炎，选其中完整资料 86 例总结其疗效。用麦粒灸，取双侧肝俞、脾俞，小儿配身柱，成人配足三里。大多用 2～3 穴，每次每穴 7～9 壮。临床症状体征改善率100%，对 B 超检查确诊的肝大、脾大、肝硬化、腹水改善明显。乙型肝炎表面抗原转阴率 28.85%，E 抗原转阴率 38.46%，核心抗原转阴率 36.54%。症状、体征、肝功能的恢复起效时间为 10 余天，恢复正常时间为 3～6 个月。乙肝五项的完全转阴，起效时间为 5 个月到 1 年，甚而更长。

又，分型灸方为：湿热困脾取主穴肝俞、阳陵泉，配穴为大椎、中脘、阴陵泉；脾胃虚弱主穴取肝俞、脾俞、足三里，配穴为中脘、阴陵泉、三阴交；肝气郁结取主穴肝俞、阳陵泉，配穴为中脘、太冲、期门、膻中；肝肾阴虚取主穴肝俞、肾俞、足三里，配穴为关元、太溪；血瘀气滞取主穴肝俞、膈俞、足三里，配穴为太冲、血海、蠡沟；预防灸法取足三里。主穴用化脓灸，配穴用非化脓灸。［中国针灸，2009，29（6）：487］

3. 肖独青艾丸法治小儿病经验

（1）艾丸：陈艾叶 3 份，樟叶 7 份，麝香少许，研末以黄酒或乙醇调匀为丸如梧桐子大，朱砂、雄黄少许为衣。艾丸用丝绸包裹，如布纽状。

（2）灸法：在接近穴位处时点燃艾丸，距穴半分处吹熄，速按穴上，为使法。点燃后不吹熄，即按穴上为报法。其意义和针刺迎随相同。按穴要快，取起要慢。用于小儿晕厥、破伤风、脑积水、疝。［浙江中医杂志，1987，22（5）：25］

4. 余震渠关于艾炷灸补泻的经验　灸有补泻在于徐疾。补法，点燃艾炷，待艾火慢慢自灭，灸的壮数要多；泻法，点燃艾炷，吹其艾火，或用灯心点灸，每穴 1～2 壮。肾元虚损之阳痿用肾俞、关元等，艾炷直接灸，点燃艾炷，待艾火慢慢自灭，随即用手将其压灭，待温热消失后，再灸第 2 壮。每穴以米粒大艾炷灸 5～10 壮。对实热证带状疱疹，用米粒大艾炷直接灸蛇头、蛇眼、蛇尾，点燃艾炷后用口吹其火，灸 3～5 日愈。［浙江中医杂志，1981，16（9）：428］

（六）文献摘要

《备急千金要方·灸例》：凡新生儿七月以上，周年以还，不过七壮，炷如雀矢大。

《敦煌卷子·佚名医方》：凡灸头面，艾炷不得大，依雀粪。

《普济方·全婴方灸法》：小儿艾炷如小麦大许。

《四部医典·灸法》：用于小孩患部，大小如豌豆。

三、骑竹马灸

（一）概述

骑竹马灸用于治疗外科痈疽，是一种背部艾炷灸法。其特殊处主要是测量脊背部，要骑竹马（杠），故名之。据史料所载，骑竹马灸应不早于北宋以后。北宋洪遵《洪氏集验方》记载有叶丞相、郭知县相传之法，取穴法以手中指尖至掌横纹的长度，从骶部向上量取穴。灸疗时患者不须骑竹马，可见这是早期的方法，与陈自明《外科精要》等所载，有明显的区别。明代卢和《丹溪纂要》取穴法与洪遵《洪氏集验方》所载相同，但已有骑竹马的方法。

（二）方法

1. 取穴法 以患者中指尖至掌横纹的长度，从尾骶部向上量，取定一个标志点。再以此点为准，以患者中指中节距离（同身寸）为则，向左右旁开，测定两穴即是灸处。

2. 灸法 一般用非化脓灸，也可用化脓灸。每次每穴壮数根据治疗要求和患者情况而定。隔日1次，3～5次为1个疗程。

（三）临床应用

1. 功用主治 从阳引阴，以热引热。主治外科痈疽，如乳痈、发背、蝼蛄疖等。

2. 处方示例

（1）多发性疖肿：骑竹马灸处。头面部疖肿配角孙，腰以上疖肿配肩井、肩中俞、肩外俞；腰以下疖肿配八髎。用灯火灸。灸后局部应保持清洁，一般在5天左右灸处结痂脱落。每次灸治间隔4～5天。

（2）乳痈：骑竹马灸处，左取左，右取右。麦粒灸，每次每穴3～7壮，每日或隔日1次，直至病愈。

（四）注意事项

1. 从尾骶部向上量患者脊背，一定要正坐，不能前后伛偻、左右摇晃。

2. 见瘢痕灸和麦粒灸。

（五）文献摘要

《洪氏集验方》：发背灸法（郭延圭知县传）

先用蜡线度左手中指头，至手掌下横纹止。其横纹有三两条，当以长而分明者为正。却将所度蜡线自尾间骨取中，逆量至脊椎骨，如度之长，以墨记之。次以蜡线取正中指中节，量一寸，中指中节两头横纹多，当侧取横纹中长而分明者为正，却将所量蜡线横于墨点处，每边各量一寸，朱点记之，此正灸穴处。前以墨处，乃用取中，非灸穴也。视背疽发于左则灸右，发右则灸左，甚则左右皆灸，至三十壮而止。妇人则用右手中指取度，其灸法与男子同。妇人奶疽，凡发背、发肋、发脑、发腿之类，不论男女皆可灸。

《洪氏集验方》：发背灸法（叶子昂丞相传）

男左女右，以手中指自上至手尽处第一路为度；却用此去自尾间骨尽处量（在腰间），点定穴；却用中指中间一节为度，自穴分左右。背左处发则灸左穴，右亦然。止三十艾，甚则左右穴皆灸。妇人乳痈亦用此法治之。

《外科精要·骑竹马灸法》：令人一肘凭几，竖臂腕要直，用篾一条，自臂腕中曲腕处，男左女右，贴肉量起，直至中指尖尽处截断为则，不量指甲。却用竹杠，令病人脱衣，正身骑定，前后两人杠起，令病者脚不着地。又令二人扶之，勿令伛偻。却将前所量臂篾，从竹杠坐处尾骶骨尽处，直贴脊背量至篾尽处为则，用墨笔点定，此只是取中，非灸穴也。却用薄篾作则子，量病人中指节，相去两横纹为则，男左女右，截为一则，就前所点记处两边各量一则，尽处即是灸穴。两穴各灸五七壮。

《丹溪纂要》：痈疽始发，即以艾灸之，可使轻浅。骑竹马灸法尤妙。男左女右，以篾一根，前齐中指端，后至手腕横纹凹中，截断为准。以竹一根，两头搁起，令病人骑之，两足不着地，挺身正坐。将前篾置于竹上，以上头值脊骨中尽处各开一寸，灸七壮。

四、横三间寸灸

（一）概述

早见于陈延之《小品方》引《曹氏灸经》，又见于《医心方》引《龙衔素针经》。而后如孙思邈《备急千金要方》《千金翼方》中有较多记述，用治瘰、温病、消渴、五脏热、五脏虚劳等。说明宋代以前针灸医家多用此类成方。实际上，这是一种特定的背俞灸法，包含1个督脉穴和左右2个相平的背俞，是一个组穴方。

（二）方法

1. 取穴 依"凡经云横三间寸者，则是三灸二间。一寸有三灸，灸有三分，三壮之间即为一寸"（《备急千金要方·灸例》）可知，横三间寸为当时约定的组穴方，包含1个督脉穴和左右2个相平的背俞。除背俞（如肾俞、小肠俞等）外，还有用天突、大椎进行横三间寸灸的。此外，经外奇穴胃管下俞（第8胸椎下的经外奇穴），也可用本法。

2. 灸法 一般用非化脓灸，也可用化脓灸。每次每穴壮数根据治疗要求和患者情况而定。5～10日1次，10～15次为1个疗程。一般可用报灸法，在1个疗程内，每穴壮数总计50～100壮。

（三）临床应用

1. 功用主治 从阳引阴，以热引热。主治瘰、温热、消渴、五脏热和五脏虚劳。用背俞及其相平的督脉穴三灸二间者为多。

2. 处方示例

（1）温热病：大椎和其左右旁开1寸余的穴位，中等大艾炷（底部直径3分）着肤灸，共3个灸点。大椎和左右旁开的奇穴，每壮间隔1寸。

（2）消渴：胃管下俞（第8胸椎下）和其左右旁开1寸余的穴位，中等大艾炷（底部直径3分）着肤灸，共3个灸点。也可用小肠俞和其脊椎正中下的督脉穴位，中等大艾炷（底部直径3分）着肤灸，共3个灸点。

又方，膀胱俞及其脊椎正中下的督脉穴位，中等大艾炷（底部直径3分）着肤灸，共3个灸点。

（3）五脏虚劳小腹弦急胀热：肾俞、命门（与脐相当），中等大艾炷（底部直径3分）着肤灸，共3个灸点。也可治五脏热。

（四）注意事项

1. 本法要点是三灸二间，3个相平的灸点（穴），2个间隔，其间相隔1寸。

2. 他见瘢痕灸和麦粒灸。

（五）文献摘要

《备急千金要方》：五脏热及身热，脉弦急者，灸第十四椎与脐相当五十壮，老小增损之，若虚寒至百壮，横三间寸灸之。

消渴咽喉干，灸胃管下输三穴各百壮。穴在背第八椎下，横三（寸）间寸灸之。

瘿，灸天突三百壮，横三间寸灸之。

《千金翼方》：诸烦热时气温病，灸大椎百壮，针入三分泻之。横三间寸灸之。

五脏虚劳小腹弦急胀热，灸肾俞百壮，老小增损之，若虚寒可至百壮，横三间寸灸之。

消渴口干不可忍，就小肠俞百壮，横三（寸）间寸灸之。

建氏灸消渴法：又灸膀胱俞横三间寸灸之，各三十壮，五日一报之。

《医心方》：《小品方》灸腰痛法：又夹两旁各一寸复灸之，为横三穴间寸也。

第二节　艾炷隔物灸

本法又称间接灸法、间隔灸，是在艾炷与皮肤之间衬垫某些药物而施灸的一种方法；具有艾灸与药物的双重作用，火力温和，患者易于接受。

一、隔姜灸

（一）概述

隔姜灸是在艾炷和皮肤间隔生姜片进行灸治的方法。早见于朱端章《卫生家宝方·痈疽发背方》，而后清代的吴尚先《理瀹骈文》等也有记载。本法有温中散寒、和胃止呕等治疗作用。

（二）方法

将新鲜老姜，沿生姜纤维切成厚 0.2 ~ 0.5cm 的姜片（大小据穴区部位所在和所选艾炷大小决定），中间用针扎小孔数个。置施灸穴位上，用大艾炷或中艾炷点燃，放在姜片中心施灸。若患者有灼痛感时，可将姜片提起，使之离开皮肤片刻，旋即放下，再行灸治，反复进行。以局部皮肤潮红湿润为度。一般每次施灸 5 ~ 10 壮。

（三）临床应用

1. 功用主治 温中散寒，和胃止呕，祛寒解表。适用于感冒、咳喘、呕吐、胃痛、腹痛、腹泻、遗精、阳痿、不孕、痛经、面瘫、风寒湿痹等。

2. 处方示例

（1）输卵管阻塞引起的不孕症：气门（关元旁开 3 寸处是穴），双侧均置厚 1 ~ 1.2cm、直径 1 ~ 1.2cm 的生姜片 1 片，上置黄豆大艾炷，点燃灸至皮肤发红灼热为度。每次 15 分钟，隔日 1 次，10 ~ 12 次为 1 个疗程。经净后开始。［浙江中医杂志，1997，32（1）：20］

（2）强直性脊柱炎：阿是穴（督脉上的压痛点），胸、腰段夹脊穴。先涂上万花油，用多汁老姜切片，置于穴上，将手指大小艾炷置于姜片上，点燃灸 7 ~ 10 壮。每日 1 次，10 次为 1 个疗程。［针灸临床杂志，1996，12（5－6）：69］

（3）高血压或高血压头痛：足三里隔姜灸或直接灸。（周楣声《灸绳》）

（四）注意事项

1. 用新鲜老姜，现切现用为好，不用干姜和嫩姜。

2. 姜片厚薄根据灸治部位和病证而定。面部等敏感处要厚些，急性病、痛证要薄些。

3. 如不慎起水疱时，须防止感染。

（五）医家经验

付晓红用治前列腺增生症经验 取穴：三阴交、膀胱俞、肾俞、次髎为主穴。

脾肾阳虚、膀胱气化不利配关元、足三里、脾俞，关元要求针感向下腹放射，强刺激 5 分钟后出针，而后关元行隔姜灸 3 壮，当患者觉灼热时，可将姜在关元和中极之间的区域内移动。三阴交、足三里针刺补法，得气后留针；膀胱俞、肾俞、次髎、脾俞也行针刺补法，得气而后强刺激 5 分钟后出针，然后在上述穴行隔姜灸 3 壮。

肝肾阴虚、湿热下注配中极、太冲、肝俞。三阴交、中极针刺先补后泻，太冲、肝俞泻法不留针，膀胱俞、肾俞、次髎针刺补法，得气后留针 20 分钟。［针灸临床杂志，1998，14（7）：41］

（六）文献摘要

《卫生家宝方·痈疽发背方》：痈疽有脚，以生姜用大黄黄丹法制一夜切成片，以艾炷灸之，脚自缩矣。

《类经图翼》：单用生姜切薄片，放痔痛处，用艾炷在姜上灸三壮，黄水即出，自消散矣。

二、隔蒜灸

（一）概述

隔蒜灸又称蒜钱灸，是在艾炷和皮肤间隔蒜片进行灸治的方法。早见于葛洪《肘后方》，古人主要用于痈疽。现代还用于肺结核和疣等。除此之外，还有用蒜泥、药粉和艾绒铺在背部的长蛇灸，见本篇第四章。

（二）方法

1. 隔蒜片灸　将独头大蒜横切成约0.3cm的薄片，用针扎孔数个，放在患处或施灸穴位上，用大、中艾炷点燃放在蒜片中心施灸，每施灸4～5壮，须更换新蒜片，继续灸治。

2. 隔蒜泥灸　将大蒜捣成蒜泥状，制成厚0.3cm的圆饼，置患处或施灸穴位，再上置艾炷，点燃施灸。

这两种隔蒜灸法，每穴每次宜灸足7壮，以灸处泛红为度。

（三）临床应用

1. 功用主治　消肿拔毒，散结止痛。用于治疗痈、疽、疮、疖、瘰疬、肺痨、腹中积块及蛇蝎毒虫所伤等病症。

2. 处方示例

（1）肺结核：结核穴（大椎穴旁1.5分）、膻中、四花、膏肓俞、三阴交为主穴。盗汗加复溜，咯血加涌泉，久病体弱加肺俞、脾俞、肾俞，食欲不振加中脘。主穴必取，双侧均用，用隔蒜灸法，每穴9～15壮。病灶在上肺者重用结核穴、膻中，病灶在下肺者重用四花、膏肓俞。配穴各5～9壮，除涌泉用隔蒜灸外，其他配穴均用隔姜灸。每日1次，15次为1个疗程，其间休息2日后再行第2个疗程。

（2）疖：阿是穴（红肿部位），用独头大蒜适量，去皮捣成蒜泥，制成厚0.3～0.4cm的圆饼，覆盖在疖上。根据疖的大小，做成黄豆至蚕豆大艾炷，置蒜泥饼点燃施灸。以局部热辣感，患者能耐受为度。一般3壮即可。体虚者加用悬灸足三里。每日1次，直至治愈。

（四）注意事项

1. 用新鲜大蒜，现切现用为好。

2. 蒜片厚薄根据灸治部位和病证而定。面部等敏感处要厚些，急性病、痛证要薄些。

3. 如不慎起水疱时，须防止感染。

（五）文献摘要

《肘后方》：治射工毒中人方，胡蒜令傅以塌疮上，灸蒜上十壮，瘥。

《备急千金要方》：灸一切瘰疬在颈上，及触处但有肉结凝，似作瘘及痈疖者方。以独头蒜裁两头留心，大作艾炷，称蒜大小贴病子上灸之，勿令上破肉，但取热而已，七壮一易蒜。日日灸之，取消止。

《卫生家宝方》：治水肿如鼓灸法：用大蒜切作钱片，安脐心，次用甘遂为末同作艾炷灸蒜上，热即易之。每日顿灸，其水自下。忌一切毒物并盐一年。

《针灸资生经》：薄切独头蒜贴蛇咬处灸，热彻即止。

三、隔盐灸

（一）概述

隔盐灸是用盐作隔物进行艾灸的方法。早见于葛洪《肘后方》，用治小便不通、霍乱、蛇咬伤等。而后有用治阴证伤寒的。隔盐灸一般只能用于脐中，也就是神阙穴。近今有用竹圈隔盐灸的报道，可用于四肢躯干，从而扩大了它的主治范围。

（二）方法

1. 隔盐灸　将纯干燥的食盐纳入脐中，填平脐孔，上置大艾炷施灸。如脐部凹陷不明显，可预先在脐周围一湿面圈，再填入食盐。如患者稍有灼痛，即应更换艾炷。也有于盐上放置姜片施灸，待患者有灼痛时，可将姜片提起，保留余热至燃完一炷。一般可灸 3~7 壮。急性病可多灸，不限制壮数。

2. 竹圈隔盐灸　空心竹圈若干个，内径 3~5cm 不等，高 1cm，再用两层纱布包裹其底部，纱布边缘用橡皮筋系紧在竹圈的外围。竹圈内均匀铺上食盐，以能遮盖纱布为限，然后在竹圈内再装满艾绒，中央隆起，不能太松。点燃艾绒，使其慢慢燃烧至底部盐层响起噼啪声，1 圈可灸 20~30 分钟。

（三）临床应用

1. 功用主治　回阳、救逆、固脱，适用于急性腹痛、吐泻、痢疾、脱证、癃闭等。

2. 处方示例

（1）急性尿潴留：神阙。食盐粉碎成末，适量炒热，平摊在患者以脐为中心、直径为 5~6cm 的范围内。厚度以 1~1.5cm 为宜。将蚕豆大艾炷置于盐面正中后点燃，待自然熄灭后刮去艾灰，再换新艾炷，连灸 9 壮。

（2）网球肘：阿是穴，用竹圈隔盐灸，每次灸 20~30 分钟。每日或隔日 1 次，7~10 次为 1 个疗程。

（四）注意事项

1. 要求患者应保持原有体位，呼吸匀称。

2. 如有脐部灼伤，要涂以甲紫溶液，并用消毒纱布覆盖固定，以免感染。

3. 竹圈隔盐灸时，如患者疼痛难忍，可将竹圈稍离穴位。

（五）文献摘要

《肘后方》：治小便不通方：以盐满脐，灸上三壮。

治霍乱苦烦闷凑满方：以盐内脐中，灸上二七壮。

《世医得效方》：治阴证伤寒，于脐下一寸半气海穴二七壮，小作艾炷，于脐心以盐填实，灸七壮。立效。

四、隔附子灸

(一) 概述

隔附子灸首见于唐代孙思邈《备急千金要方》等，用治痈疽、风聋等。后世有用于外科疮久成瘘者。隔物分为附子片和附子饼两种，有温经散寒、温肾壮阳作用。

(二) 方法

1. 附子片灸 将附子用水浸透后，切成 0.3~0.5cm 的薄片，用针扎数孔，放施灸部位施灸（同隔姜灸法）。

2. 附子饼灸 取生附子切细研末，用黄酒调和作饼，大小适度，厚 0.4cm，中间用针扎孔，置穴位上，再以大艾炷点燃施灸，附子饼干焦后再换新饼，直灸至肌肤内温热、局部肌肤红晕为度。日灸 1 次。

(三) 临床应用

1. 功用主治 附子性味辛温大热，有温肾壮阳的作用，与艾灸并用，适用于各种阳虚证，如阳痿、早泄、遗精、疮疡久溃不敛、痛经等。

2. 处方示例

痛经：关元、石门，次髎、中极，两组交替，每次 1 组。每穴 3 壮，以穴区皮肤出现红晕为度。每周 3 次，1 个月为 1 个疗程，月经来潮停用。3 个月为准。如为虚证、寒证，可灸至穴区皮肤红晕直径达 5cm 以上，中央微现泛白透明时停止，覆以消毒敷料，胶布固定。数小时后灸处起小水疱，可自行吸收，经前 10 天左右开始，每周 1 次。[针灸临床杂志，1999，15（1）：31]

(四) 注意事项

1. 注意室内通风。

2. 选择平坦不易滑落处灸治。

3. 阴虚火旺者及过敏体质者不宜。

(五) 医家经验

胡国胜治桥本氏甲状腺炎

（1）取穴：大椎、肾俞、命门；膻中、中脘、关元。每次 1 组，交替用。

（2）方法：用附子饼灸，每次每穴 5 壮，每壮含艾绒 2g 左右，以局部红晕为度。每日（住院）或隔日（门诊）1 次，50 次为 1 个疗程，疗程间隔 3~5 日。

艾灸 1 组 35 例，在附子饼下加温阳益气中药粉末；艾灸 2 组 36 例，在附子饼下加温阳益气和活血化瘀中药粉末，其他均相同。

（3）疗效：结果艾灸 1 组总有效率为 42.9%，艾灸 2 组总有效率为 77.8%，艾灸 2 组疗效明显优于艾灸 1 组（$P < 0.01$）。提示活血化瘀中药能明显促进艾灸改善甲状腺局部症状和降低血清抗甲状腺自身抗体。「上海针灸杂志，1990，9（4）：4；中医杂志，1992，33（5）：30]

（六）文献摘要

《备急千金要方》：治痈肉中如眼，诸药所不效者方。取附子削令如棋子，安肿上，以唾湿之，乃灸之，令附子欲焦，复唾湿之，乃重灸之，如是三度，令附子热气彻内即瘥。

《外台秘要·风聋方》：取八角附子二枚，酽酢渍之二宿，令润彻，削一头纳耳中，灸上十四壮，令气通耳中，即瘥。

《外科发挥·臀痈》：附子饼治溃疡气血虚不能收敛，或风邪袭之，以致气血不能运于疮所，不能收敛。用炮附子去皮脐研末，以唾津和为饼，置疮口处，将艾壮于饼上，灸之。每日灸数次，但令微热，勿令痛。如饼干，再用唾津和做，以疮口活润为度。

五、隔药饼灸

（一）概述

隔药饼灸又称药饼灸，可分为两类。一类为单味中药或加 1~2 味辅助中药研末制作而成的隔药饼灸，如上述的隔附子饼灸等；另一类系指将复方中药煎汁或研末后加入少量赋形剂制成小饼状，并隔此药饼用艾炷灸或艾条灸的一种间接灸法。

（二）方法

1. 药饼的分类　大致可分为两类：一为针对某些病证的，如骨质增生药饼、溃疡性结肠炎药饼、足跟痛药饼、硬皮病药饼等；一类为根据中医治则制作的药饼，如活血化瘀药饼、健脾益气药饼、补肾药饼等。

2. 药饼制作法

（1）药汁浓缩法：按配方称取各味中药，加水适量煎 2 次，去渣，再以文火浓缩至一定量，加入赋形剂；亦可根据要求，部分药物煎汁浓缩，部分药物研末成粉，二者混合调匀后加入赋形剂。用特制的模子压成薄饼。

（2）研末调和法：可配方称取药物，研极细末，一般要求过 200 目筛，装瓶密封备用。用时据临床需要临时用调和剂调和，再用特制的模子压成药饼。目前，常用的调和剂有醋、黄酒、乙醇、姜汁、蜂蜜等。

也可先上法研成极细末备用，临用时据症情可分别选用大蒜、嫩姜、葱白等其中之一，与药粉各取适量，一齐捣烂，用模子压成药饼。

3. 药饼灸法　根据病证选用药饼。隔药饼灸，多取经穴，亦可用阿是穴；可只取单穴，亦可多穴同用。应用时，将药饼置于穴位上，将中或大壮艾炷隔饼施灸，患者觉烫时可略作移动，壮数多少据症情而定。灸疗过程中，如药饼烧焦，应易饼再灸。一般于灸毕移去药饼，亦可根据病证特点和药饼的性质，灸毕仍留置药饼于穴区，固定数小时后去掉。灸治的间隔时间与疗程，可视病证而定。

（三）临床应用

1. 主治　近年来隔药饼灸在临床上应用颇广、且多用于难治性病证，如骨质增生及脊髓空洞症、冠心病、慢性非特异性溃疡性结肠炎、小儿硬皮病、胃下垂、软组织损伤、足跟痛、过敏性鼻炎等。另外，还用于保健与延缓衰老等。

2. 处方示例

（1）冠心病：至阳。选取穴区后，隔活血化瘀药饼灸疗，每次30分钟，每日1次，3周为1个疗程。疗程间隔5天。施灸期间停用一切有关药物及忌寒凉之品。

（2）不孕症：用补肾养血、温宫调经药组方，制成药饼。主穴分为4组。经后期，月经周期的第5~14天，取关元、气海、肝俞、肾俞、三阴交，腹背穴分2天治1次（下同）；经间期，月经周期的第14天，取关元、子宫、腰阳关、关元俞、肾俞、三阴交，在本期开始前1天施治；经前期，月经周期的第15~28天，经间期治后的第7天施治，如1周内基础体温呈双相取气海、足三里，如基础体温呈单相则取经间期穴；经行期，月经周期的第1~5天，一般不做治疗，如痛经用气海、血海、次髎、三阴交，用2~6个月经周期。

（3）崩漏：大蒜瓣10枚、姜5~10片，共捣烂成泥，制成圆形薄饼。先消毒脐窝部，待干后将药饼敷脐上，再将黄豆大艾炷置药饼上点燃，连灸10~15壮。日1次，灸至血止为度。

（4）延缓衰老：取穴分2组。大椎、肾俞、脾俞；膻中、中脘、神阙、关元、足三里。每次选1组，双侧均取。药饼采用补肾填精、益气健脾、活血化瘀中药。研碎成粉，过120目筛，临用前用80%乙醇溶液调匀，制成直径3cm、厚8mm的药饼。然后取直径1.5cm、高1.5cm、重约1.5g的圆柱形艾炷置于药饼上点燃，每穴灸3壮，隔日灸1组，每周3次，2组穴位交替，24次为1个疗程。

（四）注意事项

1. 药饼的配方及制作，应根据病证具体情况决定。

2. 药饼要求新鲜配制，现制现用，每只药饼只能使用1次。

3. 灸后如出现水疱等灼伤等情况，可按前面章节所述的方法来处理。

（五）医家经验

1. 吴焕淦用治慢性溃疡性结肠炎经验

（1）取穴：主穴分为两组。中脘、气海、足三里；大肠俞、天枢、上巨虚。配穴：脾胃虚弱加脾俞，湿热蕴结加水分，肝郁脾虚加肝俞、脾俞，脾肾阳虚加关元，便秘加中注，脓血甚加隐白。主穴两组穴位交替使用，配穴据证而加。双侧均取。

（2）药饼：选用附子、肉桂、丹参、红花、木香、黄连等药，研成极细粉末，密藏备用。根据不同证型，配制不同药饼。湿热蕴结以黄连、丹参、红花等为主药，配以适量木香粉。其他各型均以附子为主药，配以适量肉桂、红花、丹参、木香等药粉。每只药饼含药粉2.5g，加黄酒3g调成厚糊状，用特制模具按压成直径2.3cm、厚度5mm大小的药饼。

（3）灸法：将药饼放在所取穴位上，然后把底径2.1cm、高2cm、重约2g的艾炷置于药饼上，再点燃艾炷施灸。脾胃虚弱型，主穴、配穴各3壮；湿热蕴结型，大肠俞、天枢、中脘、气海各灸2壮，足三里、上巨虚各灸4~7壮，要求有较强的感应；肝郁脾虚型，主、配穴各灸 3 壮；脾肾阳虚型，主穴 3 壮，配穴 4~7 壮；便秘者，中注灸 2 壮，天枢少灸或不灸；脓血甚者，隐白灸 4~7 壮。

（4）疗程：每日 3 次，12 次为 1 个疗程，疗程间休息 3 天，6 个疗程为疗效观察阶段。[针灸临床杂志，1995，11（8）：20]

2. 汤绍兰用治小儿厌食症经验

（1）取穴：神阙。

（2）灸药制备：大黄、半夏、蜀椒、麦芽、白术、枳实，共研细粉，贮于瓶中，备用。

（3）用法：取药粉适量，用醋和鲜猪胆汁等量，调成稠糊状，涂在单层纱布上制成厚 0.3~0.4cm、面积 3~4cm^2 的圆形饼状，敷盖于神阙穴上。另用陈艾绒根据年龄大小，做成黄豆至蚕豆大小艾炷。将艾炷置于药饼正中点燃，以局部有温热感，患者能耐受为度。婴幼儿治疗时，医者可提起纱布，用手触试温度，以免烫伤，每次灸 3~6 壮，每日 1 次，7 天为 1 个疗程，至治愈为止。[针刺研究，1997，22（3）：193]

第三章

艾条灸

艾条灸在古代属熏法。药艾条熏法最早见于王焘《外台秘要》卷30引《肘后方》葛氏疗疥疮熏疗法。现代则分为悬起灸和实按灸两种。

第一节 艾条悬起灸

艾条悬起灸是将艾条和穴区保持一定距离进行灸治的方法，主要有温和灸、回旋灸、雀啄灸3种。

一、温和灸

(一) 概述

温和灸是将艾条和穴区保持一定距离，局部皮肤温热而无灼痛的艾条灸法。

(二) 方法

将艾卷的一端点燃，对准应灸的腧穴部位或患处，距离皮肤2~3cm，进行熏烤（图3-3-1），使患者局部有温热感而无灼痛为宜，一般每穴灸20~30分钟，至皮肤红晕潮湿为度。

如遇到昏厥或局部知觉减退的患者及小儿时，医者可将一手食、中两指置于施灸部位两侧，这样可以通过医师的手指来测知患者局部受热程度，以便随时调节施灸距离，掌握施灸时间，防止烫伤。

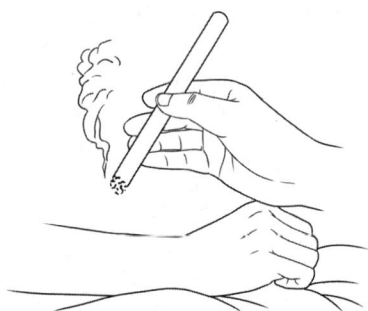

图3-3-1 温和灸

(三) 临床应用

1. 功用主治 临床应用广泛，适用于一切灸法主治病症。

2. 处方示例

(1) 冠心病：内关（双）、膻中、心俞（双）、至阳。用药艾条点燃一端后，艾条距皮肤0.5~1寸，灸至患者感到热为度。内关、膻中、心俞各灸5分钟，至阳灸30分钟。以局部温热而无灼痛、皮肤红晕为度。每日1次，6次为1个疗程，间隔1日再行第2个疗程。进行5~10个疗程。

(2) 胎位不正：三阴交、至阴。孕妇排空小便，用点燃的艾条对准穴位，距离以不感灼痛为度，行温和灸。先灸三阴交，后灸至阴，每次10~20分钟。每日早晚各1次，7日为1个疗程，疗程间隔2~3日。

(3) 中风肩痛：肩髃。直刺1.2寸，平补平泻得气后，手持艾条点燃，悬于穴上，以患者温热舒适为度，灸治20分钟，而后出针。

(4) 消化不良性腹泻：里内庭。艾条点燃后，对准穴位进行温和灸，艾条距皮肤1~1.5cm，灸至患者感到局部灼热为止。治疗期间停服其他药物。

(5) 脊髓损伤后神经源性膀胱障碍：百会、关元、命门、足三里、阴陵泉、八髎。艾条温和灸每穴灸至皮肤潮红，以不起疱为度。日1次，每周6天，休息1天，以42天为1

个疗程。配用间歇导尿。[中医杂志，2009，50（1）：49]

（6）浮肿：膏肓有压痛者，熏灸至有灸感传导。（周楣声《灸绳》）。

（7）腰腿痛肢节拘挛：左右侧膝关节内外侧横纹头，四处同时艾条熏灸。以膝内侧横纹头为佳。（周楣声《灸绳》）。

（四）注意事项

1. 灸治时艾条要和皮肤保持一段距离，其热力要注意因人、因病而宜。

2. 本法力缓，不宜于急重病证。

（五）医家经验

王万春等用箍毒拔毒灸治慢性非细菌性前列腺炎经验　箍毒拔毒药油：小茴香、丁香、乌药、冰片、王不留行各6g，麻油100g煎熬去渣冷却。施灸前用药油外搽关元、曲骨、行间、会阴等穴，少腹前列腺体表投影处，先行环形箍毒灸，由外而内依次向心性环形走向，数次箍毒至病变中心；再用明火艾条灸，由低而高数次拔毒引邪外出。日灸2次，每次30分钟，连灸4周为1个疗程。

箍毒拔毒灸法早见于陈实功《外科正宗》："凡疮初起，唯除顶之以上，余皆并用火灸。盖艾火拔引郁毒，透通疮窍，使内毒有路而外发，诚为疮科首节第一法也，贵在乎早灸为佳。"对本病在解决疼痛不适和排尿障碍等局部症状方面，以及提高生活质量、降低白细胞等方面，均比口服舍尼通片有明显疗效。[中医杂志，2008，49（9）：812－814]

二、回旋灸

（一）概述

回旋灸是用艾条在穴位上，往返回旋施灸的方法。

（二）方法

点燃艾条，悬于施灸部位上方约3cm高处。艾条在施灸部位上左右往返移动，或反复旋转进行灸治（图3－3－2）。使皮肤有温热感而不致灼痛，以局部深色红晕为宜。一般每穴灸20～30分钟，移动范围在3cm左右。

（三）临床应用

1. 功用主治　热力强，适用于急性病症，病灶较小的痛点。尤其是病损表浅而面积大者，如神经

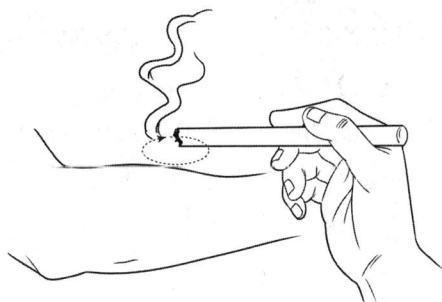

图3－3－2　回旋灸

性皮炎、牛皮癣、股外侧皮神经炎、皮肤浅表溃疡、带状疱疹等，对风寒湿痹及面瘫也有效。

2. 处方示例

（1）面瘫：阿是穴（茎乳孔，乳突和茎突之间），地仓。选患侧，侧卧位，患侧面部向上，取清艾条回旋灸，艾条与施灸部位距离为2～3cm，往返回旋，至局部温热潮红而无痛感

为度。每穴 5~10 分钟，最长不超过 15 分钟。每日 1 次，10 次为 1 个疗程。疗程间隔 7 日。

（2）创口感染：病灶区。取清艾条或药艾条回旋灸，以局部温热潮红而无痛感为度。以创口为中心，缓慢移动艾条，灸至局部出现明显红晕。如范围较大者用 2 支艾条并为一体点燃后对病灶区回旋灸。每次 20~30 分钟，每日 2 次，以愈为期。

（四）注意事项

同温和灸。

（五）医家经验

魏巍用热敏灸穴治疗周围性面瘫经验　针刺前，先在翳风、下关、颊车、牵正、地仓、颧髎、迎香、太阳、神阙、手三里、足三里等热敏点高发部位，按四步法操作：先行回旋灸 1 分钟，而后以雀啄灸、往返灸各 1 分钟，再施以温和灸 1 分钟，当患者感到艾热发生透热、扩热、传热、局部不热远部热、表面不热深部热、或施灸部位或远端部位产生酸胀重麻冷压等感觉，此点为热敏化穴。针刺留针期间，在上述热敏化穴中选取 2~3 穴，行热敏点灸，直至此穴感传消失、皮肤灼热为止。一般从数分钟到 1 小时，平均 20 分钟。超过 20 分钟者，出针后继续上述治疗，直至完成此次热敏点灸。

针刺以阳白、四白、颧髎、翳风、颊车、地仓、合谷为主，配迎香、风池、水沟、承浆、曲池、足三里等。诸穴行针刺，沿皮浅刺深度不超过 0.5 寸，得气后平补平泻，留针 20 分钟。7 天后加 3 组电针，即电针阳白（攒竹）与太阳一组、下关与四白一组、颊车与地仓一组，连续波 20 分钟。每天 1 次，7 天为 1 个疗程。共 4 个疗程。[中医杂志，2011，52（7）：601-603]

三、雀啄灸

（一）概述

艾条灸的一种，是用艾条在穴位处上下移动，因其如鸟雀啄食样，故名。

（二）方法

置点燃的艾条于穴位上约 3cm 高处，艾条一起一落地施灸，忽近忽远上下移动，如鸟雀啄食样。（图 3-3-3）

一般每穴灸 5 分钟。此法热感较强，注意防止烧伤皮肤。

（三）临床应用

1. 功用主治　温经通络。多用于昏厥急救、小儿疾患、胎位不正、无乳等。

2. 处方示例

中风患肢水肿：百会、肩髃、曲池、外关、合谷、中渚、环跳、阳陵泉、太冲、悬钟（均患侧）。雀啄灸，每次 1 小时，每穴 5~6 分钟。每日 1 次，2 周为 1 个疗程。共 2 个疗程。

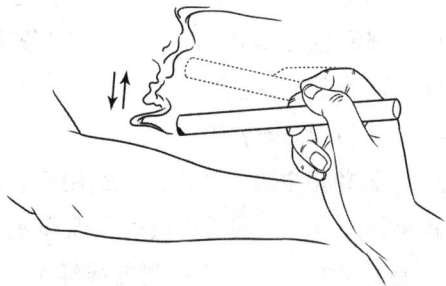

图 3-3-3　雀啄灸

（四）注意事项

1. 不可太靠近皮肤，尤其是小儿和皮肤知觉迟钝者。
2. 可配合三棱针、皮肤针放血，但要注意局部消毒。

第二节　艾条实按灸

艾条实按灸是用圆柱形药艾条点燃后，直接按灸（也可熏熨穴位）的方法，主要有雷火神针和太乙神针等。

一、雷火神针

（一）概述

神针火形如针，用法亦有刺按的动作，故名曰针，多用于外科病症。本法的出现和道家有关。《法海遗珠》载有"雷霆欻火针法"，用针、制针方法都和后世雷火神针相同，唯尚用符咒。徐春甫《古今医统大全》载雷火神针用针咒语和《法海遗珠》记载一致。李学川《针灸逢源》载孙真人雷火神针法，也念咒语。孙思邈《备急千金要方》有用药艾熏嗽法，点燃药艾条，以口吸烟治咳嗽，但无本法。

（二）方法

1. 组成　雷火神针：沉香、木香、乳香、茵陈、羌活、干姜各 15g，研为细末，过筛后，加入麝香少许和匀。

2. 制备　以桑皮纸 1 张约 30cm×30cm 摊平，取艾绒 40g 均匀铺于纸上，然后将药末 10g 匀掺于艾绒中。再搓捻卷紧成爆竹状，外糊上桑皮纸 1 层，两头留空纸 3cm，捻紧即成。阴干备用，勿令泄气。

3. 操作方法　操作时，在施灸部位铺上棉纸 10 层或布 6～7 层。取雷火神针（或太乙神针）2 支，均将艾条点燃一端。将其中 1 支备用，以执笔状执住另 1 支艾条正对穴位，直按其上，稍停 1～2 秒，使药气温热透达深部；至患者觉烫不可忍，略提起艾条，待热减后再行按压（图 3－3－4）。操作中若艾火熄灭，可取备用艾条，按上法接替施灸。如此反复进行，每次每穴按灸 7～10 次，至皮肤红晕为度。每日或隔日 1 次，10 次为 1 个疗程。

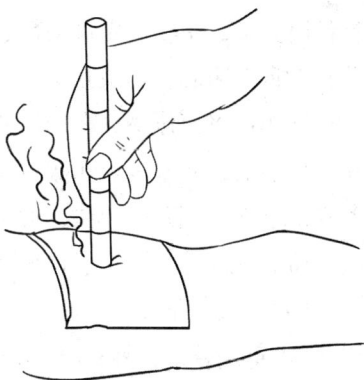

图 3－3－4　实按灸

（三）临床应用

1. 功用主治　温经散寒，活血通脉；适用于风寒湿痹、痿证及虚寒证。

2. 处方示例

（1）颈椎病：颈椎夹脊穴，大椎、大杼。用上法，每次每穴按灸 7～10 次，至皮肤红晕为度。每日或隔日 1 次，10 次为 1 个疗程。

（2）白细胞减少症：大椎、身柱、至阳、命门为主的胸腰段督脉穴。每次每穴按灸 7～10 次，至皮肤红晕为度。每次 30 分钟，每日 1 次，5 次为 1 个疗程，共 3 个疗程。

（四）注意事项

1. 操作熟练，要避免灼伤。

2. 点燃时一定要烧透，否则易熄灭。

3. 将棉纸或布捻紧，以免烧破、损伤皮肤。

4. 在穴上的力度、温度和时间长短，均以患者感觉最强烈时为度。

5. 每壮间隔时间不宜太长，不超过 3 秒，两针交替应用为佳。

（五）医家经验

黄凤岗改进雷火针新法　取紧实粗大药艾条（或清艾条）1 支，用长 20cm、宽 2～3cm 的牛皮纸 1 张，涂上面糊，将艾条卷紧，两头不留空，卷纸对折封固晒干。

药包垫：取红布或其他干棉布 1 段，长 80cm、宽 5cm，将布的一端铺上灸疗膏药 5cm 厚，然后把布折叠成 7～10 层，用线缝合，放瓷瓶密封，收藏备用。

药布垫：取伤湿止痛膏（或追风膏等）粘贴在长 100cm、宽 8cm 的干棉布两端上下两面各 1 张，再每折叠一层平贴 1 张，每贴 1 张内里都铺上薄薄 1 层七厘散或丁桂散，折至 5 层，将余下布段全部包叠完，用线缝合备用。

药敷垫：用灸疗膏涂在纱布上，按常规敷药方法固定敷于患处，外隔 7 层厚棉纸，备用。

灸疗膏：将乳香、没药、荆芥、防风、川芎、细辛、当归、独活、香附、肉桂、马钱子各等分，研磨成细粉（乳香、没药另包），用砂锅先将饴糖、米醋熬成稀汁，再兑入少量蜂蜡，继续煎熬，然后把上述药物拌入，用文火煎熬片刻，入乳香、没药，收膏装瓶密封备用。又，用砂锅先将饴糖、米醋、蜂蜡、香油熬成膏，再与桂麝散、牵正散等（选一种）对证药末相拌为灸疗膏。

操作：将药包垫放在选好的局部病灶或穴位上，点燃酒精灯具，把艾条烧红，直接按在灸疗垫上，艾条多烧几次，反复温灸，使药气随艾火透入穴位。如患者局部有烫感，艾条立即拿起，移开药包垫，此为 1 壮。每穴 3～5 壮。轻者 15 次，重者连续 5 次后再隔日 1 次，10 次为 1 个疗程。［上海针灸杂志，1994，13（3）：120］

（六）文献摘要

《本草纲目·神针火》：雷火神针法：用熟蕲艾末一两，乳香、没药、硫黄、草乌头、川乌头、桃树皮末各一钱，麝香五分，为末，拌艾以厚纸裁成条，铺药艾于内，紧卷如指大，长三四寸，收储瓶内，埋地中七七日，取出。用时于灯上点着，吹灭，隔纸十层，乘热针于患处，热气直入患处，其效更速。并忌冷水。

主治心腹冷痛，风寒湿痹，附骨阴疽，凡在筋骨隐痛者针之，火气直达病所，甚效。

《外科正宗·雷火神针》：雷火神针功最奇，风寒湿毒总相宜，纸筒丁麝和蕲艾，急用针之不可迟。治风寒湿毒袭于经络为患，漫肿无头，皮色不变，筋骨疼痛，起坐艰难，不得安卧者。

二、太乙神针

（一）概述

太乙神针是在雷火神针基础上改进的艾条实按灸，其组方、主治、方法基本和雷火神针相同。清代韩贻丰《太乙神针心法》最早用本法，其后有范毓奇《太乙神针附方》等。

（二）方法

1. 组成（韩贻丰《太乙神针心法》方）　硫黄6g，麝香、乳香、没药、松香、桂枝、杜仲、枳壳、皂角、细辛、川芎、独活、雄黄、白芷、全蝎各3g，均研成细末，和匀。

2. 制法　以桑皮纸1张约30cm×30cm大小，摊平。先取艾绒24g，均匀铺于纸上；再取药末6g，均匀掺入艾绒中；然后卷紧如爆竹状，外用鸡蛋清涂抹；再糊上桑皮纸1张，两头留空纸3cm左右，捻紧即成。阴干待用。

3. 用法　见雷火神针。

（三）临床应用

1. 功用主治　温经散寒，活血通脉；适用于风寒湿痹、痿证、腹痛、腹泻、月经不调等，以寒证为宜。

2. 处方示例

（1）风寒湿痹：阿是穴。用上法实按之，每次每穴按灸7～10次，至皮肤红晕为度。每日或隔日1次，10次为1个疗程。

（2）面瘫：地仓、翳风、四白、阳白。用上法实按之，每次取2～3穴，每次每穴按灸1～3次，每日或隔日1次，10次为1个疗程。

（四）注意事项

同雷火神针。

（五）文献摘要

《理瀹骈文》：凡五痔肠澼，两肾坚痛，泄泻久痢，阴湿汗痒，肠风脱肛，用太乙神针，针会阳两穴；凡火衰泄泻及里急者，用太乙神针，针命门。又，头疼如破，腰腹痛，瘕疝，皆针命门。

凡五劳七伤，翻胃气膈，肠鸣腹痛，痹疾鼓胀，胸膈蓄血，咳嗽稠痰，腿膝酸疼，足痿失屦，皆用范氏太乙针针之。

三、药笔隔纸灸

（一）概述

本法是在雷火针与阳燧锭的基础上改进应用的灸法。由周楣声它将雷火针的隔布法改为隔纸法，又将阳燧锭用中药制成笔状用以点灸，故称为药笔灸。

（二）方法

1. 药笔和药纸

（1）药笔：用人造麝香、肉桂、丁香、牙皂、乳香、没药、阿魏、川乌、草乌、冰片、硫黄、松香、细辛、白芷、蟾酥等中药及适量的精制艾绒，加入甘草浸膏，拌和压缩成长条，犹如笔的形状而成。保持干燥，不能受潮。

（2）药纸：为了保护皮肤，增强药效，特制成专用药纸，与药笔配套应用。

2. 操作方法

（1）药纸平铺于腧穴上，涂有药粉的一面贴近皮肤。将药笔点燃，对准腧穴中心及其周围，快速点穴 3 ~ 4 下，每点灸 1 次略更换位置，不宜重叠。

（2）点灸手法应轻重适中，不要将药纸烧焦烧穿，灸穴有蚊咬样轻微疼痛。手法过轻达不到要求，手法太重可使皮肤起水疱。若起水疱虽略有不足，但可提高疗效，涂一点甲紫溶液即可。

（3）若点灸后皮肤不变色，不起疱，能保持效应 2 ~ 6 小时。待 1 ~ 2 天后，点灸处可出现褐色焦皮，数日后焦皮脱落，不留瘢痕。若点灸后涂一点冰片油，可防止痂皮产生。

（4）点灸药笔用后可插入所附玻璃管中灭火，每支可用 10 小时。

（三）临床应用

1. 适应证 凡针灸适应证即可用本法，尤其对各种疼痛、各种炎症和热性传染病，均可收到显效。

2. 取穴要点 可先按近取选穴，或按远取选穴，也可远、近同取以增强疗效。

（1）近取选穴：在患处及其邻近处进行点灸，可在患处周围点灸 1 ~ 2 圈，也可针对其中心及痛点进行点灸，或根据患处大小呈片状点灸。

（2）远取选穴：循经选穴或取反应点点灸，或沿经做线状点灸。

（3）穴组更替：如治疗需用十余穴时，根据当时的取效与否，随时更换穴组。如头痛先取大椎、头维、太阳，如不效可改用合谷、太冲、手三里、足三里，再不效可立即点灸头窍阴、足窍阴、关冲、少泽。

3. 治疗时间 以上操作均可在 2 ~ 3 分钟内完成，最多不超过 5 分钟。

4. 处方示例

（1）高血压：百会、太阳、风池、太冲、内关、合谷、曲池。肝阳上亢加行间，痰湿内阻加足三里、丰隆，阴阳两虚加关元、足三里、太溪。每次主穴 4 ~ 5 个，配穴据证而定，双侧均取。普通穴每穴点灸 5 ~ 7 下，重点穴 7 ~ 10 下。肝阳上亢者，每穴点灸 5 ~ 7 下；痰湿内阻者，每穴点灸 5 ~ 10 下，重点穴 2 ~ 3 下；阴阳两虚者，点灸 5 ~ 10 下，重点穴 10 ~ 15 下。每日或隔日 1 次，10 次为 1 个疗程。

（2）急性腹泻：天枢、足三里、上巨虚、下巨虚、阴陵泉、合谷、中脘。每次 3 ~ 4 穴，双侧均取，交替轮换用。每穴点灸 3 ~ 5 下，每次在 1 ~ 2 分钟内完成。每日 1 次，以愈为期。

（四）注意事项

1. 点灸时要快速、熟练，避免烧透药纸，造成局部烫伤。

2. 灸后1~2日局部可出现褐色痕迹，无须处理，会自行脱落，不留痕迹。灸后涂薄荷油，可防止或减少褐色痕迹的发生。

3. 本法对急性病症效显，一般在数秒内生效，但有一个回升过程，即在症状控制消失4~6小时后，症状又见再发，仍可用本法治疗而效。需要向患者说明，以免误解。

第三节　熏法和熨法

熏法和熨法在仲景书中同属火法，又和艾灸法有千丝万缕的联系，故于此一并叙述。

一、熏法

（一）概述

熏法是用易燃多烟的药物，点燃后熏灼体表的治疗方法。历代有竹筒熏法、纸捻熏法、灯心火熏法和艾卷熏法等。艾卷熏法不仅有烧艾的温热，还有艾烟熏灼的效用。现代多用艾烟熏灸器做熏法，也有用艾卷熏法的。

（二）方法

取阿是穴（病灶处）。充分暴露患部，局部清洗。将艾条切成小段或艾绒（也可掺入其他药物），置于特制的手持艾烟熏灸器中（其状如带烟囱的小炉）燃烧，并将熏灸器置于创面的稍下方，使烟囱口对准患处，距皮肤3~5cm。每次熏30~60分钟，使创面形成一层薄黄色油膜，周围皮肤红润温热。每日1次，10次为1个疗程。如用艾卷熏，则可在穴区下方熏灸，使艾烟能熏至患处，局部温热而无灼痛。

（三）临床应用

1. 功用主治　解毒去腐，敛疮生肌。现代临床主要用于外伤性感染、疮疡等。

2. 处方示例

（1）指（趾）头炎：已化脓者用生理盐水清洗患部局部，点刺放脓，再根据药敏培养结果等局部涂以敏感药物；嵌甲者，剪去部分指（趾）甲；肉芽增生者，点刺破坏肉芽组织。经处理后进行艾熏，并予包扎。每日1次，10次为1个疗程。

（2）外伤性感染：艾烟熏灸器对准病灶部位，用艾烟熏灸。每次每一穴区30分钟。每日1次，15次为1个疗程。

（四）注意事项

1. 熏法如用硫黄、雄黄等石药，燃烧时可产生三氧化二砷，会引起头晕、头痛、咽痒、流泪、口干、胸闷的不良反应。

2. 不可用于阴虚内热证。

（五）文献摘要

《肘后方》：治中风，身中有掣痛，不仁不随处者，干艾叶一斛许，丸之纳瓦甑下塞余孔唯留一目。从痛处著甑目上，烧艾以熏之，一时间愈矣。

《太平圣惠方》：治伤寒下部疮，虫蚀肛烂方。熟艾弹子大，雄黄末半钱，相和作炷烧，用竹筒引烟熏下部中。

治痔瘘有头，疼痛下脓血方。以硫黄末少许内疮孔中，以艾烟熏之，瘥。

二、熨法

（一）概述

熨法出于《灵枢经·寿夭刚柔》，是取所刺之处，用熨法以治寒痹。一般用导热性能较好而不易散热的药物（如葱、姜、豉、盐、椒、蒜、吴茱萸、艾绒等）加热后，对局部施以较长时间的温热刺激。也有用物体加热后对局部温熨的，如砖瓦石、灶中黄土、熨斗、火盆等，现代有用专门的熨引器的报道。

（二）方法

1. 药熨法　以绢布等包裹炒热的药物熨引患部，可行数次，待温度下降时，必须更换药包。或将预先配制好的药袋，投入药锅蒸煮后，再熨引患部。也可将有关的药袋、药膏、药饼等，置于患部或治疗部位，用熨斗、热水袋等加以热熨。

2. 熨引器法　熨引器分为圆底和尖底两种，为一圆柱形长筒。筒高14cm，直径5cm，尖型的熨引器底部直径1cm。筒的长端留有很小的入水口，入水口高1cm，筒盖高1.2cm。用白铁皮或铜皮做成。外用棉花白布套包裹，水烫时套上，温度降低时取下。准备小漏斗一只，从入水口向熨引器内装入开水，再用橡皮塞塞好，盖紧盖子，取合适体位，熨引5~10分钟，或以局部热红为度。熨引稍加力，用力要均匀。也可用热水袋等。

（三）临床应用

1. 功用主治　温经散寒，活血通脉。适用于寒凝血滞之证、阴盛阳虚者。如腹痛、胃痛、关节痛；三阴中寒，厥逆呕哕；阴毒伤寒，四肢厥冷等。

2. 药熨法处方示例

（1）风寒湿痹：干姜、桂枝、川乌、生附子各15g，乳香、没药、姜黄、川芎、赤芍各10g，海桐皮、忍冬藤各30g，打碎和匀分装于20cm×15cm的药袋中，投入蒸锅内加热25分钟，取出降温至40~45℃热熨患部。每日1~2次，每次30~50分钟。

（2）急性胃肠炎、痢疾：平胃散120g，肉桂15g，生姜90g，装于药袋，置于脐中及脐周，用熨斗加以热熨。每日2次，每次30~45分钟。也可在上方中加入对证药物，如水样便加车前草等。

（3）腹痛、胃痛：川椒、公丁香、吴茱萸、细辛各等分为末，纳入脐中；再取青盐250g炒烫，分装于若干药袋中，热熨脐中及疼痛处。如痛剧加熨膻中、气海及背俞。

（4）二便不通：葱白250g切碎，白酒喷炒，装入布袋，用熨斗热熨脐中及小腹，反复熨引，直至药力透入，二便通畅。

3. 熨引器法处方示例

（1）痛经寒证：尖底熨引器熨引中极、关元、三阴交、血海等穴，或圆底熨引器熨引小腹。

（2）胃痛寒证：尖底熨引器熨引内关、足三里，或圆底熨引器熨引胃脘部。

（四）注意事项

1. 不可用于皮肤感染破损处、孕妇腰骶部和腹部。

2. 严格掌握熨法的温度，以患者能忍受而不灼伤为度。既不能过低而无效，也不能过高而引起烫伤。

3. 结核病、肿瘤、急性炎症及其他热证不可用熨引器法。

（五）文献摘要

《史记·扁鹊仓公列传》：疾之在腠理者，汤熨之所及也。

《灵枢经·寿夭刚柔》：药熨奈何？……用淳酒二十升，蜀椒一升，干姜一斤，桂心一斤，凡四种，皆㕮咀，渍酒中。用绵絮一斤、细白布四丈，并内酒中。置酒马矢煴中，盖封涂，勿使泄。五日五夜。出布绵絮，曝干之，干复渍，以尽其汁。每渍必晬其日，乃出干。干，并用滓与绵絮，复布为复巾，长六七尺，为六七巾。则用之生桑炭炙巾，以熨寒痹所刺之处，令热入至于病所，寒复炙巾以熨之，三十遍而止……每刺必熨，如此病已矣，此所谓内热也。

《金匮玉函经·辨不可火病脉证治》：太阳病二日而反烧瓦熨其背，大汗出，火热入胃，胃水竭，躁烦必发谵语，十余日振而反汗出者，此为欲解。

《圣济总录·熨引》：因药之性，资火之神，由皮肤而行血脉，使郁者散、屈者伸，则熨引为力多矣。

《理瀹骈文》：中焦之病，以药切粗末炒香，布包敷脐上，为第一捷法。如古方用葱、姜、豉、盐炒热，布包掩脐上。又有用干姜、白芥子敷脐者，以口辣去之，则知由脐而入，而溢于口中，且药可逐日变换也。

第四章

大面积灸和保健灸

大面积灸范围大，而保健灸则要求灸治时间较长，均可增强艾灸的治疗效果。故在此一起介绍。

第一节　大面积灸

大面积灸是指在某一局部或某一穴处，同时排列或围聚多个艾炷，一起点燃。因为灸区较大，故常在背部或腹部、皮肉厚实而较为平坦处灸治，目前多用的是长蛇灸。古代有治疗痈疽的围灸和龟形灸，目前已较少应用，故仅在长蛇灸后附录其文献。

一、长蛇灸

（一）概述

长蛇灸又称铺灸，是将艾绒蒜泥铺摊在穴区，通过燃烧、热敷等，达到灸治目的的方法。目前主要用于类风湿关节炎、强直性脊柱炎、哮喘等顽固性病症。

（二）方法

1. 取穴　大椎至腰俞的脊柱段。夏季三伏天为宜。

2. 药物　斑麝粉按麝香粉 50、斑蝥粉 20，丁香、肉桂粉各 15 的比例，混匀装瓶，密闭备用。新鲜大蒜 500g，去皮捣烂成泥，备用。

3. 灸法　脊柱穴区常规消毒，涂上蒜汁，在正中线撒上斑麝粉 11.8g，再铺摊上宽 5cm、高 2.5cm 的蒜泥 1 条，蒜泥条上再铺摊上宽 3cm、高 2.5cm 的艾绒（约 200g），下宽上尖。形成截面为等腰三角形的长蛇形艾炷。一同点燃艾炷头、身、尾三点，让其自然烧灼。待其燃尽后，再铺摊艾绒复灸。每次 2~3 壮。灸毕移去蒜泥，用湿热纱布轻轻擦干皮肤。灸后皮肤出现深色潮红，让其自然起疱，嘱患者不可弄破。至第 3 日，用消毒针具引出水疱液，覆盖上一消毒纱布。隔日 1 次，涂以甲紫溶液药水，直至结痂脱落愈合，一般不留瘢痕。灸后调养 1 个月。

（三）临床应用

主要用于类风湿关节炎、强直性脊柱炎、顽固性哮喘等。

（四）注意事项

1. 灸后 1 个月内忌生冷辛辣、肥甘厚味、鸡鹅鱼腥，禁冷水浴，避冷风，忌房事。

2. 体质过于虚弱者、老人、小儿、孕妇忌用本法。

（五）医家经验

何天有药物铺灸疗法

（1）选穴处方：依据腧穴特性和主治功能，选取腧穴组成穴区。在临床上，辨证选用相关的腧穴或穴区进行铺灸，可用单穴、多穴，也可用穴区，常根据不同病症，以穴区相配伍，多个穴区同灸。如头痛取头顶穴区（百会、四神聪、前顶相配），配外关穴区；胃痛用中脘穴区（中脘、上脘、下脘相配），配胃肠穴区（足三里、上巨虚、下巨虚相配）等，从而以点带面，提高疗效。

（2）铺灸药方：施灸部位铺撒中药粉末，乃辨证选用相应中药组成的有效处方，并根据病情随证加减，灵活运用。如腹泻脾虚湿盛者，选苍白术、茯苓、山药、车前子，湿热泻加黄连、秦皮，伤食泻加莱菔子、枳实，肝郁脾虚加柴胡、防风，肾虚泻加补骨脂、吴萸等。选铺灸隔物时，也依据药物性能和病证性质而定。如胸痹用鲜薤白，热毒痈肿用蒲公英、地丁，感冒用葱白，脾胃虚寒及大多病证时用生姜。

（3）慢性支气管炎（咳喘）

①取穴：热喘证，取胸脊穴区（大椎、定喘、夹脊等）、膻中穴区（膻中、中庭、紫宫、玉堂等）、曲池穴区、丰隆穴区。寒喘，取胸脊穴区、背俞上穴区（肺俞、风门、大杼、厥阴俞等）、背俞中穴区（膈俞、肝俞、胆俞、脾俞、胃俞等）、膻中穴区、丰隆穴区。肺气虚，用胸脊穴区、背俞上穴区、关元穴区、三阴交穴区。脾肾阳虚、肺肾阴虚，用胸脊穴区、背俞上穴区、背俞下穴区（三焦俞、肾俞、气海俞、大肠俞、关元俞、小肠俞、膀胱俞等）、关元穴区、膻中穴区。

②药方：止咳定喘散由半夏、陈皮、杏仁、桔梗、贝母、苏子、紫菀、白前、白芥子等组成。痰热加麻黄、石膏、鱼腥草，寒痰加麻黄、桂枝、干姜，肺气虚加黄芪、白术、五味子，脾肾阳虚加淫羊藿、肉桂，肺肾阴虚加沙参、麦冬。隔物是鲜姜汁、生姜泥。每日1次，7次为1个疗程。

（4）强直性脊柱炎

①取穴：胸脊穴区至骶脊穴区，寒湿阻络、瘀血阻络，累及髋关节取环跳穴区、风市穴区；肝肾亏损用背俞中穴区、背俞下穴区、环跳穴区、委中穴区、悬钟穴区。

②药方：骨质增生散由补骨脂、桑寄生、杜仲、狗脊、草乌、透骨草、追地风、川芎、乳香、没药、地鳖虫等组成。寒湿阻络加苍术、桂枝、威灵仙，瘀血阻络加丹参、当归、鸡血藤，肝肾亏损加肉桂、牛膝、细辛。每日1次，10次为1个疗程。（《何氏药物铺灸疗法》）

（六）文献摘要（围灸和龟形灸）

《刘涓子鬼遗方·相痈疽知是非可灸法》：痈疽之甚，欲知是非，重按其处，是便隐痛，复按四边，比方得失，审定之后即灸。第一便灸其上二三百壮。又灸四边一二百壮。小者灸四边，中者灸六处，大者灸八处，壮数、处所不患多也。

《普济方·诸痈》：治诸痈毒不止，痛楚殊甚，以艾炷四枚围着所作处，同时下火，各灸七壮，多至一十壮，佳。

《仁斋直指方论·痈疽证治》：痈疽发背龟形灸法：凡发背如龟形，辨认龟头，不论左右上下，但以肿高处为头。或有疑似，即以黄秆纸蘸醋掩之，先干处为头。把笔点定，男女皆取左手中指，用草比量全指为度。一样剪草十二片，六片安顿在外，合作龟背形；六片安顿于龟背之内，中心直顿二片，四方分顿四片，内外各相连合。如是则头尾四足皆定矣。以笔点其尾足，抹蒜膏灸之。先灸其尾七壮，火未灭，便灸后一脚七壮；火未灭，又灸后一脚七壮。迤逦如是，灸至前两脚而止。须留龟头莫灸，以出毒气。

二、大灸

（一）概述

大灸是以萝卜片和蒜泥为隔物，进行大面积的铺灸法，为清末民初丰润高怀家传之法，在岳美中《岳美中医案集》中有介绍，用于虚寒久病。

（二）方法

1. 灸材 腌好的胡萝卜1根，切成厚6mm、3mm² 的方块萝卜片若干片，将鲜紫皮蒜泥平摊在萝卜片上，中间按一凹深见萝卜面，让蒜泥形成一圆圈。艾绒做成艾球如花生米大小。硬纸板1条，长60cm、宽3cm。

2. 灸法

（1）先灸背腰部（两侧膀胱经）：俯卧，硬纸板沿脊柱铺好固定，再把制作好的萝卜蒜泥片平摊在两侧膀胱经，由大杼穴至白环俞，再由附分穴至秩边，一个接一个，排成两行，左右共4行。排列时，起点应低于前行半片距离，止点高半片距离。壮数根据患者耐受度决定。脊柱正中线放1条卫生纸以吸水。将艾绒捏成食指头大小的艾绒球，放置于萝卜片凹陷的中央，用火柴点燃。也可用镊子夹住艾绒球，在酒精灯上点燃后，再放到萝卜片凹陷中央去。要从上往下燃起，使其自燃，勿使灸火熄灭。随时要接上艾绒球，以防止火力中断。艾绒球可做得小些，防止烧伤及大灸疮的发生。患者若感觉灼痛时，将艾火减弱些。灸部皮肤稍现深红色，即停止灸治。每穴3~5壮。灸完背腰部，休息10分钟，再灸胸腹部。

（2）再灸胸腹部：仰卧，膻中为中心放置9块萝卜蒜泥片，使成正方形；再在鸠尾和神阙上，各放1块不着蒜泥的萝卜片，两穴不灸，两穴间放6片；神阙至曲骨间放5片。如是妇女，则在石门穴放1片不着蒜泥的萝卜片，不灸。上腹部中间的两侧各排一行，起点低半片，止点高半片；再在两侧各排一行，起点低半片，止点高半片，灸法如前。

每隔7~10天1次，以2~4次为1个疗程。如有小疱，可用消毒敷料覆盖，令其自行吸收（过大者，用消毒针具挑净水液）。要皮肤完好后再行灸治。

（三）临床应用

久病体弱，虚寒痼疾，脾阳虚寒，肾阳亏损等久病不愈者。

（四）注意事项

1. 急症、新病、实热证忌用。

2. 不可用于小儿、孕妇、初次针灸者和过于敏感者。

3. 施灸过程中要防止火力中断，又要防止灸疮。灼痛难忍时，可将萝卜片夹离皮肤片刻，以皮肤出现深度红晕为度。

4. 灸毕针刺三阴交（泻法），十宣放血，否则易内生实热。

5. 1~2天内勿搓洗灸处，以免感染或发灸疮。应保暖，忌食生冷。

三、日光灸和熨灸

（一）概述

日光灸早见于宋代洪迈《夷坚志》，是以艾绒平铺于穴区，在日光下暴晒。熨灸则可见于元代萨图穆苏《瑞竹堂经验方》"封脐艾"法，是以艾绒平铺于穴区，用熨斗在上面往返熨灸的方法。因同属铺灸法范畴，在此一并介绍。

（二）方法

1. 日光灸 艾绒平铺于穴区或病所，借助镜面反光或聚面镜聚焦，将日光投射在艾绒而施灸，以局部有温热感为度。腹部数穴同取，艾绒厚 0.5 ~ 1cm 平铺于穴区，置于日光下暴晒。

2. 熨灸 艾绒平铺于穴区或病所，上覆盖几层布。如为药艾末，可将布袋压平铺于穴区。然后用加过热的熨斗（或热水杯）在上面往返熨灸。每次 10 ~ 25 分钟，7 ~ 10 天为 1 个疗程。

（三）临床应用

用于风寒湿痹、寒证。

（四）注意事项

1. 腹部日光灸时，除灸治穴区外，他处要用衣物遮盖。

2. 日光灸时，聚焦不可太强烈，以免燃着艾绒。

（五）文献摘要

《夷坚志》：保义郎顿公孺苦冷疾二年，至于骨立。一日正灼艾，而（赵三）翁来，乃询其病源，顿以实告，翁悉令撤去。时方盛暑，俾就屋开三天窗，放日光下射，使顿仰卧，揉艾遍铺腹上约数十斤。乘日光灸之。移时热透脐腹不可忍。俄顷腹中如雷鸣，下泄，口鼻间皆浓艾气，乃止。明日复为之。如是一月，疾良已，仍令满百二十日。自是宿疴如洗，壮健似少年。翁曰："此孙真人秘诀也。世人但知灼艾，而不知点穴，又不审虚实，楚痛耗损气力。日者太阳真火，艾既遍腹，且又徐徐照射，入腹之功极大，但五、六、七月为上。若秋冬间当以厚艾铺腹，蒙以绵衣，熨斗盛炭火慢熨之，以闻浓艾气为度，亦其次也。"

第二节　保健灸

灸法有预防疾病、改善体质、延缓衰老的保健功效。常用的穴位有神阙、气海、关元、风门、身柱、足三里等，临床取穴因人而宜。婴儿和少年宜灸风门、身柱，青壮年宜灸足三里、三阴交健脾和胃，50 岁以上的中老年人宜灸气海、关元补肾。神阙灸宜于易感儿童和脾虚成年人。

一、神阙灸

（一）概述

神阙又名脐中，常灸神阙可增强体质，温中健脾，延缓衰老。一般用隔物艾炷灸，也有用艾条温和灸的。又，用药物研末填脐中，再用艾灸之，则称为炼脐法，可见于李梴《医学入门》、杨继洲《针灸大成》、吴尚先《理瀹骈文》等书中。《医学入门》有温脐种子灸，用治脐腹结冷、下元结冷、宫寒不孕、气虚崩漏、血寒经闭等。

（二）方法

1. 隔盐灸 取干净食盐适量，研细填满脐窝，上置小或中艾炷施灸，每次 3 ~ 5 壮，隔日 1 次，每月 10 次。最好于每晚 9 时灸之。每次灸至局部皮肤充血稍起红晕为度。

2. 炼脐法 生五灵脂24g，生青盐15g，乳香、没药各3g，夜明砂（微炒）、干葱头各6g，地鼠粪（微炒）、木通各9g，麝香少许，共研细末。施灸时，取面粉适量用水调和，做圆圈置脐上，另用槐树皮剪成一个圆硬币型，将脐上药末盖好。1 岁 1 壮，灸治 1 次换 1 次药末，每月 1 次。健脾胃，可防病。用于脾胃虚弱、身体瘦弱多病者。

（三）临床应用

1. 功用主治 增强体质，温中健脾，延缓衰老。可用于易感冒、易患胃肠病、营养不良等患儿和中老年人。

2. 处方示例

（1）新生儿：将面粉和成较硬面团，捏成约 4cm × 2.5cm 碗状的面碗，碗底用火柴插成 5 ~ 7 个梅花形小孔（去火柴），扣放在出生 7 日的新生儿脐上（脐带脱落后，方可施灸），再取黄豆粒大的艾炷放在小孔上，用线香点燃，壮数不限，以局部皮肤潮红为度。隔日 1 次，连灸 3 次。有增强体质功效。［陕西中医，1992，13（7）：319］

（2）健康老年人：艾条温和灸神阙、双侧足三里，每穴 10 分钟，隔日 1 次。连用 2 个月。可延缓大脑衰老，改善心脏功能，延缓骨骼肌老化。［中国针灸，1994，14（6）：18］

（四）注意事项

同本篇第二、三章相关内容。

（五）文献摘要

《幼幼新书·灸脐法》：男女初生方断脐时，于所留脐带上常当灸处，灸大艾炷三十余壮，所以强盛如此。

《幼幼新书·断脐法》：豆豉、黄蜡各一份，麝香少许，同捣，令烂熟捻作饼子，断脐讫，安脐上，灸三壮，艾炷如小麦大。若不啼，灸至五七壮。

《针灸资生经·虚损》：久冷伤惫脏腑，泄利不止，中风不省人事等，宜灸神阙。旧传有人年老而如童子者，盖每岁以鼠粪灸脐中一壮故也。

《针灸大成·蒸脐治病法》：五灵脂八钱（生用），斗子青盐五钱（生用），乳香一钱，没药一钱，天鼠粪（即夜明砂）二钱（微炒），地鼠粪三钱（微炒），葱头（干者）二钱，木通三钱，麝香少许。上为细末，水和莜（荞）面作圆圈置脐上，将前药末以二钱放于脐内，用槐皮剪钱，放于药上，以艾灸之。每岁一壮，药与钱不时添换。依后开日，取天地阴阳正气纳入五脏，诸邪不侵，百病不入，长生耐老，脾胃强壮。立春巳时，春分未时，立夏辰时，夏至酉时，立秋戌时，秋分午时，立冬亥时，冬至寅时。此乃合四时之正气，全天地之造化，灸无不验。

《理瀹骈文》：通治劳伤、失血、及阴虚遗精、白浊、阳痿、精神疲倦、痰火、妇女赤白带、子宫冷等症。麝香、龙骨、虎骨、蛇骨、附子、木香、丁香、乳香、没药、雄黄、朱砂、（五）灵脂、夜明砂、胡椒、小茴（香）、青盐、两头尖等份，以麝填脐眼，荞面圈脐处，填药盖槐皮，艾灸之，汗出病已。如畏灸者，可使艾和药装袋铺腹上，熨斗熨之，逼药气入肚，但令温暖即止，亦效。

二、关元灸

（一）概述

关元穴位于脐下3寸，常灸关元可增强体质，培补肾元，延缓衰老。

（二）方法

1. 隔附子灸　取附子切片厚0.4cm，水浸透后中间针刺数孔，置穴上，将黄豆大或半个枣核大艾炷置附子片上，点燃施灸，每次3~5壮，以局部舒适或潮红为度。

2. 艾条温和灸　每次10~15分钟，灸至局部皮肤充血稍起红晕为度。隔日1次，每月10~15次。

（三）临床应用

温肾壮阳，培补元气。用于肾阳不足、元气亏虚者更宜。

（四）注意事项

同本篇第二、三章相关内容。

（五）文献摘要

《针灸资生经·腹部中行十五穴》：关元即丹田也。诸经不言，惟《难经疏》云：丹田在脐下三寸，方圆四寸，著脊梁两肾间中央赤是也。左青右白，上黄下黑，三寸法三光，四寸法四时，五色法五行。两肾间名大海，而贮其血气，亦名曰大中极。言取人身之上下四向最为中也。老医与人灸皆从此说。多者千余壮，少亦三二百，不知全活者几何人。然亦须频灸。故曰若要安，丹田、三里常不干。

《扁鹊心书》：保命之法，灼艾第一，丹药第二，附子第三。人至三十，可三年一灸脐下三百壮；五十，可二年一灸脐下三百壮；六十，可一年一灸脐下三百壮，令人长生不老。

一年辛苦唯三百，灸取关元功力多，健壮轻身无病患，彭祖手算更如何。

三、气海灸

（一）概述

气海位于脐下，又名丹田，常灸此穴可增强体质，培补脾肾，延缓衰老。

（二）方法

1. 艾条温和灸　每次 10～15 分钟，灸至局部皮肤充血稍起红晕为度。隔日 1 次，每月 10～15 次。

2. 隔附子灸　取附子切片厚 0.4cm，水浸透后中间针刺数孔，置穴上，将黄豆大或半个枣核大艾炷置附子片上，点燃施灸，每次 35 壮，以局部舒适或潮红为度。

（三）临床应用

健脾温肾，培补元气。用于脾肾不足、元气亏虚者更宜。

（四）注意事项

同本篇第二、三章相关内容。

（五）文献摘要

《针灸资生经·腹部中行十五穴》：柳公度曰：吾养生无他术，但不使元气佐喜怒，使气海长温尔。今人既不能以元气佐喜怒矣，若能时灸气海使温，亦其次也。予旧多病，常苦气短，医者教灸气海，气遂不促。自是每岁须一二次灸之，则以气怯故也。

《针灸资生经·虚损》脏腑虚乏，下元冷惫等疾宜灸丹田。

四、足三里灸

（一）概述

灸法用于防病保健有着悠久的历史。孙思邈《备急千金要方·针灸上》云："凡入吴蜀地宦游，体上常须三两处灸之，勿令疮暂瘥，则瘴疠、温疟、毒气不能着人。"其中最具防病保健功效的是足三里穴。有道"若要身体安，三里常不干"，即用该穴行化脓灸，可获防病保健功效。

（二）方法

1. 艾炷瘢痕灸　艾炷如黄豆或半个枣核，根据具体患者选用。每次灸每侧穴 3～5 壮，使发出灸疮。

2. 隔姜艾炷灸　隔姜艾炷灸各 7 壮，隔日 1 次，每月 10～15 次。

3. 艾条温和灸　每次 10～15 分钟，灸至局部皮肤充血稍起红晕为度。隔日 1 次，每月 10～15 次。

（三）临床应用

1. 功用主治　增强体质，温中健脾，延缓衰老。宜用于青壮年和 60 岁以上老年人。

2. 处方示例

（1）双侧足三里，隔姜艾炷灸各 7 壮，进行 3 个月的保健灸。结果说明，本法对动脉

硬化有一定的保健作用，可调节体液免疫功能，提高细胞免疫功能，延缓衰老。［中医杂志，1990，31（7）：40］

（2）神阙、双侧足三里，艾条温和灸，每次每穴10分钟，局部红晕为度。每日1次，1个月为1个疗程。

（四）注意事项

同本篇第二、三章相关内容。

（五）文献摘要

《医说·三里频灸》：若要安，三里莫要干。患风疾人宜灸三里者，五脏六腑之沟渠也，常欲宣通，即无风疾。

《针灸要诀与按摩十法·三里灸》：其消除寒邪，却免瘴疠及一切传染结核或慢性等病。灸之尤有大功。然病有虚实寒热，气有寒热水火，宜灸不宜灸，宜少灸宜多灸，以病脉为标准，未可一例而施也。

五、预防中风灸

（一）概述

在孙思邈《备急千金要方》、许叔微《普济本事方》、王执中《针灸资生经》等书中，均有用灸法预防中风的处方，现今也有所报道。

（二）方法

1. 艾条温和灸

（1）关元：于每年立冬之日起，艾条温和灸连续施灸100天。每日1次，每次15~20分钟，以局部温热舒适为度。

（2）双侧足三里：艾条温和灸每日或隔日1次，每次20分钟，10次为1个疗程，疗程间隔3~5天。预防中风。

（3）双侧足三里、悬钟、涌泉：每日灸1穴，每穴灸15~20分钟。用于中风先兆。

2. 艾炷隔盐灸　神阙，每日或隔日1次，用中艾炷连续灸7~10壮，5~7日为1个疗程，疗程间隔3~5天。

（三）临床应用

增强体质，预防中风。

（1）双侧足三里、悬钟：艾条温和灸，每穴10分钟。或用艾炷瘢痕灸，每次各穴7壮，使发出灸疮。可用于中风的预防。

（2）百会、曲鬓（耳前发际）、肩井、曲池、风市、三里、悬钟：艾炷麦粒灸，每穴7壮。即七穴治中风不遂法，见文献摘要。

（四）注意事项

1. 同本篇第二、三章相关内容。

2. 在医师指导下，患者可自己用艾条灸下肢穴以预防中风。同时，劳逸要结合，情绪要稳定，饮食要清淡，生活有规律，环境宜清静，节制性生活。

（五）艾灸足三里预防中风的现代研究

选47例2期高血压合并脑血栓形成恢复期患者，取双侧足三里穴，用艾条灸，点燃一端离皮肤表面2cm，每次施灸20分钟，每周2～3次，10次为1个疗程。灸后穴处可起水疱，吸收后局部留有色素沉着，但无瘢痕。

结果：检查纤维蛋白原41例，测定结果高于正常值者16例，占39%，正常者25例，高于正常值者艾灸后纤维蛋白原指标明显下降，$P<0.001$，有非常显著性差别；检查纤维蛋白降解产物47例，高于正常者34例，占72.3%，正常范围者13例，高于正常者艾灸后降低，$P<0.05$，差别显著。

提示艾灸足三里有降低血液凝聚的作用，有预防脑血栓的作用。灸后半年复查纤维蛋白原及降解产物，与治疗前比较，仍有显著降低，说明用本法预防中风具有远期疗效。
［中国针灸，1982，2（6）：33］

（六）文献摘要

《针灸资生经·中风》：中风半身不遂如何灸？答曰：凡人未中风一两月前或三五月前，非时足胫上忽酸重顽痹，良久方解，此将中风之候。急灸三里、绝骨四处三壮，后用葱、薄荷、桃柳叶煎汤淋洗，驱逐风气于疮口出，灸疮春较秋灸，秋较春灸，常令两脚有疮为妙。凡人不信此法，饮食不节，酒色过度，忽中此风，言语蹇涩，半身不遂，宜七处齐下火，各三壮。风在左灸右，右灸左。百会、耳前发际、肩井、风市、三里、绝骨、曲池七穴，神效不能具录，依法灸无不愈。

《神灸经纶》：手足挛痹，心神昏乱，将有中风之候，不论是风与气，可依次灸此则愈，合谷、风市、昆仑、手三里、关元、丹田。

第五章

温针灸和艾灸器灸

针刺后在针柄上加以艾灸，是温针灸。用艾灸器如灸架、灸筒、灸盒进行艾灸的方法，是艾灸器灸。

第一节　温针灸

一、温针灸

（一）概述

温针灸是针刺与艾灸结合应用的一种方法，适用于既需要留针而又适宜用艾灸的病症。本法兴于明代。高武《针灸聚英》、杨继洲《针灸大成》均有记载。现代临床应用广泛，简便易行，针灸并用，值得推广。

（二）方法

将针刺入腧穴得气后并给予适当补泻手法，留针时将纯净细软的艾绒捏在针尾上，或用艾条一段（长1~2cm），插在针柄上，均应距皮肤2~3cm，再从下端点燃施灸（图3-5-1）。待艾绒或艾条烧完后除去灰烬，将针取出。

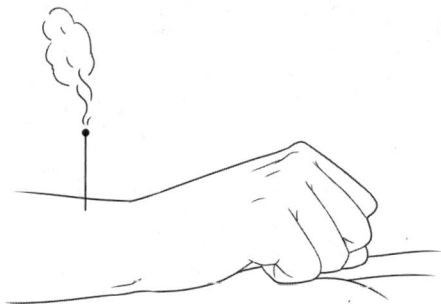

图3-5-1　温针灸

（三）临床应用

1. 功用主治　温经散寒，活血通脉。用于风湿痹证和各种疼痛等。

2. 处方示例

（1）高脂血症：百会、内关、足三里、太冲、复溜。百会单用针刺，他穴常规针刺，得气后留针并加用帽状艾炷，每次每穴1个帽状艾炷点燃施灸。各穴留针30分钟。每日1次，10次为1个疗程。又，帽状艾炷的主要成分是艾叶炭，类似无烟艾条，长度为2~3cm，直径为0.5~1cm，一端有小孔，点燃后可插在针柄上，无烟，可燃烧30分钟。形如帽状故名之。

（2）类风湿关节炎：大椎、神道、至阳、命门、腰阳关。配用肩髃、曲池、合谷、足三里、阳陵泉、解溪。每次督脉穴取3个，四肢穴2个。常规针刺，提插捻转得气后，将艾条一段插在针柄上，再从下端点燃施灸。每次15分钟。每日1次，10次为1个疗程，疗程间隔3~4天。

（3）痛风：阿是穴。配穴上肢用曲池、外关、合谷；病变在第1跖趾关节处取太冲、行间、大都、太白、公孙；病变在第2跖趾关节处取足三里、解溪、内庭、陷谷。阿是穴用扬刺法针刺，他穴常规针刺，得气后行泻法1分钟后留针。再行本法灸2~3壮后出针。出针时摇大针孔，以在针孔流出暗红色血液为佳。每日1次，10次为1个疗程。

（4）不安腿综合征：血海、阴陵泉、三阴交、足三里、承山、太溪。进针得气后行提插捻转补法，然后将毫针留在适当的深度，用艾条一段（长约2cm）插在针柄上点燃施灸，待艾条烧完后除去灰烬，将针取出。

（5）原发性精索静脉曲张：患侧水道、足五里。均直刺1~1.5寸，水道行提插补法使针感向患侧会阴部放散，足五里行提插泻法使针感遍及大腿内侧上部至患侧会阴部。得气后行本法，待艾绒燃尽，留针30分钟。3日1次，4次为1个疗程，可行2个疗程。

（6）髌下脂肪垫损伤：内膝眼、外膝眼、内外膝眼与髌韧带连线的中点各取1穴。2寸毫针针尾呈扇形刺入穴位，针尖达髌尖前面脂肪垫附着区，得气后每穴行捻转5秒。然后用本法，每穴灸3壮。每日1次，10次为1个疗程。

（7）椎-基底动脉供血不足：病变节段的双侧颈夹脊穴，用1.5寸毫针垂直刺进针后，针尖稍向内上方刺入颈椎横突下，得气后，用1.5~2寸药艾条套置于针柄，点燃温灸。每日1次，30天为1个疗程。

（四）注意事项

1. 嘱患者不要任意移动肢体，以防灼伤。

2. 严防艾火脱落，可预先用硬纸剪成圆形纸片，并剪一至中心的小缺口，置于针下穴区上。

（五）医家经验

1. 马兆勤用隔橘皮温针灸治糖尿病经验 取液门、阳池、胰俞、三焦俞。将毫针刺入得气后留针。再将1.5cm的艾条一段插于针柄端，并与之平齐；取备好的鲜橘皮（或干品用温水泡软）剪成2cm²大小，并切一长1cm的切口，套在针身靠近皮肤处，使橘内皮贴近皮肤；取一硬纸片隔在艾段和橘皮之间，从靠近皮肤的一端点燃艾条段。可灸1~2壮。每日或隔日1次，10次为1个疗程。[中国针灸，1989，9（5）：39]

2. 刘傲霜用治中风后关节痉挛经验 肘关节取尺泽、少海，腕关节取内关、大陵、阳溪透阳谷，膝关节取血海、委中、阴陵泉，踝关节取三阴交、太溪，配阳陵泉。进针得气后，用温针灸法。每日1次，留针30分钟。和温针单灸阳经穴对比，治疗组治疗后关节痉挛度明显小于对照组。[中医杂志，2002，43（3）：180]

3. 刘运珠等用治抑郁症经验 肺俞、心俞、肝俞、脾俞、肾俞所对应的夹脊穴，直刺进针得气，大幅度快频率捻转，使针感上下传导。取温灸纯艾条，每段截成4cm，套在针柄上，距离皮肤2~3cm，施行温针灸，一段燃尽再接上另一段，每穴每次2段，待其自灭，留针30分钟。隔日1次，连续治疗6周。[中医杂志，2008，49（11）：995-997]

二、电热艾针灸

（一）概述

电热艾针仪是融合温针、艾灸在内的新型针灸仪器，无烟雾，温度稳定可控，利用电热将针体和艾药加温，可达到温针和艾灸的治疗作用。

（二）操作方法

1. 仪器 WJ电热艾针仪结构为：主机设有四路输出，可同时使用4支毫针。主机由输出、工作调节、工作指示等系统组成。

2. 操作方法

（1）灸料制备：根据具体病证辨证配方加以制备，如顽痹应选红花、川芎、当归等活血化瘀，风寒湿痹则选用独活、羌活、桂枝、苍术等祛除风寒湿邪。

（2）根据具体病证辨证选穴配方，与一般针刺方法相同。

（3）开通电源，电源指示灯亮。

（4）将灸料放置电热灸器内，与进针孔相平，可适当加滴酒、醋、水、药液等。引线插入所选用的输出插孔，此时工作指示灯亮，将电热灸器通过进针孔套在针柄上，与皮肤接触。

（5）按下与输出相对应的点流测量键，调节温控旋钮。顺时针旋转为强，反之为弱。工作电流一般控制在 100～150mA。

（6）治疗时间为 20～30 分钟。

（三）临床应用

1. 适应证　同温针、艾灸。

2. 处方示例

痛经：寒凝血滞取天枢、关元、中极、足三里、三阴交，气血两虚取中脘、气海、关元、中极、血海、足三里、三阴交。每次用 3～4 穴，双侧同用，穴位可交替使用。用普通毫针针刺，得气后将仪器和针柄接通，调整电流，寒凝血滞型用 90～110mA，气血两虚型用 60～80mA，留针 30～40 分钟。寒凝血滞型月经前 2～3 天或经期发作时，连续治疗 1～5 次；气血两虚型月经前 1 周起至月经结束，连续治疗 8～10 次。［内蒙古中医药，1996，15（2）：30］

3. 注意事项　同电热针，见第五篇第二章。

第二节　艾灸器灸

温灸器是专门用于施灸的器具。用温灸器施灸的方法称为温灸器灸。目前临床常用的温灸器有灸架、灸筒、灸盒等。

一、温筒器灸

（一）概述

温筒器的式样很多，大多底部均有数十个小孔，内有小筒一个，可以装置艾绒和药末后点燃，然后在灸穴或相应部位上来回熏熨，其实是熨法的一种。以下介绍一种温筒器，可以固定在腧穴上持续灸疗，以治疗疾病。并以银盏灸、面碗灸法，作为"文献摘要"附于此，以资古今对照。

（二）方法

1. 温筒器结构　灸筒由内筒、外筒两个相套而成，均用 2～5mm 厚度的铁片或铜片制成。内筒和外筒的底、壁均有孔，外筒上用一活动顶盖扣住，无走烟孔，施灸时可使热力下返，作用加强。内筒安置一定位架，使内筒与外筒间距固定。外筒上安置一手柄以便夹持或取下。亦可在外筒上安置 2 个小铁丝钩，其尾端可系松紧带以固定灸筒于腧穴上。（图 3 - 5 - 2）

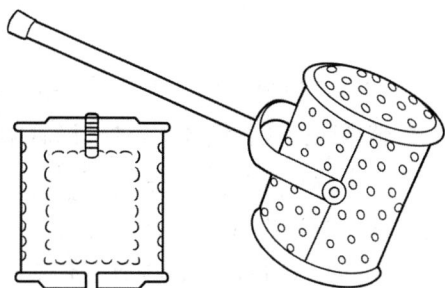

图 3 - 5 - 2　温灸筒

2. 操作方法

（1）装艾：取出灸筒的内筒，装入艾绒至大半筒，然后用手指轻按表面艾绒，但不要按实。

（2）点火预燃：将内筒装入外筒，用火点燃中央部的艾绒（不能见火苗），放置室外，灸筒底面触之烫手而艾烟较少时，可盖上顶盖，取回施用。但必须注意，预燃不足则施灸时艾火易灭，过度则使用时艾火不易持久。

（3）施灸：将灸筒（底面向下）隔几层布放置于腧穴上即可，以患者感到舒适、热力足够而不烫伤皮肤为佳。

（4）固定：在灸筒上预置小铁丝钩，其尾端可系以一绳（或松紧带）之两端，如灸四肢偏外侧的穴位（如足三里），将两个铁丝钩分别钩住绳的两端，如此灸筒即可固定在穴位上。

（5）灸后处置：一般在下次灸时再将筒内艾灰倒出为妥。

（三）临床应用

1. 主治　凡适用于艾灸的病症，可用本法施灸。尤其适用于慢性病，但贵在持之以恒。

2. 灸量　久病羸弱，进食少而喜凉恶热者，可用小火灸治。前 15 天的灸量，腹部穴每次灸 20 分钟，背部、四肢穴每穴每次灸 15 分钟。待进食增多、体力增长后再用一般的灸量，头部灸 10 分钟，背部、四肢灸 20 分钟，腹部灸 30 分钟。

（四）注意事项

1. 极少数患者灸后可见头晕、口干、鼻衄、纳呆、乏力，应该减少灸量。

2. 各种慢性病，都可用中脘、足三里等通理腑气。

3. 温灸时如觉过热，可增加隔布层数。若仍觉过热，可用布块罩在灸筒上，如此进入空气减少，温度即可下降。不热时则减少隔布，或将顶盖敞开片刻，但不可将筒倾倒。

（五）医家经验

马少群、张广泉温筒灸经验

（1）高血压：每天灸以下 1 组穴，每穴灸 1 次。7 组穴 7 天灸完。每次灸完后，利用温灸器内余热灸肚脐 30 分钟。7 组穴循环灸 5 次后，加灸第 8 组穴（百会、哑门、双列缺各 25 分钟）。此后进行 8 组穴循环灸治，直至病愈为止。

①中脘、双足三里各灸 30 分钟。②环跳、阳陵泉（均双）各灸 25 分钟。③风市、申脉（均双）各灸 25 分钟。④肩髃、曲池（均双）各灸 25 分钟。⑤风池、绝骨（均双）各

灸 25 分钟。⑥身柱、腰阳关、三阴交（双）各灸 25 分钟。⑦委中、照海（均双）各灸 25 分钟。

（2）心脏病：每天灸以下 1 组穴，每穴灸 1 次。9 组穴 9 天灸完。每次灸完后，利用温灸器内余热灸神阙 30 分钟，以后循环灸治。

①中脘、双足三里各灸 30 分钟。②期门、太冲（均双）各灸 25 分钟。③下脘、气海、双天枢各灸 30 分钟。④心俞、神门（均双）各灸 25 分钟。⑤双膈俞、膻中、巨阙各灸 30 分钟。⑥厥阴俞、少海（均双）各灸 25 分钟。⑦天池、间使（均双）各灸 25 分钟。⑧关元、中极、双三阴交各灸 30 分钟。⑨肾俞、照海（均双）各灸 25 分钟。

（3）若兼心绞痛或心肌梗死发作，需在每天灸治前，先灸痛处，或左乳头四围 30 分钟。

（4）动脉硬化性心脏病先灸心脏病应灸穴一个循环后，再加灸高血压应灸穴，即 1 组心脏病应灸穴，1 组高血压应灸穴，交替进行灸治。

（5）风湿性心脏病患者每当感冒病情加重时，应灸风门、阳陵泉。

（6）肺源性心脏病先灸心脏病应灸穴两个循环后，再加灸下列各组：①天突 30 分钟，中府、乳头下 1 寸处（均双）各灸 20 分钟。②肺俞、尺泽（均双）各灸 25 分钟。③大杼、俞府（均双）各灸 20 分钟，昆仑（双）各灸 25 分钟。

如有肝脾肿大和水肿者加灸：①水分、关元、双水道各灸 30 分钟。②肝俞、章门（均双）各灸 30 分钟。③脾俞、三阴交（均双）各灸 25 分钟。④肾俞、复溜（均双）各灸 25 分钟。

（7）身体过弱、食量半斤以内者，温灸时间每穴各减 10 分钟。待灸后食量增加超过半斤，再恢复应灸时间。

（8）需特别注意防止感冒，若患感冒发热需速灸风门、阳陵泉（均双），各灸 25 分钟。

（9）要防止大便干燥，若有，速灸左大横、承山（双），各灸 30 分钟。[中国针灸，1981，1（3）：19-20]

（六）文献摘要

《太乙神针·附太乙神针灸法》：用生姜一大片，厚二分许，中扎数小孔，平放应针穴道之上。用面捏一小碗如酒盅大，碗底亦扎数小孔。将神针内药料析出，加蕲艾少许捏作团，置于碗内点燃，平放于姜片之上。顷刻之间，药气即可透入。如觉甚热，将姜片略抬起，停片刻即再放下。看碗内药将着尽，即取起另换。每一次换姜三四回，便可收止。每日或一次、两次不拘……此法可为太乙神针之一助。（叶圭面碗灸）

《灸法秘传·银盏灸法》：古圣用九针，失传久矣。今人偶用者不但不谙针法，亦且不熟《明堂》，至于灸法亦然也。今用银盏隔姜灸法，万无一失。凡欲用此法者，须仿此样为式，四围银片稍厚，底宜薄，须穿数孔，下用四足，计高一分许。将盏足钉在生姜片上，姜上亦穿数孔，与盏孔相通，俾药气可以透入经络脏腑也。灸法，用生姜一大片、厚二分许，将灸盏之足钉在姜片之上，照灸盏之孔将银针穿通姜片，平放应灸穴上，即将艾绒捏作一团，置于盏内，再上药料，将艾点燃。少顷则药气即可透入，如觉热甚难禁，可将银盏提起片时，仍即放下。看盏内药将燃尽，即取起，另换。每一次换药三四回便可收止，每日或一次，或两次弗论。

二、温灸架灸

（一）概述

采用特制的艾灸架，进行艾条温和灸。具有温筒灸的特点，火力集中一处。因无需手持移动，有灸架（图3-5-3）支持，故作用稳定持久，安全简便。

（二）方法

1. 选定腧穴，必须首先系好橡皮带（双股），绕身一周系紧。

2. 将艾条燃着烧旺，插入灸架的顶孔中，对准灸穴，用橡皮带固定左右底袢，使灸架与皮肤垂直。

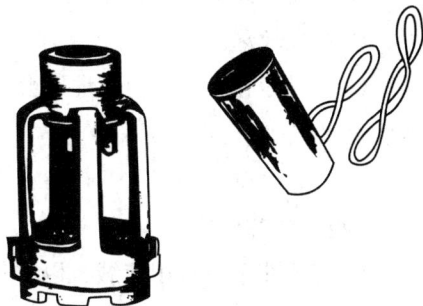

图3-5-3 温灸架

3. 调节温度高低，以温热略烫能耐受者为宜。温度太小则无效，太高又会烫伤皮肤。对胸腹及四肢诸穴，可嘱患者自选调节。

4. 在燃烧10余分钟后，架内有灰烬积存，可使热力受阻，宜勤加清除，并应保持架内清洁。

5. 灸后皮肤如出现潮红，停灸后可自行消失。即使发生水疱，可以刺破后涂一点甲紫溶液，不必更换他穴。在多次对同一穴施灸后，可形成一层黑色痂皮，效果并不减弱。

6. 施灸时间长短，可根据反应情况及病情决定。一般对于新病或局限性病变，必须等待灸感传导过程完善方可停灸，待3~4小时后再灸。对顽固久病及某些全身性疾病，灸感传导过程不明显者，每次施灸1~2小时，每天以2次为宜。

7. 灸治完毕将剩余艾条，插入灭火管中。

（三）临床应用

1. 功用主治 温经散寒，活血通脉。凡艾条温和灸适宜的病症均可使用，如风湿痹痛、胃痛、腹泻、腹痛等。

2. 优点 因其施灸位置稳定，作用集中，热力均衡，调节随意，可控制施灸时间，所以容易激发灸感。当灸穴局部热量累积达一定程度时，灸感可逐步发生并向患处移行。

3. 处方示例

（1）呃逆：膻中、中脘、关元，配肾俞。按先灸中脘、再灸关元、最后灸膻中的顺序，每穴灸15分钟。如为重症，加灸肾俞20分钟，或延长3穴灸治时间。每日1次，以愈为期。

（2）自汗：阴郄，或背部反应点。用艾条置于灸架内，进行熏灸，待灸感传导至心胸部即效。如阴郄不效，则用背部反应点。隔日1次，7次为1个疗程。

（3）项痛、发背：灵台、至阳上下出现压痛反应处。用艾条置于灸架内，进行熏灸，也可用隔姜灸。待灸感沿脊柱正中或边缘上行至患处即效。早期也可在患处局部用隔姜灸、隔葱灸，有效。

（4）头痛：胸椎的督脉上有压痛反应，在偏头痛则偏于病侧，用艾条熏灸，产生灸感循经传导，多向上至头部，或先下后上。也可取大椎、风池、太阳、耳尖。

（5）失眠：足三里，用艾条熏灸。也可在第5胸椎及其上下不远处，出现压痛反应处，用艾条熏灸。

（6）目赤肿痛：光明或地五会，有压痛反应，用艾条熏灸。也可在太阳穴用艾条熏灸或吹灸。

（7）鼻出血：手三里、合谷，用艾条熏灸。（处方3-6出自周楣声《灸绳》）

（四）注意事项

1. 宜插艾条不宜用艾绒，以防其脱落灼伤。在灸治过程中，应注意艾火脱落。

2. 全身无禁灸处，除手足指不便安放之外，头面、四肢、胸腹、腰背均宜。取穴常以1穴为主，最多不超过2个穴位。

3. 患者体位不受限制，可以自由活动。若指导患者长期自灸，便于随身携带，可用以保健及治疗。

三、温灸盒灸

（一）概述

温灸盒灸是用一种特制的盒形木制灸具，内装艾卷点燃，固定在一个部位而施灸的方法。多用于背部、腹部，具有多经多穴、施灸面广、作用强的特点。

（二）方法

温灸盒按其规格分大、中、小号3种。大号长20cm，宽14cm，高8cm；中号长15cm，宽10cm，高8cm；小号长11cm，宽9cm，高8cm。

温灸盒的制作：取规格不同的木板，厚约0.5cm，制成长方形木盒，下面不安底，上面制作一个可随时取下的盖，与盒之外径大小相同，在盒内中下部安置铁窗纱一块，距底边3~4cm。（图3-5-4）

施灸时，把温灸盒安放于应灸部位的中央，点燃长3~5cm的艾卷2~3段后，置铁窗纱上，盖上盒盖且要留有空隙，以使空气流通，燃烧充分。放置穴位或患处。每次可灸

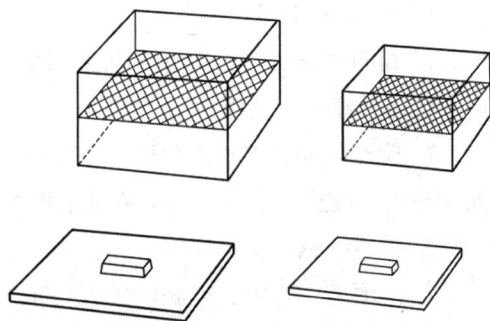

图3-5-4 温灸盒

15~30分钟。封盖可调节温度大小。移开封盖，温度升高；闭紧封盖，温度下降。以保持温热而无灼痛为宜。每次20~30分钟，每日1次。7~10次为1个疗程。

（三）临床应用

1. 功用主治 温经散寒，活血通脉。凡艾条温和灸适宜的病症均可使用，如风湿痹痛、腰背痛、胃痛、腹泻、腹痛、尿失禁等。适用于较大面积的灸治，尤其适用于腰部、背部、臀部、腹部等处。

2. 处方示例

（1）老年尿失禁：关元、中极。温灸盒灸每次 20～30 分钟，每日 1 次。7～10 次为 1 个疗程。

（2）痹证：阿是穴，根据痛点大小贴 1 片或数片止痛膏药胶布，上置大小适合的温灸盒，放入点燃的艾卷，每次灸治 30 分钟，8～10 小时后撕去胶布。每日 1 次，5 次为 1 个疗程，疗程间隔 3～5 日。

（四）注意事项

1. 施灸时要不断调节盒盖的开合程度，以保持适当的施灸温度。

2. 如用艾绒施灸，则挑选铁窗纱网眼较小者，以免艾火跌落，灼伤皮肤。

四、温灸管灸（苇管器灸）

（一）概述

温灸管灸是用苇管（或竹管）作灸器向耳内施灸的方法，故又称苇管器灸。早见于孙思邈《千金翼方》，用治卒中风口喎。近今还有肛管灸（见医家经验），也应属于温灸管灸范畴。

（二）方法

1. 苇管器 分为两种。今有用纸管。

（1）一节型：苇管口直径 0.4～0.6cm，长 5～6cm；苇管一端为半个鸭嘴形，另一端用胶布封闭，以备插入耳道内施灸。

（2）二节型：一节口径较粗，直径 0.8～1cm，呈鸭嘴形，长 4cm，用以放置艾绒；另一节口径细，直径 0.3～0.6cm，长 3cm，用以插入耳道，并与粗的一节相连。

2. 施灸方法 将黄豆或半个花生大小一撮艾绒，放在苇管器的半个鸭嘴形处，用线香点燃后，以胶布封闭苇管器的另一端，插入耳道内。施灸时耳内应有温热感。泻法轻吹其火，补法任其自燃。灸毕 1 壮后再灸。每次 3～9 壮。每日 1 次，10 次为 1 个疗程。

（三）临床应用

1. 功用主治 温经通络。如周围性面瘫、耳鸣耳聋，小儿慢惊风、脐风。

2. 处方示例（均见医家经验）

（1）面瘫：苇管器灸，灸外耳道。

（2）小儿慢惊风：肛管灸，灸肛门。

（四）注意事项

1. 施灸时要防止艾火脱落，烧伤皮肤或烧坏衣服。

2. 要注意有明确适应证。

（五）医家经验

1. 吴家淑用肛管灸法治小儿慢惊风

（1）肛管器：用金属制成直径为3cm的半圆形艾锅，边缘有直口，可使两锅连接在一起。艾锅上下各有一通气孔，以连接耐热胶管；胶管一端安有气囊，一端连接透明塑料或玻璃制成的肛管。或用两个新的烟袋锅，扣在一起用胶布固定。1支烟袋管接透明玻璃管，与有孔的塑料管（代替肛管）连接。

（2）施灸方法：艾锅内装入艾绒，点燃后两艾锅扣合。持续挤压气囊，见肛管端冒出艾烟时，将肛管涂上润滑剂，插入肛门内，持续挤压气囊，从透明肛管处见艾烟将尽时，艾锅内放入新的艾绒，持续挤压气囊。每次可灸3~6锅艾绒。每日1次，病重者日灸3次。

（3）疗效和预后：艾烟进入肛门后，患儿排出矢气，为病愈之兆。如见艾烟从肛门排出，患儿无矢气及大便，腹胀、抽搐如前，为病重难愈者。一般灸治3次即见显效，如无改善，应改用他法。[吉林中医药，1984，4（5）：23]

2. 田丰玮等用管灸法治疱疹病毒性面神经炎

（1）管灸法：纸管长2~3cm，直径0.5cm，由普通硬纸卷成。管灸器呈咽管状，由上下两节套合而成，下节为两端开口的中空木管，内有铁钉形成托物架；上节为顶端封口的中空木管，侧面有3个圆形开口，直径0.8cm，其中两个为通气孔，以保证艾绒有氧燃烧，另一个为灸疗孔连接纸管。先将艾绒3g用纸裹紧，放入管灸器下节的托物架上，点燃；然后将上下两节管灸器合在一起；再将纸管一端接入灸疗孔，另一端插入病侧外耳道中1cm，最后嘱患者固定管灸器下节，以艾绒燃尽为度。

（2）治疗方法：治疗组78例，对照组79例。两组均针刺患侧风池或翳风、地仓、颊车、下关或听会、迎香、头维、合谷。治疗组针刺毕用管灸。对照组针刺毕用悬灸，即选病侧下关、翳风、地仓用艾条悬灸，每穴3分钟，以局部皮肤潮红为度。两组均每日治1次，每次40分钟，其中10分钟为灸疗，30分钟为留针、行针时间。6次为1个疗程，其间休息1天，共8周。

（3）疗效：本组用多中心、随机对照、评价者盲法的临床设计，来对照观察管灸的临床疗效。结果显示，治疗组总有效率91.03%，对照组总有效率72.15%，治疗组治疗后面神经功能和社会生活能力等均优于对照组，说明管灸加针刺的疗效优于悬灸加针刺方法。[中医杂志，2006，47（4）：269-271]

（六）**文献摘要**

《千金翼方·诸风·针灸上》：卒中风口喎：以苇筒长五寸，以一头刺耳孔中，四畔以面密塞之，勿令泄气。一头纳大豆一颗，并艾烧之令燃，灸七壮，瘥。患右灸左，患左灸右。千金不传。

五、核桃器灸

（一）概述

核桃器灸是一种以天然核桃壳为灸具的灸器灸法。较早见于萨图穆苏《瑞竹堂经验方》，用治疯狗咬伤。清代顾世澄《疡医大全》，则采用核桃壳灸治外科疮疡肿毒。而后的吴尚先《理瀹骈文》则在操作方法及适应证方面，有所发挥，用于肢节疼痛。现代则主要用治眼科病。

（二）方法

1. 灸具制备　选择大个饱满的新核桃若干，将核桃从中缝切成基本对称的两半，去仁，留完整的 1/2 大的核桃壳备用。取柴胡 12g，石斛、白菊花、蝉蜕、密蒙花、薄荷、谷精草、青葙子各 10g，用细纱布包裹，放入药锅里，加冷水 600ml，浸泡 60 分钟，然后用火煎至水沸后 5 分钟，将核桃壳放入药液里，浸泡 30 分钟后方可取用。亦有单以菊花水浸泡的。用直径 2mm 左右的细铁丝弯成眼镜框架样式，或者直接用金属眼镜架，在镜框前外侧各加一铁丝，弯成直角形的钩，高和底长均约 2cm，与镜架固定在一起，供施灸时插艾炷之用。镜框周围用胶布包好，以便隔热，可以避免灼伤眼周皮肤。眼镜框视核桃壳大小可作调整。

2. 操作方法　本法主要用于治疗眼病。根据病眼只数，取 2~3cm 长清艾条 1~2 段，入镜框前铁丝上，再取 1~2 具完整的半个核桃壳，镶入镜框上，要求扣在眼上不漏气。先内侧点燃艾条，将镜架戴到双眼上，务必让核桃壳加在病眼上，艾条 1 段燃尽，再插另 1 段。每次据症情灸 1~3 壮。每日或隔日 1 次，10 次为 1 个疗程，疗程间隔 3~5 天。

（三）临床应用

1. 主治　常用于近视、急慢性结膜炎、睑腺炎、角膜炎、老年性白内障，对视神经萎缩、视网膜色素变性、中心性视网膜病变等眼病也有一定疗效。

2. 处方示例

（1）近视：阿是穴（患眼）为主穴，配耳穴目1、目2、肝、肾、神门、脾、心、眼。主穴用核桃壳灸：先将核桃壳用铅丝制成眼镜架，然后将其放入预先准备好的菊花水中浸泡 1 小时，待晾干后，用清艾条剪成 1.5cm 长的艾条段，插在上面灸治，每次 1 壮，约 20 分钟，每日 1 次，连续 14 次为 1 个疗程。配穴用王不留行或磁珠行压丸法。每次选 6 个穴，两耳交替，每周 1 次，2 次为 1 个疗程。[中国针灸，1989，9（5）：4]

（2）春季卡他性结膜炎：阿是穴（患眼）。

灸具制备：首先用小铁丝制成眼镜架。将白菊花、鲜生地、桑白皮、荆芥、木贼草各 10g，黄芩 12g，冬桑叶、薄荷各 9g，金银花 6g，用纱布包在一起放入药锅，倒入 1000ml 开水浸泡 30 分钟，再将核桃破成半圆形核桃壳放在药液下面，浸泡 20 分钟。

施灸方法：患者取坐位，将浸泡好的核桃壳之半圆面朝外套在镜架上，再插上 3~5cm 艾条段，点燃后将眼镜挂在耳郭上施灸，每次约 20 分钟，每日 2 次，6 天为 1 个疗程。

［江西中医药，1989，20（4）：43］

（四）注意事项

1. 浸泡核桃壳的药液可因病制宜、因地制宜，不必拘泥于上方。如无条件，亦可不必浸泡。

2. 一些难治性眼病，如视神经萎缩、视网膜色素变性等，单用隔核桃壳灸，疗效往往不理想，应积极配合针刺及药物疗法。

（五）文献摘要

《瑞竹堂经验方·杂治门》：疯狗咬，用核桃壳半个，将野人干（溏鸡屎）填满，以榆皮盖定，掩于上处，用艾于核桃上灸二七十四壮即愈，永不发作。

《疡医大全》核桃壳灸法：大核桃劈开去肉，壳背钻一孔，内填溏鸡屎令满。将有屎一面合毒顶上，孔外以艾灸之。不论壮数，惟取患者为快。壳热另取一壳，如法灸之，其毒立好。

《理瀹骈文》：凡见背、腰、胁、手臂、腿、膝、环跳疼痛，用沉香、木香、丁香、乳香、麝香，裹核桃壳覆患处，正面作圈护住，上用荷叶遮盖，以防火落，烧艾一二炷，觉热气入内即散。

六、多功能艾灸器

（一）概述

近年来在艾灸器中出现了一些多功能的灸疗器。如有的艾灸器具有艾灸与磁疗同时进行、无污染、温度可调、自动控温等特点，起到磁疗和艾治的双重作用。有的艾灸仪设计有隔物灸槽和温针灸孔，在施灸的同时还可进行隔物灸和温针灸，充分体现传统艾灸的作用。有的还可实施发疱灸和化脓灸，并可随时设定和检测被灸穴位温度，而不会无意灼伤患者。

（二）方法

在此仅介绍其中的多用灸具。

1. 灸具制备 多用灸具用优质木材、水牛角（具有清热解毒、凉血散血功效）等精加工而成。由灸罩、筒体、灸帽、螺杆、螺母、套箍，以及纸棒、艾条、按摩头、刮痧板等组成。可以多角度、多部位直接施以灸疗和按摩。也可根据病证配合刮痧治疗。由于灸罩有接灰作用，灸帽有闭火功能，不会灼伤人体和烧坏衣物，使用安全；加之灸条与灸罩之距离由螺母、螺杆控制，温度可调节，从而实现灸疗的补与泻。手持筒体又可用按摩头或灸帽在人体体表进行点穴、叩击、按摩，以及刮痧。医者可根据患者病情治疗疾病，患者也可在医师的指导下，实现自我治疗、养身保健。

2. 具体操作

（1）颈肩麻痹：先用按摩头点按、推揉、叩击颈肩部疼痛点及肩井、风池、肩髃、肩贞、曲池、手三里等穴位10分钟，再灸治以上部位或穴位（灸疗以痛点为主）10～15分钟，每日1次，每隔2～4天加用刮痧板蘸上紫草油推刮颈椎两侧华佗夹脊穴与肩背部位 3 ~ 5 分钟，见皮肤起紫红色瘀斑为度。

（2）风湿腰痛：先用按摩头点按、推揉腰部华佗夹脊穴 10 分钟，再灸治关元俞、命门、秩边、环跳、承扶、委中穴及痛点 10 ~ 15 分钟，每日 1 次。每隔 3 ~ 5 天用刮痧板推刮大杼至白环俞段足太阳膀胱经 3 ~ 5 分钟，以见推刮部位出现红色斑块为度。

（3）风湿性关节痛：先灸治关节疼痛点，上肢关节痛加灸曲池、手三里、小海、内关、阳池、养老、合谷等穴 10 ~ 15 分钟，每日 1 次；下肢关节病加灸环跳、承扶、风市、委中、血海、足三里、阳陵泉、昆仑穴 10 ~ 15 分钟，再用按摩头在以上穴位施以点、按、揉、叩击等法 10 分钟，每日 1 次，不论上肢或下肢关节病，均可根据疼痛部位施以刮痧疗法 3 ~ 5 分钟，隔 3 天 1 次。［中国民间疗法，1995，3（1）：14］

（三）临床应用

1. 主治　适用于各类灸法适应病症。目前，主要用于各种骨关节病、牙痛、胃痛、月经痛、腹泻、冠心病等。

2. 处方示例

化疗胃肠反应：主穴为神阙、足三里、中脘。配穴为关元、天枢、大肠俞。

使用多功能艾灸仪治疗，一般仅取主穴，如伴腹泻者可加配穴。每次 30 ~ 40 分钟，施灸温度控制在 40 ~ 45℃。患者症状改善后治疗时间改为每次 30 分钟。每日治疗 1 次，10 次为 1 个疗程，疗程间隔 2 ~ 3 天。［中国针灸，1996，16（7）：119］

（四）注意事项

1. 多功能艾灸器的功能较多，医者应熟练掌握操作技术及适应证。

2. 患者应用多功能艾灸器自我治疗或保健时，必须在医师指导下进行。

第六章
线灸法和药锭灸法

本章所述为非艾灸法，包括药线灸和药锭灸两大类。

第一节　线灸法

用药线、药捻、灯心草、线香、火柴等作灸具进行点灸，点灸范围小、属非艾灸法范畴，是其共同特点。

一、药线灸

（一）概述

药线灸是以特制药线点灸穴区的治疗方法。或以棉线等粘裹药末制成药线，或将线浸泡于药液内制成药线，用时取出点灸。壮医有药线点灸之法，有其技术特点，将于附篇中介绍。

（二）方法

1. 药线制备　雄黄、火硝、硼砂各 10g，樟脑片 3g、人造麝香 1g，分别置于乳钵内研为极细末，以无声为度。然后将 4～6 股棉线搓成细线绳，1.5～2mm 粗，用黄蜡捋光，曲酒适量浸泡 1 天。取出后撒上混合均匀的药末，使其粘在线上，并用手充分搓入线内。阴干，收入密闭瓷瓶内，置于干燥处备用。

2. 点灸方法　选择烧灼穴位，并在皮肤上作出标记。右手用拇指、食指捏线，持药线点燃，将有火星的线头对准穴区直接快速点灸，一触火灭即起为 1 壮，或以火灭为 1 壮。灸处可有轻微灼热感。每穴 1～3 壮，每日或隔日 1 次，6～10 次为 1 个疗程。

（三）临床应用

1. 功用主治　温经散寒，祛风燥湿，活血化瘀。主治风湿痹痛、肩周炎、腰腿痛、头痛、痛经、痔、缩阴症等。

2. 处方示例

（1）关节痹痛：阿是穴痛点、百会为主，肩痛加风池、大椎、曲池、外关；腰腿痛加大肠俞、秩边、阳陵泉、足三里、悬钟；膝痛加血海、梁丘、阳陵泉。每穴点灸 3～4 壮。每日或隔日 1 次，3～5 次为 1 个疗程。

（2）缩阴症：曲骨、急脉。麝香少许研极细；石菖蒲、雄黄、细辛、皂角刺等量共入研钵内研末。又取陈旧纺车线若干，均剪成 6.5cm 长，也入研钵内捣 30 分钟后取出，密闭藏于瓶中备用。用时取药线着肤点燃，每穴 1 壮，可立即止痛。

（四）注意事项

1. 要求医者操作熟练，患者密切配合。

2. 不能用明火，力求避免皮肤灼伤。如有局部出现小疱，可用甲紫溶液药水涂抹。

3. 灸后忌生冷瓜果、麻辣、腥臭等物 1 周。

4. 灸处 3 天不沾水，有痒感不要抓。

5. 局部皮肤红肿溃疡及伤口不宜灸，孕妇腹部、腰部及禁灸处不宜灸。

（五）医家经验

1. 仫佬医药线直接点灸法治痔 患者排空大便，侧卧位，屈膝弯腰，暴露肛门，用液状石蜡润滑肛门，嘱患者张口呼吸，放松肛门。插入肛窥镜暴露痔核，用 0.1% 新洁尔灭液常规消毒，再用棉签擦干痔核表面。以中号止血钳夹持药线的一端点燃，用药线火星直接点灸痔核表面致灰白色。痔核溃疡出血、化脓感染部位均可点灸。核小者灸 2～3 壮，大者或外翻脱出者 8～10 壮。点灸内痔时无痛感，外痔及混合痔有轻度灼痛。3～5 天 1 次，一般 1～2 次。[中医杂志，1990，31（10）：30]

2. 徐松屏药线灸方及制法

（1）药线灸方：川草乌、雄黄、细辛、苍术、川芎、高良姜、独活、没药、干姜、白芷、猪牙皂角、薄荷各 9g，蜈蚣 1 条，茯苓 15g，艾叶 60g。艾叶先去筋、研成细绒，其余各药分别粉碎成粗粉备用。雄黄适量，置乳钵内研成细粉。麝香先拣除皮膜毛等杂质，再配料 6g，置乳钵内研磨至细，粗料可加少量雄黄细粉反复研，直至全部成中细粉。将苎麻搓成紧线，每根长 30cm、直径 1.5mm（用于皮肤较厚处）和 0.8cm（用于皮肤较薄处和小儿），各 12 股。将前面 17 种药充分混合，和苎麻线一同放入砂锅内，加饮用水适量（约高出 3cm）浸泡 2 小时，用武火加热至沸，调节火候用文火煎煮 1 小时，至药水将尽而未尽，苎麻线湿润为度。取出苎麻线趁湿用雄黄适量拌衣，晾干后与麝香粉混合，置瓷瓶中密闭保存备用。

（2）适应证：可用偏寒、偏湿、偏风、夹痰、夹瘀的病证或某些虚证，如咳嗽、喘、痹、面瘫、伤食、遗精、遗尿、腰痛、肩痹、皮痹、筋痹、胃痛、痄腮、瘰疬、呃逆、缩阴等。取穴可参《针灸大成》或现行《针灸学》教材的灸法取穴。

一般一穴灸 1 壮。急性病 1 次可愈，慢性病可 1 日、隔日或隔数日灸 1 次，重灸时避开原点。[中医杂志，2012，53（2）：165]

二、药捻灸

（一）概述

药捻灸是以棉纸裹药末捻成细条，再剪作小段，点燃后在穴区施灸的方法。清代赵学敏《本草纲目拾遗》载蓬莱火当属此范畴，可用治风痹、瘰疬、水胀等。现代以药末加入黏合剂和水，搓成细线状长条进行施灸，则较为方便。

（二）方法

1. 观音针法 ①生川草乌、白芷、乳香、没药、苍术、千年健各 10g，蜈蚣、全蝎、细辛各 9g，共研末，取 86g。②雄黄 15g、硫黄 40g、火硝 120g，樟脑片、麝香各 3g，分别研细。两药和匀，再拌入黏合剂和水，搓成细线状长条阴干备用。将线状药捻点燃，沿经脉循行路线，或在病灶表皮上，每隔 3cm 灼烧一下，直至完毕。

或将药捻剪成小段，粘贴于穴区燃灸，患者觉灼痛即除去。每穴 1～2 壮，每日或隔日 1 次，10 次为 1 个疗程。

2. 麝绳灸 麝香、雄黄等中药 40 多味研末过筛和匀。再用丝棉纸将药末卷入，搓成细绳状，置于瓶内密闭备用。以点燃的麝绳的一端直接点灸穴区，每穴 1~2 次；或在穴区贴胶布后，以药捻点灸，灸至患者觉痛为止。每日 1 次，7~10 次为 1 个疗程。

（三）临床应用

1. 功用主治 温经散寒，祛风燥湿。适用于末梢神经炎、带状疱疹、肋间神经痛、网球肘、顽癣等。

2. 处方示例

（1）末梢神经炎：大敦、阴谷。麝绳或药捻点灸，每穴 2 壮，每日 1 次。

（2）带状疱疹后遗肋间神经痛：阳陵泉、外关，疼痛周围处。选取 5 点，贴胶布后，每次以药捻点灸 5 壮。

（3）重症炭疽病：点燃观音针药线，沿经络循行路线或于病灶表皮上每隔 1 寸灼烧一下，直至完毕。治疗 28 例，治愈 25 例。［四川中医，1983，2（2）：36］

（四）注意事项

1. 粘贴灸一般不宜用于头面部。

2. 余同药线灸法。

（五）医家经验

1. 向继德用麻线灸治外阴白斑 将元麻搓成如棉签粗细，用 20% 雄黄酒浸泡 8~10 天，取出阴干，加少许麝香、雄黄、艾绒，密闭瓶内备用。患处用洗剂洗后将药麻线灸条点燃，快速点灼触烧。［辽宁中医杂志，1983，10（9）：封 4］

2. 张文华用元寸灸治疗小儿惊风、腹泻 将麝香等 10 味中药加工成比香烟略粗的灸条，点燃后直接灸风池、大椎、百会、太冲、合谷，必要时加会阴。每穴灸 3~5 壮，每日 1 次。治疗惊风 26 例，经 1~3 次灸治均获愈。治疗小儿腹泻，取穴足三里、三阴交、神阙、关元、天枢、气海，治疗 34 例，经 2~6 次灸治均获愈。［中国针灸，1990，10（3）：51］

又有应用于重症肌无力而获效者。

（六）文献摘要

《本草纲目拾遗·蓬莱火》：西黄、雄黄、乳香、没药、丁香、麝香、火硝各等分，去西黄加硼砂、草乌，皆可。用紫棉纸裹药末，捻作条如官香粗，以紧实为要。治病剪二、三分长一段，以粽粘粘肉上点着。不过三次即除根。若点穴不瘥，灸至药尽，皮肉发爆，病即立愈。每次三壮，重者不过三次即除根，不复于发。灸后忌猪肉，待疮平复再食，此茅氏家传五世试效神验方也。

治风痹，跌仆，瘰病，俱按患处灸；水胀，膈气，胃气，按穴灸。

三、灯火灸

（一）概述

灯火灸又名灯草灸、油捻灸、爆火疗法等，民间又称打灯火；是用灯心草蘸植物油点燃后，迅速烧灼耳穴、腧穴或病变部位，以治疗疾病的灸法。以其方法属"直接灸"，据灸材则应将其归属于"非艾灸法"一类。

本法较早见于元代危亦林《世医得效方·痧症》，在明代李时珍《本草纲目》中对所治病证作了颇为详细的介绍，清代陈复正对灯火灸法评价甚高，认为是"幼科第一捷法"（《幼幼集成》）。20世纪70年代后期起，本法的临床报道日益增多，治疗范围也不局限于儿科。

（二）方法

选择烧灼穴位，并在皮肤上作出标记。取灯心草 10～15cm 长 1 根，蘸麻油少许，浸 3～4cm，用右手拇、食二指捏住灯心草下 1/3 处。点燃灯心草一端，迅速敏捷地向选定腧穴或部位点灸烧灼，一触即提起（图 3-6-1）。第 1 次可有清脆的爆炸声，"叭"的一响。如无此声，可重复 1 次。

（三）临床应用

1. 功用主治　疏风解表，行气化痰，开窍息风。适用于各种病症治疗，如小儿惊风、脐风、抽

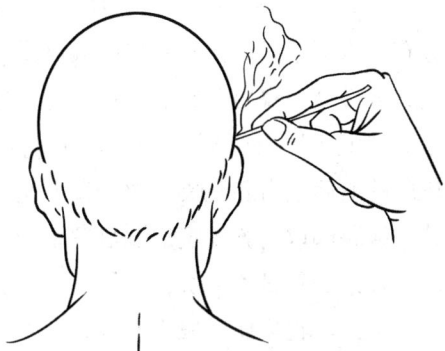

图 3-6-1　灯火灸

搐、昏迷，腮腺炎、急性扁桃体炎，头痛、胃脘痛、胸痛、腰痛、痹证、疝气、外感、鼻衄、瘰疬、肉瘤、湿疹、月经不调、带下、痛经、乳疾等病症。对流行性腮腺炎、小儿消化不良、惊厥、呃逆、腹痛以及功能失调性子宫出血、网球肘等更为常用。

2. 处方示例

（1）腮腺炎：点灸耳尖穴，一般点灸 1～2 次即可。

（2）急性扁桃体炎：取角孙穴。施灸时注意将穴处头发分开直径约 0.5cm，使灸火能直接接触皮肤。一般 1 次即可，亦可次日再做 1 次。

（3）小儿腹泻：天枢、关元、神阙、足三里、中脘。每次 2～4 穴，每穴点灸 1～3 次，3 天灸治 1 次。

（4）鼻衄：取少商穴，一般 1 次即可。

（5）多发性疖肿：骑竹马灸处。头面部疖肿配角孙，腰以上疖肿配肩井、肩中俞、肩外俞，腰以下疖肿配八髎。灸后局部应保持清洁，一般在 5 天左右灸处结痂脱落。每次灸治间隔 4～5 天。

（6）功能性子宫出血：大敦。令患者正坐，两足放平。灯心草 2～3 根合并在一起，蘸豆油（或香油）燃着，对准穴点灸之。一次不破再点灸一次，以皮肤破为度。隔 7 天再行下次治疗。

（7）新生儿腹胀：取膻中、中脘、天枢（双）、足三里（双），上穴均取。以灯心草蘸香油，快速点灼在穴位上，即发出"啪"的响声，火随之即灭。1 穴点灼 1 下。灸的顺

序由上向下，动作要轻、要快。

（8）三叉神经痛：主穴分为两组。寒邪入络型取合谷、太冲、翳风、阿是穴（痛点以及足胫部、背部出现紫红色或紫黑色斑点处）、左侧耳后淋巴结；痰湿阻滞型取合谷、足三里、下关、阿是穴（痛点）。配穴：眼支痛配太阳、鱼腰、攒竹，上颌支痛配颧髎、四白，下颌支痛配颊车、地仓、承浆，眩晕心悸加大椎、内关、心俞，胸脘胀闷加脾俞、三阴交。用灯火灸法施灸，每次灸治间隔 4～5 天，以见效为度。［中国针灸，1993，13（2）：13］

（9）带状疱疹：阿是穴为主，再据病灶所在部位取配穴。阿是穴取法：察看病患部的分布，以水平线寻找其病患的最高点（蛇头）、最低点（蛇尾），确定为施灸部位。在临床上，务必全面查出散在的疱疹，尤其要注意检视未诉及的毛发里、耳后，以防止遗漏。在紧靠"蛇头""蛇尾"处迅速点燃灯心，快速往该部位点灸，亦可将火头迅速在疼痛区域皮肤的前后左右各施灸 1 次，以发出"啪"一声为是。配穴：颜面部取合谷，头项部取列缺，胸胁部取内关，腹部取足三里，少腹部取三阴交，腰背部取委中，臀部取环跳，四肢取阳陵泉。每日灸 1 次，4 次为 1 个疗程。［陕西中医，1989，10（9）：419］

又，可在疼痛区域皮肤的前后左右各施灸 1 次，用治带状疱疹后神经痛。［中医杂志，1998，39（6）：365］

（四）注意事项

1. 高热、烦渴、咯血等热盛者，不宜用本法。

2. 灯心草蘸油要适量，不宜过多，以不滴油为度，否则易滴在患者身上，造成烧伤。

3. 动静脉浅表处、大静脉浅表部和孕妇腹部不宜选作灸穴。

4. 对儿童、体质敏感者、体弱患者及颜面、眼眶周围等部位，灼炷要小，灼爆要轻，壮数要适当，不可太多。头为诸阳之会，若多灸可引起头晕。

5. 灸后局部注意防止感染，一般不留痕迹。

6. 本法灸火处多有小块灼伤，灸后用 75% 酒精棉球轻轻拭净油污，局部要保持清洁，以防感染，灸后 3 天内不宜沾生水。

7. 如遇毛发处最好剪去，并做严格消毒，以防感染。

（五）医家经验

魏贤芳对特定穴灯火淬法操作的临床经验

（1）取穴：特定穴 A 在大椎穴区域，特定穴 B 在第 7 胸椎下至阳穴区域，特定穴 C 在三阴交区域，分别为全身、背部、腹部疾病的反应区域。在此区域寻找阳性病理反应点，表现为局部压痛、皮下条索状结节等。

（2）方法：取准病理反应点，将灯心草一端浸入植物油内，医者用拇、食指捏住灯心草上 1cm 处，将火点燃，待火焰略变大，立即垂直触点穴位，此时发出一声"啪"的爆淬声，一般每穴每次淬 1 次即可，个别可视病情淬 2～5 次，即淬成"∴"形或"::"形。灸治次数视病情而定，可每日 1 次，隔日 1 次或 1 周 1 次。

（3）疗效：临床实践显示，灯火灸特定穴，多数疾病往往随阳性反应点不断缩小及消失，就获显效乃至痊愈，反之则预后不良。［针灸临床杂志，1996，12（10）：34］

（六）文献摘要

《世医得效方·痧证》：近时多有头额上及胸前两边，有小红点，在于皮肤者。用纸捻成条，或大灯草，微蘸香油，于香油灯上点烧，于红点上烧爆者是。

《痧症全书》：焠法：看其头额及胸前两边，或腹上与肩膊处，照定小红点上，以纸捻条，或粗灯心微蘸油，点灼焠之，即时炮响。

《保赤要言·救脐风法》：用粗灯草拈紧回环，双根拈作一细绳，将菜油润匀点火作势，以火着肉谓之爇。

《幼幼集成·用火口诀》：夫婴儿全身灯火，诚幼科第一捷法，实有起死回生之功。火共六十四爇，阴符易数，能疏风散表，行气利痰，解郁开胸，醒昏定搐。一切凶危之候，火到病除。

《幼幼集成·宜用火者》：平素产子有脐风，则胎胎不爽，于产下第二日，勿待其发，先以此火散之，百不失一。

胎婴生下，多啼不乳，喷嚏呵欠，吮乳口松，是即脐风作矣。急以此火散之。

《幼幼集成·切忌火者》：灯火为儿科切要，今医家不特不明火穴，而并不辨寒热虚实，不当用而用之，反为大害。

小儿四时伤风感冒，身热出汗，大小便调，唇舌如常，口不作渴，此表病轻证也。疏解之则愈。愚人妄用，是谓轻病重治，反为不祥。

小儿邪已入里，身热面赤口渴，大小便秘，唇焦舌紫，眼红，或手足心热，夜热焦烦，舌上黄苔，扬手掷足，掀衣揭覆，此里证内热也。清利之自愈，不可用火。强用之，不特不能使热邪从里以达表，适足以助热而耗阴，致身热不退。在夏秋燥令，尤为大忌。

小儿大病久病，身体怯弱，面目青黄，唇舌白莹，摇头斜视，昏睡露眼，形骸消瘦，声自轻微，自汗盗汗，或一切呕吐泻利，痘麻疮痛，久虚久嗽，失血之后，精神疲倦，乳食减少，指纹沉细，六脉无神，此皆虚极之症。切忌火攻，虑其升散故也。

一切久热消渴疳证，形骸黑瘦，毛发焦枯，由阴亏血弱虚热所为，误用灯火，愈增其燥，慎之。

《四部医典·皮肤病治法》：瘊子，引至皮肤，晶火烧灼。

《医方类聚·痧证门》：搅肠痧证发即腹痛难忍，但阴痧腹痛而手足冷，看其身上红点，以灯草蘸油点火烧之。

《本草纲目·火部·灯火》：小儿惊风昏迷、搐搦、窜视诸病。又治头风胀痛，视头额太阳络脉盛处，以灯心蘸麻油点灯焠之，良。外痔肿痛者，亦焠之。油能去风解毒，火能通经也。

时珍曰：凡灯惟胡麻油、苏子油燃者，能明目治病。其诸鱼油、诸禽兽油、诸菜子油、棉花子油、桐油、豆油、石脑油诸灯烟，皆能损目，亦不治病也。

小儿诸惊，仰向后者，灯火焠其囟门、两眉际之上下。眼翻不下者，焠其脐之上下。不省人事者，焠其手足心、心之上下。手拳不开、目往上者，焠其顶心、两手心。撮口出白沫者，焠其口上下、手足心。

《幼幼集成·治脐风灯火法》：夏禹铸曰：脐风初发，吮乳必口松，两眼角挨眉心处，忽有黄色，宜急治之，治之最易。黄色到鼻，治之仍易。到人中、承浆，治之稍难。口不撮，微有吹嘘，犹可治也。至唇口收束稍紧，舌头强直，不必治矣。一见眉心鼻准有黄色，好用灯火于门头一燋，人中、承浆、两手大拇指端少商各一燋，脐轮绕脐六燋，脐带未落，于带口一燋，既落，于落处一燋，共一十三燋，风便止而黄即退矣。

《喉风论·针诀》：中风口噤，口眼歪斜，先开风路针，次针人中、地仓，并可刺鼻角、口角，俱用毫针，更以灯火燋涌泉穴。

《理瀹骈文》：妇人血崩，灯火爆大敦穴，再发，仍于原处爆之……慢惊，灯火爆手足心各三次，角弓反张爆手背接腕处三次。

四、线香灸

（一）概述

线香灸是以线香为灸具的一种非艾灸法。日本赤羽幸兵卫用线香点燃后，烘烤两侧十二经井穴或背俞穴，测定其对热感的灵敏程度，比较左右的差别，连分析各经虚实和不均匀的现象，属经络诊法范畴。线香灸可认作此法的发展。

（二）方法

1. 悬灸　用线香 1 炷点燃后进行温和灸或雀啄灸，至局部皮肤红晕为 1 壮。每穴 1 壮，每日或隔日 1 次，7~10 次为 1 个疗程。

2. 灸烫　在穴区或病灶部位 0.3~0.5cm 处进行灸烫，疾火灸烫至局部皮肤发红焦黄或起小疱为度。一般每次灸 1~2 穴，3~5 天灸 1 次，5~7 次为 1 个疗程。

（三）临床应用

1. 功用主治　温经散寒，祛风燥湿。适用于带状疱疹、毛囊炎、哮喘等。

2. 处方示例

（1）哮喘：耳穴平喘、胸椎。用线香 1 炷点燃后进行温和灸，以皮肤潮红、患者觉温热舒适为度，每穴灸 10~15 分钟，每日 1 次。

（2）发际疮（毛囊炎）：手三里、养老，均双侧。卫生香点燃，灸至局部感热者至不热，不感热者至感热为度。早晚各 1 次，连续 3 天为 1 个疗程。

（四）注意事项

1. 耳穴不可进行灸烫，雀啄灸也要避免灼伤，以免感染。

2. 灸烫法要求操作熟练，多用于带状疱疹等。

五、燎灸（火柴头灸）

（一）概述

燎灸是以火柴头为灸具进行点灸的方法，是灯火灸的发展。如将中药复方粉剂与火柴成分混合配制成药火柴，进行点灸则更好，可称为燎灸。本法起于 20 世纪 80 年代。

（二）方法

1. 火柴头灸 先用甲紫溶液标定穴位，火柴划燃，火柴头燃尽而火柴上尚有火星时，快速按灸穴位，使发出"啪""咔"的响声，局部稍现红晕为度。虚寒证用补法，燃灸后稍待片刻再按穴，使火气缓慢透入皮肤。实热证用泻法，燃灸后速离去不按穴，并吹气使火力速散。其取穴、点灸顺序、壮数、疗程同灯火灸。

2. 燎灸 以阿是穴及内脏病体表反应点为主，用药火柴直接点灸。也可长期燎灸足三里、气海、关元以防病保健。3 天 1 次，痛证可每天 1 次，但应避开原灸点，灸后将手松开，火柴棒即黏着于穴区，片时即取去。

（三）临床应用

1. 主治 用于疟腮、乳蛾、功能失调性子宫出血、小儿腹泻，燎灸还可用于各种疼痛等。

2. 处方示例

（1）乳蛾：患侧角孙、翳风。用火柴 1 支划燃后迅速点灸穴区，手法轻，瞬时离穴，听到响声即可。每日 1 次，3 天为 1 个疗程。

（2）鼻衄：少商、身柱。操作同上。

（四）注意事项

1. 灸处（尤其是燎灸）出现小块烫伤，很快会形成暗红色的红痂，结痂会自行脱落，不会留下瘢痕。这个过程要 10～20 天。

2. 局部保持清洁，以免感染，3 天内不沾水。

3. 颜面、阴部、孕妇腰腹部及乳头禁灸，极度虚弱者忌用之。

4. 同灯火灸。

六、棉花灸

（一）概述

棉花灸又称贴棉灸，是以点燃脱脂棉为热源的灸法。取材简便，用于某些皮肤病有特效，20 世纪 90 年代有较多报道。

（二）方法

1. 取脱脂棉少许，均匀摊开展平，越薄越好。薄棉片中切勿有洞眼和空隙，以免影响燃烧。将薄棉片摊展如 5 分硬币大小，或依病损区面积大小的一张薄棉片备用。

2. 再将薄棉片覆盖在穴区或病损区表面，点燃棉片一端，急吹其火，使其一过性燃完。

3. 用消毒酒精棉球擦拭去灰烬，待干后再换新的薄棉片，同上法再灸。如此 3 ~ 4 次，至皮肤潮红为止。

4. 也可先用皮肤针叩打微出血，再用本法。

5. 每日或隔日 1 次，5 ~ 7 次为 1 个疗程。疗程间隔 2 ~ 3 天。

（三）临床应用

1. 功用主治　祛风燥湿止痒，活血润燥。适用于银屑病、带状疱疹、顽固性湿疹、神经性皮炎等。

2. 处方示例

（1）单纯性疱疹：阿是穴，依皮损区面积大小，将薄棉片覆盖在皮损区表面，点燃棉片一端即可。

（2）神经性皮炎：阿是穴，先用皮肤针叩刺，至皮肤潮红或微出血，擦去血污，再用本法，视患者体质、皮损情况灸 3 ~ 5 次。每 2 日 1 次，1 个月为 1 个疗程。

（3）带状疱疹：阿是穴（病变皮损处）。常规消毒，将脱脂棉撕成约 3cm × 3cm × 0.2cm 大小棉片，铺在阿是穴上，点燃，棉花迅速燃尽，每穴施灸 3 遍。在止痛方面优于火针。

（四）注意事项

1. 脱脂棉要摊展得又松又薄，易于迅速燃完，防止灼伤皮肤。

2. 头面及有毛发处忌用。

（五）医家经验

介思等用治银屑病经验　选取 1 ~ 2 处边界清楚的斑片状皮损，以碘伏棉球消毒，用皮肤针叩刺至微出血。再用消毒棉球擦净血迹，然后将消毒棉撕成蝉翼状薄片，平铺于其上，点燃，使火焰从皮损上一闪而过，此为 1 壮。每处灸 2 壮，面积较大的皮损则分次铺棉灸。

针刺肺俞、心俞、膈俞、肝俞、肾俞，平补平泻，留针 20 分钟。每周 3 次，2 周为 1 个疗程。共 4 个疗程。

治进行期寻常型患者 39 例，安全有效，其远期疗效优于口服青黛胶囊和外搽白疕软膏。［中医杂志，2011，52（8）：670 - 673］

第二节　药锭灸法和其他

用硫黄或以硫黄为主的药锭点燃施灸的方法，可称为石药火灸。早见于孙思邈《备急千金要方》，用硫黄灸治蜂瘘，王怀隐《太平圣惠方》也有治久瘘的硫黄灸方。而后清代医家将硫黄类石药配制成药锭、丹剂，使用较为方便，如救苦丹、阳燧锭、香硫饼、观音针、九龙神火等。又，将易熔的药物如黄蜡，用烙铁或火烧烁的方法使其受热迅速熔化后烫烁病变部位，则称作烁法。

一、阳燧锭灸

（一）概述

阳燧锭灸是将硫黄和其他药物混合制成药锭，用以点燃施灸的方法。首见于清代李学川《针灸逢源》，而后的吴尚先《理瀹骈文》、赵学敏《本草纲目拾遗》则叙述精详。现代在药锭制作和灸法操作上都有所改进。

（二）方法

选定穴区后，取灸药1块置于穴上点燃。穴位局部可起疱，用甲紫溶液涂抹，不留瘢痕。仅1壮，每周1次。或施灸前涂一少许蒜泥，取灸药1块粘贴穴上点燃为1壮。每隔0.3~0.5cm再行灸之，连灸3~5壮。

也可用隔纸灸或隔姜灸。

（三）临床应用

1. 功用主治 温经散寒，活血通脉。适用于风湿痹痛、痛经、偏瘫、头痛、胃痛、腹痛、腰痛、阳痿、哮喘等阴盛阳虚者。

2. 处方示例

（1）哮喘：三伏时节，药锭灸肺俞、肾俞、膻中。每月2次，共6次。

（2）阳痿：药锭灸中脘、气海、命门、三阴交。10天1次。

（四）注意事项

1. 必须寻准痛点，火候适度。一般以患者感到灼痛，药锭将燃完为度。可根据患者形体决定施灸时间。消瘦者可短，肥胖者宜长。

2. 禁用于局部皮肤破损溃疡，月经期、妊娠期慎用。

3. 药锭制作过程要掌握火候和硫黄熔化时间，一般约3分钟。

4. 灸后可出现水疱，须及时消毒处理，防止感染。

（五）医家经验

1. 肖独青艾丸灸法 陈艾叶三份，樟脑片七份，麝香少许，研末，以曲酒或酒精调匀如梧子大，以朱砂、雄黄少许为衣，将灸丸以丝包裹，如布纽状，近穴位点燃，距穴位半分许吹熄，连按穴位，或点燃后不吹熄即按穴位。［浙江中医杂志，1987，22（10）：450］

2. 沈敦道等用阳燧锭治棘上、棘间韧带损伤 硫黄末120g放入铝盒，在酒精灯上加热，再将生川乌、生草乌、辰砂各9g，细辛、四叶对、冰片各6g，研末拌匀倾入，竹棒搅和。将铝盒离火，再倾入蟾酥末6g、麝香末1分搅和，待凉后成饼状，剪成麦粒大小。取2cm×2cm白纸一张，使其中点对准脊柱中线的压痛点，其四角涂上凡士林以贴皮肤，取一粒药置白纸中点，点燃烧尽（不使白纸烧起来），有温热或灼痛时用火柴压灭，揭去白纸。

［浙江中医杂志，1985，20（3）：117］

（六）文献摘要

《本草纲目拾遗·阳燧锭》：古有烙法，今罕用之，不但粗工不知用法，抑且患者见之骇然，故以此代之。法用于蟾酥（锉薄片，焙研）、朱砂（水飞）、川乌、草乌各五分，僵蚕一条，各研细。将硫黄一两五钱置勺内，微火溶化，入药末搅匀，急搅为要，迟则凝矣。倾入磁盆内，速擘成片，待冷收用。用时取甜瓜子大一块，上尖下平，先将枣肉擦患处，粘药于上，香火点着，即起火焰。五壮、七壮、九壮，随症施之。灸毕即饮米醋半酒杯，候起小泡，线针穿破，出黄水些须，膏药盖住，其毒即消。

治湿痰流注、附骨阴疽、寒湿疮毒，经久不消，内溃不痛者，能使未成即消，已成即溃，已溃即敛。如若风痹，用竹箸点之，有酸痛处，笔蘸墨记之，照墨上灸。若腿膝疼痛，灸鬼眼穴，诸疮初起，灸三五壮即瘥。

《理瀹骈文》：内府阳燧锭治风气并肿毒。硫黄一两五钱（铜勺化开），照次序入川乌、草乌、蟾蜍、朱砂各一钱，僵蚕一条，冰片、麝香各二分。搅匀，倾入瓷盆内，荡转成片收藏。临用取瓜子大一片，先以红枣擦患处，粘药于上，灯草蘸油烧三五壮，毕，饮醋半盏，候起小疱，挑破出黄水，贴万应膏愈。

二、硫黄灸

（一）概述

硫黄灸首见于元代齐德之《外科精义》，用治疮疡久不闭合形成瘘管者。

（二）方法

取石硫黄若干，置搪瓷容器中，用文火加热熔至液体状，倒入洗净加框的水泥地上，制成 2～3mm 见方的硫黄块。患者取坐位或卧位，暴露局部，寻找痛点，做好记号，局部消毒。取一纸片覆盖于痛点上，再取 2～3mm^3 的硫黄块置于纸片上，复压硫黄块，点燃硫黄块，待其烧尽时，速用火柴盒将其压熨（或用橡皮揿灭），局部瞬间剧痛，要求皮肤不起疱或呈 1～2 度烧伤。

（三）临床应用

1. 功用主治　温经散寒，活血通脉。适用于疮疡、痛证、网球肘、软组织损伤等。

2. 处方示例

痛证：取生姜切片厚 3mm，上刺数孔，置于痛处。再取硫黄块如黄豆大小，置于姜片中部点燃，待其烧尽时，速用火柴盒压灭，使热力向深处渗透，此为 1 壮。一般灸 3～5 壮，局部出现红晕或热痛为度。每日 1 次，5 次为 1 个疗程。［上海针灸杂志，1995，14（增刊）：61］

（四）注意事项

同药锭灸。

（五）文献摘要

《敦煌卷子·医方》：疔疮，以针刺四边，用硫黄面四边畔灸，以痛为候。

《太平圣惠方·辨痈疽宜灸不宜灸法》：久瘘，用硫黄灸之。灸法：上用硫黄一块子，随疮口大小安之，别取少许硫黄于火上烧之，以银钗头挑起取焰点硫黄上，令着两三遍，取脓水，以疮干瘥为度。

《普济方·面体疣目》：治面及身上生疣目方：用蜡纸一片，炙令热，上以硫黄末少许，掺令匀紧卷，以火烧点疣目上，待沸声便拨，却已去根也。

三、黄蜡灸

（一）概述

将易熔的药物，用烙铁或火烧烁的方法，使其受热迅速熔化后烫烁病变部位，这种疗法称作烁法。该法最常用的药物是蜡（黄蜡或白蜡），用以熔化后烫烁病变部位的方法即为黄蜡灸。此外，还有用糖、硫黄等的，其作用大致介于火针与灸法之间，故古人又称此法为"灸法"，如"黄蜡灸""糖灸"等。

（二）方法

1. 将香油倒入勺内用慢火烧至滚开，再将等量黄蜡放入香油内熔化，俟凉后凝固待用。用时将蜡油化开，趁热用葱白沾蜡油往窦道及附近俞穴上刷抹，如此反复5~10分钟，最后用敷料覆盖固定蜡油，下次施灸时将蜡油刮去再灸。每日1次。用于骨结核窦道。

2. 先用湿面团沿疮疡的中根处围成一圈，高出皮肤3cm，圈外围布数层，圈内放入上等蜡片约1cm厚，随后用铜勺盛炭火在蜡上烘烤，使黄蜡熔化，皮肤有热痛时移去铜勺。若肿毒较深，可随灸随加黄蜡，以添到围圈满为度。灸完洒冷水少许于蜡上，冷却后即揭去围布、面团、黄蜡。

（三）临床应用

用治风寒湿痹、无名肿毒、痈疖、骨结核、骨髓炎窦道等。

（四）注意事项

1. 灸蜡配制过程中，加热时要防止蜡液掺有水滴，以免烫伤皮肤。

2. 活动性肺结核、出血倾向、急性化脓性炎症、感染性皮肤病、皮肤癌等禁用。

（五）医家经验

郑福康用治骨结核、骨髓炎窦道 将蜡灸膏（黄蜡、香油、葱白等按比例配成）置患处，再覆盖一层塑料纸，把灸疗仪的加热垫压在蜡灸膏上，用尼龙搭扣缠好。打开电源，使患者感到热度适中，留置20~30分钟。关掉电源3分钟后再打开尼龙搭扣，拿掉加热垫，用敷料绷带包好，待再灸时去掉旧蜡膏。每日1次。治疗长期不愈窦道156例，治疗10~20次窦道愈合72.44%。［中国针灸，1992，12（3）：25］

（六）文献摘要

《肘后方》：治凡犬咬人方……又方：火炙蜡，以灌疮中，姚同。

《备急千金要方》：凡因疮而肿痛，剧者数日死；或中风寒，或中水，或中狐尿刺，治之方……又方：热蜡纳疮中。新疮亦善。

治刺伤中风水方……又方：蜡一两，热炙，熨薄裹上，令水出，愈。

《太平圣惠方》：治金疮中风水肿痛方：用盐数合炒过，急罨疮上，以火炙之，令热透疮中后，熔蜡令冷热所得，灌疮口中即愈。

《串雅外编》：黄蜡灸，治痈疽等毒。白面水和成块，照毒根盘大小作圈，厚一指，高寸余，粘肉上，外以绢帛加湿布围住，将黄蜡掐薄片入面圈内，以熨斗火运逼蜡化，即痛则毒浅，若不觉，至蜡滚沸逐渐添蜡，俟不可忍，沃冷水候蜡凝。疮勿痛者，毒盛，灸未到也，不妨再灸，轻三次，重三四次。忌房事、气恼、发物。

《理瀹骈文》：外科黄蜡灸法，以蜡置患处，面圈护住，火烘之，蜡化毒解。治疗用白蜡同，连根拔出，此法甚佳，然人怕痛，故无用者，录以备法。

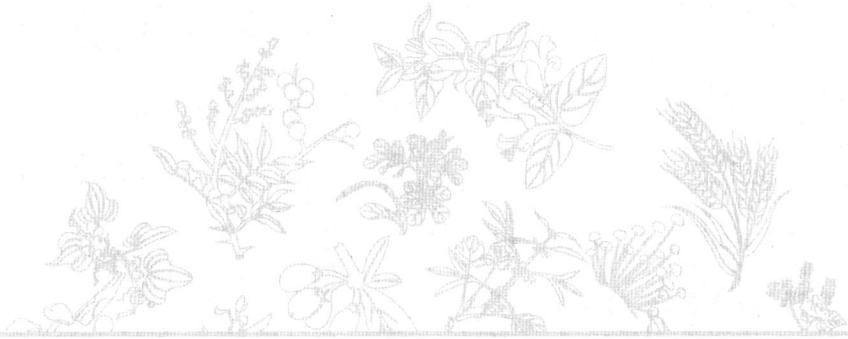

第四篇　微针刺法

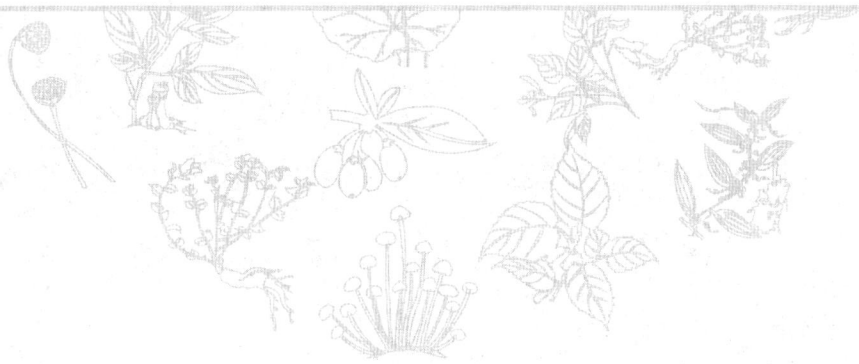

第一章

分部微针刺法

微针刺法是针刺人体某一分部或局部器官上的穴位，以治疗全身相应病症的方法。以头、面、手、足（甚而面部的人中沟和手部的第2掌骨侧等）相对独立的部位为系统，以该系统的特定点（区、线）为刺激部位，用针刺等法加以刺激，从而治疗全身病症的方法，称为分部微针刺法。

第一节　头皮针刺法

头皮针又称头针，是针刺头部发际区域经络腧穴，以治疗全身病症的方法。因头部肌肉浅薄、血管丰富，在临床上常采用沿皮刺透穴的针法，结合捻转、提插、徐疾等手法施术。

一、头皮针刺激部位（图4-1-1～图4-1-5）

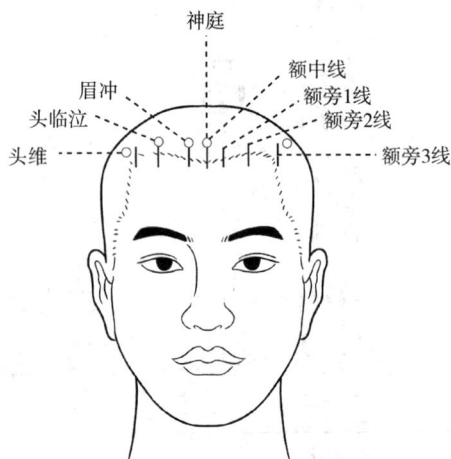

图4-1-1　头皮针标准治疗线（1）

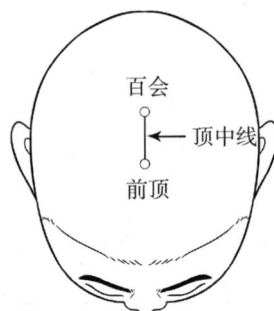

图4-1-2　头皮针标准治疗线（2）

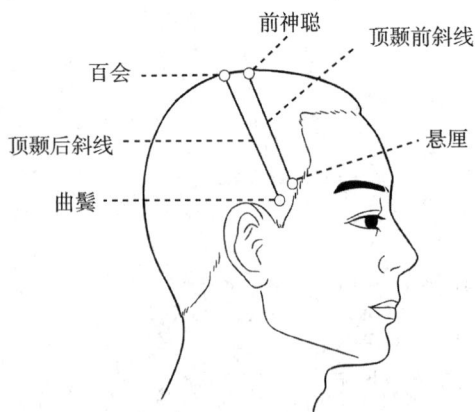

图4-1-3　头皮针标准治疗线（3）

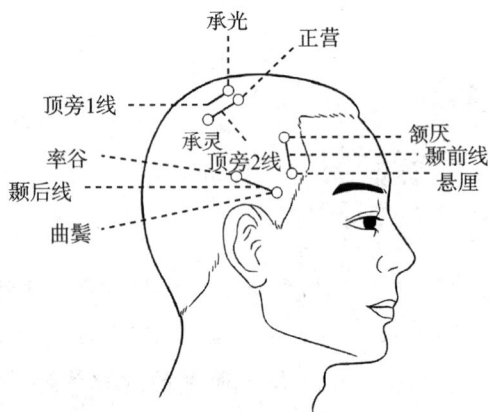

图4-1-4　头皮针标准治疗线（4）

除传统经络腧穴之外，头皮针常以国际通用的头皮针标准治疗线为刺激部位，沿皮透刺。

1. 额中线　在额部正中发际内，自发际上5分处即神庭穴起，向下刺1寸。功能：醒神开窍，祛风止痛。主治：神志病，如神昏、失眠、抑郁、焦虑、躁狂、痴呆、孤独；以及头、鼻、舌、眼、咽喉病，如头痛、鼻塞、目赤、咽痛。属督脉。

2. 额旁 1 线　在额部，位于额中线外侧，直对眼内角（目内眦），自发际上 0.5 寸处即眉冲穴起，沿经向下刺 1 寸。功能：宣肺平喘，化痰止咳，宁心安神。主治：肺、心等上焦病症，如咳嗽、胸痛、感冒、气喘、失眠、眩晕、心悸怔忡、胸痹心痛等。属足太阳膀胱经。

3. 额旁 2 线　在额部，位于额旁 1 线外侧，直对瞳孔，自发际上 5 分处即头临泣穴起，沿经向下刺 1 寸。功能：健脾和胃，疏肝利胆。主治：脾、胃、肝、胆等中焦病症，如胃痛、脘痞、腹泻、腹胀、胁痛等。属足少阳胆经。

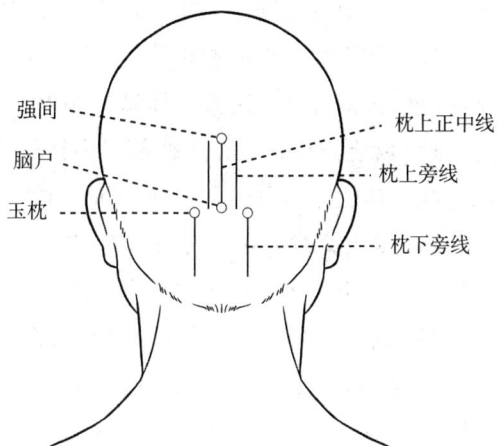

图 4 - 1 - 5　头皮针标准治疗线（5）

4. 额旁 3 线　在额部，位于额旁 2 线外侧，直对眼外角，从头维穴内侧 0.75 寸处起（即本神穴与头维穴之间发际上 5 分处），向下刺 1 寸。功能：补肾固精，清利下焦湿热。主治：肾、膀胱等下焦病症，如遗精、阳痿、癃闭、尿频、遗尿等。属足少阳胆经和足阳明胃经。

5. 顶中线　在头顶部，位于前后正中线上，百会穴与前顶穴的连线。功能：醒神开窍，疏经通络，平肝息风。祛风止痛。主治：神志病，如神昏、抑郁、焦虑、躁狂、痴呆、孤独；以及腰腿足病证如瘫痪、麻木、疼痛，和脱肛、阴挺、小儿遗尿、尿频、眩晕、头痛等。属督脉。

6. 顶颞前斜线　在头部侧面，头顶至头颞部，自前神聪穴至悬厘穴的连线。功能：疏经通络。主治：运动功能障碍病症，如瘫痪等。可将全线分为 3 等份，上 1/3 治下肢瘫痪，中 1/3 治上肢瘫痪，下 1/3 治面瘫、运动性失语、流涎。该治疗线贯穿督脉、足太阳膀胱经和足少阳胆经。

7. 顶颞后斜线　在头部侧面，头顶至头颞部，位于顶颞前斜线之后，与之相距 1.5 寸，百会穴起至曲鬓穴的连线。功能：疏经通络。主治：感觉功能障碍病症，如疼痛、麻木、瘙痒等。可将全线分为三等份，上 1/3 治下肢感觉异常，中 1/3 治上肢感觉异常，下 1/3 治头面部感觉异常。该线贯穿督脉、足太阳膀胱经和足少阳胆经。

8. 顶旁 1 线　在头顶部，位于顶中线外侧，与之相距 1.5 寸，即自承光穴起沿经向后刺 1.5 寸。功能：疏经通络。主治：腰腿足病症，如下肢瘫痪、麻木、疼痛等，临床常与顶中线、顶颞前斜线上 1/3 配合应用。属足太阳膀胱经。

9. 顶旁 2 线　在头顶部，位于顶旁 1 线外侧，与之相距 0.75 寸，即自正营穴起沿经向后刺 1.5 寸。功能：疏经通络。主治：肩臂手病症，如上肢瘫痪、麻木、疼痛等，临床常与顶颞前斜线中 1/3 配合应用。属足少阳胆经。

10. 颞前线　在头颞部鬓发内，自颔厌穴至悬厘穴的连线。功能：疏经通络。主治：

偏头痛、运动性失语、周围性面瘫及口腔病症等。属足少阳胆经。

11. 颞后线　在头颞部，耳尖直上方处，即自率谷穴至曲鬓穴的连线。功能：疏经通络。主治：偏头痛、眩晕、耳鸣、耳聋等。属足少阳胆经。

12. 枕上正中线　在头枕部，为枕外隆凸上方正中的垂直线，即自强间穴起至脑户穴的连线。功能：明目，利腰脊止痛。主治：眼病、腰脊痛等。属督脉。

13. 枕上旁线　在头枕部，与枕上正中线平行，并与之相距 0.5 寸处的直线。功能、主治同枕上正中线，临床常配合应用。属足太阳膀胱经。

14. 枕下旁线　在头枕部，为枕外隆凸下方两侧 2 寸长的垂直线，即自玉枕穴至天柱穴。功能：疏经通络，祛风止痛。主治：小脑疾病引起的平衡障碍症状、后头痛等。属足太阳膀胱经。

二、头皮针操作技术

（一）进针法

一般选用 28～30 号毫针，根据需要常用 1～1.5 寸，婴幼儿可用 0.5 寸毫针点刺。在进针前，首先要暴露头皮，分开局部头发，以免刺入发囊而引起疼痛。在患者体位合适的前提下，取穴定位并进行局部消毒。

1. 快速进针法　用一手拇、食二指指尖捏住针体下端（距针尖 2cm 处），针尖对准进针点，手指尖距头皮 5～10cm，手腕背屈后，再突然手腕掌屈，利用腕部的一屈一伸，使针尖快速冲进头皮下或肌层，如此可减少进针疼痛（图 4-1-6）。临床亦可用指切进针，沿皮刺入，但必须快速透皮，进入皮下或帽状腱膜下层。

2. 快速推针法　进针后，一手拇、食

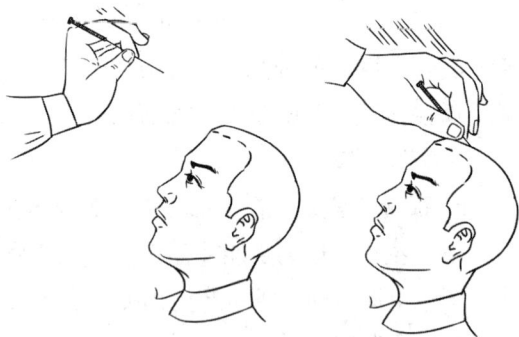

图 4-1-6　头皮针进针法

二指指尖捏住针柄下半部，中指紧贴针体末端，沿皮将针体快速推进至帽状腱膜下层。本法也可用双手配合操作，即一手拇、食二指指尖捏住针柄下半部，中指紧贴针体，另一手拇、食二指指尖轻轻捏住针体近皮处，以免针体弯曲，然后将针体快速沿皮推进至帽状腱膜下层。

3. 注意事项　进针时务必避开发囊、瘢痕及局部感染处，以免疼痛和感染。额、颞部头穴痛感较强，进针时可嘱患者憋气（屏息），深吸气一口，暂停呼吸，进针则无痛感。针体的角度一般宜与头皮呈 15°～30° 角，亦即采用沿皮刺的方法。对头皮坚韧者，推进针体时可稍做捻转，以助推进针体；推针时如发生疼痛或针下有阻力感，应停止继续推进，可将针体退出少许，改变针刺角度和方向，再行推进。针刺的深浅和方向，应根据治疗要求，并结合患者年龄、体质及其对针刺的耐受程度而决定。

（二）针刺手法

针体进入帽状腱膜下层之后，医者可采用捻转、提插、徐疾等手法，激发经气，达到有效刺激量，并根据病证性质和部位，扶正祛邪。

1. 焦顺发头皮针快速捻转手法（图 4-1-7）
要求针体进入帽状腱膜下层后，在一定深度时固定针体，不能上下移动，一般要求医者肩、肘、腕各关节和拇指固定不动。食指呈半屈曲状态，用食指末节桡侧面和拇指末节的掌侧面捏住针柄，利用食指掌指关节的伸屈动作，使针体快速旋转。每分钟使毫针左右捻转达 200 次左右，持续 2~3 分钟。其特点在于速度快、频率高，较易激发针感，能在较短时间内达到有效刺激量，从而使患部出现气至病所的感应，如温热、抽动感等。

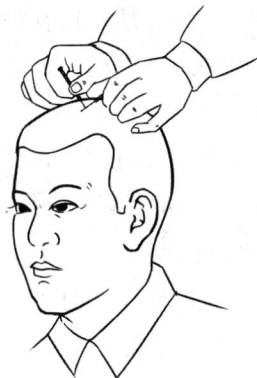

图 4-1-7　头皮针快速捻转法

2. 朱明清头皮针抽添手法　根据汪机《针灸问对》抽添法演化而成，分为抽气法和进气法两种，以向外抽提、"一抽数抽"，或向内进插、"一按数按"的手法进行操作，实际上属于小幅度提插补泻手法。

（1）抽气法：针体进入帽状腱膜下层，针体平卧，用右手拇、食二指紧捏针柄，左手按压进针点处以固定头皮，用爆发力将针迅速向外抽提 3 次，然后再缓慢地向内退回原处（插至 1 寸处），以紧提慢按为主，是为泻法。

（2）进气法：针体进入帽状腱膜下层，针体平卧，右手拇、食二指紧捏针柄，左手按压进针点以固定头皮，用爆发力将针迅速向内进插 3 次，然后再缓慢地向外退回原处，以紧按慢提为主，是为补法。

以上方法可反复施行，每次行针 0.5~1 分钟。其施术要领有二：一是要用全身力量带动肩、肘、腕，运气于指，行抽提或进插；二是每次抽提或进插都要迅速，要在 1 分范围的幅度内进行，针体毋左右转动。值得指出的是，用上法时并不要求频率，而着重于瞬间速度。因此医者手指并不疲劳，患者局部亦较少疼痛，能在短时间内达到有效刺激量，从而迅速取得相应效果。

3. 陈克彦头皮针徐疾补泻手法　将针体的徐疾补泻演化用于头皮针，以徐进疾退为补，疾进徐退为泻，分别用于虚证和实证。

（1）补法：缓慢而用力地将针下插至帽状腱膜下层，深 8 分许，紧压头穴 0.5~1 分钟，迅速将针退至皮下。

（2）泻法：迅速进针至帽状腱膜下层，深 8 分许，缓慢而用力地将针上提，使针孔处的头皮由于针的上提而呈丘状。

以上方法可反复进行，得气后在 8 分深处留针 10 分钟左右。

4. 头皮针震动术　针体沿皮进入帽状腱膜下层，深 1 寸左右得气后，留针 1 分钟，将针体提出 1/3，轻轻捻转提插、微微震动针体 9 次，再插回原处。每隔 3~5 分钟再按上法行针，共 9 次为度。

5. 头皮针复式补泻手法 本法是针向迎随、提插、徐疾、开阖补泻结合，施行于头皮针治疗线（如顶中线）的补泻手法。

（1）补法：由后向前透刺，分三部进针、由浅而深，每部 0.4 寸左右，各部行紧按慢提手法 9 次（可参上述进气法），在 1.2 寸处留针 30 分钟，一次退针至皮下，出针后疾闭针孔。

（2）泻法：由前向后透刺，一次进针至 1.2 寸处，再分三部退针，由深而浅，每部 0.4 寸左右，各部行紧提慢按手法 6 次（可参上述抽气法），在 0.4 寸处留针 30 分钟，然后摇大针孔而出针。

此外，还有在留针期间用手循切或弹刮针柄以激发经气，加强刺激的方法。

（三）多针刺法

1. 头皮针对刺法 有上下对刺和前后对刺两种，前者用于额区，后者用于头顶各线。

（1）上下对刺（图 4-1-8）：如针额中线时，一根针从神庭穴由上而下刺入，另一根针从前额发际下 5 分处由下而上刺入，二针相对。额旁 1、2、3 线的上下对刺，可按此法施行。

（2）前后对刺（图 4-1-9）：如针顶中线时，一根针从前顶穴进针，向百会穴透刺；另一根针从百会穴进针，向前顶穴透刺，二针前后相对。顶旁 1、2 线可按此法施行。

需要注意的是，对刺法的两根针是相对而刺，并不要求其针尖相抵。

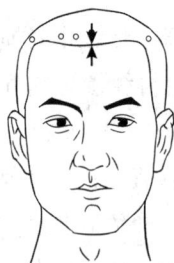

图 4-1-8 头皮针上下对刺法（额区）

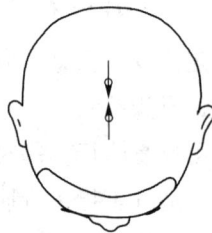

图 4-1-9 头皮针前后对刺法（顶区）

2. 头皮针交叉刺法 由《黄帝内经》傍针刺法演化而来，是用 2~4 根毫针呈交叉状同时刺激某一头穴或治疗线的刺法。

（1）百会穴的交叉刺法（图 4-1-10）：可采用三针交叉刺，一针由后向前刺入百会穴，另外两针分别由百会穴前 1 寸并向左右旁开 5 分处刺入，其针尖透向百会穴。如此三针呈倒"Y"形交叉，以加强对百会穴的刺激。

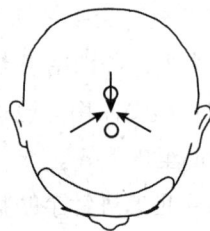

图 4-1-10 百会穴的交叉刺法

（2）顶中线和顶颞前斜线的交叉刺法（图4-1-11）：可采用两针交叉刺法，一针由前顶穴向后透刺百会穴，另一针从前神聪穴进针，沿顶颞前斜线向下透刺。如此则两针在头皮下呈交叉状。

3. 头皮针接力刺法（图4-1-12）　本法与体针排刺法与接气通经法相类似，是适用于顶颞前、后斜线上的多针刺法。其操作常用等长度的3根毫针，分别从上述治疗线的起点（如前顶穴）、第1个等分点和第2个等分点处进针，沿皮由上而下依次透针。如此这3根针犹如接力赛跑的接力棒，依次接力，故名曰"接力刺"。

4. 头皮针齐刺法　用3根针并列集中刺激同一头穴或治疗线的多针刺法，适用于额中线、顶中线和枕上正中线等。

（1）额中线：第1针从神庭穴进针，第2、3针则分别从神庭穴左右旁开各5分处进针，三针均向前额发际下5分处透刺1寸（图4-1-13）。

（2）顶中线：第1针从前顶穴进针，向百会穴透刺；第2、3针分别从前顶左右旁开5分处进针，斜向透刺至百会穴（图4-1-14）。

（3）枕上正中线：第1针从强间穴透刺至脑户穴；第2、3针分别从强间穴向左右旁开5分处进针，斜向透刺至脑户穴。在临床上，亦可同时针刺枕上正中线和枕上旁线（双侧），三针平行齐刺（图4-1-15）。

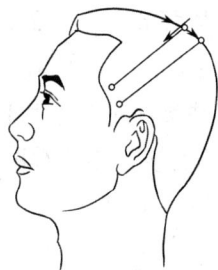

图4-1-11　顶中线和顶颞前斜线的交叉刺法

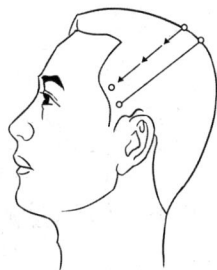

图4-1-12　头皮针接力刺法

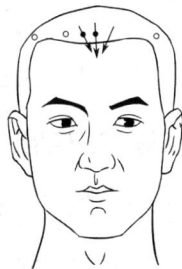

图4-1-13　额中线齐刺法

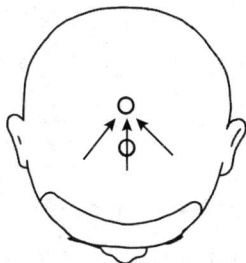

图4-1-14　顶中线齐刺法

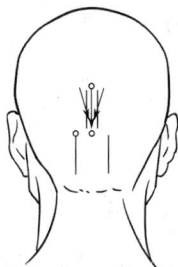

图4-1-15　枕上正中线齐刺法

5. 头皮针扬刺法 常用于百会穴和四神聪穴，即从前神聪、后神聪、左神聪、右神聪分别向百会穴透刺，共计 4 针（图 4 - 1 - 16）。或从百会穴分别向上述 4 个神聪穴透刺。

6. 头皮针井字刺法 适用于四神聪穴，可由前神聪向左神聪透刺，左神聪向后神聪透刺，后神聪向右神聪透刺，右神聪向前神聪透刺，如此这四针相互交叉，构成"井"字形状（图 4 - 1 - 17）。

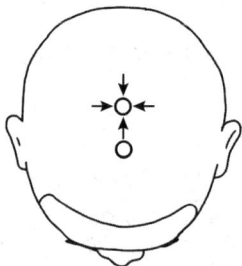

图 4 - 1 - 16　头皮针扬刺法　　　　　　图 4 - 1 - 17　头皮针井字刺法

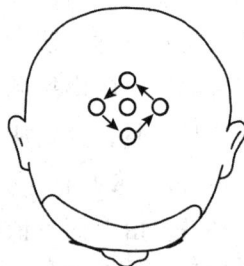

以上各种多针刺法，待针体进入帽状腱膜下层后，可分别采用相应手法（如头皮针抽添法），以激发经气，加强刺激。有时亦可左右手同时操持几根针施行手法。

头皮针的留针和出针，基本上与体针相同。在留针期间，常采取长时间动留针法，并适当配合患部的按摩导引。出针时，要及时按压针孔，以免出血。

三、头皮针临床应用

（一）适用范围

据大量临床实践证明，头皮针可广泛用于临床治疗 80 余种常见病症，是仅次于耳针应用较为广泛的微针系统针法。

1. 中枢神经系统疾患 为头皮针的主要适应证，包括由脑血管病引起的偏瘫、失语、假性延髓性麻痹，小儿神经发育不全和脑性瘫痪，颅脑外伤后遗症、脑炎后遗症、癫痫、舞蹈病和震颤麻痹等。对上述病症的疗效，主要表现在运动、智力和语言功能障碍的康复，能不同程度地缓解症状、改善体征、缩短病程，达到治疗目的。

2. 精神病症 头皮针有调节大脑皮质功能状态的作用，可用于精神分裂症、癔症、考场综合征、抑郁症、焦虑症、孤独症、小儿多动症、围绝经期精神紊乱，也有用于老年性痴呆和小儿先天愚型者，有提高智力、缓解症状、恢复大脑正常思维和调整兴奋抑制功能状态的临床效果。

3. 疼痛和感觉异常 临床可用于头痛、三叉神经痛、颈项痛、肩痛、腰背痛、坐骨神经痛、胆绞痛、胃痛、痛经等各种急慢性疼痛病症，有显著止痛作用。此外，还可用于多发性神经炎所致的肢体远端麻木，皮肤瘙痒症、荨麻疹、皮炎、湿疹等皮肤病引起的瘙痒症状，有迅速缓解临床症状、恢复正常感觉功能的效果。

4. 皮质内脏功能失调所致的疾患　包括高血压、冠心病、溃疡病、男子性功能障碍和妇女月经不调（功能性者），以及神经性呕吐、功能性腹泻、斑秃等。

（二）注意事项

1. 囟门和骨缝尚未骨化的婴儿和孕妇不宜用头皮针治疗。

2. 头颅手术部位，头皮严重感染、溃疡和创伤处不宜针刺，可在其对侧取相应头穴进行针刺。

3. 头皮针刺入时要迅速，注意避开发囊、瘢痕。针具要注意检查，以免因针尖不锐等引起疼痛。行针要随时注意针下感觉，如有阻力感或局部疼痛时，要及时调整针刺方向与深度，要保证针体在帽状腱膜下层。

4. 留针时不要随意碰撞针柄，以免发生弯针和疼痛。如局部疼痛、瘙痒、重困而无法忍受时，可将针体稍向外提，如此则异常感觉可随即消失。

5. 有脑出血病史者，用头皮针治疗必须谨慎从事。治疗前要认真进行各种检查；治疗时要避免过强的手法刺激，尽量少留针或不留针，加强严密监护。

（三）临床应用

1. 中风偏瘫　是目前临床报道最多的头皮针适应证，用头皮针治疗常可迅速提高瘫痪肢体肌力，改善肌张力，不同程度地恢复肢体运动和感觉功能。目前应用较多的是针刺运动区、足运感区、感觉区，以快速捻转手法（焦顺发所倡）治疗。笔者常以顶颞前斜线（患肢对侧）为主，配顶中线、顶旁1线、顶旁2线等，用抽气法和进气法来进行治疗。先由前顶向百会穴透刺1寸（顶中线），再在顶颞前斜线上从上而下依次透刺3~4针（即接力刺法），每根针的进针点之间的距离为1寸左右，深1寸左右。当上述各针沿皮下推进至帽状腱膜下层，医者刺手的指下感到不松不紧，有吸针感时，可行抽气法（实证）或进气法（虚证）。各针分别行针0.5~1分钟，直至患肢运动功能有所提高，是为得气。得气后，留针2~24小时，其间可行针2~4次（动留针）。行针与留针期间，可配合患肢的主动或被动运动。急性期每日1次，10次为1个疗程；恢复期和后遗症期每日或隔日1次，5~7次为1个疗程。

取用顶颞后斜线（百会与曲鬓之间的连线），用1.5~2寸毫针沿头皮从百会向曲鬓方向针刺（接力刺法）。即将该线分作三等份，第1针从百会刺入，沿该线透刺1.5寸；第2针从第1个等分点刺入，沿该线透刺1.5寸；第3针从第2个等分点刺入，沿该线透刺1.5寸，至曲鬓穴。然后行快速捻转手法，频率为每分钟200次左右，连续5分钟，休息5分钟，再捻针5分钟，共捻针3次，约30分钟后出针。每日治疗1次，15次为1个疗程。顶颞后斜线，可取患肢对侧头穴，也可取同侧头穴，均有相同效果。此外，取用通天、正营、神庭等头穴透刺，用快速捻转手法施术，对本病亦能起到恢复肌力、提高运动功能的效果。

临床实践证明，在临床上用头皮针刺激，并给予足够的刺激量可提高本病疗效。其方法途径有二：其一是加强刺激强度，如以快速的捻转手法施术；其二是增加刺激累积时间，如长时间留针，并在留针期间配合必要的肢体运动。还可以采取头皮针和体针相结合的方法，来提高临床疗效，减少患者对针刺的耐受性，达到有效的针刺感应。值得注意的是，在头皮针治疗的同时，配合患肢按摩和运动，可激发大脑皮质受损区的生理功能，促进脑局灶血流和全身的血液循环，改善患肢运动和感觉功能。

有关资料说明，在头皮穴位上采用快速捻转和小幅度提插手法，对中风偏瘫患者进行针刺治疗，其总有效率可达 90% 左右，显效率则在 60% ~85% 之间。关于头皮针治疗中风偏瘫的机制，大致是：①能使脑电 α 波指数和电压上升，并改善其不对称性，从而提示头皮针治疗有调节大脑皮质功能的作用和改善病理状态的作用。②脑缺血性中风所引起的脑血流图异常变化，经头皮针治疗后，可在肢体恢复的同时，脑血流图也得以改善，如主峰角变锐，重搏波加深，波峰增高，上下支曲折消失等。可见头皮针有增加脑血流量、改善脑血流动力学变化的作用。③采用头皮针治疗，可改善中风偏瘫患者的血液流变学异常指标，其中包括全血黏度、血细胞比容、血浆黏度、总胆固醇、纤维蛋白原等；并能改善甲皱微循环，如其血流速度、颜色和形态变化。从而提示头皮针治疗能改善患者血液循环状态，从根本上改善患者体质。④应用头皮针刺激相应穴位，能使中风偏瘫患者的四肢肌力幅度升高（治疗前后自身对照，$P < 0.05$）。有人发现头皮针还可迅速改变瘫肢肌电和皮温，且有皮肤电位改变的现象。

应该指出的是，头皮针疗效与病变性质、部位、病程有关。一般来说，脑血栓形成所致的偏瘫，其头皮针疗效较脑栓塞和脑出血所致者要好。病程短，在 3 个月以内者（特别是 1 个月内之急性期患者），用头皮针治疗常有显著疗效；如病程超过 3 个月甚至更长时间，很难取得临床治愈的效果。如病灶范围大，或位于两侧，或位于深部（如基底核、内囊），或呈多灶性，或再次发作者，一般用头皮针效果较差。

有人认为，无论是缺血性中风，还是出血性中风，在发病 1 周，病情还处于不稳定期，随时有加重危险，此时针灸是不恰当的，要求规范头针治疗时机，不能一味强调早期针灸治疗。应该对刺激部位再进行大样本、严格的对比筛选，优选出最佳的刺激部位。应该对影响刺激量的行针时间、频率、留针时间等进行多因素系统研究，掌握其中规律。认为在针刺达到治疗刺激量后，这一刺激量维持时间长，效果就较好。主张延长留针时间，必要时 24 小时留针或埋针、埋线等，以提高临床疗效。[中医杂志，2000，41（5）：315]

2. 癫痫 根据患者脑电图异常表现，确定其病变部位（如额叶、顶叶、枕叶、颞叶），取相应头皮针治疗线。如额叶癫痫取额中线和额旁 1 线、2 线，顶叶癫痫取顶中线和顶旁 1、2 线，枕叶癫痫取枕上正中线和枕上旁线等。沿头皮透刺至帽状腱膜下层，行大幅度快速捻转，频率 200 次/分，各针持续行针 1 ~2 分钟，留针 1 小时，其间行针 2 次。亦可在第 1 次快速捻转后，通以脉冲电刺激，用疏密波或连续波通电 20 分钟，电流量以患者能耐受为度。

头皮针治疗可以缓解癫痫发作症状，缩短发作时间，减轻发作程度，延长发作间歇期，同时有改善患者异常脑电图变化的作用。陈克彦等用头皮针治疗为主，经 70 例患者的临床观察，其显效率为 46.88%，有效率为 67.71%。在治疗期间，有 28 例停用抗癫痫药；39 例长期用药而效果欠佳者，针药并用；3 例患者针前未用药。[中国针灸，1981，2（3）：13]

头皮针和体针都能改善患者脑电图异常变化。陈克彦等通过114例患者临床观察，发现脑电图异常者（103例）针刺后脑波有变化，而脑电图正常者（11例）则无变化。针刺引起脑波改变的患者中，有72.6%患者表现为异步化现象（即针刺后癫痫放电停止或减少），说明针刺对本病患者确有良好的治疗作用。在103例脑电图异常者中，脑电图异常程度较轻者针刺后脑电图变化率较低，而脑电图异常程度较重者，针刺后变化率较高，不同的脑电图类别其针刺反应有非常显著性差异（$P<0.001$），而发作类型却与针刺后脑电图变化率无直接关系。［中医杂志，1982，23（6）：53］

3. 高血压 头皮针对Ⅰ期高血压以及肝阳上亢、阴阳两虚型的降压效果较好。一般以顶中线、额中线、额旁1线等顶区和额区的治疗线为主，沿皮进针后，用缓慢平和的手法，取得局部针感后，留针1~2小时，并配合意守丹田、形体放松等，即可获效。

4. 神经症 头皮针治疗可改善其失眠、眩晕等症。有调节大脑皮质兴奋和抑制功能状态的作用。临床取穴一般以额区治疗线为主，如额中线和额旁1、2线等。有人取神庭穴直上1寸处（督脉线上）、神庭穴左右旁开各1寸处，共3穴，用5分毫针快速进针，直达骨膜，稍做捻转后留针0.5~1小时（其间不再行针）。共治失眠患者100例，结果显效38例，有效57例，无效4例。部分患者经治1~3次即有睡意，半小时左右能入睡。［江苏中医，1989，11（6）：14］

5. 考场综合征 是竞技综合征的一种，其表现是在考试之前或考试过程中，出现心悸、气急、头晕、头痛、烦躁、多汗、口渴、恶心呕吐，或视物模糊、手颤、智力低下、思想僵化、血压升高甚而晕厥等。用头皮针治疗，不仅可缓解其临床症状，还有防止本病发作的效果。临床可取百会穴，沿皮向后逆经而刺，深1.2寸，得气后行徐疾、提插泻法，然后留针30分钟（在考试过程中发病者，可留针至考试结束为止），有治疗作用。如在考试前晚上进行针刺，至第2天晨起床后出针，留针8小时左右，则有防止本病发作的作用。其方法是：取百会穴，由后向前沿皮顺经而刺，深1.2寸，得气后行徐疾、提插补法。

6. 中风后抑郁症 额中线、额旁1线、额旁2线、额旁3线。从前向后沿皮进针，刺至帽状腱膜下层，深度为1~1.5寸，得气后用提插捻转手法，平补平泻，每针行针30秒。留针30分钟。每日2次，共28天。同时服用调神解郁汤（柴胡、白芍各20克，郁金、石菖蒲、远志各15克，炒酸枣仁、丹参各30克，枳壳10克，甘草6克，水煎服），每日1剂，早晚分2次服。［中医杂志，2011，52（1）：61］

7. 斑秃和脂溢性脱发 以头穴局部针刺为主治疗，可促进毛发生长，改善毛发病理状态，促进局部血液循环，提高头皮温度，恢复局部神经营养，从而取得临床效果。临床或用浅刺，或用沿皮常规刺法，可配合局部皮损处皮肤针叩刺及头穴脉冲电刺激，常有显著疗效。浅刺法，常取后顶、风池穴为主，后顶穴向前透刺3~5分，风池穴向下刺2~3分，均行捻转补法，留针20分钟左右，出针时行雀啄术。沿皮常规刺法，以百会、头维、枕下旁线为主，得气后可不留针，亦可留针10~15分钟（或加脉冲电刺激）。头皮瘙痒甚者加大椎，皮脂分泌旺盛者加上星等。

8. 复发性口疮　取玉枕穴（患侧或双侧），可根据证候虚实而施以不同手法。脾胃积热型，用左手捏住玉枕穴上的卵圆形阳性物，右手持针刺入后，迅速出针，挤压针孔使其出血。阴虚火旺型，用左手食指爪切其穴，右手持针刺入 1 ~ 1.5 寸，针尖略向内上方呈30°角，用捻转泻法，得气后留针 10 ~ 15 分钟，其间行针 2 ~ 3 次。中气不足型，左手食指爪切其穴，右手持针刺入 1 ~ 1.5 寸，针尖略向内上方呈30°角，用捻转补法，得气后留针15 ~ 20 分钟，出针后加用艾条温和灸。

9. 各种疼痛　头皮针透穴刺法，有迅速止痛作用，可见第二篇透穴刺法。

（四）医家经验

1. 孔尧其等用头皮针抽提法提高中风偏瘫患者肌力经验

（1）A组：60 例。病灶侧头部的顶中线、顶颞前斜线。患者取仰卧位，用 1 ~ 1.5 寸毫针，快速沿皮进针刺入帽状腱膜下层。顶中线由前顶刺向百会；顶颞前斜线由前顶刺向悬厘的 2/3 节段，用 2 根针行接力刺法。手法：在腱膜下层进至 1 寸左右时，用捻转手法至头皮有酸胀麻等得气感，静留针 2 个小时后出针。隔日 1 次，每周 3 次，12 次为 1 个疗程。

（2）B组：120 例。患者一般取坐位，确不能坐的取仰卧位。手法：在腱膜下层进至 1 寸左右，指下有不紧不松的一种吸针感时，即用爆发力向外速提 3 次约 5 秒，每次至多提出 1 分许，又缓插至 1 寸。如此反复运针 10 遍，共计约 5 分钟。间歇动留针 2 个小时，每隔 30 分钟运针 5 遍（约 2 分钟 30 秒）。行针和留针期间可结合患肢的运动。除上述之外，其他均同 A 组。

（3）疗效：B 组愈显率和总有效率分别为 86.67%、98.33%，A 组愈显率和总有效率分别为 5%、83.33%，两组疗效差异有显著性（$P < 0.01$）。［中医杂志，2005，46（2）：104 – 106］

2. 方云鹏等用治高血压

（1）取穴：书写（以冠矢点为顶点，向左、右各画一线与矢状缝成45°角，在此两线上距冠矢点 3cm 处）、呼循（风池穴内上方，枕外隆凸尖下 5cm 旁开 4cm 处）、思维（印堂穴直上 3cm 处）、听觉（耳尖上 1.5cm 处）等。

（2）操作：直刺或斜刺 3 分左右，针尖达骨膜，行捻转手法，留针 30 分钟（其间捻针 1 次）。每日 1 次，10 次为 1 个疗程。

（3）疗效：治疗 1292 例，结果显效 999 例，有效 266 例，无效 27 例，总有效率为97.91%。对各种临床症状有明显效果，对心电图、血脂、眼底变化等均有不同程度的改善。至停针后 6 个月效果均较稳定。［中国针灸，1988，8（4）：2］

3. 张鸣九用头皮针治精神病幻觉症状

（1）取穴：后顶透百会为主，视幻觉配正营透目窗，听幻觉配颅息透翳风，味幻觉配头窍阴透天柱，嗅幻觉配承光透五处，触幻觉配百会透正营，前庭幻觉配风府透风池，内脏幻觉配头窍阴透颅息。

（2）操作：各穴分别沿皮透刺至另一穴，行捻转和震颤术 1~3 分钟，气至病所后留针 1~3 小时，每日 1 次，10 次为 1 个疗程。

（3）疗效：治疗 296 例患者，结果基本痊愈 209 例，显著进步 56 例，进步 19 例，无效 12 例，总有效率为 95.9%。［中医杂志，1987，29（6）：52］

四、头皮针主要流派介绍

（一）焦顺发头皮针治疗区（图 4 – 1 – 18 ~ 图 4 – 1 – 23）

山西运城焦顺发根据大脑功能定位原理拟定的 14 个头针刺激区，是目前临床较为常用的分区方法。取穴时首先要明确前后正中线和眉枕线的部位。

前后正中线：眉间和枕外隆凸顶点下缘的连线。

眉枕线：眉中点上缘和枕外隆凸尖端的头侧面连线。

1. 运动区 上点在前后正中线中点后 0.5cm 处，下点在眉枕线和鬓角发际前缘相交处。两点连线为运动区。运动区上 1/5 主治对侧下肢瘫痪；中 2/5 主治对侧上肢瘫痪；下 2/5 主治对侧面瘫、运动性失语、流涎、发音障碍，又称为言语 1 区。

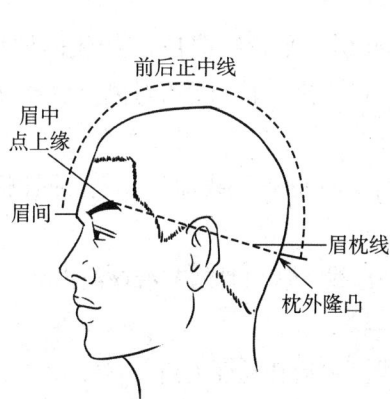

图 4 – 1 – 18　焦顺发头皮针治疗区（标定线）

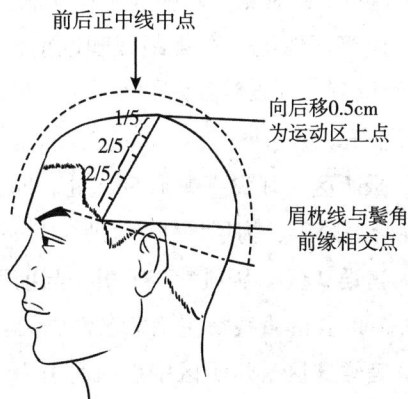

图 4 – 1 – 19　焦顺发头皮针治疗区（运动区）

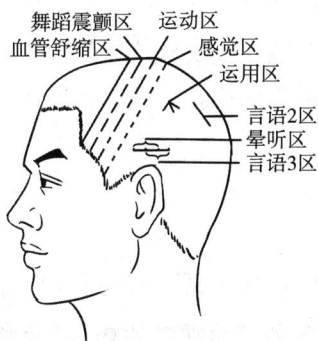

图 4 – 1 – 20　焦顺发头皮针治疗区（侧面图）

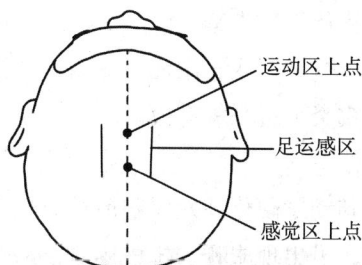

图 4 – 1 – 21　焦顺发头皮针治疗区（足运感区）

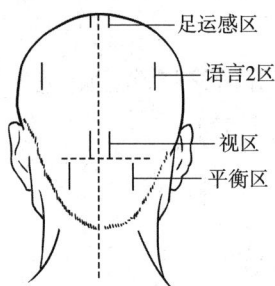

图 4-1-22 焦顺发头皮针治疗区（后面图）　　图 4-1-23 焦顺发头皮针治疗区（正面图）

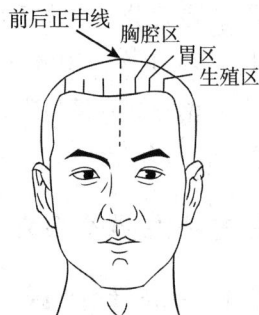

2. 感觉区　在运动区后和运动区相距 1.5cm 的平行线，即为感觉区。主治对侧肢体感觉障碍。可将感觉区划分为 5 个等份。其中感觉区上 1/5 主治对侧腰腿痛、麻木、感觉异常，后头痛、颈项部疼痛；中 2/5 主治对侧上肢疼痛、麻木、感觉异常；下 2/5 主治对侧面部麻木、疼痛、偏头痛、颞颌关节紊乱。

3. 舞蹈震颤区　在运动区前，距该区 1.5cm 引一平行线即是。主治舞蹈病、帕金森病。一侧病变针对侧，两侧病变针双侧。

4. 血管舒缩区　在舞蹈震颤区前，距该区 1.5cm 引一平行线即是。主治皮质性浮肿（脑血管偏瘫，其患肢并发的浮肿）。上 1/2 治对侧下肢浮肿，下 1/2 治对侧上肢浮肿。还可治高血压。

5. 晕听区　耳尖直上 1.5cm 处，向前、向后各引 2cm 的水平线即是。主治同侧耳鸣、皮质性听力障碍、梅尼埃病、幻听、头晕等。

6. 言语 2 区　从顶骨结节引一与前后正中线的平行线，从顶骨结节沿该线向后 2cm 处往下引 3cm 长的直线。主治命名性失语。

7. 言语 3 区　晕听区中点向后引 4cm 长的水平线。主治感觉性失语。

8. 运用区　从顶骨结节起，向乳突中部引一直线和与该线夹角为 40° 的前后两线，其长均为 3cm，此三线即是该区。主治失用症。

9. 足运感区　在感觉区上点后 1cm 处旁开前后正中线 1cm，向前引 3cm 长的平行线即是该区。主治对侧腰腿痛、麻木、瘫痪。针刺双侧治小儿遗尿、皮质性尿频、皮质性排尿困难、皮质性尿失禁、脱肛等。配生殖区治急性膀胱炎引起的尿频、尿急，糖尿病引起的烦渴、多饮、多尿，阳痿，遗精，子宫脱垂。配感觉区上 2/5，对颈椎、腰椎骨质增生和接触性皮炎、斑秃等有效。

附注

患脑动脉硬化并发大脑前动脉供血不足或血栓形成以及其他原因致使中央旁小叶功能障碍时，可出现尿频、排尿困难、尿失禁，将其分别命名为"皮质性尿频""皮质性排尿困难""皮质性尿失禁"。其他相应的皮质受损症状，也类此命名。

10. 视区　从旁开前后正中线 1cm 的平行线与枕外隆凸水平线的交点开始，向上引

4cm 的垂直线。主治皮质性视力障碍、白内障等。

11. 平衡区　沿枕外隆凸水平线，旁开前后正中线 3.5cm，向下引垂直线 4cm。主治小脑损害引起的平衡障碍。

12. 胃区　由瞳孔中央向上引平行于前后正中线的直线，从发际（发际不明显者，由眉间直上 6cm 处）向上取 2cm。主治急慢性胃炎、胃溃疡病等引起的疼痛。

13. 胸腔区　从胃区与前后正中线间发际的中点，取一与前后正中线相平行的 2cm 直线。主治支气管哮喘、支气管炎、心绞痛、阵发性室上性心动过速、胸闷、气短等。

14. 生殖区　从额角向上引平行于前后正中线的 2cm 直线。主治功能失调性子宫出血。配足运感区，治急性膀胱炎引起的尿频、尿急，糖尿病引起的烦渴、多饮、多尿，阳痿、遗精，子宫脱垂等。

（二）方云鹏头皮针治疗区（图 4 - 1 - 24 ~ 图 4 - 1 - 27）

西安方云鹏根据颅脑在头皮上的投影，结合临床经验，创立方氏头皮针，以伏脏、伏象、倒象和倒脏为主，又有各颅脑功能区相应头穴。

1. 基本标定线

（1）眉顶枕线：由眉间棘（印堂穴）经头顶矢状缝至枕外隆凸（脑户穴）的连线，是大脑两半球分界线。成人一般平均为 33cm（约 1 市尺），按同身寸法计算为 1 尺 2 寸。所谓 33cm 也可理解为 33 等份，在临床上根据人的头形和大小，灵活掌握。

（2）眉耳枕线：由眉间棘经耳至枕外隆凸的连线。成人一般平均为 26.4cm（约 8 市寸），按同身寸法计算为 9 寸 6 分。大脑位于此线之上，小脑位于此线后 1/3 的下面。

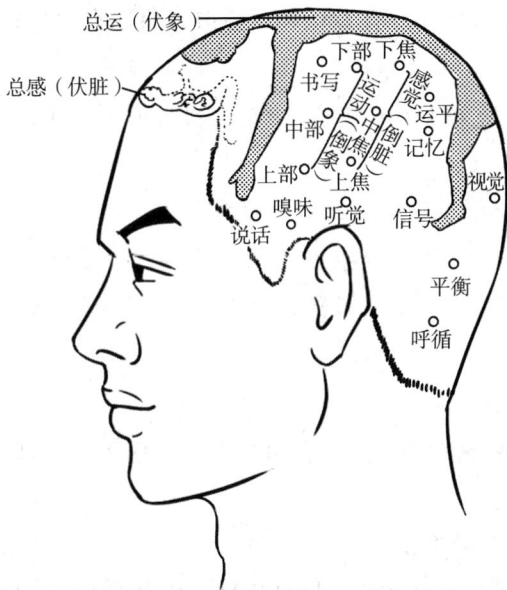

图 4 - 1 - 24　方云鹏头皮针治疗区（伏象）　　图 4 - 1 - 25　方云鹏头皮针治疗区（伏脏）

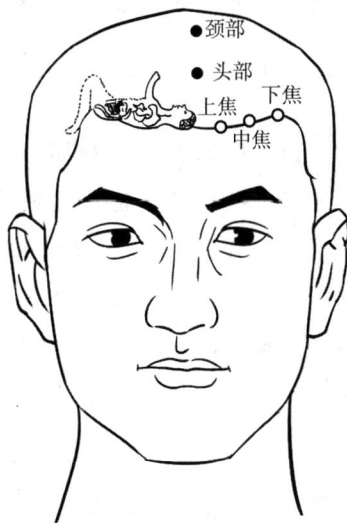

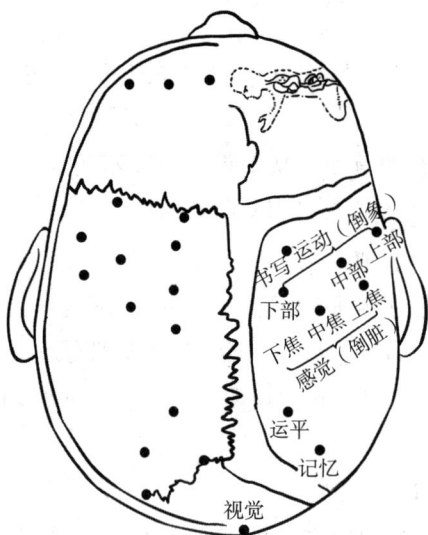

图 4-1-26 方云鹏头皮针治疗区
（倒象、倒脏）

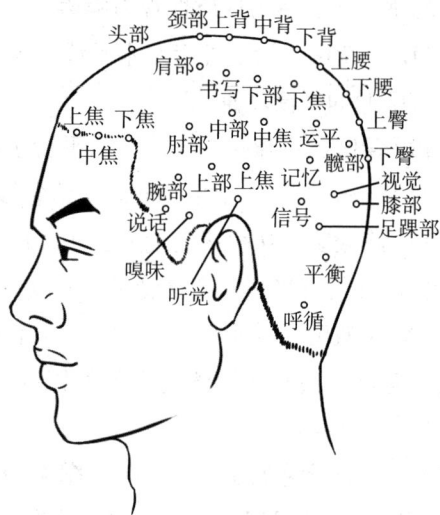

图 4-1-27 方云鹏头皮针治疗区
（头部侧面各相关中枢示意图）

2. 伏象（总运动中枢） 伏象是指人体缩影伏于头部冠状缝、矢状缝和人字缝之上的形象。伏象支配着全身的运动神经，可称总运动中枢。针刺伏象的相应部位，可治疗全身疾病，其中尤其对运动系统、神经系统、心血管系统疾病有效。一般而言，冠矢点为伏象颈椎与胸椎的交界处，人字缝尖相当于尾骨尖处，冠矢点前为颈部和头部，冠状缝为左右上肢，矢状缝为躯干，人字缝为左右下肢。

（1）头颈：头部长 2cm，颈部长 2cm，因头部和颈部有 1cm 相互重叠，所以在冠矢点前 3cm 为头、颈部。头部宽 2cm，颈部宽 1cm。

（2）上肢：从冠矢点起，沿冠状缝至顶蝶缝为 11cm。左右两侧均自上而下，定肩、肘、腕三点。

由冠矢点至肩为 2cm，肩至肘为 3.5cm，肘至手腕为 3.5cm，手部为 2cm。

（3）躯干：由冠矢点起，沿矢状缝至人字缝尖为伏象躯干，共计长 14cm。分为背、腰、臀三部分。背部，分为上背、中背、下背，各占 2cm。腰部，分为上腰、下腰，各占 2cm。臀部，分为上臀、下臀，各占 2cm。

伏象的肩宽 4cm，胸宽 3cm，腰宽 2cm，臀宽 3cm。

（4）下肢：从人字缝尖起，沿人字缝至顶颞缝为 9cm。左右两侧均自上而下，定髋、膝、踝三点。

人字缝尖至髋为 1.5cm，髋至膝为 3cm，膝至踝为 3cm，足为 1.5cm。

3. 伏脏（总感觉中枢） 伏脏是指人体内脏在头部相应区域呈伏状。其相应定位，是从额正中线沿前额发际向左右两侧至额角，各分为上、中、下三部分，称为上焦、中焦、下焦，长度为 6.5cm。上焦 3cm，中焦 1.5cm，下焦 2cm，但不可绝对划分。伏脏主管全身感觉，用以治疗内脏疾患，尤其是对全身皮肤肌肉的痛觉、触觉、温觉和酸困、麻痒等不适感的疗效显著。

（1）上焦：是指横膈以上的胸腔内脏，还包括上肢及胸以上的皮肤感觉和大脑思维。上焦占伏脏3cm。

①思维：左右两额骨结节处。

②头颈：上焦前2cm，发际下0.5cm、发际上1cm的区域。

③上肢：从额正中线旁开2cm，前额发际上2cm作为一个点；再从发际上3.5cm，额正中线旁开1cm作一个点。两点之间的连线即为伏脏上肢。上肢分为上臂、前臂和手三部分，各占0.5cm。

④胸部：上焦后1cm，发际下0.5cm、发际上2cm的区域。

（2）中焦：是指肚脐以上、横膈以下的腹腔内脏，还包括躯干皮肤感觉。中焦占伏脏1.5cm。

（3）下焦：是指脐以下的腹部内脏，还包括下腹部和下肢皮肤感觉，以及泌尿生殖系统。下焦占伏脏2cm。

①下腹、臀、髋、大腿部：下焦前1.5cm，发际下0.5cm、发际上1.5cm的区域。

②膝、小腿、踝部：下焦后0.5cm，发际下1cm、发际上2cm的区域。

③足部：下焦后0.5cm，发际下1cm再向后0.5cm的区域。

附注：图中所示的"cm"，是以成人的眉顶枕线（印堂穴至脑户穴之间的前后正中线，一般平均为33cm，按同身寸计算为1尺2寸）为准度量的。实际上，33cm即33等份，可根据头形和大小掌握。

4. 倒象和倒脏　倒象和倒脏分别是大脑皮质运动中枢和感觉中枢在头皮上的投影。

（1）倒象（运动中枢）

部位：从眉顶枕线的中点向后1.25cm处作为一个点，从眉耳枕线的中点向前1.25cm处再向上画一直线，在其4cm处取一个点，两点的连线即相当于中央沟。倒象的部位，是在连线前约0.75cm处，相当于中央前回（运动中枢）在头皮上的投影。而倒脏的部位，则在连线后约0.75cm处，相当于中央后回（感觉中枢）在头皮上的投影。

主治：对侧肢体运动障碍。在临床上，可将倒象分为3个等份，每个等份约占3cm。由上而下依次称为下部、中部和上部。下部主治对侧躯干和下肢运动障碍，中部主治对侧上肢运动障碍，上部主治对侧头面部运动障碍。

（2）倒脏（感觉中枢）

部位：相当于中央后回在头皮上的投影，见上述所示。

主治：内脏疾病和对侧肢体感觉障碍。在临床上，可将倒脏分为3个等份，由上而下依次称为下部（下焦）、中部（中焦）、上部（上焦）。下部主治下焦病和对侧下肢感觉障碍，中部主治中焦病和对侧上肢感觉障碍，上部主治上焦病和对侧头面部感觉障碍。

5. 其他中枢　大脑皮质的说话、书写、视觉等中枢在头皮上的投影可参见图4-1-27

所示。

（1）说话（语言中枢）

部位：眉中与耳尖连线的中点。

主治：运动性失语。

附注：习惯用右手者取左侧穴，反之取右侧穴。

（2）书写（书写中枢）

部位：从冠矢点向左右画一条与矢状缝成 90°角的线，距矢状缝 45°，离冠矢点 3cm 处是穴。

主治：震颤性失语、高血压、低血压等。

（3）记忆（识字中枢）

部位：正对顶骨结节，从人字缝尖向左右画一条与矢状缝成 90°的线，距矢状缝 60°、离人字缝尖约 7cm 处是穴。

主治：失读症、命名性失语、记忆力减退。

（4）信号（信号中枢）

部位：从耳尖至枕外隆凸上 3cm 处画一连线，连线的中点是穴。

主治：感觉性失语、癫痫、理解能力减退。

（5）运平（运动平衡中枢）

部位：在人字缝尖处向左右画一线，与矢状缝成 60°角，在离矢状缝 30°、离人字缝尖 5cm 处是穴（相当于顶骨结节）。

主治：失用症、共济失调。

（6）视觉（视觉中枢）

部位：在枕外隆凸尖上 2cm 左右各旁开 1cm 处是穴。

主治：视觉障碍、眼病。

（7）平衡（平衡中枢）

部位：枕外隆凸尖下 2cm 旁开 3.5cm 处。

主治：偏瘫、眩晕、共济失调。

（8）呼循（呼吸中枢与循环中枢）

部位：枕外隆凸尖下 5cm，再左右旁开 4cm 处。

主治：心肺疾患，如咳嗽、哮喘、呼吸困难、心动过速、高血压等。

（9）听觉（听觉中枢）

部位：耳尖上 1.5cm 处。

主治：神经性耳聋、耳鸣、头晕。

（10）嗅味（嗅觉中枢和味觉中枢）

部位：耳尖前 3cm 处。

主治：嗅觉障碍、味觉障碍、急慢性鼻炎。

（三）于致顺头穴丛刺针法分区（图4-1-28～图4-1-30）

黑龙江中医药大学于致顺头皮针的特点是"分区丛刺长留针"。头皮针穴以大脑功能分区投影和经脉腧穴相结合，并强调在某一穴区多针刺而成丛集状，以及较长时间的留针，以提高临床疗效。

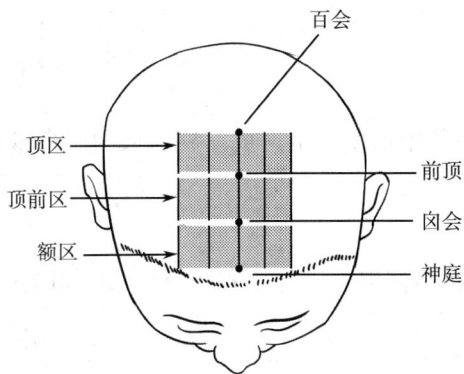

图4-1-28　头穴丛刺针法分区（1）

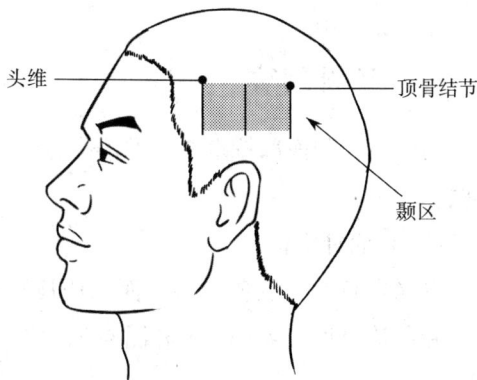

图4-1-29　头穴丛刺针法分区（2）

1. 顶区　百会透前顶，与左右神聪及再向外左、右各1寸向前透刺。其直下有中央前后回、旁中央小叶，以及顶上小叶和顶下小叶的一部分。主要应用于运动障碍、感觉障碍、二便障碍、空间定位障碍、失用症、癫狂痫等。

2. 顶前区　前顶透囟会，通天透承光，正营透目窗。其直下为额上回、额中回的后部。主要应用于运动障碍、不自主运动、肌张力变化、自主神经功能障碍（肢体浮肿、皮温变化等）、木僵状态及书写不能等。

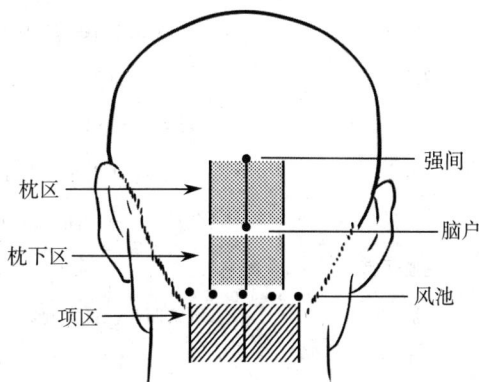

图4-1-30　头穴丛刺针法分区（3）

3. 额区　神庭透囟会，曲差与本神向上透刺。其直下为额叶的前部。主要应用于精神症状（包括记忆力减退、表情淡漠迟钝、缺乏自制、注意力不集中、智力障碍、性格改变等），以及时间、地点、人物、定向力障碍，睡眠障碍，癫狂痫和其他神志变化。

4. 枕区　强间透脑户，与其平行旁开1寸向下透刺。其直下为枕叶。主要应用于视力障碍及眼病。

5. 枕项区　脑户透风府，玉枕透天柱。其直下为小脑。主要应用于小脑病。

6. 颞区　头维、承灵及二者之间，向下刺入1寸半。其直下为颞叶的颞上回、颞中回。主要应用于语言障碍、听力障碍及眩晕等。

7. 项区 风府、风池及两穴之间。其直下为延髓。主要应用于延髓麻痹、言语障碍等。

第二节　面针和人中针

一、面针刺法

面针是针刺面部特定穴位的治疗方法，是在面部望诊基础上形成发展起来的一种微针刺法。

（一）面针穴位

以《灵枢经·五色》有关面部望诊部位的论述为依据，面针共有 24 个穴位。其具体部位和主治可见表 4 - 1 - 1 和图 4 - 1 - 31。

表 4 - 1 - 1　面针穴位及主治表

穴名	定位	主治
首面穴	额正中点	头痛，头晕
肺穴	两眉内端连线之中点，即印堂穴	咳嗽，哮喘
咽喉穴	首面穴与肺穴连线之中点	咽痛，喉痹
心穴	鼻梁骨最低处，两眼目内眦连线中点	心悸怔忡，失眠
肝穴	心穴下，鼻骨下缘接鼻软骨处	胁痛
脾穴	鼻尖端处，即素髎穴	腹胀，纳差
膀胱子宫	人中沟的中点	痛经，尿频、尿急
胆穴	肝穴两侧，目内眦直下，鼻梁骨下缘处	恶心呕吐
胃穴	脾穴两侧，鼻翼中央处	胃痛
膺乳穴	心穴与目内眦之中点	乳少
小肠穴	胆、胃二穴连线中点之外方	腹泻
大肠穴	目内眦直下方，颧骨下缘处	便秘，腹泻
肾穴	鼻翼水平线与太阳穴直下垂线相交处	尿少，尿痛
脐穴	肾穴下 3 分处	脐腹痛
背穴	颊部中央外后方 1 寸处，即听宫穴	腰背痛
肩穴	目外眦直下方，胆穴外方	肩痛，屈伸不利
臂穴	肩穴之后方与下关穴直上交叉点	臂肿痛
手穴	臂穴之下方	手部肿痛
股里穴	近地仓穴，口角旁 5 分，上下唇吻合处	股内侧痛
股穴	耳垂与下颌角连线上中 1/3 交界处	大腿扭伤

续表

穴名	定位	主治
膝穴	耳垂与下颌角连线中下1/3交界处	膝部肿痛
膝髌	下颌角上方凹陷处，即颊车穴	膝关节损伤
胫穴	下颌角前方，下颌骨上缘	踝关节扭伤，腓肠肌痉挛
足穴	胫穴前方，目外眦直下，下颌骨上缘处	足部肿痛

（二）操作方法

用5分至1寸、30~32号毫针，在选定穴位经常规局部消毒，将针徐徐刺入，一般额、鼻、口旁的穴位宜斜刺或横刺，颊部的穴位可用直刺法，也可根据需要采用透穴刺法。针刺得气后，留针10~30分钟，每隔5~10分钟捻转1次。亦有用皮内针法的。如用于面针麻醉，则可加用电针诱导刺激，或手法持续捻转。

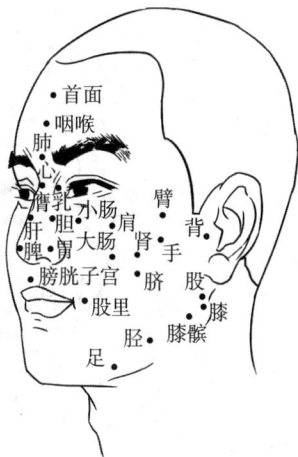

图4-1-31 面针穴位

（三）临床应用

1. 处方原则

（1）对应取穴：根据面针穴位与全身各部相对应的原理，选取相应的面针穴位来治疗其所对应的某部病症。如咳嗽、气喘属肺病，取肺穴；胸痹、心痛、心悸、怔忡属心病，取心穴；咽痛取咽喉穴，肩痛取肩穴。

（2）辨证取穴：根据中医脏腑经络辨证方法，选取相应的面针穴位进行针刺。如肝与胆互为脏腑表里关系，肝病取穴除取肝穴之外，还须加用胆穴。又如肝主筋，开窍于目，因此筋痹可加用肝穴，眼病亦可取用肝穴等。

（3）反应点取穴：由于经络的联系，在全身各部脏腑器官病变时，都可在相对应的面针穴位上有所反应。根据这个道理，用经络测定仪在面针穴位上逐次探测，当出现异常敏感或显示阳性反应时，该点即可作为针刺的穴位（反应点）。

2. 适用范围

目前面针临床应用较少，主要是治疗各种疼痛和面针麻醉（胃次全切除术、胆囊切除术、阑尾切除术、子宫或输卵管手术、腹股沟疝修补术等）。据有关临床报道，面针可用于胃下垂、肛裂与痔疮出血、产后乳少或无乳症，还有用以辅助纤维胃镜检查的。

3. 注意事项

（1）针前要严格消毒，以免局部感染。

（2）面部有红肿热痛或皮肤病者忌用。

（3）面部血管丰富，出针时必须用消毒干棉球按压片刻，以防出血。

二、人中针刺法

人中针刺法是用毫针针刺人中沟上的特定穴位，以治疗全身病症的方法。

（一）人中针穴位

把人中沟平均分为上、中、下3段，每段内有3个穴，共计9穴。其穴均在人中沟内，从唇向上依次命名为沟1（即兑端穴）、沟2、沟3、沟4、沟5、沟6、沟7（即人中穴）、沟8、沟9（图4-1-32）。

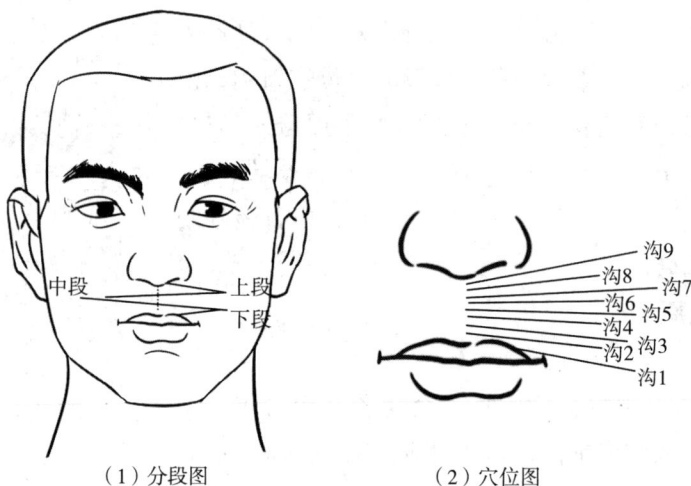

（1）分段图   （2）穴位图

图4-1-32 人中针穴位

（二）方法

用30号0.5~1寸毫针，快速进针，先直刺而后根据需要向左右或上下斜向刺入。如治左侧上部病变，针尖可向左侧下部刺；治右侧下部病变，针尖可向右侧上部刺等。一般针刺3~5分，顽固性病症亦可刺1寸左右。用雀啄术为主，得气后新病、急症不留针，久病、邪深则留针15分钟左右。

（三）临床应用

1. 处方原则 根据徐相富的经验，上部三穴（沟7、沟8、沟9）主治下焦和下肢病症，中部三穴（沟4、沟5、沟6）主治中焦和腰腹病症，下部三穴（沟1、沟2、沟3）主治上焦和上肢病症。三部九穴均可治头面病症，尤以下部三穴为效。偏于下焦上部的病症，可取上段偏下的穴位；偏于上焦下部的病症，可取下段偏上的穴位，其他依此类推。如督脉所过病症或下肢病，可沿正中线向上斜刺；任脉所过病症（胸腹部等），则可向下斜刺。除中风取穴较多之外，一般均可取一穴。

2. 适用范围 如神经精神系病症，中风、面瘫、面肌痉挛、小儿脑发育不全、抽搐、惊厥、癫痫、精神病等。各种疼痛病症，其中以急性风湿痛和急性腰扭伤疗效为佳。其他如四肢麻木，月经不调，产后血晕，面部肿胀、疼痛等。

3. 注意事项

（1）人中沟处与面部危险三角区较近，针刺前必须严格消毒，以防感染。

（2）人中沟各穴针刺较痛，针刺前必须向患者说明，以免晕针。

（3）手法宜轻柔敏捷，进针快速，同时要防止过量刺激。

第三节　手针和足针

《素问·阳明脉解》云："四支者，诸阳之本也。"根据经络标本根结理论，十二经之根、本部位，均在四肢末端和膝肘关节以下。手和足作为四肢末端的特殊分部，是十二经脉循行的起止部位，是阴阳表里经脉连接的部位。因此，针刺手部和足部的特定点（穴），可用以治疗全身病症，起到疏通经络、调和阴阳的作用。

一、手针刺法

手针是用毫针针刺手部特定点（穴），以治疗全身相应病症的手法。

（一）手针穴位

在传统针刺手部经穴和手部望诊的基础上，现代学者发现手部存在着与全身各部对应的穴位系统。常用的手针穴位共有 37 个，其中手背侧 19 穴、手掌侧 18 穴，兹列表介绍其定位与主治。（表 4－1－2）

表 4－1－2　手部穴位定位及主治表

	穴名	定位	主治
手背侧	踝穴	拇指掌指关节桡侧赤白肉际处	踝关节痛
	胸穴	拇指指骨间关节桡侧赤白肉际处	胸痛、吐泻、癫痫
	眼穴	拇指指骨间关节尺侧赤白肉际处	各种眼疾，如目赤、流泪、睑腺炎等
	肩穴	食指掌指关节桡侧赤白肉际处	肩部急性扭伤、肩周炎等
	前头穴	食指第 1 指骨间关节桡侧赤白肉际处	前头痛、胃肠疾患、阑尾炎等
	头顶穴	中指第 1 指骨间关节桡侧赤白肉际处	神经性头痛、头顶痛
	偏头穴	无名指第 1 指骨间关节尺侧赤白肉际处	偏头痛、肋间神经痛
	会阴穴	小指第 1 指骨间关节桡侧赤白肉际处	会阴部疼痛、痛经、白带
	后头穴	小指第 1 指骨间关节尺侧赤白肉际处	后头痛、扁桃体炎
	脊柱穴	小指掌指关节尺侧赤白肉际处	急慢性扭伤、椎间盘突出症、尾骨痛等
	坐骨神经痛穴	第 4、5 掌指关节间，靠近第 4 掌指关节处	坐骨神经痛、髋关节及臀部疼痛
	咽喉穴（牙穴）	第 3、4 掌指关节间，靠近第 3 掌指关节处	急性扁桃体炎、咽喉炎、牙痛、三叉神经痛
	颈项穴	第 2、3 掌指关节间，靠近第 2 掌指关节处	落枕、颈部扭伤

	穴名	定位	主治
手背侧	腰腿穴（腰穴）	手背腕横纹前 1.5 寸，第 2 指伸肌腱桡侧，第 4 指伸肌腱尺侧处	腰痛、腰腿痛、腰扭伤
	升压点	手背腕横纹中点	各种原因引起的血压下降
	呃逆点	手背中指第 2 指骨间关节横纹中点	呃逆
	退热穴	手背中指桡侧指蹼处	发热、腹泻
	腹泻穴	手背第 3、4 掌指关节间，上 1 寸	腹泻
	止痒穴	腕横纹尺侧缘前 1 寸，赤白肉际处	皮肤痒痛
手掌侧	急救穴	中指尖距指甲缘 2 分许	昏迷、中暑
	定惊穴	手掌大、小鱼际交接处	高热惊厥
	脾穴	掌面拇指指间关节横纹中点	脾胃不和、腹泻、腹痛
	小肠穴	掌面食指第 1、2 节指骨间横纹中点	小肠病
	大肠穴	掌面食指第 2、3 节指骨间横纹中点	腹泻、便秘
	三焦穴	掌面中指第 1、2 节指骨间横纹中点	胸腹、盆腔疾患
	心穴	掌面中指第 2、3 节指骨间横纹中点	心悸、心痛
	肝穴	掌面无名指第 1、2 节指骨间横纹中点	胁肋疼痛、胃脘疼痛
	肺穴	掌面无名指第 2、3 节指骨间横纹中点	咳嗽、气喘、胸闷
	命门穴	掌面小指第 1、2 节指骨间横纹中点	腰痛、遗精、阳痿
	肾穴	同夜尿穴	同夜尿穴
	哮喘新穴	掌面第 4、5 掌指关节间	哮喘
	胃肠穴	劳宫穴与大陵穴连线中点处	慢性胃炎、溃疡、消化不良等
	哮喘、咳嗽穴	手掌食指掌指关节尺侧处	支气管炎、哮喘、神经性头痛
	夜尿、尿频穴	掌面小指第 2 指骨间关节横纹中点处	夜尿、尿频
	足跟痛穴	胃肠穴与大陵穴连线中点处	足跟痛
	疟疾穴	第 1 掌骨与腕关节结合处，大鱼际桡侧缘	疟疾发热
	扁桃体穴（鱼际穴）	掌面第 1 掌骨尺侧中点	扁桃体炎、喉炎

（二）方法

1. 针刺手掌部穴位时，手背部朝下；针刺手背部穴位时，手掌部朝下，均自然平放于桌上。患者取正坐位或卧位，手部的掌指关节或指骨间关节呈半屈曲状，肌肉放松。

2. 在选定穴位上经局部皮肤消毒后，用 28～30 号 0.5～1 寸长毫针进行针刺（腰腿穴可用 1.5 寸针）。

3. 紧靠骨膜表面，针体垂直于掌面刺入手针穴位，深度一般为 3～5 分。用快速捻转或小幅度提插（雀啄术）手法，得气后留针 5～10 分钟。

4. 腰腿穴（腰痛点）针刺时，用 1.5 寸针沿皮刺入，针体与皮肤呈 15°~30°角，针尖斜向侧掌面，从指伸肌腱与掌骨之间推进，深 0.5~0.8 寸。

5. 治疗各种运动系统病症时，应采取边行针、边运动患部或按摩患部的手法（运动针刺法）。

6. 治疗各种痛症，在痛止后还须继续行针 1~3 分钟，必要时可延长留针时间，或采用皮内针埋针。

7. 出针后迅速按压针孔，并适度按揉片刻，以减轻局部不适感。

（三）临床应用

1. 适用范围 手针尤其适用于各种急慢性疼痛，如头痛、胃痛、痛经、坐骨神经痛和软组织损伤引起的疼痛。有人用手针治疗哮喘，还有用于多形性红斑、带状疱疹、皮肤瘙痒症、湿疹、过敏性皮炎、玫瑰糠疹、荨麻疹等皮肤病的。此外，手针对产后缺乳、眼睑痉挛等有效。

2. 注意事项

（1）手针的感应比体针要强，故必须向患者说明，在治疗过程中要防止晕针出现。

（2）手针操作易刺伤骨膜，特别是沿骨膜斜刺时尤当注意。手法宜轻柔稳顺，避免刺伤掌中血管网引起血肿。

（3）手针对急性病痛效佳，如慢性病须配合其他方法。

（4）手部容易感染，必须重视消毒。

3. 处方原则

（1）手针常用处方原则：可按相应部位取穴（胃病取胃穴，偏头痛取偏头穴）、脏腑经络辨证取穴以及对症选取有效穴（如哮喘取哮喘新穴）3 个原则来进针处方配穴。有时三者还可结合应用，如腰痛可取腰穴（对症）、脊柱穴（相应部位）和肾穴（辨证）等。同时，根据经络气血左右交叉的流注关系，在选穴时常采取缪刺与巨刺法，即左侧病取右侧手针穴，右侧病取左侧手针穴。

（2）手针对应点处方原则：在治疗全身各部局限性疼痛时可采取此法。其方法是：手指端向上、手腕向下时，手指第 1 指骨间关节与头部对应，掌指关节与颈项部对应，腕关节与腰部对应。

手呈现下垂位时，各掌指关节与肩、髋关节对应，各手指第 1 节与肘、膝关节对应，手指末节与腕、踝对应。同时，要考虑到手指各关节间与肢体各关节间的各点呈现有比例的对应关系，如各掌指关节至第 1 指骨间关节的中段，相当于肱骨或股骨的中段。

以上原则如结合同名经相应的处方选穴法进行针刺治疗，则疗效尤佳。同时，先取最痛处的手针对应点针刺，再依据疼痛程度选取其他手针对应点针刺。

4. 处方示例

（1）头痛：根据其发作部位，按相应部位选穴处方，如前额痛取前头穴，偏头痛取偏头穴。左侧头痛取右侧穴，右侧头痛取左侧穴，双侧头痛取双侧穴。用捻转手法强刺激，留针 5 ~ 10 分钟，痛止后继续行针 1 ~ 3 分钟。

（2）三叉神经痛：以咽喉穴为首选，同时结合本病多发于面部属阳明经证，故配以胃穴和大肠穴针刺。用捻转或雀啄术手法，予以中等强度刺激，留针 5 ~ 10 分钟，痛止后继续行针 1 ~ 3 分钟。

（3）坐骨神经痛：取坐骨神经穴，如属腰椎增生、腰椎间盘脱出所致者配以腰腿穴、脊柱穴。坐骨神经穴、脊柱穴均由手背向掌面直刺 1 ~ 3 分；腰腿穴从指伸肌腱沿皮刺或斜刺，针尖向掌面侧推进，深 8 分许。用捻转手法中强刺激，在患者取仰卧位时，可同时行直腿抬高试验，引出疼痛并加强刺激，直至疼痛缓解、体征改善为止。

（4）哮喘：取哮喘新穴，配以肺穴，用捻转或雀啄术行针，中等刺激，得气后留针 5 分钟。

（5）颜面部过敏性皮炎：取前头穴、眼穴、偏头穴、颈项穴，按手针常规针刺。

（6）皮肤瘙痒症：胸穴、后头穴、腰腿穴、阳池，手针穴按上述常规操作，阳池穴直刺 5 分，留针 5 ~ 10 分钟。

二、第 2 掌骨侧针刺法

第 2 掌骨侧针刺法是用毫针针刺第 2 掌骨侧特定穴位以治疗全身病症的方法。

（一）第 2 掌骨侧穴位

20 世纪 70 年代初期，张颖清在临床上发现第 2 掌骨侧存在着一个与全身各部相对应的有序穴位群，可用以针刺或按压，治疗全身病症。同时，通过探触按压等法，可发现这些穴位上的压痛，从而来诊断机体内在的病变。张颖清将这样的穴位群称为第 2 掌骨侧的全息穴位群。第 2 掌骨侧穴位群的分布，与这些穴位所对应的部位或器官在整体上的分布形式相同。其定位及主治范围可见表 4 - 1 - 3 和图 4 - 1 - 33。

表 4 - 1 - 3　第 2 掌骨侧穴位分布与主治表

穴名	定位	主治
头穴	手握空拳，掌心横纹尽端与第 2 掌骨侧的交点	头、眼、耳、鼻、口、牙等部病症
颈穴	肺心穴与头穴连线上、中等分段之交点	颈项、甲状腺、咽、气管和食管上段的病症
上肢穴	肺心穴与头穴连线中、下等分段之交点	肩、上肢、肘、手、腕、气管和食管中段发生的病症
肺心穴	胃穴和头穴连线之中点	肺、心、胸、乳、气管和食管下段、支气管和背部发生的病症
肝穴	肺心穴与胃穴连线之中点	肝、胆病症
胃穴	头穴与足穴连线之中点	胃、脾、肺病症
十二指肠穴	胃穴与足穴连线分为六等份，第 1、2 等分段之交点是穴	十二指肠、结肠右曲病症
肾穴	胃穴与足穴连线分为六等份，第 2、3 等分段之交点是穴	肾、小肠、大肠病症

穴名	定位	主治
腰穴	胃穴与足穴连线分为六等份，第3、4等分段之交点是穴	腰、脐周、大小肠病症
下腹穴	胃穴与足穴连线分为六等份，第4、5等分段之交点是穴	下腹、骶、子宫、膀胱、直肠、阑尾、卵巢、睾丸、阴道、肛门、尿道病症
腿穴	胃穴与足穴连线分为六等份，第5、6等分段之交点是穴	腿、膝部病症
足穴	第1、2掌骨侧近拇指侧的交点	足、踝部病症

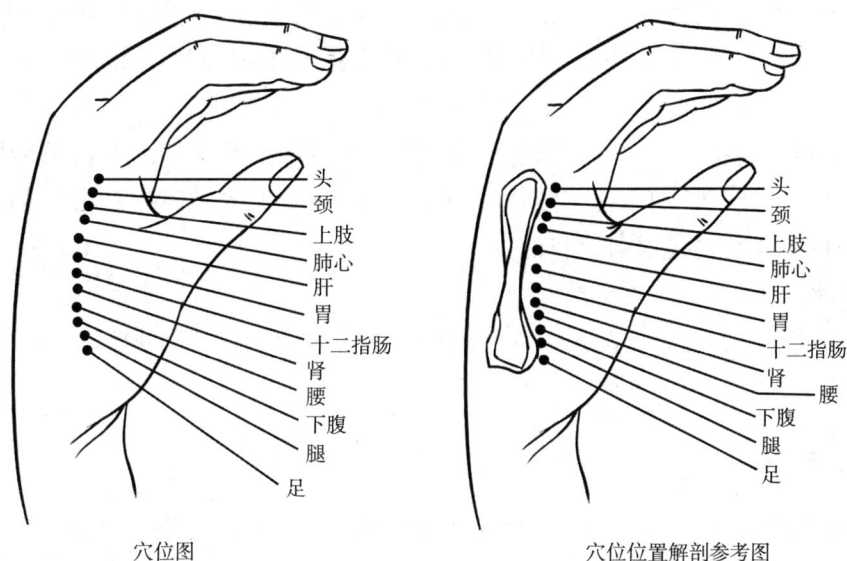

头
颈
上肢
肺心
肝
胃
十二指肠
肾
腰
下腹
腿
足

穴位图

头
颈
上肢
肺心
肝
胃
十二指肠
肾
腰
下腹
腿
足

穴位位置解剖参考图

图4-1-33　第2掌骨侧穴位

（二）操作方法

1. 揣穴法　以患者右手第2掌骨侧为例。医者与患者对坐或对立，用右手托着患者的右手。患者右手如松握鸡卵状，肌肉自然放松，虎口朝上，食指尖与拇指尖相距3cm。医者用左手拇指尖在患者右手第2掌骨的拇指侧与第2掌骨平行处，紧靠第2掌骨且顺着第2掌骨长轴的方向轻轻来回按压，即可感觉有一浅长凹槽，第2掌骨侧的穴位即分布在这个浅长凹槽内。在临床上，可从头穴开始，以垂直于浅长凹槽的方向施力按压，并略带以第2掌骨长轴为轴的顺时针方向旋转30°角的揉的动作。从头穴到足穴用大小适中且相等的压力揉压1~3次，在揉压时注意观察患者的表情，并询问患者当时的感觉。如在揉压某穴时，患者有明显的麻、胀、酸、痛、重的感觉，甚而不能忍受时，该穴即为压痛反应点，可取以针治。

2. 针刺法　经皮肤局部消毒，在选定的穴位上，用26号1寸针沿着第2掌骨桡侧边缘，直刺进针深8分左右（头穴须用60°角斜刺进针）。当针刺准穴位时，即刻会在局部产生较强的胀、麻、重、酸感，且沿桡侧缘向上传导，或向其他手指放射，针有时还被向下吸引。如无此明显针感，则须将针尖稍许变换一个方向，以探寻针感最强的穴点，直至找到为止。得气后留针45分钟，其间每隔5~10分钟略捻针或提插数下，以保持针感。一般在针刺入5~10分钟后，患者病变局部会出现微微发热、汗出、舒服等感，如此则疗效尤佳。如患者惧针时，亦可用按压法替代。可用拇指尖以穴位为圆心做小圆周运动或揉动，揉压要有力，以在该穴深层组织有较强的酸、麻、胀、痛感为宜，每次按压3~5分钟。

（三）临床应用

1. 适用范围

（1）各种疼痛性病症：如头痛、三叉神经痛、牙痛、咽痛、心绞痛、肋间神经痛、肝区痛、胃痛、腹痛、痛经、软组织损伤引起的疼痛和癌症疼痛等，用本法治疗常有即刻止痛之效。

（2）功能性疾病：神经症、高血压、心律失常、溃疡病、胃痉挛、自主神经功能紊乱、性功能障碍、月经不调、闭经、荨麻疹、皮肤瘙痒症等，用本法治疗常能调节机体功能，从而起到缓解症状、改善体征之目的。

2. 注意事项

（1）本法针感强，须与患者说明，以防晕针，如出现晕针，须及时处理。

（2）本法使用时，常用仰卧位。

三、足针刺法

足针是用针刺（按摩、敷药）等法刺激足部特定穴位，以治疗全身病症的方法。

（一）足针穴位

足部穴位的分布，与人体的对应关系犹如一个胎儿平卧于足的掌面，足跟相当于人的头部，足趾相当于人的臀部，足跖面分布着与五脏六腑对应的穴位，后部相当于胸，前部相当于腹。

足针穴位有79穴，其中基础穴49个，新穴30个。兹列表说明足针基础穴的具体定位和主治。（表4-1-4、图4-1-34）

表4-1-4 足针基础穴定位与主治

穴名		定位	主治
	头穴	足跟下赤白肉际中点处前1寸	头痛、牙痛
	鼻穴	头穴前1寸，和足跟与头穴对直	急慢性鼻炎
	目穴	鼻穴旁开0.6寸	眼病
足底部	耳穴	鼻穴旁开1.2寸处	耳鸣、耳聋
	口穴	鼻穴前1寸，与鼻穴对直	牙痛、咽炎、扁桃体炎
	喉穴	口穴前0.6寸，与口穴对直	发热、咽痛、扁桃体炎、上呼吸道感染
	再生	喉穴前0.6寸，与喉穴对直	颅内、脊髓肿瘤，有镇痛作用

续表

	穴名	定位	主治
	心穴	再生穴前0.5寸，与再生穴对直	高血压、心力衰竭、喉炎、舌炎、失眠多梦
	肺穴	心穴旁开1寸，稍后0.1寸	咳嗽、气喘、胸痛
	安眠	心穴前0.6寸，与心穴对直	神经衰弱、精神分裂症
	胃穴	安眠穴前0.8寸，与安眠穴对直	胃痛、呕吐、消化不良
	肝穴	胃穴内侧1.2寸	慢性肝炎、胆囊炎、目疾、肋间神经痛
	脾穴	胃穴外侧1.2寸	消化不良
	胆穴	肝穴后0.3寸，与肝穴对直	胆囊炎、胁肋痛
	小肠穴	胃穴旁开1寸前0.3寸，与肺穴对直	肠鸣、腹痛
	前后隐珠穴	前隐珠在涌泉穴前0.4寸，后隐珠在涌泉穴后0.6寸，二者均与涌泉穴对直	高血压、精神分裂症、高热昏迷
	涌泉穴	足底中，足趾跖屈时凹陷中	高血压、头顶痛、小儿抽搐、休克、癫痫
	肾穴	涌泉穴旁开1寸，与小肠对直	高血压、精神分裂症，急性腰痛、尿潴留
	癌根1穴	肝穴前1寸，与肝穴对直	胃、贲门、食管下段肿瘤
足底部	大肠穴	后隐珠向内侧1.2寸后0.2寸为左大肠穴；后隐珠向外侧2寸后0.2寸为右大肠穴	腹痛、腹泻、肠功能紊乱
	公孙穴	第1跖骨小头前缘，赤白肉际处	胃痛、呕吐、腹胀
	膀胱穴	涌泉穴前1寸	尿潴留、遗尿、尿失禁
	生殖器穴	膀胱穴前0.3寸	月经不调、白带、尿潴留
	癌根2穴	膀胱穴内侧2寸前0.1寸	脐部以下内脏肿瘤及淋巴转移癌
	内临泣	足临泣穴掌侧面对应点	偏头痛、胁肋痛、目疾、耳鸣、耳聋、发热
	内侠溪	侠溪穴掌侧面对应点	同上
	里陷谷	陷谷穴掌侧面对应点	急性胃痛、消化不良、精神分裂症
	肛门穴	里陷谷前0.6寸	腹泻、便秘
	内太冲	太冲穴掌侧面对应点	睾丸炎、疝痛、功能失调性子宫出血、月经不调、痛经、肝炎、高血压
	里内庭	内庭穴掌侧面对应点	小儿抽搐
	独阴穴	在足第2趾下横纹中点处	疝气、月经不调等
	踇趾里横纹	大踇趾下横纹中点处	睾丸炎、疝痛等
	癌根3穴	里侧肺穴前0.6寸	食管上、中段与肺、颈、鼻、咽等处肿瘤
	气端穴	足趾尖端	足趾麻木、闭塞性脉管炎
	足心穴	足心	神经衰弱、精神分裂症

续表

穴名	定位	主治
头痛点	足背第2、3、4趾骨间关节内侧赤白肉际处	头痛
扁桃1	足大趾上，趾长伸肌腱内侧，跖趾关节处	扁桃体炎、流行性腮腺炎，湿疹、荨麻疹
扁桃2	太冲穴与行间穴连线的中点	急性扁桃体炎、流行性腮腺炎
腰痛点	第1跖骨小头外侧前方凹陷中	急性腰扭伤、腰痛
坐骨2	足临泣与地五会连线的中点	坐骨神经痛
落枕	足背第3、4趾缝端后2寸处	落枕
胃肠点	足背第2、3趾缝端后3寸处	急慢性胃肠炎、胃及十二指肠溃疡
心痛点	解溪穴下2.5寸	心痛、心悸、哮喘、感冒
腰腿点	解溪穴下0.5寸，两旁凹陷中，左右共两点	腰腿痛、下肢拘挛疼痛
眩晕点	足内侧足舟骨突起上方凹陷中	眩晕、头痛、高血压、腮腺炎、急性扁桃体炎
痛经1	内踝高点直下2寸	功能失调性子宫出血、月经不调、痛经
痛经2	足内侧舟骨粗隆下方凹陷中	痛经、功能失调性子宫出血、附件炎
癫痫点	太白和公孙连线中点	癫痫、癔症、神经衰弱
臀	昆仑穴直上1寸处	坐骨神经痛、头痛、腹痛

足背部 — 足内侧部

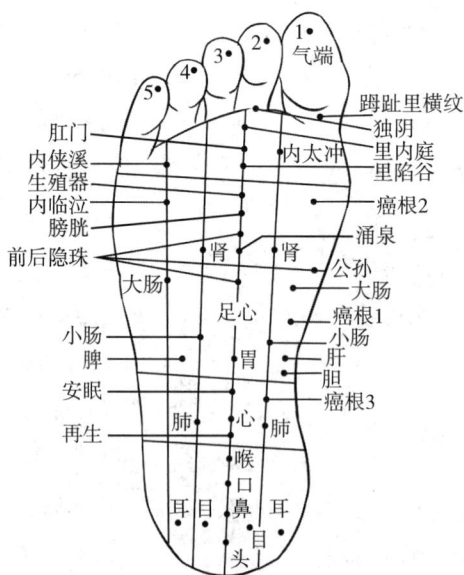

图4-1-34 足针穴位（足底）

（二）操作方法

患者取仰卧位，两足伸直，在选定足针穴位上经常规严格消毒后，选用1寸28~32号毫针，用快速进针法刺入。根据取穴部位与临床要求不同分别采用直刺、斜刺或横刺。

1. 强刺激手法（泻法）　针刺入 0.5~1 寸左右，捻转提插，得气后留针 20 分钟，其间每 5~10 分钟行针 1 次。

2. 弱刺激手法（补法）　针刺入 2~5 分深左右，轻轻捻针数下即出针，或留针 15 分钟。以上两种手法可根据患者体质与病证虚实酌情选用。

此外，还有用按摩足部穴位以防治全身病症的，对小儿、老人、体弱者以及惧怕针刺者尤其适宜。

（三）临床应用

1. 适用范围　足针对疼痛与功能性疾病疗效显著，有调节机体功能与显著镇痛等治疗作用，其中如癔症性瘫痪、神经衰弱、气管炎、哮喘、鼻炎、结膜炎、牙痛、耳鸣、胃痛、呃逆、尿闭、遗尿、痛经等。

2. 注意事项

（1）本法针感强，治疗前需与患者说明，以防晕针。

（2）沿骨缘针刺时，注意不要损伤骨膜。

（3）久病体弱或形体消瘦者，大汗、出血、孕妇、妇女月经期、贫血和低血压患者须慎用或禁用。

第四节　腕踝针刺法

腕踝针是选取腕部和踝部各 6 个进针点，进行皮下针刺以治疗全身病症的一种针刺方法，属微刺系统针法范畴。其针法有一定特点，并不引起局部针感，故予以介绍。由张心曙所创。

一、腕踝针刺法的身体分区和进针点

（一）腕踝针刺法的身体分区（图 4-1-35~图 4-1-37）

腕踝针刺法的取穴特点，是把全身病症表现所属部位归纳在身体两侧的 6 个纵区内，如此则可按区选择位于腕踝部的相应进针点，进行针刺治疗。

1. 头项和躯干的分区　头项、躯干以前后正中线为界，将身体两侧由前向后各分为 6 个纵行带状的区域。若以人体的前面为阴（胸腹为阴），则 1、2、3 区位于头、颈、躯干、四肢的阴部；以人体的后面为阳（腰背为阳），则 4、5、6 区位于头、项、躯干、四肢的阳部。

1 区：沿前中线两侧。包括额、眼、鼻、舌、口、咽喉，即在头部之前中线至目外眦垂线的范围；颈部，前胸部、气管、食管、心脏；上、中、下腹部，子宫、膀胱和会阴部。

2 区：身体前面的两旁。包括颞前部、面颊、后牙、下颌部、甲状腺；沿锁骨中线及其附近的区域（锁骨上窝）、乳房、肺；季胁部、肝、胆和侧腹部。

3 区：身体前面的外缘。包括沿耳郭前缘和腋前缘的狭小垂直区域。病症出现于此区较少。

4区：身体前后面交界处。包括头顶至耳垂直向下的区域；肩部的斜方肌缘、胸腹部的腋窝顶至髂前上棘间的垂直区域。

5区：身体后面的两旁，与前面的2区相对。包括颞后部、后项外侧部；自肩胛中线向下的区域，背部和腰部。

6区：沿后中线两侧，与前面的1区相对。包括后头部、枕项部；脊柱与脊椎旁的部位、骶尾部、肛门等。

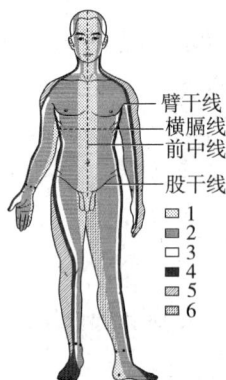

图4-1-35 腕踝针刺法分区（正面）　　图4-1-36 腕踝针刺法分区（背面）　　图4-1-37 腕踝针刺法分区（侧面）

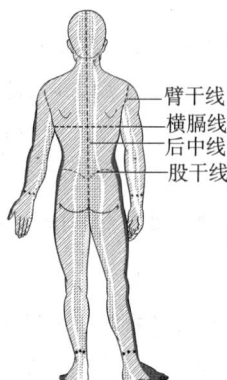

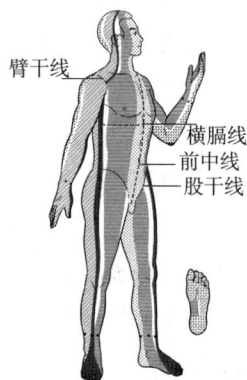

以胸骨下端和两侧肋缘所形成的三角形的顶端为基准，画一条环绕躯干的横线，代表横膈。横线以上的6个区分别为上$_1$区、上$_2$区、上$_3$区、上$_4$区、上$_5$区、上$_6$区，横线以下的6个区分别为下$_1$区、下$_2$区、下$_3$区、下$_4$区、下$_5$区、下$_6$区，并分左右两侧。

2. 四肢的分区　以臂干线和股干线为四肢与躯干的分界线。臂干线环绕上臂三角肌缘至腋窝，作为上肢与躯干的分界。股干线前方为腹股沟，后方为髂嵴，作为下肢与躯干的分界。当两侧的上下肢处于内侧面向前的外旋位置时，也就是使四肢的阴阳面和躯干的阴阳面处在同一方向并互相靠拢时，以靠拢处出现的缝为分界，在前面的相当于前中线，后面的相当于后中线，则上下肢的分区与躯干相仿。

（二）腕踝针刺法的进针点

进针点是指针尖刺入皮肤的位置。在左右两侧的腕部和踝部各有6个进针点，腕踝针刺法的进针点均根据其分区所在部位进行编号，以便按病症分区取点针刺。

1. 腕部进针点及其主治（图4-1-38）　腕部进针点共有6个，约在腕横纹上2横指（相当于内关、外关穴）处，环绕腕部分布排列。从手腕部掌面尺侧起到桡侧，再从手背面桡侧起到尺侧，依次为上$_1$、上$_2$、上$_3$、上$_4$、上$_5$、上$_6$。其中，上$_1$、上$_2$、上$_3$在腕部掌面（屈侧面），上$_4$在掌面、背面交界的桡骨缘上，上$_5$、上$_6$在腕部背面（伸侧面）。

上$_1$：在小指侧的尺骨缘和尺侧腕屈肌腱之间。医者用拇指端摸到尺骨缘后，向掌心侧轻推，该点即在骨缘与肌腱内侧缘之间的最凹陷处。主治前额痛、眼病、鼻病、三叉神经痛、面肿、前牙痛、流涎、咽痛、咳嗽、恶心呕吐、眩晕、心悸怔忡、胸痹、盗汗、失眠、癔症、皮肤瘙痒症等，为临床最常用者。

上$_2$：在腕掌侧面的中央，掌长肌腱与桡侧腕屈肌腱之间，相当于内关穴处。若患者此处皮下脂肪丰满，肌腱不易看清时，可嘱其握拳，即可使肌腱显露。主治颞前痛、后牙痛、疰腮、颌下肿痛、胸闷胸痛、哮喘、手掌心痛、指端麻木、乳痛、乳胀等。

上$_3$：桡骨缘向内 1cm，在桡骨缘与桡动脉之间。主治高血压、侧胸痛、腋汗、肩痛等。比较少用。

以上各点，取穴时掌面朝上。

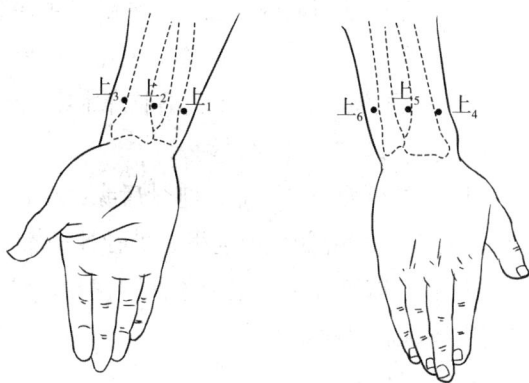

图 4 - 1 - 38　腕踝针进针点（腕部）

上$_4$：拇指侧的桡骨缘上。取穴时，手的掌面向内竖放，医者用两手食指夹住桡骨两侧，进针点即在骨缘处。此处若有较粗的血管时，进针点位置要适当上移。主治头顶痛、耳痛、耳聋、耳鸣、下颌关节功能紊乱症、肩周炎（肩前痛）、胸痛等。

上$_5$：腕背面的中央，桡骨和尺骨之间，相当于外关穴。取穴时，掌心向下平放，医者用两手食指夹住腕部两侧骨缘，取其中间的点。主治颞后痛、落枕、上肢麻木或感觉障碍、上肢瘫痪或运动障碍、肘关节痛、腕指关节痛、上肢或手指颤动、手部冻疮、肩周炎（肩外侧痛）等，为临床常用者。

上$_6$：小指侧的尺骨缘后方约1cm处。此处因有尺骨小头隆起，进针时该点也要适当上移。主治后头痛、枕项痛、颈椎病、胸椎病等。

2. 踝部进针点及主治（图 4 - 1 - 39）　踝部进针点共 6 个，约在足内外踝隆起最高处以上 3 横指（相当于悬钟、三阴交穴）处，环绕一圈，分布排列。从跟腱内侧起向前转至外侧跟腱，依次为下$_1$、下$_2$、下$_3$、下$_4$、下$_5$、下$_6$。其中，下$_1$、下$_2$、下$_3$ 在内侧面，下$_4$ 在胫前，下$_5$、下$_6$ 在外侧面。

下$_1$：靠跟腱内缘。主治胃部胀痛、恶心呕吐、脐周痛、急性肠炎、淋证、月经不调、痛经、白带、阳痿、遗精、遗尿、阴痒、足跟痛等。

下$_2$：在内侧面中央，靠近胫骨后缘。医者用拇指由跟腱向前摸到胫骨后缘即是。主治肝区痛、少腹痛、过敏性肠炎等。

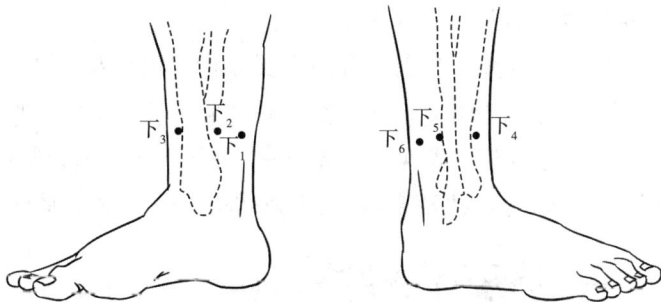

图 4 - 1 - 39　腕踝针进针点（踝部）

下$_3$：胫骨前嵴向内侧面一横指处。主治膝关节内缘痛等。

下$_4$：胫骨前嵴与腓骨前缘的中点。医者用两手拇指摸清两骨的骨缘，取其中间点。主治股四头肌酸痛、膝关节痛、下肢麻木或感觉障碍、下肢瘫痪或运动障碍、下肢颤动、踝关节痛等。

下$_5$：外侧面中央，靠近腓骨后缘，在骨缘和邻近腓骨长肌腱所形成的浅沟处。主治肾绞痛、腰痛、股外侧皮神经炎、坐骨神经痛、膝关节痛、踝关节扭伤等。

下$_6$：靠跟腱外缘。主治急性腰扭伤、腰肌劳损、骶髂关节痛、坐骨神经痛、尾骨痛、足前掌痛、肛门病症等。

（三）选点方法

详细了解病情（包括主诉、病程、既往史和家族史），根据病情进行有目的的检查，以确定主要症状的病位分区。若患者主诉疼痛时，要进一步确定其疼痛部位和性质、压痛反应程度，以便针后的疗效判定。在查明病症在身体的区域后，即可按区选择进针点，如1区的病症取进针点1，2区的病症取进针点2等。进针点要尽可能少而精，有一定针对性。以下各项原则可作为选点时的参考。

1. 上病取上、下病取下 针对上、下两段而言。如前额部疼痛，因前额的体表区域属上段，所以选区以上$_1$为主。再如急性腰扭伤，其主要症状表现在腰部，而腰部的体表区域属下段，所以选区以下$_5$和下$_6$为主。

2. 左病取左、右病取右 针对左、右对称的6个体表区域而言。如左侧乳痛，其主要症状表现在左侧乳房，而左侧乳房的体表区域在左上$_2$区，所以选取左上$_2$为进针点。反之，右侧乳痛，则选取右上$_2$为进针点。

3. 区域不明、选双上$_1$ 临床上有些疾病是无法确定其体表区域的，如失眠、高血压、全身瘙痒症、多汗或无汗、寒颤、高热、癫痫、精神分裂症、围绝经期综合征、小儿舞蹈症、小儿多动症、乏力等。对于这些疾病，均可取双上$_1$进行治疗。

4. 上下同取 针对患者主要症状表现位置靠近在横膈线上下时，不仅要取上部的进针点，还要取与之相对应的下部进针点。如胃脘痛，按体表区域的划分，胃脘部大致属于下$_1$区和右下$_2$区，在临床治疗时不仅要取双下$_1$、右下$_2$，而且还要根据患者的具体病症表现靠近横膈线而加取双上$_1$和右上$_2$。

5. 左右共针 针对患者的主要症状表现在躯干部的1区，临床治疗时对应取双上$_1$或双下$_1$。同样，患者的主要症状表现在躯干部的6区，临床治疗时应取双上$_6$或双下$_6$。如脐周痛，其主要症状表现在肚脐周围，属下1区，所以临床治疗取左下$_1$与右下$_1$。在临床上，还常会遇到右上腹疼痛，针右下$_2$效果不好的现象，此时须针左上$_2$以加强疗效。

二、腕踝针操作技术

（一）腕踝针的进针法

1. 进针前的准备工作 选取经过消毒的30～32号1.5寸毫针（儿童则用1寸毫针）。

针腕部时取坐位，针踝部时取卧位，针刺部位肌肉尽量放松。在选定进针点时，局部消毒该处皮肤，范围应稍大些。

2. 进针点的位置和针刺方向

（1）进针点位置一般不变。但在该处皮下有血管显露，针尖刺入处疼痛显著，该处有瘢痕、伤口等时，进针点位置宜沿纵轴朝向心端适当上移。上移时必须保持其纵轴位，不能向旁移动。

（2）针刺方向一般朝向心端（向上）。若病症在手足部（腕、踝、手背或足部）处时，针尖宜朝离心端，此时进针点位置可朝向心端方向适当上移，以免针尖刺至腕、踝关节处。

3. 进针法

（1）持针：右手持针时，用三指夹持针柄，食指和中指末节的指腹置于针柄上，拇指置于针柄下（拇指关节微屈），无名指在中指下辅助，小指贴近皮肤表面。

（2）针尖透皮：针体与表皮最佳角度为30°角，以便确保针体刺进皮下。若小于30°角，针易刺入皮肉，不能达到皮下，患者会感到局部疼痛。若大于30°角，则针易刺至肌肉，针刺过深会影响疗效。

进针时，针体要保持端直，不能用力推针，以免针体弯曲而影响针刺角度。左手拇指向下拉紧皮肤，右手拇指端轻捻针柄，食、中二指不动，在小幅度范围内使针尖快速透皮。针尖透皮时，其阻力由紧而松，局部痛感消失。

（3）针体进入皮下：针尖透皮后，将针体放平，自然垂倒贴近皮表，针尖会将皮肤挑起约0.2cm大小的皮丘。此时将针沿纵轴方向推进，手指不会有阻力感，表示针体恰在皮下。推进时速度宜缓，表皮不应随针移动或出现皱纹。若将针体平放时，针不能自然贴近皮表，说明针刺过深，须将针轻轻后退，待针体能卧倒贴近皮表后再行推入。在针刺进针点1和6时，为保证针刺在皮下，要使针体推进的方向与腕、踝内缘相平行。

推针必须缓慢，不必捻针，要求持针的手指无阻力感，患者并不出现酸胀麻重的针感。在针刺前必须向患者说明这是腕踝针刺法的特点，如有酸麻痛胀等感觉时要立即告诉医师，以便调针。尤其是痛感，常表示针尖刺至深层组织或触及血管壁，应在稍退针后，再于皮下推入。

（4）针刺深浅：针体刺入皮下，其深度一般约3.8cm。有的人可能在未刺至此深度时，症状即会消失；也有症状未缓解者，可再推进至4cm处时，症状会有改变（缓解或消失）。针刺深浅要因人而异，但必须符合治疗要求，同时要考虑留针时针柄的固定。若刺入深度过小，肢体活动时针易落出。

（二）腕踝针的调针法

腕踝针的调针法是腕踝针刺入皮下后，调整针休深度和方向的方法。根据临床症状的改善情况，进行调针是提高腕踝针疗效的重要环节。在以下几种情况下要适度调针。

1. 针刺入皮下不够表浅　这种情况较为常见。因针刺部位在前臂和小腿的远端近腕、踝关节处，此处上端粗而下端细，针刺虽力求表浅，但针尖仍易刺入较深层的组织（如肌肉层与浅表神经等），从而出现局部胀痛感觉。有时在病痛部位会出现沉重麻木，或有向邻近处转移的趋势，如此则疗效往往不显。这时应将针稍稍退出，有的针尖要退至皮下后，再向表浅层推进，若症状改善则说明调针适度。

2. 针刺方向和长度不当 医者和患者的位置不正，针刺入后会偏离纵轴，影响疗效。有的针刺长度不够，致使症状未能完全消失。在针刺偏离纵轴时，宜在退针后再循纵轴推进。若针刺长度不够，则可将针稍予以推入。但也有针刺过长，病变部位沉重麻木或出现头晕、心悸等情况的，此时则宜稍稍退针。

值得指出的是，在调针后若症状仍未缓解时，除可结合病情考虑之外，还可留针观察，有的症状可在留针期间得到改善。

（三）腕踝针的留针和出针

1. 留针 一般为半小时。若病情较重、病程较长者，可适当延长留针时间，但亦不应超过 24 小时，以免多次长时间留针而引起局部组织纤维化，从而影响疗效。留针期间，一般不予行针。在针刺入皮下、症状得以缓解，但留针数分钟又逐渐出现症状时，则可能是针体有自动退出的情况发生。这时可将针稍稍推进，症状即可随之消失。

2. 出针 用消毒干棉球轻压进针点后，迅速拔出针。出针时要防止皮下出血，在确认没有出血时，才能让患者离开。

三、腕踝针临床应用

（一）适用范围

在腕踝针刺法中，每个区所治疗的病症大致包括两方面：其一是同名区域内所属脏腑、组织、器官等所引起的各种病症；其二，主要症状能反应在同名区域内的各种病症。总的来说，适用范围广泛，见效快。目前主要治疗神经症、疼痛病症和一些内脏症状。有以下几方面：

1. 疼痛为主的各种病症 如头痛、牙痛、颈项痛、肩痛、腰腿痛、胁痛、肾绞痛、四肢关节急性扭伤等，有迅速显著的止痛效果。

2. 内儿妇科病症 用腕踝针治疗的常见病症有哮喘发作期、心律失常、面瘫和面肌痉挛、慢性肠炎，小儿遗尿、小儿舞蹈病，妇女痛经、白带、晚期妊娠中毒性高血压等，有缓解症状、改善体征等效果。尤其对各种神经症有显著疗效。

3. 外科和五官科病症 外科病症用腕踝针治疗的，有急性乳腺炎、皮肤瘙痒症、荨麻疹等。眼科和耳鼻咽喉科则包括结膜炎、近视眼、鼻炎、咽炎、失音等。尿潴留因手术或产后引起者，用腕踝针治疗有迅速导尿的作用。

（二）不良反应和注意事项

1. 不良反应 主要有皮下出血和晕针。

（1）皮下出血：腕和踝位于上下肢的远端，皮下静脉网较密集。皮下脂肪组织少者尚可辨清血管，进针时注意避开之；皮下脂肪组织较厚者，则不易辨清皮下血管，针刺时难免损伤而引起皮下出血。因此，针具应取较细者，当针进入皮下，一旦发生针尖部位缓缓隆起即表示出血，应立即出针，并用棉球按压止血。

（2）晕针：较少见，但也可发生于个别敏感者，其中以青年女性为多，针刺腕部较踝部为多。晕针可见于初次接受针刺者，也可发生于多次针刺以后。往往在留针阶段，患者会出现晕针现象，此时应让患者平卧，同时停止针刺，采取与体针晕针相同的处理方法。在晕针初期亦可针刺双侧上$_1$，常可帮助患者恢复。值得注意的是，以往对体针有晕针者，用腕踝针未必会晕针，但亦须慎重。

2. 注意事项　除上述内容之外，腕踝针在操作时尚需注意以下几点。

（1）腕踝针的疗效表现与疾病性质和病程长短有关，且因人而异。如感冒、急性扭伤常经 1 次治疗后，症状即消失。而有的病症如白带过多，则需经多次治疗后，症状逐渐缓解。又如肩周炎等，在治疗过程中，症状发作常有波动，宜坚持治疗以巩固疗效。

（2）腕踝针必须保证在皮下组织内推进针体，针向应与纵轴平行，不可过深或倾斜，否则会影响疗效。当针体推进时，在皮肤上看到似鱼浮水浅游而不见鱼的形状，即是其合适的深度。

（3）调针必须与疗效观察相结合。每调针 1 次后，必须让患者感觉病情的变化，如有好转则为调针成功，否则须再次调针。

（4）进针点必须选准，可根据病位分区来掌握。

（三）处方示例

1. 神经症

（1）失眠、嗜睡：双侧上$_1$为主，伴天柱、肩井压痛者加上$_5$。

（2）焦虑症、恐怖症、强迫症、癔症：双侧上$_1$为主，伴天柱压痛者加上$_5$。

2. 精神分裂症　双侧上$_1$为主，伴天柱、肩井压痛者加上$_5$，有幻听者加上$_4$。

3. 抑郁症、狂躁症　双侧上$_1$为主，伴天柱压痛者加上$_5$。

4. 高血压　双侧上$_1$、上$_3$，针尖向上，深 1～1.5 寸，留针 30 分钟。本法可用于晚期妊娠中毒性高血压，大部分患者可降压从而缓解其症状。

5. 哮喘发作期　双侧上$_1$，有咳嗽者加双侧上$_2$。针刺 15 分钟后，咳嗽喘急症状会迅速改善，半小时后则哮喘缓解、哮鸣音消失。

6. 心律失常　双侧上$_1$、上$_2$，用 2 寸毫针，针尖向上刺入，深 1～1.5 寸，留针 30 分钟，有调节心律的作用。

7. 肾绞痛　可代替哌替啶止痛。常取下$_2$、下$_5$，针尖指向膝关节，沿皮下缓慢推针，深 1.5 寸，留针 20～30 分钟。

8. 尿潴留　下$_1$、下$_2$，20～40 分钟内可促使患者排尿，对产后或术后尿潴留疗效更好。

9. 小儿遗尿　双侧下$_1$，大部分有效。

10. 面瘫　患侧上$_1$，针尖向肘部，与前臂平行推进，深 1.5 寸，留针 30～40 分钟。面肌痉挛，单侧或双侧上$_1$，酌配合谷穴针刺。

11. 肩周炎　可根据压痛部位选穴，如肱二头肌喙突处有压痛者取上$_4$，三角肌上方和冈上肌肌腱处有压痛者取上$_5$，一般以患侧穴为主，留针 30 分钟，其间可加强肩部运动。

12. 皮肤瘙痒症　全身瘙痒取上$_1$（双侧），局部瘙痒取下$_1$（患侧或双侧），酌配下$_4$、下$_5$，以瘙痒剧烈者效佳。

13. 白带　双侧下$_1$，也有用下$_2$的。针深 1.5 寸，留针 30 分钟。大多数患者经治 2～3 次后症状即可控制。

14. 腓肠肌痉挛　取下$_6$（患侧），常在半小时内得到缓解。

15. 痛经　双侧下$_1$、下$_2$。行经前 2～3 天治 1 次，连治 3 个月经周期。

16. 小儿抽动秽语征　挤眉弄眼取上$_1$、上$_2$。白天针刺留针后，至当晚睡前出针。每晚或隔日 1 次，10 次为 1 个疗程。

17. 糖尿病末梢神经炎　双侧上$_2$、下$_2$，上肢加上$_1$、上$_4$、上$_5$，头部加上$_6$，下肢内侧加下$_1$，膝部加下$_3$，下肢外侧加下$_4$、下$_5$、下$_6$，日 1 次，7 次为 1 个疗程。休息 2 天后再行下一个疗程，共 3 个疗程。［中医杂志，2005，46（1）：21］

（四）临床研究

周庆辉等用腕踝针治疗中重度肝癌疼痛　肝癌患者发现时多属晚期，疼痛常是伴发症状，其中肝区疼痛占 52.8%，其次为肝外转移所致的疼痛占 27.4%，而最严重、剧烈和持久的骨转移、脑转移的疼痛占 4.3%，其余为肝癌结节破裂所致占 15.5%。

（1）一般资料：本组病例均选自本科住院患者，共 94 例。按就诊顺序，根据疼痛程度（中、重度）随机分组。中度疼痛患者分为腕踝针治疗Ⅰ组和可待因治疗组，每组 20 例。重度疼痛患者分为腕踝针治疗Ⅱ组 16 例、美施康定治疗组 20 例、腕踝针加美施康定治疗组 18 例。各组年龄、性别及病程等情况差异无显著性（$P > 0.05$）。入选的 94 例中，骨转移 6 例，腹膜后淋巴结转移 5 例，肺转移 4 例，全身多处转移 7 例，胸膜转移 1 例，腹腔种植转移 1 例。

（2）疗效标准：完全缓解（CR）：治疗后完全无痛；部分缓解（PR）：疼痛较治疗前明显缓解，睡眠基本不受干扰，能正常生活，包括疼痛减轻约 3/4 或 1/2 以上；轻度缓解（MR）：疼痛较治疗前减轻，但仍感疼痛明显，睡眠受干扰；无缓解（NR）：与治疗前比较无减轻。各组患者疼痛缓解率的计算以（CR＋PR）为准。

（3）治疗方法

①腕踝针治疗Ⅰ组、Ⅱ组：用腕踝针治疗。用华佗牌 0.25mm×25mm 一次性无菌针灸针，针刺完毕后以胶布固定 10～12 小时。

选区根据患者疼痛的部位结合原发病灶，如肝区疼痛伴剑突下疼痛明显者选右上$_1$、双上$_2$，右胁肋部疼痛选右上$_3$、上$_4$，放射至右肩背痛选右上$_2$、上$_5$，腹膜后淋巴结转移引起的腰背痛以带脉划分，带脉以上的腰背痛根据疼痛的范围选上$_6$、上$_5$，带脉以下选下$_6$、下$_5$。

②可待因治疗组：口服弱阿片类药物可待因，每次 30mg，每日 3 次。

③美施康定治疗组：口服美施康定，初始剂量为每次 10mg，每日 2 次。根据疼痛变化情况，按 20%～30% 的剂量递增或递减。

④腕踝针加美施康定治疗组：采用腕踝针治疗加口服美施康定，腕踝针选穴及服药原则同上。

各组病例均治疗 1 个疗程（10 天），疗程结束后继续观察 10 天。治疗期间均行一般的保肝、支持等对症治疗，未行其他针对肿瘤或疼痛的治疗，并未行辅助类药物（镇静剂等）治疗。

（4）治疗效果

①镇痛效果：各组治疗前后疼痛强度比较：腕踝针治疗 I 组、可待因治疗组治疗前的疼痛强度评分分别为 5.71 ± 0.46、5.75 ± 0.44，组间比较差异无显著性（$P > 0.05$），治疗后疼痛强度评分分别为 1.33 ± 1.68、2.25 ± 2.18，两组自身前后对比，均表现出明显的镇痛效果（$P < 0.05$）；腕踝针治疗 II 组、腕踝针加美施康定治疗组、美施康定治疗组治疗前疼痛强度评分分别为 7.68 ± 0.70、8.56 ± 0.89、8.05 ± 0.99，组间比较差异无显著性（$P > 0.05$），治疗后疼痛评分分别为 2.69 ± 1.92、3.00 ± 2.96、2.05 ± 1.94，3 组治疗前后自身对比，均表现出明显的镇痛效果（$P < 0.05$）。

②疗程结束后各组疼痛缓解率比较：腕踝针治疗 I 组、可待因治疗组疗程结束后的缓解率分别为 85.0%、65.0%，两组比较差异有显著性（$P < 0.05$）。腕踝针治疗 II 组、美施康定治疗组、腕踝针加美施康定治疗组分别为 63.0%、85.0%、83.3%；腕踝针治疗 II 组与腕踝针加美施康定治疗组、美施康定治疗组镇痛疗效比较差异有显著性（$P < 0.05$）；美施康定治疗组与腕踝针加美施康定治疗组比较差异无显著性（$P > 0.05$）。腕踝针治疗对中度疼痛的镇痛效果较重度疼痛好（$P < 0.05$）。

（5）镇痛特点（各组 1 个疗程内平均起效时间、持续缓解时间、最佳缓解时间等的比较）

①平均起效时间：腕踝针治疗 I 组、可待因治疗组、腕踝针治疗 II 组、美施康定治疗组及腕踝针加美施康定治疗组的平均起效时间分别为（7.55 ± 5.14）分钟、（28.36 ± 7.94）分钟、（7.28 ± 3.90）分钟、（21.25 ± 4.83）分钟、（16.53 ± 6.42）分钟，组间差异有显著性（$P < 0.05$）。

②持续缓解时间：各组分别为（26.85 ± 5.82）小时、（6.59 ± 1.64）小时、（25.10 ± 11.92）小时、（10.29 ± 2.49）小时、（17.80 ± 7.11）小时，组间差异也有显著性（$P < 0.05$）。其中腕踝针治疗 I 组、腕踝针治疗 II 组之间，在起效时间、持续缓解时间上，差异无显著性（$P > 0.05$）。

③最佳平均缓解时间（相当于达峰时间）：腕踝针治疗 I 组、可待因治疗组、腕踝针治疗 II 组、腕踝针加美施康定治疗组分别为（31.70 ± 13.63）分钟、（92.33 ± 7.17）分钟、（32.82 ± 23.31）分钟、（28.90 ± 7.15）分钟。因美施康定治疗组服用的美施康定是硫酸吗啡的双分子结构，有持续恒定释放特性，故起效时间即是其达峰时间，可认为无峰

值效应。可待因治疗组最佳缓解时间明显慢于腕踝针治疗组与腕踝针加美施康定治疗组（$P < 0.05$）。

④不同部位疼痛的缓解率比较：肝区胁肋部、上肢、下肢、腰背痛、全身广泛转移的疼痛缓解率分别为100%、80%、75%、63.6%、50%，腕踝针对前3个部位的镇痛疗效明显优于后2个部位。

⑤疼痛复发情况：各组治疗有效的患者，继续观察10天。结果示：腕踝针治疗Ⅰ组有效17例，疼痛复发3例；可待因治疗组有效13例，复发13例；腕踝针治疗Ⅱ组有效10例，复发3例；腕踝针加美施康定治疗组有效15例，复发13例；美施康定治疗组有效17例，复发17例。腕踝针治疗组复发例数明显少于药物组和腕踝针加美施康定治疗组（$P < 0.05$）。复发间隔时间各组分别为（34.33±12.09）小时、（7.96±1.01）小时、（35.67±12.50）小时、（22.67±6.58）小时、（10.97±1.86）小时，复发间隔时间腕踝针治疗组 > 腕踝针加美施康定治疗组 > 美施康定治疗组。

（6）临床体会：本组临床观察发现，腕踝针对中、重度肝癌疼痛的镇痛疗效肯定，尤其对中度疼痛疗效显著。对中度疼痛的治疗，腕踝针的镇痛效果优于可待因（$P < 0.05$）；但腕踝针治疗重度疼痛的疗效，则明显弱于腕踝针加美施康定治疗组和美施康定治疗组。针药结合治疗重度疼痛的疗效，较单纯腕踝针治疗为好。腕踝针治疗与药物比较，具有起效快、持续缓解时间长的特点。在原发性肝癌常见的疼痛部位及转移部位引起的疼痛中，腕踝针对肝区胁肋、上肢、下肢3个部位疼痛的镇痛疗效，明显优于腰背痛和全身广泛转移的疼痛。对重度疼痛，结合药物能明显降低不良反应的发生。［浙江中医学院学报，2005，29（1）：53 – 55］

（五）医家经验

1. 张文军等用治中风偏瘫肢体疼痛　85例患者均由CT证实，为脑出血或脑梗死恢复期患者。随机分为腕踝针组44例，体针组41例2组。

（1）治疗组44例：辨明疼痛部位所在，按照腕踝针分区定位。上肢疼痛者取患肢腕周上2~3寸相应区；下肢疼痛者取患肢踝周上2~3寸相应处。操作采用30号或32号1.5寸毫针，在相应点进针后沿皮下浅刺，针尖指向病所，针刺过程中应避开血管及凹陷处，同时患者不应有酸、麻、胀、痛感觉，否则应调针。留针60分钟。

（2）对照组41例：取穴，患侧肩髃、曲池、外关、合谷、后溪（上肢疼痛者）。髀关、风市、足三里、绝骨、昆仑、太冲（下肢疼痛者）。刺法上采用平补平泻等法，留针30~40分钟。

治疗组和对照组均每日刺1次，5次为1个疗程，均治疗2个疗程。

（3）治疗效果：治疗组44例，显效30例，有效11例，无效3例，总有效率93.18%。对照组41例，显效10例，有效0例，无效12例，总有效率70.73%。经统计学处理$\chi^2 = 7.36$，有著性差异（$P < 0.05$）。［中国临床康复，2002，6（9）：1352］

2. 严红等用治坐骨神经痛　本组700例中，病程1个月以内者152例，1^+月~1年

268 例，1⁺~10 年 215 例，11 年以上 65 例。放射科检查：腰骶椎异常者 322 例。西医诊断属原发性坐骨神经痛者 35 例，干性者 476 例，根性者 189 例。

（1）治疗方法：选腕踝针下$_4$区和下$_6$区，患肢皮肤常规消毒，用 2 寸毫针与皮肤呈 15°角，针尖朝向近心端快速进针，针体贴近皮肤表面，沿皮下浅表层推进，不提插、不捻转，以针下无沉紧感、患者没有酸麻胀困感觉为宜。每日 1 次，每次留针 30 分钟。对疼痛剧烈、入夜加重者，可将针柄用胶布固定，留针 24 小时。拔针后用碘酒消毒针孔即可。10 次为 1 个疗程。

（2）治疗效果：本组 700 例中，痊愈 322 例，占 46%；显效 224 例，占 32%；有效 105 例，占 15%；无效 49 例，占 7%。总有效率为 93%。治疗时间最短 4 天，最长 1 个月，平均治疗 6 天。从系统观察中我们发现，病程短者疗效好，急性发作者效果尤佳。对于因上呼吸道感染引起的坐骨神经炎，经 2~4 天治疗即可治愈。本法对急性坐骨神经痛疗效最好。病程越短，疗效越好。1 个月以内发病者 152 例，完全治愈。总有效率随病程延长依次递减，即时间短、疗效好，时间长、疗效差。经统计学处理，$P < 0.005$，有显著性差异。［中国针灸，1998，17（7）：214］

第五节　腹针和脊针

背为阳，缘督为治；腹为阴，因任而生。在躯干部，用腹针和脊针治疗相应的脏腑病症，可取得明显效果。同时，旁有病取之中，可用以治疗头面五官和四肢病症。

一、腹针刺法

（一）腹针穴位

在腹部存在一个以神阙为中心，与五脏六腑、四肢百骸相对应的微针穴位系统。在临床上选取相应的腹针穴位，可用治头面五官、五脏六腑和四肢病症。由于腹部脏腑分布的特殊性，腹针微针穴位有 3 个层次。薄智云所创。

1. 循经取穴法　是根据经脉分布的特点，通过腹部的经穴治疗全身疾病的取穴方法。

腹部有 6 条经脉（包括任脉）通过头面、胸腹与同名经连接，通过四肢的末端与表里经相接，使腹部经穴治疗范围上可达头面，近可调脏腑，远可及四末，这是腹针治疗全身病症的经脉基础。如足阳明胃经从头部循面颊、胸腹、膝关节外侧而下，故头颞部疼痛、牙痛及膝关节外侧的疼痛，均可取腹部足阳明胃经的经穴治疗。此外，还可以通过腹部的经脉腧穴，来治疗其相表里经的病变。如取任脉的经穴气海、关元等治疗腰椎病症和腰痛，即用治督脉病；取足少阴肾经穴，可治疗足太阳膀胱经病变等。根据同名经经脉相接于头面、胸腹等特点，通过腹部的经脉治疗其他相对应的同名经的病变，如手阳明大肠经循行于上肢外侧，至鼻旁与足阳明胃经相交，故手阳明大肠经的前臂部及腕部的疼痛，也可用足阳明胃经的滑肉门针刺穴取得较好的止痛效果。

2. 定位取穴法 腹部的经络是一个多层次的空间结构，人体在腹部的全息影像酷似一个伏在前腹壁上的神龟。（图 4 - 1 - 40）

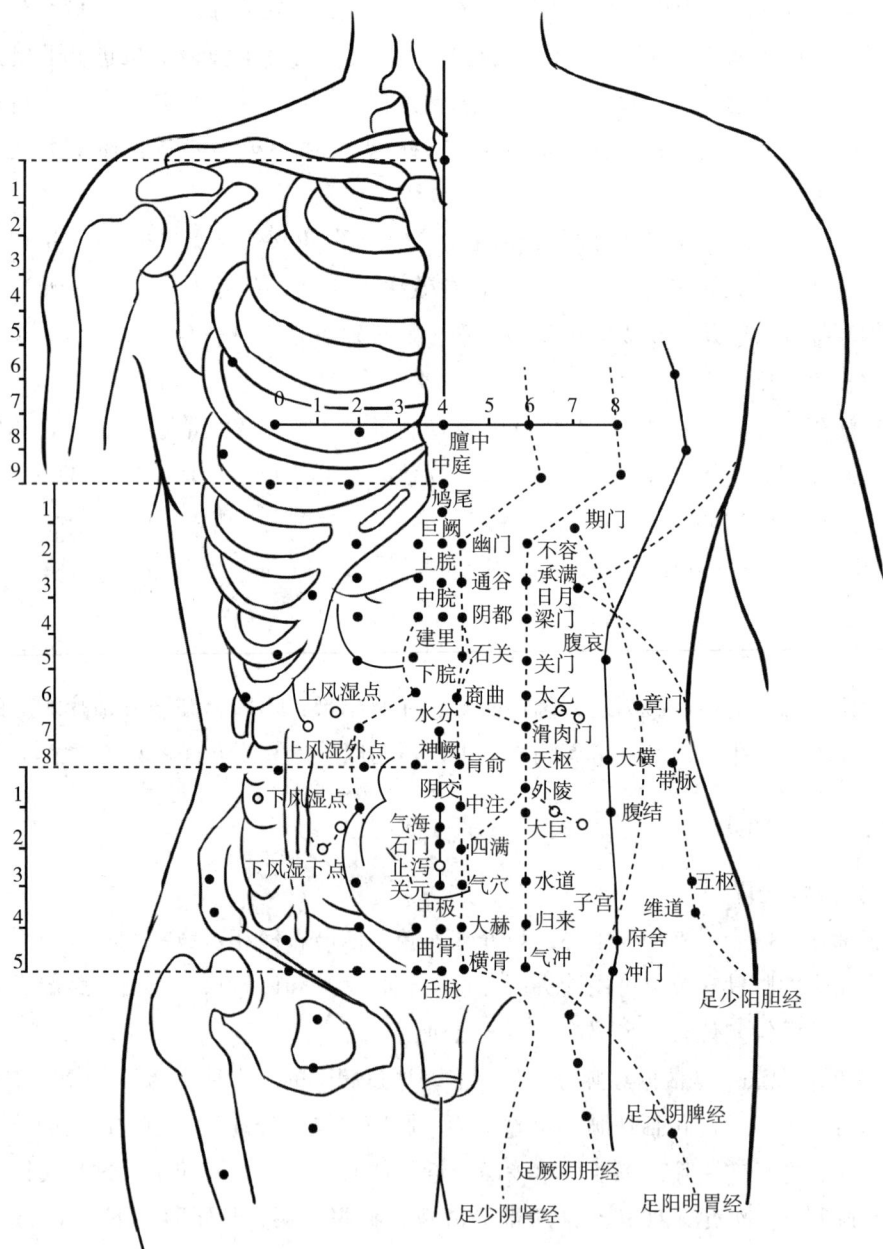

图 4 - 1 - 40　腹部神龟图

其颈部从双侧商曲穴处伸出；其头部伏于中脘穴上下；尾部从双侧气旁穴（气海旁开5 分）处向下延伸终于关元穴附近；其前肢分别由滑肉门引出，在上风湿点屈曲，止于上风湿外点（上风湿点位于滑肉门外5 分上5 分，上风湿外点位于滑肉门外1 寸）；其后肢由外陵穴向外伸展，止于下风湿下点穴（外陵穴下1寸外1寸）。在厚厚的腹壁覆被组织中，这一影像分布于腹壁的浅层，可用以调节与人体相对应部位的病症。因此，腹针定位取穴法是以腹部的神龟生物全息影像为特征系统的。

根据腹部的全息分布特点，治疗头部疾患以中脘、阴都等周围的穴位治疗，治疗颈部疾患以商曲、石关及附近穴位治疗，治疗上肢疾患取用由滑肉门至上风湿点、上风湿外点之间的同侧穴位，治疗下肢疾患取用由外陵至下风湿点、下风湿下点之间的相应穴位。全息的腰骶部起于气旁，终于关元穴附近，故腰骶部疾患可取相应腹部穴位。腹全息系统隐存于腹壁的浅层中，并以立体结构的组织形式存在着。随着病情的轻重、病程的长程，病位的深浅亦有所变化。因此，在腹针中针刺手法便显得非常重要。

3. 八廓辨证取穴法　八卦与五行关系的确定，为腹部八廓的定位判定提供了有力的依据。腹部脏腑的分区与调节是有规律可循的，这一规律与后天八卦相合。在腹部八廓定位时，以神阙为中心把腹部分成大致相等的8个部位，为记忆方便，可以用一个穴位为核心来代表一个部位。如中脘为火、为离，主心与小肠；关元为水、为坎，主肾与膀胱；左上风湿点为地、为坤，主脾胃；左大横为泽、为兑，主下焦；左下风湿点为天、为乾，主肺与大肠；右上风湿点为风、为巽，主肝与中焦；右大横为雷、为震，主肝胆；右下风湿点为山、为艮，主上焦。（图4-1-41）

八廓中每一廓的穴位都对所主脏腑有特有的治疗作用，并对内脏的平衡调节起着重要的作用。如心肾不交出现虚烦不眠、心悸健忘、头晕耳鸣、咽干、腰膝酸软等症时，则可通过离廓与坎廓的穴位治疗。而如肝肾阴虚出现头晕目眩、耳鸣、健忘、失眠、咽干口燥、五心烦热等症时，则可通过巽廓与坎廓的穴位治疗。此外，腹募穴及其他经验穴在腹针取穴治疗时也有着重要意义。

（二）操作方法

1. 针具选择　一般而言，体型高大或胖短者腹壁脂肪层较厚，一般选用60mm长度的针。而中度肥胖及普通体型者，一般采用50mm长度的针。瘦削体型的人，腹壁的脂肪很薄，较易刺穿腹壁层，一般采用更短的如40mm长度的针来治疗。

2. 针刺深浅　同样的一组穴位可以依据进针的深浅不同而可以治疗多种疾病。故腹针时将进针深度分为天、地、人三部。一般病程较短或其邪在表者，针刺天部（即浅刺）；病程虽长，未及脏腑者，针刺人部（即中刺）；病程较长，累及脏腑或其邪在里者，针刺地部（更深刺）。但在运用时也有例外，如腰部的疼痛，虽病程短而往往采用针刺地部深刺，较易收到立竿见影的效果。浅刺影响外围系统，与神龟全息影像有关；深刺募穴可调脏腑，可反映于八廓穴针刺作用。

3. 针刺手法　进针时首先应避开毛孔、血管，然后施术要轻、缓。如针尖抵达预期的深度时，一般采用只捻转不提插或轻捻转、慢提插的手法，使腹腔内的大网膜有足够的时间游离，以避免刺伤内脏。施术时一般采用三步法，即候气、行气、催气手法。进针后，停留3~5分钟谓之候气；3~5分钟后再捻转使局部产生针感，谓之行气；再隔5分钟行

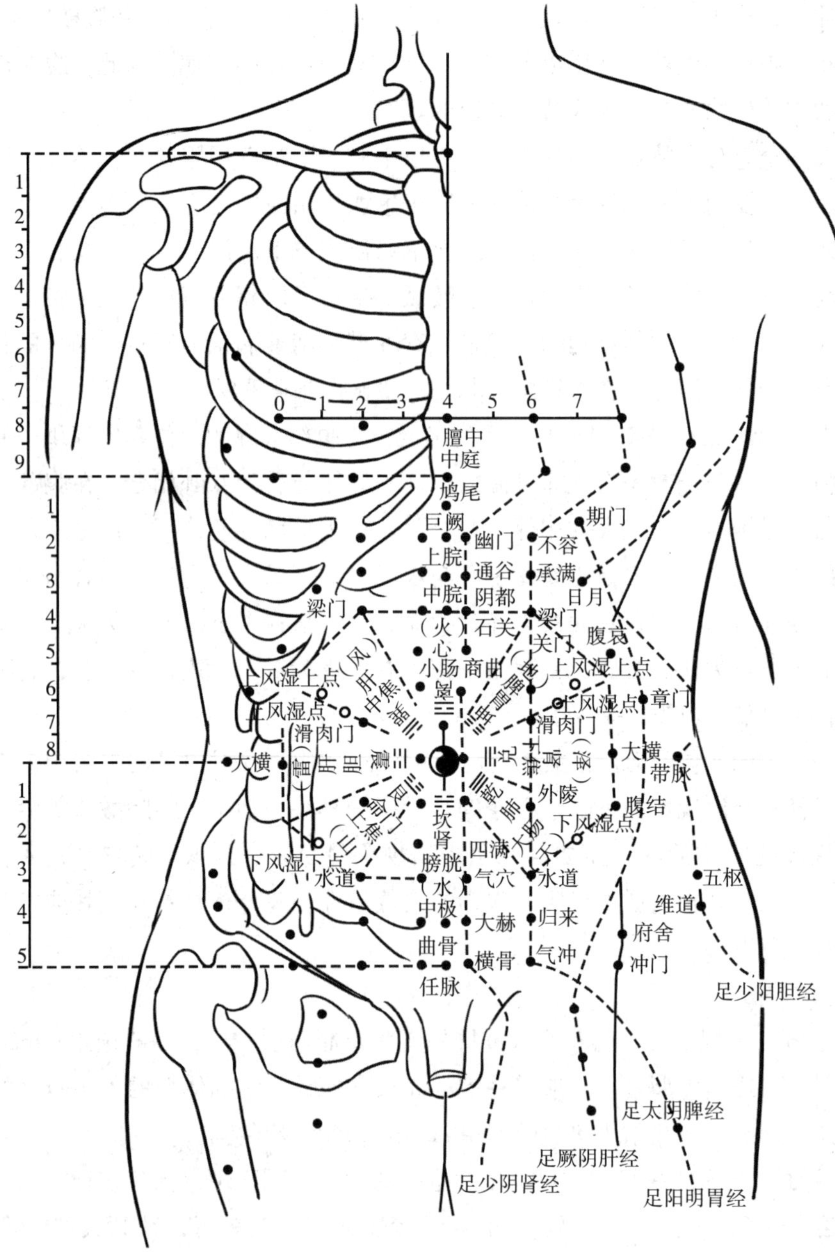

图 4-1-41　腹部八廓图

针 1 次，加强针感，使之向四周或远处扩散，谓之催气；留针 30 分钟后出针。弱刺激为补，强刺激为泻。在临床上，腹针大多用补法，用泻法较少。施补法时大多可配以灸法，灸时可由上而下地对每个针刺的穴位温灸，也可以艾条架置于神阙穴，以壮元阳、温经络。

4. 常用刺法

（1）三角针：以主穴为顶点向上或向下距 3～5 分，分别再刺两针使三针形成等腰或等边三角形的针刺方法。适宜于症状比较局限的疾病。

（2）三星法：以主穴为基础向上下、左右或与神阙呈放射性排列，各距主穴 3~5 分，分别各刺 1 针，形成并行排列的针刺方法。适宜于症状呈带状或条状的疾病，如坐骨神经痛等。针间的距离由患病部位的长短而定。

（3）梅花刺：以主穴为中心，上下左右各距 3~5 分各刺 1 针，共 5 针使针体形成梅花的图案的针刺方法。这种针法适宜于病情较重且病程较长的患者，也可在三星法疗效不佳时采用。

以上各种刺法均以能改善临床症状的主穴为核心，可依据病位的大小、疾病的程度与病程的长短等具体情况选择应用。

（三）临床应用

1. 适用范围

（1）病程较久的内伤脏腑的全身性疾病，如脑血管病后遗症、老年性痴呆、脑动脉硬化、心血管病、高血压、癔症等。

（2）脏腑失衡后引起的疾病，如血栓性耳聋、眼底出血、球后视神经炎、视神经萎缩等。

（3）肩周炎、坐骨神经痛、关节炎、颈椎病、腰痛等。

2. 禁忌证　原因不明的急症症为禁忌证，以免因针刺而引起误诊。急性腹膜炎、肝脾肿大引起的脐静脉曲张、腹腔内部的肿瘤并已广泛转移，妇女的大月份孕期均为禁忌证。对长期慢性病而致体质衰弱的患者在施术时亦需谨慎处之。如肝脾肿大则需注意针刺两胁下时不宜太深，以免损伤实质性脏器。

3. 常用处方

（1）天地针：由中脘、关元组成。腹针以神阙为中，中脘为天，关元为地。

（2）引气归元：由中脘、下脘、气海、关元 4 穴组成，有治心肺、调脾胃、补肝肾的功能，含有"以后天养先天"之义。

（3）腹四关：由滑肉门、外陵（左右）共 4 穴组成。滑肉门治疗躯干上段及上肢的疾患，外陵治疗下腹及下肢的疾患，通调气血、疏理经气，引脏腑之气向全身布散，故称"腹四关"。临床用于治疗全身性疾病，与引气归元或天地针合用时，兼有通腑之妙。

（4）调脾气：由左右 2 个大横穴组成。具有调整脾脏功能，祛湿、健脾、滑利关节的作用，故常与腹四关合用治疗腰部疾患和坐骨神经痛，与风湿点合用治疗全身关节炎或肩周炎等症。

4. 处方示例

（1）落枕：中脘、商曲（患）、滑肉门（患）。中脘深刺，滑肉门中刺，商曲浅刺。

辨证加减：颈项双侧疼痛加商曲（双）、滑肉门（双）；颈项后正中疼痛加下脘、商曲（双）；颈部有牵拉感时，针商曲穴内上方；在肩部有牵拉感时，针商曲穴外下方。

（2）肩周炎：中脘、商曲（健）、滑肉门三角（患）。中脘深刺，商曲（健）中刺，滑肉门（患）浅刺。滑肉门三角即以滑肉门为顶点，顺神阙与滑肉门的放射线方向，距滑肉门各 2 分处取两穴，使与滑肉门形成一个小的正三角。

辨证加减：肩痛范围较大时，以滑肉门为顶点的三角取穴距离略长；范围较局限时，以滑肉门为顶点的三角取穴距离缩短。肩部发冷时神阙加灸。但肩痛配患侧商曲。

（3）颈椎病：中脘、关元、商曲（双）、滑肉门（双）。中脘、关元深刺，商曲浅刺，滑肉门中刺。

辨证加减：神经根型加石关（双），颈项部疼痛在两侧项肌外侧时取穴离腹白线稍远，如在项肌内侧时取穴离腹白线稍近。椎动脉型加下脘，应根据部位高低而上下移动，如颈 7 增生用下脘，颈 4～5 增生用下脘上 5 分等。上肢麻木疼痛加滑肉门三角，头晕、头痛加气穴，耳鸣眼花加气旁。

（4）腰背痛：中脘、气海、关元、大横（双）。

辨证加减：背痛甚加滑肉门（双）、太乙（双）、石关（双）、上风湿点（双，滑肉门旁开 5 分上 5 分）。腰背俱痛加商曲（双）、天枢（双）。腰痛较甚者，加外陵（双）、气旁（双，气海旁 5 分）。治疗左侧痛取右气旁，治疗右侧痛取左气旁。寒湿者加上风湿点（双）、下风湿点（双，气海旁 2.5 寸）。下风湿点可治疗下肢疾病，有祛风除湿、散寒、壮腰膝的作用；且与经外奇穴护宫重合，其与关元合用时统称为梅花三针，可治不孕症、附件炎、卵巢囊肿及其他妇科病。劳损性者加商曲（双）、四满（双）、气穴（双）。肾虚加下风湿点（双）、水道（双）。急症刺之深，缓症刺之浅。病位高而取之上，病位低而取之下。

取穴原则：取任脉经穴，调通督脉的气血；取足少阴经穴，通足太阳经经气；取足阳明经穴以舒筋活络；以兑、震廓的大横穴，以调脾燥湿兼补肝肾。内伤病症当细辨而后治，先治本而徐图标。14 椎水平线附近疼痛，针刺与神阙穴平行天枢穴。14 椎以上的损伤，根据部位的高低取滑肉门以上的经穴；14 椎以下的疼痛，根据部位的高低取外陵或外陵以下的经穴。据病位在脊柱及两侧棘突附近，取穴以任脉和肾经为主；如果疼痛的部位在腰背的两侧时，取穴则以足阳明胃经为主。

（5）膝痛：滑肉门（患）、气旁（健）、外陵（患）、下风湿点（患）。骨质增生症加用天地针、气外（患），内侧用下风湿内点（气海旁 1.5 寸）三角（患），外侧用下风湿下点（石门旁 3 寸）三角（患）。膝关节炎加大横。

（6）中风：引气归元，滑肉门（患）、上风湿点（患）、外陵（患）、下风湿点（患）。

辨证加减：头痛、头晕加阴都（患）、商曲（双），语言不利加中脘上，面瘫加阴都（患）、商曲（健），肩痛加商曲（健）、滑肉门三角（患），手功能障碍加上风湿上点（患，滑肉门旁 3 寸）、上风湿外点（患，滑肉门旁 1 寸），下肢无力加大巨（患）、气旁（健），足内翻加下风湿内点（患）、气旁（健），踝关节不利加下风湿下点（患）、大巨（患）。上半身功能障碍较重加滑肉门（健），下半身功能障碍较重加大横（健）。病程较久加气穴（双）。以引气归元为主方，以后天养先天，从治疗脾、肾入手。左半身偏瘫，以坤廓和乾廓的穴位为配穴。右半身偏瘫，以巽廓和艮廓的穴位为配穴。如配兑廓和震廓的穴位则兼有举清阳、降浊阴之妙，亦兼顾通腑。

（四）医家经验

1. 李德平等用腹针治抑郁症

（1）治疗组：给予腹针引气归元法，主穴取中脘、下脘、气海、关元；配穴取阴都（双）、商曲（双）、滑肉门（双）、太乙（双）、外陵（双）、大横（双）、气旁（双）、气穴（双）、关元下。每日针 1 次，留针 30 分钟，行腹针手法三部法即候气、行气、催气法。日 1 次，60 次为 1 个疗程。

（2）对照组：给予三环类抗抑郁药阿米替林口服，每日 100mg，服药 60 天为 1 个疗程。

（3）治疗效果：治疗组汉密尔顿抑郁量表 HAMD 治疗前评分 28.1 ± 8.2，治疗后 8.6 ± 7.2。两组临床疗效比较，两组治疗前后比较有显著性差异（$P < 0.01$）；两组总有效率比较，治疗组总有效率为 93.53%，对照组总有效率为 81.25%，经 χ^2 检验，两组总有效率比较有显著性差异（$P < 0.05$）。［上海针灸杂志，2005，24（3）：22］

2. 吴扬扬等治腰椎间盘脱出症

（1）取穴：主穴为水分、气海、关元、关元上。辨证加减：急性腰椎间盘膨出、突出者加水沟、印堂，陈旧性腰椎间盘膨出、突出者加气穴（双）、气旁（双）。以腰痛为主者加外陵（双）、气穴（双）、四满（双），合并臀、双下肢疼痛、麻木者加气旁（对侧）、外陵（患侧）、下风湿点（患侧）、下风湿下点（患侧）。

（2）方法：患者平卧，腹部暴露，针刺前触压腹部，检查肝脾大小，有无触痛、包块，无阳性体征者方可施治。常规皮肤消毒，根据患者胖瘦分别选用 40～60mm 长度的毫针，对准穴位直刺，采用只捻转不提插或轻慢提插手法，分 3 步进行。候气：进针后停留 3～5 分钟；行气：候气后，再捻转提插使局部产生针感；再隔 5 分钟，行针催气 1 次，以加强针感，使之向四周或远处扩散。然后嘱患者活动腰部及臀、腿。并根据情况在相应穴位加三角针、三星针、梅花针。10～20 分钟后在神阙穴施灸，以壮元阳、温经络。留针 1 小时起针。每日 1 次，10 次为 1 个疗程，连续治疗，双休日不休息。疗程间休息 3 天，3 个疗程后观察结果。

（3）对照组：取穴：主穴取肾俞、气海俞、关元俞、大肠俞、腰阳关。配穴：急性腰椎间盘膨、突出者，加人中、腰痛穴；陈旧性者加足三里、委中；合并臀、双下肢疼痛、麻木者，加患侧环跳、秩边、殷门、风市、委中、合阳、承山、阳陵泉、足三里、悬钟、昆仑穴。行平补平泻法，加灸，留针 30～50 分钟。每日 1 次，10 次为 1 个疗程，连续治疗，双休日不休息。疗程间休息 3 天，3 个疗程后观察效果。两组患者在治疗期间均嘱卧硬板床，多平躺休息，佩戴护腰，不可搬提重物及久行、久坐。

（4）疗效：疗效比较，总有效率治疗组（62 例）为 98.4%，对照组（52 例）为 86.5%；两组患者对比，经统计学处理，治愈率治疗组为 71%，对照组为 48.1%，差异均有显著性意义（$P < 0.025$）。治疗组治愈率、总有效率均优于对照组。从治疗次数上对 2

组治愈患者进行比较，经统计学处理差异也有显著性意义（$P < 0.025$），治疗组优于对照组。[中国针灸，2004，24（11）：750 - 752]

3. 李建媛用腹针为主治疗中风偏瘫患肢水肿

（1）治疗组：上肢远端水肿为主，取引气归元（中脘、下脘、气海、关元），针刺到地部；取腹四关（双侧滑肉门、双侧外陵）、对侧商曲、水分，针刺到人部；上风湿点（滑肉门外上5分）、上风湿外点（滑肉门旁开1寸），针刺到天部。在上风湿点及上风湿外点，可加用三角针、三星针以加强局部调整作用。下肢远端水肿为主，取引气归元（中脘、下脘、气海、关元），针刺到地部；双侧滑肉门、外陵、水分，针刺到人部；患肢对侧气旁（气海旁开5分）、气穴（关元旁开5分），针刺到人部、地部之间；下风湿点（气海旁开2寸半，外陵下外5分）、下风湿下点（下风湿点下外5分）浅刺到天部。在下风湿点及下风湿下点加用三角针、三星针等以加强局部调整作用。

针刺后以神阙穴为中心施以温灸器灸40分钟。每日1次，每周5次，10次为1个疗程，治疗2个疗程。

（2）对照组：常规方法取穴。上肢为肩髃、曲池、手三里、外关、合谷；下肢为环跳、阳陵泉、足三里、解溪、昆仑。上肢远端水肿加八邪，下肢远端水肿加八风。每日1次，每周5次，10次为1个疗程，治疗2个疗程。

（3）治疗效果：经过2个疗程治疗后，总有效率（痊愈 + 有效）治疗组为83.3%，对照组为50.0%，2组比较有显著性差异，腹针组疗效优于一般针刺组（$P < 0.05$）。[北京中医药大学学报，2005，12（4）：32 - 33]

附：孙氏腹针疗法

（一）孙氏腹针概论

1. 以腹脑学说为核心 黑龙江中医药大学孙申田通过针刺腹部的特定穴区，影响肠神经系统（腹脑）功能，调节和治疗全身疾病，这是以腹脑学说为核心形成的一种微针体系。孙氏腹针疗法把人的腹部看作大脑皮层功能定位的投影区，使肚脐与百会穴重合，取穴定位以肚脐（即腹部的百会穴）为中心展开。

孙氏腹针理论认为腹部存在着一个完整的神经系统，它相当于人的第二大脑。腹部是大脑的全息影像。孙氏腹针通过针刺腹部的特定穴区对大脑相应部位进行对应的调节，促进或改善大脑的功能，使腹脑与大脑能和谐配合，达到治疗疾病的目的。

从腹壁的分层结构解剖上看，腹壁上存在着丰富的血管、淋巴、神经、肌肉、腹膜等组织，在腹部还有一个复杂的肠神经系统（腹脑），这些复杂的组织与较厚的腹壁层常常可以使腹部特定穴区对大脑相应部位进行对应的调节，促进或改善大脑的功能，使腹脑与大脑能和谐配合。腹针针刺时出现一些意想不到的效果，达到治疗疾病的目的。这种情况可能与针刺影响了肠神经系统（腹脑）的功能，调节了某些脑肠肽的分泌、释放和分布有关。

2. 腹针分区与大脑对应 孙氏腹针疗法把腹部用腹正中线（剑突 - 耻骨联合连线）和

脐中线（以脐为中点的一条与腹正中线垂直的直线）分为 4 个部分，10 个穴区，上界是肋弓和胸骨的剑突，下界是髂嵴、腹股沟韧带、耻骨结节、耻骨嵴和耻骨联合，外侧界是腋中线。脐以上有 4 个针刺穴区（情感 1 区、自主神经调节区、椎体外系区、运动区），脐以下有 3 个穴区（感觉区、运用区、视区），脐旁有 3 个针刺穴区（情感 2 区、腹足运感区、平衡区）。孙氏腹针疗法认为脐以上的 4 个穴区分别对应大脑的额叶、顶叶，脐以下的 3 个穴区分别对应大脑的顶叶、枕叶，脐旁对应顶叶、颞叶。

（二）孙氏腹针分区

在腹部取穴时，我们应用"手指同身寸取穴法"，即是以患者的手指为标准来定取穴位的方法。主要应用"中指同身寸"和"横指同身寸"。

1. 腹 1 区 又称情感 1 区。

定位：患者平卧。本区共由 3 个穴位组成。剑突下 0.5 寸及其左右各旁开 1 寸的 2 个穴位。

主治：神志病如心情郁闷、失眠、多梦、健忘、癫痫、强哭、强笑，及各种神经证，如焦虑、抑郁、强迫等。

操作：针尖向肚脐方向，以 15°斜刺入皮下 1～1.5 寸，三针平行，施轻度手法捻转，必要时可以用电针刺激。

附注：本区相当于大脑的额叶。故针刺本区可以调节人的思维意识。针刺本区类似于头针的智三针。

2. 腹 2 区 又称自主神经及内分泌调节区或血管舒缩区。

定位：患者平卧。在腹正中线上，剑突至肚脐分成四等份，在第二区段（相当于第二等份）的中间位置，距腹正中线旁开 1.5 寸，左右各一。

主治：原发性高血压、糖尿病、自汗、围绝经期综合征。

操作：于腹 2 区向外以 15°～30°斜刺入皮下 1～1.5 寸，施轻度手法捻转，必要时可以用电针刺激。

附注：本区相当于大脑皮层的血管舒缩区及自主神经区，故调节自主神经功能，调节血压，调节血糖，改善内分泌紊乱。

3. 腹 3 区 又称锥体外系区或舞蹈震颤区。

定位：患者平卧。在腹正中线上，剑突至肚脐分成四等份，在第三区段（相当于第三等份）的中间位置，距腹正中线旁开 1.5 寸，左右各一。

主治：帕金森病、抽动 - 秽语综合征、舞蹈病等。

操作：于腹 3 区向外以 15°～30°斜刺入皮下 1～1.5 寸，施轻度手法捻转，必要时可以用电针刺激。

4. 腹 4 区 又称运动区。

定位：患者平卧。在腹正中线上，剑突至肚脐分成四等份，在第四区段（相当于第四等份）的中间位置，距腹正中线旁开 1.5 寸，左右各一。

主治：肢体运动功能障碍。

操作：于腹4区向外以15°~30°斜刺入皮下1~1.5寸，施轻度手法捻转，必要时可以用电针刺激。

5. 腹5区 又称感觉区。

定位：患者平卧。在腹正中线上，肚脐至耻骨联合分成四等份，在第一区段（相当于第一等份）的中间位置，距腹正中线旁开1.5寸，左右各一。

主治：肢体感觉功能障碍、各种痛证。

操作：于腹5区向外以15°~30°斜刺入皮下1~1.5寸，施轻度手法捻转，必要时可以用电针刺激。

6. 腹6区 又称运用区。

定位：患者平卧。在腹正中线上，肚脐至耻骨联合分成四等份，在第二区段（相当于第二等份）的中间位置，距腹正中线旁开1.5寸，左右各一。

主治：失用症。

操作：于腹6区向外以15°~30°斜刺入皮下1~1.5寸，施轻度手法捻转，必要时可以用电针刺激。

7. 腹7区 又称视区。

定位：患者平卧。在腹正中线上，肚脐至耻骨联合分成四等份，在第三区段（相当于第三等份）的中间位置，距腹正中线旁开1.5寸，左右各一。

主治：视觉功能障碍、视觉疲劳。

操作：于腹7区向外以15°~30°斜刺入皮下1~1.5寸，施轻度手法捻转，必要时可以用电针刺激。

8. 腹8区 又称情感2区，相当于头部的四神聪穴。

定位：患者平卧。在脐的上下左右各0.5寸，共四个穴位。

主治：心情郁闷，失眠，多梦，健忘，强哭，强笑，小儿脑瘫及各种神经证（焦虑、抑郁、强迫等）。

操作：于腹8区的四个穴位直刺0.5~1寸。不捻转，必要时可以用电针刺激。

9. 腹9区 又称腹足运感区。

定位：患者平卧。在脐上0.5寸并旁开1寸，向下引2cm的直线，且平行于腹正中线，即为腹足运感区。

主治：不安腿综合征，下肢痛，泌尿生殖系统疾病，肛门直肠疾病等。

操作：于腹9区针尖向下以15°~30°斜刺入皮下1~1.5寸，施轻度手法捻转，必要时可以用电针刺激。

10. 腹10区 又称平衡区。

定位：患者平卧。从髂前上棘引与脐中线垂直，并且平行于腹正中线的直线，称为平衡区。

主治：小脑损害引起的平衡障碍。

操作：于腹 10 区针尖向下以 15°～30°斜刺入皮下 1～1.5 寸，施轻度手法捻转，必要时可以用电针刺激。

（三）临床应用

1. 操作方法

腹腔内有很多重要器官，为了避免刺伤这些重要器官，所以孙氏腹针在治疗时，除情感二区要求直刺以外，其他穴区均要求以 15°～30°斜刺入皮下，施轻度捻转，必要时可以用电针刺激。

2. 临床应用

（1）组方特点：常与头针相应分区同用，如头部情感区与腹 1 区、腹 8 区同用，治高血压病、神经症；头部足运感区与腹 1 区同用，治疗腰部疼痛等。

（2）主治范围：不仅能用于疼痛、瘫痪，还可用于高血压病、糖尿病、抑郁症等代谢，精神病症。

3. 处方示例

（1）高血压病：腹 2 区，28 号毫针，向外斜刺入皮内，1～1.5 寸，捻转 1 分钟，留针 30 分钟，其间行针 1 次。日 1 次，10 次 1 个疗程，共 3 个疗程，疗程间休息 3 日。

（2）抑郁症：腹 1 区（情感 1 区），针尖向脐中，15°斜刺入皮内，三针平行，轻度捻转，必要时加电针。腹 8 区（情感 2 区），直刺入皮 1 寸，不捻针，每周 3 次，5 周为 1 个疗程。

（3）糖尿病：腹 2 区，20 号毫针，向外斜刺入皮内，1～1.5 寸，捻转 1 分钟，留针 30 分钟，其间行针 1 次。日 1 次，10 次 1 个疗程，共 2 个疗程，疗程间休息 3 日。

（4）腰痛：腹 9 区、腹 1 区，平刺 0.5～1 寸，得气后用头针经颅重复针刺手法，每穴 3～5 分钟，留针期间每 10 分钟行针 1 次。腹 1 区、攒竹，斜刺 0.2～0.5 寸，得气即可。留针 40 分钟。日 1 次，一般 3 次即效。

（5）肛门直肠括约肌痉挛症：选取腹 9 区（腹足运感区）、腹 5 区（腹感觉区）。患者平卧，在脐上 0.5 寸并旁开 1 寸、向下引 2cm 的直线，且平行于腹正中线，即为腹足运感区。在腹正中线上肚脐至耻骨联合分成四等份。在第一区段（相当于第一等份）的中间位置，距腹正中线旁开 1.5 寸，左右各一，即腹感觉区。分别进行针刺。针刺 5 分钟后，患者自觉肛门疼痛大减，有明显的松弛感，但还有坠胀感。留针 30 分钟后，症状消失。连续治疗 3 次痊愈，随访 3 年未复发。

按：肛门直肠痉挛综合征（肛门直肠神经官能症）是以肛门直肠的幻觉症状为主诉的一种癔病性表现。临床只有肛门直肠感觉异常，偶有肛门直肠括约肌痉挛表现而无器质性改变的肛门直肠疾病。一般认为发病原因多由于精神受到强烈刺激而产生恐惧、悲观和疑惑而引起持续性精神紧张，使自主神经功能紊乱而致。

（6）睑面口痉挛综合征：选取腹 3 区。患者平卧，在腹正中线上，剑突至肚脐分成四等份，在第三区段（相当于第三等份）的中间位置，距腹正中线旁开 1.5 寸，左右均进行针刺。轻度捻转，而后用电针刺激，留针 30 分钟。日 1 次，6 次为 1 个疗程，连续治疗 3 个疗程。治疗 1 个疗程后，皱额、挤眼症状缓解，其他症状未缓解。治疗 2 个疗程后，睑、面部肌肉痉挛明显缓解。3 个疗程结束后，皱额、挤眼、面部肌肉痉挛等明显缓解，不影响讲话与进食。

按：目前本病发病机制尚不清楚，多认为与基底节胆碱系统功能亢进或多巴胺受体超敏有关。又称睑痉挛－口下颌肌张力障碍综合征或 Meige 综合征，是以两眼眼睑痉挛，面部肌张力失调样不自主运动为主要表现。表现为无明显诱因出现的不自主挤眼、皱额，伴面颊部肌肉痉挛，咬牙、吐舌、苦笑脸、抬头或俯首，每天发作数次，每次持续数秒至数分钟，情绪紧张、疲劳后可加重。其病理基础有学者认为可能与大脑基底核的功能性或器质性障碍有关。临床上大多采用副作用较大的奋乃静、氟哌啶醇等减轻症状。（徐波克，孙申田学术经验总结——腹针疗法，黑龙江中医药大学研究生论文，2006）

二、脊针刺法

在脊柱左右两侧分布有与全身肢体各部（包括五脏六腑）相对应的穴位群，古有夹脊、背俞，用以针刺治疗相应病症。在此基础上王惠敏等加以发展，并采用较特殊的针法，形成了脊针疗法。

（一）脊针穴位（表 4－1－5）

表 4－1－5　脊针穴位及主治

穴位	针的位置	主治	针感
头	枕骨下际正中，旁开 1 寸	神经衰弱、精神病、鼻塞、耳前疖肿、头痛、失眠	达头、额、肩胛部、巅顶
颈	第 2 颈椎横突下，旁开 1 寸	头痛、落枕、耳前区痛、颈淋巴结炎	达额、肩胛、肘及第 5 胸椎部
口	第 3 颈椎横突下，旁开 1 寸	舌炎、面神经麻痹、言语障碍、牙痛	达肘、肩、手及第 6 胸椎部
眼	第 4 颈椎横突下，旁开 1 寸	屈光不正、视力不清、结膜炎、锁骨上窝痛	达头顶、指，及第 6、7 胸椎部
喉	第 5 颈椎横突下，旁开 1 寸	梅核气、食管炎、扁桃体炎、肩关节痛、拇指疼痛	达肩、拇指，及第 7、8 胸椎部
鼻	第 6 颈椎横突下，旁开 1 寸	鼻炎、鼻窦炎、头晕头痛、高血压、前臂及拇指痛	达肩、背、肘、关节，及第 9、10 胸椎部
督（上）	第 7 颈椎横突下，旁开 1 寸	感冒、发热、气喘、头晕、神经衰弱、全身无力、上肢瘫痪、低血压	达头顶、肩部、上肢、上胸部
臂	第 1 胸椎横突下，旁开 1 寸	眼病、眩晕、肩背痛、上肢痛、恶寒	达肩、背、上肢，及第 11、12 胸椎部
肩	第 2 胸椎横突下，旁开 1 寸	肩痛、百日咳、预防感冒、胸背痛	达肩、背、上肢、胸部，及第 7、8 胸椎

穴位	针的位置	主治	针感
肺	第3胸椎横突下，旁开1寸	肺炎、支气管炎、咳嗽喘息、咳痰、背部痛	达胸部、第3肋间，及第4、5胸椎部
胸	第4胸椎横突下，旁开1寸	胸痛、胸闷、癫痫、精神病、气喘、食管炎	达胸部、第4肋间及第6胸椎部
心	第5胸椎横突下，旁开1寸	心血管病、精神病、胸背痛、结膜炎、舌炎、多汗、乳腺病	达胸部、第5肋间及第7胸椎部
膈	第6胸椎横突下，旁开1寸	胃及十二指肠溃疡、心脏病、腹痛、膈肌痉挛	达胸部、第6肋间及第8胸椎部
血	第7胸椎横突下，旁开1寸	血液病、心悸、胰腺炎、呃逆、食欲不振	达胸部、第7肋间及第9胸椎部
肤	第8胸椎横突下，旁开1寸	皮肤病、食管病、虚热、荨麻疹	达胸部、第8肋间及第10胸椎部第1腰椎部
肝	第9胸椎横突下，旁开1寸	肝炎、夜盲症、眩晕、肋间神经痛、腹胀	达胸部、第9肋间，及第11胸椎部第1、2腰椎部
胆	第10胸椎横突下，旁开1寸	肝胆病、高血压	达胸部、第10肋间及第3腰椎部
脾	第11胸椎横突下，旁开1寸	脾胃病、消化不良、腹泻、腹胀	达腰部、第4腰椎及小腹部
胃	第12胸椎横突下，旁开1寸	胃病、消化不良、呕吐、腹胀、遗精、遗尿	达腰部、上腹部
三焦（下）	第1腰椎横突下，旁开1寸	浮肿、遗尿、腰酸、腿软、虚热、小腹痛	达髂骨及盆腔
肾	第2腰椎横突下，旁开1寸	泌尿及生殖器病、神经衰弱、腰腿痛、遗精、遗尿	达腰及腘窝
膀胱	第3腰椎横突下，旁开1寸	痔疮、腰腿痛、膀胱病症	达腰部、骶部、髋关节、小腹及下肢
大肠	第4腰椎横突下，旁开1寸	便秘、腹泻、坐骨神经痛、下肢瘫痪、腰腿痛	达膝关节、脚跟及脚底部
小肠	第5腰椎横突下，旁开1寸	坐骨神经痛、下肢瘫痪、腰腿痛、月经不调	达下肢足踝及足趾部
腿	第1骶后孔	腰骶部痛、腿痛、坐骨神经痛、下肢瘫痪、足背外侧痛、白带、月经不调、遗精、阳痿	达阴茎、膝、踝关节、睾丸及足背外侧
会阴	第2骶后孔	男女生殖器病、会阴瘙痒、遗尿、白带、月经不调、大小便不利	达会阴、足尖及跖部

以上穴位均分布于脊椎横突下左右两侧，根据椎体大小和穴位点反应情况，旁开脊椎正中距离不必拘泥于 1 寸，可在 0.7~1 寸。"上"穴（督）可和胸椎段各穴配用，有兴奋强壮全身功能作用。"下"穴（三焦）可和腰椎段各穴配用，有滋阴清热、调补肝肾作用。

（二）操作方法

小儿用 28 号 1 寸针，成人用 1.5 寸针。取俯卧或俯首坐位，颈、背、腰向前弯曲使脊椎棘突充分暴露，寻找选定穴位。消毒后，左手拇指放在穴位相对的棘突之间，右手拇、食二指持针，直刺穴内朝向脊椎横突后壁或椎板上。左手拇指压在针体下面的皮肤上，右手拇、食二指持针上拉（提）针体。右手拇、食二指持针，将针退至皮下与后正中线平行，再以 45°角向前下方斜刺，向下刺至下一脊椎横突的后壁。左手拇指再次压在针体下面的皮肤上，右手拇、食二指持针上拉（提）针体。右手拇、食二指持针退至皮下与后正中线平行，再以 15°角向下方沿皮刺，向下刺入下一脊椎横突附近的疏松组织内，留针于皮下 30 分钟（或用胶布固定 24 小时）后出针。不论直刺、斜刺和沿皮刺，一般以 1~1.4 寸为度。

背浅腰深，颈浅骶深，胖宜深，瘦宜浅。根据患者针感强弱，压拉手法可分为强刺激、弱刺激和中刺激。强刺激，运针上下幅度大、频率快、时间长、指力重；弱刺激，运针上下幅度小、频率慢、时间短、指力轻；中刺激，介于两者之间。运针要达到应出现的针感，要不见疗效不撒手。

（三）临床应用

可用于头面、五官和各种脏腑病症，以脏腑病症疗效为好。

（四）注意事项

1. 直刺的针尖位置应在脊椎横突上下缘或椎弓板附近。

2. 15°角向下方沿皮刺时，进针时愈松愈好，说明针体进入表皮下层疏松组织内，以免留针时因身体活动而引起疼痛。

3. 臂、肩、肺、胸、心、膈、血 7 穴，要特别注意按规定进针点刺入，或针尖朝向脊椎横突，不触骨头不下针，以免损伤肺脏。

4. 每次选取 1~2 穴，3 穴以内为宜。留针不能多于 2 个穴。

5. 在直刺、斜刺时，可加用脉冲电刺激。

6. 压拉手法以酸麻沉或触电感为度。

第二章

五窍微针刺法

　　肝在窍为目，心在窍为舌，脾在窍为口，肺在窍为鼻，肾在窍为耳（《素问·阴阳应象大论》）。目、舌、口、鼻、耳五窍（五官）不仅与五脏功能密切相关，而且通过经络气血的运行，与全身各部发生相互作用。因此，全身各部和五脏六腑的生理病理变化，可以从五窍形色的变化上表现出来。通过五窍形色诊察，可以判断机体内在的病变，这就是面部望诊和舌诊的重要内容。在五窍诊法基础上，现代学者发现五窍上还存在着许多与全身各部相对应的反应点（穴位），通过针刺或其他方法来刺激这些反应点，则可治疗全身病症，从而形成发展成为耳针、眼针、鼻针、口针和舌针。

第一节　耳针刺法

耳针是针刺耳郭上特定点（耳穴），用以治疗全身相应病症的方法，是目前临床应用最为广泛的微针刺法。在临床上，耳穴不仅有治疗作用，还有诊断作用，因此现代学者常将耳穴诊治原理与应用等内容，统称为耳穴诊治学。以下就耳穴的一般情况与耳穴针刺操作技术，介绍于下。

一、耳针刺激部位（耳穴）

（一）耳穴的分布规律

1. 耳穴的定义　耳穴是耳郭皮肤表面与人体脏器和头面五官、四肢躯干等相互沟通的特定部位，是耳郭上能反映机体内在变化的特定反应点，是耳郭针刺（包括其他方法）治疗全身相应病症的刺激点（穴位）。

2. 耳穴的分布　根据现代临床大量实践，发现耳穴的分布有一定的规律。它们在耳郭正面（前面）的排列，犹如一个倒置的胎儿，头部朝下，臀部朝上，胸部及躯干在中间。耳穴分布与全身各部相对应，其分布的规律是：与面颊相应的穴位在耳垂；与上肢相应的穴位在耳舟；与躯干相应的穴位在对耳轮体部；与下肢相应的穴位在对耳轮上、下脚；与腹腔相应的穴位在耳甲艇；与胸腔和心、肺等器官相应的穴位在耳甲腔。耳轮脚与膈相对应，其周围自下而上分布有与消化道各器官相对应的耳穴。对耳屏与头和脑部相对应，耳屏分布有与咽喉、内鼻、肾上腺相对应的耳穴，屏上切迹与外耳相对应，屏间切迹相当于内分泌系统，三角窝相当于盆腔、内生殖器。

（二）耳郭表面解剖

1. 耳郭正面（图 4-2-1）

耳垂：耳郭下部无软骨的部分。

耳垂前沟：耳垂与面部之间的浅沟。

耳轮：耳郭卷曲的游离部分。

耳轮脚：耳轮深入耳甲的部分。

耳轮脚棘：耳轮脚和耳轮之间的软骨隆起。

耳轮脚切迹：耳轮脚棘前方的凹陷处。

耳轮结节：耳轮后上部的膨大部分。

耳轮尾：耳轮前下移行于耳垂的部分。

轮垂切迹：耳轮和耳垂后缘之间的凹陷处。

耳轮前沟：耳轮与面部之间的浅沟。

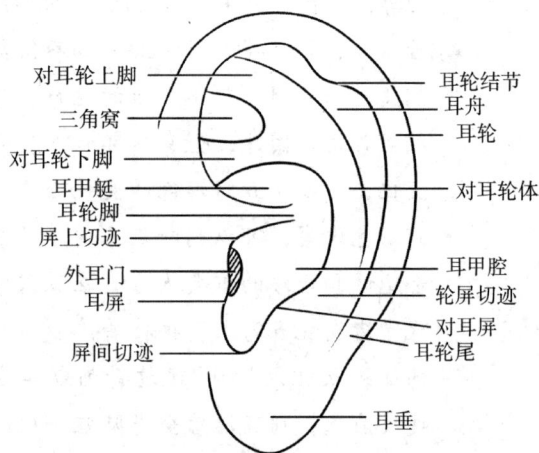

图 4-2-1　耳郭正面

对耳轮：与耳轮相对呈"丫"形的隆起部，由对耳轮体、对耳轮上脚和对耳轮下脚三部分组成。

对耳轮体：对耳轮下部呈上下走向的主体部分。

对耳轮上脚：对耳轮向上分支的部分。

对耳轮下脚：对耳轮向前分支的部分。

轮屏切迹：对耳轮与对耳屏之间的凹陷处。

耳舟：耳轮与对耳轮之间的凹沟。

三角窝：对耳轮上、下脚与相应耳轮之间的三角形凹窝。

耳甲：部分耳轮和对耳轮、对耳屏、耳屏及外耳门之间的凹窝。由耳甲艇、耳甲腔两部分组成。

耳甲艇：耳轮脚以上的耳甲部。

耳甲腔：耳轮脚以下的耳甲部。

耳屏：耳郭前方呈瓣状的隆起。

屏上切迹：耳屏与耳轮之间的凹陷处。

上屏尖：耳屏游离缘上隆起部。

下屏尖：耳屏游离缘下隆起部。

耳屏前沟：耳屏与面部之间的浅沟。

对耳屏：耳垂上方，与耳屏相对的瓣状隆起。

屏间切迹：耳屏和对耳屏之间的凹陷处。

外耳门：耳甲腔前方的孔窍。

2. 耳郭背面（图 4 - 2 - 2）

耳轮背面：耳轮背部的平坦部分。

耳轮尾背面：耳轮尾背部的平坦部分。

耳垂背面：耳垂背部的平坦部分。

耳舟隆起：耳舟在耳背呈现的隆起。

三角窝隆起：三角窝在耳背呈现的隆起。

耳甲艇隆起：耳甲艇在耳背呈现的隆起。

耳甲腔隆起：耳甲腔在耳背呈现的隆起。

对耳轮上脚沟：对耳轮上脚在耳背呈现的凹沟。

对耳轮下脚沟：对耳轮下脚在耳背呈现的凹沟。

对耳轮沟：对耳轮体在耳背呈现的凹沟。

耳轮脚沟：耳轮脚在耳背呈现的凹沟。

对耳屏沟：对耳屏在耳背呈现的凹沟。

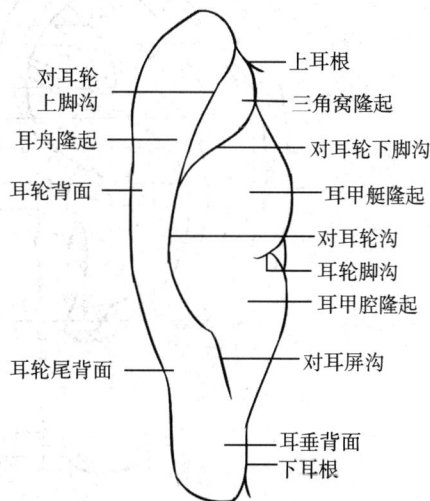

图 4 - 2 - 2　耳郭背面

3. 耳根

上耳根：耳郭与头部相连的最上部。

下耳根：耳郭与头部相连的最下部。

（三）耳郭的分区（图4-2-3~图4-2-7）

1. 耳轮分区 为了便于取穴，将耳轮分为12个区。耳轮脚为耳轮1区。耳轮脚切迹到对耳轮下脚上缘之间的耳轮分为3等份，自下而上依次为耳轮2区、耳轮3区、耳轮4区；对耳轮下脚上缘到对耳轮上脚前缘之间的耳轮为耳轮5区；对耳轮上脚前缘到耳尖之间的耳轮为耳轮6区；耳尖到耳轮结节上缘为耳轮7区；耳轮结节上缘到耳轮结节下缘为耳轮8区。耳轮结节下缘至轮垂切迹之间的耳轮分为4等份，自上而下依次为耳轮9区、耳轮10区、耳轮11区和耳轮12区。

2. 耳舟分区 为了便于取穴，将耳舟分为6等份，自上而下依次为耳舟1区、耳舟2区、耳舟3区、耳舟4区、耳舟5区、耳舟6区。

3. 对耳轮分区 为了便于取穴，将对耳轮分为13个区。对耳轮上脚分为上、中、下3等份，下1/3为对耳轮5区，中1/3为对耳轮4区；再将上1/3分为上、下2等份，下1/2为对耳轮3区；再将上1/2分为前后2等份，后1/2为对耳轮2区，前1/2为对耳轮1区。对耳轮下脚分为前、中、后3等份，中、前2/3为对耳轮6区，后1/3为对耳轮7区。将对耳轮体从对耳轮上、下脚分叉处至轮屏切迹分为5等份，再沿对耳轮耳甲缘将对耳轮体分为前1/4和后3/4两部分，前上2/5为对耳轮8区，后上2/5为对耳轮9区，前中2/5为对耳轮10区，后中2/5为对耳轮11区，前下1/5为对耳轮12区，后下1/5为对耳轮13区。

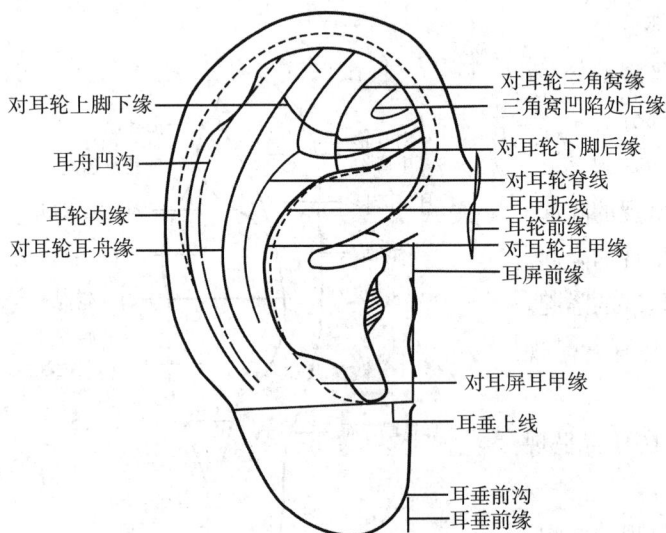

图4-2-3 耳郭分区（1）

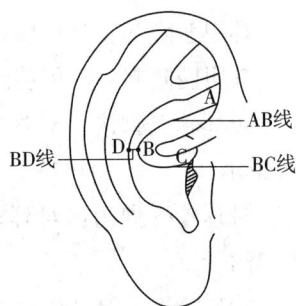

图4-2-4 耳郭分区（2）

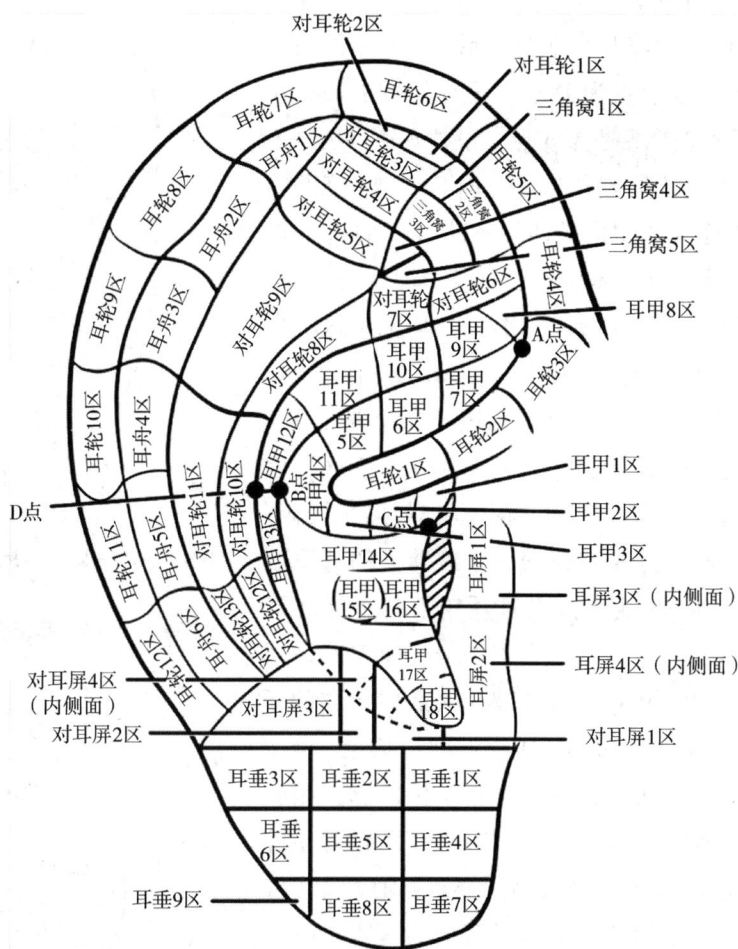

图4-2-5 耳郭分区（3）

4. 三角窝分区 为了便于取穴，将三角窝由耳轮内缘至对耳轮上、下脚分叉处分为前、中、后3等份，中1/3为三角窝3区；再将前1/3分为上、中、下3等份，上1/3为三角窝1区，中、下2/3为三角窝2区；再将后1/3分为上、下2等份，上1/2为三角窝4区，下1/2为三角窝5区。

5. 耳屏分区 为了便于取穴，将耳屏分成4个区。耳屏外侧面分为上、下2等份，上部为耳屏1区，下部为耳屏2区。将耳屏内侧面分上、下2等份，上部为耳屏3区，下部为耳屏4区。

6. 对耳屏分区 为了便于取穴，将对耳屏分为4个区。由对屏尖及对屏尖至轮屏切迹连线之中点，分别向耳垂上线做两条垂线，将对耳屏外侧面及其后部分成前、中、后3个区，前为对耳屏1区、中为对耳屏2区、后为对耳屏3区。对耳屏内侧面为对耳屏4区。

7. 耳甲分区 为了便于取穴，将耳甲用标志点、线分为18个区。在耳轮的内缘上，设耳轮脚切迹至对耳轮下脚间中、上 1/3 交界处为 A 点；在耳甲内，由耳轮脚消失处向后做一水平线与对耳轮耳甲缘相交，设交点为 D 点；设耳轮脚消失处至 D 点连线中、后1/3 交界处为 B 点；设外耳道口后缘上 1/4 与下 3/4 交界处为 C 点；从 A 点向 B 点做一条与对耳轮耳甲艇缘弧度大体相仿的曲线；从 B 点向 C 点做一条与耳轮脚下缘弧度大体相仿的曲线。将 BC 线前段与耳轮脚下缘间分成 3 等份，前 1/3 为耳甲 1 区，中 1/3 为耳甲 2 区，后 1/3 为耳甲 3 区。ABC 线前方，耳轮脚消失处为耳甲 4 区。将 AB 线前段与耳轮脚上缘及部分耳轮内缘间分成 3 等份，后 1/3 为耳甲 5 区，中 1/3 为耳甲 6 区，前 1/3 为耳甲 7 区。将对耳轮下脚下缘前、中 1/3 交界处与 A 点连线，该线前方的耳甲艇部为耳甲 8 区。将 AB 线前段与对耳轮下脚下缘间耳甲 8 区以后的部分，分为前、后 2 等份，前 1/2 为耳甲 9 区，后 1/2 为耳甲 10 区。在 AB 线后段上方的耳甲艇部，将耳甲 10 区后缘与 BD 线之间分成上、下 2 等份，上 1/2 为耳甲 11 区，下 1/2 为耳甲 12 区。由轮屏切迹至 B 点做连线，该线后方、BD 线下方的耳甲腔部为耳甲 13 区。以耳甲腔中央为圆心，圆心与 BC 线间距离的 1/2 为半径做圆，该圆形区域为耳甲 15 区。过 15 区最高点及最低点分别向外耳门后壁做两条切线，切线间为耳甲 16 区。15 区、16 区周围为耳甲 14 区。将外耳门的最低点与对耳屏耳甲缘中点相连，再将该线下的耳甲腔部分为上、下 2 等份，上 1/2 为耳甲 17 区，下 1/2 为耳甲 18 区。

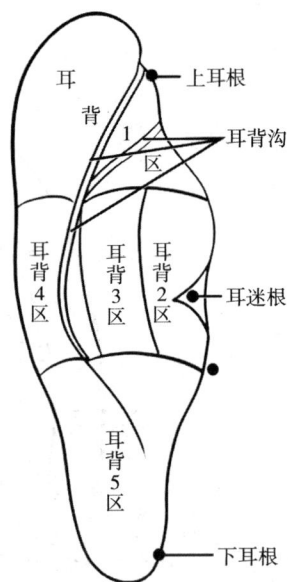

图 4 - 2 - 6　耳郭分区（4）

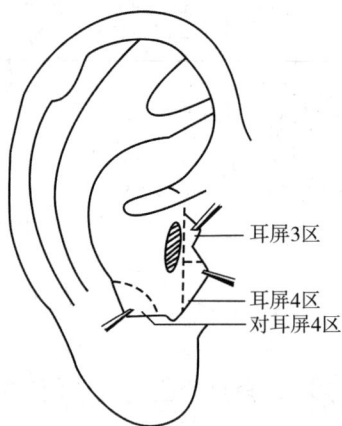

图 4 - 2 - 7　耳郭分区（5）

8. 耳垂分区　为了便于取穴，将耳垂分为 9 个区。在耳垂上线至耳垂下缘最低点之间画两条等距离平行线，于上平行线上引两条垂直等分线，将耳垂分为 9 个区，上部由前到后依次为耳垂 1 区、耳垂 2 区、耳垂 3 区；中部由前到后依次为耳垂 4 区、耳垂 5 区、耳垂 6 区；下部由前到后依次为耳垂 7 区、耳垂 8 区、耳垂 9 区。

9. 耳背分区　为了便于取穴，将耳背分为 5 个区。分别过对耳轮上、下脚分叉处耳背对应点和轮屏切迹耳背对应点做两条水平线，将耳背分为上、中、下 3 部，上部为耳背 1 区，下部为耳背 5 区；再将中部分为内、中、外 3 等份，内 1/3 为耳背 2 区，中 1/3 为耳背 3 区，外 1/3 为耳背 4 区。

（四）耳穴的部位和主治

近几十年来，通过大量临床实践，在耳郭上发现了不少耳穴。据有关专家估计，有穴名、定位及其主治范围的耳穴就有两三百个之多。有鉴于此，为了进一步普及推广耳针，由中国针灸学会制定了"耳穴标准化方案"，以此作为耳穴临床应用和科学研究的统一根据。兹就有关内容详列于下。（图 4 - 2 - 8 ~ 图 4 - 2 - 10）

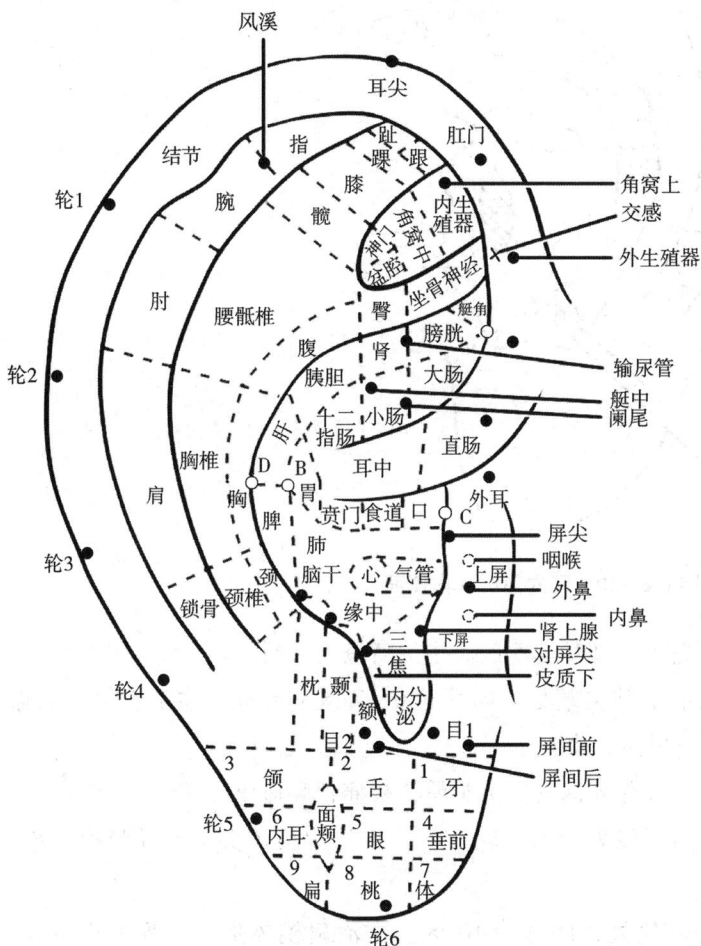

图 4 - 2 - 8　耳穴部位（正面）

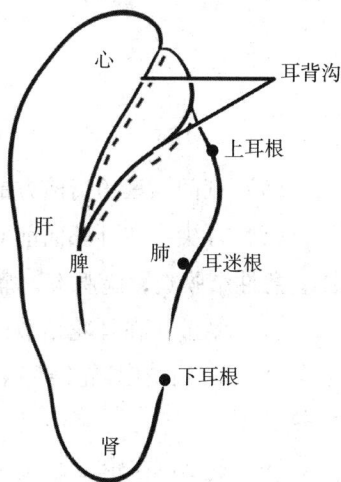

图 4 - 2 - 9　耳穴部位（背面）

1. 耳轮穴位

（1）耳中：在耳轮脚处，即耳轮 1 区。主治呃逆，荨麻疹，皮肤瘙痒，咯血。

（2）直肠：在耳轮脚棘前上方的耳轮处，即耳轮 2 区。主治便秘，腹泻，脱肛，痔疮。

（3）尿道：在直肠上方的耳轮处，即耳轮 3 区。主治尿频，尿急，尿痛，尿潴留。

（4）外生殖器：在对耳轮下脚前方的耳轮处，即耳轮 4 区。主治睾丸炎，附睾炎，阴道炎、外阴瘙痒。

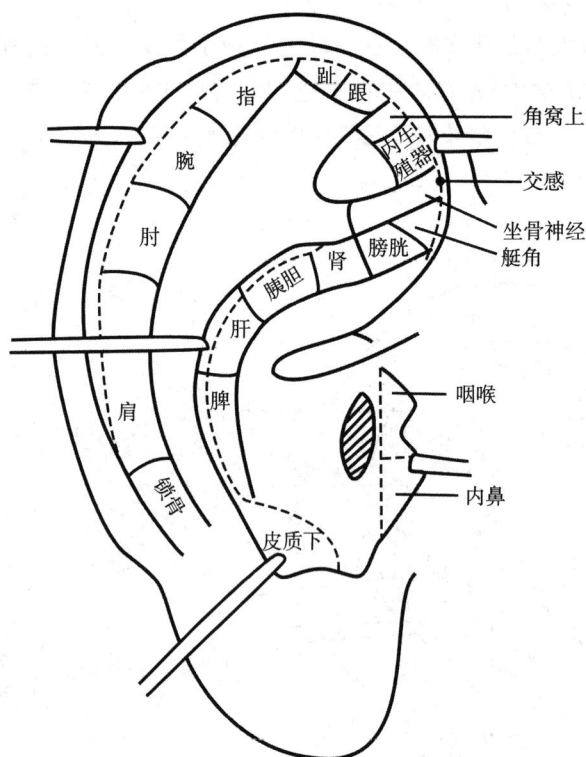

图 4 - 2 - 10　耳穴部位（内侧面）

（5）肛门：三角窝前方的耳轮处，即耳轮 5 区。主治痔疮，肛裂。

（6）耳尖：在耳郭向前对折的上部尖端处，即耳轮 6、7 区交界处。主治发热，高血压，急性结膜炎，睑腺炎，痛证，风疹，失眠。

（7）结节：在耳轮结节处，即耳轮 8 区。主治头晕，头痛，高血压。

（8）轮 1：在耳轮结节下方的耳轮处，即耳轮 9 区。主治扁桃体炎，上呼吸道感染，发热。

（9）轮 2：在轮 1 区下方的耳轮处，即耳轮 10 区。主治扁桃体炎，上呼吸道感染，发热。

（10）轮 3：在轮 2 区下方的耳轮处，即耳轮 11 区。主治扁桃体炎，上呼吸道感染，发热。

（11）轮 4：在轮 3 区下方的耳轮处，即耳轮 12 区。主治扁桃体炎，上呼吸道感染，发热。

2. 耳舟穴位

（1）指：在耳舟上方处，即耳舟 1 区。主治甲沟炎，手指疼痛和麻木。

（2）腕：在指区的下方处，即耳舟 2 区。主治腕部疼痛。

（3）风溪：在耳轮结节前方，指区与腕区之间，即耳舟 1、2 区交界处。主治荨麻疹，皮肤瘙痒，过敏性鼻炎，哮喘。

（4）肘：在腕区的下方处，即耳舟 3 区。主治肱骨外上髁炎，肘部疼痛。

（5）肩：在肘区的下方处，即耳舟 4、5 区。主治肩关节周围炎，肩部疼痛。

（6）锁骨：在肩区的下方处，即耳舟 6 区。主治肩关节周围炎。

3. 对耳轮穴位

（1）跟：在对耳轮上脚前上部，即对耳轮 1 区。主治足跟痛。

（2）趾：在耳尖下方的对耳轮上脚后上部，即对耳轮 2 区。主治甲沟炎，足趾部疼痛麻木。

（3）踝：在趾、跟区下方处，即对耳轮 3 区。主治踝关节扭伤，踝关节炎。

（4）膝：在对耳轮上脚中 1/3 处，即对耳轮 4 区。主治膝关节肿痛。

（5）髋：在对耳轮上脚下 1/3 处，即对耳轮 5 区。主治髋关节疼痛，坐骨神经痛，腰骶部疼痛。

（6）坐骨神经：在对耳轮下脚的前 2/3 处，即对耳轮 6 区。主治坐骨神经痛，下肢瘫痪。

（7）交感：在对耳轮下脚末端与耳轮内缘相交处，即对耳轮 6 区前端。主治胃肠痉挛，心绞痛，胆绞痛，肾绞痛，自主神经功能紊乱，心悸、多汗、失眠等。

（8）臀：在对耳轮下脚的后 1/3 处，即对耳轮 7 区。主治坐骨神经痛，臀部疼痛。

（9）腹：在对耳轮体前部上 2/5 处，即对耳轮 8 区。主治腹痛，腹胀，腹泻，急性腰扭伤，痛经，产后宫缩痛。

（10）腰骶椎：在腹区后方，即对耳轮 9 区。主治腰骶部疼痛。

（11）胸：在对耳轮体前部中 2/5 处，即对耳轮 10 区。主治胸胁疼痛，胸闷，乳痈，乳少。

（12）胸椎：在胸区后方，即对耳轮 11 区。主治胸胁疼痛，经前乳房胀痛，产后乳少，乳痈。

（13）颈：在对耳轮体前部下 1/5 处，即对耳轮 12 区。主治落枕，颈项强痛。

（14）颈椎：在颈区后方，即对耳轮 13 区。主治落枕，颈椎病。

4. 三角窝穴位

（1）角窝上：在三角窝前 1/3 的上部，即三角窝 1 区。主治高血压。

（2）内生殖器：在三角窝前 1/3 的下部，即三角窝 2 区。主治痛经，月经不调，白带过多，功能失调性子宫出血，遗精，阳痿，早泄。

（3）角窝中：在三角窝中 1/3 处，即三角窝 3 区。主治哮喘，咳嗽，肝炎。

（4）神门：在三角窝后 1/3 的上部，即三角窝 4 区。主治失眠，多梦，各种痛证，咳嗽，哮喘，眩晕，高血压，过敏性疾病，戒断综合征。

（5）盆腔：在三角窝后 1/3 的下部，即三角窝 5 区。主治盆腔炎，附件炎。

5. 耳屏穴位

（1）上屏：在耳屏外侧面上 1/2 处，即耳屏 1 区。主治咽炎，单纯性肥胖症。

（2）下屏：在耳屏外侧面下 1/2 处，即耳屏 2 区。主治鼻炎，单纯性肥胖症。

（3）外耳：在屏上切迹前方近耳轮部，即耳屏 1 区上缘处。主治外耳道炎，中耳炎，耳鸣。

（4）屏尖：在耳屏游离缘上部尖端，即耳屏 1 区后缘处。主治发热，牙痛，腮腺炎，咽炎，扁桃体炎，结膜炎。

（5）外鼻：在耳屏外侧面中部，即耳屏 1、2 区之间。主治鼻疖，鼻部痤疮，鼻炎。

（6）肾上腺：在耳屏游离缘下部尖端，即耳屏 2 区后缘处。主治低血压，风湿性关节炎，腮腺炎，间日疟，链霉素中毒性眩晕，哮喘，休克，鼻炎，急性结膜炎，咽炎，过敏性皮肤病。

（7）咽喉：在耳屏内侧面上 1/2 处，即耳屏 3 区。主治声音嘶哑，咽喉炎，扁桃体炎。

（8）内鼻：在耳屏内侧面下 1/2 处，即耳屏 4 区。主治鼻炎，副鼻窦炎，鼻衄。

（9）屏间前：在屏间切迹前方，耳屏最下部，即耳屏 2 区下缘处。主治眼病。

6. 对耳屏穴位

（1）额：在对耳屏外侧面的前部，即对耳屏 1 区。主治额窦炎，头痛，头晕，失眠，多梦。

（2）屏间后：在屏间切迹后方对耳屏前下部，即对耳屏 1 区下缘处。主治眼病。

（3）颞：在对耳屏外侧面的中部，即对耳屏 2 区。主治偏头痛。

（4）枕：在对耳屏外侧面的后部，即对耳屏 3 区。主治头痛，眩晕，哮喘，癫痫，神经衰弱。

（5）皮质下：在对耳屏内侧面，即对耳屏 4 区。主治痛证，间日疟，神经衰弱，假性近视，胃溃疡，腹泻，高血压，冠心病，心律失常。

（6）对屏尖：在对耳屏游离缘的尖端，即对耳屏 1、2、4 区交点处。主治哮喘，腮腺炎，皮肤瘙痒，睾丸炎，附睾炎。

（7）缘中：在对耳屏游离缘上，对屏尖与轮屏切迹之中点处，即对耳屏 2、3、4 区交点处。主治遗尿，内耳眩晕症，功能失调性子宫出血。

（8）脑干：在轮屏切迹处，即对耳屏 3、4 区之间。主治头痛，眩晕，假性近视。

7. 耳甲穴位

（1）口：在耳轮脚下方前 1/3 处，即耳甲 1 区。主治面瘫，口腔炎，胆囊炎，胆石症，戒断综合征，牙周炎，舌炎。

（2）食管：在耳轮脚下方中 1/3 处，即耳甲 2 区。主治食管炎，食管痉挛。

（3）贲门：在耳轮脚下方后 1/3 处，即耳甲 3 区。主治贲门痉挛，神经性呕吐。

（4）胃：在耳轮脚消失处，即耳甲 4 区。主治胃炎，胃溃疡，失眠，牙痛，消化不良，恶心呕吐。

（5）十二指肠：在耳轮脚及部分耳轮与 AB 线之间的后 1/3 处，即耳甲 5 区。主治十二指肠球部溃疡，胆囊炎，胆石症，幽门痉挛，腹胀，腹泻，腹痛。

（6）小肠：在耳轮脚及部分耳轮与 AB 线之间的中 1/3 处，即耳甲 6 区。主治消化不良，腹痛，心动过速，心律不齐。

（7）大肠：在耳轮脚及部分耳轮与 AB 线之间的前 1/3 处，即耳甲 7 区。主治腹泻，便秘，痢疾，咳嗽，痤疮。

（8）阑尾：在小肠区与大肠区之间，即耳甲 6、7 区交界处。主治单纯性阑尾炎，腹泻，腹痛。

（9）艇角：在对耳轮下脚下方前部，即耳甲 8 区。主治前列腺炎，尿道炎。

（10）膀胱：在对耳轮下脚下方中部，即耳甲 9 区。主治膀胱炎，遗尿，尿潴留，腰痛，坐骨神经痛，后头痛。

（11）肾：在对耳轮下脚下方后部，即耳甲 10 区。主治腰痛，耳鸣，神经衰弱，水肿，哮喘，遗尿症，月经不调，遗精，阳痿，早泄，眼病，五更泄。

（12）输尿管：在肾区与膀胱区之间，即耳甲 9、10 区交界处。主治输尿管结石绞痛。

（13）胰胆：在耳甲艇的后上部，即耳甲 11 区。主治胆囊炎，胆石症，胆道蛔虫症，偏头痛，带状疱疹，中耳炎，耳鸣，听力减退，胰腺炎，口苦，胁痛。

（14）肝：在耳甲艇的后下部，即耳甲 12 区。主治胁痛，眩晕，经前期紧张症，月经不调，围绝经期综合征，高血压，假性近视，单纯性青光眼，目赤肿痛。

（15）艇中：在小肠区与肾区之间，即耳甲 6、10 区交界处。主治腹痛，腹胀，腮腺炎。

（16）脾：在 BD 线下方，耳甲腔的后上部，即耳甲 13 区。主治腹胀，腹泻，便秘，食欲不振，功能失调性子宫出血，白带过多，内耳眩晕症，水肿，痿证，内脏下垂，失眠。

（17）心：在耳甲腔正中凹陷处，即耳甲 15 区。主治心动过速，心律不齐，心绞痛，无脉症，癔症，自汗，盗汗，口舌生疮，心悸怔忡，失眠，健忘。

（18）气管：在心区与外耳门之间，即耳甲 16 区。主治咳嗽，气喘，急慢性咽炎。

（19）肺：在心、气管区周围处，即耳甲 14 区。主治咳喘，胸闷，声音嘶哑，痤疮，皮肤瘙痒，荨麻疹，扁平疣，便秘，戒断综合征，自汗，盗汗，鼻炎。

（20）三焦：在外耳门后下方，肺与内分泌区之间，即耳甲 17 区。主治便秘，腹胀，水肿，耳鸣，耳聋，糖尿病。

（21）内分泌：在耳屏切迹内，耳甲腔的前下部，即耳甲 18 区。主治痛经，月经不调，围绝经期综合征，痤疮，间日疟，糖尿病。

8. 耳垂穴位

（1）牙：在耳垂正面前上部，即耳垂 1 区。主治牙痛，牙周炎，低血压。

（2）舌：在耳垂正面中上部，即耳垂 2 区。主治舌炎，口腔炎。

（3）颌：在耳垂正面后上部，即耳垂3区。主治牙痛，颞颌关节功能紊乱症。

（4）垂前：在耳垂正面前中部，即耳垂4区。主治神经衰弱，牙痛。

（5）眼：在耳垂正面中央部，即耳垂5区。主治假性近视，目赤肿痛，迎风流泪。

（6）内耳：在耳垂正面后中部，即耳垂6区。主治内耳眩晕症，耳鸣，听力减退。

（7）面颊：在耳垂正面，眼区与内耳区之间，即耳垂5、6区交界处。主治周围性面瘫，三叉神经痛，痤疮，扁平疣。

（8）扁桃体：在耳垂正面下部，即耳垂7、8、9区。主治扁桃体炎，咽炎。

9. 耳背穴位

（1）耳背心：在耳背上部，即耳背1区。主治心悸，失眠，多梦。

（2）耳背肺：在耳背中内部，即耳背2区。主治咳喘，皮肤瘙痒。

（3）耳背脾：在耳背中央部，即耳背3区。主治胃痛，消化不良，食欲不振，腹胀，腹泻。

（4）耳背肝：在耳背中外部，即耳背4区。主治胆囊炎，胆石症，胁痛。

（5）耳背肾：在耳背下部，即耳背5区。主治头痛，眩晕，神经衰弱。

（6）耳背沟：在对耳轮沟和对耳轮上、下脚沟处。主治高血压，皮肤瘙痒。

10. 耳根穴位

（1）上耳根：在耳根最上处。主治鼻衄，哮喘。

（2）耳迷根：在耳轮脚后沟的耳根处。主治胆囊炎，胆石症，胆道蛔虫症，鼻炎，心动过速，腹痛，腹泻。

（3）下耳根：在耳根最下处。主治低血压，下肢瘫痪。

二、耳针操作技术

耳针这一名称，实际上是耳针治疗技术和临床应用的泛称，比较客观的叫法，应该是耳穴治疗法。耳穴的治法，除了针刺法（包括毫针、皮内针、皮肤针、三棱针）之外，还有灸法、压丸、电针、光针、水针、药敷、磁疗和按摩等。兹就有关耳穴针刺的操作技术，进行介绍。

（一）耳穴毫针刺法

1. 针刺前的准备

（1）控测敏感点：诊断明确后拟定耳针处方，用探棒或耳穴探测仪测得耳穴的敏感点，如压痛点或低电阻点有泛化现象，则首选与病变最为密切的敏感点。所探得的耳穴以探棒轻轻按压一下，使之成为一个充血的压痕，便于正确针刺。

（2）消毒：由于耳穴较体穴容易感染，针刺不慎可造成耳软骨膜炎，故须重视耳郭的消毒。其方法，可用75%酒精棉球，由内而外，由上而下，对耳郭全部消毒，尤其要注意三角窝、耳甲腔、耳甲艇、耳孔周围、耳屏内侧等部的消毒。毫针可用75%乙醇溶液浸泡20～30分钟，亦可以高压消毒。

（3）针具选择和体位安置：一般可选用 26～30 号、0.5～1 寸毫针，其中以 28 号 0.5 寸针最为常用。患者一般取正坐位，初诊者如精神紧张、惧痛、惧针或体弱病重者，亦可取仰卧位。

2. 耳穴进针法

（1）固定耳郭：进针时，医者用左手拇、食两指固定耳郭，中指托着针刺部的耳背，如此既可掌握针刺深度和方向，又可减轻针刺引起的疼痛。

（2）进针：右手拇、食二指持针，在有压痕的选定耳穴处进针。耳穴进针有以下两种方法。

快速进针法：针尖对准耳穴，利用右手指力与腕力的充分协调，快速垂直将针按插入耳郭直至软骨。在准备刺入的瞬间，可让患者张口深呼吸，以减轻进针疼痛。进针要稳、准、快，手法熟练者可用本法。又称插入法。

缓慢进针法：针尖对准耳穴，用轻柔均匀的指力慢慢捻转针体，边捻边进，直至适当深度即停止捻转。又称捻转法。

（3）针刺深度：耳穴针刺的深度应该根据耳郭局部的厚薄、穴位的位置而灵活掌握，一般为 2～3 分，以耳针能站立而不摇晃为宜。据有关报道，治疗实热证、急性疼痛或炎症，耳针深度以刺透软骨而不穿透耳背皮肤为佳；对久病体虚者，则以针刺进入皮下，抵达耳软骨膜的浅刺法为宜。

（4）针刺方向：因耳穴部位而宜。位于耳甲腔、耳甲艇和三角窝的耳穴，用直刺法，如内生殖器、心、肺等耳穴。位于耳舟、耳垂部的耳穴，多用横刺法沿皮进针，如风溪、肩、锁骨等。位于对耳轮、对耳屏内侧、屏间切迹等部位的耳穴，多用斜刺法（针体与皮肤呈 45°～60°角），如皮质下、内鼻、咽喉、内分泌等。横刺法还可用于透穴，如盆腔透内生殖器等，以加强刺激。

3. 针刺手法和刺激强度

（1）捻转法：刺入耳穴后，在该处运用中等刺激手法进行小幅度捻转，持续 1～2 分钟。通常捻转的顺逆方向均无碍，但个别患者仅能向某一方向捻转，反向捻转则可加剧症状。适用于慢性病症。

（2）雀啄法：刺入耳穴后，在该处运用中等刺激手法，小幅度提插，如鸟之啄米，持续 1～2 分钟。本法又称提捣法，适用于急性病症和疼痛。

（3）耳穴针刺补泻法：李志明主编《耳穴诊治法》介绍有 5 种补泻法。

捻转补泻：左手固定耳郭，右手持针。在得气后以拇指向前用力捻针为主者为补法，以拇指向后用力捻转为主者为泻法。

震刮补泻：左手固定耳郭，右手持针。在得气后，用拇指甲向下刮动针柄为补法，用拇指甲向上刮动针柄为泻法。

热补手法：左手固定耳郭，右手持针。在得气后，拇指向前捻针 9 次（或 27 次），随捻针随向下压按针，同时嘱患者呼气；或向下刮动针柄 27 次。患者有热胀感即出针，出针后揉按穴位。

凉泻手法：左手固定耳郭，右手持针。在得气后，拇指向后捻转 6 次（或 18 次），随捻针随向上提针，同时嘱患者吸气；或向上刮动针柄 18 次。患者有凉胀感即出针，出针后不按针孔。

平补平泻法：左手固定耳郭，右手持针。在得气后，均匀用力，前后捻针或上下提捣，患者自然呼吸即可。

（4）刺激强度：可根据患者体质和病情等因素来决定。

强刺激手法：用雀啄法或较长时间捻转法，长时间动留针，取穴较多或用双侧耳穴，或同时用耳郭正面与背面耳穴，或用耳穴透刺法。针刺可刺透软骨而不穿透耳背皮肤。适用于急性病症，或慢性病急性发作者，以及体强的实证、热证。

弱刺激手法：用较短时间的捻转手法行针，得气即可，不留针或短时间留针，取穴较少或仅取单侧耳穴（左右交替）。针刺只透皮；或可透皮至皮下，抵达耳软骨膜。适用于慢性病症，小儿、年老、体虚患者，以及虚证。

中等刺激手法：根据病情需要，采用介乎上述两者刺激强度之间的手法，取穴、针刺强度与留针时间同常规方法。适用于虚实不显著的患者。

4. 留针和出针

（1）留针：留针时间一般 20～30 分钟，亦有留针 1～2 小时的。慢性病、疼痛性病症留针时间还可适当延长。婴幼儿往往不留针。留针期间，根据病情需要，采取静留针或动留针法。

（2）出针：医者左手托起耳背，右手起出毫针。一般可迅速地将针垂直拔出，必要时可再次行针以加强刺激后再行出针。出针后立即用消毒干棉球压迫针孔，以免出血。

（二）耳穴其他针刺法

1. 耳穴埋针法　在选定耳穴（压痛点、反应点等）做好标记，经局部皮肤消毒后，左手固定耳郭，绷紧穴位皮肤，右手用镊子夹住消毒的皮内针针柄，轻轻刺入耳穴，一般刺入针体的 2/3，用胶布固定。如用揿针，可直接将其针环贴在剪好的小块胶布中央，再按揿在耳穴内。一般埋单侧耳穴，每次 3～5 穴，每日让患者自行按压埋针处 3 次。留针 3～5 天，10 次为 1 个疗程。本法适用于慢性病、疼痛性病症、体虚者，或需要长期治疗而不能每天来接受诊治者，有持续保持一定刺激量的优点。其注意事项同一般皮内针法。

2. 耳穴三棱针放血法　一般用点刺法。预先按摩耳穴使其充血。常规消毒选定耳穴的皮肤，待干。左手固定耳郭，可用三指固定托住或捏住针刺的耳穴处；右手拇、食二指持针，中指端紧靠针体下端，对准耳穴迅速点刺 1～2mm 深，立即出针。然后，轻微挤捏针孔周围皮肤，出血 2～3 滴，亦可 5～10 滴左右。亦可用点刺而不需放血的方法。本法适合于实热病证，如高热惊厥、目赤肿痛、疟腮、喉痹等，亦有用于肝阳上亢所致眩晕者。亦有用手术刀划割耳穴放血的。

术前按摩耳郭较为重要，常直接影响放血是否顺利，与疗效有关。耳背静脉如需多次放血者，应从静脉远心端开始，可用手术刀进行割划（又称耳背割治法），而不宜从中央开始。孕妇、出血性疾患或凝血机制不良者禁用本法，虚弱者不宜放血过多。点刺放血，必须掌握快、浅、轻的原则。

3. 耳穴皮肤针法 双耳先自行按摩数分钟，使其呈轻度充血状态。经局部消毒，左手固定耳郭，右手握住皮肤针的针柄（方法同一般皮肤针法），在已选定的耳穴区做快速轻叩，手法可由轻而重，一般 1 分钟叩打 60～80 次。叩打好，耳郭充血发热，或有少时渗血。治毕，用消毒干棉球按擦渗血，然后再以 75% 酒精棉球擦 1 次。手法要点和注意事项同皮肤针常规。本法适合于内脏疼痛、神经麻痹、哮喘、荨麻疹、神经衰弱等，尤宜于老幼体弱者。

（三）耳穴针刺的反应

1. 得气和循经感传 针刺耳穴时，大多有剧痛感，少数有酸、胀、麻、凉感，数分钟后耳郭渐见充血发热，是为得气。有的会感觉相应患部或内脏有热流运动样舒适感，或患部肌肉不自主运动，是为气至病所。有的人经耳针后，可呈现与体表十二经相同的放射循行路线，沿经脉有酸、麻、蚁走感，甚而电击样感，是耳针激发循经感传的现象，收效较为迅速。

2. 疗效和其他反应

（1）刺激某一耳穴时，症状即刻缓解或消失。常见于疼痛病症。

（2）治疗某一病症时，往往使其他一些病症也同时缓解或痊愈。

（3）针刺即刻或疗程结束时，临床疗效不佳。但在停针期内，症状却逐渐好转或显著改善。

（4）部分患者经长期耳针治疗，开始效佳，继之对针刺产生了适应性，疗效停滞不前。

（5）少数人耳针无得气效应，针感迟钝或缺失，如病情垂危者即有这种情况，疗效较差，不宜用耳针治疗。

（6）原有症状加剧，出现反效应。一般为精神紧张、取穴过多、手法刺激过强等引起，作调整和适应后即可消失。若持续发生反效应，应停止治疗或更换刺激方式。

（7）针刺耳郭后，某些人可出现颈项转动不利，或颞颌关节胀痛，此乃进针太深所致，可轻轻将针提出些许，或调整向后，即可消失。

（8）晕针反应需予防止，如发生则须及时处理。

三、耳针临床应用

耳针在临床上可治疗 100 余种病症，普遍适用于内、外、妇、儿、五官各科常见疾患。

（一）适用范围

1. 疼痛性病症 耳针有迅速而显著的镇痛效应，可用治外伤性、炎症性、神经性、肿瘤引起的疼痛，对各种手术所致的伤口痛、幻肢痛、瘢痕痛和麻醉后疼痛亦有较好止痛作用。

2. 耳针麻醉 用耳穴毫针法或电针法等，对 40 余种神经外科、普外科、胸外科、泌尿外科、妇产科、骨科、口腔科、耳鼻咽喉科和眼科手术麻醉，成功率高，不良反应少。

3. 各种急慢性炎症 耳针消炎作用明显，可用治呼吸、消化、泌尿生殖、神经等系统，和皮肤、关节、五官各部的急慢性炎症，且具退热、止痛等效果。

4. 过敏与变态反应性疾病 如过敏性鼻炎、支气管哮喘、过敏性休克、荨麻疹、风湿热等，可用耳穴针刺法治疗，从而起到抗过敏与改善系统免疫功能作用。

5. 大脑皮质与内脏功能紊乱病症 如溃疡病、高血压、神经衰弱、性功能障碍、心脏神经症、月经不调等，用耳针治疗可调节大脑皮质功能状态，恢复脏腑功能平衡，从而取得明显疗效。

6. 其他 耳针戒断（包括戒烟、戒酒、戒药瘾、戒毒）已有广泛开展，且对肥胖症、糖尿病、高脂血症等有一定疗效。

（二）禁忌证和注意事项

1. 严重的心脏病和器质性疾患不宜用耳针或耳穴电针，尤其不宜强刺激。

2. 外耳患有显著炎症（如湿疹、溃疡等）者暂不宜用耳针，必须待炎症消退后方可用之。

3. 孕妇慎用耳针，尤其不宜刺激子宫、内生殖器、腹、内分泌等耳穴。有习惯性流产者在妊娠期禁用耳针治疗。

4. 耳郭血液循环较差，切忌感染。因此，在治疗过程中要注意严格的针具与皮肤消毒，以免发生耳软骨膜炎与皮肤感染等不良后果。具体情况和处理见下文。

（三）处方原则

1. 相应部位和反应点取穴 根据病症发生部位与性质，选用与病变部位相对应的耳穴，进行针刺治疗。如溃疡病和胃炎取胃穴，肩周炎取肩、肩关节穴，神经症取神门、缘中等。在临床上，先用耳穴探测仪或探棒触按耳郭，或通过望诊发现耳穴相应部位上出现的阳性反应点，取之针刺常有较好疗效。

2. 脏腑经络辨证取穴 根据中医脏腑辨证方法取穴，如皮肤病取肺（肺主皮毛），眼病取肝（肝开窍于目），失眠取心穴（心主神明）等。根据中医经络辨证循经取穴，如坐骨神经痛属足太阳经病，可取膀胱穴；偏头痛属足少阳经病，可取胆穴治疗；牙痛属阳明经病，可取胃、大肠等穴，均有较好的治疗作用。

3. 耳穴功能分类取穴 在临床上，可根据各个耳穴的特效功能，进行分类取穴。如神门止痛作用显著，各种疼痛可首选神门，并配以与相应部位对应的耳穴。又如枕穴为止晕要穴，眩晕症（包括晕动病）可首选枕穴，再配以对症与辨证耳穴，如胃、肝等。再如耳尖、屏尖、对屏尖、肾上腺等耳穴，放血有退热、消炎、抗过敏等作用，有关病症可用以取治，获得良效。

（四）临床应用

1. 青少年近视 国内学者应用耳穴压丸和针刺（包括毫针、电针、皮内针）治疗本病取得显著效果。常用的耳穴有眼、屏间前、屏间后、肝等，亦有加用心、肾、神门的。目前，最常用的治法是王不留行压丸，亦有以针刺各法与耳穴压丸配合使用的临床报道。有资料证明，耳穴毫针或电针如与压丸结合使用，较单纯使用一法疗效为优。毫针一般用强刺激捻转手法，待有较强针感后出针，再配合使用压丸。电针则以脉冲电连续波刺激 15 分钟后，再在其他耳穴上加以压丸。再者，耳穴皮内针埋入的疗效，与耳穴压丸相近，这可能是目前普遍使用痛苦较小、操作简便的压丸法治疗本病的原因之一。

2. 失眠　以失眠症状为主的神经症者，耳针治疗常可起到调节大脑皮质兴奋抑制状态的作用，从而使患者睡眠时间增加，并缓解与减轻相关症状。常取的耳穴是耳神门、心、皮质下、缘中（脑点），可配合使用肝、肾、内分泌、胃等。毫针或电针，每次单侧耳用 4 ~ 5 穴，以轻刺激即可；皮内针埋入，每次单耳 3 ~ 4 穴即可。用耳穴三棱针放血治疗失眠也有效，常以耳尖或耳根敏感点，单侧或双侧，点刺出血即可。

3. 考场综合征　可取额、太阳、皮质下、枕、耳神门等，每次 3 ~ 4 穴，用皮内针埋入，3 ~ 5 日取针，其疗效以耳穴探测敏感点后再行埋针为优。

肢幻觉症，则可取神门、皮质下、肾上腺及相应敏感点，每次 1 ~ 2 穴，用皮内针埋入，3 ~ 5 日 1 次。此外，还有用耳针治疗咽异物感、抑郁症等的。再如幻听症，可取缘中、皮质下、外耳，与耳神门、阳维（耳背穴）、内耳两组交替针刺。

4. 头痛　耳针治疗有显著迅速的止痛作用，主要用于血管神经性头痛（包括血管性偏头痛）。取穴当根据疼痛发生部位来决定，前额痛取额，颞部痛取颞，枕部痛取枕，如分别配用缘中（或皮质下）、肝、耳尖等更佳，头痛急性发作时还必须加耳神门穴止痛。用耳穴毫针刺法，一般以中等度刺激，痛甚者则用强刺激，留针 30 ~ 60 分钟，其间 10 ~ 15 分钟行针 1 次。耳背上 1/3 近耳根部的显露静脉一般可用三棱针放血，亦有用手术刀片割划放血的。据有关专家研究，耳穴导电量在治疗前后的变化，可作为耳针镇痛效应的一个客观指标，其镇痛过程与外周胆碱能介质参与有关。

5. 高血压　耳针治疗对Ⅰ期患者疗效较好，如属Ⅱ、Ⅲ期者配合少量降压药口服。经耳针治疗后，一般症状可有不同程度好转，血压亦随之下降。临床常用的耳穴有耳尖、降压沟、角窝上（降压点）、心、肝、皮质下等，耳尖或降压沟用三棱针放血，其他耳穴用常规毫针刺入，中等度刺激，留针半小时至数小时。

6. 软组织损伤　急性腰扭伤，可取腰痛点（对耳轮上、下脚起始部的突起下方处，常可见阳性反应）、腰骶椎、神门、肾等耳穴，用 0.5 寸毫针刺入至软骨，强刺激捻转，留针 10 ~ 30 分钟，行针与留针期间同时活动患部。耳针对各种急性关节扭挫伤有迅速而显著的疗效，一般可根据伤痛部位取相应耳穴和有效穴位，如肩痛取肩关节、皮质下、肾上腺、下屏尖，腰痛取耳神门、皮质下、腰痛点、肾、腰，膝痛取膝、交感、耳神门、下屏尖，踝痛取肾上腺、踝、耳神门等。一般取病侧耳郭，强刺激，留针 30 ~ 60 分钟，同时活动患部，常有显效。

（五）医家经验

程红锋用耳穴贴压法治疗青少年屈光不正经验

（1）取生王不留行微火炒熟后，加入红花、菖蒲等熏制成活血增视丹。耳穴分为 4 组，每周依次取 1 组穴。

①新眼（在内分泌穴区内，屏间切迹的边缘处）、新眼 2（在食管、贲门、肺三穴区交界处）、新眼 4（在结节穴区的中点内侧面）、肝、眼。②新眼 1、新眼 2、枕、目 2、后眼 1（在耳后下背 V 字形的凹陷处）。③新眼 1、新眼 2、肾、目 1、明亮（在耳背后，相当于耳背肝的凹陷处）。④新眼 1、新眼 2、新眼 3（在三角窝中 1/3 靠近后 1/3 交接处中点）、额、后眼（在耳垂眼穴相对的耳垂背后）。

（2）取 0.8cm×0.8cm 胶布将活血增视丹贴于双侧耳穴，留置 5 天，每天自行按压 4 次，每次每穴 20 遍。每次贴压于第 5 天晚上自行取下，休息 2 天，再行下一次耳穴贴压。

（3）梅花针叩刺合谷、项部（从枕骨到大椎之间向外旁开一横指处）、风池、外关、百会。事先涂活血增视液（当归、红花等浸泡在 95% 乙醇溶液中），后用梅花针叩刺至局部发红为度。每日 1 次，10 次为 1 个疗程。[中医杂志，1997，38（5）：264]

（六）耳郭感染

1. 发生原因

（1）解剖原因：耳郭血管位置浅表，血液循环较差，抗感染能力相对较弱。此外，皮肤薄，皮下组织量少，针刺一般都要刺入软骨内。如消毒不严格，细菌可直接进入软骨或软骨膜，引起炎症。又，耳郭软骨对铜绿假单胞菌有特殊亲和力，而铜绿假单胞菌对一般抗生素不敏感，给治疗带来困难。

（2）操作原因：耳郭及针具未严格消毒；埋针时间过长，尤其是夏季更易感染。耳穴压丸手法过重，反复搓捻；或用三棱针点刺或割治，造成损伤等，均可增加感染发生率。

2. 临床表现

（1）浅表感染：针眼处局部皮肤红肿，表皮破损，周围皮肤充血，并伴少量渗出等炎症表现。在浅刺、埋针、耳穴压丸时可发生。

（2）耳软骨膜炎：局部有明显的红肿热痛，整个耳郭发红肿胀，最后形成脓肿。常有明显的全身症状，如发热、头痛，食欲不振，白细胞计数增多等。当浅表感染治疗不及时，感染可进而波及软骨引起耳软骨膜炎。或深刺、埋针、放血、割治等也可发生。

3. 预防

（1）严格消毒：针具要高压消毒，针刺前先用 2.5% 碘酒消毒整个耳郭，然后用 75% 乙醇溶液消毒脱碘，待皮肤干燥后再行针刺。

（2）注意操作：埋针后用小块胶布固定，埋针时间不宜过长。如埋针后 1～2 天，感局部胀痛不适，或按压时特别疼痛，当及时取针，并检查有否红肿等。三棱针点刺或割治，不可过深，划破表皮即可。

4. 处理

（1）浅表感染：局部涂擦 2.5% 碘酒，日 2～3 次。或敷以消炎软膏。一般 3～5 天即愈。

（2）耳软骨膜炎：当症情不重时，可用艾条灸耳郭，距离以患者能接受为度。每次 15～20 分钟，日 2～3 次，直至病灶液体全部吸收、炎症消退为止。化脓病灶经消毒后，用血管钳扩大伤口，将脓液全部排出后再行灸法。如炎症显著，需配合抗生素治疗，积液较多时则应予穿刺抽液。当症情较重，或此法不能治愈时，则应予手术治疗，包括清创、引流等法。

因此，在治疗过程中要注意严格的针具与皮肤消毒，以免发生耳软骨膜炎与皮肤感染等不良后果。（《针灸意外预防及处理》）

第二节　眼针刺法

眼针是针刺眼眶周围穴区，以治疗全身疾病的方法。因眶周血管丰富，针刺易于出血，故在手法上宜采取轻刺、浅刺、沿皮刺等。目前常用以治疗中风偏瘫和各种疼痛。

一、眼针刺激部位

眼针刺激部位是辽宁中医学院彭静山教授根据中医脏腑经络理论、五轮八廓学说，并结合华佗"看病察病"方法和长期临床实践经验倡立而成的独立的穴区体系，又称为"眶周八区"。

（一）眼针的理论依据

眼针是以脏腑经络理论为主要依据的针刺治疗方法。《灵枢经·大惑论》云："五脏六腑之精气，皆上注于目而为精。"《灵枢经·邪气脏腑病形》云："十二经脉，三百六十五络，其血气皆上于面而走空窍，其精阳气上走于目而为睛。"《灵枢经·口问》说："目者，宗脉之所聚也。"眼与全身的联系是通过经脉循行来实现的。足太阳经起于目内眦的睛明穴，并在此与足阳明经交会；足少阳经起于目外眦的瞳子髎穴；手少阴经其支者系目系；足厥阴经其经脉直接与目系相连；督脉经两目中间而下行；手少阳经其支脉至目眶下和目外眦；手太阳经的支脉，至目内眦和目外眦；阳跷脉、阴跷脉均至目内眦和目外眦。此外，足太阳之经筋，其支者为目上纲；足阳明之经筋为目下纲；手太阳之经筋上属目外眦；手少阳之经筋属目外眦。如此等等，说明十二经和奇经八脉与目有密切的关系。

华佗根据《黄帝内经》理论，在临床上根据眼球上的络脉形色变化来诊断疾病。明代王肯堂《证治准绳》卷七"目门"在论述五轮八廓学说时，曾引华佗"看眼察病法"作为例证。他说："华元化云，目形类丸，瞳神居中而前，如日月之丽东南而晚西北也。内有大络六，谓心、肺、脾、肝、肾、命门各主其一；中络八，谓胆、胃、大小肠、三焦、膀胱各主其一；外有旁支细络，莫知其数，皆悬贯于脑，下连脏腑，通畅气血，上往来以滋于目。故凡是病发则有形色丝络显见，而可验内之 脏腑受病也。"中医五轮八廓学说，由五行和八卦衍化而来。五轮指风轮、气轮、肉轮、血轮、水轮，将眼分为5个部位，分属于五脏；八廓是将白睛（球结膜）按八卦方位，将其划分成8个部位，分属于六腑、心包和命门。

现代眼针疗法，主要根据八廓（八卦）来划定眼眶周围的8个穴位，作为针刺部位的参考。

（二）眼眶周围的8个穴区

两眼向前平视，经瞳孔中心做一水平线并延伸过两眦，再经瞳孔中心做该水平线的垂直线并延伸过上、下眼眶，于是将眼区及周围分成4个象限。再将每一象限分为2个相等的区，即成8个穴区。（图4-2-11，图4-2-12）

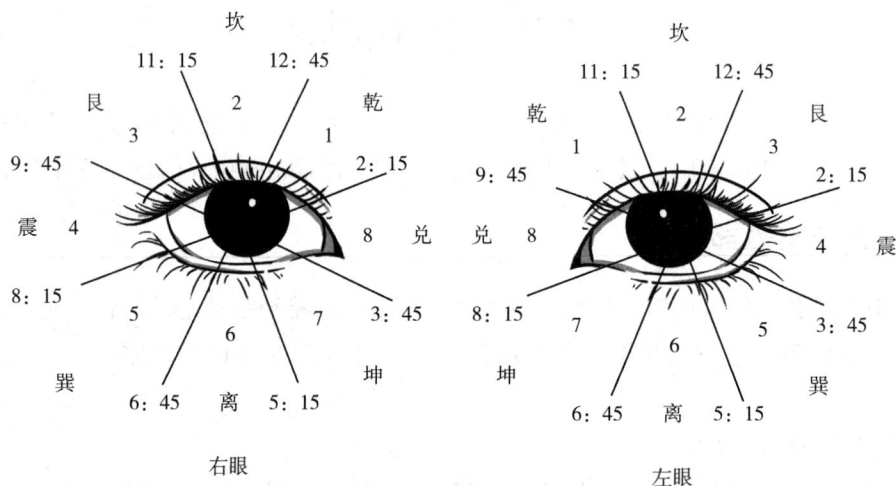

图4-2-11　眼针八卦分区示意图

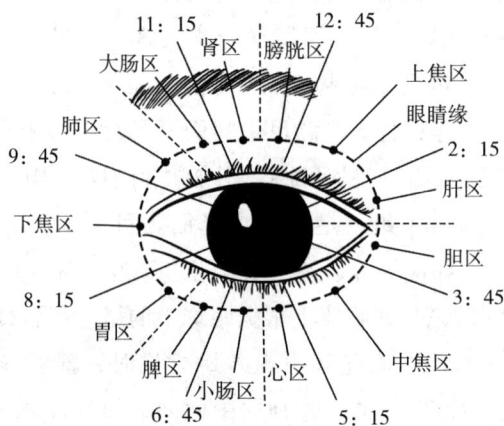

图4-2-12　眼针八区十三穴（左眼）

在这 8 个穴区中，3 区、5 区、8 区分别属于上焦、中焦、下焦。其余的穴区可用虚线把每个穴区再分为 2 等份，分别从属于相表里的脏腑。如此，则 1 区从属于肺与大肠，2 区从属于肾与膀胱，4 区从属于肝与胆，6 区从属于心与小肠，7 区从属于脾与胃。这样在眼眶周围就划分成为"八区十三穴"。左眼八区按顺时针方向依次排列，右眼八区则按逆时针方向依次排列，左右两眼相互对称。

眼针八区十三穴可用以下口诀来记忆：1 区肺大肠，2 区肾膀胱，3 区属上焦，4 区肝胆藏，5 区中焦属，6 区心小肠，7 区脾和胃，8 区下焦乡。值得指出的是，以上穴区的位置距眼眶 2mm，每区所占部位很小，取穴时宜以瞳孔为中心，然后分辨各区所在，才能准确取定该区部位而后针刺获效。

二、眼针取穴和操作技术

眼针治疗应在正确取穴、选穴的基础上进行，并根据手法熟练程度采取相应的操作技术。

（一）看病察病的方法

看眼察病的方法是观察白睛（球结膜）上的络脉形色变化，来诊断全身病症的诊法；在眼针取穴时，有重要的参考价值，故予以介绍。

1. 络脉的形状变化 大致可分为 7 种。

（1）根部变化：由白睛边缘处络脉粗大，渐向前逐渐变细。此种变化多提示顽固性病症。

（2）曲张或怒张：络脉曲张，由根部延伸，中间转折曲张以致怒张，多提示病情较重。

（3）延伸：络脉由某一穴区延伸至另一穴区，常说明疾病的传变，一经病未已而又传至另一经。

（4）分岔较多：多出现于眼球上部，下部亦时有出现，说明病势不稳定而容易变化。

（5）隆起一条：多属六腑病症。五脏病多见于深层，犹如络脉在玻璃板下面；六腑病多见于浅层，犹如络脉在玻璃板上面。

（6）模糊一小片：络脉此种变化多见于肝胆区（4 区），肝郁等证可见之。

（7）垂露：白睛络脉下端像垂着一颗露水珠似的。如见于胃、肠区，多属虫积；如见于其他穴位，则多属郁证。

2. 络脉的色泽变化 可以诊察病证的寒热虚实性质和病情预后转归等情况。

（1）鲜红：多说明新病、实热证，病情正在发展。

（2）紫红：多说明病邪热盛。

（3）深红：说明热病而病情加重。

（4）红中带黑：说明热病入里，患者多有神昏谵语。

（5）红中带黄：说明病情减轻。

（6）淡黄：病情将愈。

（7）络脉浅淡：多为气血不足，属虚证或寒证。

（8）黯灰：说明病症已痊愈或缓解，属陈旧性病灶。如由黯灰转变为淡红，则为旧病复发的征象。

（二）眼针取穴原则

1. 循经取穴　根据脏腑经络辨证，病属何经何脏，即取该经（脏腑）相应的穴位。如头痛于前额者属阳明经，可取 7 区；头痛于枕项者属太阳经，可取 2 区等。

2. 看眼取穴　根据看眼察病所得，络脉显现并有形色变化之处，即取该穴区的部位进行针刺治疗。

3. 病位取穴　上、中、下三焦，按躯体上下可分为 3 个部位，上焦主头面、上肢、颈项、胸背部，中焦主脘腹和脐水平线以上病症，下焦主脐水平线以下病症，包括腰臀、下肢等。在取穴时，头面、胸部和上肢等病取上焦区，胃病、胁痛取中焦区，泌尿、生殖系和下肢病症取下焦区。

（三）眼针操作技术

眼眶周围穴区血管丰富，皮肤娇嫩，故宜采用 30 号 0.5 寸毫针，进行针刺治疗。

1. 眼针刺法

（1）点刺法：在选好的穴区上，用左手按住眼睑，患者自然闭眼，在该区轻轻用针点刺 5~7 次，以不出血为度。

（2）眶内刺法：紧靠眼眶边缘，用毫针直刺，针尖沿眶缘刺入，要求手法熟练，刺入正确，一般无痛。

（3）沿皮刺法：找准穴区界限，用毫针在眶外沿皮刺入，可达到皮下组织层，但不要再深入，针刺不能超过该区范围，同时要按照一定方向刺入。

（4）双刺法：不论眶内直刺，还是眶外沿皮刺，在刺入一针之后，可在该针旁用同一方向再刺一针，以加强刺激。

（5）表里配合刺法：在选定的穴区上，眶内、眶外各刺一针。

（6）按压法：用手指或三棱针柄（火柴棒亦可）按压穴区，以患者有酸麻感为度。

（7）压丸法：对疗效不巩固者，在穴区上可埋植王不留行。

（8）电针法：如针刺不得气，经 5 分钟仍不生效者，可在针柄上通以脉冲电以加强刺激。

（9）缪刺法：一侧有病，针患侧无效时，可在对侧同名眼区针刺。

2. 眼针进针法　眼针进针要稳、准、快。一手持针，另一手按住眼睑，把眼睑紧压在手指下，右手拇指持针迅速正确地刺入穴内。在眶外的穴位均距眼眶 2mm，眶上四穴在眉毛下缘，眶下四穴与眼眶相接，如不把眼眶按在指下就有皮下出血的可能。

3. 眼针手法　刺入穴区后患者会有酸、麻、胀、重，或温热感、凉爽感直达病所，是得气现象。如未得气，可以把针提出 1/3，改换一个方向后再行刺入；或用手指刮搔针柄，或用双针刺法。在针刺得气后，可留针 5～15 分钟。

4. 眼针出针法 出针时，用右手拇、食二指持针柄活动几下，缓缓拔出 1/2，少停几秒，再缓慢提出，并迅速用消毒干棉球压迫针孔片刻，以免皮下出血。

三、眼针临床应用

（一）适用范围

1. 功效 眼针有疏通经络、行气活血、止痛消肿、镇静安神和平肝潜阳作用。

2. 适应证 中风偏瘫、高血压、头痛、胃痛、胁痛、胆绞痛、肩痛、腰腿痛、痛经等病症，中风偏瘫病程在 3 个月以内者疗效尤佳。

（二）注意事项

1. 在临床上，对病情垂危、精神错乱者宜先用他法救治。

2. 如针刺穴区有瘢痕、溃疡，患者精神过于紧张，不宜用本法；眼睑颤动、眼睑肥厚者，当慎用之。

3. 进针不宜太深，直刺达骨膜即可，沿皮刺则不能超过所刺穴区界定范围。

4. 手法必须熟练，切勿刺伤眼球与眼睑，在针刺目内眦周围穴区时尤要谨慎，以防刺伤动脉引起出血。

（三）临床应用

1. 中风偏瘫 是目前眼针应用最多的病症。可根据循经取穴、看眼取穴和病位取穴（三焦取穴）原则，以上焦区、下焦区为主，酌情配合心、肝、肾区，针刺后不用手法，留针 5～15 分钟，每日 1 次，10 次为 1 个疗程。脑栓塞和脑血栓形成应及早用本法治疗；脑出血则在急性期过后，当神志清醒、病情稳定时应用本法。一般来说，眼针疗效与病程长短、疾病性质有关，急性期疗效最佳，后遗症期则很难达到基本治愈；缺血性中风的疗效较出血性中风好。据有关临床报道，眼针治疗的总有效率在 80%～97%。如患者神志清醒、病在经络，肢体关节未变形，患肢肌力在 0～3 级，病程在 3 个月以内者，常可经 1 次针刺治疗迅速提高肌力，使患肢抬高，甚而达到即刻步行的效果。如病程日久，肌肉萎缩、关节变形、肌腱挛缩，肢体屈伸不利，甚而有足内外翻和脑萎缩情况者，效果多不理想。

又如中风手部功能障碍，可用本法配头针、体针治疗。眼针取双侧上焦区、大肠区，肝阳上亢加肝区，风痰阻络加脾区，痰热腑实加胃区，气虚血瘀加心区，阴虚风动加肾区。头针、体针出针后用眼针眶外横刺法。用 0.35mm×13mm 毫针，先以左手指压住眼球使皮肤绷紧，在距眼眶内缘 2mm 的眼眶上，右手持针迅速准确从穴区一侧刺入，斜向另一侧，刺入真皮到达皮下，保持针体在穴区内，静留针 1～5 分钟。10 天为 1 个疗程，用 3 个疗程。头针取运动区下 2/5，沿皮进针后小幅度快速捻转 3 分钟，留针 30 分钟，每 10 分钟行针 1 次。体针则取合谷、八邪、中渚、阳池，得气后留针 30 分钟。[中医杂志，2008，49（1）：53]

2. 高血压 一般以肝区、心区为主进行针刺。据有关报道证实，眼针对血压异常变化尤其是收缩压变化，具有非常明显的双向良性调节作用，亦即高血压者可使其明显降低，低血压者又可使其相应升高，而对正常血压则影响较小。眼针应用于Ⅰ期、Ⅱ期高血压尤为适宜，常可使其收缩压和舒张压明显降低，治疗前后对比有显著差异。同时，眼针治疗可使患者心搏出量、心排出量增加，血管外周阻力降低，心脏收缩期间和左心收缩功能有所提高，心脏收缩节律有所减慢，从而有利于心血管功能的恢复。

3. 各种疼痛 眼针具有显著的止痛作用，可用治头痛、牙痛、落枕、肩周炎、急性腰扭伤、急性腕踝关节扭伤、肋间神经痛、坐骨神经痛、胆绞痛、痛经等以疼痛症状为主的急慢性疾患。在临床上常以病位取位为主，配合循经取穴和病位取穴来进行针刺治疗。如胆绞痛可取中焦区和肝胆区，胃肠痉挛取中焦区和胃、大小肠区，痛经取下焦区，头痛、肩痛、牙痛取上焦区，急性腰扭伤和坐骨神经痛取下焦区和膀胱区等。临床报道证实，胆石症伴发胆绞痛用眼针治疗，取双侧肝胆区、中焦区，留针5分钟（左眼补、右眼泻），在5分钟以内迅速止痛者占62%左右，较西药止痛效果显著。

第三节　鼻针刺法

鼻针是用毫针针刺鼻部特定穴位，以治疗全身各部相应病症的方法，是在面部望诊基础上形成发展起来的一种微针刺法。

一、鼻针刺激部位

（一）鼻针穴位的分布规律和定位方法

1. 鼻针穴位的分布规律 鼻针穴位的分布有一定规律，犹如一个端坐的人体缩影。各穴与人体各部的对应关系大致如下。

（1）两眉间印堂穴：分布有与头脑相对应的鼻针穴位。

（2）鼻根区：分布有与颈项相对应的鼻针穴位。

（3）上颌骨鼻突区：分布有与肩和上肢相对应的鼻针穴位。

（4）鼻背区：分布有与脊椎相对应的鼻针穴位。

（5）鼻尖区：分布有与尾闾相对应的鼻针穴位。

（6）鼻翼：分布有与臀相对应的鼻针穴位。

（7）鼻翼外缘经过的根部区：分布有与膝相对应的鼻针穴位。

（8）鼻侧区上2/3：分布有与背部相对应的鼻针穴位。

（9）鼻侧区下1/3：分布有与腰部相对应的鼻针穴位。

2. 鼻针穴位的定位方法 鼻针穴位系统的定位方法，主要根据鼻部3条标定线，并结合具体解剖标志来确定。

（1）第一条标定线：即鼻部正中线，起于前额正中，止于鼻尖端。由上而下分布有9

个穴位，分别是首面、咽喉、肺、心、肝、脾、肾、前阴生殖器、卵巢（睾丸）。除卵巢（睾丸）位于鼻尖两侧为双穴之外，其他均为单穴。

（2）第二条标定线：起于目内眦下方，紧靠鼻梁骨两侧，止于鼻翼下端尽处。由上而下分布有5个穴位（均为双穴），分别是胆、胃、小肠、大肠、膀胱。

（3）第三条标定线：起于眉内侧端，沿第二条标定线外方1～2分处，至鼻翼尽处为止。在鼻沟处呈对称性，左右各1条。在该线由上而下分布有9个穴位（均为双穴），分别是耳、胸、乳、项背、腰脊、上肢（又称肩臂手）、髋股、膝胫、足趾。

（二）鼻针穴位及其主治（表4-2-1，图4-2-13）

表4-2-1 鼻针穴位表

	穴名	定位	主治
第一条标定线	首面穴	额正中处，眉心至前额发际中点连线的中点	头痛，眩晕
	咽喉穴	首面穴与肺穴之间的中点	咽痛，喉痹
	肺穴	两眉内侧端连线的中点	咳嗽，哮喘，戒烟
	心穴	两目内眦连线的中点	心悸怔忡，失眠
	肝穴	鼻梁最高处之下方，两颧连线与鼻正中线交叉点，心穴与脾穴连线之中点	胁痛，眩晕，眼病
	脾穴	位于鼻正中线上，心穴与前阴生殖器穴连线的中点	腹胀，腹泻
	肾穴	位于鼻正中线上，脾穴与前阴生殖器穴连线的中点	腰膝酸软，腰痛，男子遗精、阳痿等
	前阴生殖器穴	鼻尖端	尿频尿急，男女外生殖器病症
	卵巢（睾丸）	鼻尖之两侧，左右各1穴	妇女病症，男子睾丸炎
第二条标定线	胆穴	目内眦下方，肝穴外侧	胆囊炎、胆石症，戒烟
	胃穴	胆穴之下方，脾穴外侧	食欲不振，胃病，呕吐
	小肠穴	胃穴之下方，鼻翼上1/3处	腹泻，腹痛
	大肠穴	小肠穴之下方，鼻翼正中处	便秘，腹泻，肛门病
	膀胱穴	大肠穴之下方，鼻翼壁尽处	尿闭，尿频，尿急
第三条标定线	耳穴	眉之内侧端处	耳聋，耳鸣
	胸穴	眉棱骨下方，眼窝内上方	胸闷，胸痛
	乳穴	睛明穴之上方	乳房肿痛，产后缺乳
	项背穴	睛明穴之下方	项背强痛，落枕
	腰脊穴	两颧骨之内侧，与肝穴相平	腰脊痛，腰扭伤
	上肢穴	腰脊穴之下方，与鼻翼上部相平	肩臂手痛，上肢麻木
	髋股穴	上肢穴之下方	坐骨神经痛
	膝胫穴	髋股穴之下方	小腿部疼痛
	足趾穴	膝胫穴之下方，与膀胱穴相平	足趾痛

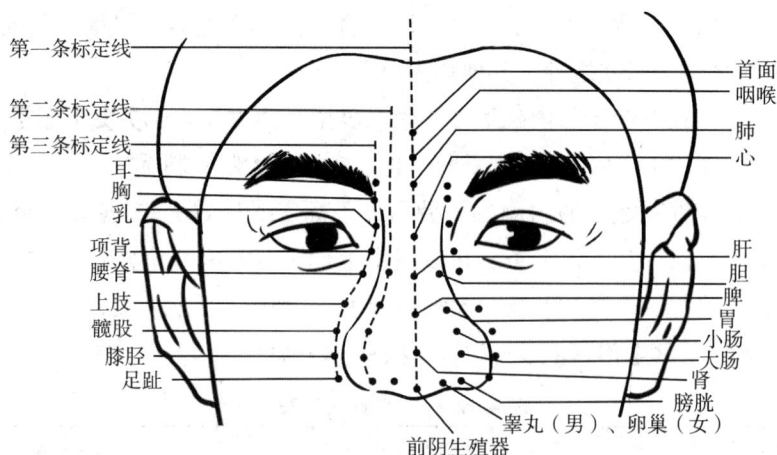

第一条标定线
第二条标定线
第三条标定线
耳
胸
乳
项背
腰脊
上肢
髋股
膝胫
足趾

首面
咽喉
肺
心
肝
胆
脾
胃
小肠
大肠
肾
膀胱
睾丸（男）、卵巢（女）
前阴生殖器

图 4 - 2 - 13　鼻针穴位图

二、鼻针操作技术

（一）常规鼻针刺法

1. 进针法　在选定鼻穴经局部消毒以后，用 30～32 号 0.5 寸毫针，以轻缓手法慢慢地捻转进针，先直立刺入皮下，然后根据穴位所在位置采用斜刺或横刺，亦可用透穴刺法。

2. 针刺方向和深度　对第一条标定线上的穴位，一般可向上或向下横刺或斜刺，肾穴和前阴生殖器穴可用直刺法（同经穴素髎），卵巢（睾丸）穴宜向膀胱穴刺。针刺较浅，一般为 1～2 分深。对第二条标定线上的穴位，一般可向外下方刺，有时亦可用直刺，如用胆穴戒烟则可直刺 1 分。对第三条标定线上的穴位，一般可沿鼻沟向下斜刺。胸穴可向乳穴方向刺，耳穴则可向心穴方向刺。第二、三条标定线上的穴位，针刺较第一条标定线上的穴位可以稍稍深一些，一般为 2～3 分左右。

因鼻部肌肉浅薄，针感灵敏，一般均用浅刺法，以不刺及软骨为度。小儿、老人及惧痛者，用毫针点刺法透皮即可。

3. 得气和留针　鼻穴的针感，常呈明显酸、胀、麻、痛，甚而流泪、喷嚏等。得气后，可留针 10～20 分钟，其间每隔 5～10 分钟用轻柔捻转手法小幅度行针 1 次。如病情需要，亦可用皮内针埋针数小时，甚至 1～2 天。

鼻针麻醉，可用手法持续捻转，或加脉冲电刺激，逐渐加大电流量，频率升至 180～200 次/分为度，诱导 15～30 分钟。出针同常规方法。

（二）徐俊武鼻部三针刺法

在鼻针穴位基础上，根据中医三焦理论，将鼻穴与操作技术方法总结归纳为上焦针、中焦针和下焦针，统称为鼻部三针。

1. 上焦针　取首面穴直刺进针，得气后将针尖偏向一侧的耳穴方向刺，得气后将针退至首面穴皮下，再向另一侧的耳穴方向刺，复退针至首面穴皮下。然后，沿鼻正中线向下透刺心穴，得气后留针。急性病症留针 0.5~5 小时，慢性病症可留针 24 小时，针柄以胶布固定。适用于上焦病症，如头痛、失眠、鼻病、咽喉肿痛、咳嗽、气喘、心悸怔忡、落枕等。

2. 中焦针　取肝穴直刺进针，得气后将针尖偏向一侧眶下缘，刺至胆穴，得气后将针退至肝穴皮下，再向另一侧鼻翼外的鼻唇沟斜刺，透刺上下肢各穴得气后，复将针退至肝穴皮下；然后再向另一侧胃穴刺去，留针（方法同前）。若为左侧病症显著，针以向左侧刺为主，并留针于左侧，反之亦然，也可逐日交替。当针刺 3~5 分后，大多数患者可有腹内微热、饥饿、肠鸣等感觉，或腹胀、腹痛、恶心呕吐等症状得以缓解。适用于中焦（脾胃、肝胆、大小肠）病症及四肢病症。

3. 下焦针　取肾穴直刺进针，先沿鼻部正中线、与鼻小柱下缘呈 60° 角刺达骨面，然后退针至肾穴皮下，再向一侧鼻翼中部下缘刺去，又退针至肾穴皮下，再向鼻小柱下缘平行刺达骨面，留针（方法同前）。刺后 3~5 分钟，大多数患者的小腹、腰部和四肢关节处可有微热感或轻松感。适用于下焦病症（肾、膀胱和生殖系）及关节炎。

亦有人认为，鼻针可分补泻手法。重刺激，刺入较深，留针者为泻法；轻刺激，刺入较浅而不留针者为补法。

三、鼻针临床应用

鼻针适用范围较为广泛，主要是用于各种疼痛，还可用于针刺麻醉和戒烟等。

（一）处方原则

1. 对应取穴　根据鼻针穴位与全身各部相对应的原理，选取相应的鼻针穴位来治疗其所对应的头面五官、躯干四肢和五脏六腑病症。如咳嗽、气喘取肺穴，胁痛（肝病、胆囊炎）取肝穴、胆穴，咽痛取咽喉穴，头痛、面痛取首面穴，落枕取项背穴，坐骨神经痛取髋股穴、腰脊穴等。

2. 辨证取穴　根据中医脏腑经络理论，辨证选取有关穴位进行针刺。如肺主皮毛，开窍于鼻，皮肤病和鼻病可取肺穴；肺与大肠相表里，便秘、腹泻等大肠病症除取大肠穴之外，还可加用肺穴。值得注意的是，许多外科手术用鼻针麻醉，常采用肺穴透耳穴的针刺方法为主，再加用相对应的鼻穴（如心脏手术加心穴，胃部手术加胃穴等），实际上是根据中医"肺主皮毛"的理论来选穴的，如此做法则可减轻切开皮肤时的疼痛。

3. 三焦分部取穴　可将人体分为上、中、下三部分，进行鼻部三针取穴。以剑突以上的部位为上部，上部病症（如头痛、面痛、眼病、鼻病、耳病、口舌病、心肺病等）和上肢病症可采用上焦针法；以剑突以下至髋关节为中部，中部病症（如胃痛、恶心呕吐、腹部胀痛、肝胆病、腹泻、便秘等）和四肢躯干病症可用中焦针法；以髋关节至足为下部，下部病症（包括泌尿生殖系统病症）和下肢病症可用下焦针法进行治疗。

4. 反应点取穴　用毫针针柄以一定压力，或用经络探测仪（导电量升至 130~180mA）对相应鼻针穴位或区域进行探测时，患者感到明显疼痛（针刺样、烧灼样等）或有异常感觉时，该处即为阳性反应点（敏感点），可用以针刺治疗。

（二）适用范围

1. 鼻针麻醉 据报道，鼻针麻醉可用于颈、胸、腹、四肢各部的外科和妇科手术，计28种之多。如甲状腺切除术取肺、耳、胃，脾切除术取肺、耳、胃、脾，剖宫产和子宫切除术等取肺、耳、前阴、卵巢，断肢再植手术取肺、耳、上肢，等等。一般都采用持续捻转法，并加用脉冲电刺激。

2. 疼痛病症 鼻针对各种急慢性疼痛病症，其镇痛作用迅速而显著。据有关临床报道，鼻针可治疗头痛、三叉神经痛、肋间神经痛、坐骨神经痛、胃痛、腹痛、痛经，以及风湿痛和软组织损伤引起的疼痛（如颈椎病、肩周炎、腰背痛、关节扭挫伤）。一般采用对应取穴法，有时亦可采用反应点取穴和辨证取穴。

3. 内脏病症 鼻针对神经症、高血压、溃疡病、支气管哮喘等有较好疗效。支气管哮喘可取肺、心、大肠、肾、咽喉，以肺穴为主，用捻转强刺激手法行针20分钟以上，以喘息即刻缓解为度。神经衰弱可取心、肝、肾或反应点，用中等度刺激，得气后留针等。

4. 其他 鼻针还可治疗小儿遗尿、产后缺乳、过敏性鼻炎等。过敏性鼻炎可取肺、膝胫，30号0.5寸针直刺1～2分，肺穴可再向下斜刺2～3分，行较强刺激，以出现酸、胀、痛、流泪和打喷嚏感等为佳，留针10分钟。国外常用鼻针穴位戒烟，一般以胆穴为主，配用肺穴。胆穴（双）直刺1分，提插捻转至轻微欲流泪为度；肺穴向下斜刺2～3分，至心穴止，均留针10分钟。亦有用胆穴激光照射取效的。

（三）注意事项

1. 鼻针刺激较强，应事先向患者说明。一般采用卧位，以免晕针。

2. 针刺前须严格消毒，如有瘢痕应避开，以免引起感染、出血或疼痛。

3. 鼻针宜选择较短的毫针，透皮后不能直向深入，以免针体歪斜而引起疼痛，同时应避免过深和过强的刺激。

4. 使用探测仪探测阳性反应点时，应先用干棉球擦干鼻部，以免因其湿润而使电阻降低出现假阳性。尤其须注意鼻翼上三角窝部、鼻中隔下方、鼻翼壁下端和目内眦附近等处的干燥。

5. 如加用电针，须注意脉冲电流量的调节，以免因电流强度过大而引起异常情况发生。

第四节　口针与舌针

口针和舌针，临床应用尚少，似与受治者惧怕有关。但其操作技术有一定特点，对某些病症有特殊治疗作用，故予以介绍。

一、口针刺法

（一）口针穴位

1. 分区规律和主治范围 在临床上，可将口腔划分为上肢区、下肢区（均左右各一）、神经区、头部区、泌殖区、消化区、脏腑区、眼及降压区、腰部区、皮肤区 12 个区域（图 4 - 2 - 14）。各区分布有与全身各部相对应的口针穴位，计 108 个。

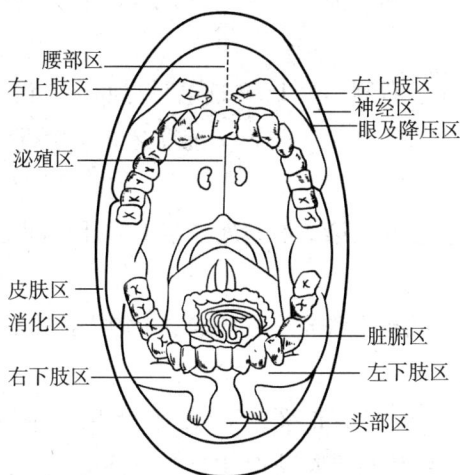

图 4 - 2 - 14 口针穴区分布图

（1）上肢区：上颌侧，切牙至第 3 磨牙及口腔前庭黏膜处。该区之口针穴位，主治肩、臂、肘、腕、指等上肢部病症和中风偏瘫。

（2）下肢区：下颌侧，切牙至第 3 磨牙及口腔前庭黏膜处。该区之口针穴位，主治髋、股、膝、胫、踝、趾等下肢部病症和中风偏瘫、坐骨神经痛等。

（3）神经区：分布较广，穴位较分散，以上下颌连接处和上唇部为主。该区的口针穴位，可治疗三叉神经痛、面神经麻痹、精神分裂症、神经症等。

（4）头部区：下唇系带周围及口腔前庭黏膜处。该区的口针穴位，主治头部和项部疼痛。

（5）泌殖区：上腭部（包括软腭和硬腭）。该区的口针穴位，主治泌尿生殖系病症。

（6）消化区：舌下腔内，舌系带两侧处。该区的口针穴位，主治胃肠病症、糖尿病等。

（7）脏腑区：舌下腔内，舌系带周围及舌系带根部处。有心、肝、脾、肺等穴，分别主治各脏病症。

（8）眼及降压区：上颌两侧，第 1、2 前磨牙上方黏膜处。眼穴主治眼病，血压穴主治高血压或低血压。

（9）皮肤区：左右口角处。主治皮肤病。

（10）腰部区：上唇系带周围及口腔前庭黏膜处。主治腰痛。

2. 临床常用穴 因口针穴位较多，限于篇幅，不再一一赘述。兹就临床有代表性的常用穴位介绍于此。

（1）坐骨神经穴：下颌左右侧，第 1、2 磨牙之间下 2 分处齿龈上。主治坐骨神经痛。

（2）大腿穴：下颌左、右侧，第 2 前磨牙与第 1 磨牙之间下 2 分处齿龈上。主治下肢瘫痪、小儿麻痹症等。

（3）小腿穴：下颌左、右侧，尖牙与前磨牙之间下 4 分处齿龈上。主治小儿麻痹症、下肢麻木等。

（4）膝关节穴：下颌左、右侧，第 1、2 前磨牙之间下方齿龈上。主治膝部疼痛。

（5）前臂穴：上颌左、右侧，尖牙与第 1 前磨牙之间上 5 分处齿龈上。主治前臂痛、上肢瘫痪。

（6）上臂穴：上颌左、右侧，第 2 前磨牙与第 1 磨牙之间上 3 分处齿龈上。主治上臂痛、上肢瘫痪。

（7）面神经穴：用手将颧部皮肤向眼方向推，上唇上出现凹陷处。主治面瘫。

（二）操作方法

用 30 号 0.5～1.5 寸毫针。患者正坐、张口，医者用纱布垫在患者上下唇部，以手指将两唇上下拉开。针刺时，针体与口腔黏膜呈 15°～45°角，用斜刺或横刺法刺入穴位。针刺方向和深度可根据穴位解剖特点和针感需要而定，一般用浅刺法（1～3 分），少数穴位（如面神经穴）可刺至 1～2 寸。当针刺至适当深度，一般不行针，可留针 20～30 分钟。出针时，一手用纱布裹住，提起唇部，另一手拔出针，以防疼痛、出血。针后令患者漱口。值得注意的是，口针穴位针感一般不明显（除少数穴位之外），如出现明显针感应重新进针。

（三）临床应用

1. 适用范围　据临床报道，目前，本法主要用于小儿麻痹症、坐骨神经痛、面神经麻痹等。坐骨神经痛可取坐骨神经穴（以 40°角向齿龈下方下唇口腔前庭黏膜连接处刺，针深 0.5～1 寸）、大腿穴、小腿穴（针刺角度、方向、深度均同坐骨神经穴）。面神经麻痹可取面神经穴，用手将患侧颧部皮肤向眼方向推，在上唇上出现凹陷处即是穴，针刺可向四白穴刺，深 2 寸。

2. 注意事项　针具应严格消毒，医者操作时应先洗手。如有晕针现象时，要立即出针，并妥善处理。出针后应用干棉球压迫针孔片刻，以防出血。孕妇慎用，传染病禁用。

二、舌针刺法

舌针是用毫针刺激舌体上特定穴位，以治疗全身相应病症的方法。管正斋先生根据舌诊原理，并融合古人针刺舌穴的经验，倡立了舌针穴位的系统。

（一）舌针穴位（图 4－2－15，图 4－2－16）

除经外奇穴聚泉、海泉、金津玉液、舌柱、中矩之外，管正斋舌针穴位系统还有与五脏六腑、二阴、上肢、下肢、额、目、鼻、耳、咽喉相对应的特定穴位。此外，有人还发现了神根、佐泉、液旁、支脉等舌下穴位。其具体分布部位和主治见表 4－2－2。

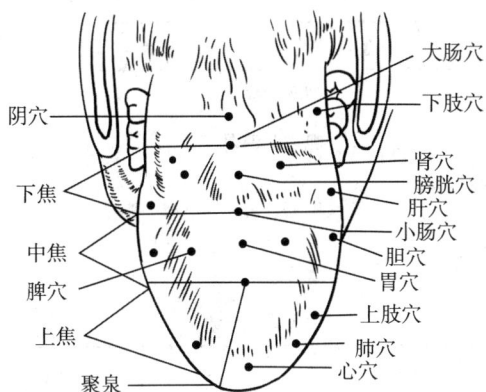

图4-2-15　舌针穴位（舌面）

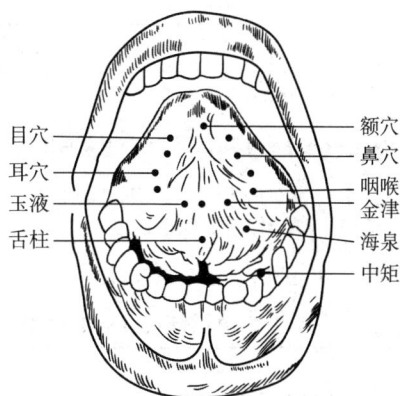

图4-2-16　舌针穴位（舌底）

表4-2-2　舌针穴位分布及主治

穴名	定位	主治
心	舌尖部	心经（脏）病症
肺	心穴左右旁开各3分	肺经（脏）病症
胃	舌面中央，心穴后1寸	胃经（脏）病症
脾	胃穴左右旁开各4分	脾经（脏）病症
胆	胃穴左右旁开各8分	胆经（腑）病症
肝	胆穴后5分	肝经（脏）病症
小肠	胃穴后3分	小肠经（腑）病症
膀胱	小肠穴后3分	膀胱经（腑）病症
肾	膀胱穴左右旁开各4分	肾经（脏）病症
大肠	膀胱穴后2分	大肠经（腑）病症
阴穴	大肠穴后2分，舌根部	前后阴病症
聚泉	舌面中央，胃穴前2分	消渴、舌强等
上肢	肺穴与胆穴之间，舌边缘	上肢病症
下肢	阴穴旁开1寸，近舌边缘	下肢病症
三焦	从聚泉穴引一横线，舌尖部分统称为上焦穴。通过小肠穴引第2横线，第1、2横线之间为中焦穴。通过大肠穴引第3横线，第2、3横线之间统称为下焦穴	分别主治上焦、中焦、下焦相应病症
额	将舌向上卷起，舌尖抵上门齿，舌尖正下3分处	头痛、眩晕
目	额穴斜下3分处	目赤肿痛
鼻	舌边缘与舌下静脉之间，目穴下2分	鼻病
耳	鼻穴斜下2分处	耳鸣、耳聋

穴名	定位	主治
咽喉	耳穴正下 2 分处	咽喉肿痛
海泉	将舌卷起，位于舌下中央系带上	呃逆、消渴
金津玉液	舌尖向上反卷，上下门齿夹住舌，舌下系带两侧静脉上，左为金津，右为玉液	口疮、舌炎、喉痹、呕吐
舌柱	舌上举，在舌下之筋如柱上	重舌、舌肿
中矩	舌上举，位于舌底与齿龈交界处	中风舌强不语

（二）操作方法

1. 清洁口腔　舌针前，给予患者3%过氧化氢溶液或1∶5000 高锰酸钾溶液漱口，清洁口腔。

2. 固定舌　针舌面穴位，患者自然伸舌于口外。针舌底穴位，患者将舌卷起，舌尖抵住上门齿，将舌固定；或舌尖向上反卷，用上下门齿夹住舌，使舌固定。

3. 进针　宜用快速点刺法。

4. 舌针补泻法

（1）补法：用30号1寸针，在选定穴位上进针0.5~1分许，拇、食二指持针柄，拇指向前用力，小弧度捻转3次或9次，稍停，为一度补法。一般行3度或9度手法，不留针。

（2）泻法：用28号1寸针，在选定穴位上进针1~2分许，拇、食二指持针柄，拇指向后用力，大弧度捻转6次，稍停，为一度泻法，一般行6度或8度手法，不留针。

5. 舌针刺血法　用26号1寸针，在选定穴位上快速浅刺放血。须严格掌握"针不宜过粗，刺不宜过深，血不宜过多"的原则。放血后，可用1∶5000 呋喃西林溶液漱口。

6. 舌下针刺法　在治疗中风偏瘫、失语时可取舌下穴位，用毫针向舌根部深刺。

（1）中风偏瘫：取近舌根部1/3处，左右两侧各一针。医者左手用纱布将舌裹住向上拉起，右手持针，先左后右快速进针，针尖斜向舌根部，深2~2.5寸（不宜超过3寸，以防刺伤咽喉），用提插手法为主、稍加捻转，得气后即出针。本法不宜用于中风昏迷患者。

（2）中风失语：患者取坐位或仰卧位，令其张口，舌尖上翘（或用纱布将舌体裹住向上拉牵）以充分暴露舌系带。医者右手持28号或30号4寸针，以舌系带下端为进针点，沿舌下向舌根部进针，深2.5~3寸，行平补平泻法。当患者感到酸胀重麻明显（并常有由舌根部向舌尖的放电感），可发生"喔喔"声时，即可出针。

（三）临床应用

1. 处方原则

（1）单独配穴法：根据脏腑经络辨证，结合舌穴与全身各部对应的原理，用舌针穴位配合处方。如取心、脾、金津玉液，治口舌糜烂；取心、肾、额穴，治失眠健忘；取肝、肾、阴穴，治月经不调等。

（2）内外配穴法：用舌穴与头面邻近腧穴相配。如胆穴配风池治偏头痛，中矩配廉泉治中风失语，肺穴、聚泉配天突治哮喘等。

（3）上下配穴法：用舌穴与任督脉下部穴或下肢穴位相配。如膀胱穴配中极治尿频、尿急、尿痛，阴穴、肾穴配命门、关元治遗精、阳痿，胃穴配足三里治胃痛、呕吐等。

（4）左右配穴法：用舌穴与同侧或对侧四肢经穴相配。如右侧肺穴、咽喉穴配右侧少商，治右侧咽喉肿痛，为同侧舌穴与四肢穴相配。又如右侧上肢穴、脾穴配左侧曲池、合谷，治左上肢瘫痪；左侧下肢穴、肾穴配右侧阳陵泉、悬钟，治右下肢痿痹等。

2. 适用范围 目前，舌针主要用于舌、咽部病症（如舌麻、舌歪、木舌、重舌）和中风后遗症（偏瘫、失语），也有用于高血压和心血管病的。

（1）中风失语：心穴、肺穴、中矩、神根（舌底，舌下系带根部凹陷中），用毫针点刺 3～5 分，得气即可出针。每日 1 次，12 次为 1 个疗程，疗程间隔 1 周。

（2）中风偏瘫：神根、佐泉（舌底，舌下系带两侧肉阜近舌下腺导管开口处）、液旁（在左右舌下静脉内侧，距舌根部 1/3 处）、支脉（在左右舌下静脉外侧，距舌根部 2/3 处），采用捻转和提插相结合手法。每日 1 次，5～10 次为 1 个疗程。

（3）中风手握力减退：金津玉液、海泉（舌系带正中点），用 28 号 1 寸针点刺放血。先取金津玉液，并在两穴周围点刺 1～2 针，再点刺海泉穴。以上均将针尖向舌根部斜刺。隔日 1 次，5 次为 1 个疗程。

（4）面痛：肝穴、胆穴、心穴、额穴、耳穴，均泻法。配风池、翳风、下关、侠溪，每日 1 次，7 次 1 个疗程，用 5～6 个疗程。

（5）舌歪：心穴、肝穴、肛穴、脾穴。浅刺不留针，配外关、通里、风池、廉泉、天柱等。

（6）小儿脑性瘫痪：心、脾、肝、肾、中矩、舌柱、金津玉液，舌部浅刺不留针，行补泻手法，舌底进针稍深，个别穴位可出血。隔日 1 次，或每周 2 次，30 次为 1 个疗程，疗程间休息 7 天，配合头皮针、体针治疗。

3. 注意事项

（1）严格消毒，避免针刺感染或口腔污染。

（2）体弱急重病症忌用，以免晕针。

（3）针刺舌底部穴位时，必须使舌尽量上翘，以暴露穴位所在部位为佳。

（4）注意掌握针刺深度和手法强弱。手法要轻，补法好似蜻蜓点水，泻法又如蚊喙着体。

（5）有自发出血或凝血机制障碍者忌用。

（四）医家经验

张永玲等用深刺舌三针为主治脑外伤后失语症 接受神经外科康复病区的基础治疗，即静脉滴注醒脑静、胞二磷胆碱和香丹注射液等改善脑功能、活血化瘀的药物。共治疗 10 天。

在上述基础上，加以针刺治疗，方法如下。

（1）基本治则：醒脑开窍，行气活血祛瘀。取穴：舌三针为主，辅以头皮针顶颞前斜线的下 2/5（语言区）。舌三针的定位按照靳瑞（《靳三针问答图解》）的方法，舌 I 针就是上廉泉穴，在下颌下缘与舌骨体之间的凹陷中，舌 II 针和舌III针分别在上廉泉左右旁开 0.8 寸。

（2）操作方法：针具采用苏州生产的华佗牌毫针，针身长度在 4cm（1.5 寸）左右，直径 0.3cm 左右。仰卧取穴，舌三针采用单手进针法，直刺、深刺，直达舌下。头针行捻转手法，采用静留针，留针 30 分钟；快速出针，并用消毒棉球按压针孔，防止出血。每日治疗 1 次，10 次为 1 个疗程，共 1 疗程。[华西医学，2004，19（3）：32]

第五篇 腧穴特种刺激技术

腧穴特种刺激技术是除针刺、灸法之外，用电、光、声、磁、热和药物刺激经络腧穴，以防治疾病的方法，是传统经络腧穴和现代科学技术结合的临床新技术，较为常用的有电针、水针、光针等。此外，拔罐、割治、药物贴敷虽为传统外治法，但从归属上仍当属于腧穴特种刺激范畴。

第一章 腧穴药物刺激

腧穴药物刺激是用各种相应药物通过穴位贴敷、穴位注射、离子导入等，刺激经络腧穴，防治疾病的方法。其中药物敷贴在历代医著中已有大量记载，属中医传统外治法范畴。而穴位注射、离子导入两法，则为现代发展的针灸方法。

第一节　腧穴药物敷贴

腧穴药物敷贴法是指在某些穴位上敷贴药物，通过药物和穴位的共同作用以治疗疾病的方法。其中将某些带有刺激性的药物（如毛茛、斑蝥、白芥子、甘遂、蓖麻子等）捣碎或研末敷贴穴位，可以引起局部发疱化脓如"灸疮"，又称为"天灸"或"自灸"，现代也称发疱疗法。

若将药物贴敷于神阙穴，通过脐部皮肤吸收或刺激脐部以治疗疾病时，又称敷脐疗法或脐疗。若将药物贴敷于涌泉穴，通过足部皮肤吸收或刺激足部以治疗疾病时，又称足心疗法或脚心疗法、涌泉疗法。

一、敷贴药物

（一）药物的选择

凡是临床上有效的汤剂、丸剂，一般都可以熬膏或研末用作腧穴敷贴。吴尚先在《理瀹骈文》中指出："外治之理即内治之理，外治之药亦即内治之药，所异者法耳。"说明外治与内治仅方法不同，而治疗原则是一致的。但与内服药物相比，敷贴用药有以下特点。

1. 应用通经走窜、开窍活络之品　《理瀹骈文》云："膏中用药，必得通经走络、开窍透骨、拔毒外出之品为引"，以领群药开结行滞，直达病所，拔病外出。常用的有冰片、麝香、丁香、花椒、白芥子、乳香、没药、肉桂、细辛、白芷、姜、葱、蒜等药。

2. 多选气味俱厚、生猛有毒之品　如生南星、生半夏、生川乌、生草乌、巴豆、斑蝥、蓖麻子、大戟等。

3. 选择适当溶剂调和敷贴药物或熬膏　以达药力专、吸收快、收效速的目的。醋调敷贴药，而起解毒、化瘀、敛疮等作用，虽用药猛，可缓其性；酒调敷贴药，则有行气、通络、消肿、止痛作用，虽用药缓，可激其性；油调敷贴药，可润肤生肌。常用溶剂有水、白酒或黄酒、醋、姜汁、蜂蜜、蛋清、凡士林等。此外，还可针对病情应用药物的浸剂作溶剂。

（二）药物的制作

凡是临床上有效的汤剂、丸剂，一般都可以熬膏或研末用作腧穴敷贴，来治疗相应疾病。

1. 丸剂　将药物研成细末，用水或蜜或药汁等拌和均匀，制成圆形大小不一的药丸，贮存备用。

2. 散剂　将药物研成细末，填放脐部进行治疗。

3. 糊剂　将药物研成细末，酌情使用水、醋、酒、鸡蛋清或姜汁等，调成糊状，摊敷腧穴，外盖纱布，胶布固定。

4. 膏剂　将所选药物制成外贴膏药或软膏。

5. 饼剂　将药物研成细末，加适量的水调拌均匀，制成大小不等的药饼，敷贴局部或腧穴，外用纱布覆盖，胶布固定。或将新鲜的植物根茎、茎叶等捣碎，制成药饼，烘热后敷贴腧穴。

二、方法

（一）选穴处方

腧穴敷贴法是以脏腑经络学说为基础，通过辨证选取敷贴的穴位。腧穴力求少而精。此外，还应结合以下选穴特点。

1. 选择病变局部的腧穴敷贴药物。

2. 选用阿是穴敷贴药物。

3. 选用经验穴敷贴药物，如吴茱萸敷贴涌泉穴治疗小儿流涎，威灵仙敷贴身柱穴治疗百日咳等。

4. 神阙穴和涌泉穴为常用腧穴。

（二）敷贴方法

1. 根据所选穴位，采取适当体位，使药物能敷贴稳妥。

2. 敷贴药物之前，定准穴位，用温水将局部洗净，或用酒精棉球擦净，然后敷药。也有使用助渗剂者，在敷药前，先在穴位上涂以助渗剂或将助渗剂与药物调和后再用。

3. 对于所敷之药，无论是糊剂、膏剂或捣烂的鲜品，均应将其很好地固定，以免移动或脱落，可直接用胶布固定，也可先将纱布或油纸覆盖其上，再用胶布固定。目前有专供敷贴穴位的特制敷料，使用、固定都非常方便。

4. 如需换药，可用消毒干棉球蘸温水或各种植物油，或液状石蜡轻轻揩去粘在皮肤上的药物，擦干后再敷药。

5. 一般情况下，刺激性小的药物，每隔 1~3 天换药 1 次。不需溶剂调和的药物，还可适当延长到 5~7 天换药 1 次。刺激性大的药物，应视患者的反应和发疱程度确定敷贴时间，数分钟至数小时不等，如需再敷贴，应待局部皮肤基本恢复正常后再敷药。

三、临床应用

（一）适用范围

本法适用范围相当广泛，既可治疗某些慢性病，又可治疗一些急性病症。如感冒、急慢性支气管炎、支气管哮喘、风湿性关节炎、三叉神经痛、面神经麻痹、神经衰弱、胃下垂、胃肠神经症、腹泻、冠心病心绞痛、糖尿病、遗精、阳痿、月经不调、痛经、子宫脱垂、牙痛、口疮、小儿夜啼、厌食、遗尿、流涎等。此外，还可用于防病保健。

（二）处方示例

1. 面神经麻痹

取穴：病变局部穴位，如下关、颊车等。

用法：将新鲜马钱子用清水浸泡 3~5 天待用。使用时将马钱子外衣剥去，并用手术刀片将其切成 0.1cm 薄片，放在风湿膏或普通胶片上，敷贴在患侧下关、颊车等穴位处。6～7 天更换 1 次，一般敷贴 4～5 次可治愈。临床上也可将马钱子研为细末敷贴穴位。一般取药粉 0.2g（每穴用量）撒于消炎镇痛膏或胶布中央，敷于面部患侧穴位上，每次敷贴 5 天，至痊愈。

2. 咯血

取穴：双侧涌泉。

药物：独头蒜 1 头，硫黄末 6g，肉桂末 3g，冰片 3g。

用法：将大蒜去皮洗净，捣烂成泥膏状，再加入上药末调匀。敷贴时每次用 10g，分别贴于双侧涌泉穴，用胶布固定。为防止局部起疱，可先在穴位处涂擦植物油少许。每次敷贴 3～5 小时。每日 1 次，连续 3 天为 1 个疗程。

3. 支气管哮喘

取穴：肺俞，心俞，膈俞（皆双侧）。

药物：炙白芥子 21g，元胡 21g，甘遂 12g，细辛 12g。

用法：将上药共研细末，制成散剂，装塑料袋中备用。以上为 1 人 3 次用药量，在夏季三伏天使用。使用时每次用 1/3 的药面，加生姜汁调成糊状，并加麝香少许，分别摊在 6 块直径约 5cm 的油纸（或塑料布）上，贴敷于肺俞、心俞、膈俞处，最后用胶布固定。

一般贴敷 4～6 小时，如果敷后局部有烧灼疼痛难忍感，可提前取下。如果局部只有发痒、发热等感觉，可多贴敷几个小时，或等药物干燥后再取下。每隔 10 天贴敷 1 次，即初伏、中伏、末伏各 1 次，1 年共敷贴 3 次。一般连续敷贴 3 年。［新医药学杂志，1978（5）：28］

又，有人研制咳喘涂膜剂，治急慢性支气管炎。药物由白芥子 100g、元胡 100g、甘遂 50g、细辛 100g、生姜 50g 组成，以上药提取物与高分子材料混合制成涂膜剂 10ml×100 瓶，每瓶折合生药 0.5g。用以外涂天突、肺俞、膈俞、心俞等穴，日 6～8 次，3～6 日为 1 个疗程。［中医杂志，2002，43（8）：584］

4. 口疮

取穴：涌泉（双）。

用法：将吴茱萸研为细末，贮瓶备用。贴敷时取药末 10g，加入鸡蛋清或醋适量，调如糊膏状，分别敷于双侧涌泉穴，包扎固定即可。每次敷贴 12～24 小时，每日 1 次。

亦可将吴茱萸末用鸡蛋清调和为丸如蚕豆大，分贴于双侧涌泉穴，胶布固定即可。每穴每次贴药 1 丸，每 2 天敷贴 1 次。

5. 阳痿

取穴：神阙（脐中）。

药物：淫羊藿 52g，蛇床子 36g，蜈蚣 15g，冰片 9g。将上药共研细末，贮瓶备用。

用法：取适量药物，捣葱汁将药搅匀，至药粉湿润即可，再将药物纳入脐中，然后用双手拇指交替按脐中，睡前与晨起各做 1 次，每次揉按 10～20 分钟，月余始效。

6. 遗精

（1）五倍子末，用冷开水调成糊状。又，五倍子 10g、白芷 5g，两药共研细末。每晚临卧前填于神阙（脐中），外盖纱布，翌晨揭去，夏季每日 1 次，冬季隔日 1 次。适用于肾虚不固者。

（2）皮硝（或玄明粉）少许。置于两手掌心（劳宫穴）搓之，至粉末消失为度。适用于湿热下注或肝郁化火者。

7. 小儿夜啼　黑牵牛子研末，取 10～15g，加温开水适量调成糊状，临睡敷于神阙（脐中），用胶布固定。日 1 次。

8. 小儿流涎　生南星 12g，研细末，加醋适量，做成 2 个药饼，每晚临睡前分别敷于双侧涌泉穴，用绷带固定，外套袜子，次晨揭去。每日 1 次，5 次为 1 个疗程。还可用于咳喘、睑腺炎、惊风等。

9. 小儿抑郁太息

取穴：天突、膻中、中脘、神阙、身柱、灵台、至阳，每次 6～8 穴。

药物：子午效灵膏（皂角、白芥子、芦荟、桃仁、红花、杏仁、草决明、使君子各 10g，白芷、细辛、白胡椒、甘遂、川乌、草乌各 5g，山栀 20g，冰片 2g，共研细末，瓶装备用）。

用法：取适量，用姜汁调成膏状，摊于硬纸上，每块 5～8g。贴于穴位上，用胶布固定。每次敷贴 48～72 小时，2 次为 1 个疗程。[中医外治杂志，1997，7（1）：17]

10. 慢性盆腔炎

取穴：归来、水道、命门、肾俞、腰阳关、气海俞、关元俞、膀胱俞、次髎、上髎。

药物：炒干姜 30g，红花 24g，白芥子、胆南星各 18g，麻黄、生半夏、生附子各 21g，肉桂 15g，红娘子、红芽大戟各 3g，香油 2500g。上药用香油炸枯去渣，按每 500g 油兑入章丹 240g，即成膏油；再按每 500g 油兑入麝香 4g、藤黄面 30g，摊成膏药，大膏药每张重 6g，小膏药每张重 3g。

用法：以下腹痛为主者，取归来、水道敷贴，两侧交替；以腰痛为主者，取命门、肾俞、腰阳关、气海俞敷贴；以腰骶痛为主者，取关元俞、膀胱俞、次髎、上髎敷贴；有炎性包块者，则用大膏药贴包块局部。夏季每 12 小时换药 1 次，冬季 2 天换药 1 次，12 次为 1 个疗程。[上海中医药杂志，1987，27（3）：2-4]

（三）注意事项

1. 凡用溶剂调敷药物，需随调配随敷贴，以防蒸发。

2. 用膏药贴敷，在温化膏药时，应掌握好温度，以免烫伤或贴不住。

3. 对胶布过敏者，可改用无纺布制品或用绷带固定敷贴药物。

4. 对刺激性强、毒性大的药物，敷贴穴位不宜过多，敷贴面积不宜过大，敷贴时间不宜过长，以免发疱过大或发生药物中毒。

5. 对久病体弱消瘦以及有严重心脏病、肝脏病等的患者，使用药量不宜过大，敷贴时间不宜过久，并在敷贴期间注意病情变化和有无不良反应。

6. 对于孕妇、幼儿，应避免敷贴刺激性强、毒性大的药物。

7. 对于残留在皮肤的药膏等，不可用汽油或肥皂等有刺激性物品擦洗。

（四）异常情况及处理

1. 中毒 许多外敷药物有毒，不宜内服。配制好的粉、糊、膏须妥善保存，谨防儿童误食中毒。外敷比较安全，但如斑蝥等仍不宜过量或持续使用，疮面大者也不可用，以免吸收中毒。使用剧毒药时，必须在有关专科医师指导下应用。

2. 疼痛 外敷后局部可有热、凉、麻、痒、蚁行感或中轻度疼痛，属正常情况，待达到治疗要求去除即可，无须处理。如局部烧灼后针刺样疼痛，难以忍受时可提前揭除。烧灼样疼痛敷后几分钟即可发生，除去后仍可持续一段时间。

3. 水疱 主要由药物刺激或胶布过敏引起。其大小与性别、年龄有一定关系。儿童及青壮年女性水疱常较大，青壮年男性及老人水疱常较小。对水疱大者可用消毒三棱针从水疱下端挑破，排出水液，涂以甲紫溶液，外用消毒敷料覆盖。操作过程中尽量保持水疱完整。发水疱相当于二度烧伤，故水疱面积不宜过大。可在局部涂以液状石蜡或植物油少许，或适当缩短每次敷贴时间，以防止局部水疱或水疱过大。

4. 过敏 常见现象之一。局部瘙痒、色赤、丘疹或水疱，重者可局部溃烂。轻者可适当缩短每次敷贴时间，或延长两次治疗的间隔时间。重者较少见，则需用抗生素等治疗。初治时需问患者有否过敏病史或家族过敏史。

（五）医家经验

1. 吴震西发疱膏贴敷治疗儿童哮喘经验

（1）取穴：在吸入舒利迭 6 个月的基础上，在三伏期内进行穴位贴敷。第一组穴为定喘、肺俞、天突；第二组穴为肾俞、足三里、身柱。

（2）发疱膏：斑蝥、白芥子各 20g，分别研成细末，和匀，以 30% 二甲基亚砜调成软膏状，装盒备用。取米粒大软膏置于 2cm×2cm 胶布中心，贴于相关穴位上。7～10 天贴 1 次，共 4 次。每次贴 2～3 小时，至局部皮肤轻度起疱，最长时间不超过 3 小时，注意保持局部皮肤干燥清洁，避免破损。局部水疱在 1 周左右均能结痂痊愈。

（3）疗效：治疗组 40 例，临床控制 22 例，显效 13 例，有效 3 例，显效率 87.5%，总有效率 95%。对照组（吸入舒利迭）40 例，临床控制 17 例，显效 10 例，有效 5 例，显效率 67.5%，总有效率 80%。[中医杂志，2011，52（4）：314-316]

2. 巴元明等用三伏贴治慢性肾功能衰竭 保肾膏 0 号，按丁香、川牛膝、首乌、乌梅、花椒为 1∶2∶4∶2∶1 的比例混合；保肾膏 1 号，按肉桂、丁香、淫羊藿、肉苁蓉、乌梅、花椒为 1∶2∶4∶4∶4∶2 的比例混合；保肾膏 2 号，按肉桂、丁香、川牛膝、首乌、花椒为 1∶2∶4∶8∶2 的比例混合。将上药研磨成细末，加生姜汁、蜂蜜调成糊状，密封保存。3 组各 30 例，均用西医常规治疗（即支持治疗和对症治疗）。

A 组：加用保肾膏（调制成 5 分硬币大小）贴敷于双肾俞、命门、双复溜穴，每伏的第 1 天贴敷 1 次，每 10 天贴敷 1 次，每次 4～6 小时。肾阴虚、肾阳虚、肾阴阳两虚，分别用保肾膏 0、1、2 号贴敷，疗程为 1 个月。

B 组：方法同 A 组，但不在三伏天贴敷。

C 组：用尿毒清颗粒温开水冲服，日 4 次，6 时、12 时、18 时各服 5g，22 时服 10g，疗程为 1 个月。

结果表明，A 组的临床疗效、改善症状积分和升高血红蛋白、白蛋白，改善肾功能等方面，均优于 B 组而和 C 组接近。[中医杂志，2004，46（10）：747 - 749]

（六）常用敷贴药物

1. 毛茛 辛温，有毒。用外敷对皮肤刺激性强，发疱作用显著。外敷治黄疸、哮喘、痹证、头痛、胃痛、牙痛、疟疾等。鲜品刺激强，发疱快，放置 3 天后多不起疱，但效果不变。皮肤过敏者、孕妇、虚弱者禁用。敷贴面部时，以不起疱为原则。

2. 大蒜 辛温，捣碎贴敷对皮肤刺激性较强，为理想的常用发疱药。贴敷用于感冒、牙痛、胃痛、面痛、咽痛、痈疽、瘰疬、痹证、顽癣、白癜风等。

3. 蓖麻子 辛苦平，有毒。贴敷对皮肤刺激性较强，为常用发疱药之一。贴敷用于痈疽肿毒、瘰疬、疥癣、水肿腹满、便秘等。大量外敷可吸收中毒，须慎用。

4. 白芥子 辛温，生用外敷对皮肤刺激性强，为常用发疱药之一。贴敷用于咳嗽、哮喘、面瘫、胃痛、肢体疼痛等。皮肤过敏者、孕妇禁用。

5. 姜 辛微温，捣碎贴敷用于风寒感冒、痹证、疟疾、胃寒呕吐、腹痛、腹泻、痛经、阳痿、白癜风、斑秃等。

6. 葱白 辛温，捣碎贴敷可引起发疱，用于风寒感冒、小便不通、腹胀腹痛、便秘、呕吐等。

7. 斑蝥 辛寒，有剧毒。贴敷对皮肤、黏膜有强烈刺激作用，为常用发疱药之一。贴敷治黄疸、疟疾、痹证、头痛、哮喘、面瘫、顽癣、斑秃等。孕妇、虚弱者、肾病禁用，皮肤过敏者忌外用。制备时宜戴口罩、手套，以免中毒。

8. 五倍子 酸涩寒，贴敷治肺虚久咳、久痢久泻、遗精、遗尿、自汗盗汗、脱肛、阴挺等。

9. 墨旱莲 甘酸寒，捣碎贴敷可引起皮肤发疱，用于疟疾等。

10. 天南星 苦辛温，有毒。生南星外敷可发疱，用于咳嗽、哮喘、痈肿、瘰疬、疥癣等。

11. 吴茱萸 辛苦热，有小毒。外敷可发疱，为常用的穴位贴敷药，用于寒性腹胀、腹痛、腹泻、呕吐、痛经、口疮、牙痛、咽痛、疝气等。

（七）关于三伏贴的现代研究

关于三伏贴择时防治儿童哮喘的临床研究

1. 分组 择时分组为 A、B、C 3 组，对照组为 D 组，各 50 例。A 组：选择每年农历三伏及冬至当日进行贴敷，共 4 次。B 组：每年农历三伏进行贴敷，共 3 次。C 组：每年冬至当日进行贴敷，1 次。D 组：不择时，选择与以上 3 组时间相隔 2 个月的任意一天进行贴敷，每年1次。3年为1个疗程。

2. 药物敷贴　用高效无毒透皮吸收剂氮酮将三子散（由白芥子、苏子、莱菔子、地龙组成）药末调制成泥膏状，搓制成直径0.5～1cm、厚度0.1～0.3cm大小的药饼，分别外敷于定喘、肺俞、肾俞、天突、膻中穴上，用2～3cm肤疾宁胶布固定。每次敷药2～4小时，视患儿皮肤厚薄而定，以局部皮肤发红起疱为度。

3. 疗效对比　A、B、C 3组临床疗效和症状体征疗效等均明显高于D组，其总有效率分别为96%、76%、50%、14%，差异有显著性（$P < 0.01$）。4组之间总有效率和显效率相互比较，依次为A＞B＞C＞D，其中A、B组疗效最为明显，提示夏季三伏敷贴能有效预防儿童哮喘发作和减轻临床症状与体征。［中医杂志，2003，44（3）：183－185］

又有资料表明，本法对容易感冒的患者群，也有一定的预防感冒作用。［中医杂志，2000，41（6）：339］

第二节　腧穴药物注射（水针）

腧穴药物注射法又称水针，是选用某些中西药物注射液注入人体有关穴位，以防治疾病的方法。腧穴药物注射法是在针刺疗法和现代医学封闭疗法相结合的基础之上，根据经络理论和药物治疗原理发展起来的一种治疗方法。它将针刺与药物对穴位的双重刺激作用有机地结合起来，发挥其综合效能，以提高疗效。本法具有操作简便、用药量小、适应证广、作用迅速等优点，因此其临床应用逐年增多。

一、常用药物和器具

（一）器具

使用消毒的注射器和针头，现在临床使用一次性注射器。根据使用药物和剂量大小及针刺的深浅，选用不同规格的注射器和针头，一般可使用1ml、2ml、5ml注射器，若肌肉肥厚部位可使用10ml、20ml注射器。针头可选用5～7号普通注射针头、牙科用5号长针头，以及封闭用的长针头等。

（二）常用药物

腧穴注射法的常用药液有3类。

1. 中草药制剂　如复方当归注射液、丹参注射液、川芎嗪注射液、鱼腥草注射液、银黄注射液、柴胡注射液、板蓝根注射液、威灵仙注射液、徐长卿注射液、清开灵注射液等。

2. 维生素类制剂　如维生素B_1注射液、维生素B_6注射液、维生素B_{12}注射液、维生素C注射液、维丁胶性钙注射液。

3. 其他常用药物　5%～10%葡萄糖注射液、0.9%氯化钠注射液、注射用水、三磷酸腺苷、辅酶A、神经生长因子、胎盘组织液、硫酸阿托品、山莨菪碱、加兰他敏、泼尼松龙、盐酸普鲁卡因、利多卡因、氯丙嗪等。

二、方法

(一) 选穴处方

一般可根据针灸治疗时的处方原则辨证取穴。作为腧穴注射法的特点，临床常常结合经络、经穴触诊法选取阳性反应点进行治疗。其触诊检查的部位一般是背腰部的背俞穴、胸腹部的募穴和四肢部的某些特定穴。在压痛等阳性反应点进行腧穴注射，往往效果较好。选穴宜少而精，以 1～2 个腧穴为妥，最多不超过 4 个腧穴，一般选取肌肉比较丰满的部位进行腧穴注射。

(二) 操作程序

根据所选穴位的部位不同及用药剂量的差异，选择合适的注射器及针头。局部皮肤常规消毒，用无痛、快速进针法刺入穴位，然后慢慢推进或上下提插，待针下有得气感后，回抽一下，若回抽无血，即可将药推入。

一般使用中等速度推入药物；慢性病、体弱者用轻刺激，将药物缓缓轻轻推入；急性病、体强者用强刺激，将药物快速推入。如果注射药物较多时，可以将注射针由深部逐渐退后至浅层，边退针边推药，或将注射器变换不同的方向进行腧穴注射。

(三) 针刺角度及深度

根据穴位所在部位与病变组织的不同要求，决定针刺角度和注射的深浅。如头面及四肢远端等皮肉浅薄处的穴位多浅刺，而腰部和四肢肌肉丰厚部位的穴位可深刺。三叉神经痛于面部有触痛点，可在皮内注射形成"皮丘"；腰肌劳损的部位多较深，故宜适当深刺注射。

(四) 药物剂量

穴位注射的用药剂量差异较大，决定于注射部位、药物的性质和浓度。一般耳穴每穴注射 0.1ml，面部每穴注射 0.3～0.5ml，四肢部每穴注射 1～2ml，胸背部每穴注射 0.5～1ml，腰臀部每穴注射 2～5ml。5%～10% 葡萄糖注射液每次可注射 10～20ml，而刺激性较大的药物（如乙醇）和特异性药物（如抗生素、激素、阿托品等）一般用量较小，即所谓小剂量穴位注射，每次用量多为常规的 1/10～1/3。中药注射液的穴位注射常规剂量为 1～4ml。

(五) 疗程

每日或隔日注射 1 次，治疗后反应强烈的也可以间隔 2～3 日注射 1 次，穴位交替使用，10 次为 1 个疗程，休息 5～7 天后再进行下一个疗程的治疗。

三、临床应用

(一) 适用范围

适用范围广泛，凡是针灸的适应证，大部分可以用本法治疗。在临床上应用于运动系统疾病，如肩周炎、关节炎、腰肌劳损、骨质增生、关节扭挫伤等；神经精神系统疾病，如三叉神经痛、面神经麻痹、坐骨神经痛、多发性神经炎、精神分裂症、癫痫、神经衰弱等；消化系统疾病，如胃下垂、胃肠神经症、腹泻、痢疾等；呼吸系统疾病，如急慢性支气管炎、上呼吸道感染、支气管哮喘、肺结核等；心血管疾病，如高血压、冠心病、心绞痛等；皮肤疾病，如荨麻疹、痤疮、神经性皮炎等。

（二）处方示例

1. 支气管扩张咯血 孔最，每次每穴注入鱼腥草注射液2ml。常规消毒后，用装有5号注射针头的5ml注射器抽取药液4ml快速直刺入穴位0.5cm。在缓慢向深部刺入约1cm，抽无回血，将药液徐徐注入。咯血期间用双穴，每天2次，连续3天。咯血止后，改为每天1次，或左右穴隔日交替，巩固治疗3~10天。

2. 支气管哮喘 单侧足三里、定喘、肺俞，左右交替用。常规消毒后，用2ml注射器吸取药液（卡介苗多糖核酸注射液）2ml，快速刺入穴位，提插得气回抽无回血即将药液注入。每次每穴0.5~1ml。每年初伏、中伏、末伏各2针。可增强患者细胞免疫功能，调整T细胞亚群，改善肾上腺皮质功能，增强抵抗力，减少本病发作。

3. 病毒性脑炎后遗症 哑门、肾俞；风池、足三里；大椎、内关。分组交替使用。头部穴位每穴注射醋谷胺100ml（双侧减半），其余穴位每穴注射呋喃硫胺25mg。隔日1次，10次为1个疗程，疗程间隔7~10天。

4. 感音神经性耳聋耳鸣 患耳侧翳风、完骨，交替用。恩经复2000AU用1ml注射用水溶解；或维生素B_{12} 500mg用1ml注射用水溶解。以2ml注射器7号针头注射，注射深度不超过0.5cm。隔日1次，1个月为1个疗程。

5. 恶性肿瘤化疗引起的呕吐 双侧足三里，在化疗开始前30分钟，以5ml注射器抽取欧贝注射液16mg、地塞米松5mg，二者混匀，用5号注射针头对准足三里穴直刺，进针2寸，得气后将药液缓慢注入。每侧各注入1/2混合药液，注射完以棉棒压迫片刻。每3天1次，2次为1个疗程。

6. 肛肠病术后疼痛 长强穴。肛裂切扩术毕，于长强穴向骶尾方向斜刺进针约3cm，得气后封闭维生素K_1 20mg或维生素K_3 8mg，油纱条压迫引流固定。

7. 肩周炎 中平（足三里下1寸）为主，如效果不明显，改备用穴如肩髃、巨骨、肩贞、肩髎、天宗、秉风等，每次2~3穴。用丹参注射液，主穴注射4ml，备用穴每穴1ml，隔日1次，5~10次为1个疗程。

（三）注意事项

1. 严格遵守无菌操作规则，防止感染。

2. 使用腧穴注射时，应该向患者说明本疗法的特点和注射后的正常反应。如注射局部会出现酸胀感、4~8小时内局部有轻度不适，或不适感持续较长时间，但是一般不超过1天。

3. 注意药物的性能、药理作用、剂量、配伍禁忌及毒副作用。凡能引起过敏的药物，如青霉素、链霉素、普鲁卡因等，必须常规皮试，皮试阳性者不可应用。不良反应较严重的药物，使用时应谨慎。某些中草药制剂有时也可能有反应，应用时也要注意。不要使用过期药物，要注意药物的有效期。并注意检查药液有无沉淀变质等情况，如已变质即应停止使用。

4. 药物不宜注入关节腔、血管内和脊髓腔。若药物误入关节腔，可致关节红肿、发热、疼痛；误入脊髓腔，有损伤脊髓的可能，严重者可导致瘫痪。

5. 在主要神经干通过的部位进行腧穴注射时，应注意避开神经干，以免损伤神经。如针尖触到神经干，有触电样的感觉，应及时退针，更不可盲目地反复提插。

6. 背部脊椎两侧腧穴注射时，针尖斜向脊椎为宜，避免直刺引起气胸等。体内有重要脏器的部位不宜针刺过深，以免刺伤内脏。

7. 年老体弱及初次接受治疗者，最好取卧位，注射部位不宜过多，药量也可酌情减少，以免晕针。孕妇的下腹部、腰骶部及合谷、三阴交等穴，不可进行腧穴注射，以免引起流产。

(四) 医家经验

1. 王光月等用治颈椎病经验

（1）取穴：主穴风池、颈夹脊、压痛点。颈型配天柱，神经根型配肩井、手三里、后溪，椎动脉型配百会、大杼、太冲，交感型配天柱、曲池、内关，脊髓型单纯早期配百会、天柱、足三里。

（2）方法：先针刺主穴和配穴，得气后，除百会外每次选 2~4 穴，用温针灸法。去除艾灰后起针。除百会外，每次选 2~4 穴，用复方丹参注射液与维生素 B_{12} 注射液按 2∶1 的比例混合抽入 10ml 注射器内，每穴注射 1~5ml。隔日 1 次，7 次 1 个疗程，间隔 3~7 日再行下一疗程。[中医杂志，1998，39（12）：741]

2. 张跃红用治后天性动眼神经麻痹经验

（1）取穴：上直肌穴（上眶缘中点的眼眶与眼球之间）、内直肌穴（内眦角上 2 分的眼眶与眼球之间）、下直肌穴（下眶缘中点的眼眶与眼球之间）、球后穴（肌圆锥内）。

（2）方法：用 1 次性注射器 5 号针头抽药，垂直刺入穴位 820mm，有酸胀麻感时回抽无血，再慢慢注入药物，拔针后用酒精棉球压迫固定。药物为 654-2、维生素 B_1 注射液、维生素 B_{12} 注射液各 1ml，利多卡因注射液少许混合。上、下、内直肌穴分别注射 0.5ml，其他全部球后注射。隔日 1 次，10 次为 1 个疗程，用 1~3 个疗程。[中医杂志，2002，43（8）：611]

3. 左林等用治糖尿病周围神经病变经验

（1）取穴：足三里、三阴交、太溪、曲池、合谷、外关、阳陵泉。

（2）方法：将维生素 B_1 100mg、维生素 B_{12} 500μg 溶于注射用水 10ml 中，常规消毒后用注射器抽取药液后与皮肤呈 90° 刺入，缓慢提插得气后，抽无回血时，缓慢注入 1ml 后出针，用棉球按压针孔。隔日 1 次，两侧交替，15 次为 1 个疗程。可同时用甲钴胺 500μg 静脉注射，每日 1 次。[中医杂志，2011，52（5）：420]

（五）合谷穴注射不当引起的手部畸形

1. 发生原因

（1）穴位原因：常用穴合谷，位于第1、2掌骨之间，其浅层为第1骨间背侧肌，深层为拇内收肌横头。穴位注射或针刺不当，可影响这两块肌肉，造成手部功能障碍，在12岁以下的小儿尤其多见。

（2）药物原因：以安乃近、复方奎宁为多，其他有氯丙嗪、醋酸可的松、维生素 B_1、安替比林、吗啡、哌替啶、异丙嗪等。主要与此类药物刺激性较大或剂量不当有关。但有些仅注射 0.1~0.2ml 就出现损伤。

（3）操作原因：反复上下提插或向不同方向探寻，均可造成损伤。此外，电针时电流强度太大、频率过快，也可造成损伤。

2. 临床表现

（1）典型过程：合谷穴穴位注射或针刺后，局部发生红肿疼痛，1周左右肿痛渐消，渐渐出现拇指外展不利和手部畸形。手部畸形发生的时间可从注射后1周到数年不等。

（2）主要表现：拇指呈内收状，外展功能明显障碍。部分患者并有掌指关节屈曲或指骨间关节过伸畸形，也有伴食指桡侧偏畸形。大多数患者可在拇收肌附近扪得条索状硬结。病程久者，大鱼际群有不同程度萎缩。有的患者因第1掌腕关节及掌指关节在拇内收肌屈曲畸形下发育，久而可形成病理性半脱位。

3. 预防

（1）慎重取穴：婴幼儿应尽可能少选此穴，因此时各种组织尚在发育之中，解剖标志不清，腧穴定位不易准确，加之患儿哭闹，极易发生意外损伤。

（2）选择药物：避免在该穴注射刺激性较大和难以吸收的药物，更不可反复注射。安乃近、复方奎宁应禁用于合谷穴进行注射，12岁以下的小儿尤其应当严格禁忌。

（3）注意操作：穴位注射、针刺不要盲目寻求强烈针感，电针时用中等以下的强度和较小的频率，小儿不在该穴用电针。同时要早发现，早治疗。

4. 处理

（1）初期：局部热肿时即应用理疗、热敷等，以促进药物吸收。拇指功能障碍应指导患儿及早被动和主动运动相结合，进行功能锻炼。

（2）后期：如出现手内在肌瘢痕挛缩引起的手部畸形，则应予手术治疗。（《针灸意外预防及处理》）

第三节　药物离子导入

药物离子导入是应用药物离子导入仪输出的直流电，施加于浸有药液的电极板，使药物离子通过直流电导入腧穴的治疗方法。药物离子导入疗法已有 100 年以上的历史，自 20 世纪以来，已成为常用的物理疗法之一。1959 年，我国针灸工作者以直流感应电疗机用于经络腧穴，进行药物离子导入。1967 年以后才得到广泛的应用，改用晶体管直流电疗机。近年来，又出现了不少专病的中草药离子导入仪。其特点是：可将药物直接导入浅层病灶或穴位内，并在局部保持较高浓度。在体内的存留时间，比其他方法显著延长。本法具有药物、直流电和腧穴三重效用，无创伤疼痛，也无药物口服和注射时所产生的不良反应。

一、常用药物和仪器

（一）常用仪器

1. 腧穴导入治疗仪　如 ZGL - 型直流感应电疗机、JWD - 885 直流感应电疗机、DL - 伞型 698 点送治疗仪、FD - IA 型直流脉冲电疗机等。将电极放于所选穴位或病变部位上，要注意衬垫紧贴皮肤，纱布带或沙袋固定。在能量调节钮处于零位时，按下电源开关，慢慢调节输出旋钮，使仪器显示符合规定参考数值，电流量以 10 ~ 40mA 为宜，一般以患者能耐受为度，打开定时器，定好时间。

2. 骨质增生治疗仪　如 ZGL - Ⅱ 型骨质增生治疗仪、ZGL - 四型骨质增生治疗仪、QLX - A 型电疗机等。将浸有药液的衬垫放于所选穴位或病变部位上，要注意衬垫紧贴皮肤，纱布带或沙袋固定。慢慢顺时针方向旋转能量调节钮，调至患者能耐受为止，再进行定时。

（二）常用药物

1. 中草药　广泛应用中草药水浸提取液或乙醇提取液，作为腧穴药物离子导入。常用中草药液可配制成 10% ~ 50% 的水溶液，剧毒药的浓度及剂量应严格掌握。浸药的衬垫以 2 ~ 4 层纱布制成，也可用滤纸。治疗前要明确所用中草药的有效成分、极性、配制、适应证和能否电离等情况。

2. 西药　常用西药液可配制成 2% ~ 10% 的水溶液，剧毒药的浓度及剂量应严格掌握，有的药使用前要做皮肤过敏试验。在衬垫上的药量不宜超过注射给药时的一次用量。浸药的衬垫以 2 ~ 4 层纱布制成，也可用滤纸。治疗前要明确所用西药的作用、极性、配制和能否电离等情况。

二、方法

（一）操作步骤

1. 将所需药物导入液、电极、衬垫准备妥当，然后将衬垫浸取导入液，不要太干、太湿或过凉。面积要大于电极板，保证电极板不外露。电极板面积，穴位导入一般为 10 ~ 30cm^2，病位导入一般为 40 ~ 300cm^2，多块电极板备用。

2. 患者体位要舒适，治疗部位要暴露，并需检查局部有无皮肤病及破损。

3. 浸有导入液的衬垫，根据其药物离子的电荷正负，与同性电极板平坦紧贴接触，置于穴位或病变部位上。另一极置于颈、腰、手掌、大腿或其他部位，亦可采取对置法或并置法安置在有关的穴位上。

4. 治疗前检查正、负极及导线连接是否正确，各调节钮是否在零位，导线接头是否接触良好。

5. 接通电源后，缓慢调节电流量，并注意毫安表的读数及患者反应。

（二）操作须知

1. 在治疗过程中，经常问患者反应，酌情增减电量。如有烧灼疼痛等反应，则应立即按顺序关机检查。

2. 在治疗过程中，不得随意改变正负极、移动电极板和体位等。变换极性时，须调回零位。

3. 治疗后如有皮肤痒感，可涂以止痒药水或甘油，并告诉患者勿抓、勿洗。

三、临床应用

（一）适用范围

内科疾病，如高血压、冠心病、慢性肝炎、胃炎、慢性肠炎、风湿性关节炎、面神经麻痹、神经衰弱等。外科疾病，如颈椎病、跟骨骨刺、前列腺炎、脉管炎、肠粘连、扭挫伤等。妇科疾病，如急性乳腺炎、慢性盆腔炎、痛经、月经不调等。耳鼻咽喉科疾病，如急慢性咽炎、鼻炎、中耳炎等。

（二）处方示例

1. 冠心病 丹参注射液，每次导入 4ml（含丹参 3g）。将浸取导入液的衬垫固定在正极上，置于内关或心前区，另一电极置于外关或肩胛区，采用正负极对置法导入。每日 1 次，每次 20 分钟。20 次为 1 个疗程，疗程间隔 1 周。

2. 中耳炎 黄连适量，配成浓度为 2% 的溶液。取穴为听宫、听会、耳门、翳风。正极导入，隔日 1 次，每次 20~30 分钟，5 次为 1 个疗程。

3. 肠粘连 丹参、制香附、乌药、桃仁、延胡索各 12g，广木香、厚朴、白芍各 10g，青皮、陈皮各 6g，加水 3000ml，煎煮浓缩成 1000ml，过滤去渣，分装备用。腹部取天枢、气海、下脘，背部取命门、大肠俞、肾俞。正负极隔日交替用。隔日 1 次，每次 30 分钟，15 次为 1 个疗程，疗程间隔 1 周。

4. 慢性盆腔炎 丹参 1000g，加水煎煮浓缩成 2000ml，过滤去渣，分装备用。关元、中极、子宫、归来、八髎，正负极隔日交替用。隔日 1 次，每次 30 分钟，15 次为 1 个疗程，疗程间隔 1 周。

5. 乳腺增生症 山慈菇、天冬各 25g，75% 乙醇溶液 250ml 浸泡 1 周，过滤，再加蒸馏水稀释为 10% 溶液备用。中药液接正极置于乳根、膺窗，负极置于肝俞穴。隔日 1 次，每次 30 分钟，15 次为 1 个疗程，疗程间隔 1 周。

6. 颈椎病 10% 草乌酊或陈醋洒于正极衬垫，然后放在大椎穴上，负极置于患侧前臂或肩胛部。电流强度为 0.05~0.1mA/cm^2。每日 1 次，每次 15~20 分钟，20~30 次为 1 个疗程，疗程间隔 1 周。可配合颈部牵引治疗。

7. 跟骨骨刺　威灵仙1000g，加水煎煮浓缩成1000ml，过滤去渣，分装入安瓿，每支50ml，100℃灭菌30分钟后备用。用时取等量威灵仙煎剂和老陈醋配制后，浇湿衬垫，贴附于负极，置于跟骨结节或太溪、昆仑等穴。隔日1次，每次20～30分钟，15次为1个疗程，疗程间隔1周。

（三）禁忌证和注意事项

1. 禁忌证　高热、恶液质、湿疹，各种急性传染病、结核病活动期、各种急性传染皮肤病，急性风湿病、急性炎症性皮肤病，晚期动脉硬化、晚期肝硬化、严重血液病、心力衰竭、急性肾衰竭；孕妇。

2. 注意事项

（1）治疗前要明确所用药物的有效成分和极性，对有可能引起过敏的中西药物，用前要做皮肤过敏试验。

（2）衬垫要做好记号，正、负极分开，最好一个衬垫供一个药物用，用后以清水洗去药液，煮沸消毒后再用。

（3）配制导入用的药液时，应避免离子或其他杂质存在；配制的药液经1～2周要更换，使用前需检查药液是否变质和沉淀。中药煎剂要加防腐剂。

（4）治疗前在局部应用超声、短波、微波等物理方法处理，可加强药物离子导入的深度。

（四）医家经验

1. 薛彩莲用治颈性眩晕经验

（1）药物：葛根100g，威灵仙、当归、玄参各60g，白芷、骨碎补、苏木、川芎、夏枯草、木瓜、制乳香、制没药各30g，羌活、独活各20g，红花15g，加水1500ml文火煎沸40分钟后，用纱布滤出药液500ml，2次药液混合装瓶备用。用时加温至40～50℃。

（2）方法：用DZL四型骨质增生治疗机，将8cm×12cm的2块药垫浸湿药液，一块放在增生部位，另一块放在痛点放射部位，上面各放置一个浸湿的、装有铅板的8层布垫，盖砂袋压紧，增生部位的铅板导线插头插入正极插孔，另一铅块导线插头插入负极插孔。通电30分钟。日1次，12次为1个疗程。并针刺风池、完骨、天柱、颈夹脊穴等。[中医杂志，2003，44（3）：207]

2. 田开宇等用治网球肘经验

（1）器具：离子导入负压罐，其结构为直径30mm、高50mm、底端开口透明的有机玻璃密闭罐。罐顶有可外接唧筒的单向阀接口，罐内近底端有一水平放置的铅板电极，电极板与罐口之间以稍小于罐径的海绵作为衬垫。

（2）方法：用2%普鲁卡因溶液2ml和醋酸氢化考的松25mg混合液浸透海绵衬垫，放置于肘劳穴（压痛点），将唧筒插入罐顶接口，抽去罐内空气，使罐牢固吸附于皮肤上，移去唧筒，连接离子导入仪阳极（主极）。阴极导入液选用陈醋，操作同上，吸附于手三里穴。调整离子导入仪的频率与强度，以患者局部有轻微麻木、痛感为宜。每次20分钟，隔日1次，衬垫每次一换，10次为1个疗程。[中医杂志，2001，42（10）：631]

第二章 腧穴电刺激

腧穴电刺激的内容，包括电针、电热针、音频电疗和经皮穴位电刺激等方法，兹分述之。

第一节　电针

电针法是用电针仪输出脉冲电流，通过毫针等作用于人体经络腧穴，以治疗疾病的一种方法。电针法是毫针与电生理效应的结合，可以提高治疗效果，减轻手法捻针的工作量，已经成为临床普遍使用的治疗方法。目前，电针仪的种类繁多，不仅有各种能够治疗临床各科疾病的电针仪，如 G6805 型电针治疗仪、WQ1002 韩氏多功能电针治疗仪，还有各种专病治疗仪。

一、电针仪器

目前我国普遍使用的电针仪都是属于脉冲发生器的类型，以 G6805 型为例，其基本结构由电源电路、方波发生器电路、控制电路、脉冲主振电路和输出电路 5 部分组成（图 5 – 2 – 1）。

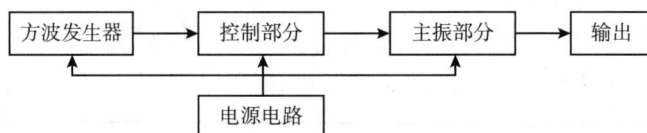

```
┌─────────┐   ┌─────────┐   ┌─────────┐   ┌─────────┐
│ 方波发生器 │──▶│ 控制部分  │──▶│ 主振部分  │──▶│  输出   │
└─────────┘   └─────────┘   └─────────┘   └─────────┘
     ▲             ▲             ▲
     │             │             │
     │         ┌─────────┐       │
     └─────────│ 电源电路  │───────┘
               └─────────┘
```

图 5 – 2 – 1　G6805 型电针治疗仪原理方框图

电针仪种类很多，于此介绍两种比较通用的电针治疗仪。

（一）G6805 型电针治疗仪

G6805 – Ⅱ型治疗仪是在 G6805 – Ⅰ型的基础上，根据临床需要而设计的电针治疗仪。该仪器采用电子集成电路，具有体积小、易于操作、便于携带等优点。其性能比较稳定，可使用交直流两用电源，能够输出连续波、疏密波、断续波。连续波频率为 1 ~ 100Hz，可调；疏密波其疏波为 4Hz，密波为 20Hz；断续波为 1 ~ 100Hz，可调。正脉冲幅度（峰值）为 50V，负脉冲幅度（峰值）为 35V。正脉冲波宽为 500 微秒，负脉冲波宽为 250 微秒。

（二）WQ1002 韩氏多功能电针治疗仪

WQ1002 韩氏多功能电针治疗仪采用电子集成电路，结构小巧，功能多样。本机性能比较稳定，内装直流 9V 电池或外接电源，可以输出多种波型的脉冲电，其输出为双路，四电极。调制方式是连续波 2 ~ 100Hz，可调。簇形每移发出 2 串脉冲，脉冲频率 15 ~ 100Hz，可调。疏密波是疏波（2Hz）和密波（15 ~ 100Hz）脉冲串交替出现，每种波型持续 2.5 秒。频率范围 2 ~ 100Hz，脉冲幅度负载为 250Ω 时，峰值电流 0 ~ 60V（电针疗法用），脉冲宽度 300 微秒。

（三）电针仪的分类

在针疗仪中以电针仪的研制为最早，使用也最为广泛。它是在针刺作用的基础上结合电刺激的一种新疗法，通过穴位电刺激的方法来加强和维持得气感，以提高针灸临床疗效。

1. 历史发展　1810 年，白利渥慈提出在针上通脉冲电的想法。1825 年，Sarlandiere 首次试用电针仪治疗某些疼痛而取得疗效。1934 年，唐世丞最早将电针仪应用于临床，当时使用的是电子管产生的脉冲电针仪，但当时没有引起人们的重视，在临床上没有推广使用。1953 年，由西安朱龙玉为代表开展电针仪的临床实验研究，通过大量的实验研究和临床观察，使电针仪得到了进一步的完善，电针法得到了迅速的发展。到了 20 世纪 60 年代，以 G6805 型为代表的低频脉冲电针仪得到进一步推广应用。

为了解决电针治疗仪在应用过程中产生的电解、电泳、电离以及电适应现象，曾先后研制了调制脉冲波电针仪、声波电针仪，从而克服了在临床上的电适应现象。在此研究的基础上，人们又研制出了多功能电针仪，使其能输出规律脉冲、调制脉冲、声电波等三大类电针参数的脉冲电，有的还附有耳穴探测装置。

2. 电针仪分类　电针仪发展至今，大致可分为感应式电针仪、电子管式电针仪、晶体管电针仪和集成电路电针仪 4 代。从电针仪输出波形的电特性分析，可以归纳为 3 类。

（1）第一类电针仪：输出脉冲是有规律的，它的波形是固定不变的，当人体接受这类电针治疗时，会出现电适应现象，即通电几分钟后，电刺激强度会逐渐变小，须再行调整。

（2）第二类电针仪：输出的是调制脉冲，它的波幅或频率随时发生有规律的变化，此类电针仪可改善电适应现象。

（3）第三类电针仪：输出的波幅或频率随时发生无规律的变化，它是用产生噪声或音乐等声波作为电针仪输出波，如声波电针仪、噪声电针仪。音乐电针仪和噪声电针仪在临床上已有广泛应用。其中，音乐声波电针仪的研制，为音乐与针灸结合应用而形成的新一代电针治疗仪，具有广阔前景，值得推广。

实验证明，在三类电针仪的输出波中，第三类的镇痛效果最佳，第二类次之，第一类最差。

（4）穴位电极治疗仪：在电针仪器的应用和发展过程中，又衍生出用电极刺激腧穴的治疗仪。这类治疗仪的输出电压比较高，它以电极直接接触人体皮肤，产生得气样的感觉，因此可免除针刺穴位这一环节，在临床上常用于高血压、哮喘、近视眼等疾病的治疗。

二、方法

（一）使用方法

现以 G6805 - Ⅱ型电针治疗仪为例，介绍仪器的使用方法。

使用前，应首先检查各部位旋钮是否都处于关闭状态（逆时针方向旋到底），然后将电源插头插入 220V 交流电插座内。该仪器有 5 个并排旋钮，每只旋钮调节强度与相应输出插孔相对应。治疗时，每路输出可以根据临床需要和患者耐受性任意调节。

治疗时，将输出导线夹夹于毫针上，通常电针治疗大都选择 2 个穴位为一对，形成电流回路。如遇只需单穴电针时，可选取有主要神经干通过的穴位（如下肢的环跳穴），将针刺入后，接通电针仪的一个电极；另一个电极则用盐水浸湿的纱布裹上，作无关电极，固定在同侧经络的皮肤上。一般将同一对输出电极连接在身体的同侧，在胸、背部的穴位上使用电针时，更不可将2个电极跨接在身体两侧，避免电流回路经过心脏。通电时应注意逐渐加大电流强度，以免给患者造成突然的刺激。

在调节好波型及强度后，轻轻按上定时键，一般持续通电15～20分钟，在治疗过程中，使患者出现酸、胀、热等感觉，或局部肌肉做节律性收缩。如做较长时间的电针治疗，患者会逐渐产生电适应性，即感到刺激渐渐变弱，此时可适当增加刺激强度，或采用间歇通电的方法。

各种不同疾病的疗程不尽相同，一般5～10天为1个疗程，每日或隔日治疗1次，急症患者每天电针2次。2个疗程中间可以间隔3～5天。治疗完毕，将各个旋钮重新转至零位。

（二）电针选穴

电针的选穴方法除了按经络辨证、脏腑辨证取穴外，通常还可用神经干通过和肌肉神经运动点取穴。例如：

头面部：听会、翳风（面神经）；下关、阳白、四白、夹承浆（三叉神经）。

上肢部：颈夹脊6～7、天鼎（臂丛神经）；青灵、小海（尺神经）；手五里、曲池（桡神经）；曲泽、郄门、内关（正中神经）。

下肢部：环跳、殷门（坐骨神经）；委中（胫神经）；阳陵泉（腓总神经）；冲门（股神经）。

腰骶部：气海俞（腰神经）；八髎（骶神经）。

穴位的配对，如属神经功能受损，可按照神经分布特点取穴。如面神经麻痹，可取听会、翳风为主，皱额障碍配阳白、鱼腰，鼻唇沟变浅配水沟，口角歪斜配地仓、颊车。坐骨神经痛取环跳、大肠俞外，配殷门、委中、阳陵泉等穴。

（三）刺激参数

电针仪输出的是脉冲电，所谓脉冲电是指在极短时间内出现的电压或电流的突然变化，即电量的突然变化构成了电的脉冲。图5-2-2所示为交流电脉冲，一般电针仪器输出的基本波型称之为双向尖脉冲。

电针刺激参数包括波型、波幅、波宽、频率和持续时间等，集中体现为刺激量问题。电针的刺激量如同针刺手法和药物剂量一样，对临床治疗具有指导意义。

1. 波型 常见的脉冲波型有方形波、尖峰波、三角波和锯齿波（图5-2-3），也有正向是方形波、负向是尖峰波的。单个脉冲波可以不同方式组合而形成连续波、疏密波、断续波（图5-2-4）和锯齿波等。

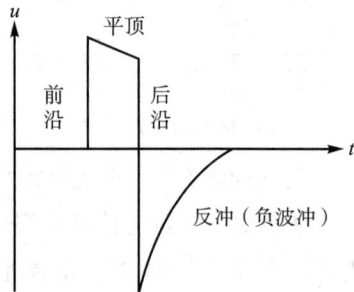

图5-2-2 交流电脉冲波型

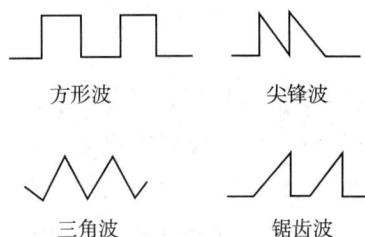

图 5 – 2 – 3 常见脉冲波型

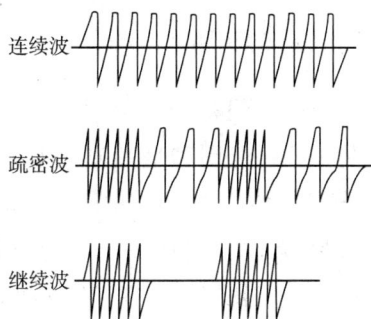

图 5 – 2 – 4 连续波、疏密波、断续波

（1）密波：一般频率高于 30Hz 的连续波称为密波。密波能降低神经应激功能，常用于止痛、镇静、缓解肌肉和血管痉挛，也用于针刺麻醉等。

（2）疏波：一般频率低于 30Hz 的连续波称为疏波。疏波刺激作用较强，能引起肌肉收缩，提高肌肉韧带张力。常用于治疗痿证，各种肌肉、关节及韧带的损伤。

（3）疏密波：是疏波和密波交替出现的一种波型，疏密交替持续的时间各约 1.5 秒。该波能克服单一波型产生电适应的特点，并能促进代谢、血液循环，改善组织营养，消除炎症水肿等。常用于外伤、关节炎、痛证、面瘫、肌肉无力等。

（4）断续波：是有节律地时断时续自动出现的组合波。断时在 1.5 秒时间内无脉冲电输出；续时，密波连续工作 1.56 秒。这种波型机体不易产生电适应性，其刺激作用较强，能提高肌肉组织的兴奋性，对横纹肌有良好的刺激收缩作用。常用于治疗痿证、瘫痪。

（5）锯齿波：是脉冲波幅按锯齿状自动改变的起伏波。每分钟 16～20 次，或 20～25 次，其频率接近人体呼吸频率，故可用于刺激膈神经，做人工电动呼吸，配合抢救呼吸衰竭。

2. 波幅 波幅一般指脉冲电压或电流的最大值与最小值之差，也指它们从一种状态变化到另一种状态的跳变幅度值。电针的刺激强度主要取决于波幅的高低，波幅的计量单位是伏特（V），如电压从 0～30V 间进行反复的突然跳变，则脉冲的幅度为 30V，治疗时通常不超过 20V。若以电流表示，一般不超过 2mA，多在 1mA 以下。也有以电压和电流乘积表示的。

3. 波宽 波宽即指脉冲的持续时间。脉冲宽度也与刺激强度有关，宽度越大则意味着给患者的刺激量越大。电针仪一般采用适合人体的输出脉冲宽度，约为 0.4 毫秒。

4. 频率 频率是指每秒内出现的脉冲个数，其单位为赫兹（Hz）。脉冲的频率不同，其治疗作用也不同，临床使用时应根据不同病情适当选择。频率低于 1000Hz 的称为低频电脉冲治疗仪，用于临床治疗各种疾病。根据神经绝对不应期特性，频率高于 1000Hz 以上的电脉冲作用于手术刀口周围可起到局麻作用，则为电针麻醉。

关于电针刺激参数与疗效的关系方面，从刺激强度来说，主要取决于波幅的大小，刺激强度要因人而异，一般以中等强度、患者能耐受为宜，过强或过弱的刺激都会影响疗效。从频率来说，一般认为变量刺激为最好。

三、临床应用

(一) 适用范围

电针的适用范围和毫针刺法基本相同，可广泛应用于内、外、妇、儿、眼、耳鼻咽喉、骨伤等各种疾病，如头痛、三叉神经痛、坐骨神经痛、脑血管病后遗症、面神经麻痹、多发性神经炎、癫痫、神经症、风湿性关节炎、类风湿关节炎、肩周炎、腰肌劳损、骨质增生、关节扭挫伤、视神经萎缩、耳鸣、耳聋、牙痛、子宫脱垂、痛经、遗尿、尿潴留等。并可用于针刺麻醉。

(二) 处方示例

1. 三叉神经痛 取穴：风池、翳风、足三里、合谷。第 1 支者，加攒竹、阳白；第 2 支者，加四白、颧髎；第 3 支者，加夹承浆、颊车、下关。每次选 2 ~ 4 个穴位，针刺得气后加电针，予连续波，强度以患者能够忍受为宜。通电 30 分钟，每日 1 次，10 次为 1 个疗程。

2. 臂丛神经麻痹及上肢周围神经麻痹 取穴：华佗夹脊颈 4 ~ 胸 1（病侧）。上臂丛型者，加巨骨、曲池、合谷、尺泽、百劳；下臂丛型者，加曲池、合谷、手三里、外关、八邪、后溪、鱼际；腋神经麻痹者，加肩井、曲池、合谷、尺泽；桡神经麻痹者，加曲池、手三里、外关、阳溪；正中神经麻痹者，加外关、阳池、八邪；尺神经麻痹者，加小海、腕骨、后溪。每次选用 2 ~ 4 个穴位，予疏密波，强度以患者能够忍受为宜。通电 20 ~ 30 分钟，每日 1 次，10 次为 1 个疗程。

3. 下肢周围神经麻痹 取穴：八髎、秩边、环跳、足三里、阳陵泉。股神经麻痹者，加伏兔、阴市、血海、梁丘；腓总神经麻痹者，加委阳、悬钟、昆仑；胫神经麻痹者，加委中、承山、阴陵泉、三阴交。每次取 2 ~ 4 个穴位，针刺得气后加电针，强度以患者能够忍受为宜。通电 20 ~ 30 分钟，每日 1 次，10 次为 1 个疗程。

4. 胆囊炎与胆石症 取穴：日月、胆俞、阳陵泉、胆囊穴、内关、足三里。针刺得气后加电针，予疏密波，强度以患者能够耐受为宜，通电 30 分钟。每日或隔日 1 次，5 次为 1 个疗程。电针能迅速缓解胆囊炎与胆石症的症状，结石能否排出与结石的大小、形态及位置有关。

(三) 注意事项

1. 电针仪使用前必须检查其性能是否良好。

2. 调节输出量应缓慢，开机时输出强度应逐渐从小到大，切勿突然增大，以免发生意外。

3. 靠近延髓、脊髓等部位使用电针时，电流量宜小，不可过强刺激，孕妇慎用电针。

4. 作为温针使用过的毫针，针柄表面往往氧化而不导电，应用时须将输出线夹在毫针的针体上或使用新的毫针。

5. 年老、体弱、醉酒、饥饿、过饱、过劳等，不宜使用电针。

（四）因电针而引起的折针

1. 直流电　针体因电解、电蚀折断，主要与连接直流电针仪有关。现行的脉冲电针仪所输出的电流是一种经脉冲变压器隔去直流电成分，而仅使交流电成分通过的脉冲电流。当其使用时间过长，或自制的电针仪的输出变压器未经严格检查，可造成脉冲输出的波型中混有直流电成分。而一有直流电成分，即会使连接电极的两根毫针的一根，因电解而溶蚀、变细、生锈、发脆而易折针。

2. 其他　除和直流电成分有关外，还有以下因素：

（1）频率和波型：低频通电易发生折针，故临床以高频刺激为好。波型则应选择无腐蚀性的，如交流电的矩形波型。

（2）电流强度和通电时间：电流强度愈大，通电时间愈长，愈易发生折针。因而有人建议，输出电压应在 10V 以下，不超过 30 分钟。

（3）电极：针具所连的电极，一般以阳极处易发生折针。

3. 预防　对电针仪应作选择，不用直流电针仪，也尽量不用自行制作或使用太久的脉冲电针仪，对电流强度、频率和波型都应加以调节。

4. 处理　见第二篇第二章相应文字。

（五）医家经验

1. 梁繁荣等治中风吞咽障碍经验

（1）治疗 1 组（74 例）：上廉泉，双侧风池、完骨、翳风、人迎。依次进针后，以小幅度、高频率捻转行针后，用 SDZ - Ⅱ 型电子针疗仪电针夹连接双侧风池、人迎，选断续波，频率为 15～20Hz，电流强度为 5mA。除上廉泉外，均留针 30 分钟。日 1 次，连续 5 天为 1 个疗程，休息 2 天。共 4 个疗程。

（2）治疗 2 组（75 例）：治疗 1 组方案加康复训练。

（3）对照组（80 例）：根据吞咽功能评价结果，选择相应的康复训练法，包括舌肌训练、呼吸训练、咽部冷刺激法。

（4）疗效：三组患者治疗后吞咽障碍特异性生活质量量表积分，均较本组治疗前有明显改善（$P < 0.01$）。治疗后治疗 1 组和治疗 2 组与对照组比较，差异也有统计学意义（$P < 0.01$）。[中医杂志，2011，52（1）：45－48]

2. 贾超等治腰椎间盘突出症经验

（1）取穴：依次取腰椎间盘突出节段的上一椎至下一椎的夹脊穴（于椎体旁开 1 寸处取穴）为主穴，配穴根据下肢疼痛感觉的不同取穴，若少阳经出现疼痛，取环跳、风市、阳陵泉、丘墟、足临泣；太阳经出现疼痛，取秩边、承扶、委中、昆仑、申脉。

（2）方法：用 65mm 毫针刺入夹脊穴，边刺边问患者感觉，以下肢有放射麻木感或胀感为度。下肢配穴要求有强烈针感。选用 G6805 - Ⅱ 型电针仪，用于同侧夹脊穴、秩边或环跳、阳陵泉或委中，疏密波，强度以患者能耐受为度，30 分钟。每日 1 次，每周 5 次，10 次为 1 个疗程，用 2 个疗程。夹脊穴应根据部位不同、深度不同，还要根据患者胖瘦而

定。腰部夹脊穴则可深刺至 2.5 寸，以患者下肢有放射感或麻胀感为度。［中医杂志，2006，47（1）：42］

3. 郭雅明等用电针治疗围绝经期抑郁症 105 例均为我院的住院患者，均为女性，随机分为治疗组和对照组。

（1）治疗组：采用电针治疗。方法如下：取穴百会、印堂。采用 G6805 电针治疗仪，电量 6V，调至患者到舒适而穴位局部皮肤肌肉轻微抽动为度，平均电量为 8～9mA，频率为每分钟 80～100 次，每日治疗 1 次。

（2）对照组：采用小剂量阿米替林，起始量为每日 50mg，中晚服，最高剂量每日 100mg。

（3）结果：治疗组在改善围绝经期抑郁的主要症状（焦虑、躯体化及阻滞、认知障碍）方面均明显优于对照组，且有显著差异，治疗组和对照组治疗前后汉密尔顿抑郁量表评分显著下降，均 $P < 0.01$。可见电针治疗围绝经期抑郁症可以提高疗效，减少不良反应。［光明中医，2005，20（2）：32－33］

第二节　电热针

电热针是根据经络学说，结合现代电子技术研制而成的一种新型的针灸治疗仪器。它具有针刺和火针的综合作用。其机制是利用一个可调电源，根据治疗需要，调节电压及电流的大小，使电流通过特制的针具产生热量。针尖部的热量可控制在一定范围，刺入穴位后产生热量，沿经络传导扩散，可改善和调节气血运行状态。因其温度集中在针尖部位，故不易造成烫伤。电热针仪器最早由内蒙古自治区针灸工作者于 20 世纪 90 年代研制成功。

一、电热针仪器

主要有两类，一是内蒙古自治区中蒙医研究所研制的电热针仪，一是北京医疗器械厂生产的射频温控热凝机。

电热针仪器由变压器、整流器、功能指示器、电源输出 4 部分组成。根据病情需要，调节电压和电流的大小，使电流通过特制的电热针针尖，产生热效应。针尖温度可控制在 40～200℃，最高可达火针的要求 700℃。电热针有多种类型，可根据病情需要选择。

二、方法

选定腧穴后，先启动电热针机进行预热，然后针刺，进针的数量、深浅及方法因病而异。

1. 双针法 适用于射频温控热凝机，两根针分别为正负极电热针，可自病灶或穴区两侧进针，使针体进入组织，两针间距约 1cm，温度自控范围为 65～75℃，中心反馈温度为 62～72℃。

2. 单针或多针法　适用于一般电热针机。如为浅表肿瘤，可直接将针从瘤体表面刺入根部；如取病灶附近穴位，则可斜刺或平刺，深 1.2~2cm，以针尖到达病灶区为佳。进针数量按肿瘤或病灶大小而定。通常为直径 1cm 的病灶区或间距 2cm 进针 1 支。如为远道取穴，每穴 1 支，可直刺进针至有得气感。

进针得气后，将一组输出导线分别接在电热针的针柄和针根上，而后调节电热针的温度，以患者自觉针下有温热、酸胀及电流传导感为度。进针 15 分钟后，再用半导体测温仪插在病灶中心或置于表面测温，温度控制在 37~60℃。不同的病变所要求的温度不同。留针 14~40 分钟，每日或隔日 1 次。

3. 火针法　可将电热针当火针用，使其针尖截面增大，类似平头火针。用于面部雀斑、皮肤痣。操作时先加大电流，使针体颜色变红，再直接烧灼病灶，多用点灼不留针法，仅治 1 次，如不愈或病灶过大，可隔 7~10 天再行治疗。

三、临床应用

（一）适用范围

浅表肿瘤如皮肤癌，外阴白色病变，面部雀斑、皮肤痣，乳腺增生症，宫颈息肉，网球肘，膝关节骨关节炎，慢性胃炎等。

（二）处方示例

1. 膝关节骨关节炎　阴陵泉、阳陵泉、梁丘。电热针刺入，阴陵泉、阳陵泉直刺 15mm，梁丘向内斜刺 10mm，得气即止。用 DRZ - Ⅰ 型电热针仪通 40~60mA，其中，膝关节怕冷并明显取 60mA，膝关节不怕冷、舌苔黄取 50mA，膝关节不怕冷、舌苔不黄取 40mA。并配以委中、内膝眼、外膝眼、鹤顶、悬钟、太溪等穴毫针针刺。每日 1 次，每周 5 次，30 次为 1 个疗程。［中医杂志，2011，52（12）：1058 - 1059］

2. 皮肤痣　阿是穴（病灶局部）。用一般电热针机。常规皮肤消毒，先将电热针机电流量调整为 200~250mA，使针具加热变红成为火针。面积小者，宜对准中心刺；面积较大者，宜先刺周围、后刺中心；正在发展者，应先刺发展的一边，后刺其始发的一边。面积越大针数越多，深度以不超过基底部为宜。7~10 日 1 次，针后 2 天不沾湿以防感染。

3. 皮肤癌　阿是穴（病灶局部）。在菜花增殖型皮肤癌表面，以每平方厘米 2 支针的密度进针，采取单刺、旁针刺、齐刺、扬刺、丛刺等法。进针前先用利多卡因溶液 14ml 做表面麻醉。进针后接通电热针机，电流量调整为 100~140mA。20 分钟后开始测温，控制温度在 43~50℃。留针 40 分钟，每日或隔日 1 次，10 次为 1 个疗程。疗程间隔 3~5 天。

（三）注意事项

1. 有出血倾向、热性病，禁用本法。

2. 面部和病灶区附近有大血管者，不可用本法。

（四）医家经验

1. 夏玉卿治疗外阴白色病变经验　以阿是穴（病灶局部）为主，配曲骨、会阴、中极，选 1 ~ 2 穴。病灶区由外向内斜刺，一般由健康皮肤成 30°角进针至白色区皮下。深度一般在 15mm，间距 2cm 进针 1 支。配穴直刺进针 1 支，得气为度。接通电热针仪，进针 5 ~ 10 分钟后，测皮温并控制温度在 37 ~ 42℃。每针温度均应恒定，电流量调整为 60 ~ 90mA，最高不超过 100mA。治疗量以患者不感到局部灼痛为度。留针 30 分钟，每日 1 次，30 次为 1 个疗程。[中医杂志，1987，28（9）：48；中国针灸，1988，8（11）：20]

2. 陶丽等治疗单纯性肥胖症脾虚湿阻型经验 治疗组（30 例）取天枢、中脘、关元、章门、足三里、丰隆、阴陵泉、三阴交、肥胖局部最高点；膈俞、脾俞、胃俞、肾俞、大肠俞、关元俞、肥胖局部最高点，两组交替用。双侧天枢、章门用电热针，留针 30 分钟后关电源出针；其他穴位针刺得气后，留针 30 分钟。对照组（30 例）用上穴，均用一般针刺。两组对比，治疗组的愈显率、总有效率均比对照组为优（$P < 0.01$、$P < 0.05$）。[中医杂志，2011，52（10）：880 - 881]

第三节　音频电疗

音频电疗是运用音频及其音频转换的电流作用于穴位以治病的方法。

一、电疗仪器

（一）YL3 型立体音频电疗机

输出频率（2000 ± 100）Hz，波型为正弦波，额定输出功率 5W，最大输出功率 10W。输出电流稳定度在额定输出功率内，当负载变化 50% 时，电流变化小于 5mA。环境温度在 0 ~ 40℃，相对湿度不大于 85%，可工作 4 小时。电压 220V、50Hz。

（二）立体音乐电疗机

输出功率 8W，输出频率 30 ~ 1800Hz，信号源用 YD8606 型收录机。电极为 10cm × 5cm × 2cm，可在传统乐曲、轻音乐、古典乐曲中选择旋律优美、力度速度适中的乐曲。

二、方法

（一）操作步骤

接通电源，将调节输出旋钮转到最小，再开电源开关，指示灯亮 1 ~ 2 分钟、机器稍暖和后，即可进行治疗。用适合治疗的铜条、铜丝或锡片，包上三四层湿纱布，安放在适当的部位，用橡皮条扎好，或用鳄鱼嘴夹子夹好固定。鳄鱼嘴夹子应分别夹在两个电极上，同极的夹子夹在同一电极上。短的电极如只有 5 ~ 6cm 长，可只夹一个夹子。

电极的安放，一般通电后，在两极间产生一个电场，而将治疗目标放在电场的中心。让电波对其不断冲击，以发挥治疗作用。如瘢痕组织可在其上下或左右放置电极，胃病则在胃区左右放置电极。检查夹子有无夹错，电极间有无短路，夹子和电极有否直接接触皮肤，如有则应纠正。

缓慢旋转调节输出旋钮，使电流表指针缓慢地向右移动，直到电流大到患者能耐受为止。如过数分钟后，患者感到电流弱了，可再按上法旋转。结束时可将调节输出旋钮转到最小，使电流表指针回到零位，关闭电源。

（二）疗程和剂量

1. 疗程　每次治疗 20～30 分钟，日 1 次。急性病痛，开始可每日治疗 2 次。可隔 1 天或 2 天治 1 次。病情轻、病程短的一般 5～10 次，或 5～15 次；慢性病一般为 3～4 周，必要时可至 2～3 个月。疗程间隔 5～12 天。

2. 剂量　年老体弱久病、幼儿用小剂量（输出功率小于 5W）的音频电极。头颈部、胸部用小剂量音频电极，背部、腹部、四肢用中等剂量（输出功率大于 5W、小于 10W）。病变较深、范围较大者，用强度较大（输出功率 10～30W）的音频电极片。剂量主要和音频电极片表面的音频电强度有关，但还与隔垫物的种类、厚度，电极片面积和配置，患者个体差异等因素有关。

三、临床应用

（一）适用范围

高血压、冠心病、慢性支气管炎、支气管哮喘、慢性胃炎、溃疡病、慢性结肠炎、神经衰弱、头痛、三叉神经痛、坐骨神经痛、关节炎，急慢性扭挫伤、腱鞘炎、腱鞘囊肿、滑囊炎、肩周炎、术后瘢痕痛、腰肌劳损、颈椎病、肋软骨炎、乳腺增生病、足跟痛，神经性皮炎、皮肤瘙痒症、硬皮病、慢性皮肤溃疡，过敏性鼻炎、咽炎、睑腺炎，月经不调、痛经、乳腺炎，小儿遗尿、小儿单纯性消化不良等。

（二）禁忌证

1. 贫血或白细胞总数在 $4 \times 10^9/L$ 以下者。

2. 急性病症，如急性心肌梗死、高热、严重失血、脱水、高血压危象等。

3. 恶液质、结核病、体质极度衰弱者。

4. 婴儿、孕妇、哺乳期妇女，相对禁忌。

5. 皮肤过敏、破溃、出血者。

6. 音频电疗后不良反应明显者。

7. 体内有导电性的异物。

（三）处方示例

1. 溃疡病　用 8～10V 的感应电，置中脘、脾俞、胃俞穴通电约半分钟。再用 2～3V 的感应电，一极置膻中，另一极置天枢，通电约半分钟。然后用直流电，负极置大椎，无关极置胸背部，通以 5mA 的直流电 5～10 分钟。

2. 面瘫　用弱感应电流，一极置下关，另一极分别置四白、太阳、地仓、迎香、颊车等穴，各通电 5 秒。或直流电 3～5mA，负极置项部，电极下放一湿纱布垫，用正极置下关、四白、太阳、迎香、地仓等穴各 1 分钟。

3. 慢性前列腺炎　用 3～6V 的感应电,一极置长强,另一极置会阴,通电约 12 分钟。改用直流电 10～15mA,负极点刺会阴 8～10 下,正极加垫置长强。日 1 次,10 次为 1 个疗程。

4. 肛门病　用 15～20V 的感应电,置长强、次髎、肾俞、中极约 5 分钟。再用 2～5V 的感应电,一极置委中,另一极置三阴交,通电约 5 分钟。日 1 次,10 次为 1 个疗程。

5. 荨麻疹　用直流电 10～20mA,负极置曲池或足三里处,左右分别点状刺激 10 次,正极置肘或膝,通电 5 分钟。日 1 次,10 次为 1 个疗程。

6. 附件炎　用 15～20V 的感应电,置肾俞、腰阳关、肝俞 5 分钟。再用 2～5V 的感应电,一极置委中,另一极置关元,通电约 5 分钟。日 1 次,10 次为 1 个疗程。

7. 乳腺增生症　在乳房上下或左右乳根处,双电极同侧上下或左右放置,再用强感应电刺激 2～5 分钟。并在乳根、膻中、期门、中府安置电极,上下左右换置电极,刺激 15 分钟。每日 1 次,10 次为 1 个疗程。

(四) 注意事项

1. 电源是否接好。如有故障或不稳定时切勿随意应用。

2. 局部取穴与循经取穴相结合,选曲要结合病情及患者喜好而定。

3. 治疗剂量据音频电疗机的音频强度、数量、面积、音频梯度及音乐类型而定,要因人而宜。

4. 不良反应常在治疗 1～2 天后出现,因此必须在 2 天内复查。

5. 不宜在心区及邻近的穴位进行刺激。

6. 在音频电极和皮肤间应时常擦干,或涂以液状石蜡、凡士林等润滑剂,以免电极生锈。

7. 治疗时不要戴手表、项链及导电物件,以免影响疗效。

8. 不良反应为疲乏、嗜睡、目糊、胸闷、头痛、胃部不适等。

第四节　经皮穴位电刺激和锥形银电极针

这两种方法均由国外学者倡导,他山之石可以攻玉,其法有启迪意义,故于此作简单介绍。

一、经皮穴位电刺激

经皮穴位电刺激,国外称为经皮神经电刺激,是应用特制的电极对穴位或特定部位,通过脉冲电流刺激以治病的方法。20 世纪 60 年代,由国外学者受闸门理论影响而提出,并用于临床,可用于痛证等。又简称 TENS 法。

(一) 操作方法

1. 经皮穴位电刺激治疗仪　由电池、可控频率振荡器、低频调制用振荡器、放大器和升压变压器组成。电极，国外一般是软碳化硅酮橡胶电极，国内则用一般材料制成的正、负两个电极。

2. 电参数 治疗较佳者，国外认为频率为 10～100Hz，脉冲宽度为 1 微秒至 1 毫秒，调整频率为 0.5Hz，输出强度从 0～50V，多用矩形脉冲波。国内产 DNG－Ⅱ型经皮穴位电刺激治疗仪，输出强度从 0～30V，电流强度 0～200μA，可调脉冲频率 1～2000Hz，交直流两用，输出方波，治疗极直径为 2mm。

3. 操作方法（经皮穴位电刺激治疗仪） 患者选择舒适体位。医者手持治疗极，患者手持负极。每次选穴（刺激点）不超过 15 个为宜。医者手持治疗极置于穴点进行刺激。刺激强度成人 15～25V，儿童 5～15V，峰值电流 40～200μA。每穴刺激时间为 10～30 秒，以患者感觉极下出现灼热、麻胀或刺痛时开始计算时间。两次治疗间隔为 1～5 天。

（二）临床应用

1. 适用范围 各种痛证，如三叉神经痛、血管性头痛、痛经、带状疱疹后遗神经痛等。

2. 处方示例

（1）血管性头痛：后枕痛加阳白、风府，头顶痛加百会、风府，偏头痛加患侧通天、阳陵泉，前额痛加首面（额正中部，当眉间至前发际正中线的上、中 1/3 交界处，为面针穴）、上星，颞侧痛加头维、太阳、合谷。用国产 DNG－Ⅱ型经皮穴位电刺激治疗仪，医者手持治疗极，患者手持负极。每穴刺激时间为 10～30 秒，刺激强度成人 15～25V，儿童 5～15V。每日 1 次，两次治疗间隔为 1～5 天，4 次为 1 个疗程。

（2）三叉神经痛：阿是穴，在三叉神经支配区域，共 2 个，一个在颞颌关节处，另一个在眶上、眶下或颏区。用经皮神经电刺激治疗仪，接直流电，以碳化硅酮橡胶电极置于上述两个区域。用脉冲波，宽度为 50～150 微秒，频率为 70～150Hz，强度可经常调整，以维持穴区有刺痛感为度。每次 60 分钟，每日 1 次。

（三）注意事项

本法较为安全，尚未发现禁忌证。但对带有心脏起搏器及某些心脏病患者仍应慎用。

二、锥形银电极针

本法采用三角形的钝头圆锥的镀银金属电极压迫所选穴位，并予以电刺激，从而代替常规毫针进行治疗。1976 年由日本学者提出，简称 SSP 疗法。在临床上，广泛用于麻醉科、整形外科、妇产科、牙科等。

（一）操作方法

1. SSP 麻醉疼痛治疗机 其电极是由直径 1.3cm 的镀银金属板构成，圆板之中有一 3mm 呈三角形的钝头圆锥，用以压迫所选穴位。在电极板反面有一为连接导线用的电极柄。

2. 操作方法 将 SSP 电极固定于穴位，使钝头圆锥压迫穴位。开启电源，加脉冲电刺激，频率为 0.5～50Hz，波型为双相性棘状波或双相性方形波，连续波、断续波与疏密波可酌情选用，而以疏密波为佳。电流强度以患者舒适而无痛为宜。通电以连续、间断、

3Hz 与 15Hz 交替等通电方式。一般 30 分钟，每日或 2 ~ 3 日 1 次，慢性病 20 ~ 30 次为 1 个疗程，急性病则可减少次数。

（二）临床应用

1. 适用范围　各种疼痛，如头痛、颈项痛、腰背痛、坐骨神经痛、膝关节痛、肩痛等。对周围性面神经麻痹、尺神经麻痹、桡神经麻痹、失眠、支气管炎、腹泻、便秘、痛经、产后少乳等也有效果。

2. 处方示例

（1）产后缺乳：中府、乳根、膻中，配天宗、身柱、手三里。用圆锥电极贴压穴位，用 3Hz 与 15Hz 的弱电流交替通电，每种频率通电时间为 1 分钟。每次治疗 15 ~ 20 分钟。每日 1 ~ 4 次，以愈为期。

（2）内镜检查：天枢、五枢、大肠俞，配府舍、腰俞。用圆锥电极贴压穴位，通电电压为 20 ~ 25V，频率为 5 ~ 15Hz，疏密波，电流强度以患者可耐受为宜。从检查前 30 分钟开始，到检查结束。

（三）注意事项

必须使电极紧贴皮肤，否则会在通电时产生皮肤痛。

第三章

腧穴照射

本章内容包括腧穴的激光、红外钱、微波与超声波等照射或刺激，因俱以光波、声波为刺激源，故合并而分述。

第一节　腧穴激光照射

激光是 20 世纪 60 年代发展起来的，是人们对原子物理学、光学、光谱学、微波技术和量子力学等多种学科综合研究的结果。腧穴激光照射法是利用低功率激光束直接照射腧穴以治疗疾病的方法，又称激光针、激光针灸、光针。1960 年美国梅曼制成第一台激光器，我国 1961 年也生产出了自己的激光器。20 世纪 60 年代中期，前联邦德国学者将激光引入针灸领域；70 年代我国开始推广应用，并对其进行了大量的基础和临床研究。目前，腧穴激光照射法已被广泛应用于临床，治疗内外妇儿各科的几十种病症。

一、激光器具

（一）激光

激光是一种受激辐射而发出的一种光，又名"镭射"。激光具有单色性好、相干性强、方向性优和能量密度高等特点。医学上常用的激光治疗仪有氦－氖激光（He－Ne）、二氧化碳激光（CO_2）、半导体激光（砷化镓）等。目前还有一种将光导纤维通过注射针直接将氦－氖激光导入穴位深处，用来治病的新型激光治疗仪，对某些疾病如慢性前列腺炎等疗效更佳。

（二）激光器

能产生激光的装置叫激光器，以激光针灸的工作方式来分，主要有连续照射激光器和脉冲激光器两种。以激光工作物质来分，有气体激光器（如 He－Ne 激光器、CO_2 激光器）和固体激光器（如 YAG 激光器，即掺钕钇铝石榴石激光器）两种，使用不同材料作工作物质的激光针可以针对不同的疾病。目前世界上正式投产的激光腧穴治疗仪器，有我国生产的 He－Ne 激光腧穴治疗仪、前联邦德国 MBB 公司的 Akupias HLM 石英纤维激光腧穴治疗仪和日本的 He－Ne 激光腧穴治疗仪、YAG 激光腧穴治疗仪等，国内以氦－氖（He－Ne）激光腧穴治疗仪应用最广泛。

（三）激光腧穴治疗仪

目前医学上常用的激光腧穴治疗仪有如下几种。

1. He－Ne 激光腧穴治疗仪　He－Ne 激光器是一种原子气体激光器，由放电管、光学谐振腔、激励源三部分组成，作为激光腧穴治疗的光源，激光红色。工作物质为 He－Ne 原子气体，发射波长 632.8nm，功率从 1 毫瓦到几十毫瓦，光斑直径为 1～2mm，发散角为 1 毫瓦弧度角。这种小功率的 He－Ne 激光束能部分到达生物组织 10～15mm 深处，故可代替针刺而对穴位起到刺激作用。

2. CO_2 激光腧穴治疗仪　CO_2 激光照射穴位时，既有热作用，又有类似毫针的刺激作用。目前，多用 20～30W CO_2 激光束散光，使它通过石棉板小孔，照射患者穴位。其工作物质是 CO_2 气体，发射波长为 10 600nm，属长波红外线波段，输出形式为连续发射或脉冲发射。

3. 掺钕钇铝石榴石激光腧穴治疗仪 该激光仪发出近红外激光,可进入皮下深部组织,并引起深部的强刺激反应。它的工作物质为固体掺钕钇铝石榴石,输出方式为连续发射。

二、方法

(一) 光束照射

在使用之前,必须检查地线是否接好、有无漏电等问题,然后方可使用。否则,易发生触电或致机器烧毁。确定好患者要照射的部位后,接通电源,He－Ne 激光器应发射出红色的光束,若此时激光管不亮或出现闪烁现象时,表明启动电压过低,应立即断电,并将电流调节旋钮顺时针方向转 1～2 档,停 1 分钟后,再打开电源开关。切勿多次开闭电源开关,以免引起故障。经调整电流,使激光管发光稳定,然后将激光束的光斑对准需要照射的穴位,进行直接垂直照射。光源至皮肤的距离为 8～100cm,每次每穴照射 5～10 分钟,共计照射时间一般不超过 20 分钟。每日照射 1 次,10 次为 1 个疗程。疗程间隔为 7 天。因激光吸收累积到一定程度即达饱和,效果会停滞不前,故疗程之间应该有间隔。

(二) 光导纤维

这种新型激光治疗仪可将光导纤维通过注射针直接将氦－氖激光导入穴位深处,用来治病。主要由低功率 He－Ne 氖激光仪、光导纤维以及特制的空心针组成。光导纤维直径为 50～125μm,长度据需要而定可为 1～2m。光导纤维一般用 2% 过氧乙酸溶液或75% 乙醇溶液消毒。空心针为特制的,其粗细据部位和病症选择。使用前,可按一般毫针消毒法消毒。先将空心针刺入选定的穴区,缓慢进针至得气,并运用补泻手法。然后,插入光导纤维输出端,进行照射。亦可预先将光导纤维输出端和空心针相连接,打开 He－Ne 激光治疗仪的电源,并调整至红光集中于一点,再刺入穴区,直至得气。留针时间为15～20分钟。

体表腧穴照射,用光束时和受照射组织无直接接触,用光导纤维时则进行接触照射。

三、临床应用

(一) 适用范围

本法临床适用范围较为广泛,常用于头痛、支气管炎、支气管哮喘、胃和十二指肠溃疡、高血压、慢性结肠炎、面神经麻痹、神经症、关节炎、慢性盆腔炎、肩周炎、网球肘、周围神经损伤、前列腺炎、前列腺肥大、小儿腹泻、皮肤和黏膜的慢性溃疡、口腔黏膜病、皮肤血管瘤、湿疹、冻疮、白癜风、急慢性咽炎、扁桃体炎、鼻炎、副鼻窦炎等。此外,还有用激光穴位照射代替麻醉进行拔牙、扁桃体摘除手术等。

(二) 处方示例

1. 三叉神经痛 耳门、颧髎、地仓、合谷为主,配太阳、迎香、颊车,或印堂、夹承浆、鱼腰等。He－Ne 激光功率 3～5mW，每次 3～4 穴，每穴 5 分钟。每日 1 次，10 次为 1 个疗程，疗程间隔 3～5 天。

2. 外阴瘙痒 关元、曲骨、血海、三阴交，耳穴肺、神门，耳穴和体穴均交替用。He－Ne 激光功率 3～5mW，每日 1 次，10 次为 1 个疗程。

3. 血栓闭塞性脉管炎 十二井穴，各穴轮换进行 He－Ne 激光照射，每穴 5 分钟，每次总照射时间为 20～25 分钟。每日 1 次，20 次为 1 个疗程，用 2 个疗程。

4. 戒烟 ①双侧耳穴肺、神门、屏间；②双侧耳穴肺、心、下脚端、脑或下屏尖。两组交替用。He－Ne 激光功率 8～10mW，每日 1 次，每穴 1 分钟。当烟瘾基本消失后，3 天治 1 次。当烟瘾发作时，可用拇指按压内关或甜味穴（阳溪和列缺之间的敏感点）5～10 分钟。

5. 高脂血症 内关穴，两侧交替用。He－Ne 激光光导纤维直接置于穴上，光斑直径 2mm，功率 2～3mW，每日 1 次，每穴 15 分钟。10～12 次为 1 个疗程，疗程间隔 3～5 天。

6. 甲状腺肿 天突、扶突（双）、人迎、气舍、耳门（双）、睛明（双）、阿是穴，交替用。He－Ne 激光功率 10～25mW，功率密度为 200～1000mW/cm^2，原光束聚焦照射。每次 2～3 个穴位，每穴 5～10 分钟。每日 1 次，15 次为 1 个疗程，疗程间隔 7 天。

（三）注意事项

1. 避免直视激光束，以免损伤眼睛。工作人员及面部照射的患者，应戴防护眼镜。

2. 照射部位的准确与否与疗效有密切关系，故光束一定要对准需要照射的病灶或穴位，光束应和照射部位呈垂直状态。因此，嘱患者切勿移动，以免照射不准。

3. 若治疗中出现头晕、恶心、心悸等不良反应，应缩短照射时间和次数，或终止治疗。

4. 激光仪应有专人使用，激光仪开动后外人不能随意出入走动，以免误伤和烧毁衣物。

5. 对光过敏者禁用。

（四）光针反应

1. 发生原因 不太明确，可能与下列因素有关。

（1）照射部位：多发生在头面部或病灶区，如鼻、眼、面、颈项等部位。

（2）照射时间和功率：照射功率在 2.2～6mW，都有发生，而以 4mW 最为多见。照射时间则在 5～8 分钟（每一穴区）发生率较高。

（3）合用其他疗法：如光针结合外涂补骨脂酊，则可出现涂药处皮肤发红、微肿、水疱、发痒等。

2. 临床表现 可即刻发生，也可在 2～10 小时内出现。

（1）局部：多发生在头面部照射，头晕、头胀痛，眼干、口干，鼻部刺激症状，耳内胀痛，牙痛，面部和口唇麻木等。

（2）全身：恶心，心慌，烦躁，失眠，胸闷，出冷汗，面色苍白，口唇青紫，意识障碍及小便失禁等。女性可月经失调。一般持续 0.5~2 小时，也有数日甚而半月方消失的。

3. 预防

（1）尽量用低功率输出，特别在头部照射时。

（2）控制照射时间。

（3）照射时要随时注意患者表情，一有异常即立即停用。

（4）不与其他疗法同用。

4. 处理 反应轻者多不需处理，可暂时停用，或另用他法。如局部麻木不适，持久不消，可口服复方维生素 B 等。反应重者，应即令患者平卧，具体方法同晕针。

（五）医家经验

1. 陈超等治疗慢性前列腺炎经验 取穴：次髎、前列腺穴（肛门和会阴之间，距肛门下缘 1~2cm 的正中线上）。备用穴：白环俞、会阴。每次仅取 1 穴。次髎或白环俞，将刺入式 He－Ne 激光针刺入一侧穴，得气后以 1 次/秒频率做 180°~360°捻转 0.5~1 分钟，然后插入光纤输出端，输出端功率为 0.5mW。会阴穴或前列腺穴，可先将光纤插入针芯，左食指插入肛内作为引导，将针刺入前列腺内，进行照射，输出端功率为 1.8mW。留针 15~30 分钟，每日 1 次，4 次为 1 个疗程，疗程间隔 1 周。[中国针灸，1989，9（5）：5；山东中医杂志，1987（4）：13]

2. 李桂森治疗中心性浆液性视网膜炎经验 取穴：球后、臂臑。备用穴：睛明、太阳。常用穴为主，如效不显，改备用穴。打开 He－Ne 激光治疗仪的电源，指示灯亮，将输出功率端为 2mW 的光导纤维插入空心针内，并将针尖调整至红光集中一点，放入 75% 乙醇溶液内消毒 10 分钟。然后将针刺入皮肤内，至得气后，留针 10 分钟，取出针具，用消毒干棉球压迫局部止血，每日 1 次，10 次为 1 个疗程，疗程间隔 3 日。[中国针灸，1991，11（1）：15]

四、激光治疗作用

（一）激光性能

20 世纪 60 年代初期，Laser 发明了激光。激光是因受激辐射而发出的一种光，和普通光一样，也是以波的形式运动着的光子。因此，激光同样具有反射、折射、衍射、干涉、偏振，以及可以聚焦、散焦等性能。因激光是受激辐射光，故频率一致，方向一致，位相一致，偏振一致，具有高亮度、单色性好、相干性好、指向性好的特性。激光因其物理特性而具有针和灸的作用，于 1974 年研制成激光穴位照射仪并使用于临床。

（二）激光治疗作用

激光治疗作用的产生，主要有以下四方面的作用效应。

1. 热效应 激光的能量密度很高，作用于组织时其能量被吸收转变为热。当功率足够大时，几毫秒内即可使组织温度升高到 200~1000℃，停止作用后，45~50℃左右的温度仍持续 1 分钟左右。这种效应足以使蛋白质变性、凝固，甚至炭化、气化，因此可作为激光刀以切割机体组织。

2. 机械效应　高能量的激光具有光压作用，同时，激光的热使组织急剧地热膨胀，产生所谓次生冲击波的压力效应。

3. 光化学效应　有些激光器工作在蓝光或紫外光范围内，蓝光和紫外光都有光化学效应，因此这种激光亦将引起一系列的光化学反应。

4. 电磁效应　激光是一种电磁波，由于强度很大，故可以产生很大强度的电磁场，其强度有时达几十万伏，这样大的电磁场将对生物机体发生不同的影响。

激光的治疗作用随其能量的大小而不同。一般而言，非破坏性的低能量激光主要有抗炎和促进上皮生长的作用，应用于治疗炎症和皮肤黏膜溃疡；高能量破坏性的激光主要用在光刀以供外科割切、焊接或烧灼的应用。而在针灸临床上使用的激光针灸针都为弱激光，其功率一般为一至几十毫瓦，在穴位照射治疗时，具有无痛、无菌、简便、安全、强度可调和适用范围广等特点。

（三）常用激光腧穴治疗仪的治疗作用

1. He－Ne 激光腧穴治疗仪　目前，我国最为常用的 He－Ne 激光腧穴治疗仪，就是采用连续型 He－Ne 气体激光器作为激光源，发射波长为 632.8nm，功率为 1mW 到几十毫瓦，能穿透 10~15mm 深的组织，可代替毫针来刺激穴位。由于 He－Ne 激光腧穴治疗仪输出功率较小，故仅能用于做浅刺的穴位的弱刺激时使用。小剂量的 He－Ne 激光能刺激各种酶的活性变化，提高血液中的红细胞和血红蛋白的含量，加速血管的生长和发育等功能。但应特别注意的是，大剂量的激光照射对生物体会引起抑制作用。小剂量的 He－Ne 激光还有累积作用，以一次大剂量照射和几次小剂量激光照射比较，只要后者总剂量等于前者的剂量，它们引起的生物效应大致是一样的。

2. 弱 CO_2 激光腧穴治疗仪　其工作物质是二氧化碳分子气体，发射波长 10 600nm，属远红外波段，具有刺激作用和热作用，在我国一般多用 20~30W CO_2 激光束，使之通过石棉板小孔照射患者穴位（以温暖为度），起到针和灸的作用。

3. 氩离子激光腧穴治疗仪　选用氩离子激光腧穴治疗仪或掺钕钇铝石榴石激光针疗仪，其刺激作用比 He－Ne 激光腧穴治疗仪更强。氩离子激光腧穴治疗仪输出的波长可以是连续或脉冲的，脉冲激光可起到捻针的作用。研究表明，脉冲激光治疗慢性病频率为 0.2~20Hz 时特别有效。

第二节　腧穴红外线照射

腧穴红外线照射是指利用红外线辐射器在人体的经络腧穴上照射，产生温热效应，从而达到疏通经络、宣导气血作用，以治疗疾病的一种疗法。

红外线即红外辐射，也叫热辐射，实际上是波长在 0.76~1000μm 的电磁波。它是在可见光谱以外，人肉眼所看不见的光线。红外光谱可以分为两部分，即近红外线（或称短波红外线）和远红外线（或称长波红外线），近红外线波长 0.76~1.5μm，能够穿入人体较深的组织；远红外线波长 1.5~1000μm，主要作用于皮肤，能够被皮肤所吸收。一般医用红外光谱的波长为 0.76~400μm。腧穴红外线照射的特点是无疼痛、无创伤，应用范围广泛。

一、红外线照射器具

（一）红外线灸疗仪

目前，临床应用红外线灸疗仪进行腧穴红外线照射。红外线灸疗仪结构比较简单，主要是利用电阻丝缠在瓷棒（或瓷管）上，通电后电阻丝产生的热，使罩在电阻丝外的碳棒温度升高，一般不超过 500℃。

电阻丝是用铁镍铬合金或铁铬铅合金制成，瓷棒是用碳化硅、耐火土等制成，反射罩用铅制成，能反射 90% 左右的红外线。

此外，瓷管则多用碳化硅管，管内装有陶土烧结的螺旋柱，柱上盘绕铁镍铬合金电阻丝，通电后发出热能，穿过碳化硅层，透过红外线漆层，发射出红外线，经反射罩进行照射。

（二）红外线灯

红外线灯又称为石英红外线灯，是将钨丝伸入充气的石英管中构成的照射器具，使用更为方便。这种灯辐射的射线含有大量的红外线，一定量的可见光和极少量的长波紫外线。只有在功率较大、灯丝温度很高时，才会有小量的紫外线。其功率高，加热或冷却时间均不超过 1 秒。辐射波长大多为 0.8~1.6μm，即主要是近红外线，灯管功率为 150~1500W。有立地式和手提式两种。

二、方法

（一）操作步骤

以红外灸疗器为例，介绍红外线照射法的操作。

首先接通 220V 交流电源，打开开关，指示灯亮后，预热 3~5 分钟。选取适当的体位，暴露照射部位，将辐射头对准照射部位（患部或穴位）。

检查需要照射的部位温度感觉是否正常，调整适当的照射距离，一般距离照射部位 30~50cm。治疗过程中，根据患者的感觉，随时调节照射距离，以照射部位出现温热舒适的感觉、皮肤呈现桃红色均匀红斑为宜。

每次照射时间 15~30 分钟，每日 1~2 次，10~20 次为 1 个疗程。

（二）照射方式和剂量

1. 照射方式　包括有 3 种。

（1）穴位：根据病情需要，选择某一穴进行照射，其他部位用白布遮盖。

（2）穴区：选择以某一穴为中心，对某一区域进行照射。如哮喘，选择身柱穴为中心，上至大椎、下至至阳的上背部穴区。照射部位大小，根据病情需要而定，每次60~80cm²。

此外，还有全身照射。

2. 照射剂型和剂量

（1）照射剂型：红外线的特点是，波长短的透入组织深，波长长的透入组织浅。根据机体部位，肌肉丰厚的腰、腹、四肢、肘膝以上部位的穴位，宜用波长为0.75~1.5μm的短波红外线，肌肉浅薄的头面胸背和四肢末端穴位，宜用波长为1.5~4μm的长波红外线。

（2）照射剂量：病变早期、急性期多用小剂量；距离心脏较近处，或年龄大、体弱者，也要小剂量。四肢或腰部的慢性风湿病及神经、肌肉、关节病，以应用较大剂量为宜。800~1000W为大剂量，500W为中剂量，300W以下为小剂量。

三、临床应用

（一）适用范围

可治疗各科疾病，如风湿性关节炎、慢性支气管炎、胸膜炎、慢性胃炎、胃痉挛、幽门痉挛、慢性肠炎、慢性肾炎、胃肠神经症；神经根炎、多发性末梢神经炎、周围神经损伤；软组织损伤、腰肌劳损、冻伤、烧伤创面、压疮、骨折、滑囊炎、注射后硬结形成、术后粘连、瘢痕挛缩；乳头皲裂、外阴炎、慢性盆腔炎；湿疹、神经性皮炎、皮肤溃疡、皮肤瘙痒症等。

（二）处方示例

1. 慢性支气管炎　用红外线治疗器，功率500W，波长为2.5~25μm，照胸背部穴位，如中府、云门、膻中、肺俞、大椎、风门、天宗等，距离30~50cm，每日1次，每次20~30分钟。开始治疗3~5次后咳嗽、痰量增多，继续治疗5~6次后症状减轻。

2. 面神经麻痹　患侧下关穴，远红外线照射，每日1次，每次20分钟，20次为1个疗程。一般用2~5个疗程。

3. 坐骨神经痛　红外线灯照射肾俞、秩边、环跳、殷门、委中、承山等穴。距离20~40cm，每日1次，每次30~50分钟，7次为1个疗程。

4. 痛经　红外线灯照射（功率500W）关元、气海、中极、命门、三阴交、太冲等穴。距离20~40cm，每日1次，每次20~40分钟，5次为1个疗程。

（三）注意事项

1. 恶性肿瘤、活动性肺结核、重度动脉硬化、闭塞性脉管炎和有出血倾向及高热患者禁用红外线照射。

2. 治疗中患者不得随意移动体位，以免灼伤。在治疗期间，要经常询问患者感觉和观察局部皮肤反应情况。

3. 照射过程中如有感觉过热、心慌、头晕、疲乏等反应时，需立即告知医师。

4. 避免直接辐射眼部，必要时用纱布遮盖双眼，以免损伤眼睛。

5. 对瘢痕、感觉障碍和植皮处，要慎用本法，剂量要小，以免引起烧伤。对陈旧性瘢痕，尤其不宜用红外线照射，因其易出现水疱。

6. 红外线照射时应有舒适的温热感觉，皮肤可现淡红色均匀红斑。若见大理石状红斑，则为过热表现，皮温以不超过45℃为准，否则可致烧伤。治疗后如局部出现红紫，应考虑有灼伤，可涂凡士林或硼酸软膏。

第三节　腧穴神灯照射

腧穴神灯照射是用特定电磁波频谱远红外热辐射，对穴位进行照射以治病的方法；是将特定电磁波治疗器辐射头照射病变部位或穴位，辐射出的波谱能激发人体的基本粒子谐振，从而在病变部位处产生热效应和生化反应，调节人体生物电场，改善病变状况。

一、神灯照射器具

（一）特定电磁波治疗器

特定电磁波治疗器简称为 TDP，最为常用，由发射头、发射板、开关、定时器、指示灯等部件组成。ZH 型系列产品有单头、双头普通落地式和台式家用型两种。功率有 116～124TDP 大辐射头 220W，78TDP 小辐射头 120W。波谱范围为 20～50μm，皮肤表面温度在（40±2）℃。为防止烫伤，辐射器与皮肤距离为 30～40cm。治疗时间为 20～50 分钟。辐射板寿命 1000 小时。

临床可采用综合疗法，如外搽药酒（或浸液）后再予 TDP 照射，治关节病及软组织损伤；或用姜片、蒜泥等涂敷后，再予 TDP 照射，治脱发、冻疮等，则效果比单用一法为佳。

（二）TDP 灸疗仪（华佗神灸）

TDP 灸疗仪即在 TDP 基础上，加上传统灸疗。其中 JL11 立式及 JL21 台式供医院等单位用，JX31 便携式及 JZ41B 型储能型均为家用。功率为 250W，波谱范围为 2～25μm，通电时间为 57 分钟。保温时间为大于（等于）60 分钟。药片使用时间为每片 16 小时。辐射板寿命大于 3000 小时。

二、方法

（一）特定电磁波治疗器

1. 将治疗器辐射头置于病灶部位或相关穴位，距离皮肤 30～40cm。

2. 插上电源，将总电源开关指向"开"的位置，指示灯亮。预热 5～10 分钟，即可治疗使用。

3. 调节定时器旋钮，输入所需的治疗时间。

4. 根据患者治疗部位及对温热的耐受敏感程度，调节辐射头的照射距离。

5. 治疗时间结束，指示灯灭，定时器旋钮会发出停的"咔嚓"响声。此时尚有余热，仍可照射 5～10 分钟。

6. 全部治疗结束，则应拔出电源插头。

7. 一般每个穴位或病变部位的治疗时间，成人为 30～40 分钟，儿童为 20～30 分钟。每日治疗 1 次。

（二）TDP 灸疗仪（以华佗神灸储能式为例）

1. 从包装盒内取出机器，在药盒内取出药片。将机器翻转，除去布套，露出电源插孔。

2. 将机器背面药盒仓旁的圆点和正中药盒盖上的圆点对准，以便打开药盒盖；两个圆点对准后，药盒盖即可打开。取出 1 片药，放入药仓内；盖上药盒盖（两个圆点再次对准后，向左或向右略旋转即可盖上）。将电源线插孔一端插入机器后盖的插孔内。

3. 再将电源线插头一端插入电源插座内"充电"（储能）。注意要插紧，以保持接触良好。此时电源指示灯发亮。5～7 分钟后，"充电"完毕，此时指示灯灭。拔除电源线（先拔插座内插头，后拔机上插孔），将防热罩罩上，并将布套套好。

4. 将机器翻转，放置于治疗部位。机器和皮肤之间不允许有任何衣物遮隔。机器在"充电"完毕约 10 分钟后温度达最高，然后缓慢下降。治疗时以舒适的温热感为宜，如感温度太高，可将机器离皮肤远一点，以防烫伤。应用华佗神灸正面有元素辐射板的一面，对准欲治疗的部位或穴位进行治疗。治疗时最好用一小棉被或毛巾包覆在外，盖好，可使保温时间延长，药物有效成分集中于治疗部位（或穴位），以减少药物向四周空间散逸。

5. 治疗时间每次 15～30 分钟，有些病症可达 40～60 分钟。

（三）治疗剂量和疗程

1. 治疗剂量　目前尚无统一标准，主要根据病证的特点、部位和患者的年龄、机体功能状况等决定。对一些病变早期、急性期和照射头面、心胸区、感觉障碍、瘢痕、植皮部位，以及年龄大、小儿及体弱患者，多用小剂量。照射四肢、腰背部的慢性风湿病及神经、肌肉、关节疾患、某些硬皮症、骨质增生时，多选大剂量。照射下腹部、皮肤过敏或破溃等病证时，应用中等剂量为宜。

2. 疗程　疗程的长短主要根据病情及治疗使用器材而定。病情较轻、病程较短、病变又浅的疾证，其疗程较短，TDP 法一般 2～6 次，每次 20～40 分钟；华佗神灸一般 3～7 次，每次 15～60 分钟。对慢性疾病，则疗程须延长。疗程之间的间歇一般为 3～5 天。

三、临床应用

（一）适用范围

可治疗各科疾病。如感冒、支气管炎、支气管哮喘、高血压、冠心病、风湿性关节炎、慢性胃炎、溃疡病、胃肠神经症、慢性肠炎、神经根炎、多发性末梢神经炎、头痛、三叉神经痛、面神经麻痹、神经衰弱、软组织损伤、颈椎病、肩周炎、腰肌劳损、湿疹、神经性皮炎、皮肤溃疡、皮肤瘙痒症、斑秃、附件炎、外阴白斑、月经不调、慢性盆腔炎、冻伤、压疮、痔疮等。

（二）处方示例

1. 感冒 迎香、大椎、风门、肺俞、合谷、足三里，每次 1～2 穴，TDP 治疗 30 分钟。或迎香、大椎，华佗神灸 15～25 分钟。以风寒者为佳。

2. 哮喘 膻中、定喘、大椎、肺俞、膏肓、风门、天突、脾俞、肾俞、气海、足三里等，每次 2 穴，TDP 治疗 30 分钟。或膻中、定喘、肺俞、脾俞、肾俞、太溪、太渊，每次 2 穴，华佗神灸 30 分钟。每日 1 次，10 次为 1 个疗程。

3. 腹泻 天枢、神阙、下脘、关元、水分、足三里、上巨虚、大肠俞等，每次 1～2 穴，TDP 治疗 30 分钟。或每次 1～2 穴，华佗神灸 20～40 分钟。每日 1 次，4～8 次为 1 个疗程。

4. 中风后遗症 风府、人迎、风池、大椎、腰阳关、身柱、神阙、关元、肩髃、曲池、外关、合谷、八邪、环跳、风市、委中、足三里、丰隆、血海、悬钟、三阴交、太冲、八风等。每次 3～4 穴，TDP 治疗 30 分钟。每日 1 次，10 次为 1 个疗程。

5. 颈椎病 风池、风府、天柱、天宗、大椎、颈夹脊、肩井、外关、合谷、手三里等。每次 2～3 穴，TDP 治疗 30 分钟。每日 1 次，10 次为 1 个疗程。

（三）注意事项

1. 治疗期间患者勿随意移动，以免烫伤皮肤。

2. 眼球、睾丸忌直接照射。照射部位靠近眼球时，可戴黑色防护眼镜或用湿纱布遮盖眼部。靠近睾丸时，也应遮盖。

3. 儿童照射时应由家长掌握，不能让其睡着。感觉迟钝、瘢痕、植皮部位，妇女月经期、孕妇下腹部照射应谨慎。

4. 应时刻掌握照射的时间、距离、温度，以患者有舒适温热感，皮肤见淡红色均匀红斑为度。如见大理石状红斑为过热现象。

5. 常见不良反应为出汗、口干、发痒、头胀，妇女月经期可致经量增多，控制温度或停止治疗后可自行消失。

6. 华佗神灸充电后 10～20 分钟内温度升达最高，应注意烫伤。

7. TDP 治疗器辐射头左右移动时，不可超过 120°。

8. 妇女月经期，体质极度虚弱、脱水者，恶性肿瘤、活动性肺结核、重度动脉硬化、代偿功能不全的心脏病，有出血倾向及高热患者禁用。

第四节 腧穴微波治疗

腧穴微波治疗是用微波仪输出的医用微波，通过特制的辐射器照射体表腧穴，或与针相连将小剂量的微波输入腧穴，以治疗疾病的方法。其针感强，作用深透，剂量准确可调，容易控制，具温热、针刺和电脉冲的综合效应。国外于 1947 年开始用微波治疗疾病，我国于 1964 年用此进行理疗。1972 年后开始出现微波穴疗。1975 年以后，陆续生产出各种腧穴微波治疗仪，用于临床。

一、微波治疗器具

（一）腧穴微波治疗仪

主要由微波发生器（磁控管）和辐射器（装有天线的反射罩）两部分构成。微波发生器是把直流电能变成超高频电磁能的一种变换器；是通过磁场对运动电子的作用，产生电子辐射，并使之与高频电磁场进行能量交换，产生超高频电磁波。辐射器采用圆柱形聚焦辐射器，把微波能量集中于相当小的区域，从而加强刺激强度。

（二）微波针治疗仪

由电源、微波发生器（磁控管）、脉冲发生器、隔离三通功率均衡器、针头和照射器活动支架等组成。

二、方法

（一）微波辐射治疗仪

接通电源，指示灯亮后仪器预热 3 分钟。按所取穴或体表肌肤，选择不同形状的辐射器。将辐射器（探头）对准穴位或体表肌肤，打开输出旋钮，选择适当的频率、输出功率，以患者有温热感为宜，进行辐射治疗。根据病情及照射部位，每次照射 5～20 分钟，照射后皮肤可出现红斑，为正常现象。治疗完毕，将输出功率的调节旋钮转到最小位，关闭输出开关。

（二）微波针治疗仪

开机前，先检查各部件及连接情况是否完好。先开低压预热 3 分钟，并调整脉冲输出至所需剂量，再将时控开关旋钮顺时针调至所需时间（此时高压接通，磁控管工作）。再调整输出功率，至治疗所需剂量。当红灯熄灭说明治疗时间已到，可把微波与脉冲输出调到零位，而后切断电源。治疗时若发现患者有不良反应，应停止治疗。

三、临床应用

（一）适用范围

神经炎、神经痛、中风、帕金森病，肌炎、腱鞘炎、关节炎、颈椎病、软组织损伤、早期高血压、支气管炎、胃溃疡、胆囊炎、肝炎，喉炎、中耳炎、鼻窦炎，疔痈、神经性皮炎等。

（二）处方示例

1. 高血压　双侧曲池，用微波针治疗仪。每次 5 分钟，每日 1 次，15 次为 1 个疗程。疗程间隔 7 天。

2. 软组织损伤　阿是穴为主，选适当的微波治疗仪，距离 10～15cm，输出功率20～50W，每次 3～5 分钟，每日 1 次，一般治疗6～10 次。

3. 乳腺增生症　乳根、阳陵泉，膺窗、膻中，两组交替。气滞痰瘀加丰隆、足三里，气滞血瘀加膈俞、血海。主穴每次 1 组，配穴 1～2 穴。用微波针治疗仪，将无针辐射器置于穴位，调整调节器幅度，以患者有温热感为宜。输出电压 20～25V，每穴 20 分钟，症状减轻后 15 分钟。每次 5 分钟，每日或隔日 1 次，10 次为 1 个疗程。疗程间隔 5～7 天，经期停针。

（三）注意事项

1. 调整微波针感强度时应谨慎，温热感稍强时患者仍感舒服，但过后容易起疱。

2. 避免在脑、眼球、睾丸附近部位用。

3. 对成长中的骨骺、骨折后骨痂未形成前不宜在局部辐射。

4. 工作人员操作完毕后应远离 2～3 小时，以减少微波照射造成损害。

5. 有出血倾向、恶性肿瘤、活动性肺结核者禁用。局部严重水肿、孕妇下腹部禁用。晚期高血压、痛温觉障碍者，以及不能准确表达针感的患者不宜用本法。年幼儿童和老人慎用之。

第五节　腧穴超声波治疗

一、超声波器具

超声波治疗机主要由机身和治疗声头，即高频电振荡及电声换能器两部分组成。机身板面上装有电源通断开关、输出调节器、输出强度仪表、计时器等。种类有连续输出式、脉冲输出式等。连续式，超声射束不间断连续发射，强度不变，作用均匀，热效应明显。脉冲式，超声射束有规律间断发射，每个脉冲持续时间短，能使用较大强度的超声，以发挥较大的机械作用，且可进行小剂量的辐射。此外，使用时，在声头和皮肤之间，还要有接触剂（耦合剂），如水、蓖麻油、液状石蜡、甘油、凡士林等，要求接近人体组织的声阻，以减少其与皮肤界面之间的反射耗散。另外，还有水槽、水枕、水袋、声头接管、反射器、支架等辅助设备。

二、方法

（一）治疗方法

1. 直接接触辐射　声头和皮肤之间直接接触，最为常用。

（1）固定法：用于穴位、较小病变部位或痛点。声头固定在治疗部位，所用剂量小，一般在 0.6W/cm² 以下。

（2）移动法：声头在治疗部位均匀移动，用于穴位、较大病变部位或经脉线上，最为常用。声头做缓慢往返式移动，或圆圈式移动，速度为每秒 0.5~2cm。所用剂量大，治疗时不可停止移动，并保持对体表压力均匀。

2. 辅助治疗方法 借助水枕、水漏斗、声头接管、反射器等辅助设备进行治疗。用于不规则、不平的体表（如面、颈、脊柱、关节等）和特殊部位（如眼、牙、阴道、前列腺等），借助辅助器使能量高度集中。此外，还有水下辐射法，可用于不规则的体表或局部痛觉敏感处。

（二）操作步骤

1. 选择适当的治疗部位，或沿神经干，或沿脊柱两侧背俞，或循经取穴，或在病变部位局部治疗。

2. 做好机器、接触剂、辅助设备的准备。

3. 采取适当的体位，暴露治疗部位，声头经接触剂旋转在治疗部位。

4. 接通电源，调节输出，选择剂量，并进行计时。

5. 治疗完毕，依顺序关闭各种调节器和开关。将声头和患者皮肤擦干净。

三、临床应用

（一）适用范围

支气管炎、哮喘、冠心病、溃疡病、功能性便秘、阳痿、神经炎、神经痛、中风偏瘫，腱鞘炎、关节炎、颈椎病、肩周炎、前列腺炎、脉管炎，月经不调、慢性盆腔炎、痛经、外阴瘙痒，牛皮癣、皮肤溃疡、硬皮病等。

（二）处方示例

1. 胃炎、溃疡病 坐位，治疗前不吃坚硬物，饮 300ml 水以充填胃部，以避免气体对超声的反射。声头作用于上腹任脉、中脘、梁门、肝俞、脾俞、胃俞等穴，固定法，0.4~0.5W/cm²，4~6 分钟；移动法，1~1.5W/cm²，5~10 分钟。背部膀胱经第一侧线、肝俞、脾俞、胃俞等穴，固定法，0.1~0.2W/cm²，3~5 分钟。每日或隔日 1 次，6~12 次为 1 个疗程。出血及穿孔禁忌。

2. 功能性便秘 声头作用于下腹胃经穴天枢、外陵、水道、大横等，移动法，0.3~0.5W/cm²；然后作用于腰骶部膀胱经的次髎、中髎、大肠俞、小肠俞、膀胱俞等，0.1~0.2W/cm²，共 8 分钟。每日或隔日 1 次，5~10 次为 1 个疗程。

3. 耳鸣耳聋 局部听宫、听会、耳门、乳突等，移动法，1~1.5W/cm²，6 分钟。每日或隔日 1 次，10~20 次为 1 个疗程。

4. 高血压 声头作用于曲池、足三里、太冲、内关、神门等穴，脉冲式，固定法，0.6~1W/cm²，6~10 分钟。每日或隔日 1 次，7 次为 1 个疗程，疗程间隔 3~5 天。

5. 中风偏瘫 声头作用于相应的头针运动区，脉冲式，0.75~1.25W/cm²，10~15 分钟。每日 1 次，10 次为 1 个疗程，疗程间隔 3~5 天。

（三）注意事项

1. 治疗前先将声头接触治疗部位，或浸在水中，调节输出，切忌声头空载，否则晶体易过热而损坏。

2. 切忌声头碰撞，要注意保护。

3. 接触剂均匀涂布，声头紧贴皮肤。

4. 检查患者有无感觉障碍，以免在剂量大时会引起烫伤。如感疼痛或烧灼，应立即停止，找出原因。知觉障碍者要慎用，剂量要小。

5. 头、肝、脾、肾、心区、甲状腺、生殖器等器官及颈胸椎神经节等处，剂量要小，可用脉冲式超声波治疗。

6. 高热患者、严重心脏病、严重支气管扩张、有出血倾向者、恶性肿瘤、活动性肺结核禁用。

7. 孕妇、幼儿骨骺处，静脉血栓处禁用。

8. X线、放射线核素治疗期间及其后6个月内禁用。

第四章
腧穴磁场刺激

本章主要分述磁片贴敷与磁针刺激两类治疗方法，并涉及相关仪器与器具改制内容。

第一节　贴磁法和磁疗仪

腧穴磁疗法是运用磁场作用于人体的经络腧穴来治疗疾病的一种方法。它具有镇静、止痛、消肿、消炎、降压等作用。在临床上，穴位磁疗可分为静磁法和动磁法。静磁法是利用磁片或磁珠敷贴于穴位上以治病的方法，如直接敷贴法、磁针法、埋针加磁法、磁珠法等。动磁法是用变动磁场作用于腧穴以治病的方法，常用有旋磁法、电动磁按摩疗法、交变感应磁场疗法等，所用仪器包括旋磁机、电磁疗机（有直流和交变两种）、震动磁疗机等。

一、贴磁法

（一）磁片、磁珠

1. 材料　一般由钡铁氧体、锶铁氧体、铝镍钴永磁合金、铈钴铜永磁合金、钐钴永磁合金等制作而成，磁场强度为 0.03 ~ 0.3 T。从应用情况来看，以锶铁氧体较好，因其不易退磁，表面磁场强度可达 0.1 T 左右。钡铁氧体最为便宜，但表面磁场强度一般较小，比较适用于老弱患者。

2. 磁片和磁珠　磁片有大有小，圆形磁片的直径在 3 ~ 30mm，厚度一般为 2 ~ 4mm，也有条形和环形的。除此之外，还有磁珠，其直径 3mm、厚 2mm，磁场强度为 0.03 T 左右，常用于耳穴治疗。直径 10mm、厚 4mm 左右的磁片，常用于腧穴及病变局部。以磁场强度 0.05 ~ 0.2 T 的磁片最为常用。磁片要求两面光滑，边缘稍钝，注明极性，以利治疗和清洁消毒。磁片一般可分为大、中、小 3 种型号，大号的直径在 30mm 以上，中号的直径为 10 ~ 30mm，小号的直径在 10mm 以下。

3. 磁片的保存　为防其破裂或退磁，磁片不应大力撞击；两种不同强度的磁片不要互相吸引；两块磁片的同名极不要用力使其靠近；勿用高温消毒，可用 75% 乙醇溶液消毒。磁片经长期使用而退磁时，可充磁后再用。

（二）方法

1. 直接贴敷法　用胶布或无纺胶布将直径 5 ~ 20mm、厚 3 ~ 4mm 的磁片，直接贴敷在穴位或痛点上，磁片表面的磁场强度约在 0.2 T 以内，或用磁珠贴敷于耳穴。根据治疗部位不同，贴敷时可采用单置法、对置法或并置法。（图 5 - 4 - 1）

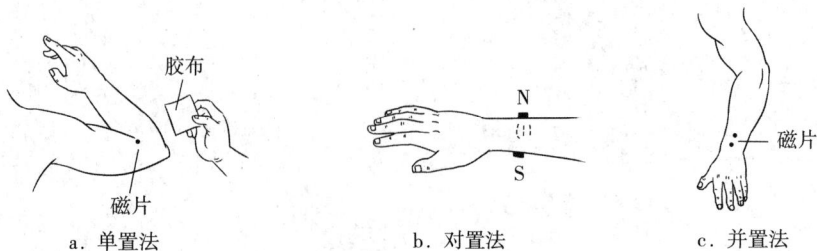

a. 单置法　　　　　　b. 对置法　　　　　　c. 并置法

图 5 - 4 - 1　磁片贴敷法

（1）单置法：只使用一块磁铁片，将其极面正对治疗部位，这种方法仅用于浅部病变。

（2）对置法：将两块磁铁片的异名极面，以相对的方向贴敷在治疗穴位上。如内关和外关、内膝眼和外膝眼等常用这种方法。此法可使磁力线充分穿过治疗部位。

（3）并置法：若选用的穴位相距比较近，则根据同名极相斥的原理，可使磁力线深达内部组织和器官。在这种情况下，不用异名极并置法，以免磁力线发生短路，不能达到深层组织。若病变浅且范围较大时，可在病变范围两端贴敷异名极磁片，这种方法可使更多的磁力线穿过病变部位。

2. 间接贴敷法　如患者皮肤对胶布过敏，磁片较大，用胶布不易固定；或出汗洗澡时贴敷磁片有困难；或慢性病需长期贴敷磁片时，可用间接贴敷法。即将磁片放到衣服口袋中，或缝到内衣、衬裤、鞋、帽内，或根据磁铁的大小和穴位所在部位，缝制专用口袋，将磁铁装进口袋，然后穿戴到身上，使穴位接受磁场的作用。如治疗高血压时，以"磁性降压带"作用于内关或三阴交等穴，使用较方便。

（三）磁疗剂量

磁疗和其他疗法一样，治疗剂量也是一个重要的问题，其划分标准有以下几种：

1. 按磁片的表面磁场强度分级

（1）小剂量：每块磁片表面磁场强度为 $0.02 \sim 0.1$ T。

（2）中剂量：每块磁片表面磁场强度为 $0.1 \sim 0.2$ T。

（3）大剂量：每块磁片表面磁场强度为 0.2 T 以上。

2. 按人体对磁场强度的总接受量分级　即贴敷人体的各个磁片的磁场强度的总和。

（1）小剂量：磁片的总磁场强度为 0.4 T 以下。

（2）中剂量：磁片的总磁场强度为 $0.4 \sim 0.6$ T。

（3）大剂量：磁片的总磁场强度为 0.6 T 以上。

3. 磁疗治疗剂量和疗效　磁疗和其他疗法一样，治疗剂量是否恰当，会影响到治疗效果，同时还影响到患者是否能够耐受。选择剂量可参考以下情况。

（1）患者年龄、体质情况：年老、体弱、久病、儿童可用小剂量，若无不良反应，可逐步增加剂量。年轻体壮者，可用中剂量或大剂量。

（2）疾病情况：急性疼痛或急性炎症，如骨折、肾绞痛等可用大剂量，疗程宜短，症状消失即可停止治疗。慢性疾患如高血压、神经衰弱等，可用小剂量，疗程宜长。

（3）治疗部位：头颈、胸腹部宜用小剂量，臀、股等肌肉丰满处可用大剂量。

二、磁疗仪

（一）磁疗机

1. 旋转磁疗机　简称旋磁机，是目前使用较多的一种。其形式多种多样，但它的构造原理比较简单，是用一只小马达（电动机）带动 $2 \sim 4$ 块永磁体旋转，形成一个交变磁场（异名极）或脉动磁场（同名极）。

旋磁机的磁铁柱选用磁场强度较强的钐钴合金永磁体较好，直径为 5~10mm，长度为 5~7mm，表面磁场强度可达 0.3~0.4 T。旋磁机转速每分钟应在 1500 转以上。在治疗时转盘与皮肤保持一定距离，对准腧穴进行治疗。

2. 电磁疗机 其原理是由电磁体（电磁线圈或电磁铁）通以电流（直流或交流）产生磁场，所产生的磁场可以是恒定磁场或交变磁场。临床上所用交流电磁疗机大部分是在矽钢片上绕以一定量的漆包线，通电后产生一定强度的交变磁场。交变磁场频率一般为 50Hz，磁场强度 0.05~0.3 T。磁头有多种形式，圆形的多用于胸腹部和四肢，凹形的常用于腰部，环形的常用于膝关节，条形的常用于腧穴或会阴部。

（二）方法

1. 脉动磁场疗法 利用同名旋磁机，由于磁铁柱之间互为同名极，发出的为脉动磁场。将机器对准穴位进行治疗，若病变部位较深，可用两个同名旋磁机对置于治疗部位进行治疗，使磁力线穿过病变部位。若病变部位呈长条形，部位也表浅，可采用异名极并置法，将两个互为异名极的旋磁机顺着发病区并置，如神经、血管、肌肉等疾患常采用这种形式。

以 CS401 型立地式磁疗机为例，操作方法如下：调整磁头位置于所选穴位；打开电源开关，调节输出电压旋钮至所需电压值；每个穴位或部位治疗 5~10 分钟，10~15 次为 1 个疗程；治疗完毕按相反顺序关闭机器，将机头取下。机头保护罩应用 75% 乙醇溶液擦拭消毒；机器马达应避免空转，以减轻碳刷磨损。其操作要领是将机头紧密平行接触于治疗部位。

2. 交变磁场疗法 一般使用电磁疗机产生的低频交变磁场治疗。电磁疗机有多种类型，使用方法大体相同：将磁头导线插入插孔内，选择合适的磁头置于治疗部位，然后接通电源，指示灯亮，电压表指针上升。如有磁场强度调节旋钮和脉冲频率调节旋钮，应按机器说明顺序调好。电压旋钮有弱、中、强三挡，可视具体情况选用。治疗中应询问患者局部是否过热，如过热应用纱布等隔垫，磁头过热时还可更换磁头，或降温后再用，要严防烫伤。每次治疗 15~30 分钟，每日 1 次，10~15 次为 1 个疗程。结束时，按相反顺序关闭机器。

三、临床应用

（一）适用范围

高血压、冠心病、支气管炎、支气管哮喘、慢性肠炎、胃炎、胃肠功能紊乱、神经衰弱、关节炎、头痛、三叉神经痛、坐骨神经痛等，急慢性扭挫伤、腱鞘炎、滑囊炎、肩周炎、腱鞘囊肿、术后瘢痕痛、肾结石、胆结石、腰肌劳损、颈椎病、肋软骨炎、乳腺增生病、前列腺炎等，带状疱疹、神经性皮炎、皮肤慢性溃疡，过敏性鼻炎、咽炎、睑腺炎、急性结膜炎、神经性耳聋、耳鸣，痛经，小儿遗尿、消化不良等。

（二）禁忌证

1. 白细胞总数在 4×10^9/L 以下者。

2. 严重的心、肺、肝病及血液病，急性传染病，出血、脱水、高热等。

3. 体质极度虚弱、新生儿和孕妇下腹部忌用本法。

4. 皮肤破溃、出血处。

5. 磁疗后不良反应明显者。

（三）疗程

磁疗的时间，根据方法来决定。贴敷法，一般急性病或病变浅表者贴敷 3～7 天左右，慢性病或病变深者贴敷时间应较长。旋磁法，每次治疗时间一般为 15～30 分钟，若分区治疗，每区（或每穴）5～10 分钟。

（四）处方示例

1. 高血压

（1）直接贴敷法：曲池、内关、百会、足三里、三阴交，配风池、太阳、太冲、神门。对于原发性一、二期较佳。取主穴 1～2 个，或加配穴。用 0.06～0.2 T 贴于穴上。对较重的患者开始治疗时，先少贴几个穴位，用磁场强度较低的磁片，贴的时间也短一些。待无反应以后，再逐步增加。

（2）耳穴贴敷法：第一组神门、心，第二组肝、肾，第三组降压沟，依次轮换，每周 1 组。取直径 3mm、磁场强度为 0.04 T 的磁珠，贴敷于上述耳穴，胶布固定。

（3）动磁法：曲池、风池、足三里、百会、太冲等，用磁场强度为 0.3 T 的交变电磁机或旋磁机进行治疗。选 2～4 穴，每日 1 次，每次 20～30 分钟，15 次为 1 个疗程。

2. 糖尿病

（1）直接贴敷法：以肺俞、脾俞、膈俞、胃脘下俞、肾俞为主，肺热甚者加太渊、尺泽、曲池，胃热甚者加足三里、中脘、胃俞，肾虚加关元、三阴交、太溪。每次选 2～6 个穴，用磁场强度为 0.05 ～0.1 T 磁片直接贴敷穴位，5～7 天换 1 次，15 天为 1 个疗程。

（2）动磁法：足三里、中脘、关元、胰腺体表投影处。用磁场强度为 0.1 ～0.3 T 的交变电磁机进行治疗。每日 1 次，每次 30 分钟。10 次为 1 个疗程。疗程间隔为 1 周。

3. 坐骨神经痛

原发性者取环跳、居髎、承扶、殷门、阳陵泉、承山、悬钟等，根性者可加肾俞、大肠俞、上髎、次髎等穴。每次选 4～5 个穴，用磁场强度为 0.05～0.3 T 磁片直接贴敷穴位，7 天 1 次，15 天为 1 个疗程

4. 皮肤瘙痒症

曲池、血海、三阴交、阿是穴。用磁场强度为 0.3 T 的旋磁机进行治疗。选 3 对穴，每穴 5 分钟。每日 1 次，10 次为 1 个疗程，疗程间隔为 2～3 天。

5. 慢性咽炎

（1）耳穴贴敷法：咽喉、肺、下屏尖、神门，用取直径 3mm、磁场强度为 0.04 T 的磁珠，贴敷于上述耳穴，胶布固定。每周换 1 次，两侧交替，15 天为 1 个疗程。

（2）旋磁法：用磁场强度为 0.25 T 的旋磁机进行治疗，磁头紧贴人迎、廉泉、合谷穴，异名极左右对置，每次 20 分钟。每日 1 次，10 次为 1 个疗程，一般用 2 个疗程。

6. 小儿抽动－秽语综合征

耳穴以肝、肾、神门、脑点为主，配皮质下、心、脾、胃、相应病变部位，每次用一侧，左右交替。选 5～7 穴，左手固定耳郭，右手持镊子夹取粘有磁珠的胶布，贴在耳穴上，并用手按压使之固定。嘱患者或家长每天按压刺激 3 次，

每次2~3分钟。隔日1次，10次为1个疗程。

（五）注意事项

1. 首先应明确诊断，根据病情施治。

2. 进行贴敷磁片治疗时必须2天内复查，因为不良反应大部分在2天内出现。不良反应可有心悸、恶心、呕吐、一时性呼吸困难、嗜睡、乏力、头晕、低热等。如不良反应轻微，且能坚持者，可继续治疗；若不良反应严重不能坚持者，可取下磁片，中断治疗。

3. 如磁疗患者平时白细胞计数较低（如在 4×10^9/L 以下），在磁疗中应定期复查血常规。当白细胞计数较前更为减少时，应立即停止治疗。

4. 夏季贴敷磁片时，可在贴片和皮肤之间放一层隔垫物，以免汗液浸渍使磁片生锈。

5. 磁片不要接近手表，以免手表被磁化。

（六）医家经验

董文毅用磁疗治疗剖宫产术后子宫复旧不良　剖宫产手术（腹膜外式）患者49例。其中治疗组34例，空白对照组15例。

（1）治疗组：取穴为双侧合谷、三阴交、安眠2，共6个穴位。在剖宫产术后24小时，用磁片进行穴位贴敷按摩。磁片直径为1.2cm，厚约0.3cm，磁场强度为0.15 T。贴敷时将磁片N极对向穴位皮肤，然后用长2.5cm、宽1.3cm绊创膏两条，将磁片十字交叉固定在穴位皮肤上。磁片贴敷后，每天早晚每穴各沿顺时针方向按摩60次，以穴位局部有酸、麻、胀、重感为度。7天为1个疗程。

（2）对照组：15例。不施加任何治疗手段，分别在合谷、三阴交、安眠穴位皮肤上粘贴长2cm、宽1.3cm绊创膏两条呈十字交叉固定。

（3）结果：经2个疗程治疗，治疗组34例中，显效28例，占82.4%；有效3例，占8.8%；无效3例占8.8%。总有效率为91.2%。对照组15例中，显效8例，占53.3%；有效3例，占20.0%；无效4例，占26.7%。总有效率为73.3%。治疗组34例平均每天子宫缩小0.74cm，对照组平均每天缩小0.53cm（$P < 0.05$）。将两组疗效进行统计学处理，治疗组疗效优于对照组（$P < 0.05$）。[中国针灸，1998，18（8）：469－470]

第二节　磁针

一、磁极针和磁化针

运用南北极向的磁性针具进行针刺治疗，主要包括磁极针、磁化针等。在临床上，目前常用的是磁极针。

（一）磁极针

1. 磁极针　是一种永磁合金材料制作的功能性针灸针，不仅具有较高的磁性能，而且机械性能良好。磁极针尖端的磁场强度为0.018~0.024 T，按针具尖端的磁极性分为"S"

极和"N"极两种类型，并在针柄上标明以示区别。在临床治疗过程中一般采用"同极法"和"异极法"，使其在穴位内一定的深度形成磁场，从而产生磁疗，并与毫针协同发挥治疗作用，以提高针灸临床疗效。

2. 方法

（1）同名极法：选用相同极性的磁极针（S极或N极），按一般毫针取穴针刺，捻转提插。

（2）异名极法：选用不同极性的磁极针（S极或N极），沿经脉点极性交叉进行取穴用针，捻转提插。

（3）补泻法：补法用N极性针，泻法用S极性针，进行针刺补泻。

3. 临床应用 可用于毫针的常规治疗病症。如高血压，取风池、曲池、足三里、三阴交等。各穴用异名极法，得气后运针2分钟，留针30分钟。隔日1次，25次为1个疗程。

（二）磁化针

1. 方法 将皮内针或短毫针刺入体穴或痛点上，针的尾部横伏在皮肤外面，其上再放一磁铁片，然后用胶布固定，这样可使磁场通过针尖集中透入深层组织。也有在普通毫针针刺前，用永磁材料反复摩擦磁化者。磁场强度根据病症治疗要求选择。还有在毫针针柄上，套以电磁热针仪的磁头并用胶布固定，使其磁化的。

2. 临床应用

（1）适应证 可用于毫针的常规治疗病症，常用于五官科疾病，也可用于腱鞘炎及良性肿物等。

（2）处方示例

1）面肌痉挛：常用穴为翳风、听会、颧髎、瞳子髎，配穴为阳白、地仓、合谷。普通毫针针刺，得气后在常用穴上取0.0015 T钕铁硼磁铁片2片，相吸在针体上。留针30分钟，期间嘱患者心身放松。每日或隔日1次，10次为1个疗程。

2）中心性视网膜脉络膜炎：常用穴为耳穴眼、目1、目2，配穴为肝、胰胆、肾，双侧。急性期取常用穴，效欠佳或慢性期加配穴。在穴区埋入揿钉式皮内针，针柄上贴压0.04 T的永磁片1块，胶布固定。每周2次。并用电动旋磁机配合，将仪器对准患眼，稍接触眶缘和眼睑皮肤。磁场强度0.05~0.06 T。每次15~20分钟。每日或隔日1次，3周为1个疗程。

二、磁锟针

磁锟针是在传统锟针基础上，在针体放置具有放大和集中磁能的特殊装置，用以按压则在针尖部可发出强磁束进入穴位内，从而可起到针刺和磁场刺激双重的治疗效应。

（一）方法

用1根磁锟针，也可同时用2根。针尖对准穴位中心，针体与穴位皮肤垂直。用右手三指握住针体向下按压，至患者感觉有酸麻胀或有温热感为度。压力大小因人而宜，一般为 100～500 克。

头面部和眼周穴按压数秒至数十秒，四肢、躯干部穴按压 2～15 分钟。

同时用 2 根针时，宜在主要刺激点的对应点上刺激。

（二）临床应用

1. 适应证　经改制而成的磁锟针，可用治各种疼痛，如肩周炎、风湿痛、急腹症、手术后创面疼痛、癌症疼痛等；采取可调式磁锟针，可根据患者的年龄、体质和病症部位、性质的不同来选择不同的磁场强度，其止痛与降压作用较一般的磁锟针效果更为显著。

2. 处方示例

（1）高血压：用耳穴降压沟、神门，双侧均取，以磁锟针垂直按压，压力 100 克左右，每穴按压 3～5 分钟，每日 1 次，10 次为 1 个疗程。疗程间隔 3 天。治疗各型患者，常有较显著的降压效果。

（2）各种疼痛：采用循经取穴和局部取穴（包括阿是穴）结合的方法，每次取 2～3 穴，以磁锟针垂直按压，每穴按压 2～10 分钟，以患者感觉有酸麻胀或冷热感而又能耐受者为度。每日 1 次，5 次为 1 个疗程。常有迅速缓解疼痛的效果。

（3）青少年近视：四神聪、阳白、攒竹、鱼腰、丝竹空、睛明、四白、合谷。配心俞、胆俞、肝俞、光明、照海、中渚、养老。每次主穴取 3～4 个，配穴取 1～2 个。用可调式磁锟针，磁场强度学龄前儿童用 0.05 T（一档），8～16 岁用 0.2 T（二档），17 岁以上用 0.3 T（三档）。以磁锟针垂直揉压，每穴揉压 10 秒（头面部）和 40 秒（四肢、躯干部），频率为 3 次/秒。每日 1 次，10 次为 1 个疗程。疗程间隔 3 天

3. 注意事项　禁止和高温热源与铁性物质接触，以免影响针具寿命和疗效。

三、磁圆梅针

磁圆梅针由师怀堂将圆针、梅花针结合，加上高强度磁块创制而成。

（一）针具

磁圆梅针由金属制作，外形似斧锤，呈 T 形，由两部分组成。

1. 针体　又分为针身与针头两部分。针身中部为圆柱形，两端形成一定锥度；针头连接于针身两端，其中一端为绿豆大的球形，名曰"磁圆针"，另一端形似梅花针针头，名曰"磁梅花针"。

2. 针柄　针柄分两节，两节间由螺旋丝口衔接，前节较细，长 12cm；后节较粗，长 10cm。针体与针柄由螺旋丝口连接成 T 形。

（二）方法

1. 持针法　以右手拇、食二指握持针柄中部，中指、无名指轻握针柄后部，小指轻托针柄末端，使虎口向内，针头垂直。

2. 基本手法　手臂悬空，右肘屈曲为 90°，以腕部运动形成主要的叩击力量，同时运用中指、无名指、小指的撬力。腕力与指力两者巧妙配合，灵活弹刺。

3. 刺激强度　一般可分为轻、重、中3种刺激强度。

（1）轻刺激：局部皮肤无明显改变，叩刺时仅有振动感。

（2）重刺激：叩时皮下痛感明显，叩后皮下出现黄青色斑点，随即转为青紫色斑点。

（3）中度刺激：叩击至皮肤潮红，第2天皮下有黄青色斑点。

每个穴位一般以叩击5～20下为准，频率的快慢、手法的轻重，要看穴位处肌肉肥厚和肌肉薄瘦来决定。在其主穴采取重叩，配穴用轻叩手法。也可局部叩刺或经脉叩刺。

（三）临床应用

1. 适用范围　胃下垂，急、慢性胃肠炎，慢性肠炎，神经衰弱，动脉硬化；软组织损伤，肩周炎，颈椎病，静脉曲张，风湿性关节炎；子宫脱垂，不孕症，月经不调，痛经；小儿腹泻，小儿遗尿等。

2. 处方示例

（1）下肢静脉曲张：以磁圆梅针圆针端在静脉曲张团处，由下而上重叩，叩至皮下出现鼓包，看不清蚯蚓团状的曲张静脉为止。经叩刺一次而愈。在其远端重叩，可关闭曲张的静脉下端（将曲张团全部叩击至皮下出血，静脉破裂）形成静脉阻塞，使病变静脉失用，以新的侧支循环取代。深静脉瓣功能障碍者无效。

（2）月经不调：以磁圆梅针中度刺激叩击冲脉、任脉、督脉、带脉，每日早晚各1次。

（3）小儿消化不良：以磁圆梅针叩击手大小鱼际、四缝，或来回划刮，四缝用压叩法。

（4）中风后遗症：以磁圆梅针叩击头部穴，有过敏痛点处多为脑血管病部位，可在此重点用梅花针叩击、毫针针刺、火针点刺。

第五章

其他

本章包括埋线、割治与拔罐三种治疗技法，埋线是羊肠线埋入腧穴，是现代针灸技法之一。其他两种方法，古已有之，属传统针灸技法范畴。

第一节 腧穴埋线

腧穴埋线法是将羊肠线埋入腧穴，利用羊肠线对腧穴的持续刺激作用，激发经气、调和气血，以防治疾病的方法。在临床上，腧穴埋线法根据病症特点，辨证论治，取穴配方，发挥其综合作用，具有刺激性强、疗效持久的特点，可广泛应用于临床各科病症。

一、埋线用具

皮肤消毒用品、洞巾、注射器、止血钳、镊子、埋线针、经改制的 12 号腰椎穿刺针（将针芯前端磨平）、8 号注射针头、28 号 2 寸毫针、0～1 号铬制羊肠线、2% 利多卡因溶液、剪刀、消毒纱布及敷料等。埋线针是坚韧特制的金属钩针，长 12～15cm，针尖呈三角形，底部有一缺口（图 5－5－1）。如用切开法需备尖头手术刀片、手术刀柄、三角缝针等。

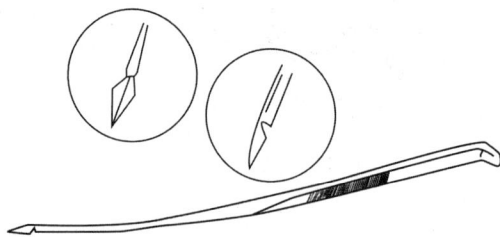

图 5－5－1　埋线针

二、方法

（一）选穴处方

一般可根据针灸治疗时的处方原则辨证取穴。腧穴埋线多选肌肉比较丰厚部位的穴位，以背腰部及腹部穴最常用。如哮喘取肺俞，胃病取脾俞、胃俞、中脘等。选穴原则与针刺疗法相同。但取穴要精简，每次埋线 1～3 穴，可间隔 2～4 周治疗 1 次。

（二）操作程序

1. 穿刺针埋线法　常规消毒局部皮肤，取一段 1～2cm 长已消毒的羊肠线，放置在腰椎穿刺针针管的前端，后接针芯，左手拇、食二指绷紧或捏起进针部位皮肤，右手持针，刺入到所需深度；当出现针感后，边推针芯，边退针管，将羊肠线埋植在穴位的皮下组织或肌层内，针孔处覆盖消毒纱布。

2. 简易埋线法　用 8 号注射针头作套管，28 号 2 寸长的毫针作针芯，将 0 号羊肠线 1～1.5cm 放入针头内埋入穴位，操作方法同上。此法为临床所常用。

3. 埋线针埋线法（图 5－5－2）　用特制的埋线针埋线时，局部皮肤消毒后，以 2% 利多卡因溶液做浸润麻醉，剪取羊肠线一段（一般约 1cm 长），套在埋线针针尖缺口上，两端用止血钳夹住。左手持针，右手持钳，针尖缺口向下以 15°～40° 方向刺入，当针头缺口进入皮内后，右手即将血管钳松开，左手持续进针直至羊肠线头完全埋入皮下，再进针 0.5cm，随后把针退出，用消毒干棉球或纱布压迫针孔片刻，再用纱布敷盖保护创口 3～5 天。

4. 三角针埋线法（图5-5-3）　在距离穴位两侧1~2cm处，用甲紫溶液做进出针点的标记。皮肤消毒后，在标记处用2%利多卡因溶液做皮内麻醉，用持针器夹住带羊肠线的皮肤缝合针，从一侧局麻点刺入，穿过穴位下方的皮下组织或肌层，从对侧局麻点穿出，捏起两针孔之间的皮肤，紧贴皮肤剪断两端线头，放松皮肤，轻轻揉按局部，使羊肠线完全埋入皮下组织内。敷盖纱布3~5天。每次可用1~3个穴位，一般20~30天埋线1次。

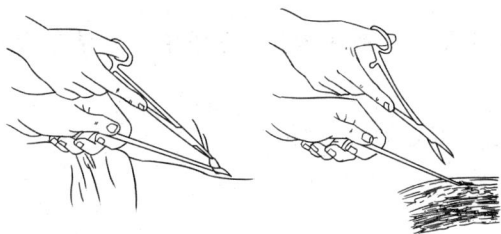

图5-5-2　埋线针埋线法　　　　图5-5-3　三角针埋线法

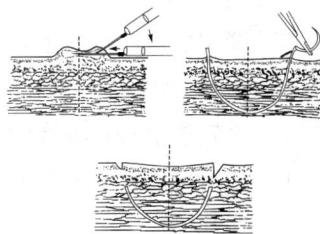

5. 切开埋线法　在选定的穴位上用2%利多卡因溶液做浸润麻醉，用刀尖刺开皮肤0.5~1cm，先将血管钳探到穴位深处，经过浅筋膜达肌层探找敏感点按摩数秒，休息1~2分钟。然后用0.5~1.0cm长的羊肠线4~5根埋于肌层内。羊肠线不能埋在脂肪层或过浅，以防止不易吸收或感染。切口处用丝线缝合，盖上消毒纱布，5~7天后拆去丝线。

6. 切开结扎埋线法　用手术刀尖在局麻皮丘处切开皮肤0.2~0.5cm，用弯止血钳插入穴位深处按摩，弹拨数秒，使产生酸、麻、胀感，然后用持针钳夹住穿有羊肠线的缝合针从切口刺入，经过穴位深层从另一处穿出皮肤，再从穿出处进入，经穴位浅层至原切口处穿出，将两线头适当拉紧打结，并将结头埋入切口深处，包扎伤口5~7天。此法对穴位刺激最强，常用于小儿脊髓灰质炎后遗症，一般15~20天治疗1次，7次左右为1个疗程。

三、临床应用

（一）适用范围

可用于哮喘、胃痛、腹泻、便秘、遗尿、面瘫、鼻渊、阳痿、痛经、癫痫、腰腿痛、痿证、单纯性肥胖症、视神经萎缩、神经性皮炎、脊髓灰质炎后遗症、神经症等。

（二）处方示例

1. 癫痫　取穴：长强、心俞（双）、大椎、腰奇、丰隆（双）、鸠尾、足三里（双）。用穿刺针埋线法，对一些体质强壮、发作较频繁者可选用切开埋线法，每次取3个穴位，15~30天治疗1次，4次为1个疗程。

2. 失眠　取穴：心俞、肾俞、脾俞、肝俞。用简易埋线法，每次取2个穴位，15天治疗1次，2次为1个疗程。

（三）注意事项

1. 严格无菌操作，防止感染。三角针埋线时操作要轻、准，防止断针。

2. 埋线最好埋在皮下组织与肌肉之间，肌肉丰厚处可埋入肌层，羊肠线不可暴露在皮肤外面。

3. 根据不同部位，掌握埋线的深度，不要伤及内脏、大血管和神经干（不要直接结扎神经和血管），以免造成功能障碍和疼痛。

4. 皮肤局部有感染或有溃疡时不宜埋线。肺结核活动期、骨结核、严重心脏病或妊娠期等均不宜使用本法。

5. 羊肠线用剩后，可浸泡在75%乙醇溶液中，或用苯扎溴铵溶液（新洁尔灭）处理，临用时再用生理盐水浸泡。

6. 在一个穴位上进行多次治疗时应偏离前次治疗的部位。

7. 注意术后反应，有异常现象应及时处理。

（四）术后反应

1. 正常反应　由于刺激损伤及羊肠线（异性蛋白）刺激，在1～5天内，局部可出现红、肿、痛、热等无菌性炎症反应。少数病例反应较重，切口处有少量渗出液，亦属正常现象，一般不需处理。若渗液较多凸出于皮肤表面时，可将乳白色渗液挤出，用75%酒精棉球擦去，覆盖消毒纱布。施术后患肢局部温度也会升高，可持续3～7天。少数患者可有全身反应，即埋线后4～24小时内体温上升，一般约在38℃，局部无感染现象，持续2～4天后体温恢复正常。埋线后还可有白细胞总数及中性多形核细胞计数的增高现象，应注意观察。

2. 异常反应

（1）少数患者因治疗中无菌操作不严或伤口保护不好，造成感染。一般在治疗后3～4天出现局部红肿、疼痛加剧，并可能伴有发热。应予局部热敷及抗感染处理。

（2）个别患者对羊肠线过敏，治疗后出现局部红肿、瘙痒、发热等反应，甚至切口处脂肪液化，羊肠线溢出，应适当做抗过敏处理。

（3）如感觉神经受到损伤，会出现神经分布区皮肤感觉障碍；运动神经受到损伤，会出现所支配的肌肉群瘫痪。如坐骨神经、腓神经损伤，就会引起足下垂和踇趾不能背屈。在发生此种现象时，应及时抽出羊肠线，并给予适当处理。

（五）医家经验

1. 邓元江等治疗癫痫全身强直 - 阵挛发作经验

（1）药线制备：抗痫方由胆南星、法半夏、桃仁、地龙、僵蚕、石菖蒲各10g，川芎15g，红花、全蝎各5g，蜈蚣3条等中药组成，1剂，装入500ml广口瓶内，加入70%乙醇溶液300ml，盖上瓶盖浸泡15天，过滤取醇浸液，置于另一个250ml广口瓶内，加入2－0羊肠线45根，浸泡10天，制成药线备用。

（2）取穴：大椎、肝俞、丰隆、腰奇、鸠尾、阳陵泉。大椎、丰隆、阳陵泉均直刺，腰奇、鸠尾均向上斜刺，肝俞向脊柱斜刺，均予常规深度。

（3）操作：用注射针头埋线法。取药线剪成1cm的线段6～8根，用手术灯照射，烘干后将其分别穿入8号针头的空间，线头不外露，针头内插上一根剪去针尖的30号针灸针备用。穴位消毒，将针头刺入穴位一定深度，推动针灸针，将药线顶入穴位，埋入肌层，抽出针头，立即贴上创口贴。每25～30天1次，两组交替。连续4～5次。［中医杂志，2001，45（7）：406－408］

2. 王静等用治单纯性肥胖症经验

（1）取穴：天枢、中脘、关元、大肠俞、脾俞；滑肉门、大横、水分、阴交、胃俞、关元俞；外陵、气海、带脉、建里、肾俞、膀胱俞。三组穴交替。

（2）操作：常规消毒，按穴位深度选取不同长度3－0铬制医用羊肠线。按无菌操作方法剪成1～2cm的线段，浸泡95%乙醇溶液备用。使用7号注射针头将羊肠线推入穴位，腹部穴直刺达肌层注入羊肠线；背部穴斜向脊柱方向，羊肠线不得露出皮肤。出针后用消毒干棉球压盖针孔。每组10天，3组均埋线完毕为1个疗程。

（3）配合方法：同时可电针脐周八穴为主穴（天枢、外陵、滑肉门、水分、阴交），配足三里、合谷，血海、曲池，2组配穴交替。用电针仪电极分别连接于腹部两侧穴位，疏密波，电流强度以患者能耐受为度，留针30分钟。隔日1次，10次为1个疗程，连续2个疗程。

埋线加电针组疗效肯定，且对甘油三酯、血清胰岛素等有一定控制，可改善单纯性肥胖症胰岛素抵抗状态。［中医杂志，2011，52（12）：1023－1025］

3. 舒涛等用治痔术后疼痛

（1）取穴：长强穴。

（2）操作：侧卧位，暴露肛门，肛周皮肤常规消毒，2%利多卡因溶液局部浸润麻醉，左手食指插入肛门作引导，右手持针自尾骨尖端与肛门连线的中点垂直进针，快速刺至皮下，然后以左手食指作引导，沿肌肉层将针尖向尾骨尖方向缓慢推进约3cm，试抽回血时注入羊肠线（治疗前，先将1.5cm长2－0号医用羊肠线放入一次性埋线针头的前端），同时向后退针，注入长效止痛剂氢溴酸高乌甲素注射液2ml。出针后棉球按压片刻，施行手术治疗。

本法对痔术后疼痛有较好的止痛作用，能减少合并症。［中医杂志，2010，51（4）：335－338］

4. 叶立汉等用治慢性软组织损伤

（1）部位：距慢性软组织损伤（如颈椎病颈型、背肌筋膜炎、腰肌劳损、第三腰椎横突综合征等）形成的硬结、条索状物、压痛点3～5cm处。

（2）操作：常规消毒后，选用5－0号医用羊肠线3～4cm，用镊子将其穿入7号注射针头管中，以1.5寸针灸针为针芯，针尖朝上述反应点快速沿皮横刺进针，当针尖到达反应点皮下后，用针体行扇状平扫及上提牵拉皮肤各3～5下，然后缓慢退针，边退针边向前推针芯，待针尖有落空感时拔针，用干棉球按压针孔1分钟。不要求有酸麻胀痛等针感。

每次取3～6个部位不等。1周后行第2次，3次后结束。［中医杂志，2004，45（11）：829］

5. 陶莉莉等用治肥胖型多囊卵巢综合征

（1）取穴：第 1 组取肝俞、中极、膈俞、足三里、三阴交、带脉、关元；第 2 组取肾俞、脾俞、天枢、水分、阴陵泉、丰隆、卵巢。两组交替。除中极、关元、水分外，均取双侧。

（2）操作：局部消毒后，将灭菌医用羊肠线（0.7cm）放入穿刺针针管前端，对准穴位快速透皮，缓慢进针得气后，缓慢推针芯的同时退针管，将肠线留在穴位内。出针后用消毒棉球按压针孔片刻。要避开经期，每周 1 次，连续 3 个月。同时用苍附导痰汤加减，每日 1 剂。［中医杂志，2010，51（3）：239－242］

第二节 割治

割治是割破人体腧穴或某些部位浅表，摘除少量皮下脂肪组织，以防病治病的方法。主要用于哮喘、疳积等病症的治疗。

一、方法

腧穴常规消毒后，局部麻醉，以左手拇指紧压穴位下方，用手术刀纵行切开皮肤（不宜太深，切开皮层即可），切口长 0.5～1cm（儿童要短些）。用血管钳分离切口，暴露皮下脂肪组织，摘除黄豆或蚕豆大小的脂肪组织。将血管钳伸入皮下，沿切口左右上下进行按摩，使出现酸胀麻感觉，并向周围扩散。也可用血管钳轻夹数次皮下组织，或用刀柄在骨膜上滑动（如膻中穴），使出现酸胀麻感觉，并向周围扩散。覆盖消毒纱布，包扎固定。2 次割治之间须休息 7～10 天，可在原来割治的部位或另选一穴，再行第 2 次割治。

另有一种划割法，在第 11 胸椎棘突两旁横划 3～4cm，划破表皮略出血，用治小儿单纯性消化不良症。又如在患者上下大磨牙之间的黏膜上，纵划长约 1.5cm，划破黏膜略出血，用治面瘫。

二、割治部位（图 5 - 5 - 4）

掌 1：食指第 1 节掌面正中，用于支气管哮喘。

掌 2：第 2、3 掌骨间隙掌侧，食指与中指根部联合下约 0.5cm 处。用于慢性支气管炎、支气管哮喘。

掌 3：第 3、4 掌骨间隙掌侧，中指与无名指根部联合下约 0.5cm 处。用于慢性支气管炎、支气管哮喘。

掌 4：第 4、5 掌骨间隙掌侧，无名指与小指根部联合下约 0.5cm 处。用于神经衰弱、头痛、胃肠病。

掌 5（即鱼际）：掌面大鱼际尺侧缘与并拢的食指中指间引线的交点上。用于支气管哮喘、疳积。

掌 6：大陵穴向掌心方向 1.5cm 处。用于慢性胃炎、胃溃

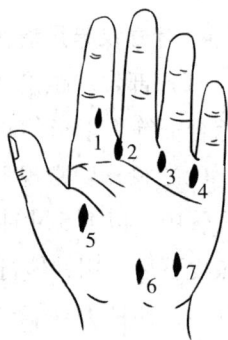

图 5 - 5 - 4 割治部位

疡、胃神经症、肠炎、消化不良等。

掌7：神门穴向无名指、小指间隔方向1.5cm处。用于胃神经症、胃溃疡等。

三、临床应用

（一）适应证和禁忌证

1. 适应证 哮喘、疳积、瘰疬、头痛、胃痛、面瘫等。

2. 禁忌证 有出血倾向、血液病者禁用。孕妇、月经期，严重心脏病和肾病，重危病症禁用。持续高热，局部水肿、感染者，暂不宜用之。

（二）处方示例

1. 瘰疬 鸠尾、涌泉。

2. 疳积、消化不良 掌5（即鱼际）。

3. 哮喘 掌1、掌2、掌3、掌5，膻中。

（三）注意事项

1. 老弱妇孺患者，割治要轻，以防晕针。

2. 麻药不宜注射过多，以免影响疗效。麻药不宜注射过深，以免伤及深部血管、神经或韧带。

3. 术后可有周身不适、关节酸痛、食欲不振等反应，一般几天内即自行消失，严重时可做对症处理。

4. 严格无菌操作，术后创口5~7天内不能触水，以免感染。

5. 术后休息几天，并注意饮食、冷暖。

第三节　拔罐

拔罐法是利用燃烧、抽吸、挤压等方法排出罐内空气，造成负压，使罐吸附于体表腧穴或患处产生刺激，以防病治病的方法。古代常以筒形兽角作罐具，且多用燃烧火力排气拔罐，故又称"角法""吸筒法""火罐气"。本法具有操作简便、使用安全、适用广泛等优点，临床十分常用。

一、常用罐具

（一）传统罐具

1. 竹罐 用坚韧成熟的青竹，按节锯断一端，留节作为底，一端去节作罐口，将外形磨制成两端稍小、中间稍大，且平整光滑的腰鼓状，罐长度与口径比例适度，规格据材而定，大小不等。其罐取材容易，制作简便，能耐高温，不易破碎，可用于身体各部拔多种罐法，尤其多用于水煮罐法。但其罐易燥裂漏气，吸拔力不大，且不透明，难以观察罐内皮肤反应，不宜用做刺血拔罐等。（图5-5-5）

2. 陶瓷罐 亦名陶罐，系用陶土烧制而成的罐具。形如缸状、口底稍小、腔大如鼓。其罐吸拔力强，易于高温消毒，适用于全身各部。但体较重，易于破碎，且不透明，目前已不常用。

3. 玻璃罐 用耐热质硬的透明玻璃烧制成的罐具。形如球或笆斗，口平腔大底圆，口缘稍厚略外翻，内外光滑，大小规格多样。其罐透明，使用时可以观察吸拔部位皮肤淤血、充血程度，便于随时掌握情况。且吸附力大，易于清洗消毒，适用于全身各部，可施多种罐法，是目前最常用的罐具之一。但传热较快，易于破碎。（图5－5－6）

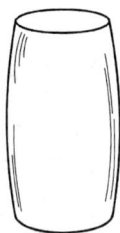
图5－5－5　竹罐

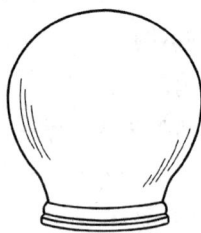
图5－5－6　玻璃罐

（二）新型罐具

1 挤压排气罐 以挤压方式排气的罐具。

（1）挤压排气橡胶罐：常用者系仿玻璃罐规格以高弹性塑料制成的双层塔式橡胶罐。使用时将罐口置于吸拔部，挤压罐身排出罐内气体即行施罐。此罐轻便，不易破裂，便于携带，无点火烫伤之虑，但无温热感，不能高温消毒，易于老化，仅宜拔固定罐，不宜施其他罐法。

（2）挤压排气组合罐：由喇叭形透明玻璃筒的细头端套一橡皮球而构成。应用时将罐口扣于吸拔部位，挤压橡皮球排气而拔罐。其罐操作方便，但负压维持时间较短，仅宜于留罐。

2. 抽气排气罐 简称抽气罐。

（1）康祝拔罐器：由硬质料制成杯身球底，口缘唇形外翻状，罐体透明，底端阀门排气，使用时可随时调节罐内压力，有几种规格以适应临床需要。

（2）注射器抽气罐：系将保留带铝皮橡胶瓶塞的青、链霉素瓶（或葡萄糖瓶、生理盐水瓶）的底去掉，并打磨光滑平整作罐具。使用时将罐口吸拔相应部位，用注射器针头经橡皮塞刺入罐内，抽出空气而拔罐。罐小者可用于头、面、手、脚及皮肤较薄部位。（图5－5－7）

3. 多功能罐器 均系配置有其他治疗作用的现代新型罐具。如在罐顶中央安置刺血器的刺血罐；在罐内架设艾灸，灸后排气拔罐的灸罐；罐内安有电热元件（电阻丝等）的电热罐（电罐）等，均具拔罐与相应疗法（如刺血、艾灸）的治疗作用。

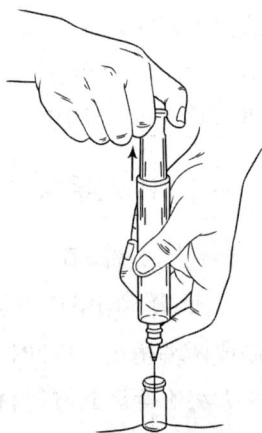
图5－5－7　注射器抽气罐

二、方法

根据罐具的种类，目前罐具的吸拔方法（主要指排气方法）已有多种，常用的有火罐法和水罐法。

（一）火罐法

火罐法系借燃烧火力排出罐内空气形成负压，将罐吸附于体表的吸拔法。

1. 闪火法　用镊子夹住略蘸酒精的棉球，或手持闪火器（用细铁丝将纱布缠绕于7~8号的粗铁丝的一端，将纱布蘸少许酒精），一手握罐体，将棉球或纱布点燃后立即伸入罐内闪火即退出，速将罐扣于应拔部位。此法适用于各部位，可拔留罐、闪罐、走罐等，临床最常用。此法罐内无燃烧物坠落，不易烫伤皮肤。但蘸酒精宜少，且不能沾于罐口，以免烫伤皮肤。（图5-5-8）

2. 投火法　将蘸酒精的棉球或折叠的软质白色纸片（卷）点燃后投入罐内，趁火旺时迅速将罐扣于应拔部位。此法罐内燃烧物易坠落烫伤皮肤，故多用于身体侧面横向拔罐，拔单罐、留罐、排罐等。（图5-5-9）

3. 贴棉法　将直径1~2cm的薄脱脂棉片略蘸酒精后贴于罐体内侧壁，点燃后迅速将罐扣于吸拔部位，此法亦用于身体侧面横向拔罐。操作时所蘸酒精必须适量，酒精过多或过少均易发生棉片坠落，且酒精过多尚易淌流于罐口，而引起皮肤烫伤。（图5-5-10）

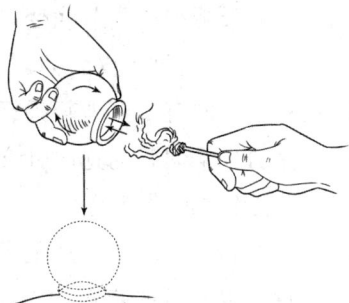
图5-5-8　闪火法

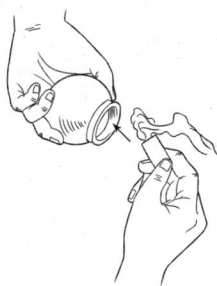
图5-5-9　投火法

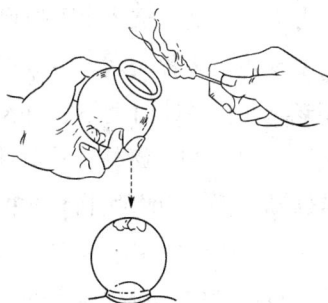
图5-5-10　贴棉法

4. 架火法　置胶木瓶盖或薄小面饼、中药饮片（据病情而选）于应拔部位，并在其上放置酒精棉球，点燃后迅速将罐吸拔于该部。此法不易烫伤皮肤，适用于肌肉丰厚而平坦部位拔留罐、排罐。（图5-5-11）

（二）水罐法

水罐法是指拔罐时用水热排出罐内空气的方法。根据用水的方式，常有以下几种。

1. 水煮法　将竹罐放入水中或药液中煮沸2~3分钟，然后用镊子将罐倒置夹起，迅速用干毛巾捂住罐口片刻，以

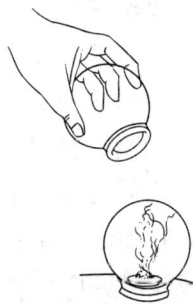
图5-5-11　架火法

吸去罐内的水液，降低罐口温度（但保持罐内热气），趁热将罐拔于应拔部位，拔后轻按罐具半分钟左右，令其吸牢。此法消毒彻底，温热作用强，且可罐药结合，适用于任何部位拔留罐、排罐。但操作应适时，出水后拔罐过快易烫伤皮肤，过慢又易致吸拔力不足。

2. 蒸气法 将水或药液（勿超过壶嘴）在小水壶内煮沸，至水蒸气从壶嘴或套于壶嘴的皮管内大量喷出时，将壶嘴或皮管插入罐内2～3分钟后取出，速将罐扣于吸拔部位。扣上后用手轻按其罐半分钟，使之吸牢。此法适用于身体各部拔留罐、排罐。

其他尚可用抽气法、挤压法排气拔罐，详见常用罐具。

（三）拔罐方法

根据病变部位与疾病性质，拔罐法尚有不同的应用方法。

1. 单罐法 即一罐独拔。运用于病变部位明确、范围局限，或有固定压痛点的病症，如胃痛拔中脘穴，牙痛拔颊车穴，软组织损伤拔阿是穴，以及于虫蛇叮咬处拔毒、疮痈部排脓等。

2. 多罐法 即多罐并用。适宜于病变范围广泛或选穴较多的病症。常根据病情与解剖特点，于多部位或多个穴位处拔数罐至数十罐。如沿某一经脉或某一肌束的体表位置，按顺序成行排列吸拔多个罐具，又称排罐法。此法多用于神经肌肉疼痛、陈旧性组织损伤及气血瘀滞病症。排罐间距要适当，疏密视病情与体质而定。

3. 留罐法 又名坐罐法，拔罐后将罐留置5～15分钟，使浅层皮肤和肌肉吸入罐内，轻者皮肤潮红，重者皮下瘀血紫黑。此法多用于深部组织损伤、颈肩腰腿痛、关节病变以及临床各科多种疾病。留罐时间久暂视拔罐反应与体质而定，肌肤反应明显、皮肤薄弱、年老与儿童留罐时间不宜过长。留罐中，据病情需要，可于皮肤垂直方向有节奏地轻提轻按（一提一按）罐体，或频频震颤罐具或摇晃罐体，或缓缓于水平方向顺时针与逆时针交替转动罐体。以增强刺激，提高治疗效果，但手法宜轻柔，以免肌肤疼痛或罐具脱落。

4. 闪罐法 用闪火法将玻璃罐吸拔于应拔部位，随即取下，再吸拔、再取下，反复吸拔至皮肤潮红，或罐体底部发热为度。用治风湿痹痛、中风后遗症，以及肌肤麻木、肌肉痿弱的病症。本法要求动作要快而准确。

5. 走罐法 亦名推罐法、拉罐法。操作方法是先于施罐部位涂上润滑剂，以凡士林、润肤霜、食油最佳，亦可用水或药液，同时将玻璃罐口亦涂上油脂。用闪火法吸拔后，以手握住罐底，稍倾斜，稍用力将罐沿着肌肉、经络循行路线推拉（罐具前进方向略提起，后方着力），反复运作至走罐区皮肤紫红色为度。（图5－5－12）

走罐法适于在病变范围较广、

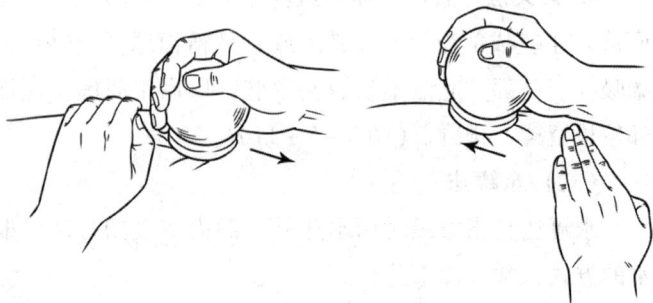

图5－5－12 走罐法

肌肉丰厚而平整部位行罐，如背部脊柱两旁、下肢股四头肌处，腰骶部、腹部及肩关节等。可用于治疗急性热病、瘫痪麻木、风湿痹证、肌肉萎缩等病症。应据病情与患者体质而调节负压及走罐快慢与轻重；吸拔后应立即走罐，否则吸牢后则难以走罐；走罐动作宜轻柔，用力均匀、平稳、缓慢。罐内负压大小以推拉顺利为宜，若负压过大或用力过重、速度过快，患者往往疼痛难忍，且易拉伤皮肤；负压过小，吸拔力不足，罐又易脱落，治疗效果差。

6. 针罐法 指针刺与拔罐相配合的治疗方法。常用的针罐法有以下几种。

（1）留针罐法：于相关腧穴上针刺得气后留针，再以针为中心拔留罐 5 ～ 10 分钟后启罐、出针。此法宜用于治疗风湿痹证，但不宜用于胸背部，因罐内负压易加深针刺深度，从而引起气胸。

（2）刺络罐法：即拔罐与刺血疗法配合应用的治法。于施术穴位或患处常规消毒后，用皮肤针或三棱针、注射针、粗毫针点刺皮肤渗血，或挑刺皮下血络或纤维数根，然后拔留罐，至拔出少量恶血为度。起罐后用消毒棉球擦净血迹。此法适用于热证、实证、实寒证、瘀血证及某些皮肤病等，如各种急慢性软组织损伤、坐骨神经痛、哮喘，以及神经性皮炎、皮肤瘙痒症等。

7. 药罐法 是指拔罐配合药物的罐药并用法。常用方法有药煮罐法、药蒸气罐法、贮药罐法等。此外，尚有将备用药液（水）、药乳、药油、药膏、药糊涂于应拔部位或罐内壁而拔罐的。

（四）启罐方法

启罐亦名起罐，即将吸拔牢的留罐取下的方法。

1. 一般罐的启法 一手握住罐体腰底部稍倾斜，另一手拇指或食指按住罐口边缘的皮肤，使罐口与皮肤之间形成空隙，空气进入罐内，则罐自落。切不可硬拉或旋转罐具，否则会引起疼痛，甚至损伤皮肤。

2. 抽气罐的启法 注射器抽气罐、空气唧筒抽气罐，向罐内注入空气，罐具即脱。

3. 水（药）罐的启法 应防止水（药）液漏出，若吸拔部位呈水平面，应先将拔罐部位调整为侧面后再启罐。

（五）效应观察

1. 治疗效应 启罐后吸拔部出现点片状紫红色瘀点、瘀块，或兼微热痛感，通称罐斑或罐印，是属正常反应，1～2 日即自行消失。

2. 病理反应 罐斑如显水疱、水肿或水气状，提示湿盛或寒湿。若水气色黄为湿热；水疱呈红色或黑色，示久病湿盛血瘀。罐斑色深紫，示瘀血为患。罐斑色深紫黑触之痛、伴身热，系热毒瘀结。罐斑无皮色变化，触之不温，多为虚寒证。罐斑微痒或出现皮纹，多系风邪为患。罐斑或血疱色淡，多属虚证。拔针罐后，血色深红为热，青色为寒凝血瘀。以上反应应结合临床而综合分析。

3. 善后处理 启罐后，用消毒棉球轻轻拭去拔罐部位紫红色罐斑上的小水珠。若罐斑微觉痛痒，不可搔抓，数日内自可消退。如现小水疱可任其自行吸收，不需处理；小水疱较大，应用消毒毫针刺破，放出水液，涂上甲紫溶液。若出血应用棉球拭净。若皮肤破损，应常规消毒，并用无菌敷料覆盖其上。若系拔罐治疗疮痈，启罐后应拭净脓血，并常规处理疮口。

处置妥帖后，嘱患者休息片刻再离开治疗室，并嘱 1 日或 2、3 日后再做治疗，视病情与反应而定。

三、临床应用

随着罐具的不断创新、吸拔方法与罐法的增多，加之作用机制的深入研究，拔罐疗法的适应证也相应增多。除主要用于治疗疾病外，还可用于预防保健。

（一）适用范围

感冒、中暑、急慢性支气管炎、支气管哮喘；高血压、面神经麻痹、头痛、三叉神经痛、神经衰弱、中风后遗症、呕吐、便秘、胃肠痉挛、慢性腹泻、尿潴留、尿失禁，痛经、月经不调、闭经、带下、盆腔炎、乳腺炎、围绝经期综合征，小儿厌食症、小儿腹泻、小儿消化不良、小儿遗尿、百日咳、流行性腮腺炎等，疖、疔、痈、疽、丹毒、痔疮、脱肛、虫蛇咬伤、痤疮、湿疹、荨麻疹、神经性皮炎、皮肤瘙痒症、白癜风、带状疱疹、鼻炎、牙痛、口腔溃疡、慢性咽喉炎、扁桃体炎等。尤其对腰背痛、腰肌劳损、退行性骨关节炎、肩周炎、风湿性关节炎、类风湿关节炎、落枕和软组织劳损等有效。

（二）处方示例

1. 急性腰扭伤 选穴阿是穴、委中（患侧）。在阿是穴处，薄薄地涂一层液状石蜡，火罐疗法行走罐，再留罐片刻，罐中有瘀血时起罐，然后在委中穴点刺出血数滴。每日 1 次，3 次为 1 个疗程。

2. 肩周炎 取肩关节周围阿是穴，行刺络拔罐法。用皮肤针叩打皮肤微出血，继而拔罐令瘀血流出 5ml，隔日 1 次。严重者用锋钩针痛点挑刺，进针深度 0.5cm，钩断粘连的纤维，拔罐。配选肩井、肩贞、天宗、曲池、外关等。

3. 落枕 取穴阿是穴，行药罐法。将麻黄、防风、木瓜、川椒、竹茹、秦艽、乳香、没药、当归各 30g，用纱布包好，放入锅内，加水 3000ml，煮沸后 30 分钟，将竹罐放入药中，煮 3~5 分钟。取出竹罐，甩去药液，用干毛巾捂住罐口，降低罐口温度（防烫伤皮肤），保持罐内热度，立即将竹罐拔于阿是穴，按压 1 分钟，至竹罐完全吸附于皮肤为止。留罐 10~20 分钟，至皮肤出现瘀血为度。每日或隔日 1 次。

4. 神经衰弱 行火罐法，选穴：心俞、膈俞、肾俞、胸至骶段脊柱两侧全程膀胱经内侧循行线及周荣穴。以拇指指腹在心俞、膈俞、肾俞穴上反复揉按 5 次，然后在两侧膀胱经上均匀分布 4 个罐，留罐 30 分钟。起罐后，在周荣穴处拔罐，留罐 30 分钟，每周治疗 2 次，6 次为 1 个疗程。

5. 围绝经期综合征 行走罐法，取夹脊穴及背部督脉、足太阳经穴，至皮肤潮红、紫红为度，每次 10～15 分钟。隔日 1 次，5 次为 1 个疗程。

6. 皮肤科病症 用点刺拔罐法取效。如带状疱疹后遗痛，取阿是穴；慢性荨麻疹，取大椎、肺俞；皮肤瘙痒症，取大椎、肺俞、足三里等。

7. 溢泪症（泪道功能不全） 太阳穴，直刺 1 寸，起针后用抽气罐在针孔吸拔 10 分钟。而后在该处贴麝香虎骨膏，并嘱出外戴墨镜以避风遮光。可加用睛明穴针刺。

8. 慢性咳嗽 患者俯卧位或坐位，暴露上背，保持两肩胛部平坦。将预热后的 TDP 治疗仪对准背部，冬季要预防受凉。选择适合患者背部大小的玻璃罐，用闪火法拔罐。取大椎、风门、肺俞、膏肓为主穴，罐内皮肤颜色深紫者加膈俞，体弱者加脾俞。主穴起罐后，在两肺底部依次拔罐，留罐时间 5～10 分钟，视患者皮肤状况而定。并将 TDP 治疗仪依次对准主穴及两肺底部调治 10～15 分钟，待皮肤潮红为度。每日或隔日 1 次，5 次为 1 个疗程。

（三）禁忌证

1. 急性严重疾病、慢性全身虚弱性疾病、接触性传染病及活动性肺结核。
2. 严重心脏病、心力衰竭，血小板减少性紫癜、白血病及血友病等出血性疾病。
3. 急性外伤性骨折、严重水肿。
4. 精神分裂症、抽搐、高度神经质及不合作者。
5. 皮肤高度过敏、传染性皮肤病，以及皮肤肿瘤（肿块）部、皮肤溃烂部，瘰疬、疝气处
6. 心尖区体表大动脉搏动部及静脉曲张部；眼、耳、口、鼻等五官孔窍部。
7. 妊娠妇女的腹部、腰骶部、乳房部、前后阴部。
8. 婴幼儿。
9. 精神紧张、疲劳、饮酒后，以及过饥、过饱、烦渴时。

（四）注意事项

1. 诊室应宽敞明亮，空气流通，室温适宜，要注意患者保暖，以免晕罐。
2. 根据病情与施术要求，选择适当体位与罐的规格。充分暴露应拔部位，有毛发者须剃去，拔针罐应注重局部和器具消毒，防止交叉感染。
3. 选好体位，体位应舒适，嘱患者勿移动体位，以防罐具脱落。
4. 老年、儿童与体质虚弱的患者施罐数量宜少，留罐时间宜短，否则难以承受。初次接受拔罐者，除应消除其畏惧心理外，拔罐数量与时间也宜少、宜短，待适应后复诊时再酌增。
5. 施罐手法要纯熟，动作要轻、快、稳、准。拔多罐数量宜少，罐间距离应适中，过远影响疗效，过近易痛易落。
6. 注意询问患者的感觉，观察其局部和全身反应。拔罐后一般有下述 3 种反应。
（1）患者感觉拔罐部位紧束、酸胀、温暖舒适或有凉气外出，罐内肌肤突起，呈红疹或紫斑样变，为正常反应。

（2）患者感觉吸拔部明显疼痛或烧灼、麻木，多为吸拔力过大；若患者毫无感觉，多为吸拔力不足。均应启罐（取下）重拔。若重拔后，上述情况依旧，则应考虑罐具规格、吸拔部位、施罐方法、负压大小，以及疾病性质、患者体质等因素的影响。

（3）拔罐期间，如患者出现头晕、恶心、面色苍白、四肢发凉、出冷汗、胸闷心慌，甚至晕厥、脉细弱等晕罐征象，应及时启罐，并参照晕针处理。

（五）医家经验

1. 韩利民等用拔罐配合红光治疗窦道（包括切口感染）经验

（1）治疗组用拔罐加红光：先用闪火法。将粗铁丝做成的点火棒，点燃酒精棉球伸进罐内，在罐底部或中部旋转一圈迅速退出，再将罐子扣在窦道周围。注意操作动作要快，罐口与应拔部位距离不宜太远。每次 10～15 分钟，隔日 1 次，10 次为 1 个疗程。

起罐后用北京产 KDHS 型红光治疗仪，输出 90% 以上是可见光，波长 600～700nm，其余为红外线，波长为 700～4000nm，输出功率为 3W，2cm 处光斑直径 >30mm。清创后光斑对准窦口，距离为 10～15cm，每次 20 分钟，每日 1 次，20 次为 1 个疗程。

（2）对照组：单纯红光治疗，方法同上。

（3）疗效：拔罐加红光组：痊愈 36 例，占 57.14%；显效 20 例，占 31.75%；好转 6 例，占 9.52%；无效 1 例，占 1.59%；总显效率 88.89%。红光组：痊愈 19 例，占 31.67%；显效 24 例，占 40%；好转 14 例，占 23.33%；无效 3 例，占 5%；总显效率 71.67%。两组痊愈率及总显效率经统计学处理，χ^2 检验，$P < 0.01$，有显著性差异。［医疗设备，2002，15（6）：602］

2. 余春艳等用刺络拔罐治疗带状疱疹神经痛经验

（1）常规治疗组 75 例：抗病毒治疗静滴病毒唑注射液 10～15mg/（kg·d）或利巴伟林注射液 250ml，2 次/天，静脉注射，胸腺肽注射液 20ml/d 静脉注射，或唯尔本注射液 1mg 每 2 天 1 次肌内注射，或斯奇康注射液每次 2ml 肌内注射，外用氧化锌油。

（2）刺络拔罐组 80 例：除常规治疗方法外，加用刺络拔罐治疗。方法：用梅花针叩刺阿是穴即压痛点，至表皮微微出血；然后绕局部病灶做环形叩刺，将疱疹顶端全部刺破；然后在叩击处拔火罐，用镊子夹住沾有 95% 酒精棉球点燃后，迅速将酒精棉球置入火罐内，在火未熄灭时，在罐内停留片刻；然后迅速将火罐罩在点刺出血部位，适度吸住皮肤，时间 10～30 分钟。罩吸程度至皮肤表面呈紫红色为止，疱疹面积大者，可重复上法，分段分片进行，重复连拔数罐。刺络拔罐根据患者疼痛消退情况，一般每位患者应用 3～7 次。在治疗中对局部溃破感染化脓者不宜用此法。

（3）疗效：经统计学处理，刺络拔罐组疗效明显优于常规治疗组（$P < 0.01$），治疗时间优于常规治疗组（$P < 0.01$），疼痛消退时间明显优于常规治疗组（$P < 0.01$）。说明刺络拔罐组在治疗带状疱疹神经痛上明显优于常规治疗组。［中国临床康复，2002，6（6）：875］

3. 钱洁等用走罐法治抑郁症经验

（1）方法：取穴为背腰部督脉以及两侧足太阳膀胱经的腧穴，即背腧穴。选用最常见的玻璃罐，体积为 30~60ml，边宽厚光滑，不易漏气，吸拔时可观察到皮肤的变化情况，便于掌握时间和刺激量。患者采取俯卧位，肩部放平。先采用连续闪罐法，把罐吸拔在背腧穴上，随后用腕力取下，由上至下反复操作，以皮肤潮红时为度。然后在取穴部位的皮肤表面和玻璃罐口涂上少许液状石蜡，用闪火法把罐吸拔在大椎穴处，向下沿督脉至尾骶部，上下推拉数次后，推拉旋转移至夹脊穴及背腧穴，依次垂直于脊柱方向上下推拉，吸拔力的大小以推拉顺手、患者疼痛能忍为宜。观察经走罐部位皮肤充血情况，颜色变为紫红色尤以局部出现紫色血瘀为最佳。起罐后将液状石蜡擦净。每周 2 次，6 周为 1 个疗程。

（2）治疗效果：结果显示，对悲观失望、情绪低落的改善，总有效率在 87.5%，对恐惧和焦虑的改善相对要弱些，总有效率在 75%。显示本法对周身疼痛不适感减轻的疗效最显著，总有效率为 96.8%；其次对睡眠的改善也有较好疗效，总有效率为 91.6%。

（3）临床体会：针对本病特点，其病在五脏六腑，阴阳失调，神明失养，我们运用走罐的方法先拔吸督脉的大椎至尾骶部。督脉为诸阳之会，总督一身之阳，可以振奋阳气。督脉的穴位均具有治疗神志病、热病和腰骶、背、头项局部病证，以及相应的内脏疾病的功效。其次再吸拔膀胱经背腧穴即包括第 1 行五脏俞（心俞、肝俞、脾俞、肺俞、肾俞）、六腑俞（胃俞、胆俞、三焦俞、小肠俞、大肠俞）和第 2 行 14 个腧穴。膀胱经背部与神志有关的穴位最多，其中包括心俞、肝俞、脾俞、肺俞、肾俞、胆俞、三焦俞和魄户、膏肓、神堂、譩譆、魂门、阳纲、意舍、志室等穴位。通过在这些腧穴上运用走罐疗法，能够起到宁心安神、调和阴阳、通达气机、调节五脏六腑的功效。［北京中医，2003，22（5）：15-16］

4. 唐韬等用治流行性感冒胃肠型 流行性感冒（胃肠型）100 例患者，病程最短 1 天，最长 32 天。

（1）取穴：取督脉大椎；足太阳膀胱经穴大杼、风门、肺俞、肝俞、胆俞、脾俞、胃俞、大肠俞、小肠俞、白环俞；手太阳小肠经穴天宗、秉风、肩中俞和手阳明大肠经穴曲池、合谷。

（2）操作：以半刺手法疾刺以上穴位得气不留针，随即选用内径 5cm 的玻璃火罐，以大椎为起点沿督脉向下至腰俞排列拔罐 8 个；然后沿过大椎与督脉垂线方向，以大椎为中点经过肩中俞向外排列拔罐，双侧各 2 个；随后以肩中俞为起点，沿督脉平行线至秩边拔罐，双侧各 7 个；最后从肩部依次向下过秉风至京门连线排列拔罐，双侧各 5 个。因患者体型差异，故累计可用罐 30~36 个。留罐时间以"色"为度，皮肤颜色变为紫红或紫黑为准，最长不超过 6 分钟，随即起罐即可。在治疗中，根据患者病情变化，还应辨明疾病从热或寒化，从热者拔罐前提插捻转泻法针刺大椎、曲池、合谷、太冲；寒化者拔罐后艾灸百会、大椎、肺俞、足三里。1 日 1 次，连用 3 天。

（3）治疗结果：治疗组 50 例，显效 35 例，有效 15 例，总有效率 100%。［中国针灸，2004，24（3）：175］

四、拔罐的治疗作用

本法有祛风除湿、温经散寒、活血通络、消肿止痛、清热降火、解毒泄浊、吸毒拔脓、祛腐生新、扶正固本等作用。随着对拔罐疗法的不断深入研究与发展，目前对其作用已有进一步的认识。

（一）良性物理刺激作用

1. 机械刺激作用　拔罐的罐内负压吸引作用，致机体局部组织充血、水肿，使毛细血管通透性与组织的气体交换增强，进而毛细血管破裂，血液溢入组织间隙而发生淤血，红细胞受到破坏，大量血红蛋白释出，使机体发生了自家溶血现象。同时由于负压的吸拔或熨刮、摩擦、牵拉、挤压对皮肤与肌肉浅层的良性刺激，不仅调节血液循环，也刺激了神经、皮下腺体、肌肉等多系统，从而引起一系列的神经 – 内分泌反应。

2. 温热作用　拔罐法（尤其是火罐、水罐、药罐等）具有温热刺激作用。温热刺激使局部温度升高，血管扩张，血流量增加，促进血液循环，加强新陈代谢，改善组织的营养供给，增强皮肤深层细胞的活力、血管的通透性、细胞的吞噬能力，从而增强组织的耐受性与抗病能力，通过反射机制而调节全身。

（二）体内生物学效应

1. 促进血液循环　拔罐的物理刺激，致局部肌肤充血、血液往复灌注，毛细血管扩张，增强局部血液供应，从而改善全身血液循环。还能使淋巴循环加强，淋巴细胞的吞噬能力活跃。拔罐刺激还可通过神经机制加强血管收缩与舒张功能，增加血管壁的弹性，能促进血液循环，改善全身营养状况。还可加速静脉血回流，降低大脑循环阻力，减少心脏负担，调节肌肉与内脏血流量，增强内脏的活力。

2. 促进新陈代谢　拔罐可使局部组织高度充血，血流加快，血流量增加，调节微循环，加速局部组织的氧供与营养物质供给、体内废物与毒素的排出，提高新陈代谢水平与组织细胞的活动。皮肤内汗腺与皮脂腺有分泌与排泄的功能。拔罐的负压作用可使汗腺与皮脂腺功能增强，协助与加强肾脏排泄体内新陈代谢的废物，同时也可使皮肤表层衰老细胞脱落；负压使皮肤表面产生微气泡溢出，排出组织血液的"废气"，也加强了局部组织的气体交换，以使体内的废物、毒素加速排出，从而促进了新陈代谢。

3. 提高免疫能力　拔罐的良性物理刺激可增强组织细胞气体交换，可使机体产生自家溶血，促进血液循环与新陈代谢。可通过神经 – 内分泌系统等对人体的组织产生双向调节，增强其功能活动，促进免疫系统活跃与加速淋巴循环，刺激白细胞与淋巴细胞的吞噬作用，使皮肤对外界变化的耐受力与敏感性增强，提高防病抗病能力。

4. 缓解机体疼痛　拔罐的良性刺激调节了神经系统的功能，提高了痛阈，同时直接改善局部的内环境，加速全身血液循环和淋巴循环，促进新陈代谢，加速了体内酸性物质与致痛物质的排出，缓解局部血管与平滑肌的痉挛，使缺氧状态得以改善，恢复内外平衡，从而疼痛得以缓解。

5. 调节大脑功能 生活快节奏可导致"精神紧张综合征"。拔罐可加速大脑皮质的血液循环，促进大脑皮质的氧气及各种营养物质的供应，促进大脑皮质的二氧化碳及各种毒素的排出。在背部走罐，还能通过脊神经根反射性地刺激中枢神经，振奋和调节神经系统的功能活动，改善因精神紧张而引起的疲劳状态。

6. 调节肌肉功能 长期伏案工作易致背部肌肉慢性劳损，体力劳动过度易造成腰、腿、肩、肘等部的肌肉劳损。于疲劳、酸痛处拔罐，尤其拔走罐能改善皮肤的呼吸和营养，促进汗腺与皮脂腺分泌。对关节、肌腱可增加弹性与活动性，可加速局部血液循环与淋巴回流，增加血流量，增加局部组织的营养供给，促进代谢产物的排泄，从而解除疲劳状态。并防止肌肉萎缩，甚至松弛粘连、伸展肌肉、解除压迫，改善局部组织结构和功能，从而促进关节功能活动。

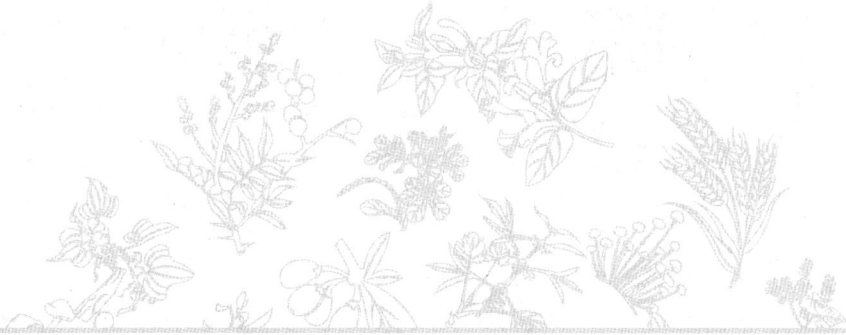

第六篇　附篇

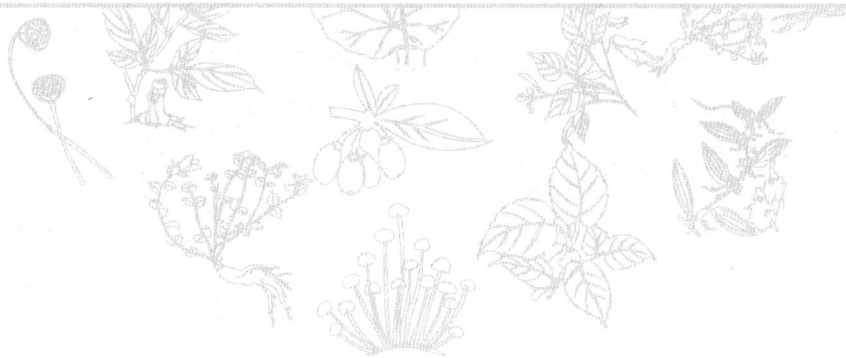

第一章 针法和灸法的历史发展

随着历史发展的进程，针法和灸法的技术方法不断充实丰富，逐步形成并发展成为独立的技术体系。根据针灸史学研究成果，结合历代医籍有关内容，就此专题阐述于此。

第一节　先秦两汉时期针法

先秦两汉时期是针刺手法体逐渐形成的历史时期。在这一时期中，历代医家在砭石等原始工具的基础上创制了金属针具，基本形成了针刺操作技术的体系，其中以《黄帝内经》《难经》为代表。

一、针具的创制

针具的创制，经过了砭石、骨针、竹针、铜针、铁针的发展过程，《黄帝内经》中记述的九针是针具形制和用途规范的重要例证。

（一）砭石和各种原始针具

早在旧石器时代，我国先民就开始制造各种石器工具，如刮削器、砍砸器、尖状器等，以此作为生产工具和防卫武器。古代最原始的医用石器，是经过磨制而成的小石器，形状各异，有锛形、剑形、刀形、锥形等，现代出土的郑韩古城石针已具针之雏形。这些石器用具可用以叩击皮肤、浅刺出血和切割排脓，在文献中统称为"砭石"。砭石是新石器时期目今发现的原始医疗工具。《素问·异法方宜论》说："东方之域……其病皆为痈疡，其治宜砭石。"《素问·病能论》说："夫痈气之息者，宜以针开除去之；夫气盛血聚者，宜石而泻之。"可知砭石主要用于痈肿外症。故《说文解字》说："砭，以石刺病也。"砭石的实物，内蒙古自治区多伦县头道洼和山东省日照市均有形制相似的出土文物，其一端扁平而有半圆形刃，另一端有锋呈锥形，可分别用以切割和针刺，说明当时的砭石已经过一定的加工。

值得指出的是，原始社会已对兽骨予以加工，制造成形体细长而尖锐的骨针。在龙山文化的遗存中，不仅发现有一端带孔的细长骨针，而且还出土了两端都尖的骨针。此外，在河南淮阳、禹州和甘肃临夏等处，考古发现了不少形制相似的骨针。诸此都说明当时用骨针作为缝纫结网、挑剔针刺的工具已相当普遍。至仰韶文化时期，黄河流域发展了彩陶文化，陶器的出现就有可能利用破碎的陶片代替砭石应用于医疗，目前在某些地区还有人应用陶针治病，并称之陶针疗法，似为古代陶针的民俗遗存，见下文"壮医陶针疗法"。

（二）九针形制和用途

从砭石发展到九针，这时才有正式的针刺方法。据古书记载，砭石又称针石和镵石，针石呈筒形是类似针状的细石棒，砭石是一边磨锐的刀形石器，镵石是一端呈锥形、犹如箭头的工具，后来的九针是在各种形状的砭石基础上发展而成的。《灵枢经·九针十二原》篇开宗明义指出，可用微针代替药物和砭石给百姓治病，以通其经脉，调其血气，这时的微针就是金属冶炼精制而成的医疗针具。

春秋战国之际，在殷商青铜器冶炼铸造技术的基础上，冶炼和铸造钢铁已得到迅速发展，达到了一个相当高的水平。铁器的广泛应用，不仅加速了农业生产的发展，也掀起了先秦社会生产技术的革新，同样也给针刺技术方法的发展注入了新的生命。《灵枢经》所记述的九针，是金属冶炼技术应用于医疗器具创制的最好例证。

九针是指九种医疗针具，包括有镵针、圆针、鍉针、锋针、铍针、圆利针、毫针、长针、大针，其长短大小不一，各有用途。兹根据《灵枢经》记述，列表于下（表6-1-1）。

表6-1-1 九针表

名称	尺寸	形状	应用	治疗作用
镵针	1.6寸	头大末锐，去末寸半，卒锐之，形如箭头	浅刺皮肤	泻阳分邪气，泻热
员针	1.6寸	身如圆柱，针尖卵形	按摩分肉之间	治分肉之间病症
鍉针	3.5寸	针身较大，针头如黍粟状，圆而微尖	按压血脉外部（按脉勿陷）而令邪出	治虚弱者
锋针	1.6寸	针身圆柱形，针头锐利，三面有锋棱	刺出血（即三棱针）	治痈热，痼疾
铍针 （铍，商代武器）	长4寸、宽2.5分	形如剑，锋利	切开排脓	治痈肿已成脓者
员利针	1.6寸	圆而且锐，针头微大，针身反小	锐利粗针，用于速刺	治暴痹急性病症
毫针	1.6寸 3.6寸	纤细如毫毛，针尖如蚊虻喙	应用最广，用治寒热痛痹	扶正祛邪，治疗常见病症
长针	7寸	针身最长，针锋锐利	用于肌肉肥厚处	治深邪远痹
大针	4寸	针尖如挺，其锋微圆	用于针刺放水	治关节积液

从上表可知，九针不仅包括了用以针刺的毫针、长针、锋针、镵针、大针、圆利针，还包括按压血脉的鍉针、按压分肉的圆针和切开排脓的铍针，为后世针具的沿革应用和针刺手法的发展提供了各种针具。现代考古发现，除铁针之外，铜、金、银等金属冶铸而制成的针具亦可用于医疗，如夏商时期铜针和西汉刘胜墓金针、银针的出土，即是其例。

二、针刺手法体系的形成

针刺手法体系，不仅包括各种具体的操作技术，还应以脏腑经络理论、阴阳五行学说及其临床治疗原则等内容为基础。《黄帝内经》《难经》在这方面起到了历史奠基的主导作用。

（一）《内经》针法

《黄帝内经》包括《灵枢经》《素问》两书，其中以大量篇幅记述了针刺手法的操作技术。对针刺操作过程的基本方法，《灵枢经》诸篇归结为进针、提插、捻转、针刺方向与深浅、留针和出针等内容。书中以候气、守气、调气、辨气诸法，论述针刺得气的重要意义，提出针刺以"气至为故"的原则，并强调"气至而有效"是针刺临床提高疗效的不二法门。《黄帝内经》要求"凡刺之法，必先本于神"（《灵枢经·本神》），指出在针刺过程中要根据病人形神、气色、脉象等变化，来治神、守神、调神、移神、养神。《素问·宝命全形论》对针下感觉变化有详细描述，《灵枢经》的《九针十二原》《小针解》《终始》等篇对得气的存亡得失及其性质（邪气、谷气等）进行了生动的介绍。《灵枢经》的《行针》《论勇》《论痛》诸篇，又对各种针刺耐受性与得气感应不同的现象，从患者形体血气各异的角度予以解释，从而指出针刺当因人制宜，随气用巧。

《黄帝内经》首先提出了"盛则泻之，虚则补之"的针刺治疗原则，并用"迎随"两字来归纳，认为"泻者迎之，补者随之"（《灵枢经·终始》），要根据患者的脉气的虚实寒热情况而施。对针刺手法的应用，《灵枢经》尤重徐疾补泻、呼吸补泻和开阖补泻等法，指出："徐而疾则实，疾而徐则虚""刺之微，在速迟"（《灵枢经·九针十二原》）。"吸则内针，无令气忤"，"呼尽乃去，大气皆出"是为泻法；"呼尽内针，静以久留"，"候吸引针，气不得出"是为补法（《素问·离合真邪论》）。诸此都为后世针刺补泻的发展指明了方向。《灵枢经·五乱》："徐入徐出，谓之导气。"《灵枢经·经脉》："不盛不虚，以经取之。"又是后世平补平泻、平针法和循经取穴法等的指导思想，可用以调节经气逆乱，治疗虚实不甚显著者。

《黄帝内经》述及的针刺手法，还包括循、爪、按、弹、扪、摇、进、退、伸、推诸法，后世之"下手八法""下针十四法"等都是在此基础上不断总结提高而成的，目前称为"辅助针刺手法"。《灵枢经·官针》九刺、十二刺、五刺的内容，是根据病位深浅和范围大小、病变性质和针具不同加以使用的经典刺法。兹列表予以说明（表 6 - 1 - 2、6 - 1 - 3、6 - 1 - 4）。

表 6 - 1 - 2 九刺法

九刺	取穴原则	特点
输刺	刺诸经荥、输、脏腧	荥、输、背俞取穴
远道刺	病在上取之下，刺腑腧	远隔取穴，上病取下，如合穴
经刺	刺大经之结络	分经脉取穴
络刺	刺小络之血脉	络脉取穴，泻血络
分刺	刺分肉之间	取分肉
大泻刺	以铍针刺大脓	外症排脓（今属外科）
毛刺	刺浮痹皮肤	皮肤浅刺
巨刺	左取右，右取左	交叉取穴
焠刺	刺燔针取痹	随痛处取穴

表6-1-3 十二刺法

十二刺法	针刺方法	主治
偶刺	一刺前（胸），一刺后（背），直痛所而傍针之	心痹
报刺	进针不即拔针，以左手随病痛所在按之，再刺	刺痛无常处者
恢刺	刺筋旁，配合关节运动以恢筋急	筋痹
齐刺	正入一针，傍入二针	寒痹小深者
扬刺	正入一针，傍入四针	寒痹广大者
直针刺	引皮乃刺入	寒痹之浅者
输刺	直入直出，慢退针而深入	气盛而热者
短刺	稍摇而深入，直刺至骨	刺骨痹
浮刺	傍入其针而浮之	肌肤急而寒
阴刺	左右并刺，如刺足少阴太溪穴	寒厥
傍针刺	正入一针，傍入一针	留痹久居者
赞刺	直入直出，多次浅刺以放血	痈肿

表6-1-4 五刺法

五刺	针刺方法	分部	应五脏
半刺	浅刺，疾出	皮	肺
豹文刺	多刺出血	脉	心
关刺	刺尽筋上	筋	肝
合谷刺	刺分肉间，如鸡足	肉	脾
输刺	直入直出，深刺	骨	肾

（二）《难经》针法

《难经》是继《黄帝内经》之后又一经典医籍，其大旨在于阐发《黄帝内经》经义，问难解惑。在全书八十一篇中，有三十二篇涉及针灸的内容。对针刺操作，《难经》进一步强调左右手配合行针。《灵枢经·九针十二原》篇说："右主推之，左持而御之。"《难经·七十八难》则具体指出："当刺之时，必先以左手压按所针荣俞之处，弹而努之，爪而下之，其气之来如动脉之状，顺针而刺之。"《难经·八十难》指出："左手见气来至乃内针，针入见气尽乃出针，是谓有见如入、有见如出也。"说明押手不仅有配合刺手进针的作用，而且在候气、催气、得气、补泻、出针等过程中，也有其重要意义。

对于针刺补泻的具体应用，《难经》认为应根据经脉气血流注顺逆和营卫分布深浅的不同而施。如《难经·七十二难》说："所谓迎随者，知荣卫之流行，经脉之往来也。随其逆顺而取之，故曰迎随。调气之方必在阴阳者，知其内外表里，随其阴阳而调之。"说明追随经气之往，益其不足是为补法；逆夺经气之来，损其有余是为泻法。针刺调气必须以阴阳、内外、表里为基础，"针阳者卧针而刺之"，"针阴者先以左手摄按所针荣俞之处，气散乃内针"（《难经·七十一难》），亦即所谓营卫补泻者。营卫补泻不仅有深浅针刺的意义，对后世提插补泻的操作亦不无启迪。《难经·七十六难》说："当补之时，从卫取气；当泻之时，从荣置气。"《难经·七十八难》更明确指出："得气，因推而内之是谓补，动而伸之是谓泻。"即是其例。

《难经》在《灵枢经》五输穴理论基础上，根据五行学说理论，将针刺手法与穴位特性结合起来，倡立了补母泻子和泻南补北的配穴补泻法。此外，还有"刺荣泻井"的变法，而后经明代汪机补充"刺合补井"则更加完善。此外，对针刺先后补泻方法，又依据《黄帝内经》标本理论，主张"阳气不足、阴气有余，当先补其阳而后泻其阴；阴气不足、阳气有余，当先补其阴而后泻其阳。"（《难经·七十六难》）从而为后世复式补泻手法和先后配穴补泻法奠定了理论基础。

根据阴阳五行理论，结合四时变化进行取穴针刺，是《难经》针法的又一特点，《难经·七十四难》说："春刺井者，邪在肝；夏刺荣者，邪在心；季夏刺输者，邪在脾；秋刺经者，邪在肺；冬刺合者，邪在肾。"《难经·七十难》根据四时阴阳变化，主张"春夏刺浅，秋冬刺深"，并有先深后浅、先浅后深等针法。

三、针刺方法的应用

在这一时期内，历代医家常针、灸并用。《灵枢经·官能》说："针所不为，灸之所宜。"并倡有火补、火泻之法，主张"陷下则灸之"。《素问·通评虚实论》："络满经虚，灸阴刺阳；经满络虚，刺阴灸阳。"说明针与灸各有所用，当根据经络虚实而施。《伤寒论》主张三阳病可针，三阴病可灸，并明示温灸禁忌，对灸法等引起的"火逆"病证，详述其临床表现与治疗方法，计16条之多。华佗则主张："夫病者有宜灸者，有宜针者。""灸则起阴通阳，针则行荣引卫。"（《中藏经》）

在临床上，取穴主张少而精，是当时名家配选穴位处方的特点。如张仲景取风府、风池治太阳病，针大椎、肝俞、肺俞治少阳病，刺期门治阳明病热入血室等。根据标本理论选穴，是仲景针法的特点。伤寒病，肝木侮土和肝木侮金，其临床表现虽有不同，但均用期门针刺，是治病求本之法。（《伤寒论》108及109条）妇人妊娠肿满，小便不利，虽有针刺禁忌之戒，但仲景宗"急则治标"之旨，泻劳宫、关元，针刺通利小便，是为应急措施。（《金匮要略·妇人妊娠篇》）华佗擅长针灸，取穴"当灸不过一两处，每处不过七八壮，病亦应除。若当针，亦不过一两处。下针言当引某许，若至语人，病者言已到，应便拔针，病亦应差。"（《三国志·华佗传》）说明"气至病所"针法的应用，是取穴少而有效的基础。

第二节　晋隋唐时期针法

在这一时期，历代医家对腧穴取定和灸法运用等研究成果尤多。在针法发展上，较有代表性的是孙思邈的"重补轻泻"观。

一、孙思邈的"重补轻泻"观

唐代孙思邈是一代大医，他主张针、灸、药结合，辨证而施。《千金翼方·取孔穴法》："医者意也，善于用意，即为良医。良医之道，必先诊脉处方，次即针灸，内外相扶，病必当愈。何则？汤药散其内，针灸攻其外，不能如此，虽时愈疾，兹为偶瘥，非医瘥也。"说明在临床上必须综合应用中药、针灸等法治疗，才能使疾病治愈。他认为："凡病皆由血气壅滞，不得宣通，针以开通之，灸以温暖之。"（《千金翼方·用针法》）针和灸各有一定的适应范围，沉结寒冷者宜灸，身热脉大者宜锋针，邪风鬼注、痛处少气者宜毫针，随病轻重用之。临证应当"表针内药，随时用之，消息将之。"（《备急千金要方·灸例》）

孙思邈善用各种针法治病，所用者有毫针、锋针、大针、火针、白针、温针、燔针等。用毫针，"以补泻为先，呼吸应江汉，补泻校升斗"。用锋针，根据脉象之急、缓、大、小、滑、涩而施。脉小者忌用大针、锋针。用火针，"以油火烧之，务在猛热，不热即于人有损"。白针与火针相对，即今之冷针。在临床上，主张根据徐疾深浅而施针刺。"每针须看好脉，脉好乃下针，脉恶性勿乱下针。""夫用针刺者，先明其孔穴，补虚泻实，送坚傅濡，以急随缓，荣卫常行，勿失其理。""大要徐而疾则实，疾而徐则虚。"要求针刺当不离乎心，口如衔索，目欲内视，消息血气运行。"针入一分知天地之气，针入二分知呼吸出入、上下水火之气，针入三分知四时五行、五脏六腑逆顺之气。"（均为《备急千金要方·用针略例》）对后世分层操作补泻有较大的启发。

孙思邈提出："凡用针者，虚则实之，满则泄之，菀陈则除之，邪胜则虚之……补泻之时，以针为之，重则补之，轻则为泻，虽有分寸，得气即止。"（《千金翼方·用针法》）用力重为补法，用力轻为泻法，为后世针刺补泻的准绳，迄今仍有指导意义。目前，在临床上运用烧山火和透天凉手法时，补法行针次数多、用力大，泻法行针次数少、用力小，可诱导针下寒热，取得补泻不同的效应，即是其例。孙思邈对针刺得气十分重视，如说："凡孔穴者是经络所行往来处，引气远去抽病也。"（《千金翼方·用针法》）是继华佗后又一个主张"引气远去"直达病所的医家。他对各穴针刺补泻亦有所述，如"针睛明，入一分半，留三呼，泻五吸，冷者先补后泻，复补之。雀目者，可久留十呼，然后速出。"（《千金翼方·治眼目法》）

二、针法的临床发挥

在晋隋唐时期，医家多崇尚灸法，如葛洪、陈延之、僧深师、巢元方、刘涓之、王焘等。王焘《外台秘要》认为针法深奥，不易掌握，只用灸法治疗。他说："汤药攻其内，以灸攻其外，则病无所逃。知火艾之功，过半于汤药矣。其针法古来以为深奥，今人卒不可解。"这种观点不仅对当时，而且对宋代针灸的发展也有较大影响。

在针法应用方面，晋代的王叔和、皇甫谧，隋唐时期的徐氏家族（徐熙、徐秋夫、徐道度、徐文伯、徐謇、徐嗣伯、徐雄、徐之才），唐代的孙思邈、甄权、杨上善、杨玄操、王冰等各有创见和发挥。王叔和撰《脉经》，根据寸口三部脉象，分主脏腑虚实和病候，采用针刺补泻治疗；对五脏病证善用四时针灸法，又是对《难经》理论的发挥。皇甫谧撰《针灸甲乙经》，全面系统总结晋以前的针灸理论和经验，对针灸腧穴学与治疗学的发展有卓越贡献。他对各穴针刺深度和留针时间多有记述，对后世临床用穴和针刺深浅法影响很大。

在临证治疗方面，南北朝时期的徐氏家族针术高明，一脉相承。徐秋夫针腰俞而鬼免沉疴，徐文伯补足太阴、泻手阳明而下胎，为后世针灸歌赋所传诵。唐代甄权与孙思邈是同一时期的名医，其针术高超。据《备急千金要方》载，甄权治大理赵卿风疾，腰脚不随、不能跪起，针环跳、上髎、阳陵泉、下巨虚四穴即得跪。又如甄权治成君绰项肿喉闭，仅针其右手次指之端如食顷，气息即通，明日饮啖如故。可见当时用针刺治疗各种急症，已有较迅速显著的疗效。

隋代杨上善撰注《黄帝内经太素》，足解《灵枢经》晚出之惑。对"刺已成病法"，提出三个治疗方法，即"一则刺于大经别走之道，二则刺于脉中荣血，三则刺于脉外卫气"。并从经脉流注交接顺序理论出发，提出"手太阴、阳明之上有病，宜疗足太阴、阳明，故曰（上病）下取之；足太阴、阳明之下有病，宜疗手太阳、阳明，故曰（下病）高取之。"（《黄帝内经太素·九针之二》）是对远道刺法应用的发挥。

王冰次注《素问》，在注文中对针刺方法常具独到见解。他强调针刺治神的重要性，指出："气血之未应针，则伏如横弩之安静；其应针也，则起如发机之迅疾。"（宝命全形篇注）要求医生当"静意视息，以义斟酌，观所调适经脉之变易"（宝命全形篇注）而针刺。对候气之旨，王冰说："候可取之气也。"（离合真邪论注）"审其病脏，以期其气而刺。"亦即"气之在阴，则候其气之在于阴分而刺之；气之在阳，则候其气之在于阳分而刺之。"（离合真邪论注）将治神、候气结合起来，在针刺中落到实处，是王冰刺法的特点。故王冰说："当以气至而针去，不当以针下气未至而针出。""要以气至有效而为约，不必守息数而为定法也。"（离合真邪论注）在进针后行补泻手法及出针时均应重视针刺得气。此乃临床用针大要。

第三节　宋金元时期针法

宋金元时期，可谓是针法新说逐渐兴盛的时期。在这一时期，除承袭前人经验之外，在针刺手法的理论和操作技术等方面尤有较大突破。其中，以《子午流注针经》《针经指南》等书所载内容为代表。

一、针刺手法的发展

（一）何若愚、阎明广《子午流注针经》

金代何若愚、阎明广编著《子午流注针经》，经元代窦桂芳收录在《针灸四书》中。其内容包括三个部分，卷上是何氏所撰的《流注指微针赋》，卷中是五输穴图和五子元建日时歌，卷下是针经井荥歌诀。何氏倡用子午流注针法，对子午流注纳甲法和纳子法的应用尤有研究。《流注指微针赋》对子午流注纳甲法有扼要介绍，在《针法井荥歌诀》则具体介绍了纳甲法按时开穴的方法。纳子法又称纳支法，何氏书中绘有"气象论经隧周环图"，以展示纳子法的理论渊源，对后世影响很大。

《子午流注针经》不仅对子午流注针法的发展有较大贡献，而且在各种针刺补泻手法应用方面有所创新。如《流注指微针赋》："迎随逆顺，须晓气血而升沉。"阎明广弘扬迎随补泻其义，谓"若能知迎知随，令气必和，和气之方，必通阴阳升降上下源流……夫欲用迎随之法者，要知经络逆顺浅深之分……迎而夺之有分寸，随而济之有浅深。"说明迎随补泻当根据经络气血逆顺而施，在针刺相应经络时有深浅分寸的区别。在针灸学术上，称之为"补生泻成经络迎随补泻法"，可详参本书迎随补泻内容。

又如呼吸补泻法，《流注指微针赋》云："呼为迎而吸作补。"以出针为标志，呼气时出针、吸气时进针是为泻法（迎法），吸气时出针、呼气时进针是为补法（随法）。随呼吸次数行针，进行提插捻转，该书称为"接气通经"法。《流注指微针赋》："接气通经，短长依法，里外之绝，赢盈必别。"根据十二经脉的长短，采用不同呼吸次数作为行针时间的标准，后世的接气通经法是在此基础上发展而成的。再如《流注指微针赋》注文提倡"男子左泻右补、女子右泻左补，转针迎随，补泻之道。"致使明代诸家在捻转补泻手法中，主张加入男女性别的因素。

（二）窦汉卿《针经指南》

金元医家窦默，初名杰，字汉卿、子声，擅长针灸。其著《针经指南》较早用"手法"二字来统括针刺操作技术。他提出手指补泻和寒热补泻，是各种针刺补泻操作术式的基础。书中载有标幽赋、流注通玄指要赋、针经直说、气血问答、流注八穴、直言补泻手法等内容，在针法和穴法上有杰出贡献。又如"手指补泻"的动、退、搓、进、盘、摇、弹、捻、循、扪、摄、按、爪、切，为《金针赋》发展为下手十四字手法。在"直言补泻手法"等记述中，窦氏主张用呼吸与手法行针配合，可促使针感循经传导，气至病所，诱导针下寒热，即"寒热补泻"。若病人患热者，用手法促使气至病所，即退针二三分，一边捻针，一边令病人口吸鼻呼，依本经生成数足，觉针下阴气隆至，随呼气而出针。若病人患寒者，用手法促使气至病所，即退针二三分，一边捻针，一边令病人鼻吸口呼，依本经生成数足，觉针下阳气隆至，随吸气而出针。再者，《窦太师针经》首次大量采用透穴法和二次沿皮刺法，也是他针法的一大发明。

《标幽赋》是针法、穴法的精要作品。窦汉卿主张针刺手法必须根据经络阴阳、脏腑虚实而施，要知迎随须明经脉逆顺、气血多少之理。在掌握经络理论的前提下，针刺首重得气。即"轻滑慢而未至，沉涩紧而已至。已至也，量寒热而留疾；未至也，据虚实而候气。气之至也，若鱼吞钩饵之浮沉；气未至也，似闲处幽堂之深邃。气速至而效速，气迟至而不治。"说明针刺得气是提高疗效的关键，精辟阐明了候气、得气的重要意义，对针下辨气、分析针感性质，提出了具体的要求。窦氏强调手法操作，要求术者"目无外视，手如握虎，心无内慕，如待贵人"，进针时要左右手配合，避免进针疼痛。对针刺补泻，要求在辨证基础上应用，"观部分而知经络之虚实，视沉浮而辨脏腑之寒温"，如此才能补虚泻实。窦氏针刺补泻，以提插、捻转、呼吸、进退诸法配合应用，并佐以各种辅助手法。"循扪弹怒，留吸母而坚长；爪下伸提，疾呼子而嘘短。动退空歇，迎夺右而泻凉；推内进搓，随济左而补暖。"由浅而深搓进针体是为补，由深而浅退针体是为泻，是后世"一进三退""三进一退"法的渊薮。主张"补泻之法非呼吸而在手指"。值得说明的是，罗天益《卫生宝鉴·针法门》，录有窦氏补泻法（针有补泻法、寒热补泻法）和《流注指要赋》等，是窦汉卿早期的经验记述，可与《针经指南》互参研读。

此外，金代医家张璧《云岐子经络迎随补泻法》提倡针向迎随之法，顺经而刺为之补，逆经而刺为之泻，在迎随补泻手法的具体操作上对后世（直至目今）影响甚大。

二、金元针法的流派特色

医之门户分于金元。在这一时期内，以张洁古、李东垣为代表的易水学派，和以刘河间、张子和、朱丹溪为代表的河间学派，在医学理论和临床治疗上各抒己见，门户相对，呈现学术争鸣的形势，涌现出一大批杰出的医学家。与此同时，诸家在针法应用上表现出各派的特色。

（一）河间学派的针法特色

刘完素字守真，金代河间人，为河间学派的创始人。他对《内经》病机十九条和五运六气理论颇有研究，提倡火热论，好用寒凉剂清热泻火。施用针法时，刘河间也遵火热致病理论，常用刺络放血法，以清热泻火为主。他所撰的《素问病机气宜保命集·针之最要》曾提出"大刺八关"法，八关是指十指间（相当于八风穴）大刺即针刺出血。如大烦热昼夜不息，目疾眼痛欲出等病症，均用此法。再如刺委中治腰痛，刺陷谷治发热，刺绝骨治百节疼痛，刺涌泉治心痛，刺隐白治崩漏、鼻衄，刺大敦治男女阴痛、卒疝等，亦以刺血为法。可见刘河间所谓的"大刺八关"法，不仅包括十指间的八风穴，还包括手足井穴和血络显露处的腧穴，用以刺络放血、清热泻火，体现了寒凉派特色。

张从正字子和，号戴人，金代医家，擅用汗、吐、下三法。在《儒门事亲》书中，认为刺络放血主要用于实证热证，取穴多，出血量大。但对于虚证寒证或不宜放血者，则列为禁忌范围。可用以发汗解表、清热消肿、疏经通络、祛瘀生新，治疗目赤肿痛、头风、肾风、舌肿、卒疝、目盲、疟疾、风搐反张、暑病、喉闭、痈疖、发背、湿癣等病症。其中放血法大多为铍针刺血，仅有几处为三棱针刺血，亦有于鼻内弹草茎放血。在放血时每据经脉气血多少而施，太阳、阳明经血多可放血，少阳、厥阴经血少则不宜放血。如《儒门事亲》："余尝病目赤，或肿或翳，作止无时，偶至亲息帅府间，病目百余日，羞明隐涩，肿痛不已。忽眼科姜仲安云：宜上星至百会，速以铍针刺四、五十刺，攒竹穴、丝竹空穴上兼眉际一十刺，反鼻两孔内，以草茎弹之出血。三处出血如泉，约二升许。来日愈大半，三日平复如故。"（《儒门事亲·目疾头风出血最急说》）上述刺血法包含两种，一种是从上星穴至百会穴的头顶线状区间内和从攒竹穴至丝竹空穴的上眉际线状区间内，以铍针连续快速刺四、五十下和十下出血；一种是在两个鼻孔内，以草茎秆弹之出血。

元代朱震亨字彦修，人称丹溪先生。丹溪从师于罗知悌，罗是刘河间的再传弟子，因此朱丹溪承河间学派之大旨，而发展成滋阴泻火一派。在针灸临床上，丹溪主张"针法浑是泻而无补，妙在押死其血气则不痛，故下针随处皆可。"(《丹溪心法·拾遗杂论》)认为针刺主要是泻实的作用，而没有补虚的作用，故在临床上常用刺络放血、泻络清火之法。如痛风为恶血入于经络，与刺委中出黑血近三合而愈。再如刺气冲出血治吐血，刺少商出血治喉痹，刺人中出血治瘀血腰痛等，体现了河间学派的针法特色。

(二) 易水学派的针法特色

张元素字洁古，金代易水人。在学术上他受《中藏经》影响，主张用脏腑标本理论指导临床用药，是易水学派的创始人。张洁古在针法应用上有很高造诣。如伤寒热病以《素问》五十九刺等为据，除少阴病脉微欲绝和阴毒用灸之外，三阳病、三阴腹痛等均用针刺(《云岐子经络迎随补泻法》)。又如中风偏枯倡用大接经法，从阳引阴，从阴引阳，依次针刺十二井穴，疏通气血，俾经脉阴阳交接，是属接经法范畴(《云岐子学医新说》)。他认为五脏六腑有病，可针刺原穴，或补或泻。说"本经原穴者，无经络逆从子母补泻，凡刺原穴，诊见动脉来，应手而内针，吸则得气，无令出针，停而久留，气尽乃出，此拔原之法也。"(《云岐子经络迎随补泻法》)张洁古对五输穴应用尤有研究，而后他的学生王好古《此事难知》对此又进行了新的发挥。

李杲字明之，号东垣，是张洁古的学生。李东垣深究《内经》"胃气为本"的观点，认为"内伤脾胃，百病由生"，倡用补益脾胃、升清降浊之法，后世称为补土派。东垣对针法也深有研究，在其著作《脾胃论》等书中有所记。明代高武《针灸聚英》特列东垣针法一节，可见其针法自有特色。他在针法应用上，亦坚持补脾胃、泻阴火的学术观点。补脾胃，从阴引阳，取中脘、足三里、上巨虚、下巨虚、气海、血海等穴，以腹募和足太阴、阳明穴为主，"推而扬之，以伸元气"，是为脾胃元气不足而设。泻阴火，从阳引阴，常取局部放血或足三里、上巨虚、气冲穴放血，认为阴病在阳者"必须先去络脉经隧之血"，"以缪刺泻其经络之壅者"。若兼有六淫外邪，则取背俞穴泻之，如中暑取小肠俞，中湿取胃俞等，而不能取募穴和胃经合穴。若有奇邪为病时，则"当从督、冲、二跷四穴中奇经之法治之"，取人中、阴交、申脉、照海等穴针刺。东垣针法的又一特色是用导气手法，针刺荥穴、俞穴、募穴等，以治疗气机逆乱、升降失司所致的病症。如气在于心，取神门、大陵；气在于肺，取鱼际、太渊；气在于肠胃，取章门、中脘、足三里；气在于头，取天柱、大杼、通谷、束骨；气在于手足，先刺络放血，后取二间、三间、内庭、陷谷等。

王好古字进之，号海藏，是张洁古、李东垣的学生。他在著作《此事难知》中，对其师洁古之论大加发挥，有天元图、地元图、人元图等，是有关五输穴的针刺方法。天元例，根据五脏的色、气、味、呼、液配以五输穴治疗。地元例，以《难经》为据，对五输穴应用的内容又作了新的补充。阴阳例，阳中之阳当泻荥穴、补合穴，阴中之阳当泻合穴、补荥穴。配合例，见肝之病，当先实脾，先补脾经土穴（太白）、火穴（大都），后泻肝经木穴（大敦）、火穴（行间）。兄妹例，表里经脉俱病为实证者，当针刺泻其井穴、荥穴。拔原例，在本经有病时可根据病证虚实，取本经原穴或补或泻。可见王好古对配穴补泻法的发展有一定贡献。

三、针法的临床继承

宋金元时期，在临床上诸家或偏重于灸，或偏重于针，或针灸并用。如北宋庄绰、窦材、王执中、闻人耆年偏重于灸，亦晋唐风气之余绪。又如马丹阳、何若愚、窦汉卿、李东垣、席弘等则偏重于针，在针法、穴法上各有创见。刘河间、张洁古、张子和、朱丹溪、王好古等则针灸并用，罗天益虽承袭东垣学术，在临床上却擅长用灸法温补，兼取刺络放血泄热，其《卫生宝鉴》又有寒热补泻之术，亦随证变化者。

在历史上，这一时期中医学术的发展有明显的继承性，如易水学派和河间学派诸家，即是其例。元代医家王国瑞是窦汉卿的再传弟子，其学又传于子廷玉、孙宗泽等人。他著有《扁鹊神应针灸玉龙经》，在临床上继承师说而又有发挥。他对《标幽赋》的注解，独得师门心传。如《标幽赋》"本神"之语，王氏说："神者脉也，脉息见于穴下，气至可刺也，脉息不至则不均，不全则不定，穴下气分不可刺也，至慎至慎。"认为《标幽赋》所谓的"神"不是指精神，而是指更为具体的脉气、穴气。又如他对窦汉卿"八法五门"的理解，与别人不同。他说："用针八法者，迎随一也，转针二也，指法三也，针头四也，虚实五也，阴阳六也，提按七也，呼吸八也，补虚泻实损益在此八法也。五门者，井荥输经合也，春刺井，夏刺荥，秋刺经，冬刺合，四季月刺输穴。"在继承窦汉卿针法的基础上，王氏又对"一日取六十六穴""一时取一十二经之原"加以发展，成为有别于何若愚的"十二经夫妻相配逐日按时取原法"，为子午流注针法的又一分支。在针法上，《玉龙歌》载有窦氏透穴针法，如"头风偏正最难医，丝竹金针亦可施，更要沿皮透率谷，一针两穴世间稀"等，揭示了一针透多穴可提高疗效的实质。又如《盘石金直刺秘传》，有中风半身不遂用先补健侧、后泻患侧等处方，对各种先后补泻的临床应用有较大启发，为流传至今的窦汉卿针法针方。

南宋医家席弘数代以针灸相传，其十一代又传于弟子陈会，陈会再传弟子刘瑾，陈会、刘瑾撰《神应经》，是席弘针法的余绪。此外，《针灸聚英》所载的席弘赋、天元太乙歌、补泻雪心歌、灵光赋等内容，也反映了席弘一派针法的临床经验，可见金元时期针法对后世具有深远的影响。

第四节　明清时期针法

明代是针刺手法鼎盛时期，在手法操作和理论阐述上，明代医家不仅继承了金元针法，而且在内容上又作了进一步的充实补充，从而使其成为全面完整的技术体系。清代针法由于受到当时政府法令的干扰，阻碍了它的发展，渐趋衰落，但其时亦不乏简明扼要的著述，针法操作以方便实用为特点。

一、《金针赋》针法

《金针赋》是一篇歌赋形式总结针刺手法的著述，为泉石心先生所撰，而见载于明徐凤的《针灸大全》。泉石心受业于倪孟仲、彭九思，以发扬窦汉卿针法为己任。《金针赋》在明以后，各家针灸书中多予记载，可见其影响之大。

（一）针刺操作和辅助手法

《金针赋》在窦汉卿针法基础上，对针刺操作过程用十四字总结为系统的手法，兹列表于下，以资说明。（表6-1-5）

表6-1-5　《金针赋》十四字手法

应用	手法	操作	备注
下针	爪	用指甲按掐穴位	《难经·七十八难》："当刺之时……爪而下之。" 《针灸问对》："爪者掐也，用左手大指甲着力掐穴，右手持针插穴有准，此下针之法也。"
	切	用指甲侧向做掐按动作	《素问·离合真邪论》："切而散之。" 《针灸问对》："凡欲下针之时，用两手大指甲于穴旁上下左右四周掐而动之，如刀切割之状，令气血宣散。"
出针	摇	摇摆针体	《灵枢经·官能》："遥大其穴。" 《针灸问对》："凡退针出穴之时，必须摆撼而出之。"
	退	将针由深出浅	《针灸大成·三衢杨氏补泻》："欲退之际，一部一部以针缓缓而退也。"
催气	动	活动其针	《难经·七十八难》："动而伸之。" 《针灸问对》："下针之时，如气不行，将针摇之，如摇铃之状，动则振之。"
	进	将针由浅入深	《针灸问对》："下针后气不至，男左女右转而进之。" 《针灸内篇》："凡针入穴，宜渐次从容而进，攻病者知酸、知麻、知痛或似麻、似痛之不可忍即止。"
行气	循	沿经络抚摩穴位上下	《素问·离合真邪论》："扪而循之。" 《针灸问对》："上下往来抚摩，使气血循经而来。"
	摄	随经络按掐穴位上下	《针灸问对》："用大指、食指、中指三指甲于所属经分来往摄之，使气血流行，故曰摄以行气。"
泄气	搓	将针单向捻转	《针灸问对》："将针或内或外如搓线之状，勿转太紧，令人肥肉缠针，难以进退。" 《针灸大成·三衢杨氏补泻》："搓针泄气最为奇。"
补气	弹	弹动其针	《针经指南》："凡补时，可用大指甲轻弹针，使气疾行也。" 《针灸问对》："将针轻轻弹之。"
用于肚腹	盘	将针做圆周形盘转	《针经指南》："如针腹部，于穴内轻盘摇转而已。" 《针灸问对》："如针腹部软肉去处，只用盘法……其盘法如循环之状。"

应用	手法	操作	备注
闭穴	扪	出针后按压针孔	《针经指南》："凡补时，用手扪其穴是也。" 《针灸问对》："补时出针用手指掩闭其穴，无令气泄。"
添气	按	下插其针（重沉豆许）	《医学入门》："按者，插也。" 《针灸问对》："欲补之时，用手紧捻其针按之……按以添气。添，助其气也。"
抽气	提	升提其针（轻浮豆许）	《针灸问对》："欲泻之时，以手捻针，慢慢升提豆许，无得转动……其法提则气往，故曰提以抽气。"

（二）针刺补泻和行气法

《金针赋》以各种补泻手法为主要内容，是承前启后的手法专著。捻转补泻与呼吸、提插结合，并根据男女、午前午后、左右、胸背诸因素施术，为李梴"多元阴阳捻转补泻手法"的基础。三才刺法，以皮内为天才，肉内为人才，筋骨之间为地才，是各种复式补泻分层操作的基本程式。《针经指南》："捻转使气下行至病所。"在此基础上，用左右捻转促使经气上下运行，达到气至病所目的。又有"按之在前使气在后，按之在后使气在前"等行气法，今则称为"按压行气"。

《金针赋》倡治病八法，有烧火山、透天凉、阳中隐阴、阴中隐阳、子午捣臼、进气、留气、抽添等。又有飞经走气四法，为青龙摆尾、白虎摇头、苍龟探穴，赤凤迎源，称为"龙虎龟凤通经接气大段之法"，用于关节阻涩、经气不过者。此外，如龙虎交战"左捻九而右捻六"，用以住痛；通经接气之法，有定息寸数，"在乎摇动、出内、呼吸同法"，驱运气血、上下通接，以中风偏枯为主要适应证。

《金针赋》针法，大多是在前人基础上发展而来的。如捻转补泻以何若愚《流注指微论》"男子左泻右补，女子右泻左补"为根据，亦"转针迎随"之滥觞。三才法分层操作，则以《难经·七十难》理论为根据，以"心肺之部"为天才，"肾肝之部"为地才，内容则更为具体。烧山火和透天凉，除与《素问·针解篇》启迪有关之外，主要根据是窦汉卿《标幽赋》，亦即"动退空歇，迎夺右而泻凉；推内进搓，随济左而补暖"的发展。

二、《针灸大成》针法

杨继洲名济时，明代医家，浙江三衢人，世代为医。他博采众长，在家传《卫生针灸玄机秘要》一书基础上，结合自己临床经验，探玄发微，由后人靳贤编集成《针灸大成》10卷，是明代针法发展的里程碑。

（一）针刺操作和辅助手法

杨继洲对针刺操作提出"十二字分次第手法"，也就是爪切、指持、口温、进针、指循、爪摄、针退、指搓、指捻、指留、针摇、指拔十二个次第手法（操作步骤）。（详见

表6-1-6）又根据前人十四字手法，提炼为"下手八法"，即揣、爪、搓、弹、摇、扪、循、捻，内容则更加精当。（详见表6-1-7）

表6-1-6 杨氏十二字次第手法

手法	操作	作用
爪切	左手大指爪甲重切其针之穴	令气血宣散，然后下针不伤于营卫
指持	右手持针于穴上	（准备进针）
口温	入口中温热	（此法今已不用）
进针	神定，息匀，审穴在何部分，重切经络，少待方可少手	（将针刺入）
指循	用指于所属部分经络之路上下左右循之	使气血往来，上下均匀，针下自然气至沉紧
爪摄	随经络上下用大指爪甲切之	针下邪气滞涩不行者，其气自通行也
针退	分明三部，一部一部缓缓而退	（由深出浅）
指搓	转针如搓线之状，勿转太紧	泄气
指捻	治上，大指向外捻；治下，大指向内捻……如出至人部，内捻者为之补，转针头向病所，令取真气以至病所……外捻者为之泻，转针头向病所，令挟邪气退至针下出也	行气，内外移行上下
指留	出针至于天部之际，在皮肤之间留一豆许，少时方出针（出针前稍作一停留）	令营卫纵横散
针摇	以指捻针如扶人头摇之状	泄法：使孔穴开大，邪气出如飞
指拔	将针下气缓不沉紧，用指捻针如拔虎尾	（起针）

表6-1-7 杨氏下手八法

手法	操作	作用
揣	凡点穴，以手揣摸其处，以法取之，按而正之，以大指爪切掐其穴，于中庶得，进退方有准	取准孔穴
	刺荣掐按其穴，以针而刺；刺卫撮起其穴，卧针而刺	免伤荣卫
爪	爪而下之，左手重而切按，右手轻而徐入	宣散气血，欲使不痛
搓	搓而转者，如搓线之貌，勿转太紧，左补右泻	补泻
弹	先弹针头，待气至，却进一豆许，先浅后深，自外推内	补
摇	先摇动针头，待气至，却退一豆许，乃先深后浅	泻
扪	欲补时，出针扪闭其穴	补
循	凡泻针，必以手指于穴上四旁循之	令气血宣散，邪气散泄
捻	治上，大指向外捻；治下，大指向内捻。如出针，内捻令气行至病所，外捻令邪气至针下而出	（行气）

（二）针刺补泻和行气法

杨继洲《针灸大成》在《金针赋》等基础上，系统总结各种补泻和行气手法，载于"三衢杨氏补泻"篇中，内容较前人充实具体，兹列于下。

1. 复式补泻手法：有烧火山、透天凉、阳中隐阴、阴中隐阳、进火补、进水泻等，可以透导针下寒热，达到补虚泻实的目的。其中，进火补和进水泻法，是烧山火和透天凉的简化术式，为杨氏首倡。此外，还有子午捣臼法等。

2. 行气手法：有留气法、运气法、提气法、中气法（即纳气法）、苍龙摆尾法（即青龙摆尾法）、赤凤摇头法（即白虎摇头法）、龙虎交战法、龙虎升降法等，可以促使经气运行，加强刺激，达到气至病所目的。又如五脏交经，以五行配穴为据，施用苍龙摆尾手法；通关交经，先用苍龙摆尾，后用赤凤摇头；关节交经用于经气走至关节处停住不前者，辅以中气法促使针感过关。

3. 捻转补泻手法：根据针刺时间午前午后，患者男女性别不同以及脏病、腑病等因素，结合呼吸、提插施术，称为子午补泻、子午倾针、子午前后交经换气和脏腑阴阳呼吸内外捻针补泻法。

又如膈角交经法，以五行生克理论为据，根据病证虚实寒热，或先补后泻，或先泻后补，是属配穴补泻法的范畴。再如担截法，杨继洲认为："推进一豆谓之按，为截为随也。""退针一豆谓之提，为担为迎也。"（《针灸大成·经络迎随设为问答》）运用于"三进一退"和"一进三退"的徐疾补泻手法过程中，是属针刺补泻范畴。

（三）针刺手法理论阐述

杨继洲《针灸大成》上溯《内经》《难经》之源，下探陈会、高武、李梴诸家之流，对针刺手法理论殊多阐述，主要内容见载于《经络迎随设为问答》篇中，是其对针法发展的杰出贡献。兹举例以说明之。

1. 迎随补泻的理论阐述：杨氏认为迎随之理，第一要知荣卫之流行，第二要知经脉之往来，"言荣卫者是内外之气出入，言经脉者是上下之气往来，各随所在顺逆而为刺也，故曰迎随耳。"因此，在具体施术中，有深浅迎随和针向迎随两法。深浅迎随，因阴阳内外而进针、退针，"泻者先深而后浅，从内引持而出之；补者先浅而后深，从外推内而入之。"针向迎随，因其经脉气血往来而顺逆行针，如"手三阳（经），泻者针芒望外逆而迎之，补者针芒望内顺而追之。"综合了何若愚、张璧的迎随补泻法，并提高到理论高度去认识，较前人深刻。

2. 大补大泻和平补平泻：杨继洲以"刺有大小"立论，倡大补大泻和平补平泻之说，大补大泻手法用力重，平补平泻手法用力轻，是对孙思邈"重补轻泻"观的补充。再如根据经络、营卫、病因、病机理论，对营卫补泻、徐疾补泻、捻转补泻、开阖补泻等手法加以论述；根据脉证寒热虚实辨证，阐发补泻手法必须随证而施的道理等，对临床治疗都有重要指导意义。此外，他对呼吸补泻的理论阐述，常发人之未发（见本书"呼吸补泻"）。

3. 重视候气、辨气、得气补泻：杨氏候气之法常以左右手配合，即"用针之法候气为先，须用左指闭其穴内，心无内慕，如待贵人，伏如横弩，起如发机。若不至或虽至如慢，然后转针取之。"用呼吸、捻转、提插等法催气，总以得气为度。针下气至后，尤当辨穴下的濡虚和牢实，濡虚者为虚证，牢实者为实证，可分别予以针刺补泻。杨继洲指出："针形至微何能补泻？答曰：如气球然。方其未有气也，则恹塌不堪蹴踢，及从窍吹之，则气满体胖，此虚则补之之义也。去其窍之所塞，则气从窍出，复恢塌矣，此实则泻之之义也。"比喻较为确切。

三、明代诸家针法

明代诸家对针法多有研究，其中较为突出的如陈会、刘纯、高武、汪机、李梴、凌云等。

（一）《琼瑶针灸神书》

《琼瑶针灸神书》明代琼瑶真人所著，是针刺手法和操作技术的重要著作。书前有北宋崇宁元年（1102年）的序言，书中又引元代滑寿的论说，根据书中内容，应该是有明一代的针灸书籍。在《琼瑶针灸神书》中，针刺手法内容约占全书三分之二强，其中不少内容为前人并未论述者。他总结归纳针刺手法，包括循、提、按、弹、搓、捻、进、退、搜、摄、逆、摇、横、顺、摩、刮、切、盘、战、移、押、动、扪、走等，称之为"琼瑶真人秘传神针手法口授二十四字"，其中的摩、搜等法为别书所无者。对循、提、按、弹、搓、捻诸种手法，又有虚实之治。他说："循则气来弗停歇，弹后手扪闭其穴，提按气能上下行，刮者取为时顷刻，缘气不行搜则奇，气如蚁走战取时，气涩皆顺摩之效，欲和欲绝搓捻之，迎随补泻真粗理，世人传用皆如此。"

《琼瑶针灸神书》尤重辨气之法，并有相应手法。如气虚用摄法，气实用提法，气浮用升阳法，气沉用弹法，气滑用伸法，气涩用刮法和弹法，气紧用搜、刮之法，气微用战、按之法等。他使用各种针刺手法，常根据病证虚实、经脉阴阳、男女性别、天时变化等因素分别施术。如"虚人提处加用按，按虚加循气来宜。""提提阳经多用提，阴经多按血匀余。""三阳经外络内搓，三阴经内络外搓。""男子少按，按多血出；女子多按，按多补阴。"对针刺补泻，常复合应用，除苍龙摆尾、赤凤摇头和呼吸迎随补泻外，还有盘盘丹穴法、气上法、气下法、升阳法、升阴法等。《琼瑶针灸神书》卷一、二列有70余种病症治疗方法的介绍，卷三"治病手法歌"和"八法流注"，均将临床取穴和针刺手法结合起来，编成歌赋等形式加以阐述，是该书的一大特点。如"曲池二穴。热，脉洪，提泻刮战五七次，搜摄数次，深提摄、气下五七次，不灸；寒，脉微，补刮推按循，气上数次，搓捻数次，搜摄按刮数次，灸五壮。"即是其例。

（二）陈会、刘纯和李梴

陈会字同善，明初人，是席弘一派传人。他著有《广爱书》等书，由其徒刘瑾撮要成《神应经》一卷。陈会针法的特点大致有三：第一是催气手法，即"用右手大指及食指持针，细细动摇进退搓捻其针，如手颤之状，谓之催气，约行五六次觉针下气紧。"此法迄今仍有实用价值。第二是平补平泻手法，《神应经》说："凡人有疾皆邪气所凑，虽病人瘦弱不可专行补法……只宜平补平泻，须先泻后补，谓之先泻其邪，后补真气。"是从中医邪正盛衰发病理论高度去认识先泻后补手法操作，与后世平补平泻法迥然不同。第三是根据患者左右肢体不同，施行捻转补泻手法。针左边，用右手大指向前、食指向后，轻提左转为泻；用右手大指向后、食指向前，捻针右转稍有深入为补。针右边则用左手拇指向前、食指向后，捻针右转轻提为泻；用左手拇指向后、食指向前，捻针左转、稍有深入为补。

刘纯字宗厚，明初医家，为朱丹溪再传弟子。他著有《玉机微义》《医经小学》等书。在《医经小学·针法》中，倡用平针法，即按天、人、地三部徐徐而入，再按地、人、天三部徐徐而出，是《灵枢经·五乱》导气同精手法的发展，可用于虚实不甚明显的病症。

李梴字健斋，明代医家，著有《医学入门》九卷，该书以刘纯《医经小学》为蓝本，参考诸家学理分类编纂而成。该书卷一，列经络、针灸章节，反映了他的针灸学术思想。李梴的针法特点，包括穴法、开阖、迎随、飞经走气四方面内容。他重视五输穴和八脉交会穴的应用，主张子午流注和灵龟八法，对针法尤重迎随和飞经走气。他以捻转、针向、呼吸结合，根据手足、男女、午前午后、阴经阳经等因素施行迎随补泻，谓："逆则为泻，顺则为补，迎随一差，气血错乱，目前或见小效，久后必生异症。"后世称为"多元阴阳迎随（捻转）补泻法"（详见本书"捻转补泻"部分）。他对飞经走气四法予以详细介绍，但认为迎随尤为重要，"今人但知飞经走气为难，不知迎随明而飞走在其中矣。"再如他所倡用的汗、吐、下三法和上补下泻法，见载于《医学入门·杂病穴法》。此外，有关九六补泻和各种复式补泻手法的内容，在杨继洲《针灸大成》中则列于"南丰李氏补泻"之中。

（三）高武和汪机

对《金针赋》等各种补泻手法，当时也有不同意见。如高武、汪机二氏常以《内经》《难经》为据，抨击诸家针法，认为针刺手法应遵经典所示施行，不宜愈趋繁复。

高武字梅孤，著《针灸素难要旨》（又名《针灸节要》）和《针灸聚英》等书。《针灸素难要旨》节选《内经》《难经》有关针灸内容的原文，辑集成册，以上溯针灸学术之源。《针灸聚英》采摭诸家针灸精华，如《明堂经》《铜人经》《千金翼方》《金兰循经》等，对东垣、刘纯等针法尤为重视，另列章节予以介绍。他反对《金针赋》男女气血上下分别之说，指出"针灸当随经络气至十二时候，如寅肺、卯大肠经之类，男女所同。男女气血上下之分，固非《素》《难》意，亦不必然也。"（《针灸聚英·男女气血》）力主子午流注纳支补泻，对按时开穴和配穴补泻有较多发挥。《针灸聚英》虽载有《金针赋》治病八法和飞经走气等手法内容，但每有评议。认为治病八法、飞经走气是"巧立名色，非素难意"（《针灸聚英·八法》）。对《神应经》左右捻转补泻，高武认为："捻针左右已非《素问》意，而人身左右不同，谬之甚也。"（《针灸聚英·人身左右补泻不同》）

汪机号石山，为明代著名医家，著有《石山医案》《医学原理》等书，在学术上他推崇朱丹溪。在他所撰的《针灸问对》一书中，用自问自答的体裁，对 85 个针灸专题进行了答疑，反映了他的针灸学术思想。应该说，其中评析之辞虽有所偏激，但也提出了一些有见地的看法。

他认为针法有泻而无补，其一就针具言，"针乃砭石所制，既无气又无味，破皮损肉，发窍于身，气皆从窍出矣，何得为补？"其二就作用看，"夫泻，因泻其盛也，于补亦云宣不行之气，移未复之脉，曰宣曰移，非泻而何？"但他在施术中并非完全否定补法，而是主张务实求是。他说："当刺之时，先以左手摄、按、弹、努、爪、切，使气来如动脉应指。然后以右手持针刺之，待气至针动，因推进而内之，是谓补；动针而伸之，是谓泻。古人补泻心法不出乎此，何尝有所谓男子左泻右补，女人左补右泻也哉？是知补泻转针，左右皆可，但当识其内则补、伸则泻耳。后人好奇，广立诸法，徒劳无益。"他认为《金针赋》"所立诸法，亦不出乎提按、疾徐、左捻右捻之外"，不过是"将此提按、徐疾、左捻右捻六法交错而用之。"他的这种不尚形式，务实求是，敢于批判的精神的确十分可贵。他以提按、徐疾、捻转为纲，概括各种手法的方法，至今仍有指导意义。汪机对通经接气和三才法也提出了己见。认为："一呼脉行三寸，一吸脉行三寸，呼吸定息，脉行六寸，乃言无病人。""人有所病，则血气涩滞，经络壅塞，莫能循其常度而行矣。"因此，"若依其法，接某经当几呼、过几寸，岂能一一中其肯綮？"他认为进出针的"三才法"也未必完全可行，他说："赋言内针作三次进，出针作三次退，与经文徐而疾、疾而徐之意，大不相同，且针出内而分三寸，肉厚穴分用之无碍，肉薄去处法将何施？故针者惟当察其肉之厚薄而酌其宜，庶几无害。"他指出后世诸家书籍所载某穴针几分、留几呼、灸几壮等，《黄帝内经》中均不定，故不必拘泥固定，应按病情随机应变，"惟以气至为期，而不以呼之多少为候。""当视其穴俞，肉之厚薄，病之轻重，易为灸之多少大小，不必守其成规。"此外，他还对营卫之流行、捻转补泻之方法等提出了很有见地的看法，为后世提供了有价值的学术理论。

（四）凌云针法特点

凌云字汉章，号卧岩，为明代盛名一时的针家，著《凌云传授铜人指穴》等书，精于穴法和针法。凌氏《卧岩先生得效应穴针法赋》（见本书"接气通经"文献摘要）是在窦汉卿《通玄指要赋》的基础上加以"应穴"而成的。他重视配穴处方治病，强调邻近取穴，与远道取穴相结合，前后、上下相呼应，是其穴法特点。如此两穴相配，其效更著。如"行步难移，太冲最奇，应在丘墟""头项强宜后溪而安然，应在承浆"等。在针法上，除继承窦汉卿透穴刺法之外，对各种沿皮刺法尤为重视，这在其十世传人江上外史所撰的《针灸内篇》中反映出来（见下文）。

凌氏针法的特点，在《循经考穴篇》中有所反映。《循经考穴篇》原书无著者姓氏，仅在最后署有"严振识"字样。严振号漫翁，明代人，可能该书为凌云一派传人所撰。该书载有各种透穴刺穴内容，如单针透刺（一针从一穴透刺至另一穴）即有30余则之多，其中不少与清代江上外史的《针灸内篇》相类。又如双针互透法，用二针在二穴内相互透刺而形成"八"字形，或用三针在三穴内相互透刺而形成"个"字形，是其特点。该书在膝关穴下载："与阳关针锋相透，形如八字，主鹤膝风痹、腰脚不能动履"；在阳关穴下载："此与膝关及委中三穴刺之，须使针锋相向为妙。"这种二穴或三穴互透的方法，常用于四肢大关节处，是《灵枢经·官针》关刺法的发展，用治关节疼痛、屈伸不利者有效。

四、清代诸家针法

清朝政府对针灸极不重视，至道光年间竟有"针刺艾灸究非奉君所宜，太医院针灸一科着永远停止"的旨意，从而阻碍了它的发展。尽管如此，清代诸家在针灸学术上仍坚持不懈，其针刺手法则以简单方便为特点。

（一）继承凌云针法的《针灸内篇》

江上外史《针灸内篇》虽成书于清代道光初年，但列述凌氏针法，并自叙"此秘由双林凌声臣（凌云八世传人）传之外孙宣沛九，宣公乃传于余。"凌氏一派针刺补泻，以陈会《神应经》为准，《针灸内篇》说："《神应经》补泻与双林派口传正相合，余从先生临症以来，患者遵是法补泻，无不效验如神，此乃至秘也，凡后学毋为他书所惑。"即是例证。《针灸内篇》所记述的透穴刺法，如阳谷透腕骨，攒竹透鱼尾，曲鬓透听会，悬厘透听宫，颊车透地仓，风池透风府，丝竹空透率谷，头维透丝竹空，列缺透太渊，大迎沿皮透齿中等，有直刺透穴、斜刺透穴、沿皮刺透穴等。《针灸内篇》对头面、胸背、颈项、四肢末端等处肌肉浅薄处，主张用沿皮刺法，有针尖向前、后、下、外等不同。如支正穴，"针一分，沿皮向前一寸"；少商、关冲穴，"针一分，沿皮向后三分"；乳根穴，"针一分，沿皮向后寸半"；背俞穴，"针一分，向外寸半或平针三分"；中府、云门穴，"针一分，沿皮向外一寸半"；食窦穴，"针一分，沿皮向外一寸"等。根据腧穴特点，采取不同针向的沿皮刺法，既可达到有效刺激，又可避免组织损伤，在临床上已得到普遍推广应用。

（二）简单方便的手法操作

《医宗金鉴》为清代乾隆年间官修的医学著作，是清朝太医院的规范教本。其中的《刺灸心法要决》一书，简明扼要，全面搜辑历代针灸绪余，并以歌诀形式记述便于背诵，附图而俾学生熟悉经脉、孔穴等内容。书中"行针次第手法歌"，在杨继洲"十二字分次第手法"基础上撮要而成，包括取穴、持针、温针、进针、指循、摄法、退针、搓针、捻针、留针、摇针、拔针等方面的内容，歌诀流畅，注解简明，不失为补学者的学习资料。如拔针法，歌云："拔针之时切勿忙，闭门存神要精详，不沉不紧求针尾，此诀须要蕴锦囊。注曰：凡针毕拔针最要精详，不可草率忙乱也。如欲出针，须待针下气缓、不沉不紧，觉轻松滑快，方以右手指捻住针尾，以左手大指按其针穴及穴外之皮，令针穴门户不开，神气内存，然后拔针，庶不致于出血。"

李守先《针灸易学》是一本简明针灸著作。李氏认为学好针灸难在手法，故云："先少学针灸或止之曰穴难，不知难不在穴，在手法耳。明于穴而手法不明，终身不医一疾。"因此提倡习针者"首学手法，次学认证，而以寻穴为末务。"其卷首论针刺手法，如持针、定神、补泻、退针、阖法等；次论认证，如灵枢杂症、纪氏治法、行针指歌、百症赋认证治法等；卷中再次论寻穴。内容简明扼要，浅而易知，显而易明。

陈廷铨《罗遗编》成书于清乾隆年间。陈氏认为，自仲景而后，刺法即早已失其真传。故集辑诸家经络注解的遗蕴，以景岳《类经》为主，诸家所注为辅，而合为一编，对

《内经》理论加以阐明。他认为："用针之道以气至为主，知虚知实方可无误。虚则脉虚，为痒为麻；实则脉实，为肿为痛。虚则补之，气至则实；实则泻之，气去则虚。"并指出："大抵用针之妙，贵在审气。"其手法"用补用泻之间，必以呼吸为准，随气下针，乃其要也。"补法，呼则内针，静以久留，候气至为度，如气至觉针下紧涩或痛，是谓阳气隆至，出针徐而按穴急，使经气充实于内。泻法，吸则内针，又必静以久留，候气至为度，如气至觉针下松活相安，是谓阴气隆至，出针疾而不闭其穴，使邪气散泄、经气得平。可见其针法操作以得气为度，简便易学，落到实处。

此外，《针灸逢源》《针灸集成》等书，均汇集前贤诸家针法，提纲挈领，要言不繁，反映了清代针灸著作的特点。

（三）民间针法的采集

在清代不少针灸书籍中，记述了各种在民间流传的针刺技法，如挑刺、刺络等常用于痧症、疔疮、喉风、霍乱等急性病症，也反映了清代医家重视实用速效的民间疗法。

郭志邃《痧胀玉衡》是比较系统的痧症专著。郭氏对痧症治疗，要求辨表里深浅和十二经脉，如卷一"治痧当分经络"篇，记述有十二经之痧的临床表现特征。"治痧三法"篇，肌肤痧用油盐刮痧，则痧毒不会内攻；血肉痧有青紫筋，用针刺放血，以泄痧毒；肠胃脾肝肾、三阴经络痧，则须药物内攻，以消散驱毒。针刺放痧有十处，即百会、印堂、太阳、喉中两旁、舌下两旁、双乳、十宣、曲泽、两足十指头、委中。并说："凡痧有青筋紫筋，或现于一处，必须用针刺之，先去其毒血。"并对委中、百会、十指的刺痧法有明细的方法介绍。

郑梅涧《重楼玉钥》是喉风证治的专著。郑氏对各种喉风，除用药之外，往往先用针刺治疗。他常取风府、风池、囟会、百会、前顶、后顶、少商、少冲、合谷等头部和四肢远端穴，治疗咽喉肿痛而不能吞咽者，祛风消肿，称为"开风路针"；用铍针或小刀切破局部经肿处，或用针挑破局部滤泡、络脉，放血泄热，以消肿开咽，称为"破皮针"；对咽喉局部不可放血者，则以远端穴针刺法，调和气血，疏通经络，称为"气针"，针药并投，立竿见影。

夏春农《疫喉浅论》专门介绍疫喉证治。书中的刺络放血法，以少商穴为主，兼取曲池、委中、阳交、间使、大陵及咽喉局部，亦为喉科急症针刺治疗之例。再如张镜《刺疔捷法》、应遵海《疔疮要诀》，用针挑、刺疔等法治疗外科疔疮；王士雄《霍乱论》用焠、刮、刺、熨灸等法治疗霍乱急症，都是专科专病针刺治疗取效的范例。从而反映了清代医家重视实践，注意收集民间疗法，发展针刺方法的特点。

第五节　近代时期针法

鸦片战争以后，一批针灸界的仁人志士，以特有的胆识和勇气坚持针灸临床实践，推动和支撑着针灸学的发展。其中较有代表性的如黄灿、周树冬、赵熙、焦会元、承淡安、夏石泉、朱琏、鲁之俊等医学家，在困难的社会环境下对针刺手法，仍然进行了大量的研究。

一、历代针法的继承

近代医家在前贤针法的基础上，予以总结发展，自成一家言。值得特别提出的，如周树冬（1862～1915）的《金针梅花诗钞》和赵熙（1877～1938）的《针灸传真》等著作。

（一）《金针梅花诗钞》

清末医家周丙荣字树冬，通诸家言，尤长于针灸。其遗著《金针梅花诗钞》全书分上、下两篇，共有诗歌 326 首。上篇为针道，除对古代针刺方法有扼要叙述之外，特别着重于针刺手法的条陈。下篇为孔穴，列举十四经要穴，标明其部位和用途，记诵亦颇为方便。特别值得称道的是，该书所载的梅花派针法为历代著述所未及，或为周氏首创，或别有师承，有相当的学术研究价值。该书经现代针灸家周楣声先生重订，于 1982 年正式出版，是针刺手法的重要参考书。兹就该书上篇内容予以介绍。

上篇"针道"共分三章，第一章为"楔子"，第二章为"刺法"，第三章为"刺序"。刺法部分，以《灵枢经·官针》等篇的九刺、十二节刺、五刺、缪刺、散刺（阿是穴刺法）内容为主，分别予以介绍。刺序部分是《金针梅花诗钞》有关针刺手法的重要篇章，分为因时、察形、识禁、审经、辨脉、认证、忌偏、选穴、先后、取穴、择针、进针、持针、深浅、候气、导气、补泻、中机、留针、防晕、出针，共 21 节。其中，较为详尽系统的有选穴、取穴、进针、导气、补泻等内容。

选穴为穴法的范畴，分为八纲条析、五输流注、俞募相连、原络主客、标本双郄、母子生克、循经分治、气血详分、远近相呼、应手得真、上下交征、八脉交会、求异求同、脏腑互通、任督同源、直斜贯串、表里相关、阴阳相引、出奇守正、一脉相承、首尾兼顾、单枪直入、左右开弓、梅花双萼、轮番交替、叠见重收，共 26 个方面的穴位选配组方之法。如梅花双萼法是梅花派的选穴法，以两针为准，故称双萼，或以一穴为主、一穴为客，或以一穴治本、一穴治标，或以一穴取阴、一穴取阳，或以一穴近取、一穴远取，或以一穴为补、一穴为泻，包涵了五方面的治疗原则。

其针刺手法的内容，主要见载于导气、补泻部分。导气，分为导气成法、导气成方和梅花派导气法三部分。导气成法，计有提、按、搓、捻、颤、刮、弹、捣、摇、摆、摄、循、抽、添、息、诱、敲、倒、压 19 种单式手法，其中的捣、抽、添、诱、敲、压诸法，别有新意，有的为古法所无者。导气成方，包括青龙摆尾、白虎摇头、赤凤迎源、苍龟探穴、龙虎交战、子午捣臼、运气法、提气法、进气法、纳气法、调气法、留气法和抽添法，计 13 种复式手法。尤其值得一提的是"梅花派导气法"，歌诀云："推之引之谓之通，行之和之调气功，迎之鼓之乃能助，提之纳之在运中，通调助运为纲领，导气之方此实崇。"分为通气、调气、助气、运气四法，并指出："通者推之引之，疏而决之之义也，经气流通则正气自复而邪气自平，因之通乃是辅针导气之第一要义。次即为调，调者行之和之，有缓而抚之、平而衡之之义焉，通后须用调，调之气乃顺。第三为助，助者迎之鼓之，有激而动之之义焉。气实者通之则易决也，调之则易顺也；气虚者通之难达，调亦不畅，故必迎之鼓之，振而扬之。第四为运，运者提之纳之，有运而用之之义焉，气能为我所用，则导气之功备矣。"可见其导气法与"徐入徐出"的导气同精法不同，是通调经气、促使经气运行的手法，现代则称为行气法。

补泻部分内容，以补泻同施和历代针刺补泻手法为主，并论述人身左右补泻和男女补泻有无不同等专题。如迎随补泻，包括十二经流注顺逆补泻（即针向迎随）、十二经补母泻子迎随补泻（即子母补泻）、十二经流注时刻补母泻子迎随补泻（即纳支补泻）、呼吸捻转迎随补泻等，内容较为全面系统。再如补泻同施法，分为一穴之中补泻同施（包括阳中隐阴、阴中隐阳等）、一经和二经之中补泻（如泻南补北法）两方面予以介绍，可为条分缕析、切中肯綮。

此外，在进针、出针、防晕、中机、深浅等章节中，均在前贤基础上有较多发挥。诸如此类，在书中比比皆是，值得推荐。

（二）《针灸传真》和《针灸要诀》《按摩十法》

赵熙字缉庵，号遁仙，是近代著名针灸学家，著有《针灸传真》八卷（1923）和《针灸要诀》《按摩十法》（1934）等书。经其后人赵玉青、赵寿毛整理，有《针灸要诀和按摩十法》《赵氏祖传针灸按摩传真》二书正式出版。兹就其针法内容予以介绍。

《针灸要诀》一卷，是赵熙晚年著作，全书共分20节，其中有16节专论针刺，4节专论灸法。该书首列毫针、细针、粗针、三棱针的形制和用途，并对各种针具的进退针手势予以图解和文字说明。第四部分为"补泻手诀"，包括补法九诀、泻法十诀和平补平泻四诀，反映了赵氏针刺补泻手法操作的特点。补法包括补前按摩，随气搓转行九阳数，紧按慢提，退圆进方，入多出少，青龙摆尾，苍龟探穴，呼尽内针候吸引针，退针用急闭穴门9个方法；泻法包括泻前按摩及泻时按摩，迎气搓捻行六阴数，紧提慢按，退方进圆，出多入少，白虎摇头，吸气内针呼尽出针，摇针出穴暂不闭门，泻气泻血同时并施，泻后按摩10个方法。是乃捻转、提插、迎随、开阖补泻和行气（摆、摇等）法结合，较有特点的是针刺前后配合按摩，即用指针辅助激发经气、移神住痛。

《针灸要诀》第五部分为"注痛十一诀"，分别介绍爪切、循法、按摩、呼吸、捻转、提插等法，在进针前、进针时、行针时、出针时、出针后的应用。并指出："注痛诸法，泻针多于补针，盖补针虽用按摩，然行针时无邪气壅塞之忧；出针后无余邪流注之痛，且更无推不动、转不移之患。故补针注痛法除进针、出针与泻针相同外，余皆无疼痛之虑。"从而说明实证施以针刺泻法时，尤应注意避免疼痛。该书第六部分为"出血针减痛四要诀"，对三棱针法操作如何避免疼痛有详细介绍。赵氏著述如此重视针刺注痛、减痛，为历代医籍所无，值得向大家推荐。

《按摩十法》一卷也是赵熙晚年的著作。书中强调指针按摩术与针刺的配合，指出："按摩与金针并行不悖，金针取效速而暂，按摩取效缓而时久。分言之曰金针、曰按摩，合言之则用金针不能离按摩，行按摩者不能背金针。二者兼施并用，但视病情何如耳。"将按摩手法分为摸、推、剁、敲、拿、广、抖、伸、活、催别络和醒气等法，又列"意法"以示治神法的重要意义。摸法、剁法、敲法又分为补、泻和平补平泻手法，推法、拿法、广法则分为补法和泻法进行操作。其手法根据经脉循行逆顺和气血运行升降而施，顺经而施者为补，逆经而施者为泻。根据营卫阴阳浅深不同而施术者，如摸之补法以重按轻起九次一停为法，从卫取气，益入营分，有类紧按慢提和苍龟探穴的针法；摸之泻法以轻按重起、四周摇揉、六次一停为法，从营置气，提出卫分，则有类紧提慢按、白虎摇头的针法。再如广法，是各种按摩手法结合应用，双手共同操作，又有别于一般推拿按摩书籍。广之补法，如补足阳明胃经，以一手推天枢，以一手摸足三里，皆顺经脉运行而施，可用于气虚不足者；广之泻法，如泻手太阴肺经，以一手摸尺泽，一手敲云门，皆迎其经脉运行而施，可用于气逆、气结者。

针刺（金针）和按摩（指针）在手法操作和理论上有共通之处，故《针灸传真》说："金针补泻不外上下迎随，指针补泻亦不外上下迎随。金针之进退补泻则为指针之进退补泻法。"二者又有不同处，"金针之刺入深，指针之按下浅，深者收效速，浅者见功缓。""以指代针，指头按穴之浅深，以金针刺穴之浅深为标准。金针刺穴浅者可二分、三分，用指亦轻按其穴而推掐之。金针刺穴深者可七分、一寸，用指亦重按其穴而陷下之。手法不一，指头有向上、向下之别，左右推掐之异，起落紧慢之势。知用针之诀，即知用指之诀。"可谓独具匠心、自出机杼者。

此外，有黄灿（石屏）的《针灸诠述》、方慎庵的《金针秘传》、焦会元的《会元针灸学》等书，对针法的继承和普及推广也起到了重要作用。焦会元《会元针灸学》（1937）是一本通俗针灸著作，书中对针刺手法列"详讯八法针治施术分补泻之理"作了深入浅出的介绍，其内容包括提插补泻、鼻呼口吸、手指补泻、针投、动摇、虚实等，多承前人说法。如对动摇的介绍："动者为气为补，似船篙摇拨之状，如龙之搅尾；摇者为血为泻，左右摇之如船有舵，如赤凤摇头。此乃飞经走气，开通闭塞之法。"

二、中西学理的汇通

近代以降，西学东渐，西医学理输入我国，致使中医学界产生了"衷中参西"的汇通派学术思想。与此同时，这种思想对针法的理论和操作也有较大的影响。其中，较有代表性的是承淡安和朱琏两位近现代针灸学家。

（一）承淡安的八种针刺手法

承淡安（1901~1957）是在针灸湮没之际，慨然兴废继绝，以发扬针灸为己任，大力培育针灸人才，复兴针灸学术的一代针灸名家，著有《中国针灸学》等。该书在针刺手法方面对指力之练习、捻动之练习、进针、针刺之方向、针刺之目的、直接刺激与间接刺激、针刺之感通作用等进行了介绍。具体操作手法有单刺术、旋捻术、雀啄术、屋漏术、置针术、间歇术、震颤术、乱针术等8种，说："八节针法，参酌日本新针法编写，彼亦由我国旧针法中改进而来。"他将"兴奋""镇静""强刺激""弱刺激""抑制""诱导"等西方医理应用于针刺手法及机制的解释，说："手法古今不同，就古法言，目的在乎补泻；以新理论，则为抑制与兴奋。如何谓之补，如何谓之泻，古今各家所说不一致。至元、明时，手法名目更多，但皆属粗针浅刺，今之细针不能效仿其法。故本编对于以前之针法，概不论列，祗言进针后应作兴奋或抑制之手技及反射或诱导之针法。"承氏的这种敢于运用现代医学理论探讨针刺手法的精神是值得赞许的，他的手法由于易于被西医所接受，故推广很快，对国内外有一定影响。但"概不论列"以前之针法，简单否定各家手法的态度显然不甚妥当。

兹就其《中国针灸学》有关手法操作内容予以介绍。

1. 进针后的手法　进针后即作主要的捻运手法，分为兴奋、抑制、反射、诱导四种。

（1）兴奋作用之针法：先用 28 号或 30 号针，作轻缓的刺激，约数秒钟或半分钟的捻转，病者略感酸胀，即予出针。刺激部位大多在患部及其周围，或在其神经通路之处为多。

（2）抑制作用之针法：先用 26 号或 28 号针，作持久的强刺激，1 ~ 2 分钟的强烈捻转，并作 5 ~ 20 分钟（甚至 30 分钟）的留针。刺激部位大多在患部周围及其神经通路之处为多。

（3）反射作用之针法：视其证候如何而手法不同。如须使之起兴奋以加强其功能作用时，可选用 28 号或 30 号针，予以短时期的中度刺激（捻转不轻不重、不徐不疾、提插均等）；如须使之起抑制以减低其亢奋作用时，可选用 28 号针，作稍长时间的中度刺激。

（4）诱导作用之针法：选用 26 号或 28 号针，作较长时间的强刺激，1 ~ 2 分钟，并作留针法。

2. 一般应用之新针法

（1）单刺术：系刺达肌层间，立即将针拔出，是属于极轻微的刺激。此法应用于小儿及无受针经验，或身体极度衰弱者。

（2）旋捻术：在针刺入时，或刺入后，或拔出之际，右手的拇、食指将针左右捻旋，是一种稍强刺激的手法，适用于抑制（强烈捻）或兴奋（轻缓捻）为目的之针法。

（3）雀啄术：在针尖到达其一定深度后，将针体提上插下，如雀之啄食，频频急速上下运动，专用于以刺激为目的。在提插之缓急强弱中，不仅能起到抑制作用，亦能应用于兴奋为目的者。

（4）屋漏术：与雀啄术之运用稍有不同。即针体之 1/3 刺入，微行雀啄术，再行 1/3，仍行雀啄术。在退针之际，亦如刺入时，每退 1/3，行雀啄术而出针。此为专用于一种强刺激为目的之手法，适用于抑制、诱导。

（5）置针术（即留针）：一针至数针刺入身体穴位，静留不动，放置 5 ~ 10 分钟，然后拔针，适用抑制、镇静为目的者。对身体衰弱或畏针者，须用强刺激作抑制、镇静手法时，此法最好。留针时间由 5 分钟至 1、2 小时皆可，视其证候缓解情况而出针。

（6）间歇术：针刺入一定深度之后，时而捻转提插数次，复留置片刻，再提插捻转数次，再留置之，往复数次，此术应用于血管扩张或肌肉弛缓时，以兴奋为目的。如用强刺激，亦可作为抑制法。

（7）震颤术：在针刺后行轻微上下的震颤，或在针柄上抓搔数次，或用食指频频轻叩，摇动针柄上端。专用于血管、肌肉、神经之弛缓不振者，即兴奋。

（8）乱针术：在针刺入一定深度后，立即拔至皮下，再行刺入，或快或慢，或向前向后，向左向右，随意深进，此为强刺激。专用于诱导及解散充血郁血。

其中应用最多者为雀啄术、旋捻术、置针术。

（二）朱琏针法的强弱刺激

朱琏（1909～1978）是与承淡安同时期的又一位近现代针灸学家。抗战时期，她在延安向任作田先生学习针灸，长期从事医疗和卫生行政工作，著有《新针灸学》，对针灸普及推广起过一定的推动作用。《新针灸学》全书分为绪论、针灸治疗原理、针灸术、孔穴、简易取穴法、治疗、医案选录七个部分。该书用西医理论来论述针灸疗法，提出针灸治病主要在于激发与调整神经系统、尤其是大脑皮层功能的论点。她在该书中指出："针灸的所以治病，不是直接以外因为对手，而是激发与调整神经的调节功能和管制功能，同时激发神经本身修复代偿功能达到治病的目的。"她认为，针刺手法基本上只有强刺激与弱刺激两种。强刺激可使神经由高度兴奋转为抑制，所以又称抑制法；弱刺激能使神经适当兴奋，所以又称为兴奋法。因此，在临床上必须掌握针灸治病的三个关键。

1. 刺激的手法 分为抑制法和兴奋法两种。

（1）抑制法：即强刺激手法。采用刺激量较大、时间较长、患者感觉特殊的刺激手法，进针后缓慢连续捻针或捣动，或在较长时间内捻针、留针反复进行（即动留针法），可对身体功能亢进现象起到镇静、缓解、制止和增进正常抑制状态的作用。该法取穴宜少，手法要缓慢持久，逐渐增强其刺激程度，患者有持续的舒适感，留针时间要长。此法适于疼痛、痉挛、炎证急性期、精神运动兴奋状态和一些慢性病等。

（2）兴奋法：即弱刺激手法。采用刺激量不大、时间较短、患者感觉较重的刺激手法，进针后迅速捻针或捣动，有了较重的感觉即起针，可对身体功能衰退起到促进作用，又能解除过度抑制状态，恢复正常兴奋状态。该法取穴较多，用强烈、短促的手法刺激，使患者产生短促的胀痛或触电样感觉，随即出针，一般不留针或少留针。此法适于休克、虚脱、弛缓性麻痹、感觉减退或丧失、神志昏迷、肌胀力降低、精神运动处于抑制状态等情况。

2. 刺激的部位 基本上按照生理系统结合循经取穴。如呼吸系统疾患，上呼吸道病主要取上肢肘关节以下的手掌桡侧线（手太阴经）、手背桡侧线（手阳明经）和正中线的穴位，以及口鼻区、颈前区的穴位；肺部病症主要取背部第一至第五胸椎间各线和胸部乳房以上的穴位，以及上肢掌面桡侧线（手太阴经）的穴位。又如消化系统疾病，在腹部取穴，胃病取脐以上各线的穴位，肠病取平脐和脐以下各线的穴位，食道病可配合胸部正中线的穴位，肝病则取背部、上腹部和右侧乳以下胸部的穴位。疼痛主要取远隔的穴位，肌肉或关节痛配合局部穴；瘫痪需取患部穴位。内脏功能亢进者取远隔的穴位，功能衰退者取患部附近穴位。如此等等，也反映了朱氏用神经刺激理论来解释针刺原理的学术观点。

3. 刺激的时机　因人因时而异，如疟疾和周期性发作者需要发作前一段时间即开始治疗，直至超过以往发作时期后停止。对于急慢性胃病和神经衰弱等则要连续每天治疗，对于急性肺炎、心绞痛则每隔 2~3 小时针灸 1 次。

第六节　灸法的历史发展

灸法和针法一样，是针灸技术和临床方法的主要内容。从某种意义来说，灸法较针法安全简便，易于推行，在很长一段时间内颇为盛行。诚如陈延之所云："夫针术须师乃行，其灸则凡人所施。"（《医心方》）这就反映了当时的情形。灸法从古至今，经历由渐而盛、由盛而衰的过程，值得针灸界同仁认真思索和探求。

一、灸法的起源

（一）火的应用是灸法之本

汉代许慎《说文解字》云："灸，灼也，从火音久。"灸即用火烧灼之义，因此灸法的起源应与火的发现和应用有关。早在距今 5 万年前的原始社会氏族公社时期，我国的先民们已掌握了用火取暖和制作熟食。据考古研究，在北京周口店发现的含骨化石地层中，就发现有遗留的灰烬和烧过的动物骨骼及土石。而后的山顶洞人（距今约 18 000 年前）已掌握了人工取火的方法。火的发现和使用，对人类生存繁衍有重要的历史意义，同样也为灸法的应用创造了必要的条件。

（二）灸不离宗，以艾火为源

灸古称灸焫，《素问·异法方宜论》王冰注："火艾烧灼，谓之灸焫。"可见用艾作材料点燃，烧灼肌肤为灸法的本源。艾为菊科多年生草本，生长广泛，气味芳香，其叶干燥后易燃而火力缓和持久，可代替一般的树枝柴草取火。北宋沈括《梦溪笔谈》有述，殷商以前的西戎卜法，"以艾灼羊髀骨，视其（征）兆"来定吉凶。同样道理，用艾火烧灼以治病，也应该是符合事物发展规律的。《左传》记载了鲁成公十年（前 581 年）医缓给晋景公诊病的经过，医缓云："疾不可为也，在肓之上、膏之下，攻之不可，达之不及，药不治焉。"其中的攻即灸法，达指针砭，在当时已经是与药物并列的医疗手段。

二、灸法的盛行

（一）先秦时代的灸法

此时灸法已开始在民间广泛使用。《庄子·盗跖》云："（孔）丘所谓无病而自灸也。"《孟子·离娄》云："今之欲王者，犹七年之病，求三年之艾也。"诸此都说明当时灸法已十分流行，所以儒家用艾灸来隐喻世事。在湖南马王堆汉墓出土的帛书中，《足臂十一脉灸经》

《阴阳十一脉灸经》记述了"十一脉"的循经路线和病候，并云其病"皆灸某某脉"。

（二）《黄帝内经》中的灸法

灸法在该书中常与针刺、砭石、药物并列，各有所施，据证而治。《素问·汤液醪醴论》云："必齐毒药攻其中，镵石针艾治其外也。"已有汤液药物为内治法，砭石、针灸为外治法的雏形。此外，在《素问》的《通评虚实论》《血气形志》《示从容论》《疏五过论》《解精微论》，以及《灵枢经》的《官能》《论痛》《通天》《经脉》《经水》《癫狂》等篇中，均有针、灸并列的记述。

值得提出的是，《灵枢经·官能》云："针所不为，灸之所宜。"这说明了灸法的主治范围和作用性质与针法不同，凡经脉陷下、络脉结聚和阴阳皆虚者均可用艾火灸之。《素问·异法方宜论》云："脏寒生满病，其治宜灸焫。"这也说明寒证是灸法的主要适用范围。其他如《灵枢经·背腧》有火补、火泻等治法，都对后世灸法的发展有重要的指导意义。

（三）魏晋至唐宋是灸法盛行的时期

自三国以来，灸法有了进一步的发展。如魏国曹翕《曹氏灸经》七卷为最早的灸法专著，惜早已亡佚。在晋代陈延之《小品方》书中，述及禁灸18处和误灸后果，艾炷大小与疗效关系和灸治取穴法。晋代葛洪《肘后方》治急症用灸法比用针法多，占绝对优势，且记述了各种灸法（如艾炷灸、隔盐灸、隔蒜灸、川椒灸、黄蜡灸、艾管熏灸等）。

唐代孙思邈主张针灸和药物并用，所谓"针灸不药，药不针灸，尤非良医"（《备急千金要方》）；书中的中风七穴灸法、足三里保健灸法等都对后世有较大启迪。王焘《外台秘要》弃针而用灸，主张艾炷灸的壮数要根据病变性质和施灸部位而定，其中的崔知悌灸骨蒸法等处方为后世赏用。唐代已有专门施灸的医师，称为"灸师"。孙思邈《备急千金要方》："吴蜀多行灸法"，都说明当时灸法流行并以灸法防病的盛况。

两宋而后，有《黄帝明堂灸经》《备急灸法》《西方子明堂灸经》《灸膏肓腧穴法》等灸法专著，窦材《扁鹊心书》更重视艾炷大灸，其法尤为独特。元明以后灸法已开始衰落，因艾炷直接灸痛苦较大，灸法开始向无痛方向改进，如明初的艾条灸即是其例。清代医家则重视民间灸法采集和记载，包括药条灸、太乙神针、灯火灸、雷火神针、灸盏灸等，其代表作有范毓琦《太乙神针附方》、王德森《保赤要言》、雷少逸《灸法秘传》和赵学敏《串雅外编》有关内容，而其中以急惊、脐风的灸法（包括灯火灸）较有特点。

三、灸材的多样性

（一）掺药的艾灸法

在临床上，一般用纯艾绒进行施灸，而有时也可在艾绒中掺进某些物品施灸。通常掺进的物品多为芳香药物及易燃物质，如硫黄、雄黄、麝香、木香等。由于疾病的不同，也往往掺入其他药品，因病制宜。这说明施灸材料的药性作用不容忽视。

（二）其他灸材为主的灸法

灸法以艾为主，但也可采用其他材料来施灸。历代记述的灸法有硫黄灸、灯火灸、桑枝灸、桃枝灸、竹茹灸、麻叶灸、黄蜡灸、药锭灸、药捻灸等，各有特点。

1. 硫黄灸 硫黄作为灸材，因其易燃，常用于疮、瘘。常用疮口大小的硫黄一块，用火烧之施灸。

2. 黄蜡灸 是将黄蜡烤热熔化用以施灸之法。用面粉水调作圈，围及肿处，圈内铺好黄蜡片屑，用炭火熔化灸之。这种方法可用以治狂犬咬伤、发背疮、对口疮、臁疮、无名肿毒等。

3. 桑枝灸 是用燃着的桑树枝施灸，用治疮疡、背痈、阴疮、瘰疬、流注、臁疮等。

4. 桃枝灸 又称神针火。取桃枝削为木针，待干后用；用时以棉纸3层衬于患处，将桃枝针蘸麻油点燃吹灭，乘热针患处。可治心腹冷痛、风寒湿痹、附骨疽等。

5. 药捻灸 又称蓬莱火，方用西黄、雄黄、乳香、没药、丁香、麝香、火硝各等分研末，用棉纸裹药末捻成药捻，剪2~3分长，粘贴肉上点燃。用治风痹、瘰疬（患处灸）、水胀、膈气、胃痛（按穴灸）。

6. 药锭灸 又名药片灸，是将多种药物研末，和硫黄熔化在一起制成药锭，置于腧穴或病变部位上进行施灸的方法。本法兴起于清代。依据加入药物不同，又有阳燧锭灸、香硫饼灸、救苦丹灸等，其基本作用是温寒除湿、消瘀散结、通络止痛，常用于气滞血瘀病症。

按：目前常用的非艾灸法已在本书"灸法"中予以介绍。

四、灸法的多样性

（一）艾炷直接灸

古代称为着肉灸，今称着肤灸，是将艾炷直接放在穴位上施灸，为历代盛行的艾灸法。

1. 艾炷的形状 常以圆锥形为主，在古代最常用的艾炷大小约3分。晋代陈延之："灸不三分是谓徒冤，解曰：此为作炷，欲令根下广三分为适也。减此为覆孔穴上，不中经脉，火气则不能远达也。"（《医心方》）但亦并非一成不变，可因人、因病、因穴不同而有所变动。在医书中计量艾炷的大小，常用豆、米、麦、枣等喻之。

2. 艾炷的计量方法 《黄帝内经》以来，均用"壮"字作为艾炷灸的计量单位名称。《广雅·释诂》："壮，创、伤也。"《释名·释疾病》王念孙："创、壮，声并近，故壮亦为伤。"又，《说文解字》段玉裁："医书以艾灸体谓之壮，壮者灼之语转也。"都说明"壮"是艾炷烧灼造成创伤之意。艾炷一个燃尽易之，谓之一壮。

3. 施灸的壮数 常因人、因病、因穴而施，少则一壮，多则数百壮，一般三五壮而已。也有根据患者年龄而定的，所谓"随年壮"。对于规定的壮数，一次灸完的称"顿灸"，分几次施灸的称"报灸"。报即重复，报灸即重复施灸的意思。如孙思邈《备急千金要方》所云"凡此诸穴，灸不必一顿灸尽壮数，可日日报灸之，三日之中，灸令尽壮数为佳"即是其例。

(二) 艾炷间接灸

又称隔物灸，在艾炷底下隔垫某些物品（以药品为多）再行施灸。

历代有隔姜灸、隔蒜灸、隔薤灸、隔韭灸、隔葱灸、隔附子灸、隔盐灸等。此外，还有将药末敷脐，再行艾灸以治病的方法，称为熏脐、蒸脐、炼脐等，用以治疗劳疾等，有温阳种子作用。

(三) 艾条灸法

由于艾炷直接灸痛苦较大，会形成灸疮而留瘢痕，明清以来渐由各种艾条灸代替。如明代朱权《寿域神方》灸治阴证："用纸实卷艾，以纸隔之点穴，于隔纸上用力实按之，待腹内觉热，汗出即差。"而后将不同的处方研成药末掺入艾绒，用棉纸裹成艾条实按腧穴或患处，称为雷火针、太乙针、三气合痹针、百发神针、治癣神火针等。古代使用的艾条灸，有两种方法：其一为实按灸，即在施灸部位隔布（纸），点燃艾条乘热按之，使热气深透之，如范毓绮《太乙神针》之法；其二是悬起灸，清叶圭创用，将艾条提起，距离穴位约1寸余，渐渐熏烤，这种方法是现今温和灸法的雏形。

(四) 灸器灸法

灸器是灸法的专用器械，今人多用之。在古代常用的灸器有瓦甑（《肘后方》）、苇管（《备急千金要方》）、铜钱（《万病回春》）、泥钱（《针灸易学》）、灸板和灸罩（《外科图说》）、面碗（《太乙神针》）等。清代雷少逸校补的《灸法秘传》有灸盏的记载，这种方法颇与现代的灸器相似，但也有其自身特点。

此外，历代书中述有天灸法，如王执中《针灸资生经》墨旱莲发疱敷贴法，《梦溪笔谈》石龙芮发疱敷贴法，李时珍《本草纲目》毛茛叶敷贴发疱等，均称天灸。因可引起皮肤发疱，与艾炷烧灼灸相似，故名之。(《雪苔针论》灸法考)

第二章
少数民族针灸技术

本章所述是藏医、蒙医和壮医的针灸技术方法，在第三篇第六章中还有仫佬医药线灸的内容。

第一节 藏医针灸技术

一、藏医火灸法

（一）概述

火灸是5种藏医传统外治法之一。藏医外治法，又分为缓治法和峻治法。前者施术时患者无明显感觉和疼痛，后者则感到疼痛，火灸属于后者。火灸是在穴位或痛点用艾炷烧熨，将隆病和寒性病平息于发病部位的方法，故有"于既定穴位灸之，温通气血息疾患"的说法。火灸的历史记载可追溯到公元前100年。至清代，《火灸教诲明示·白晶鉴》从适应证、禁忌证、灸法、术后注意及功效等方面进行论述，仅灸穴就有322个，是集历代火灸法的大成之作。

（二）艾灸法

1. 艾炷　藏医艾灸的灸材主要用野艾和草艾中的大艾，而草艾中的小艾则不适用于艾灸。秋三月的初一到十五采集艾叶、花朵，将其晒干后，用木棍反复槌成绒状，拣除其中的秆茎、杂质，再将荨麻枝燃烧成的炭灰一起混入艾绒中，立即用手揉搓成色黑、易燃、易捻搓的艾炷。

2. 艾炷大小　用于脊椎各穴，以食指尖大小为宜；用于头部、四肢、前身各穴，以小指尖大小为宜；失血需封闭脉道者，以扁圆如羊粪粒大小为宜；痞瘤疮肿等肿块坚硬者，以中等诃子尖大小为宜；小儿穴位以豌豆粒大小为宜。

3. 具体操作　患者挺身端坐，在选中的穴位上做好标记，用胶水或蒜汁将艾炷黏附穴上，点燃后适当吹气助燃。至艾烟消散，烬火烧及皮肤时用针头拨去艾灰，但不要触及皮肤。如多个穴位同时艾灸，第一艾炷燃至2/3时再点燃另一艾炷，依次循序，要做到前灸火力未散，后灸火力续之，使热力源源不断，如此则效果更佳。灸火要求火势均匀，灸处四周略起小水疱，无疼痛感。一般烧熟的标志是胸腹部施灸则背部略感疼痛，而背部施灸则胸腹部略感疼痛或有恶心，此时可停止艾灸。如出现欲吐、头晕等不良反应，要立即停止艾灸。

（三）非艾灸法

1. 天竺火灸　在穴上铺一块红纸或红绫，上盖四横指宽的白硇砂粉，其上置一块薄红色的柏木片，木片要在三热性药（荜茇、胡椒、干姜）水中浸泡一夜，干后用朱砂水写8个字符（略），口念咒语21遍。早晨东向，用火镜聚太阳光烧灼木片以灸之，对中风、黄水、脉病有效。

又，取一薄铜镜，口念咒语，用水清洗铜锈，置于火上烧热，以不烫手为度，用一未褪色的新红绫包裹，口念咒语百万遍，频频放于穴位反复烧灼。如灸温下降，可用火镜聚光加热，口念咒语千遍。用较大艾炷放其上加以施灸，口念咒语千遍。用治寒性痞瘤、腹绞痛、瘰疬、中邪、索增隆病（相当于神经症、心血管病）等。

又，施灸前要用瞿麦或荜茇水洗净穴位，待水液干后方可施灸。

2. 汉地火灸 在穴上撒布 1 份煅寒水石散或石灰石，滴入热水 3 滴。用其产生的热烧灼，可用于脉病、血管栓塞和黄水病。

3. 霍尔火灸 在穴上涂以油脂，上铺一层白毡片，毡片要在盐水中浸泡，而后拧干水。用钳子夹一块烧烫的羊脂石置于毡片上，灸烧程度视疾病而定。用于丹毒、牛皮癣、痹证等。

4. 神变火灸 在穴上铺一块红绫，上垫一块牛皮厚的柏木片或高山栎木片，上置艾炷施灸。用于痛风病、痹证和各种肿块等。

5. 神奇火灸 在穴上撒布一份寒水石和三热性药（荜茇、胡椒、干姜）等份研成的粉末。上盖一块红绫，垫木片，置艾炷烧灼。可消除肿瘤、寒性黄水病。或取一无锈铜镜，红绫裹之，置穴上口念咒语百遍，在红绫上置艾炷烧灼穴位。

6. 缘空行母火灸 施灸者入定空行母执火禅，口念十相自在咒语21遍，在穴上依次垫以写有咒符的纸、红绫和柏木片三物，上置和有少许户枢尘土的艾炷，用火镜聚光点燃灸之，口呼哈哈哟之言，并默念十相自在咒语21遍。可除增盛热之外的一切疾病，尤其对中风、中邪、神志病症及痈疖、痞肿有效。

（四）临床应用

1. 适用范围 食物不化、胃火衰弱，浮肿，寒性水肿，寒性痞瘤，寒性赤巴病，头部及四肢黄水充斥，肉痛、骨痛，炭疽，虚热，癫狂痫，昏仆不省人事，一切脉病及热病断后（不使热病重新复发）等。对隆、培根所致的一切寒性疾病，特别是白脉和黑脉病、黄水病、痛风等有显效。

2. 禁忌证

（1）赤巴热病、一切血液病，任何温热引起的疾病禁用灸法。

（2）眼睛等五官及男性会阴的左侧脉，女会阴的右侧脉和耻骨阴毛中间的动脉等处禁用灸法。

（3）饱食后胃肠等六腑部位禁用灸法。

（4）避开八卦九宫忌日和体内神魂循行的部位进行施灸。

3. 方法

（1）煮法：适用于痈疖、痞瘤等。先灸其四周，以封闭脉道，防止肿块扩散。后灸其中央，以破坏其巢穴。病重者可连续灸数壮。一般20次为佳，19次为次，17次为下。

（2）烧法：适用于灰色培根病、黄水病及心风病等。一般灸15次为佳，13次为次，9次为下。

（3）烤法：适用于隆病、寒性虫症、大小便闭塞或尿频、洞泻不止等。一般灸 7 次为佳，5 次为次，3 次为下。

（4）惊法：8 岁以下小儿用惊法，即灸豌豆大小 1 次，使小儿略感惊痛即可。

一般施灸中，将灼烧成瘢痕为煮法，灼烧成细小水疱为烧法，不伤及皮肤仅有红晕为烤法，略感惊痛为惊法。按灸法分，汉地火灸为煮法，艾灸为烧法，霍尔火灸为烤法，天竺火灸为惊法。按灸穴分，四门穴宜用烤法，下体穴宜用烤法，上体穴宜用煮法，神经或胸腹部宜用惊法，灸脊椎各穴用煮法而不用烤法和烧法，以免伤及神经引起瘫痪等。

（五）注意事项

1. 艾炷燃尽时，立即用拇指或小石子用力按压熄火。

2. 灸后禁止立即饮水，宜稍做散步，恢复体力。

3. 七日之内禁食腐酸食物，禁忌剧烈活动、发汗和白昼睡觉等。

4. 避风寒，下雪风寒天气不可用灸法。

5. 饱食后不宜施火灸，灸后也不宜饱食，或嗅闻皮毛等的焦味秽气。

6. 产后大出血、泻后抑压风势及筋脉断裂复续等 3 种情况，如灸量过度则会造成筋脉拘挛、阻断风路、肌肉萎缩等，须慎之。

（《藏医火灸法》）

二、藏医烙熨法

（一）概述

由金、银、铜等制成的一种烙熨器，呈 L 形，一尺长的横柄前端约 1 寸长向下弯折，弯折的顶端为凸形面，凸形面接触穴位，用于控制中风邪气、疮毒等的恶化。此外，还有用木、角、石、牙等烙熨的方法。

（二）藏医烙熨穴位

1. 显示疾病的穴位　即看得见、摸得着的痛点，如风湿性关节炎的关节疼痛症状，关节内存留的黄水和肿胀也属于此。患瘰疬、毒瘤都有明显的病灶，隆肿浮胀可直接在其病灶用本法。为使其不致扩散，可先在其四周施以火针，然后再在瘤子上重叠烙熨。

2. 医师寻觅的烙熨穴位　以下仅介绍较有代表性的背部各穴。

（1）隆穴：低头时颈部隆起的第 1 个骨节，是治风症的穴位，主治昏迷不醒、精神错乱、心跳加速、全身颤栗、痴呆、夜卧不安、耳聋、颈项强直等症。

（2）赤巴穴：脊椎第 1 个骨节下，主治寒型赤巴病引起的眼翳、黄疸、消化不良等症。

（3）培根穴：脊椎第 2 个骨节下，主治风寒病或头部、肺、心等因寒引起的鼻塞不通、口舌干燥等。

（4）母肺穴和肺子叶穴：与肺相连的穴位。分别取脊椎第 3、4 个骨节下，主治风寒病引起的胸痛、恶心、呕吐、吐浓稠痰等。

（5）命门穴：与命门相连的穴位。分别取脊椎第 5 个骨节下，主治命脉患风症而引起的神志不清、疯癫、全身颤栗、昏厥等。

（6）心穴：与心相连的穴位。分别取脊椎第 6 个骨节下，主治心跳加速、健忘、嗜睡、胸背疼痛等。

（7）膈穴和肝穴：与膈膜和肝脏相连的穴位。分别取脊椎第 7、8 个骨节下，主治肝脏患风寒病引起的肝区疼痛、噎气、呕吐、吐酸水、肝虚等。

（8）胆穴：与胆相连的穴位。取脊椎第 9 个骨节下，主治胆结石、呕吐胆汁、黄疸、眼翳、食欲不振等。

（9）脾穴：与脾相连的穴位。取脊椎第 10 个骨节下，主治脾脏疼痛、肠胃胀满、腹鸣、身体沉重等。

（10）胃穴：与胃相连的穴位。取脊椎第 11 个骨节下，主治胃火衰微、消化不良、久泻、胃中痞块等症。

（11）精府穴：与生殖腺相连的穴位。取脊椎第 12 个骨节下，主治遗精、女子崩漏、子宫癌症、妇女精神错乱、宫寒、大小肠作胀、大便秘结等。

（12）肾穴：与肾相连的穴位。取腰椎第 1 个骨节下，主治肾脏风寒、腹痛、寒性遗精、尿频、尿道炎等。

（13）脏腑总穴：与五脏六腑相连的穴位。取腰椎第 2 个骨节下，主治风寒病、黄疸、宫寒、不孕和脐以下病症。

（14）大肠穴：与大肠相连的穴位。取腰椎第 3 个骨节下，主治腹鸣、尿道疼痛、小便不利、疝、痔等。

（15）小肠穴：与小肠相连的穴位。取腰椎第 4 个骨节下，主治肠癌、风寒引起的腹痛、腹泻等。

（16）膀胱穴：与膀胱相连的穴位。取腰椎第 5 个骨节下，主治膀胱结石、尿道口灼热、尿闭、遗尿、腰膝冷等。

（17）精穴：尾脊骨的第 1 个骨节下，主治遗精滑精、下肢肌肉萎缩、软弱无力、伸缩困难等。

（18）下泄风门穴：尾脊骨的第 2 个骨节下，主治便秘、泻痢等。

（19）背部三穴：上述脊椎骨的各穴向左右旁开 1 寸处各有 1 穴，加上脊椎中线的 1 个主穴，左右中共 3 穴。作用和脊椎中线的主穴基本相同，主要在病重时用。

（三）烙熨法

1. 金烙法　用弯头金箸作烙器，置穴上烙之。用于驱邪、瘟疫等，具有保护识觉用。

2. 银烙法　用银箸作烙器，置穴上烙之。去脓拔腐，治痈疖。

3. 铜烙法　用黄铜作烙器，置穴上烙之。愈伤、治痈、杀虫等。

4. 铁烙法　用铁作烙器，置穴上烙之。防骨刺、破胃部癥瘕。

5. 木烙法　用柏木、桦木等阳木，柳木、短叶锦鸡木等阴木，沙棘等子木或文冠木、小蘗等三黄水药木，于木板上猛烈摩擦直至冒烟时，烫熨穴上。可根据木质性质对症治疗直候病、痹证、黄水病、血管病、白脉病、皮肤病、创伤和炎症肿痛等。

6. 角烙法　用种羊角等雄性动物角烧热，置穴上烙之。同木烙。

7. 石烙法 将滑石、松耳石和玛瑙等石类涂上油脂，用火烧烫置穴上烙之。用于痈疖、瘰疬、肿瘤、炭疽、直候病、痹证、黄水病、中风等。

8. 布烙法 将布块或羊毛等于火硝中浸煮，取出后用榆木炭火烤干变硬，卷在沉香木上，干后点燃，以不烫伤皮肤为度，熄火置于穴位烙之。用于黑痣、鸡眼、脑病和偏头痛等。

9. 油脂烙法 以融化的蜂蜡、酥油、蔗糖、山羊油等适量烙穴位。用于痔疮、淋巴管炎、阴部瘘管、外窍处生疮等。

10. 牙烙法 将象牙、虎豹的犬齿于青油和水的混合液中浸煮后，置于穴位烙之。用于陈旧性创伤、痈疖、癥瘕等。

（四）注意事项

1. 穴位必选准，不能偏离。

2. 根据不同的病症和穴位，采用合适的烙熨时间。治血管和经络的病症，烙熨时间不可过长，以免发生残疾和肌肉萎缩等危险。

3. 胃肠病需在饭前治疗，否则很难达到治疗效果。

4. 烙熨后要彻底检查伤口，将调好的酥油和盐搽涂于伤口。而后扶患者散步。当晚禁止患者饮用冷水和酒类。

第二节　蒙医针灸技术

一、蒙医灸法

（一）概述

蒙医灸法是具有蒙医特点的外治法，在热敷基础上发展而成，为传统"五疗"之一。用于常见病症，对赫依偏盛型、巴达干偏盛型、希拉乌素型等疗效尤为显著。灸材分植物、动物两类。植物多用蒙古各地广泛生长的白山蓟草经专门加工精制的白山蓟绒。动物以羊毛制成的毡为主。此外还有用金属制成的灸器施灸的。

（二）操作方法

1. 火灸类

（1）白山蓟灸：临床最常用。将秋季采集的白山蓟，放阴凉处阴干后，置于木板上，用木棒捣成棉絮状，再将碱水和砖茶水湿透晾干，即成白山蓟绒。制成大小不等 4 种规格的圆锥形绒炷。

（2）木心灸：多年干枯榆树中的软心，代替白山蓟绒作为灸材。

（3）香灸：将 1 支粗香（直径 0.2cm 的卫生香）或 3 支细香（直径 0.1cm）捆在一起，点燃或按灸穴位。用于婴幼儿赫依偏盛型。

（4）火炬（把）灸：细小木棍一头缠以棉花，制成大小不等的火炬形状的木棍，大则如拇指，小则如小指或更小。将棉花头蘸上少许植物油点燃后，用火苗迅速按灸病灶。用于炭疽或乳腺癌等。

此外，也有用艾条进行灸法的。

2. 蒙古灸

（1）油灸：将小茴香研细末与黄油拌匀，涂于白净的羊毛毡上加温后，敷灸穴位或病灶。或将一小块白净的羊毛毡浸泡入黄油中，煎煮或取出，置于病灶敷灸。用于赫依偏盛型或年老体弱者。古称蒙古灸。

（2）苏海灸：将山川柳加工成粉笔状的两个细棍。一头略粗，一头略细，两头平，长约10cm。将其一头放入植物油内煎煮。先在穴位上垫3~7层疏薄黄纸，取出细棍在黄纸上交替按灸，一般3~7次。用于消化不良、胃脘胀满、食管癌等。

3. 金属灸类 用金属制成的灸器施灸。金属灸器一般由灸器头和灸器座两部分构成。

（1）金器灸：在灸器头镀一层金而成。先将灸器头加热，把灸器座圆孔对准穴位，再以加热的灸器灸之。用于毒性肿物、痞块、陈旧疮疡等。

（2）银器灸：在灸器头镀一层银而成，其他同金灸器。用于希拉乌素（黄水）癣等皮肤病。

（3）铜器灸：用铜制成，加温后温灸局部病灶，治小儿口角炎等。

此外，还有用斑蝥、蒜泥、铁线莲等贴敷的。

（三）临床应用

1. 适用范围 胃火衰退、消化不良、巴达干偏盛型水肿、痞瘤、寒性希拉所致头痛、四肢黄水症、多种皮肤病、脉络病等。

2. 注意事项

（1）希拉偏盛（热盛）、血热偏盛者均不宜。

（2）要害部位，血管、肌腱、孔窍、男女生育脉等处均禁用。

（3）灸后如见高热，当立即妥善处治。

（4）先对赫依相关穴位施灸，并从上而下进行。［中国针灸，1993，13（2）：38］

二、蒙医放血法

（一）概述

蒙医放血法是运用专门的放血工具（如哈努尔），将浅部脉道（静脉）切开或挑破，进行放血以防治疾病的方法。

（二）操作方法

1. 静脉放血 用锐利柔软金属制成的专门放血工具哈努尔。局部常规消毒后，先用手指将血管固定，使其不致移动。将放血部位上端用橡皮管扎住，随即开始放血。脉位于浅表部位且较粗，就纵行切开；若此脉位于要害部位，则行两次切开法，先将皮肤切开，再将血管切开；若此脉位于肌肉深层且是毛细血管，就行横切法；若此脉是舌下血管，就行侧切法。放血量根据病情而定，少则见血即止，多则 100～200ml。

2. 组织或穴位放血 用三棱针为好。穴位放血 1～2 滴，必要时可加拔火罐。

3. 根据病情选取放血部位 如血热性头痛，可放前额正中线发际下 0.3 寸；鼻塞、咽干用鼻尖脉；手麻木、胃痛、乏力用巴达干脉，等等。

4. 鉴别病血与正血是否已经分离 正血色鲜红而病血则不然。通过口鼻观察，如不发生病血与正血相混杂迹象，则可行放血，否则就要用汤药予以分离。

（三）蒙医放血部位

1. 头颈部主要放血脉

（1）前额脉：位于前额正中发际下 0.3 寸。主治血热性头痛、高血压、痤疮等。

（2）金柱脉和银柱脉：金柱脉位于右眼瞳孔直上，发际下 0.5 寸；银柱脉位于左眼瞳孔直上，发际下 0.5 寸。主治血管神经性头痛等。

（3）鼻尖脉：位于鼻尖正中。主治咽喉、鼻腔病。

（4）舌脉：位于舌系带两旁的两条脉之间的正中。主治偏瘫、失语、吞咽困难、舌体卷缩、口舌干燥等。

2. 上肢部主要放血脉

（1）脏腑总脉：自肘窝内侧略斜向上外行之脉。主治脏腑疾患、胸闷气短、心悸等。

（2）巴达干脉：从肘窝尺侧出发分为两支，而向手腕下的正中尺侧循行向外行的一支脉。主治手麻木、胃痛、乏力等。

（3）六合脉：肝脉的腕外侧向手背食指方向循行的脉。主治胸胁部胀痛等。

3. 下肢部主要放血脉

（1）脾脉：位于膝关节内侧下四横指处。主治脾损伤、脾热、脾大、浮肿等。

（2）肾脉：位于足跟上横纹上 1 寸跟腱旁。主治肾损伤、肾结核、下肢痹痛、子宫出血等。

4. 躯干部主要放血脉

胃角脉：腹部正中线与第 10 胸椎的交点旁开四指。主治胃热、呕吐、腹泻、吐血及黄水病等。

5. 其他

（1）耳前后四树脉：位于耳前 1 寸处为内树，耳后 1 寸处为外树，两耳共 4 条。内外树的血脉直行向上。主治耳内流脓血、偏头痛、枕部及前额痛等。

（2）黄水脉：与巴达干脉相对峙，距其六指处。主治体倦嗜睡、黄水引起的皮肤瘙痒、巴达干血降于胃等。

（3）短尾脉：位于尾骨尖。主治腰腿痛、下肢痛、痔疮等。

（四）临床应用

1. 适用范围 祛除病气，通脉活血，清热解毒，调节气血循环。可用于由血、希拉引起的热性病，如伤热扩散、骚热、疫热、疖肿、疮疡、痛风、眩晕、萨病失语、急性喉炎、化脓性扁桃体炎、原因不明头痛、痤疮、疫热、黄水病、口眼㖞斜、高血压等病。对于生于热血加黄之症有显效。

2. 禁忌证

（1）年老、体弱、孕妇、幼儿，巴达干、赫依而引起的风寒病、浮肿、重感冒、瘟疫早期、胃火衰败等寒性病。

（2）多种合并症，不分血中元气与病气之前，不能放血。血液病及烈性传染病禁用之。

（3）用泻下法、催吐法、鼻药及灌肠法治疗后，也要禁用放血。

（4）对以下情况也须慎用：未成熟热、瘟疫热不宜早放血；骚热在病血与正血尚未分离之前，不可放血；对空虚热、黏性热、毒热证、体弱者不宜放血。

第三节　壮医针灸技术

一、壮医陶针法

（一）概述

陶针法是用陶片或瓷片作针具，在体表相应特定部位按压或割刺，以治疗疾病的方法，是古代壮医传统疗法之一，至今仍在壮族地区流传应用。本法源于砭石，明代李时珍云："以瓷针治病，亦砭之遗意也。"（《本草纲目》）清代鲍相敖《验方新编》对瘴毒、痧症、霍乱等均载有陶瓷针治法。1959 年，由壮医覃保霖整理、人民卫生出版社出版的《陶针疗法》问世。其刺法有重、轻、平，分野有点、线、面，针刺表浅，作用于皮部和血络，有宣通经络气血的功用。

（二）方法

1. 针具　用旧陶瓷片经清洗后，用刀脊轻轻击碎，制成锋利的陶针。锋芒分出粗、中、细 3 类。重刺、放血可用锋芒粗者，小儿可用锋芒细者，一般则用锋芒中等者。使用前先用水煮沸半小时，或用 75% 乙醇溶液浸泡 1 小时，或用高压消毒更好。

2. 操作

（1）刺激量：轻刺手法轻扬，冲击力小，用于慢性病、虚证、寒证；重刺手法沉重，冲击力大，用于急性病、实证、热证、痧症；平刺介于两者之间，用于一般病证。放血刺，用于实热证，重刺刺入皮肤放血。挑疳刺，在手部疳积刺激点或指缝刺激点，刺破皮肤，挤出黄色或乳白色液体为度，用于小儿疳积。

（2）刺激方法：点刺，单刺一点。排刺，依横线成排点刺。行刺，依纵线成行点刺。环刺，依封闭曲线环形点刺。丛刺，以三针成品字形，或五针成梅花形，成丛集点刺。散刺，以一点为中心，星形向外放散针刺，或在一个面上不规则散刺。集中刺，将刺激点距离缩小。扩散刺，将刺激点距离扩大。

（三）临床应用

1. 手法轻重 凡天部病、热证、阳证，多用重天（上）轻地（下）手法；地部病、寒证、阴证，多用重地（下）轻天（上）手法；寒热交错、虚实相兼者，则用人部平刺、两胁轻刺手法。

2. 选穴处方 以背部为主，纵取上、中、下，横取前、后、侧。背部纵行，诸病通治。表证、热证、阳证、上焦或气分证，取头面颈项、上下肢后棱配合为主。里证、寒证、阴证、下焦或血分证，取腰脊以下、上下肢前棱配合为主。寒热交错、半表半里、偏于中焦者，取中部躯干两胁、上下肢侧棱配合为主。

3. 处方示例

（1）腹泻：腰骶椎夹脊、腹部脐行、夹脐、耳背散刺、上肢前棱。

（2）霍乱：腰椎夹脊、腹部脐行、脐环、肘弯、膝弯放血。

（3）痈疽：背廓主脊、肩棱、肘关节、患部环刺。

（4）痄腮：背部颈脊、项棱、耳周、颔线、腕关节。

（5）尿闭：腰骶椎夹脊、水线、腹股沟、下肢后棱、足小趾甲根。

（四）注意事项

1. 针具和局部皮肤必须严格消毒，以防感染。

2. 主要部位集中刺，配合部位扩散刺。

（五）壮医陶针刺激部位（表6-2-1~表6-2-5，图6-2-1~图6-2-3）

表6-2-1 头面部刺激部位表

名称	部位和刺法	主治
发旋	在头顶部头发旋窝之中心，若发旋不明者，则可取百会穴代替。若有双旋者，可以在两发旋上分别施治点刺、丛刺、散刺、集中刺、扩散刺	伤暑，中风，干霍乱，小儿夜啼，急惊风
前额行	以前发际与眉心的中点（即1.5寸处）为基点，在前额横列排刺5~7针	感冒，痛经
额角棱	由眉角至发角纵列于侧额部，行刺5针	眼红痛
眉心	在两眉头之中央，点刺1针	感冒，中暑，中风，眼红痛，急、慢惊风
眉弓	在眉上，取眉头、眉腰、眉尾进行点刺	眼红痛
太阳	在眉棱角后侧至曲鬓部横列排刺3~5针	感冒，中暑，眼红病，痛经
鼻端	在鼻端准头之正中，点刺1针	小儿急、慢惊风
翼根	在鼻翼根与面部相接处，左右各点刺1针	小儿慢惊风
两唇	上唇即水沟穴，点刺1针或排刺3~5针；下唇即承浆穴，点刺1针	中暑，伤暑，中风，急惊风
口角	在两口吻角处，各点刺1针	小儿惊风，颜面抽痛，口眼㖞斜
耳周	环绕耳郭周围成一封闭曲线，环刺10针	胁痛，腹泻，耳痛，痄腮
颔线	在颊部，沿上下颌骨排刺5针	齿痛，痄腮

表6-2-2 胸腹部刺激部位表

名称	部位和刺法	主治
颈侧	在喉部喉结两侧行刺5~7针	哮喘，腹痛
脐行	即胸腹正中线，由胸骨切迹起至耻骨上际行刺20针，视病情需要可全刺或分段选刺	腹泻，霍乱，疝气，痛经，腹痛（取腹部刺激点），呕吐（取胸部刺激点）
夹脐行	在脐行或乳行之间，针刺与分段选刺原则均同脐行	腹泻，腹痛，小儿夜啼，慢惊风
乳行	通过乳头的纵线，针刺与分段选刺原则均同脐行	呕吐
脐环	距脐孔2~3横指处环刺成一封闭曲线	霍乱
谷线	以胸骨剑突之尖端和脐孔之中点为基点，横列排刺7~9针	呕吐，腹痛
水线	以脐孔和耻骨上缘之中点为基点，横列排刺7~9针	尿闭
胁行	侧胸部，自腋窝过第11肋端下至脐孔相平处，纵列行刺10针	胁痛
腹沟行	在腹股沟处，排刺5针	疝气，尿闭

表6-2-3 腰背部刺激部位表

名称	部位和刺法	主治
主脊行	自第1颈椎下至尾椎，纵列行刺29针，每椎1针，视病情可全刺或分段选刺（第1刺激点均在棘突下）	感冒，中暑，伤暑，中风，虚劳，哮喘，痹证，腰痛，历节风，干霍乱，齿痛，眼红肿，疔疮，痈疽，痄腮，小儿夜啼，急、慢惊风，小儿瘫痪
项棱	颈椎两侧纵列各1行，刺7针	感冒，哮喘，齿痛，眼红痛，喉痛，痄腮，小儿夜啼，百日咳
夹脊行	自胸椎至骶椎两侧各1行，当骶椎横突之外方，纵列行刺22针，视病情可全刺或分段选刺	感冒，中暑，伤暑，中风，虚劳，痹证，腰痛，胁痛，历节风，腹泻，呕吐，霍乱，腹痛，疝气，尿闭，遗尿，齿痛，耳痛，喉痛，痛经，小儿夜啼，百日咳，慢惊风，小儿瘫痪
远脊行	自胸椎至骶椎脊约2横指处，纵列行刺22针，视病情可全刺或分段选刺	中暑，伤暑，中风，痹证，腰痛，历节风，小儿瘫痪
肩棱	自胸椎部和肩部接界处肩端排刺5~7针	喉痛，痈疽，小儿瘫痪
肩胛环	以膏肓穴为核心，包括两肩胛骨在内，做一椭圆形，刺激法包括散刺、集中刺、扩散刺、环刺	感冒，虚劳，哮喘，百日咳，小儿瘫痪
骶鞍	在骶骨部做一马鞍环状曲线，可从尾骨端向上做散刺，或做集中刺与扩散刺	痹证，腰痛

表6-2-4 上肢部刺激部位表

名称		部位和刺法	主治
手六棱	两前棱	在上臂之桡侧，自肩关节至肘关节排刺10~15针，分内外2行；内前棱在屈侧，外前棱在伸侧，视病情可全刺或分段刺	痹证，腹泻，齿痛，百日咳，小儿瘫痪
	两后棱	在上臂之尺侧，自肩关节至肘关节排刺10~15针，分内外2行；内后棱在屈侧，外后棱在伸侧，视病情可全刺或分段刺	痹证
	两侧棱	在上臂部前后两棱之中间，自肩关节至肘关节排刺10~15针，分内外2行；内侧棱在屈侧，外侧棱在伸侧，视病情可全刺或分段刺	痹证

名称	部位和刺法	主治
手六关	在肩、肘、腕关节部环刺一周，痛疽取肘关节，痄腮取腕关节，其他局部取患处关节	痹证，历节风，痛疽，痄腮
肘弯	在肘弯部静脉上重刺放血	霍乱，干霍乱，疔疮，急惊风
四缝	在次、中、环、小指4指掌中节重刺挤出黄水	疳积，百日咳
手十甲	在十指指甲根部，亦可取指甲角，虚劳取拇指甲根或甲角，胁痛取无名指甲根，干霍乱取食指甲根，点刺或全刺	中暑，虚劳，哮喘，胁痛，干霍乱，腹痛，遗尿，齿痛，眼红肿，喉痛，小儿夜啼，疳积
手十尖	在十指尖端重刺出血	伤暑，中风，干霍乱，急惊风

表 6-2-5　下肢部刺激部位表

	名称	部位和刺法	主治
足六棱	两前棱	自髋关节至踝关节，夹膝盖两棱线，纵列行刺15~20针，在内侧的称内前棱，在外侧的称外前棱，视病情全刺或分段刺	痹证，呕吐，腹痛，小儿瘫痪
	两后棱	自髋关节至踝关节，过膝弯中点为外后棱，在外后棱与内侧棱间为内后棱，纵列2行，行刺15~20针，视病情可全刺或分段刺	痹证，尿闭，小儿瘫痪
	两侧棱	过屈膝两侧纹，自髋关节至踝关节纵列行刺15~20针，在内侧的称内侧棱，在外侧的称外侧棱，视病情可全刺或分段刺	痹证，胁痛，疝气，遗尿，耳痛，痛经
足六关		两下肢髋、膝、踝关节共6处，膝踝关节做环刺，髋关节做半环形针刺	痹证，腰痛，历节风，小儿瘫痪
膝弯		在膝腘部静脉上重刺放血	中暑，霍乱，干霍乱，疔疮
足十甲		在十趾趾甲根部，亦可取趾甲角处点刺或全刺	中暑，伤暑，干霍乱，疝气，尿闭，耳痛，慢惊风
足十尖		在十趾尖端重刺出血	中风

二、壮医药线灸法

（一）概述

壮医药线灸法流行于壮族地区，是采用经过药物溶液浸泡制成的苎麻线，点燃后直接烧灼腧穴或一定部位以治病的灸法，应属于直接灸范畴。本法经发掘整理得以推广应用，1986年出版由黄瑾明撰的《壮医药线点灸疗法》一书，则是其主要成果。

（二）方法

1. 药线　用苎麻搓成并经药物溶液浸泡加工制成，每条长30cm，每10条扎成1束。可分为3种。一号药线直径为1mm，适用于皮肤较厚处的腧穴，或治疗癣类病症，以及在冬季使用。二号药线直径为0.7mm，最为常用，适用于多种病症。三号药线直径为0.25mm，适用于皮肤较薄处的腧穴及小儿患者。凡备用药线宜用瓶装，严密加盖，放置阴暗干燥处。

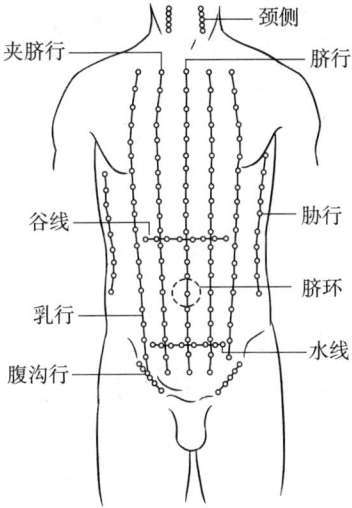

图 6 - 2 - 1　胸腹部刺激部位

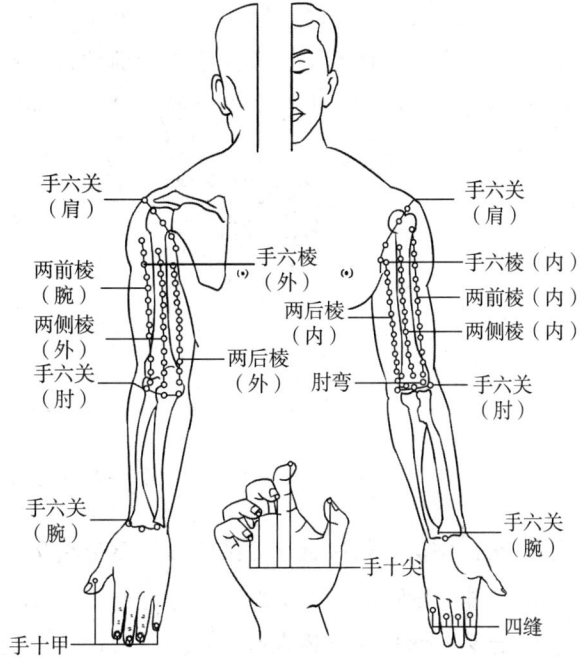

图 6 - 2 - 2　上肢部刺激部位

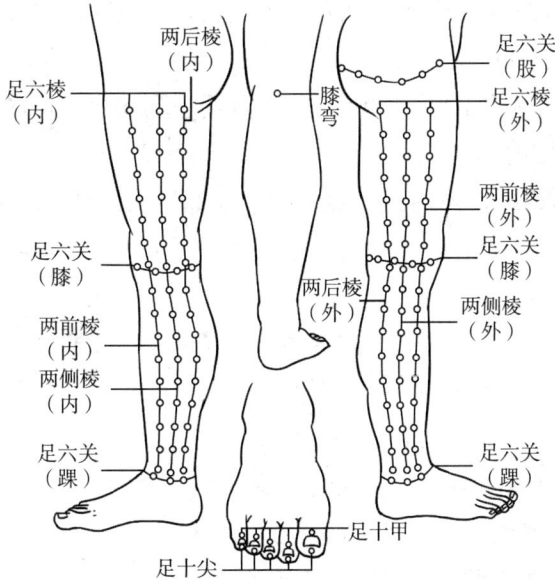

图 6 - 2 - 3　下肢部刺激部位

　　天气寒冷，可用一号药线（或二号药线 2 根合并）施灸；天气炎热则用二号药线。成年人患皮肤病可用一号药线，小儿则用三号药线。手、足常用一号药线，面部用二号药线。

　　2. 操作　食、拇二指持线的一端，并露出线头 1～2cm。将露出的线头在酒精灯火上点燃，如有火焰必须扑灭，只需线头有火星即可。将点燃端对准腧穴（或部位），顺应腕和拇指屈曲动作，拇指（指腹）稳重敏捷地将有火星的线头直接点灸在腧穴上，一按火灭即起为1壮（图6-2-4）。一般每穴灸1壮，灸处有轻微灼热感。

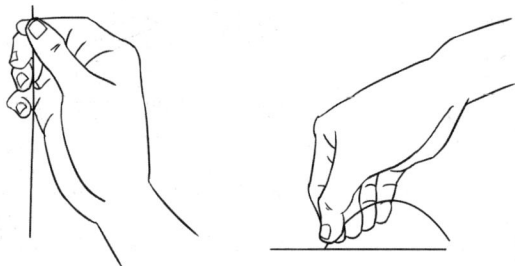

图6-2-4　药线灸

3. 施灸手法　是决定疗效的重要因素。施灸时，火星接触腧穴时间短者为轻，应快速叩压，适用于轻症；火星接触腧穴时间长者为重，应徐缓叩压，适用于重症。

4. 壮医药线灸法特殊穴位

（1）梅花穴：按局部肿块形状和大小，沿其周边和中部选取一组穴位，此组穴呈梅花形。用于外科及内脏肿块。

（2）莲花穴：按局部皮损的形状和大小，沿其周边和皮损部位选取一组穴位，此组穴呈莲花形。用于一般癣类及皮疹类疾患。

（3）葵花穴：按局部皮损的形状和大小，沿其周边和皮损部位选取一组穴位，此组穴呈葵花形。用于比较顽固的癣类及皮疹类疾患。

（4）结顶穴：淋巴结附近或周围炎症，引起局部淋巴结肿大，取肿大的淋巴结顶部为穴。

（5）痔顶穴：取外痔顶部为穴。

（6）长子穴：皮疹类疾患，取首先出现的疹子或最大的疹子为穴。

（7）脐周四穴：以神阙为中心，上下左右各旁开1.5寸，用于胃肠病。

（8）下关元：关元穴下0.5寸处。

（9）止吐：鸠尾和膻中连线的中点取穴。

（10）食背：手背，当食指本节关节的中点处。

（11）食魁：手背，当食指次节关节的中点处。

（12）中背：手背，当中指本节关节的中点处。

（13）无魁：手背，当无名指次节关节的中点处。

（14）趾背：足拇趾本节背侧关节处。

（15）背八穴：从风门至大肠俞连线分为5等份，两等份交界处取1穴，每边4穴，共8穴。

（三）临床应用

1. 选穴原则　畏寒发冷之疾，选手部穴为主。发热之疾，选背部穴为主。痿证、瘫痪以患肢腧穴为主。痛证选取痛处及邻近穴为主，痒证取先痒的腧穴为主。肿块局部取梅花穴，癣及皮疹类疾患取局部莲花穴或葵花穴。

2. 疗程　急性病疗程宜短，如感冒连灸 3 天即可；慢性病疗程较长，如月经不调需灸治 3 个月经周期。顽固性慢性病疗程间隔 2～3 天；急性病疗程短，一般不需间隔。

3. 处方示例

（1）腹泻：神阙、下脘、气海、天枢、大横、食背。虚寒者用补法，快点；实热者用泻法，慢点。每穴 1 壮。每日 1～2 次，10 次为 1 个疗程。间隔 2 日再行下一疗程。

（2）脾虚证：脐周四穴（阴交、水分、肓俞）、脾俞、胃俞、下关元、足三里、上巨虚、食背、趾背、四缝。二号药线，中等度手法，即点灸时间 1～2 秒，中等度用力。每穴 1 壮。每日 1 次，连续 2 周为 1 个疗程。

（3）慢性咳喘：大椎、肺俞、膏肓，急性发作加天突、风门，胸闷痰多加丰隆、膻中。每年入初伏、中伏、末伏的那天，各 1 次，共 3 次。二号药线点灸，用梅花点灸法。再结合贴药，即将自制的"冬病夏治消喘膏"加生姜汁调成稠膏饼状，分别摊在直径 3cm 的油纸上，贴于上述的 5 穴，肺俞加 0.1g 的人工麝香，然后用医用胶布固定。

（4）感冒后咳嗽：廉泉、人迎、水突、天突、气舍、膻中、尺泽、孔最、列缺、太渊、鱼际、少商、四缝、大杼、风门、肺俞、足三里。夜间多咳及盗汗加三阴交，咳痰夹血丝加库房、屋翳，咳痰加丰隆、太白，咽痒加天井、曲池，咽痛加合谷、内庭、厉兑，咽喉有异物感及咽炎史者加扶突、天鼎，气促加定喘、中府。1 岁 8 个月～10 岁用三号线，11～50 岁用二号线，51 岁以上用一号线。每日 1 次，7 次为 1 个疗程，间隔 3 日再行下一疗程。

（5）颈淋巴结核：患处梅花穴，翳风、风池、足三里、新设。

（6）甲状腺腺瘤：患处梅花穴，膻中、劳宫。

（7）子宫肌瘤：患处梅花穴，下关元、曲骨、归来。

（8）高血压：下关元、曲池、足三里。

（9）头痛：偏头痛取攒竹、头维、食魁（交替用），前额痛取攒竹、头维，后头痛取攒竹、头维、风池、无魁，巅顶痛取攒竹、头维、百会、上星、中背。

（10）夜游症：完骨、通里。胃肠不调者加脐周四穴、足三里，梦多惊恐加心俞，面黄体虚小便多者加下关元、三阴交、足三里。

4. 特殊方法适应证　耳穴多用实热证或瘀血证。梅花点灸法用于体表良性肿块、异物和皮肤病，灸贴法用于慢性咳喘等。

（四）注意事项

1. 持线时着火端必须露出线头，以略长于拇指端即可，太长不便点火，太短易烧着医者指头。

2. 必须掌握火候，施灸时以线头火星最旺时为点按良机。不要平按，要使珠火（圆火）着穴。

3. 线条搓得越紧越好，如经浸泡后出现松开现象，施灸时要重新捻紧再用。

4. 灸后局部有灼热感或瘙痒感，不可用手抓破，以免感染。

5. 患者宜取坐位或卧位。灸时点一次火为1壮，再点再灸。

6. 眼球及孕妇禁灸，实热证慎用本法。

主要参考书目

1. 黄帝内经素问．北京：人民卫生出版社，1963.

2. 灵枢经．北京：人民卫生出版社，1963.

3. 南京中医学院．难经校释．北京：人民卫生出版社，1979.

4. 唐·孙思邈．备急千金要方．北京：人民卫生出版社，1982.

5. 唐·孙思邈．千金翼方．北京：人民卫生出版社，1982.

6. 宋．王执中，黄龙祥点评．针灸资生经（点评本）．北京：中国医药科技出版社，2018.

7. 金·李杲．脾胃论．北京：人民卫生出版社，1955.

8. 元·张璧．云岐子经络迎随补泻法．北京：人民卫生出版社，1955.

9. 元·窦桂芳．针灸四书．北京：人民卫生出版社 1983.

10. 元·王好古．此事难知．南京：江苏科技出版社，1985.

11. 元·王国瑞．扁鹊神应针灸玉龙经．北京：中医古籍出版社，1990.

12. 元·滑寿．难经本义．北京：商务印书馆，1956.

13. 明·陈会．神应经．北京：中医古籍出版社，1990.

14. 明·徐凤．针灸大全．北京：人民卫生出版社，1987.

15. 明·高武．针灸聚英．上海：上海科技出版社，1961.

16. 明·琼瑶真人，陆寿康，李宝金点评．琼瑶针灸神书（点评本）．北京：中国医药科技出版社，2022.

17. 明·汪机．针灸问对．南京：江苏科技出版社，1985.

18. 明·李梴．医学入门．南昌：江西科技出版社，1988.

19. 明·杨继洲．针灸大成．北京：人民卫生出版社，1980.

20. 明·张介宾．类经．北京：人民卫生出版社，1980.

21. 佚名．凌门传授铜人指穴．北京：中医古籍出版社，1985.

22. 清·江上外史．针灸内篇．北京：中医古籍出版社，1983.

23. 无名氏．循经考穴编．上海：上海科技出版社，1959.

24. 清·吴谦．医宗金鉴．北京：人民卫生出版社，1957.

25. 清·乐显扬，黄龙祥点评．勉学堂针灸集成（点评本）．北京：中国医药科技出版社，2018.

26. 清·李守先．针灸易学．北京：中国书店影印，1985.

27. 清·陈廷诠．罗遗编．北京：中医古籍出版社，1984.

28. 清·周树冬．金针梅花诗钞．合肥：安徽科技出版社，1982.

29. 赵缉庵．针灸要诀与按摩十法．北京：中医古籍出版社，1986.

30. 赵寿毛．赵氏祖传针灸按摩传真．北京：中国中医药出版社，1993.

31. 承淡安．中国针灸学．北京：人民卫生出版社，1955.

32. 朱琏．新针灸学．北京：人民卫生出版社，1954.

33. 焦勉斋．针术手法．北京：人民卫生出版社，1960.

34. 郑魁山．针灸集锦．兰州：甘肃科学技术出版社，1988.

35. 王雪苔．中国针灸大全．郑州：河南科技出版社，1988.

36. 王雪苔．中国医学百科全书·针灸学．上海：上海科技出版社，1989.

37. 上海中医学院．针灸学．北京：人民卫生出版社，1974.

38. 南京中医学院．针灸学讲义．上海：上海科技出版社，1964.

39. 奚永江．针法灸法学．上海：上海科技出版社，1985.

40. 杨兆民．刺法灸法学．上海：上海科技出版社，1995.

41. 陆寿康．刺法灸法学．北京：中国中医药出版社，2007.

42. 吴绍德．陆瘦燕针灸论著医案选．北京：人民卫生出版社，1984.

43. 裘沛然．中国中医独特疗法大全．上海：上海文汇出版社，1991.

44. 奚永江．奚永江针灸临证验案．北京：学苑出版社，2009.

45. 马瑞林．中国针刺手法汇编．沈阳：辽宁中医学院、中华全国中医学会辽宁分会，1982.

46. 陈佑邦，邓良月．当代中国针灸临证精要．天津：天津科技出版社，1987.

47. 王雪苔．雪苔针论．北京：人民卫生出版社，2008.

48. 陈克正．古今针灸治验精要．北京：中国中医药出版社，1993.

49. 全国首届特种针法学术交流大会．特种针法临证荟萃．1992.

50. 郭长青．微针疗法．重庆：重庆出版社，1989.

51. 王岱，何艳秋，黄焕松，等．实用微针疗法．北京：中国中医药出版社，1994.

52. 李志明．耳穴诊治法．北京：中医古籍出版社，1988.

53. 黄龙祥．中国针灸刺灸法通鉴．青岛：青岛出版社，2004.

54. 黄龙祥．中国针灸学术史大纲．北京：华夏出版社，2001.

55. 黄龙祥．针灸典籍考．北京：北京科学技术出版社，2017.

56. 陆寿康，孔尧其．实用头针大全．上海：上海科技出版社，1993.

57. 陆寿康，胡伯虎，张兆发．针刺手法一百种．北京：中国医药科技出版社，1988.

58. 陆寿康．针灸手技学．东京：东洋学术出版祍，1992.

59. 陆寿康．针刺手法百家集成．北京：中国中医药出版社，2008.

60. 张缙．张缙教授针刺手法学术讲稿．哈尔滨：黑龙江省中医研究院，2002.

61. 孙启凤．中国特种针法．北京：中国医药科技出版社，1994.

62. 管遵惠．管氏针灸经验集．北京：人民卫生出版社，2002.

63. 萧少卿．萧少卿针灸精髓．北京：人民卫生出版社，2010.

64. 周楣声．灸绳．青岛：青岛出版社，1998.

65. 田从豁，臧俊岐．中国灸法集粹．沈阳：辽宁科技出版社，1987.

66. 刘冠军．中医针法集锦．南昌：江西科技出版社，1997.

67. 刘冠军．中医灸法集要．南昌：江西科技出版社，1991.

68. 魏稼，吴焕淦，邵水金．无创痛穴疗学．上海：上海科技出版社，2007.

69. 张仁．实用独特针刺法．北京：人民卫生出版社，1997.

70. 张仁，刘坚．中国民间奇特灸法．上海：上海科技出版社，2004.

71. 冯春祥．中国特种针法全书．北京：华夏出版社，1995.

72. 尹远平，郝学君．中国特种针法临症全书．沈阳：辽宁科技出版社，2000.

73. 师怀堂．中医临床新九针疗法．北京：人民卫生出版社，2000.

74. 张仁，梁行．针灸意外预防及处理．上海：上海科学技术文献出版社，1988.

75. 何天有．何氏药物铺灸疗法．北京：中国中医药出版社，2010.

76. 星全章．藏医火灸法．北京：民族出版社，2000.

77. 覃保霖．陶针疗法．北京：人民卫生出版社，1959.

78. 黄瑾明，黄汉儒，黄鼎坚．壮医药线点灸疗法．南宁：广西人民出版社，1986.

79. 黄之光．黄廷翼浅针术．福州：福建科技出版社，1991.

80. 李仲愚．杵针治疗学．成都：四川科学技术出版社，1995.

81. 杨楣良．锋钩针．北京：人民卫生出版社，1997.

82. 肖万坤．软组织损伤松针疗法．北京：人民卫生出版社，1994.

83. 符仲华．浮针疗法．北京：人民军医出版社，2000.

84. 于书庄．于书庄针灸医集．北京：人民卫生出版社，1997.

85. 王慧敏，王兰兰．脊针．北京：北京科技出版社，2005.

86. 薄智云．腹针疗法．北京：中国科技出版社，1999.

87. 谢锡亮．谢锡亮灸法．北京：人民军医出版社，2010.

88. 薛立功．中国经筋学．北京：中医古籍出版社，2009.

89. 杨志新．相对穴及临床应用．北京：人民卫生出版社，2005.

90. 宇妥·元丹贡布．四部医典．马世林，罗达尚，毛继祖，等译注．上海：上海科学技术出版社，1987.

91. 星全章．藏医火灸法．北京：民族出版社，2000.

92. 刘正才．道家针灸．上海：上海科学技术文献出版社，1999.

93. 李宝金．窦汉卿腧穴、刺灸法研究．北京：中国中医科学院针灸研究所博士论文集，2018.

《黄帝内经》《难经》引用篇目

(按篇目排列次序)

《灵枢经》引用篇目

九针十二原第一　　癫狂第二十二　　背腧第五十一

本输第二　　热病第二十三　　卫气第五十二

小针解第三　　厥病第二十四　　论痛第五十三

邪气脏腑病形第四　　杂病第二十六　　天年第五十四

根结第五　　周痹第二十七　　五味第五十六

寿夭刚柔第六　　口问第二十八　　动输第六十二

官针第七　　师传第二十九　　阴阳二十五人第六十四

本神第八　　平人绝谷第三十二　　行针第六十七

终始第九　　五乱第三十四　　寒热第七十

经脉第十　　胀论第三十五　　邪客第七十一

经水第十二　　逆顺肥瘦第三十八　　通天第七十二

经筋第十三　　血络论第三十九　　官能第七十三

五十营第十五　　阴阳清浊第四十　　刺节真邪第七十五

营气第十六　　淫邪发梦第四十三　　卫气行第七十六

脉度第十七　　外揣第四十五　　九针论第七十八

营卫生会第十八　　本脏第四十七　　大惑论第八十

四时气第十九　　禁服第四十八　　痈疽第八十一

五邪第二十　　五色第四十九

《素问》引用篇目

上古天真论篇第一　　阴阳应象大论篇第五　　异法方宜论篇第十二

金匮真言论篇第四　　五脏别论篇第十一　　平人气象论篇第十八

三部九候论篇第二十　　刺腰痛篇第四十一　　调经论篇第六十二

血气形志篇第二十四　　病能论篇第四十六　　缪刺论篇第六十三

宝命全形论篇第二十五　　刺要论篇第五十　　标本病传论篇第六十五

八正神明论篇第二十六　　刺齐论篇第五十一　　五常政大论篇第七十

离合正邪论篇第二十七　　刺志论篇第五十三　　刺法论篇第七十二

通评虚实论篇第二十八　　针解篇第五十四　　示从容论篇第七十六

阳明脉解篇第三十　　皮部论篇第五十六　　疏五过论篇第七十七

评热病论篇第三十三　　气穴论篇第五十八　　解精微论篇第八十一

举痛论篇第三十九　　骨空论篇第六十

《难经》引用篇目

四难　　六十九难　　七十五难

十一难　　七十难　　七十六难

二十三难　　七十一难　　七十八难

五十难　　七十二难　　七十九难

六十四难　　七十三难　　八十难

六十七难

索　引

一、古代医著（医家）索引

（以下按书名（或姓氏）汉字笔画排列，子项按本书先后顺序排列）

三画

三国志

华佗治病用针　12,606

下针当引某许　606

万病回春（龚廷贤）

铜钱　630

千金翼方（孙思邈）

针以开通灸以温暖　4,607

远道刺　250

针瘰疬　279

诸风　359

横三间寸灸　375

中风口㖞　414

苇筒灸　414

针睛明　607

引气远去抽病　607

广雅

报　247

壮　629

卫生宝鉴（罗天益）

春夏秋冬深浅补泻法　75

寒热补泻法　183,192,195,610,612

大接经刺法　243

针有补泻法　610

卫生家宝方（朱端章）

隔姜灸　375,376

隔蒜灸　377

小品方（陈延之）

横三间寸灸　374

禁灸　628

艾炷大小　629

子午流注针经（何若愚、阎明广）

迎随　142,146

转针迎随　156

纳支补泻　233

接气通经　242

马丹阳

担截法　239

马莳

气血分治　20,29

四画

云岐子论经络迎随补泻法（张璧）

迎随补泻　142,144,147,611

云岐子学医新说

大接经法　243,611

太乙神针心法（韩贻丰）

太乙神针　358

652

太乙神针附方（范毓奇）

叶圭面碗灸　410,630

太乙神针　628,630

太平圣惠方（王怀隐）

三棱针　269

熏法　392

硫黄灸　428,431

黄蜡灸　432

中藏经（华佗）

灸则起阴通阳，针则行荣引卫　606

仁斋直指方论（杨士瀛）

痈疽龟形灸　34,397

丹溪心法（朱丹溪）

灸法有补泻　366

针刺浑是泻无补　611

丹溪纂要（卢和）

骑竹马灸　374

火灸教诲明示

藏医火灸法　532

五画

玉龙歌（王国瑞）

相应穴　9

相对穴　9

不定穴　33

透穴　289,297

世医得效方（危亦林）

隔盐灸　378

灯火灸　423,425

古今医统大全（徐春甫）

艾灸补泻　15

天应穴　33

三棱针　269

雷火神针　387

左传

疾不可为也　627

本草纲目（李时珍）

艾　358

神针火　388

灯火灸　423,425

毛茛灸　630

瓷针　639

本草纲目拾遗（赵学敏）

蓬莱火　421,422

阳燧锭　430

本事方（许叔微）

灸法预防中风　403

叶天士

六腑以通为用　27

叶圭

面碗　410

悬起灸　630

四总穴歌

远道刺　250

四部医典（宇妥元丹贡布）

小儿艾炷　373

灯火灸　425

史记（司马迁）

熨　393

外台秘要（王焘）

按之应手　33

远道刺　250

艾炷大小　358

禁灸　360

灸有生熟　365

灸疮　370

隔附了灸　380

艾条灸　383

以灸攻其外　607

外科正宗（陈实功）

　拔毒灸　385

　雷火神针　388

外科发挥

　隔附子饼灸　380

外科图说（高文晋）

　灸板　630

　灸罩　630

外科精义（齐德之）

　硫黄灸　430

外科精要（冯兆张）

　骑竹马灸　373,374

玄珠密语

　弹针　126

　心肺之部　178

　肾肝之部　178

汉书

　阿　33

圣济总录

　灸刺统论　359

　禁灸　360

　灸取正午时佳　370

　熨　393

幼幼集成（陈复正）

　灯火灸　423,425,426

幼幼新书（刘方）

　神阙灸　400

六画

西方子明堂灸经

　灸法专著　628

夷坚志

　日光灸　399

此事难知（王好古）

　拔原法　233,611

大接经法　243

　五输穴　611

伤寒论（张仲景）

　烧针　324

　火逆　324

　禁灸　360

　治病求本　606

华佗

　治病用针　12,606

　看眼察病法　507

会元针灸学（焦会元）

　动摇　624

后汉书

　随气用巧　38

行针指要歌

　针向　74

庄子

　无病而自灸也　627

刘涓子鬼遗方

　痈疽灸法　397

阴阳十一脉灸经

　皆灸某某脉　427,628

七画

寿世保元（龚廷贤）

　巴豆灸　15

　晕灸　362

寿域神方（朱权）

　艾卷灸　630

李东垣

　导气　86

医方类聚（金礼蒙）

　灯火灸　425

医心方

　灸法上下阴阳　370

横三间寸灸　375

黄蜡灸　433

灸则凡人所施　627

艾炷形状　629

医学入门（李梴）

行气　12

行血　12

艾灸补泻　15

提插　82

循法　114

按法　116

扪法　118

努法　123

弹法　127

刮法　127,128

摇法　131

迎随　144

飞经走气　144,618

徐疾补泻　153,154

提插补泻　156,155

捻转补泻　159,161,618

呼吸补泻　163,170,169

汗吐下　172,173,618

营卫补泻　175,176

天人地三部行气　179

九六补泻　181,182

子午捣臼　182

青龙摆尾　182

白虎摇头　182,213,215

烧山火　189

透天凉　189

阳中隐阴　204

阴中隐阳　204,206

留气法　210

苍龟探穴　217

赤凤迎源　219

纳支补泻　234

上补下泻　237,239,618

先下主针后下应针　239

药之不及针所不到必须灸之　359

虚实寒热皆可灸　359

温脐种子灸　400

医学纲目（楼英）

弹针出血　269

长针　299

医宗金鉴（吴谦）

凡灸诸病必火足气到　13

浑如搓线悠悠转　121

摇针　131

禁灸　361

灸法早晚次序　370

行针次第手法歌　620

刺灸心法要诀　620

医经小学（刘纯）

平针法　86,618

出针　93

医说（张杲）

三里莫要干　403

串雅外编（赵学敏）

黄蜡灸　432

足臂十一脉灸经

皆灸某某脉　627

针方穴集（吴昆）

透穴　297

针灸大成（杨继洲）

对症治疗　8

取穴先后　8

相对穴　9

左右阴阳　10

荣卫者阴阳也　11

从本引标 22

候气为先 53

勿失其气 53

内捻针 57

外捻针 57

押手 63

下手八法 63,111,615

针向 71

治病全在提插 81

捻转 86

出针 93

揣穴 108,111

爪切 111

循法 114

摄法 115

扪法 118

飞 120

指搓 120,121

凤凰展翅 123,158

弹法 127

针摇 131

迎随 142,144,145,147,616

徐疾补泻 154

捻转补泻 156,157,162

四明高氏补泻 158

饿马摇铃 158,162

补泻皆取呼吸 164

凡针痛者 164

补则用呼泻则用吸 166

欲调营卫须假呼吸 168

问呼吸之理 170

开阖补泻 171

刺有大小 172

大补大泻 172,616

接气通经 173

平补平泻 173,174,616

营卫补泻 175,176

刺阳部从其浅 176,179

刺阴部从其深 176,179

烧山火 179,183,189,192,615

透天凉 179,189,193,195,615

进火补 179,196,197,615

进水泻 179,197,615

留气 179,211

赤凤摇头 179,215

苍龟探穴 179,215

阳中隐阴 179,203,204,615

阴中隐阳 179,204,205,206,615

龙虎交战 206,208

龙虎升降 206,208

子午捣臼 209

苍龙摆尾 211,212

五脏交经 212,213

白虎摇头 213,215

通关交经 214,215

进气 221,222

运气 221,222

中气法 222,223

关节交经 223

提气 223,224

子母补泻 228,231,232

纳支补泻 235

气到病所为度 242

通经接气 242

巨刺缪刺 249

透穴 297,299

火针 324,329

挑刺 336

禁灸 361

蒸脐治病法 400

温针灸 406

十二字手法 615

膈角交经 616

针灸大全（徐凤）

下针贵迟 65

金针赋 613

针灸内篇（江上外史）

进针宜缓，出针宜迟 93

《神应经》补泻 161,620

弹针出血 270

透穴 289,620

沿皮刺法 298,620

针灸问对（汪机）

行经脉 12,218

行络脉 12,218

针向 56

提插（提按） 57,82

纳气 71,223

爪法 112

切法 112

循法 114

按法 116,117

龙虎升腾 117

扪法 118

努法 119,128,129

搓法 121

飞法 123

弹法 127

盘法 131,132

迎随 142,143,146,147

徐疾补泻 148,154

捻转补泻 157,162

抽添 172,241,242

接气通经 172

烧山火 183,192

透天凉 193,195

阳中隐阴 203,204

阴中隐阳 206,206

龙虎交战 206,208,220

子午捣臼 209

留气 210

青龙摆尾 211,212

白虎摇头 214

苍龟探穴 216

龙虎升降 216,217

赤凤迎源 218,219

进气 220,221

子母迎随 228,232

子母补泻 228,232

井穴补泻 230

担截 239

不可刺者宜灸之 359

专题答疑 618

针灸易学（李守先）

灸法补泻 15

贯刺 278,279

难在手法 620

泥钱 630

针灸经穴图考

禁灸 361

针灸逢源（李学川）

雷火神针 387

阳燧锭 429

针灸资生经（王执中）

受病处 33,108,110,179

酸痛处 108,116,179

灸疮 368

隔蒜灸 378

神阙灸 400

关元灸 401

气海灸　402

灸法预防中风　404

旱莲草灸　630

针灸聚英（高武）

针向　71

东垣针法　86,611

八岁以下不得针　95

迎随　142,147

徐疾补泻　154

捻转补泻　162

自然呼吸　163

呼吸补泻　163,170,169

烧山火歌　192

透天凉歌　195

龙虎交战歌　208

子午捣臼歌　209

流气歌　210

苍龙摆尾歌　212

龙虎飞腾歌　220

纳气　222,223

提气　224

纳支补泻　233,235,618

拦江赋　239

火针　326,329

温针灸　406

席弘赋　612

针经指南（窦汉卿）

捻转　82

爪法　112

切法　112

循法　113

摄法　115

按法　116,128

扪法　117

弹法　126,127

摇法　131

盘法　131,132

迎随补泻　142

捻转补泻　156,161

寒热补泻　192,609

补母泻子　228

纳支补泻　233

手法　609

下针十四字手法　609

针灸经验方（朝鲜许任）

许氏刺法　77

贯刺　278,279

针经摘英集（杜思敬）

一针四效　27,98

募刺　27,79,80

随咳进针　70

许氏刺法　77

呼吸补泻　170

决痛针　279

透穴　298

肘后方（葛洪）

隔蒜灸　377

隔盐灸　378

熏法　383,392

瓦甑　430

黄蜡灸　431

各种灸法　628

肘后歌

远道刺　250

灸法秘传（雷少逸）

灸盏　410

银盏灸法　410

灸膏肓腧穴法（庄绰）

灸法专著　628

疔疮要诀（应遵海）

　　针挑　336,621

证治准绳（王肯堂）

　　挑刺　336

　　眼部八廓　507

证类本草

　　艾叶　358

八画

奇效良方（董宿、方贤）

　　治神　40

刺疔捷法

　　针挑　336,339,621

抱朴子（葛洪）

　　导引　305

拦江赋

　　搓　121

　　担截　239,240

图注难经（张世贤）

　　迎随补泻　142,147

罗遗编（陈廷诠）

　　呼吸补泻　163

　　随气下针　621

治肿指南（任彦国）

　　贯刺　278

金针梅花诗钞（周树冬）

　　养身者　40

　　进针十要　63

　　梅花派单手进针法　64

　　针入穴中有斜正之别　74

　　梅花派深浅之法　77

　　针刺深浅　77,78

　　捻转　86

　　压法　116

　　捣法　119

　　搓法　121

　　弹法　127

　　刮法　128

　　倒法　130

　　摆法　130

　　烧山火　195

　　透天凉　195

　　白虎摇头　213

　　龙虎升降　219

　　梅花派纳气法　222

　　梅花派提气法　223,224

　　梅花派通气法　225

　　上下交征　237,238

　　抽添　241

　　偶刺　247

　　透穴　291,229

　　禁灸　362

　　针道　622

　　导气　622

金针赋（泉石心）

　　按之在前使气在后　57

　　青龙摆尾　71,211,212

　　提按　82

　　出针法　91,93

　　爪而切之　111

　　循而摄之　115

　　按　116

　　扪为穴闭　118

　　搓为去病　120

　　上下左右四围飞旋　125

　　摇而退之　131

　　盘　131,132

　　徐疾补泻　148,149,153,154

　　提插补泻　155

　　捻转补泻　156,614

呼吸补泻　164,169,170

三才　178,179,614

烧山火　183,189,192

透天凉　189,193,195

阳中隐阴　203,204

阴中隐阳　204,206

龙虎交战　206,208

子午捣臼　208,209

留气　210

飞经走气　211

白虎摇头　213

通经接气大段之法　215

苍龟探穴　215,217

赤凤迎源　217,219

进气　220,221

运气　223

纳气　222,223

抽添　241,242

通经接气　242,243

针灸大全　613

十四字手法　613

治病八法　614

金匮玉函经

熨法　393

金匮要略（张仲景）

禁灸　360

急则治标　606

采艾编翼

灸法须知　366

周易

阳数奇阴数偶　181

备急灸法（闻人耆年）

灸法专著　628

备急千金要方（孙思邈）

阿是穴　33

灸例　359

灸有生熟（灸量）　365

小儿艾炷　373

灸法次序　370

点穴法　370

横三间寸灸　375

隔蒜灸　377

隔附子灸　379,380

药艾熏嗽法　387

预防中风灸法　403

硫黄灸　428

黄蜡灸　432

甄权　607

用针略例　607

针灸不药　628

灸法防病　628

中风七穴灸法　628

报灸　629

苇管器灸　630

法海遗珠

雷火针法　387

疡医大全（顾世澄）

痈疽灸法　34

病根　34,372

核桃器灸　415,416

孟子

七年之艾　627

九画

赵氏祖传针灸按摩传真（针灸要诀与按摩十法）（赵缉庵）

押手　62

进针　70

出针　93

爪切法　112

循法补泻 113,114

扪法 117,118

活法 306

艾炷高低 358

三里灸 403

按摩十法 623

注痛十一诀 623

标幽赋（窦汉卿）

本神朝而后入 38

气速至而速效 55

左手重而多按 62,70

定形象木 74

先审其意次观肉分 108

取五穴用一穴而必端 110

循扪弹弩 129,610

要识迎随 147

推内进搓 183,610

动退空歇 193,610

一时取十二经之原 234

远道刺 250

空心恐怯 362

气之至 609

补泻之法非呼吸而在手指 610

重广补注黄帝内经素问（王冰）

气血分治 29

扪循 113

迎随 141

徐疾 152,154

导引 306

王冰次注 608

火艾烧灼 627

重楼玉钥（郑梅涧）

破皮针 320,621

开风路针 621

保赤要言（王德森）

灯火灸 425

脉经（王叔和）

寸口三部 608

疫喉浅论（夏春农）

刺络 263,621

类经（张景岳）

标本虚实 29

气至速迟 56

徐疾补泻 152

纳支补泻 235

报刺 247

类经图翼（张景岳）

灸法补泻 15

九六补泻 181

灸法功用 360

灸法有报 365

火补火泻 366

隔姜灸 376

洪氏集验方（洪遵）

骑竹马灸 373

济生拔萃（杜思敬）

迎随 145

使然呼吸 163

呼吸补泻 168

纳支补泻 233

扁鹊心书（窦材）

针下觉热 192

长针 299

灸量 365

脐下灸 401

艾炷大灸 628

扁鹊神应针灸玉龙经（王国瑞）

迎随补泻 142,147

穴法相应 243

透穴 297,612

一时取十二经之原 612

玉龙歌 612

标出赋 612

神灸经纶（吴亦鼎）

禁灸 360

灸炷大小多寡 365

灸后调养 370

中风预防灸法 404

神应经（陈会）

催气 53,617

提插 81

颤法 119,120

飞法 123

捻转补泻 158,161,617

呼吸补泻 168

平补平泻 173,617

席弘针法 612

说文解字

砭 602

灸 627

壮 629

勉学堂针灸集成（乐显扬）

募刺 78,80

大接经 244

以绸系颈 269,270

刺血 270

贯刺 278

十画

素问遗篇

弹法 126,127

徐疾 153

素问经注节解（姚止庵）

爪甲刮针 127

徐疾补泻 154

素问病机气宜保命集（刘河间）

大刺八关 263,610

席弘赋

呼吸补泻 170

凌云（凌先生）

担截 239

得效应穴（六法相应） 242,243,619

透穴 619

流注指微论（赋）（何若愚）

迎随补泻 142,609

深浅迎随 142

转针迎随 142

接气通经 609

子午流注 609

呼吸补泻 609

难经古义（滕万卿）

营卫补泻 175

难经本义（滑伯仁）

押手法 63

营卫补泻 175

子母补泻 232

难经经释（徐大椿）

子母补泻 231

难经集注（引丁德用注）

迎随补泻 142

验方新编（鲍相璈）

陶针法 639

十一画

理瀹骈文（吴尚先）

挑刺 336

三焦病外治 365

隔姜灸 375

太乙神针 389

敷脐 393

神阙灸 401

核桃器灸 415,416

灯火灸 426

阳燧锭灸 430

黄蜡灸 432

药物敷贴法 526

黄帝内经太素（杨上善）

标本虚实 29

徐疾补泻 152

捻转补泻 156

关刺 276

恢刺 278

远道刺 607

黄帝针灸甲乙经（皇甫谧）

经气流注 4

标本虚实 29

针刺深浅 75

子母补泻 231

远道刺 250

禁灸 361

黄帝明堂经

经气流注 4

黄帝明堂灸经

灸法专著 628

黄帝内经灵枢集注（张志聪）

得神取气 38

曹氏灸经（曹翕）

孔穴去病有近远 8

横三间寸灸 374

灸法专著 628

盘石金直刺秘传

刺血法 269

梦溪笔谈（沈括）

西戎卜法 627

石龙芮 630

铜人腧穴针灸图经（王唯一）

用针稳审方得下针 96

十二画

琼瑶针灸神书（琼瑶真人）

提按 81

战法 119,120

摩法 125,126

刮法 128

盘法 131,133,134

搜法 135,136

治病手法歌 617

二十四字手法 617

辨气 617

景岳全书（张景岳）

凡用灸法 359

喉风论

灯火灸 426

循经考穴编

虚实皆拔之 233

弹针出血 270

透穴 290,298,619

沿皮刺 299

凌云针法 619

释名

壮 629

敦煌卷子医方

头面艾炷 373

黄蜡灸 431

痧胀玉衡（郭志邃）

挑刺 336

治痧三法 621

放痧十次 621

痃症全书（王凯）

灯火灸　425

普济方（朱橚）

痈疽灸法　34,397

捻转补泻　161

小儿艾炷　373

硫黄灸　431

十三画

瑞竹堂经验方（沙图穆苏）

熨灸　399

核桃器灸　415,416

新刊活人妙法针经（徐庭璋）

许氏深浅　80

窦太师针经（窦汉卿）

两步沿皮刺法　74,609

刺血法　268

弹针出血　269

透穴法　297,609

十六画

霍乱论（王孟英）

焠　621

儒门事亲（张子和）

合谷刺　273

铍针　320,610

刺血　320,610

二、现代医家索引

（以下按姓氏汉字笔画排列，子项按本书先后顺序排列）

三画

于书庄

　　按压激发法　129

　　徐疾补泻法　151

于致顺

　　头皮针分区　453

马少群

　　温筒器灸　409

马兆勤

　　火针　328

　　温针灸　407

马润虎

　　磁锟针　313

四画

王岱

　　跳痛穴　135

王静

　　穴位埋线　585

王居易

　　理气法　180

　　益气法　180

　　活血法　181

　　养血法　181

王万春

　　拔毒灸　385

王乐亭

　　透穴　295

王光月

　　药物注射　535

王实古

　　蟒针　304

王建瑞

　　皮内针　331

王革新

　　电锟针法　313

王继元

　　火锟针法　312

王雪苔

　　针灸特色　5

　　灸法考　630

王惠敏

　　脊针　486

王锦槐

　　子午捣臼　209

　　苍龟探穴　217

介思

　　棉花灸　428

文介峰

　　烧山火　188

　　透天凉　188

方云鹏

　　头皮针　446

　　头皮针治疗区　449

尹勇

　　三棱针　267

巴元明

　　三伏贴　530

邓元江

　　埋线　584

孔尧其

　　头皮针　446

五画

左林

药物注射 535

左勇义

三棱针 267

左智杰

浅刺 258

石学敏

捻转补泻 160

东贵荣

运动针刺 308

卢鼎厚

骨骼肌斜刺法 271

叶立汉

埋线 585

田丰玮

管灸 414

田开宇

药物离子导入 539

田在高

挑刺 338

史宇广

阻力针法 306

付晓红

隔姜灸 376

冯润身

透穴 295

六画

师怀堂

锟针法 311

铍针烙割法 321

镵针刺法 323

火针 328

磁圆梅针 578

朱琏

抑制法 172,626

兴奋法 172,626

强刺激 172,626

弱刺激 172,626

新针灸学 626

朱龙玉

电针仪 543

朱明清

龙虎交战 207

头皮针抽添手法 241,439

华延龄

项丛刺 246

向继德

麻线灸 422

刘天健

运气行针法 49

刘卫英

皮肤针 335

刘乐森

三棱针 267

刘运珠

温针灸 407

刘清国

头火针 326

刘焕荣

皮肤针 335

刘傲霜

温针灸 407

汤绍兰

隔药饼灸 382

许文波

滞针术 122

孙捷
　　铍针法　321

孙云廷
　　透天凉　194

孙申田
　　孙氏腹针　482

孙亚林
　　齐刺　284

孙明一
　　泻南补北　144,231
　　呼吸补泻　166

孙晓明
　　络刺　268

七画

赤羽幸兵卫
　　知热感度　426

严红
　　腕踝针　474

苏尔亮
　　巨刺　308

杜豁然
　　透穴　296

李瑞
　　通阳法　27,76

李鼎
　　营卫补泻　175

李玉麟
　　青龙摆尾　212
　　白虎摇头　214
　　苍龟探穴　217

李仲愚
　　杵针　348

李志明
　　热补　198

凉泻　203
　　耳穴针刺补泻　501

李志道
　　阴性阳性出针法　92

李连生
　　运动针刺法　307

李宝金
　　刺血法　270
　　透穴刺法　297,299

李学武
　　深刺　29,79

李建媛
　　腹针　482

李桂生
　　激光照射　559

李绰成
　　苍龙摆尾　212

李新吾
　　蝶腭神经节针刺法　72

李德平
　　腹针　481

杨介宾
　　担截法　240

杨书来
　　担截法　240

杨甲三
　　单手进针　66

杨永璇
　　絮刺　334

杨兆钢
　　芒针　302

杨纪曾
　　烧山火　190
　　透天凉　190

杨志新

相对穴　9

杨依方

絮刺　334

杨楣良

龙虎交战　207

锋钩针　340

肖万坤

金针松解法　344

肖独青

艾丸灸法　372,429

吴琦

齐刺　283

吴扬扬

腹针　481

吴家淑

肛管灸　414

吴建平

半刺　259

吴焕淦

隔药饼灸　381

吴震西

药物敷贴　530

何天有

铺灸　396

何金森

子母补泻　231

何树槐

远道刺　251

何颖沈

锋针　339

余仲权

皮肤滚针　346

余春艳

拔罐　594

余震渠

艾炷灸补泻　372

沈敦道

阳燧锭灸　429

张仁

针灸意外　101

张信

滞针术　122

张缙

通孔窍　28

速刺进针法　70

投针速刺法　70

推针速刺法　70

按针速刺法　70

弹针速刺法　70

深刺内眼病三穴　76

揣穴　110

二十四式手法　111

循摄并用　114

按法　117

搓法　121

刮法　128

龙虎龟凤　211

白虎摇头　214

苍龟探穴　217

赤凤迎源　218

张广泉

温筒器灸　409

张文华

元寸灸　422

张文军

腕踝针　474

张心曙

腕踝针　465

张世雄

　　远道刺　251

张永玲

　　舌三针　521

张秀花

　　舒张提捏进针法　70

张鸣九

　　透穴　294

　　头皮针　294,446

张桐卿

　　深刺　77

张跃红

　　药物注射　535

张智龙

　　意气运针法　44

张颖清

　　第二掌骨侧针刺法　460

张德林

　　对应点针刺　253

陆寿康

　　针灸治疗八法　24

　　盘法　133

陆瘦燕

　　循摄　115

　　飞法　125

　　弹法　127

　　捻转补泻　159

　　龙虎交战　207

　　留气　210

　　白虎摇头　213

陈栋

　　挑刺　339

陈超

　　激光照射　559

陈乃明

　　飞法凉泻　124

陈大中

　　子母补泻　232

陈日新

　　艾灸热敏穴　13

陈克彦

　　徐疾补泻　150

　　头皮针徐疾补泻　439

陈秀英

　　皮肤针　334

陈应龙

　　提插补泻　156

　　子午补泻　160

陈英炎

　　铍针输刺　281

陈俊鸿

　　皮下针刺法　262

陈美仁

　　阴中隐阳　205

陈海林

　　络刺　267

邵志刚

　　铍针　322

八画

林文仰

　　无痛进针　69

欧阳八四

　　齐刺　284

卓华

　　烧山火　188

尚古愚

　　同名经相应取穴法　251

岳岚

对应点针刺 253

岳美中

大灸 398

周庆辉

腕踝针 472

侯升魁

磁锃针 310

周金玲

迎随补泻 143

周楣声

对症治疗 8

灸感时相 10

引法 30

火针 327

瘢痕灸 369

麦粒灸 371

隔姜灸 376

悬起灸 385

药笔灸 389

温灸架灸 412

郑魁山

关闭 116

搬垫 128,129

拨法 130

搜法 135

营卫补泻 175

烧山火 184

透天凉 194

进火补 196

进水泻 197

热补 198

温通针法 198

凉泻 202

通经接气 202

白虎摇头 213

郑福康

黄蜡灸 431

郑毓琳

热补 198,203

凉泻 202,203

宗瑞麟

徐捻轻压进针 68

宗慧梅

毛刺 261

承淡安

留针 88

雀啄术 118,119

震颤术 119,120

中国针灸学 624

八节针法 624,625,626

九画

胡国胜

隔附子饼灸 379

钟梅泉

皮肤针 333

娄必丹

芒针 303

洪建云

腹丛刺 246

贺惠吾

迎随补泻 143

捻转补泻 159

贺普仁

火针 327

十画

贾超

电针 547

夏玉卿

　　电热针 549

顾光

　　排刺 245

钱洁

　　拔罐 594

钱士金

　　竖横针刺法 273

钱德金

　　竖横针刺法 273

徐宗

　　导气法 86

徐松屏

　　药线灸 421

徐相富

　　人中针 456

徐俊武

　　鼻针 514

徐肇先

　　关刺 277

殷克敬

　　对刺 287

奚永江

　　切诊揣穴 110

　　白虎摇头 213

　　官针篇刺法 258

　　短刺 280

　　输刺 280

高怀

　　大灸 398

高玉椿

　　升提下降出针法 92

高镇五

　　徐疾补泻 151

郭佳土

　　半刺 259

郭雅明

　　电针 548

唐韬

　　半刺 260

　　拔罐 260

唐世丞

　　电针 543

凌剑武

　　练功法 50

陶丽

　　电热针 550

陶莉莉

　　埋线 586

十一画

黄凤岗

　　雷火针 388

黄圣源

　　阴阳补泻法 89

黄龙祥

　　募刺法 78

　　分刺法 273

　　贯刺法 278

　　透穴刺法 297

黄廷翼

　　推针 310

黄羡明

　　相对穴 9

黄瑾明

　　壮医药线灸 642

崔允孟

　　缪刺法 249

符仲华

浮针 341

阎洪臣

烧山火 190

透天凉 190

梁蔚

合谷刺 272

梁繁荣

电针 547

十二画

彭静山

眼针 507

董文毅

磁疗 576

董承统

烧山火 190

透天凉 190

蒋贵东

挑刺 339

蒋湘萍

关刺 278

韩利民

拔罐 594

覃保霖

旋乾转坤手法 83

陶针 639

程莘农

三才法 179

程红锋

耳针 506

焦顺发

头皮针捻转手法 439

头皮针治疗区 447

焦勉斋

运掌练气法 46

呼吸补泻 165,169

烧山火 185,189

透天凉 185,189

舒涛

埋线 585

曾晓迟

对应点针刺 253

谢强

通孔窍 28

运动针刺 308

谢国荣

拔河针法 287

谢锡亮

麦粒灸法 372

十三画

靳瑞

舌三针 522

楼百层

捻转补泻 159

烧山火 191

透天凉 191

虞成英

苍龟探穴 216

背俞透刺法 294

詹德琦

龙虎交战 207

解玉庆

声电锶针法 313

十四画

蔡国伟

关刺 277

管正斋

滞针术 123

凤凰理羽　125

烧山火　186

透天凉　187

脊椎九宫穴　246

四针恢刺法　278

傍针刺　282

齐刺　283

舌针　518

管遵惠

脊椎九宫穴　246

过梁针法　319,320

廖澍华

合谷刺　272

谭馥梅

芒针　303

十五画以上

薛立功

长圆针　34,315

薛彩莲

药物离子导入　539

薛维华

络刺　266

薄智云

腹针　475

魏巍

热敏穴　386

魏贤芳

灯火灸　424

三、针灸病症名索引

一画

乙型肝炎　372

二画

二便不通　392

三画

三叉神经痛　264,291,424,460,546,
553,557

下肢周围神经麻痹　546

下肢痛　294

下肢栓塞性静脉炎　296

下肢感染性溃疡　258

下肢静脉曲张　579

下颌关节炎　291

上肢麻木　202

上肢周围神经麻痹　546

上肢痛　294

口舌糜烂　372

口疮　266,446,528

口舌咽痛　294

口眼㖞斜　250

小儿发育不良　371

小儿厌食症　315,382

小儿抽动秽语征　327,472,575

小儿疳积　337,339

小儿消化不良　579

小儿麻痹症　196,245,295

小儿腹泻　29,79,257,259,347,422,
423

小儿痿证　90

小便不通　194

子宫肌瘤　645

子宫复原不良　576

子宫脱垂　283

四画

支气管炎　397,562

支气管扩张　534

不孕症　283,376,381

不安腿综合症　164,406

牙痛　207

中风　295,480,565,579

中风手功能障碍（手肿胀）　325,511

中风手握力减退　521

中风失语　283,520,521

中风后抑郁　445

中风后肢体麻木　258

中风闭证　194,265

中风关节痉挛　407

中风吞咽障碍（假性球麻痹）　76,283,
547

中风肩痛　384

中风预防　403,404

中风偏瘫　122,136,202,212,248,272,
288,301,305,308,443,446,
474,511,520,521,568

中风偏瘫患肢水肿　386,482

中心性视网膜脉络膜炎　577

中心性浆液性视网膜炎　559

中耳炎　538

中暑　265

内耳眩晕症　200

内窥镜检查 554

气血两虚 371

牛皮癣 264

毛囊炎 258,265,426

化疗胃肠反应 417,534

反胃 372

月经不调 205,579

丹毒 266

风癣 266

火眼 266

心律失常（不齐） 199,383,471

心绞痛 199,291

心悸 294

心痛 294

心脏病 410

少腹癥瘕 304

尺神经麻痹 546

幻听 505

五画

末梢神经炎 384,422,472

正中神经麻痹 546

功能性不排卵 339

功能性子宫出血 423

功能性发热 259

目赤肿痛 412

目痛 269,294

甲亢 90,231,313

甲状腺炎 379

甲状腺肿 558

甲状腺腺瘤 645

甲状腺囊肿（结节） 286

四肢抽搐 294

失眠 237,285,291,311,338,347,383,
412,471,505,583

白内障 90

白细胞减少症 388

白带 472

外伤性感染 391

外阴白色病变 549

外阴白斑 422

外阴瘙痒 558

外科手术后吸收热 150

外感热病 347

头痛 264,265,268,294,325,333,412,
459,505,553,645

皮肤痣 549

皮肤癌 549

皮肤瘙痒 384,460,472,575,593

皮质盲 90

皮神经卡压综合征 321

发际疮 266

发热 265

发背 412

六画

动脉硬化 402

动眼神经麻痹 535

考场综合症 331,445,505

耳鸣 534,568

耳痛 294

耳聋 200,283,534,568

过敏性皮炎 460

过敏性鼻炎 72,246

早泄 283

网球肘 277,325,346,378,539

舌歪 521

自汗 411

血栓闭塞性脉管炎 558

创口感染 386

肌肉麻痹　338

肋软骨炎　344

肋神经痛　344

多寐　237

多囊卵巢综合征　586

色素痣　325

产后缺乳　266,554

关节运动系统病症　307

关节痛　287,305,417

阳萎　283,301,528

阴疽　348

阴道炎　312

延缓衰老　381

七画

戒烟　331,516,558

抑郁症　277,326,383,407,471,481,
　　　485,548,594,529

呕吐　372

呃逆　29,282,283,303,313,411

围绝经期抑郁症　548

围绝经期综合征　592

足踝痛　343

近视　199,313,415,504,578

身痛　294

坐骨神经痛　184,207,217,245,264,
　　　272,303,460,474,562,
　　　575

坐骨结节滑囊炎　283

肝癌疼痛　284,472

肛门病　337,552

肛门直肠括约肌痉挛症　485

肛肠病术后疼痛　534

肛裂　337,312

肛瘘　312

肘关节肱桡部错缝　341

肘关节挛急　278

肘痛　343

肠粘连　538

狂躁症　383,471

疔　319,341

疔痈疖肿　372

疝　373,377,423

冻疮　285

尾骶痛　343

尿失禁　413

尿闭　283

尿潴留　378,384,471

附件炎　246,552

孤独症　326

八画

青光眼　28,76

枕神经痛　328

软组织损伤　248,253,257,287,505,
　　　567,585

齿痛　294

肾绞痛　294,383,471

肾衰竭　530

易感新生儿　400

乳蛾　427

乳腺炎　258

乳痈　373

乳腺增生症　535,552,567

乳腺癌术后化疗　150

肺结核　283,377

肢幻觉症　505

肢体拘挛　385

肢端感觉异常（麻木）　251,265

肱骨外上髁炎　277,278,339

股外侧皮神经炎 333,334

股神经麻痹 546

胁痛 165,294,344

夜游症 311,645

夜啼 529

疟疾 204,205,207,265

单纯性肥胖 216,290,330,550,585

单纯性疱疹 265,428

肩关节脱位 257

肩周炎 198,202,218,245,264,277,
308,319,321,325,334,384,
472,479,534,592

肩背痛 294

肩痛 343

视网膜出血 200

视神经萎缩 76,90,200

屈光不正 506

屈拇指肌键鞘炎 278,322

九画

玻璃体混浊 200

项痹 412

春季卡他性结膜炎 415

带状疱疹 265,286,305,422,424,428,
593,594

荨麻疹 334,552,593

面肌痉挛 257,261,283,577

面神经炎 414

面神经麻痹 260,264,276,321,527,
562

面热面赤 372

面痛 294,521

面瘫 201,257,288,290,305,334,384,
385,386,389,413,471,551

指趾头炎 391

指端麻木 265

咯血 528

咽炎 575

咽痛 239

咳喘 283,337,397,645

咳嗽 593,645

胃下垂 29,301

胃炎 568

胃痛 29,79,203,207,245,311,344,392

胃肠病 245

胃肠痉挛 79

炭疽 422

骨质疏松 89

骨结核 431

骨骼肌损伤 271

骨髓炎 431

秋季腹泻 259

便秘 89,197,330,568

盆腔炎 529,538

胆石症 546

胆绞痛 294,330,372

胆囊炎 330,546

胎位不正 384

胫神经麻痹 546

急性吐泻 265

急性创伤性喉炎 28,308

急慢性胃肠炎 291,338,392

急性腰扭伤 306,592

急性腮腺炎 265,267,423

急慢惊风 266,413,414,422

疣 371

类风湿性关节炎 280,406

前列腺炎 281,290,301,302,385,552,
559

前列腺肥大（增生） 301,376

宫颈柱状上皮异位　312

冠心病　199,381,384,538

扁平疣　265

扁桃体（腺）炎　312,264,323,371,423

神经性皮炎　286,333,335,428

神经症　445,471

神经衰弱　330,592

神经源性膀胱障碍　384

结肠炎　325

结膜炎　372

十画

恐怖症　471

桡骨茎突狭窄性腱鞘炎　283

桡神经麻痹　546

眩晕　232,283,291,311,371

哮喘　257,264,330,369,383,426,429,
　　　460,471,528,530,534,565,587

晕针　101

晕灸　362

晕厥　216

脑外伤后失语　521

脑外伤后遗症　295

脑血栓形成　404

脑炎后遗症　295,534

脑性瘫痪　201,335,521

脑积水　90

高血压　90,144,231,315,330,333,347,
　　　383,390,409,445,446,471,
　　　485,505,512,566,568,575,
　　　578,645

高热　216

高脂血症　406,558

疟腮　371

痈疖　89

痈疽疖肿　372

疼痛（痛证）　249,294,430,512,516,
　　　578

疲劳综合征　25

酒齇鼻　266

消化不良　587

消渴　375

浮肿　385

流行性脑膜炎　265

流涎　529

十一画

副鼻窦炎　371

梅核气　331

虚脱　90

虚劳　375

眼肌麻痹　238

眼睑下垂　220

眼睑闭合不全　257

眼底静脉曲张　200

崩漏　381

梨状肌综合症（损伤）　264,282,283,
　　　284,319

偏头痛　122,200,288,301,330

银屑病　264,321,428

斜视　333

脱发　445

脱肛　122

痔　266,267,312,337,421,585

深部静脉血栓形成　305

颈性眩晕　539

颈肩麻痹　416

颈淋巴结核　645

颈椎病　321,387,480,535,538,565

颈项痛　294,343

十二画

斑秃　333,334,445

落枕　479,592

椎基底动脉供血不足　407

棘上、棘间韧带损伤　429

厥　89

喉痹　266

睑腺炎　267

睑面口痉挛综合征　485

遗尿　95,290,331,334,471

遗精　529

焦虑症　383

腕手痛　343

腓骨长短肌腱滑脱　343

腓总神经麻痹　546

腓肠肌痉挛　384,472

腋臭　325

腋神经麻痹　546

腱鞘囊肿　283,286

脾虚证　645

痢疾　194,392

痤疮　257,265,267,333,341

痧症　95

痛风　406

痛经　184,207,262,283,379,384,408,
472,562

温热病　375

湿疹　266,323

溃疡性结肠炎　382

溃疡病　338,551,568

强直性脊柱炎　376,397

强迫症　471

十三画

感冒　194,265,565,595

嗜睡　471,383

嗅觉障碍　200

跟骨骨刺　539

跟腱炎　277

跟腱挛缩　278

睾丸肿大　372

腰扭伤　253

腰腿痛　385

腰背痛　480

腰椎间盘脱出症　188,481,547

腰椎增生症　246,460

腰痛　209,265,344,417,485

腹胀　423

腹泻　198,369,384,390,565,645

腹痛　90,198,217,294,392

痹　83,198,202,206,251,264,265,
334,389,392,413,420

痴呆　201

痰饮　347

溢泪症　593

窦道　594

十四画

截瘫　257,288

鼻炎　200

鼻衄（出血）　412,423,427

膀胱炎　291

精神分裂症（精神病）　214,264,383,
471

精神病幻觉症　446

精索静脉曲张　407
缩阴症　420

十五画

震颤麻痹　283
膝关节骨关节炎　549
膝痛　343,480
鹤膝风　325

十六画

颞颌关节紊乱　283
霍乱　378,640
瘰疬　290,325,338,371,587
糖尿病　407,485,535,575

十七画

臀肌筋膜损伤　283,345

臂丛神经麻痹　546
臂肘曲急　279

十八画

癔症　383
癔症性失语　283
癔症性瘫痪　320

十九画

髋痛　343
髌下脂肪垫劳损　277,407
髌腱末端病　277

二十画以上

癫狂　265,304
癫痫　305,330,369,444,583,584
囊虫病　286

四、微针系统及特殊穴位图表索引

（按本书先后页码排列）

太极针法特殊用穴　93~94

竖横针刺法常用刺激区（表2-7-3）　274~275

圆针脐穴（图2-8-2）　315

杵针刺法特殊用穴　350~351

头皮针标准治疗线（图4-1-1~图4-1-5）　436~438

焦顺发头皮针治疗区（图4-1-18~图4-1-23）　447~449

方云鹏头皮针治疗区（图4-1-24~图4-1-27）　449~452

于致顺头穴丛刺针法分区（图4-1-28~图4-1-30）　453~454

面针穴位（表4-1-1，图4-1-31）　454~455

人中针穴位（图4-1-32）　456

手针穴位（表4-1-2）　457~458

第2掌骨侧穴位（表4-1-3，图4-1-33）　460~461

足针穴位（表4-1-4，图4-1-34）　462~464

腕踝针刺法身体分区（图4-1-35~图4-1-37）　466

腕踝针进针点（图4-1-38，图4-1-39）　466~468

腹针穴位（图4-1-40，图4-1-41）　476~478

脊针穴位（表4-1-5）　486~487

耳穴部位（图4-2-8~图4-2-10）　495~500

眼针穴区（图4-2-11，图4-2-12）　508~509

鼻针穴位（表4-2-1，图4-2-13）　513~514

口针穴区（图4-2-14）　517~518

舌针穴位（表4-2-2，图4-2-15，图4-2-16）　518~520

藏医烙熨穴位　634~635

蒙医放血部位　638

壮医陶针刺激部位（表6-2-1~表6-2-5，图6-2-1~图6-2-3）　640~643

壮医药线灸特殊穴位　644

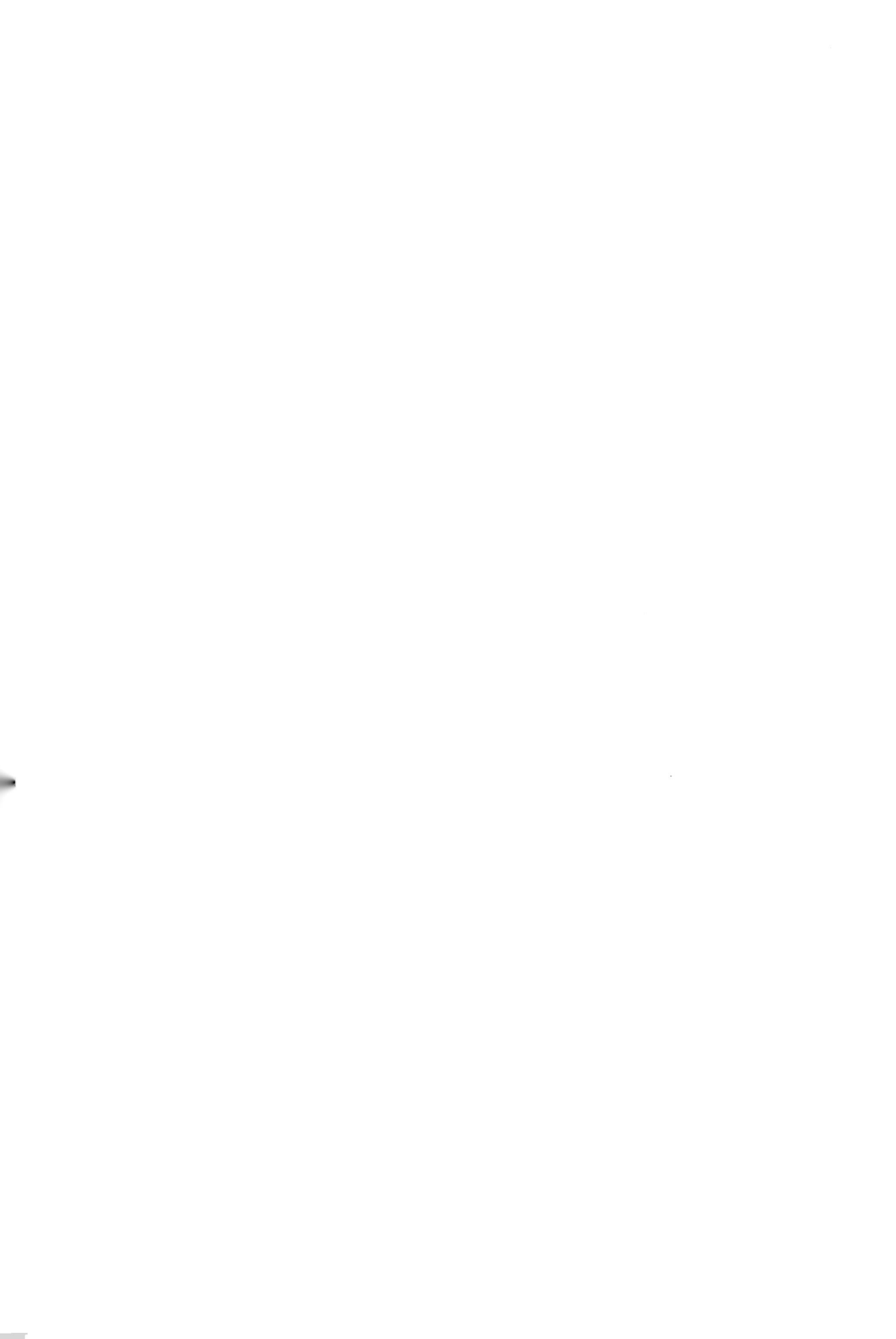